C. Stecco

Atlas des menschlichen Fasziensystems

Carla Stecco

Atlas des menschlichen Fasziensystems

1. Auflage

Übersetzt von: Dr. med. Sibylle Tönjes, Kiel

Mit Geleitworten von:

Andry Vleeming PhD, Professor, Anatomische Abteilung, Center of Excellence in Neuroscience, University of New England, Maine, USA; Professor, Abteilung für Rehabilitation und Kinesiotherapie, Universität Ghent, Belgien; Programmleiter, World Congress Lumbopelvic Pain

und

Raffaele De Caro MD, Ordentlicher Professor für Anatomie, Leiter des Instituts für Anatomie, Abteilung für Molekularmedizin, Universität Padua, Italien;
Präsident, Italian College of Anatomists

ELSEVIER

Zuschriften an:
Elsevier GmbH, Urban & Fischer Verlag, Hackerbrücke 6, 80335 München
E-Mail medizin@elsevier.com

Titel der Originalausgabe
Carla Stecco: Functional Atlas of the Human Fascial System
1. Auflage 2015, ISBN 978-0-7020-4430-4
This edition of "Functional Atlas of the Human Fascial System", 1/e by Carla Stecco is undertaken by Elsevier GmbH and published by arrangement with Elsevier Ltd.
Diese Ausgabe des „Atlas des menschlichen Fasziensystems", 1. Auflage, von Carla Stecco wird durch die Elsevier GmbH ausgeführt und in Absprache mit Elsevier Ltd. veröffentlicht.

Wichtiger Hinweis für den Benutzer
Die Erkenntnisse in der Medizin unterliegen laufendem Wandel durch Forschung und klinische Erfahrungen. Herausgeber und Autoren dieses Werkes haben große Sorgfalt darauf verwendet, dass die in diesem Werk gemachten therapeutischen Angaben (insbesondere hinsichtlich Indikation, Dosierung und unerwünschter Wirkungen) dem derzeitigen Wissensstand entsprechen. Das entbindet den Nutzer dieses Werkes aber nicht von der Verpflichtung, anhand weiterer schriftlicher Informationsquellen zu überprüfen, ob die dort gemachten Angaben von denen in diesem Werk abweichen und seine Verordnung in eigener Verantwortung zu treffen.

Für die Vollständigkeit und Auswahl der aufgeführten Medikamente übernimmt der Verlag keine Gewähr.
Geschützte Warennamen (Warenzeichen) werden in der Regel besonders kenntlich gemacht (®). Aus dem Fehlen eines solchen Hinweises kann jedoch nicht automatisch geschlossen werden, dass es sich um einen freien Warennamen handelt.
Im Bedarfsfall bei Übersetzungen: Hinweise zu Diagnose und Therapie können sich von den in Deutschland üblichen Standards unterscheiden. Achtung: Die bei den genannten Arzneimitteln angegebenen Dosierungen und Anwendungshinweise können von der deutschen Zulassung abweichen.

Bibliografische Information der Deutschen Nationalbibliothek
Die Deutsche Nationalbibliothek verzeichnet diese Publikation in der Deutschen Nationalbibliografie; detaillierte bibliografische Daten sind im Internet über http://www.d-nb.de/ abrufbar.

1. Auflage 2016

Der Urban & Fischer Verlag ist ein Imprint der Elsevier GmbH.

22 23 24 25 7 6 5 4

Um den Textfluss nicht zu stören, wurde bei Patienten und Berufsbezeichnungen die grammatikalisch maskuline Form gewählt. Selbstverständlich sind in diesen Fällen immer Frauen und Männer gemeint.

Planung: Marko Schweizer, München
Projektmanagement: Annekathrin Sichling, München
Übersetzung: Dr. med. Sibylle Tönjes, Kiel
Redaktion: Dr. med. Sibylle Tönjes, Kiel
Satz: abavo GmbH, Buchloe/Deutschland
Druck und Bindung: Printer Trento, Trento/Italien
Umschlaggestaltung: SpieszDesign, Neu-Ulm

ISBN Print 978-3-437-55905-1
ISBN e-Book 978-3-437-17118-5

Aktuelle Informationen finden Sie im Internet unter **www.elsevier.de**

Geleitwort von Andry Vleeming

Vor mir liegt ein neuer anatomischer Atlas des Fasziensystems des Menschen. Er befasst sich mit der Integration der Faszien- und Muskelgewebe und ihrer Relevanz bei Interaktionen zur effektiven Kraftübertragung im Körper. Meiner Meinung nach wird er uns dabei helfen besser zu verstehen, wie wir Menschen funktionieren.

Klassische topografische Atlanten unterteilen unsere Körper in Bereiche und Abschnitte. Dies geschieht aus rein didaktischen Gründen, um die Bestandteile unseres Körpers besser zu verstehen. In komplexen Konstruktionen, wie unseren Körpern, behindert jedoch die Fokussierung auf ein einziges Gewebe eine umfassende Analyse der Alltagsfunktionen, da auch das Wechselspiel zwischen den einzelnen Geweben wichtig ist. Außerdem wird die mechanische Last des Körpers über dieses durchgehende Netzwerk aus Faszien, Ligamenten und Muskeln, die das gesamte Skelett stützen, verteilt.

Im Gegensatz zur topografischen Standardanatomie, liefert die funktionelle Anatomie die erforderlichen Informationen für das Verständnis der Beziehungen zwischen den Muskeln, ihrem internen Faszienskelett und dem sie umgebenden externen Fasziennetzwerk, in das sie integriert sind. Ein derartiger Ansatz kann bei der traditionellen anatomischen Dissektion leicht übersehen werden. Die von den Muskeln und den mit ihnen assoziierten passiven Strukturen erzeugten Momente und Reaktionskräfte stehen in den zahlreichen Freiheitsebenen unserer Gelenke im Gleichgewicht. Auch die passiven Strukturen interagieren als sensible Organe mit der Muskulatur und liefern dadurch eine zusätzliche Komponente der Feedback-Kontrolle des Systems.

Die verschiedenen myofaszialen Strukturen mit unterschiedlichen elastischen Moduli tragen zur Zusammensetzung unseres Körpers bei: Von der Hautoberfläche bis zu den Knochen finden wir Bindegewebe mit sehr verschiedenen Eigenschaften, das gezogen und gedehnt wird. Die Beschreibung der physikalischen Eigenschaften und Funktionen dieser Arrangements ist eine Grundvoraussetzung für das Verständnis der vielen komplexen Rollen unseres Körpers.

Dieser neue Atlas hilft uns dabei, die einzigartige Architektur unseres Körpers zu ergründen und zu verstehen, wie wir uns durch so viele verschiedene Bewegungsformen ausdrücken können. Dadurch erlangen wir ein tieferes Verständnis seiner erstaunlichen Konstruktion.

Das erste Kapitel liefert einen Überblick über alles, was wir in diesem neuen Atlas erwarten können. Die Autorin brauchte mehr als zehn Jahre, um eine komplette Übersicht der Faszienstrukturen des Körpers zusammenzustellen.

Vor den Augen des Lesers dieses Buches entfaltet sich in Form erstklassiger Dissektionen und Zeichnungen in der Kombination mit den präzisen Darlegungen der Konsequenzen dieses neuen integrierten anatomischen Ansatzes ein neues anatomisches Universum.

Dieses Buch wurde von einer Autorin mit einer langen wissenschaftlichen und medizinischen Familientradition verfasst. Dr. Carla Stecco ist Autorin zahlreicher angesehener Artikel über die Integration der Faszien in ein realistisches funktionelles Konzept des Bewegungsapparates.

Ich habe die große Ehre, Frau Dr. Stecco seit vielen Jahren persönlich zu kennen und weiß, dass ihr Qualitätsmaßstab auf ein sehr hohes Niveau gestiegen ist. Dieses Buch ist vom ersten bis zum letzten Kapitel herausragend – von den Menschen, die ihre Körper der Wissenschaft zur Verfügung gestellt haben, über die Präzision, mit der die Dissektionen durchgeführt wurden, bis zu der Kunst, dies alles so zu fotografieren, dass wir die Komplexität des menschlichen Körpers verstehen.

Eine präzise Dissektion setzt neben akademischem Wissen auch handwerkliche Fähigkeiten voraus. Diese Eigenschaften finden sich nicht oft kombiniert in Studien über Faszien. Die Autorin muss ihr Vorgehen immer wieder hinterfragt und verfeinert haben, bis sie die optimalen Dissektionen erreichte, die diese erstaunlichen Bilder und Zeichnungen ermöglichten.

Die Autorin hat einen übersichtlichen und faszinierenden Atlas der Faszien und Bindegewebe und ihrer Beziehungen zu Muskeln, Knochen, Gelenken und Organen geschaffen.

Das Lesen dieses Buches verbessert nicht nur das anatomische Wissen und die Fähigkeiten, sondern zeigt auch, wie der Körper sicherstellt, dass die oberflächlichen und tiefen Gewebe bei Bewegungen aufeinander gleiten können.

Vielleicht bedurfte es einer italienischen orthopädischen Chirurgin, wie Carla Stecco, die von Haus aus die doppelte Bedeutung des lateinischen Wortes *E motione* (in Bewegung) versteht. Und genau das können wir in diesen wunderschönen Bildern sehen: die funktionelle Anatomie der einzelnen anatomischen Gewebeschichten *in Bewegung*.

Ich kann Ihnen versichern, dass die Bilder dieses Buches zu den besten gehören, die ich je gesehen habe. Sie sind zwar zwangsläufig zweidimensional, aber die Dissektion der frischen Leichen erfolgte derart präzise und sorgfältig, dass die Bilder fast dreidimensional wirken, als ob die Energie dieses fein abgestimmten Systems aus einer sich bewegenden, gleitenden Faszie in den Bildern weiterhin greifbar ist!

Dieses Buch ist sicherlich der neue Standardatlas zum Verständnis der integrierten Anatomie des Bewegungsapparats und der bindegewebigen Organisation unseres Körpers. Es ist der Inbegriff einer erstklassischen Dissektion, die sich vor allem auf die Bedeutung des Fasziensystems konzentriert.

Die Kollegen, die dieses Buch lesen, finden einen leicht verständlichen akademischen Text über die Wechselbeziehungen der verschiedenen Bindegewebsschichten mit den Muskeln und Knochen.

Dies ist ein fesselndes und faszinierendes Buch. Dr. Stecco zeigt auf wunderbare Weise die echte Architektur unseres Körpers. Ich legen Ihnen allen die Lektüre dieses Buches wärmstens ans Herz!

Prof. Dr. Andry Vleeming
Abteilung für rehabilitative Wissenschaften und Physiotherapie
Fakultät der Medizin und Gesundheitswissenschaften
Universität Ghent, Belgien

Abteilung für Anatomie
Medical College of the University of New England
Biddeford, Maine, USA

Geleitwort von Raffaele De Caro

Das Verfassen eines Geleitwortes erfüllt mich immer mit Stolz und Freude und ist mir bei diesem Buch, das von meiner Kollegin Carla Stecco verfasst wurde, eine besondere Ehre. Ich kenne Carla Stecco bereits seit Jahren und habe ihre passionierte Studie der Faszien und ihre hingebungsvolle Arbeit immer bewundert. Im Laufe der Jahre hat sie ein tiefes Verständnis der Faszien erlangt und wurde eine Präparationsexpertin von Weltklasse. Die Karriere von Dr. Stecco begann als vielversprechende Studentin der Anatomie. Als Kind dissezierte sie gemeinsam mit ihrem Vater kleine Tiere, um ihr Wissen über die Faszien zu vergrößern. Später, als Medizinstudentin, begann sie mit dem Studium der menschlichen Faszien. Seit sie 26 Jahre alt war, verbrachte sie immer längere Phasen an der Universität Paris, wo sie nicht einbalsamierte Leichen dissezieren durfte. Durch ihre sorgfältigen Dissektionen konnte sie erstmals die verschiedenen Faszien des menschlichen Körpers und ihre Verbindungen mit Muskeln, Gelenken, Gefäßen und Nerven erklären. Als ich sie kennenlernte, war ich von ihrer Neugierde für die Anatomie und ihr erstaunliches Talent bei Dissektionen fasziniert. Inzwischen schätze ich auch ihr Talent als Lehrkraft und echte Akademikerin. Ihre Erfahrungen in der Lehre, ihr Interesse an der Wissenschaft und ihre Leidenschaft bei der Publikation in wissenschaftlichen Zeitschriften haben sie zu einer versierten und anerkannten Autorin gemacht. Im Laufe der Jahre habe ich aus erster Hand ihre Hingabe an die Forschung und ihre unkonventionelle Denkweise zu schätzen gelernt. Sie war immer sehr von der Richtigkeit ihrer Ergebnisse überzeugt, selbst wenn diese unorthodox waren. Die Veröffentlichung dieses Buches und der Erfolg ihrer Ideen in den letzten Jahren bestätigen ihre Schlussfolgerungen.

Dieser Atlas ist die erste präzise Beschreibung der Faszien des Menschen und hat den Einsatz wissenschaftlicher Methoden zu Studien der menschlichen Anatomie wiederbelebt. In den letzten Jahren wurde die Bedeutung des Fasziensystems von Physiotherapeuten, Osteopathen, Chiropraktikern, manuellen Therapeuten und Sporttrainern erkannt. Die Fotos in diesem Buch zeigen erstmals systematisch die menschlichen Faszien. Nun kennen wir ihre Begrenzungen sowie ihre makroskopischen und mikroskopischen Eigenschaften. Das tiefgreifende Verständnis der Struktur der Faszienschichten und ihrer Rolle bei der Übertragung von Kräften und der Propriozeption hat zur Entwicklung dieser Originalversion der myofaszialen skelettalen Anatomie beigetragen. Die Daten in diesem Buch werden den Standard für alle nachfolgenden Wissenschaftler bilden. Das anatomische Verständnis der Faszien wird auch eine bessere Behandlung von faszialen Syndromen ermöglichen.

Das Material ist logisch organisiert. Die ersten drei Kapitel geben eine Übersicht über die Bindegewebe und die oberflächlichen und tiefen Faszien. Die nächsten fünf Kapitel beschreiben die Faszien aus topografischer Sicht. Im gesamten Buch werden ausführlich die myofaszialen Verbindungen und Faszienübergänge beschrieben.

Wir müssen Carla Stecco für ihre Vision und für ihre Gewissenhaftigkeit bei der Zusammenstellung dieses Funktionellen Atlas des menschlichen Fasziensystems danken.

Prof. Raffaele De Caro
Ordentlicher Professor für Anatomie
Direktor des Anatomischen Instituts
Abteilung für Molekularmedizin
Universität Padua, Italien
Präsident des Italian College of Anatomists

Vorwort

Die großen anatomischen Atlanten beschreiben ausführlich die Organe und Muskeln des Körpers. Die Hüllen dieser Strukturen, die Faszien, werden jedoch meist der Vorstellungskraft des Lesers überlassen. Typischerweise werden lokale Faszienbereiche beschrieben, denen nur eine ihrer eher unwichtigen Funktionen zugeschrieben wird, indem sie als durchscheinende Hüllen bezeichnet werden. Auch das Bindegewebe ist für Anatomen nur etwas, dass sie entfernen müssen, wenn sie Gelenke, Muskeln und Organe studieren wollen. Viele von ihnen führen Dissektionen nach der Lektüre anatomischer Lehrbücher voreingenommen durch, sodass sich ihre Studien leider nur mit einem Teil des Bewegungsapparates befassen. Die Faszien als integraler Bestandteil dieses Systems werden ignoriert oder verworfen.

In den vergangenen Jahren haben Untersuchungen gezeigt, dass die Körperbewegungen aus weitaus mehr als den Aktionen der verschiedenen Muskeln als Reaktion auf Nervenreize bestehen. Inzwischen werden Muskeln als Teil eines Systems, das für eine korrekte Funktion koordiniert werden muss, betrachtet. Und ein Großteil der Koordination im motorischen System erfolgt durch Faszien. Sie bilden Brücken zwischen Gelenken und verbinden Muskeln durch Septen. Die Muskeln agieren aufgrund dieser Ansätze gemeinsam. Muskeln können sich aufgrund von Faszien, die ihre Form festlegen und eine Gleitfläche bilden, gegeneinander bewegen. Pathologen, die den Bewegungsapparat untersuchen und das Fasziensystem ignorieren, können die Ätiologie von Schmerzen oft nicht klären und bezeichnen sie daher als *unspezifisch*. Durch den traditionellen Ansatz, der Muskeln als unabhängige Einheiten betrachtet, war der Blick auf das größere Bild der Faszienfunktion verstellt. Inzwischen wissen wir, dass das Verständnis des Fasziensystems, seiner Zusammensetzung, Form und Funktion ein präziseres Verständnis der Anatomie ermöglichen.

Ebenso wie die deskriptive Anatomie in ihrer Forschung wichtige Faszienstrukturen unterschlagen hat, befasste sich auch die medizinische Therapie nur mit Muskeln, Gelenken und Bändern. Dadurch wurden Krankheiten, die durch eine Kontraktion und Steifigkeit der Faszien entstanden waren, nur unzureichend behandelt. Die Auswahl der geeigneten Technik und des korrekten manuellen Drucks zur Behandlung von Faszienbeschwerden setzt ein tiefgreifendes Verständnis der Faszienschichten und ihrer Verbindungen voraus. Von einem derartigen Wissen profitieren die manuellen Methoden. Auch Chirurgen müssen sich mit der Faszie, die sie durchtrennen wollen, vertraut machen, damit sie effektive Faszienlappen schaffen und den blutungsärmsten Zugang wählen können. Dadurch respektiert der Chirurg das Gewebe als Ganzes und verbessert sich die Heilung der Patienten.

Dieses Buch basiert auf den Dissektionen hunderter frischer menschlicher Leichen in den letzten 10 Jahren. Ich habe diese Dissektionen selber durchgeführt, um die natürlichen, lebenden Faszien, ihre Verbindungswege, das durch sie ermöglichte Gleiten und ihre Ebenen möglichst hautnah zu erleben. Wobei Letzteres an einbalsamierten Leichen kaum zu beobachten ist. Durch die Dissektionen habe ich einen einzigartigen Einblick in die menschlichen Faszien erhalten. Früher wurde das Fasziensystem als eigenständiger und isolierter Aspekt von bestimmten Körperbereichen betrachtet. Dafür müssten die Faszien aber in einem Segment beginnen und enden, was nicht der Fall ist.

In diesem Buch lege ich den Fokus auf die Durchgängigkeit der Faszienebenen und die Funktion der Faszien als Verbindungsglieder zwischen Muskel, Nerven und Blutgefäßen. Ich betrachte Faszien als ein eigenständiges Organsystem mit eigenen makroskopischen und histologischen Aspekten, eigenen Funktionen und pathologischen Veränderungen. In diesem Sinne definiere ich Faszien sehr restriktiv. Nicht dazu gehören in meinen Augen Gelenkkapseln, Bänder, Sehnen und lockeres Bindegewebe. Natürlich gehen die Faszien in diese Strukturen über, sie besitzen aber andere mikroskopische Eigenschaften und Funktionen.

Ich habe versucht, die verschiedenen Definitionen und Beschreibungen der Faszien in der Literatur für die wissenschaftlich auf diesem Gebiet Tätigen mitaufzunehmen. Eine allgemein anerkannte Definition des Fasziengewebes und seiner verschiedenen Schichten sowie ihrer Eigenschaften wird die zukünftige Forschung auf diesem Gebiet vereinfachen und schließlich auch die klinische Praxis verbessern, indem einfachere und präzisere Untersuchungsansätze für Faszien verfügbar werden.

Sehr hilfreich bei meiner Arbeit war die Unterstützung von Professor De Caro (Universität Padua, Italien) und die Zusammenarbeit mit Professor Delmas (Paris, Universität Descartes, Frankreich). Außerdem danke ich meinen Kollegen, Professor Veronica Macchi und Professor Andrea Porzionato. Ihre Arbeit und Hilfe ermöglichte meine mikroskopischen und In-vivo-Untersuchungen der Faszien. Aus dem Vergleich der Befunde der Leichendissektionen mit den Ergebnissen von In-vivo-Studien habe ich viel über die Faszien gelernt. Ich habe festgestellt, dass mit allgemein üblichen bildgebenden Verfahren (Ultraschall, CT und MRT) eine erfolgreiche Evaluation der Faszien möglich ist. Ich hoffe, dass die Informationen in diesem Buch für die Ärzte Anlass genug sind, die Faszien bei ihren bildgebenden Untersuchungen zu berücksichtigen.

Das erste Kapitel liefert eine Klassifikation des Bindegewebes und geht auf seine Zusammensetzung aus Fasern, Zellen und Extrazellulärmatrix ein. Dieser Aufbau legt die histologischen und mechanischen Eigenschaften der verschiedenen Bindegewebsarten und insbesondere der Faszien fest. Das zweite Kapitel beschreibt die allgemeinen makroskopischen und mikroskopischen Eigenschaften der oberflächlichen Faszie. Das dritte Kapitel befasst sich auf gleiche Weise mit der tiefen Faszie. In den dann folgenden fünf Kapiteln werden die Faszien topografisch beschrieben. In diesem Teil des Atlasses wird für die jeweiligen Faszien die allgemein übliche anatomische Terminologie verwendet. Ich habe jedoch immer darauf geachtet, die Übergänge zwischen den Faszien der verschiedenen Körperteile hervorzuheben. Außerdem sind die Verbindungen zwischen Faszien und Muskeln dargestellt. Dies ist wichtig, um die zentrale Rolle der Faszien bei der Koordination von Muskelaktivitäten und ihre Funktion als körperweites propriozeptives Organ zu verstehen. Faszienverbindungen liefern eine alternative Erklärung für die Verteilung von Übertragungsschmerzen und die Verbindungen zwischen unteren Extremitäten, Rumpf und oberen Extremitäten. Auch hier ist das Ganzkörperkonzept des Fasziensystems essenziell. Jahrelang haben manuelle Therapeuten die intramuskulären Verbindungen mithilfe von bebilderten Beschreibungen, funktionellem Screening und körperlichen Tests betrachtet. Ich hoffe, dass dieses Buch zusätzlich ein fotografisches Verständnis dieser Verbindungen vermitteln wird.

Carla Stecco

Danksagungen

Meinem lieben Mann, Giuseppe, und meinen Kindern, Elettra und Jago, für die Zeit, die ich ihnen gestohlen habe, um dieses Buch zu schreiben.

Meinem Vater für den Anstoß, über die Grenzen der klassischen Anatomie hinaus zu blicken, und für die unermüdliche Begeisterung für das Fasziensystem.

Warren Hammer und seiner Assistentin, Martha Cook Hammer, für ihre Vorschläge zur Verbesserung des Buches und ihre Unterstützung bei der übersichtlichen Gestaltung.

Lasst euch nicht von Dogmen einengen – dem Resultat des Denkens anderer. Lasst den Lärm der Stimmen anderer nicht eure innere Stimme ersticken. Das Wichtigste: Folgt eurem Herzen und eurer Intuition, sie wissen bereits, was ihr wirklich werden wollt.

Steve Jobs, Stanford Report, 2005

Abbildungsnachweis

Inhaltsverzeichnis

Online-Ressourcen

Durch Ihren Kauf haben Sie Zugang zu den folgenden Online-Ressourcen, die das Material in diesem Buch ergänzen: Eine Videobank von 14 Videos, die zeigen, wie Faszien mit Ligamenten/Muskeln verbunden sind. Die Online-Ressourcen sind auf www.atlasfascial.com verfügbar.

Bitte registrieren Sie sich und folgen Sie der Anleitung.

Hinweis: Beim Registrierungsvorgang auf der englischsprachigen Homepage erfolgen Wortabfragen, zu denen Sie die Antworten aus der Ihnen vorliegenden deutschen Auflage des Buches finden!

KAPITEL

1 Bindegewebe

1.1 Zusammensetzung der Bindegewebe

Das Bindegewebe gehört zu den vier größten Gewebeklassen des Körpers (die anderen sind Epithel-, Muskel- und Nervengewebe). Es erhält die Form des Körpers und seiner Organe, festigt Gewebe und Organe und stützt ihre Struktur. Der Name Bindegewebe ist von der Funktion abgeleitet: Es verbindet Zellen und Gewebe. Bindegewebe findet sich überall im Körper und hält als eine Art Klebstoff die Körperteile zusammen.

Bindegewebe besteht überwiegend aus drei Teilen: Zellen, Fasern und Extrazellulärmatrix (> Abb. 1.1). Die Zellen sind für die metabolischen Eigenschaften des Gewebes zuständig, die Fasern für die mechanischen Eigenschaften und die Extrazellulärmatrix für Verformbarkeit und Geschmeidigkeit. Die größte Zellgruppe sind die Fibroblasten, die Kollagenfasern und andere interzelluläre Materialien produzieren. Außerdem finden sich auch Adipozyten und nichtdifferenzierte Mesenchymzellen. Der Anteil dieser drei Komponenten unterscheidet sich abhängig von den lokalen Anforderungen an die Gewebestruktur von einem Körperbereich zum anderen. In manchen Regionen ist das Bindegewebe nur locker organisiert und sehr zellreich, während in anderen Regionen die faserigen Bestandteile dominieren und es in wieder anderen Regionen überwiegend aus Grundsubstanz besteht. Die Konsistenz der Extrazellulärmatrix ist sehr variabel, sie kann gelatinös oder fest sein. Daher reicht das Spektrum vom gelatinösen und weichen lockeren Bindegewebe bis zum harten Knochen. Die anatomische Klassifikation der verschiedenen Bindegewebstypen beruht vor allem auf dem anteiligen Vorkommen und der Anordnung dieser Komponenten. So enthalten festere Bindegewebe, wie Sehnen und Bänder, einen hö-

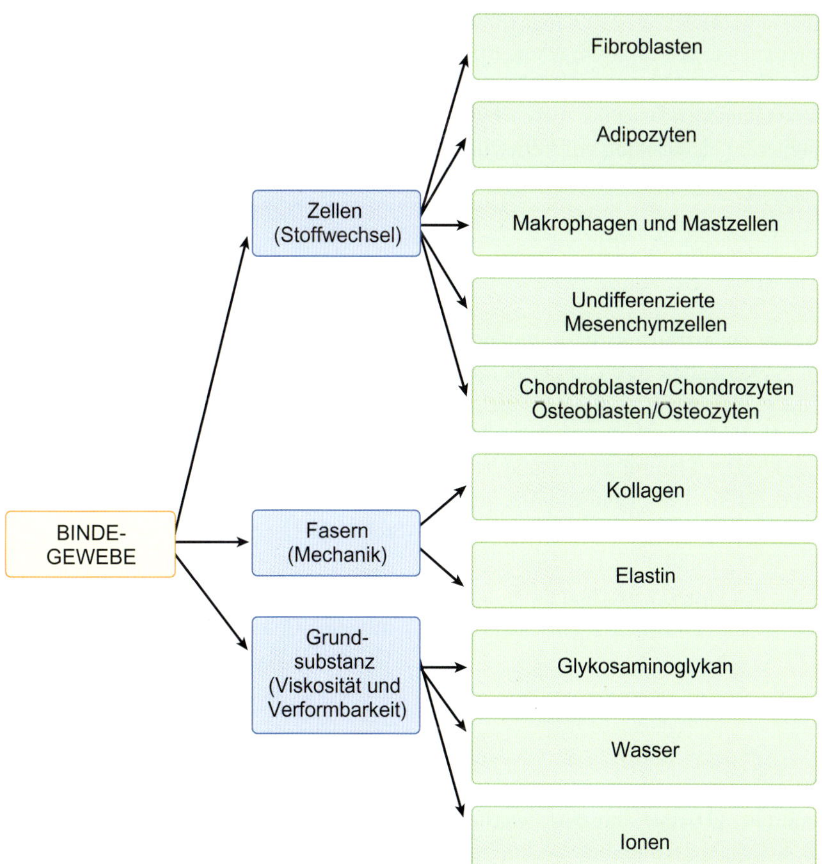

Abb. 1.1 Zusammensetzung der Bindegewebe.

1

heren Kollagenanteil und weniger Zellen, während ein sehr zellreiches Bindegewebe, wie Fettgewebe, nicht sehr fest ist.
Das Bindegewebe hat zahlreiche Funktionen:

- Stützfunktion: Es bildet ein stützendes Gerüst für den Körper und bewahrt die anatomische Form von Organen und Systemen. Außerdem bildet es das Skelett und die Organkapseln.
- Verbinden von Körpergeweben: z. B. in Form von Bändern, Sehnen und Faszien.
- Schutz von Organen: Es polstert und umgibt die Organe und trennt sie von den umgebenden Strukturen. Dabei erlaubt es die erforderlichen Bewegungen zwischen den Organen und füllt die Zwischenräume zwischen ihnen aus, um Reibung, Druck und Stöße mit Verletzungsfolge zu verhindern.
- Metabolische Funktionen: Es erfüllt eine nutritive Rolle. Alle Metaboliten aus dem Blut diffundieren aus den Kapillarbetten durch das angrenzende Bindegewebe zu den Zellen und Geweben. Auf gleiche Weise gelangen Abfallprodukte von den Zellen und Geweben durch das straffe Bindegewebe zu den Blutkapillaren. Das Bindegewebe vermittelt und kontrolliert diesen Austausch.
- Energiespeicherung: im Fettgewebe (einem spezialisierten Bindegewebe).
- Regulation der Diffusion von Stoffen.
- Bildung von Narbengewebe: Es hat eine grundlegende Bedeutung bei der Heilung von Gewebeverletzungen.

Alle Bindegewebszellen stammen von den Mesenchymzellen ab. Diese kommen beim Embryo vor und gehen überwiegend aus seinem mittleren Keimblatt (Mesoderm) hervor. Nur einige Bindegewebe des Kopfbereichs entstammen dem Neuralrohr (ektodermaler Ursprung). Mesenchymzellen finden sich ausschließlich beim Embryo, während im erwachsenen Bindegewebe einige mesenchymartige Zellen, die sich auch weiterhin als Reaktion auf Verletzungen differenzieren können, persistieren.

1.1.1 Extrazellulärmatrix

Die Extrazellulärmatrix umfasst die extrazellulären Komponenten der Binde- und Stützgewebe. Sie verteilt die mechanische Belastung auf die Gewebe und liefert die strukturelle Umgebung für die in die Gewebe eingebetteten Zellen. Sie bildet ein Gerüst, an dem sich die Zellen anheften und bewegen können (Standring 2008) und besteht aus einer Grundsubstanz und Fasern. Die Grundsubstanz besteht zu unterschiedlichen Anteilen aus Wasser, extrazellulären Proteinen, Glykosaminoglykanen (GAGs) und Proteoglykanen. Sie ist klar, farblos und viskös. Unter den Fasern herrschen die Kollagen- und Elastinfasern, die auch die mechanischen Eigenschaften des Gewebes bestimmen, vor.

Grundsubstanz

Grundsubstanz ist eine amorphe, gelartige Substanz, welche die Zellen umgibt. Fasern (z. B. Kollagenfasern und elastische Fasern) gehören nicht zur Grundsubstanz, dafür aber alle anderen Komponenten der Extrazellulärmatrix. Daher wird sie auch als extrafibrilläre Matrix bezeichnet. Die Grundsubstanz ist für das Abstützen und die Nährstoffversorgung der Zellen verantwortlich. Sie bestimmt die Nachgiebigkeit, Beweglichkeit und Integrität des Bindegewebes und dient zahlreichen Bestandteilen der Extrazellulärmatrix als Gleitmittel und Kleber (Hukinsa und Aspden 1985). Durch Makromoleküle in der Grundsubstanz können die Kollagenfasern bei Krafteinwirkung relativ reibungsarm gleiten, wodurch eine relative Mobilität entsteht, bis die interfibrillären Querverbindungen gespannt sind. Kollagene und Wassermoleküle sind elektrisch leitfähig und können polarisiert werden, ebenso die Matrixmoleküle. Dadurch können Polarisationswellen entstehen und die Protonen weitaus schneller entlang der Kollagenfasern springen, als die von Nerven weitergeleiteten elektrischen Signale (Jaroszyk und Marzec 1993).

Proteoglykane

Die Grundsubstanz enthält Proteoglykane, das sind sehr große Makromoleküle aus einem Proteinfaden, an dem ähnlich wie die Borsten an einer Flaschenbürste kovalent viele Glykosaminoglykanmoleküle befestigt sind. Glykosaminoglykane sind langkettige Polysaccharide aus sich wiederholenden Disaccharideinheiten. Ein Zucker in jeder Disaccharideinheit ist ein Glykosamin – daher der Name Glykosaminoglykan. Viele der Zucker der Glykosaminoglykane weisen aufgrund von Sulfat- und Carboxygruppen eine stark negative Ladung auf. Abhängig von den jeweiligen Zuckerresten, der Bindungsart und dem Sulfatierungsgrad werden sieben Glykosaminoglykane unterschieden: Hyaluronan, Chondroitin-4-Sulfat, Chondroitin-6-Sulfat, Dermatansulfat, Keratinsulfat, Heparansulfat und Heparin.

Glykosaminoglykane sind nicht flexibel genug, um eine runde Form anzunehmen, sondern bleiben gestreckt, sodass sie im Verhältnis zu ihrem Volumen eine große Oberfläche besitzen. Durch die hohe Dichte negativer Ladungen wird Wasser angezogen und entsteht ein hydriertes Gel, das für den Turgor und die Elastizität des Bindegewebes verantwortlich ist und die Diffusion verschiedener Metaboliten kontrolliert. Insbesondere ermöglicht es die rasche Diffusion von wasserlöslichen Molekülen, hemmt aber die Bewegung von großen Molekülen und Bakterien. Durch seine Viskoelastizität kann das Gewebe nach Belastung in seine ursprüngliche Form zurückkehren und können sich die Kollagenfasern reibungslos gegeneinander bewegen, um auf das Gewebe einwirkende Kräfte abzufangen und das Kollagennetz vor übermäßiger Belastung zu schützen. Der Wassergehalt legt fest, ob die Grundmatrix ein Kolloid oder ein Gel ist, und bestimmt damit die Mobilität der darin eingebetteten Kollagenfasern. Kleinere Proteoglykane, wie Decorin mit nur einer Glykosaminoglykankette, sind vermutlich an der Organisation und Verteilung von Kollagenfasern beteiligt. Außerdem finden sich Proteoglykane in Zellmembranen und im Zellinneren und vermitteln sie die Interaktion zwischen den Zellen und der Grundsubstanz.

Hyaluronan

Hyaluronan ist das am weitesten im lockeren Bindegewebe vertretene Glykosaminoglykan und das einzige ohne Sulfatgruppen. Es ist kein

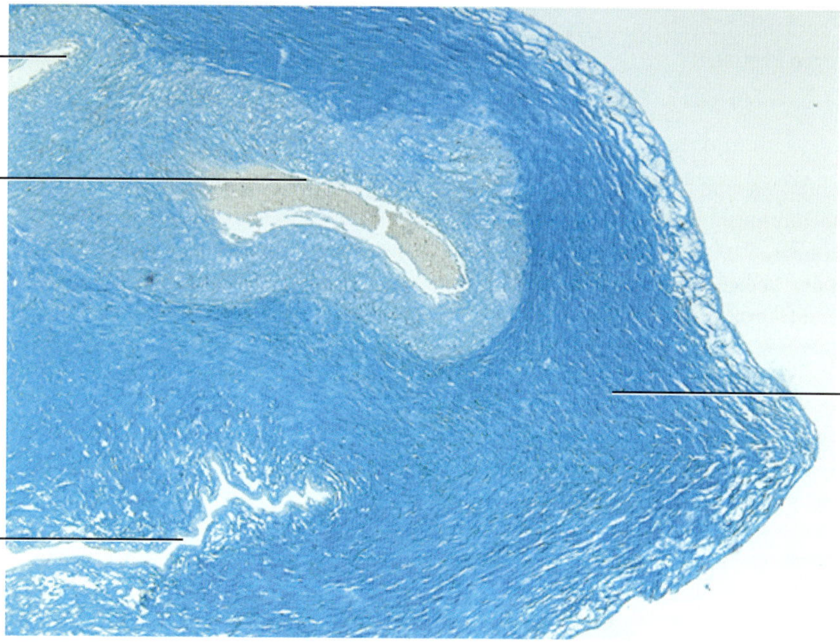

Abb. 1.2 Histologie der Nabelschnur, Alcian-Blau, 50-fache Vergrößerung. Das mesenchymale Bindegewebe ist blau angefärbt, sodass der hohe Gehalt an Hyaluronan in der Extrazellulärmatrix der Nabelschnur sichtbar wird.

typisches Glykosaminoglykan, da es extrem lang und fest ist: Es besteht aus einer Kette aus mehreren Tausend Zuckermolekülen, während andere Glykosaminoglykane nur mehrere Hundert Zuckermoleküle enthalten. Außerdem ist es nicht an ein Protein gebunden und Teil eines Proteoglykans. Stattdessen binden Proteoglykane indirekt über spezielle Adhäsionsproteine an Hyaluronan, sodass riesige Makromoleküle entstehen. Diese hydrophilen Makromoleküle finden sich besonders reichlich in der Grundsubstanz des Knorpels und sind für den osmotischen Druck, der dem Knorpel seine Form verleiht, verantwortlich. Hyaluronan sorgt für die Struktur und den Turgor des Glaskörpers und schützt die fetalen Gefäße in der Wharton-Sulze der Nabelschnur vor einer Kompression (➤ Abb. 1.2).

Hyaluronan stellt durch sein großes Volumen an Wasser (das bis zu 10 000-fache des Volumens des Originalmaterials) Feuchtigkeit für die Haut bereit. Außerdem ist es für Muskeln und Sehnen, die über Knochenpunkte oder unter aponeurotischen Faszien gleiten, ein Gleitmittel. Vermutlich werden diese Interaktionen von der Zusammensetzung und Effizienz der hyaluronanreichen Extrazellulärmatrix bestimmt. Diese hyaluronanreiche Schicht schützt auch die Muskeln, fördert die Heilung von Verletzungen und indiziert nach dem Verlust von Muskelfasern die Proliferation von Satellitenzellen. Veränderungen dieser hyaluronanreichen Matrix führen zu Schmerzen, Entzündungen und Funktionsverlusten. In der Frühphase der Wundheilung ist Hyaluronan reichlich vorhanden und eröffnet Geweberäume, durch welche die Zellen einwandern können. Außerdem trägt es durch das Binden an Zellrezeptoren und Interaktionen mit dem Zytoskelett zur Zellmobilität bei.

Besonders viel Hyaluronan findet sich während der Embryogenese, in rasch wachsenden Geweben sowie grundsätzlich bei der Reparatur und Regeneration von Gewebe. Vor kurzem wurde gezeigt, dass Hyaluronan abhängig von der Kettenlänge und insbesondere nach der Fragmentierung zahlreiche entgegengesetzte biologische Funktionen besitzt, wie angiogene, inflammatorische und immunstimulierende Eigenschaften. Der Turnover von Hyaluronan beträgt 2–4 Tage im Vergleich zu 7–10 Tagen bei anderen sulfatierten Glykosaminoglykanen. Daraus folgt, dass die Hyaluronanzellen aktiv bleiben müssen, weil sonst die Gefahr besteht, dass die Menge der Grundsubstanz abnimmt. Die Überreste der Glykosaminoglykane besitzen einen Feedback-Effekt auf die Zellen und diese Kontrollsynthese. Inzwischen steht fest, dass eine mechanische Schädigung von Bindegewebszellen die Synthese der Extrazellulärmatrix stimuliert (Adhikari et al 2011).

Adhäsionsproteine

Adhäsionsproteine stabilisieren die Aggregate von Proteoglykanen in der Grundsubstanz und bilden große, flaschenbürstenartige Gebilde. Die am besten bekannten Adhäsionsproteine sind Vinkulin, Spektrin und Aktomyosin. Sie vermitteln die Interaktionen zwischen Zellen, Fasern und anderen Matrixkomponenten. Ihre primären Aufgaben sind die Bindung von Kollagenfasern an die Zellmembran und die Organisation von elastischen Fasern in der Extrazellulärmatrix. Besondere Funktionen einzelner Adhäsionsproteine sind die Führung von mobilen Zellen durch das Bindegewebe, die Kontrolle der Aktivität des Zellkerns, der Mitochondrien und des Golgi-Apparats sowie die Verbindung des Zytoskeletts mit der Extrazellulärmatrix. Im Laufe des Alterungsprozesses sinkt die Mobilität des Bindegewebes durch die Reduktion der Adhäsionsproteine.

Fasern

Die Bindegewebszellen sezernieren zwei Fasertypen: Kollagenfasern und elastische Fasern. Abhängig vom Gewebetyp sind die Fasern in unterschiedlicher Menge vorhanden. Beide Fasertypen bestehen aus Proteinen mit langkettigen Peptiden.

Kollagenfasern

Kollagenfasern sind flexibel und besitzen eine hohe Zugfestigkeit. Jede Kollagenfaser besteht aus fadenförmigen Untereinheiten, den Kollagenfibrillen und jede Fibrille aus Kollagenmolekülen, die vom Kopf bis zum Ende in überlappenden Reihen angeordnet sind. Die Zugfestigkeit der Fibrille beruht auf kovalenten Bindungen zwischen den Kollagenmolekülen benachbarter Reihen. Das Kollagenmolekül (Tropokollagen) besteht aus drei umeinander gewundenen Polypeptidketten, die jeweils als α-Ketten bezeichnet werden und eine rechtsgängige Tripelhelix bilden. Abgesehen von den Kettenenden ist jedes dritte Aminoazid ein Glycin. Da mit der Tripelhelix Zuckergruppen assoziiert sind, wird Kollagen korrekt als Glykoprotein bezeichnet. Die α-Ketten, welche die Helix bilden, sind nicht identisch. Anhand von Unterschieden bei der Zusammensetzung der Ketten wurden viele Kollagentypen identifiziert. Sie werden mit römischen Ziffern sowie in der Chronologie ihrer Entdeckung bezeichnet. Die wichtigsten Typen sind:

- Typ-I-Kollagen ist mit etwa 90 % des Körperkollagens am häufigsten. Es findet sich in Dermis, Knochen, Sehnen, Faszien, Organkapseln und vielen anderen Bereichen. Die Fibrillen aggregieren zu dicken Bündeln mit einem Durchmesser von 2–10 µm und verleihen dem Bindegewebe seine hohe Zugfestigkeit (500–1 000 kg/cm^2).
- Typ-II-Kollagen ist der Hauptbestandteil von Knorpel und besteht aus feineren Fasern.
- Typ-III-Kollagenfasern oder retikuläre Fasern haben einen kleinen Durchmesser und bündeln sich in der Regel nicht zu dicken Fasern. Sie sind netzförmig angeordnet und bilden ein Stützkorsett für die zellulären Bestandteile der verschiedenen Gewebe und Organe, z. B. der Leber. Außerdem finden sich diese Fasern in der Grenzschicht des Epithels, in lockerem Bindegewebe, in der Umgebung von Adipozyten, kleinen Blutgefäßen, Nerven und Sehnen sowie in intramuskulären Bindegeweben (➤ Abb. 1.3). Sie werden im Laufe der Entwicklung aller Bindegewebe sowie bei der Neubildung von Bindegewebe, z. B. bei einer Narbe, als erste Fasern sezerniert.
- Typ-IV-Kollagen bildet keine Fibrillen sondern ein Netz und ist ein wichtiger Bestandteil der Basalmembran des Epithels.

Die Synthese der Kollagenfibrillen erfolgt durch Fibroblasten. Die Typ-III-Fasern, die das Stroma des hämatopoetischen und lymphatischen Gewebes stützen, werden von Retikulumzellen gebildet und das Endoneurium der peripheren Nerven von den Schwann-Zellen. Glatte Muskelzellen, die in der Tunica media der Blutgefäße und der Muscularis externa des Verdauungstrakts vorkommen, können alle Arten von Bindegewebsfasern sezernieren.

Die Kollagenfasern richten sich in der Regel entlang der mechanischen Hauptbelastungslinien ab. Bei pathologischen Veränderungen mit Dichteminderung der Grundsubstanz nimmt der Abstand zwischen den Kollagenfasern ab und können pathologische Querverbindungen entstehen, sodass sich kein normales Kollagennetz bilden kann.

Das Turnover der Kollagenfasern beträgt normalerweise 300–500 Tage. Carano und Siciliani (1996) wiesen nach, dass sich das Turnover durch eine Dehnung der Fibroblasten beschleunigen lässt, weil dadurch mehr Kollagenase sezerniert wird. Dieses Enzym spielt beim Abbau der Kollagenfasern eine wichtige Rolle. Die Autoren belegten, dass eine intermittierende Dehnung effektiver ist als eine kontinuierliche. Durch Dehnung und Kompression werden die Fibroblasten sofort und proportional deformiert. Nach 10–15 Minuten passt sich die Zellmorphologie jedoch an die neue mechanische Umgebung an und es kommt zum Verlust der biologischen Aktivierung. Dies legt nahe, dass für die Induktion einer neuen biologischen Reaktion auch ein neuer mechanischer Reiz erforderlich ist.

Elastische Fasern

Elastische Fasern sind dünner als Kollagenfasern. Sie sind verzweigt angeordnet, bilden ein dreidimensionales Netz und ermöglichen den Geweben die Anpassung an Dehnung und Zug. Die elastischen Fasern sind mit Kollagenfasern durchwoben, um die Dehnbarkeit zu beschränken und Risse zu verhindern. Die elastischen Fasern bestehen aus zwei strukturellen Komponenten – Elastin und Fibrillin:

- Elastin ist ein dem Kollagen ähnliches Protein mit einem ungewöhnlichen Kernpolypeptid, durch das es sich nach dem Zufallsprinzip einrollt. Diese Konfiguration der Moleküle ist jedoch nicht permanent sondern oszilliert. Die eingerollten Elastinmoleküle kehren nach Dehnung wieder in ihren Ursprungszustand zurück. Elastin besteht aus zwei großen Aminoaziden, Desmosin und Isodesmosin, durch die sich die Elastinmoleküle kovalent miteinander zu einer Elastinmatrix verbinden. An der Dehnung des elastischen Gewebes und dessen Rückkehr zur Ursprungsform ist die gesamte Matrix beteiligt.
- Fibrillin ist ein fibrilläres Glykoprotein. Es taucht in der Entwicklung des elastischen Gewebes vor dem Elastin auf und hat vermutlich eine organisierende Funktion.

Meistens werden die elastischen Fasern von Fibroblasten produziert; die elastischen Fasern der Arterien werden jedoch von den glatten Muskelzellen der Tunica media hergestellt. Da das von den glatten Muskelzellen synthetisierte elastische Material kein Fibrillin sondern nur Elastin enthält, entstehen keine elastischen Fasern. Stattdessen wird das Elastin konzentrisch in gefensterten Schichten oder Lamellen zwischen den Schichten der glatten Muskelzellen abgelagert.

CLINICAL PEARL 1.1

Ehlers-Danlos-Syndrom

Auslöser ist ein Defekt in der Synthese von Typ-I- oder Typ-III-Kollagen, durch den es zur progressiven Zerstörung von Kollagen kommt. Da verschiedene Körperbereiche, wie Gelenke, Herzklappen, Organwände und Arterienwände, betroffen sind, gibt es verschiedene Typen des Ehlers-Danlos-Syndroms. Die Gelenke sind oft hypermobil, außerdem bestehen Schmerzen und ist die Muskelkraft reduziert. Clayton et al. (2013) wiesen bei diesen Patienten eine gestörte Propriozeption nach und untermauern damit unsere Hypothese, wonach das Bindegewebe eine zentrale Rolle bei der Propriozeption spielt (➤ Kap. 3).

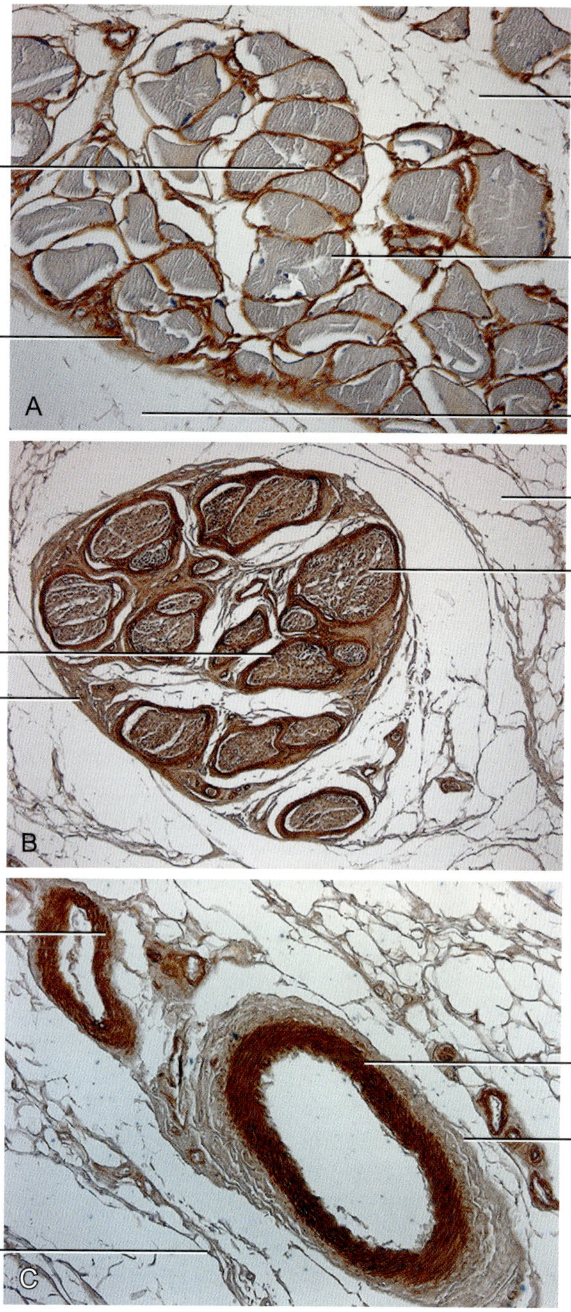

Abb. 1.3 Immunhistochemische Färbung zum Nachweis und zur Lokalisierung von Typ-III-Kollagen in einem Muskel (A), einem peripheren Nerv (B) und kleinen Gefäßen (C). Im Endomysium und Perimysium, im Perineurium sowie in der Wand der kleinen Arterien und Venen sind reichlich Typ-III-Kollagenfasern vorhanden.

CLINICAL PEARL 1.2

Marfan-Syndrom

Das Marfan-Syndrom ist eine hereditäre Bindegewebserkrankung durch Mutationen des Fibrillin-1-Gens (FBN1). Das klinische Spektrum reicht von leichten bis hin zu schweren Manifestationen. Die Patienten sind meist sehr groß mit langen Extremitäten und langen, dünnen Fingern. Neben den skelettalen Manifestationen sind oft auch die Augen, die Herzklappen und die Aorta sowie Haut, Lungen und Muskelgewebe betroffen. In den vergangenen 30 Jahren wurde die Lebenserwartung von Patienten mit Marfan-Syndrom durch die Entwicklung aggressiver medizinischer und chirurgischer Behandlungsansätze der kardiovaskulären Veränderungen, insbesondere des Mitralklappenprolapses, der Aortendilatation und der Aortendissektion, deutlich verbessert.

1.1.2 Bindegewebszellen

Im Bindegewebe finden sich viele verschiedene Zellarten. Am wichtigsten sind die Fibroblasten, daneben finden sich aber auch Adipozyten und undifferenzierte Mesenchymzellen. Wenn die Adipozyten in großer Zahl vorliegen und zu Läppchen organisiert sind, wird

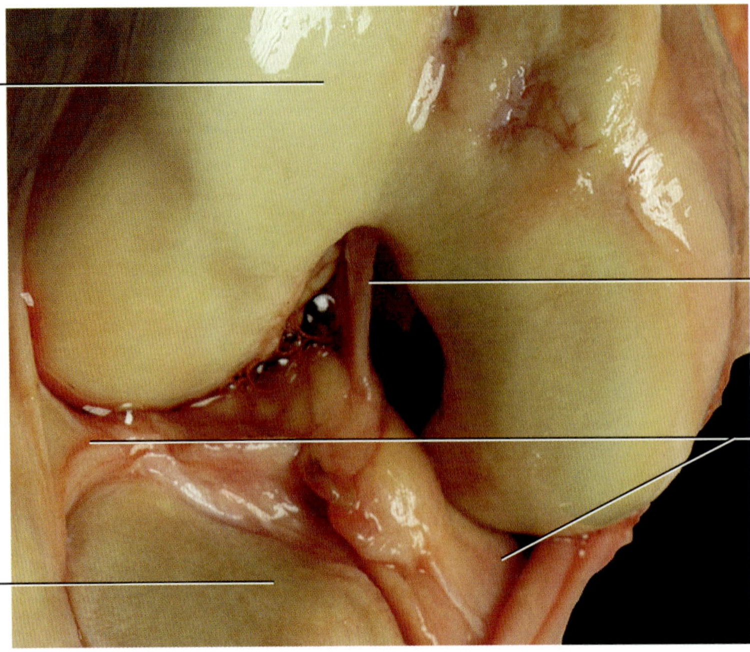

Abb. 1.4 Makroskopische Ansicht des Kniekorpels: Oberflächen der Femurkondylen und der Patella. Der Knorpel bildet eine glatte Fläche. Auf der Gelenkfläche der Patella ist der Knorpel degenerativ verändert.

das Bindegewebe als Fettgewebe bezeichnet. Die Fibroblasten können sich in Zellen, die verschiedene Arten von Bindegewebe produzieren, differenzieren. Dazu gehören Chondroblasten, die den Knorpel bilden (➤ Abb. 1.4) und knochenbildende Osteoblasten. Grundsätzlich finden sich im Bindegewebe zudem Makrophagen, Mastzellen und transiente migrierende Zellen, wie Lymphozyten, Plasmazellen und Leukozyten.

Fibroblasten

Fibroblasten sind die Hauptzellen des Bindegewebes. Ihre Funktion ist der Erhalt der strukturellen Integrität der Bindegewebe durch Sekretion von Vorläufern der Extrazellulärmatrix, wie Kollagen und elastischen Fasern und der komplexen Kohlenhydrate der Grundsubstanz. Sie tragen zur Organisation der Matrix bei und beeinflussen durch ihr Zytoskelett die Ablagerung der von ihnen produzierten Matrix. Außerdem sind Fibroblasten am Umbau der Matrix beteiligt, da sie die Matrix abbauen und neue Fasern und Proteine synthetisieren. Im Gegensatz zu den Epithelzellen, welche die Körperstrukturen bedecken, bilden Fibroblasten keine flachen einlagigen Schichten und sind nicht auf einer Seite durch eine polarisierende Verbindung mit der Basalmembran eingeschränkt.

Ebenso wie andere Zellen des Bindegewebes stammen auch Fibroblasten vom primitiven Mesenchym ab. Ihre Lebensspanne beträgt beim Hühnerembryo 57 ± 3 Tage. Bei Gewebeschäden werden Fibrozyten stimuliert und die Mitose von Fibroblasten induziert. Die Proliferation und Degradierung von Fibroblasten ist ein bei Alltagstätigkeiten mit mechanischer Belastung, wie Gehen, Laufen und den meisten anderen Bewegungen, physiologischer Vorgang. Selbst die mechanische Belastung in Ruhe und Schlaf fördert die Funktion des Bindegewebes. Die Kollagensynthese in der Patellasehne nimmt nach nur einer kräftigen Belastung um fast 100 % zu; dieser Effekt ist drei Tage später noch immer nachweisbar. In der initialen Trainingsphase steigt der Kollagen-Turnover in Sehnen (d. h. das Gleichgewicht zwischen Synthese und Abbau) mit einem Nettoverlust von Kollagen. Dadurch kann sich die Sehne umstrukturieren und an die vermehrte Belastung anpassen. Erst im weiteren Trainingsverlauf kommt zu einer Nettozunahme von Kollagen.

Auch bei der Wundheilung spielen Fibroblasten eine entscheidende Rolle. Nach der Verletzung von Bindegewebe und Blutgefäßen veranlassen Wachstumsfaktoren die Fibroblasten dazu, in größerer Anzahl in den Wundbereich einzuwandern und mit der Synthese von neuem Kollagen zu beginnen. Dadurch entsteht Granulationsgewebe und wird der Gewebeumbau erleichtert. Die Extrazellulärmatrix des Granulationsgewebes wird von den Fibroblasten hergestellt und modifiziert. Zunächst produzieren die Fibroblasten Typ-III-Kollagen, ein schwaches Strukturprotein, später dann aber das kräftigere, langkettige Typ-I-Kollagen, das im Narbengewebe vorkommt. Eine Narbe entsteht durch das von den Fibroblasten während der Reparatur abgelagerte Kollagen.

Sehnen, die unter starker Zugbelastung stehen, neigen durch das Dehnen der Fibroblasten vermehrt zu Entzündungen und zur Degeneration. Durch eine intermittierende Dehnung von Fibroblasten wird insbesondere bei zunehmender Frequenz die Produktion von proinflammatorischen Cyclooxygenasen (COX-1, COX-2) und Prostaglandin-E2 (Yang et al 2005) angekurbelt. Somit ist die Hyperstimulation der Fibroblasten möglicherweise für das Repetitive-Stress-Syndrom verantwortlich. In aktuellen Studien (z. B. Kaux et al. 2013) wurde gezeigt, dass exzentrische Übungen für die Rehabilitation von Muskeln und Sehnen besser geeignet sind als konzentrische Übungen. Es gibt Grund zur Annahme, dass die Belastung bei exzentrischen Übungen die Fibroblasten und damit die Kollagensynthese stärker stimuliert, sodass die Heilung des verletzten Gewebes gefördert wird. Außerdem richten sich die Fibroblasten in Sehnen bei Zugbelastung stärker aus.

Abbott et al. (2013) stellten die Vermutung auf, dass die Bindegewebe und insbesondere die Fibroblasten zu einem körperweiten Kommunikations-Signal-Netz der Zellen gehören. Sie behaupteten, dass Fibroblasten schon wenige Minuten nach einer Verlängerung des Gewebes aktive Reaktionen des Zytoskeletts hervorbringen:

Im Bindegewebe besteht vermutlich eine analoge interzelluläre Kommunikation mithilfe von Kalzium und/oder ATP, die von einer aktiven Gewebekontraktion oder -relaxation begleitet sein kann. Man stelle ich ein körperweites Bindegewebsnetz vor, das an einer dynamischen, körperweiten zellulären Aktivität beteiligt ist. Diese zelluläre Aktivität fluktuiert über Sekunden oder Minuten als Reaktion auf alle äußeren und inneren mechanische Belastungen, denen der Körper ausgesetzt ist.

Eine besondere Form von Fibroblasten, die Myofibroblasten, befinden sich in Sehnen, Faszien und Narben (Hinz et al. 2012). Das Zytoplasma von Myofibroblasten enthält Aktinfasern, mit deren Hilfe sie sich kontrahieren. Bei der Wundheilung müssen sich Fibroblasten in Myofibroblasten, die extrazelluläre Kollagenfasern produzieren und ablagern, umwandeln. Sie exprimieren einen glattmuskulären Aktin-Myosin-Komplex, der Wunden verschließt und deren Reparatur durch Kontraktur der Wundränder beschleunigt. Nach der Abheilung der Verletzung durchlaufen diese Myofibroblasten eine Apoptose (programmierter Zelltod). Wenn bei gestörter Wundheilung Keloide oder hypertrophe Narben entstehen, können die Myofibroblasten persistieren statt durch Apoptose abgebaut zu werden. Nach Schleip et al. (2006) sind diese Zellen auch entscheidend am Basaltonus des Bindegewebes beteiligt.

CLINICAL PEARL 1.3

Nutzen der mechanischen Belastung für Fibroblasten und Kreislauf

Die mechanische Belastung hat einen starken Einfluss auf die Aktivität der Fibroblasten und die Ablagerung von Kollagenfasern. Nach einer Verstauchung oder einer anderen Verletzung des Bewegungsapparates werden grundsätzlich neue Kollagenfasern produziert, die sich jedoch beim immobilisierten Patienten ungleichmäßig ablagern. Dadurch wird die Beweglichkeit eingeschränkt und die Genesung verzögert. Nur durch frühzeitige Bewegungen richten sich die Kollagenfasern korrekt entlang der funktionellen Kraftlinien aus.

Loghmani und Warden (2009) erzeugten bei 51 Nagern bilaterale Verletzungen am Lig. collaterale mediale (MCL) und führten an den Bändern der Kontrollgruppe aus 31 Nagern für eine Woche nach dem Trauma eine instrumentenassistierte Querfasermassage ein. Sie massierten den verletzten Bereich dazu dreimal wöchentlich für 1 Minute. Die Behandlung erfolgte unilateral, sodass das kontralaterale, verletzte MCL als interne Kontrolle (unbehandelt) diente. Die Ergebnisse zeigten, dass die behandelten Bänder 4 Wochen nach dem Trauma im Vergleich zu den kontralateralen verletzten, unbehandelten Bändern um 43,1 % kräftiger ($p < 0,05$) und um 39,7 % fester ($p < 0,01$) waren und 57,1 % mehr Energie absorbieren konnten, bis sie versagten ($p < 0,05$). Histologisch und rasterelektronenmikroskopisch wiesen die behandelten Bänder im Narbenbereich eine bessere Kollagenfaserbündelbildung und -ausrichtung auf als die unbehandelten Bänder.

In einer ähnlichen Studie mit der Querfasermassage von verletzten MCL ermittelten Loghmani und Warden (2013) zwar eine nur vorübergehende Zunahme der Vasodilatation im Band, aber eine Veränderung der mikrovaskulären Morphologie im Bereich des heilenden Kniegelenks mit einem größeren Anteil von Blutgefäßen, deren Durchmesser im Arteriolenbereich liegt. Diese Veränderungen persistierten nach der abschließenden Intervention für eine Woche.

Adipozyten (Fettzellen)

Adipozyten finden sich einzeln oder in Form kleiner Ansammlungen in vielen Bindegeweben. Wenn sie die überwiegende Zellart stellen, bilden sie ein spezialisiertes Bindegewebe, das Fettgewebe. Ihre wichtigste Funktion ist die Speicherung von Energie in Form von Fett. Die Abstammung der Adipozyten ist weiterhin unklar. Präadipozyten sind undifferenzierte Fibroblasten, die von den mesenchymalen Stammzellen abstammen und bei Stimulation Adipozyten bilden.

Man unterscheidet zwei Sorten von Fettzellen:

- **Unilokuläre Adipozyten:** Diese großen Zellen (mit einem Durchmesser von 50–100 µm) enthalten einen großen Fetttropfen, der von einer Zytoplasmaschicht umgeben ist. Der abgeflachte Kern liegt in der Zellperipherie. Eine typische Fettzelle hat einen Durchmesser von 0,1 mm, wobei manche auch doppelt so groß und manche nur halb so groß sind. Das gespeicherte Fett befindet sich in einem halbflüssigen Stadium und besteht überwiegend aus Triglyzeriden und Cholesterinestern. Diese Fettzellen sezernieren zahlreiche Proteine, wie Resistin, Adiponektin und Leptin, und können Androgene in Östrogene umwandeln. Ihre Anzahl nimmt in Kindheit und Jugend zu und bleibt im Erwachsenenalter konstant. Wenn sich Fettzellen auf etwa das Vierfache vergrößert haben, beginnen sie sich zu teilen, sodass ihre absolute Anzahl zunimmt. Nach einem deutlichen Gewichtsverlust sinkt die Zahl der Fettzellen hingegen nicht, sie enthalten nur weniger Fett. Im Erwachsenenalter werden jährlich etwa 10 % der Fettzellen erneuert. Diese Adipozyten organisieren sich zum weißen Fettgewebe.
- **Multilokuläre Adipozyten:** Das Zytoplasma dieser kleinen Zellen enthält zahlreiche kleinere Fetttropfen sowie eine große Menge Mitochondrien. Diese Fettzellen bilden das braune Fettgewebe.

Multipotente Stromazellen

Diese Zellen besitzen das Potenzial embryonaler Mesenchymzellen und können sich daher in verschiedene Zelltypen, wie Osteoblasten, Chondrozyten, Adipozyten, Myozyten und Neurone, differenzieren. Sie haben ein hohes Selbstregenerationspotenzial und behalten dabei ihre Multipotenz.

1.2 Klassifikation der Bindegewebe

Es gibt drei Formen von Bindegewebe: zellreiches, faseriges und embryonales. Zu den zellreichen oder spezialisierten Bindegeweben gehören Fettgewebe, Knochen und Knorpel. Von den spezialisierten Bindegeweben wird an dieser Stelle wegen seiner engen Beziehung mit den oberflächlichen Faszien nur das Fettgewebe besprochen. Für weitere Informationen über Knochen und Knorpel wird der Leser auf andere Lehrbücher verwiesen.

Das faserige Bindegewebe umfasst eine sehr große Gewebegruppe, einschließlich lockerem und dichtem Bindegewebe (➤ Abb. 1.5). Es umgibt alle Organe und Körperhöhlen und verbindet ein Teil mit dem anderen. Ebenso wichtig ist, dass es Zellgruppen voneinander trennt. Alle Faszien gehören zum faserigen Bindegewebe, wobei manche Autoren das lockere und dichte Bindegewebe von dieser Definition ausschließen. Das embryonale Bindegewebe umfasst das Mesenchym (➤ Abb. 1.6) und das gallertige Bindegewebe (➤ Abb. 1.2). Nachfolgend werden die für die korrekte Klassifikation der Faszien entscheidenden Merkmale des faserigen Bindegewebes beschrieben.

1.2.1 Lockeres Bindegewebe

Lockeres (oder areoläres) Bindegewebe ist das am weitesten im Körper verbreitete Bindegewebe. Es enthält viel Grundsubstanz sowie relativ wenige, dünne Fasern und Zellen (➤ Abb. 1.7). Die Hauptzellkomponenten sind Fibroblasten sowie in geringem Um-

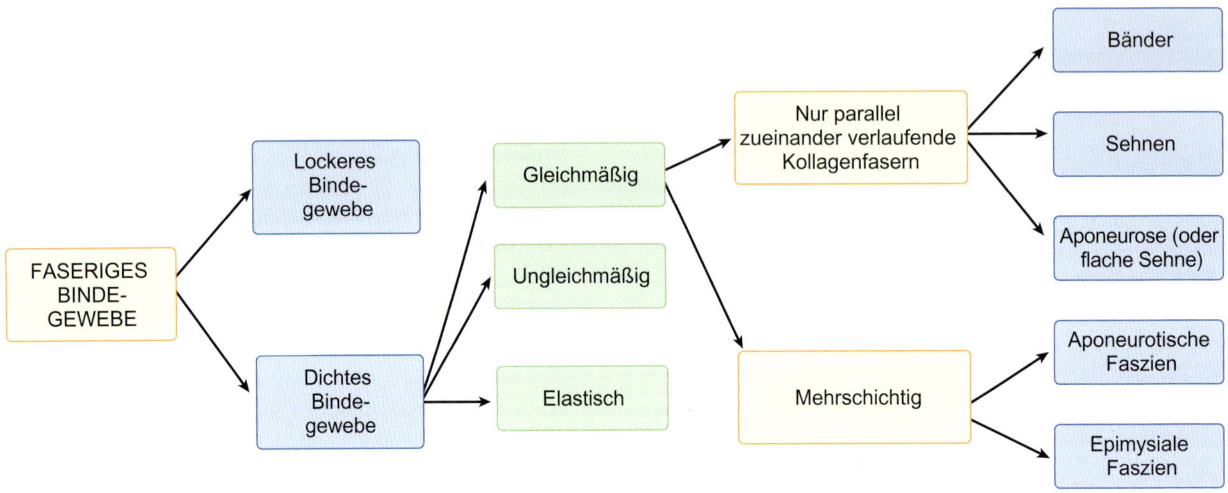

Abb. 1.5 Klassifikationen des Bindegewebes.

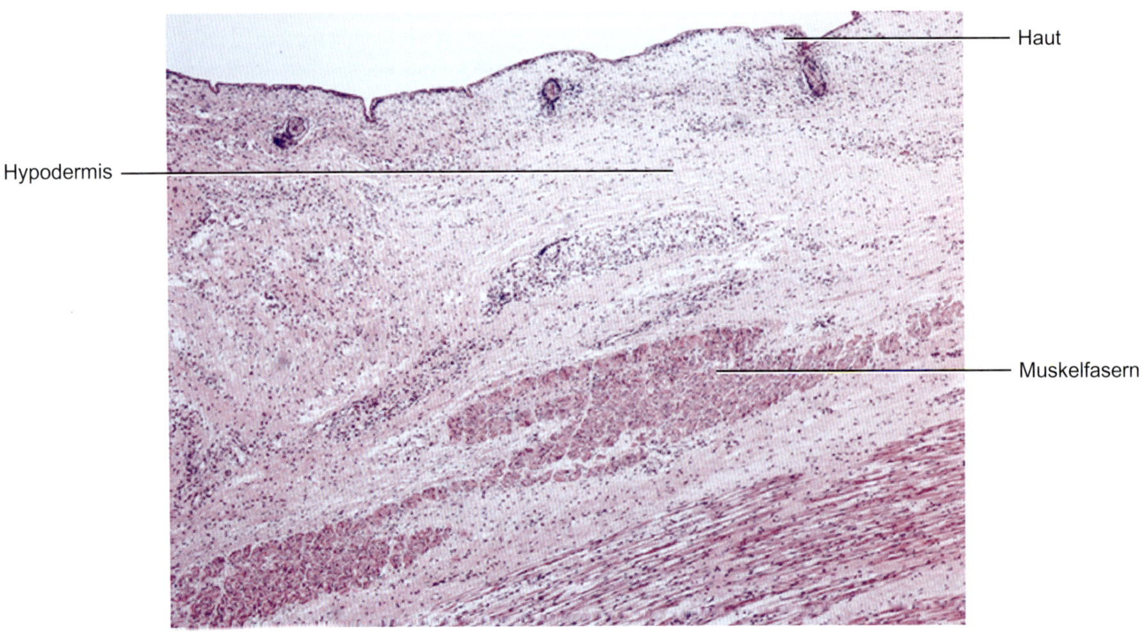

Abb. 1.6 Histologischer Schnitt der Bauchwand eines Embryos in der 19. Entwicklungswoche. Hämatoxylin-Eosin-Färbung, 50-fache Vergrößerung. Das Gewebe ist sehr zellreich und es fehlen gut abgegrenzte Faszienebenen.

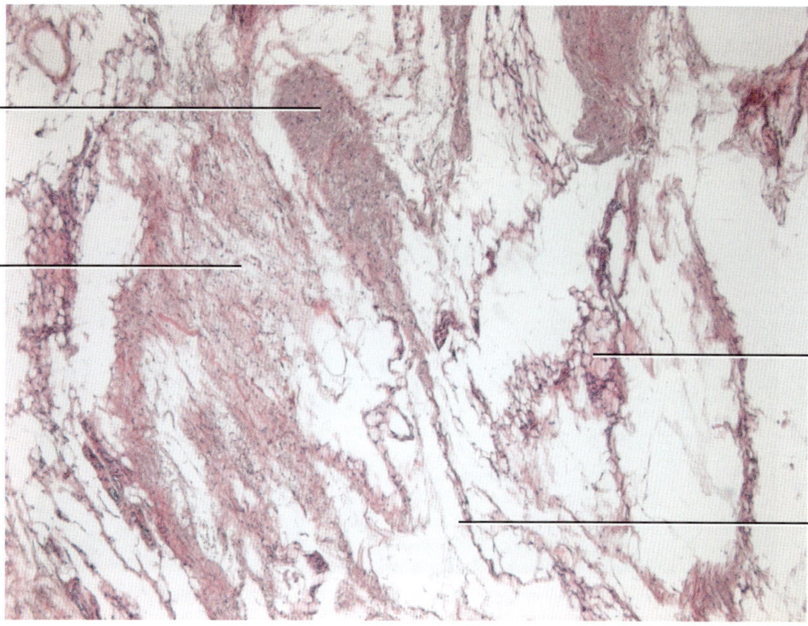

Abb. 1.7 Histologischer Schnitt des lockeren Bindegewebes. Hämatoxylin-Eosin-Färbung, 50-fache Vergrößerung. Das Gewebe ist vollkommen unorganisiert. Die Kollagenfasern und elastischen Fasern verlaufen in allen Richtungen, außerdem finden sich mehrere Adipozyten.

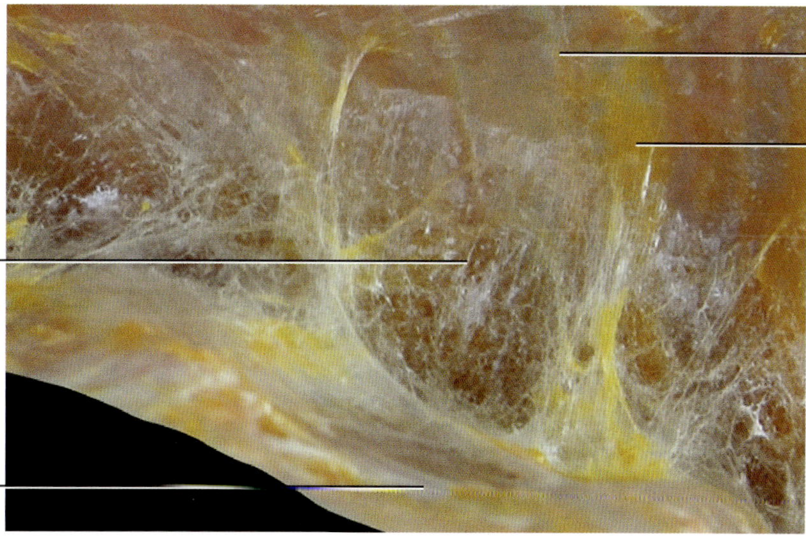

Abb. 1.8 Makroskopische Ansicht des lockeren Bindegewebes zwischen den Mm. pectoralis major und minor. Das lockere Bindegewebe bildet eine Gleitfläche zwischen diesen beiden Muskeln und erlaubt, dass sie sich unabhängig voneinander kontrahieren. Die weißen Linien sind Kollagenfasern. Der Leerraum zwischen ihnen ist beim Lebenden von Wasser, das mit den Glykosaminoglykanen verbunden ist, aufgefüllt.

fang Adipozyten. Fettzellen sind ein normaler Bestandteil des lockeren Bindegewebes. Wenn sie jedoch in großer Zahl vorhanden und zur besseren Speicherung in großen Läppchen organisiert sind, wird das Gewebe als Fettgewebe klassifiziert. Die Adipozyten des lockeren Bindegewebes liegen meist als isolierte Zellen oder als kleine Zellansammlungen vor und dienen nicht der Speicherung, sondern erleichtern das Gleiten und sind interstitielle Füller. Die Adipozyten des lockeren Bindegewebes vergrößern sich in der Regel bei Gewichtszunahme nicht. Die wichtigste Faser des lockeren Bindegewebes ist Kollagen, das in allen Richtungen angeordnet ist und im interzellulären Material ein lockeres Netz bildet. Außerdem finden sich viele elastische Fasern.

Das lockere Bindegewebe ist viskös und gelartig. Seine Konsistenz unterscheidet sich durch Variationen des pH-Werts und der Temperatur in den verschiedenen Körperbereichen. Dieses Bindegewebe erlaubt das Gleiten von verschiedenen Muskeln und Organe aufeinander (➤ Abb. 1.8, ➤ Abb. 1.9) sowie die Diffusion von Sauerstoff/Nährstoffen aus kleinen Gefäßen in die Zellen und von Metaboliten zurück in die Gefäße. Dies ist der erste Punkt, an dem Antigene, Bakterien und andere Substanzen, welche die Epitheloberfläche überwunden haben, zerstört werden. Außerdem bildet

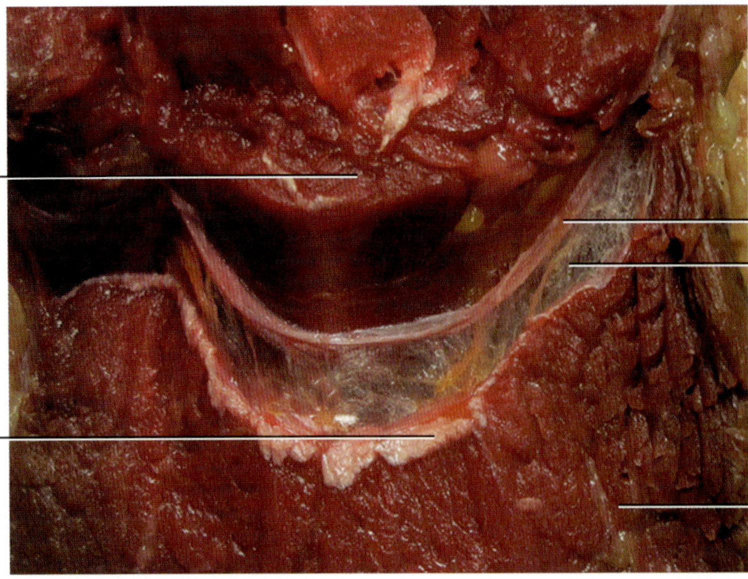

Abb. 1.9 Transversalschnitt des mittleren Beindrittels. Die Faszie des M. flexor hallucis longus wurde vom darunterliegenden Muskel abgelöst, während der M. soleus fest mit seiner Faszie verbunden ist. Durch die Traktion des M. soleus nach distal wird eine Kontraktion, bei der die Faszie dem Muskel folgt, ausgelöst. Zwischen den Faszien der Mm. soleus und flexor hallucis longus liegt lockeres Bindegewebe. Dadurch entsteht eine Gleitfläche zwischen den beiden Faszien, die eine unabhängige Kontraktion und/oder passive Dehnung der beiden Muskeln ermöglicht.

es ein netzartiges Gewebe mit einer flüssigen Matrix, das Epithelien, wie die Haut und andere Membranen, abstützt. Das Bindegewebe füllt die Räume zwischen den Organen und fixiert sie, indem es sie abpolstert und schützt. Außerdem umgibt und schützt es die Blutgefäße.

Eine besondere Form des lockeren Bindegewebes ist das retikuläre Bindegewebe, das nur retikuläre Fasern aus Typ-III-Kollagen enthält. Die sternförmigen Retikulumzellen besitzen lange Fortsätze, über die sie Kontakt mit benachbarten Zellen haben. Das Gewebe stützt zahlreiche Körperstrukturen, wie Leber, Milz, Knochenmark und lymphatische Organe.

1.2.2 Fettgewebe

Das Fettgewebe ist nicht nur darauf spezialisiert, überschüssige Kohlenhydrate in Form von Triazylglyzerolen zu speichern. Reife Adipoyzten produzieren und sezernieren auch zahlreiche Enzyme, Wachstumsfaktoren, Zytokine und Hormone, die am Energiehaushalt beteiligt sind. Es gibt verschiedene Arten von Fettgeweben: Allgemein werden das weiße und das braune unterschieden (Smorlesi et al. 2012). Das weiße Fettgewebe wird nach der Lokalisation unterteilt in das subkutane weiße Fettgewebe und das viszerale weiße Fettgewebe. Sbarbati et al. (2010) klassifizieren das weiße Fettgewebe anhand von strukturellen und ultrastrukturellen Merkmalen der Fettzellen in drei verschiedene Typen: Speicherfettgewebe, strukturelles Fettgewebe und fibröses Fettgewebe.

Weißes Fettgewebe

Weißes Fettgewebe macht den Großteil des Fettgewebes von Säugetieren aus (oft als „Fett" bezeichnet). Es besteht aus Adipozyten, die von einem stark vaskularisierten und innervierten lockeren Bindegewebe zusammengehalten werden. Die weißen Adipozyten sind rund und enthalten einen einzelnen Fetttropfen, der > 90 % des Zellvolumens einnimmt. Dadurch werden die Mitochondrien und der Zellkern in die Zellperipherie gedrängt. Das subkutane Fettgewebe weist in den verschiedenen Körperregionen unterschiedliche mikroskopische Merkmale auf. In der Subkutis des Abdomens sind die Fettzellen eng gepackt und durch ein schwaches Netz aus isolierten Kollagenfasern verbunden. Diese Kollagenfasern enthalten vereinzelte große Zellen und ein paar Blutgefäße (➤ Abb. 1.10). An den Extremitäten ist das subkutane Fettgewebe reichlich vorhanden und gut vaskularisiert. Seine Zellen sind von einem Korb aus Kollagenfasern umgeben (➤ Abb. 1.11, ➤ Abb. 1.12). Im Fuß und anderen Bereichen, die unter starker mechanischer Belastung stehen, weist das subkutane Fettgewebe eine deutliche fibröse Komponente auf und enthält Adipozyten mit einer dicken, abgegrenzten fibrösen Hülle (➤ Abb. 1.13). Die Zusammensetzung des subkutanen Fettgewebes unterscheidet sich abhängig von seiner Beziehung zur oberflächlichen Faszie. Das weiße Fettgewebe zwischen der Haut und der oberflächlichen Faszie ist echtes Fettgewebe und vermehrt sich in der Regel bei Gewichtszunahme, während das weiße Fettgewebe zwischen der oberflächlichen und der tiefen Faszie meist locker ist und bei Gewichtszunahme in der Regel nicht zunimmt (➤ Kap. 2) (➤ Abb. 1.14).

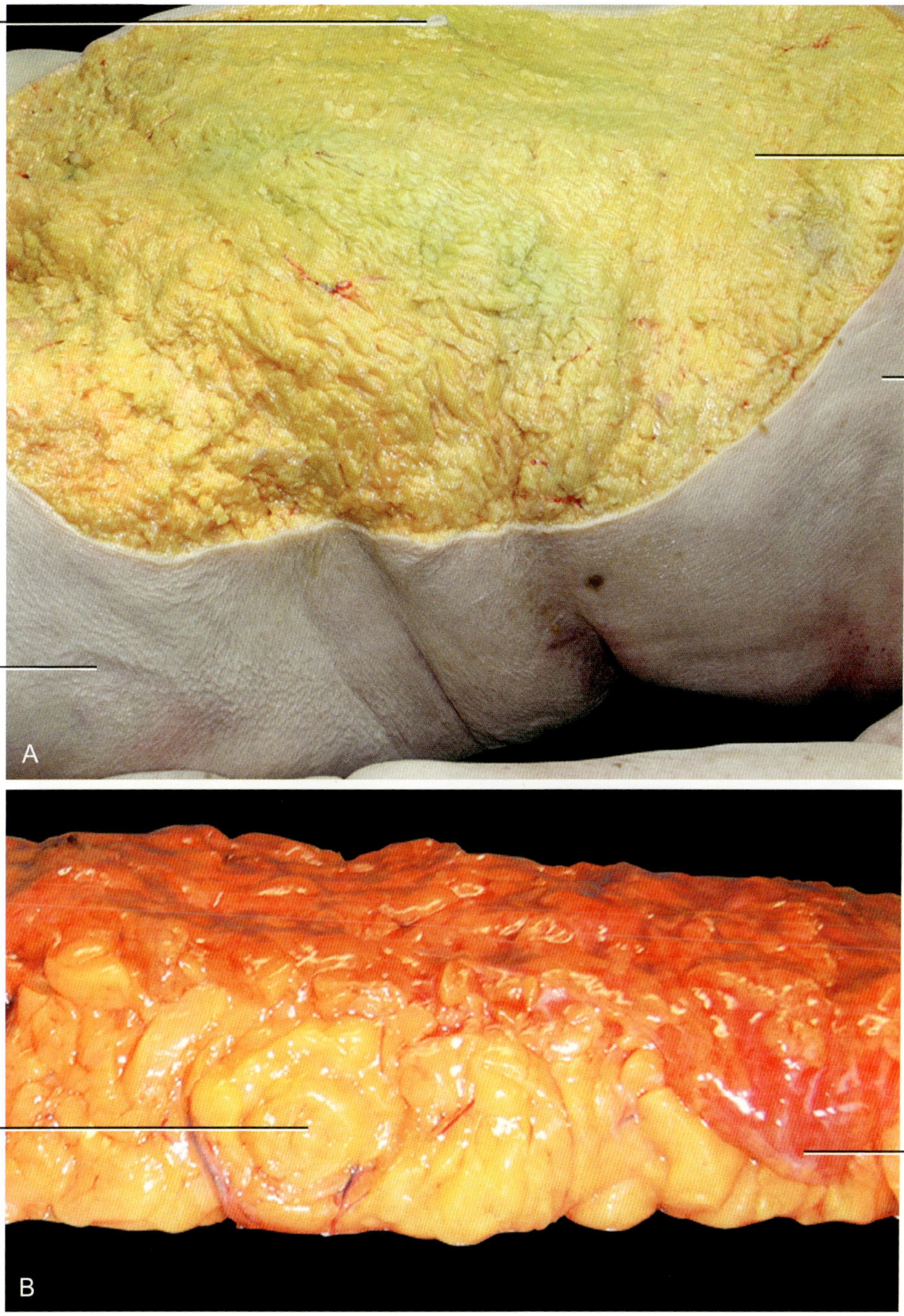

Abb. 1.10 (A) Makroskopische Ansicht des Fettgewebes aus dem Abdomen eines adipösen Leichnams. (B) Aus dem Abdomen eines adipösen Leichnams entnommenes Fettgewebe. Deutlich zu erkennen sind die großen Fettläppchen und die kaum vorhandene fibröse Gewebeabstützung. Die Gefäße durchqueren das Gewebe im rechten Winkel und sind hypertroph.

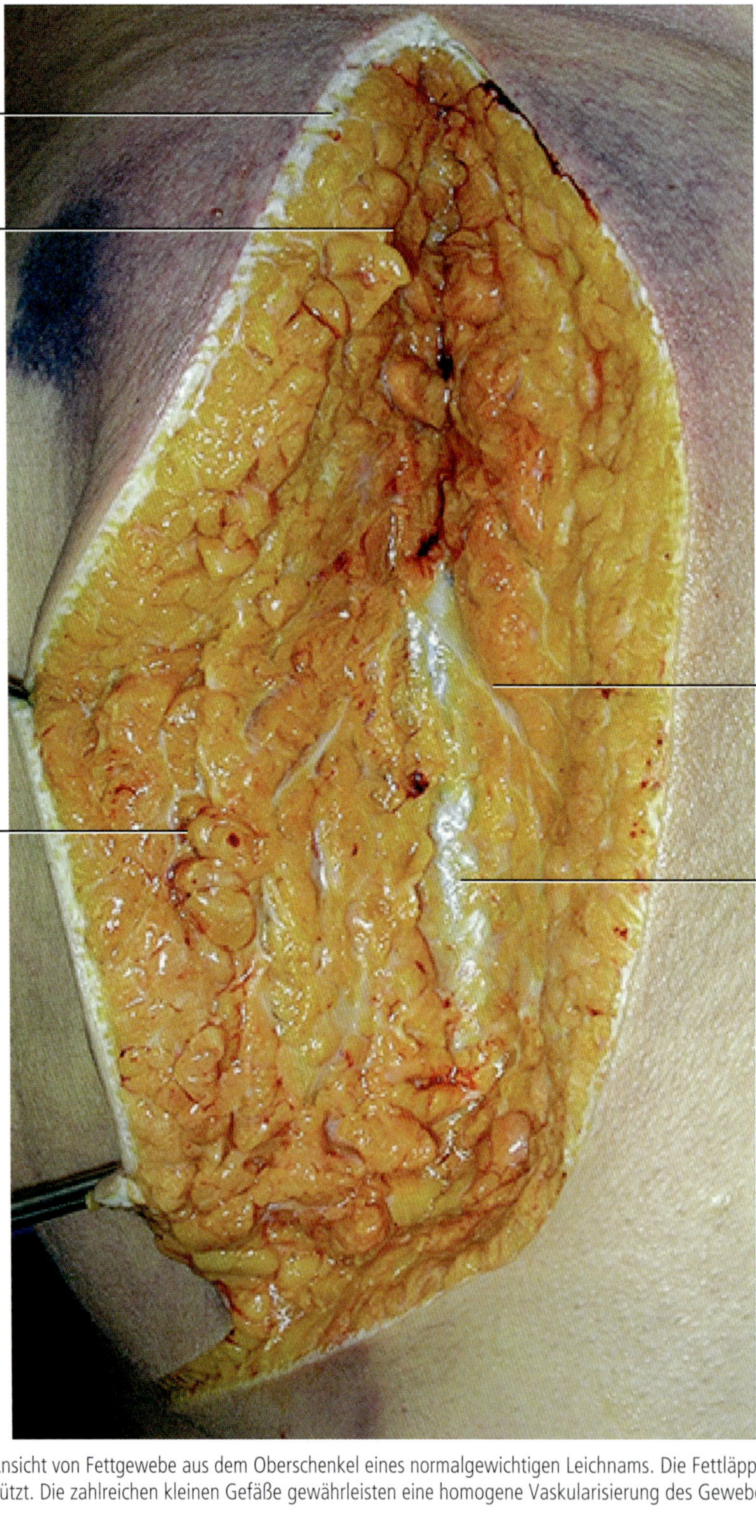

Abb. 1.11 Makroskopische Ansicht von Fettgewebe aus dem Oberschenkel eines normalgewichtigen Leichnams. Die Fettläppchen sind klein und werden sehr gut durch fibröses Gewebe abgestützt. Die zahlreichen kleinen Gefäße gewährleisten eine homogene Vaskularisierung des Gewebes.

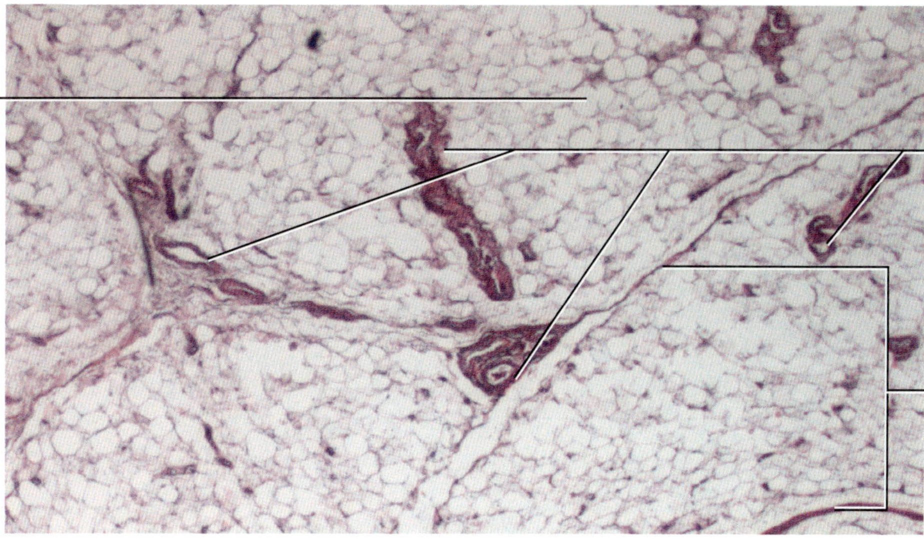

Abb. 1.12 Histologie von Fettgewebe aus dem Oberschenkel. Die kleinen Adipozyten bilden gleichmäßige Läppchen, von denen jedes durch Bindegewebe gestützt wird. Es finden sich zahlreiche Blutgefäße. Hämatoxylin-Eosin-Färbung, 25-fache Vergrößerung.

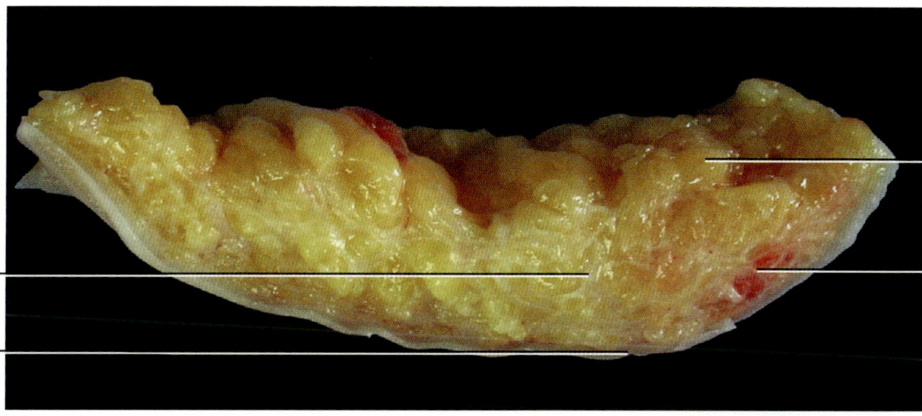

Abb. 1.13 Makroskopische Ansicht des Fersenpolsters. In den gewichttragenden Bereichen ist die fibröse Komponente (weißlich) des Fettgewebes (gelblich weiß) stärker ausgeprägt, sodass jeder Adipozyt eine dicke fibröse Hülle besitzt. Ein derartiges Fettgewebe dient als Polster und wird bei Gewichtszunahme nicht dicker.

Das intraabdominale oder viszerale Fettgewebe umfasst mehrere Fettdepots, wie das mesenteriale, das epididymale und das perirenale Fettgewebe (> Abb. 1.15). Das intraabdominale Fettgewebe ist mit Insulinresistenz, Diabetes mellitus, Dyslipidämie, Hypertonie, Atherosklerose, Fettleber und der Gesamtmortalität assoziiert.

Die wichtigsten Funktionen des weißen Fettgewebes sind die Energiespeicherung und die Polsterung. Außerdem ist es durch die Sekretion von Adipokinen, wie inflammatorischen Zytokinen, komplementähnlichen Faktoren, Chemokinen und Akutphaseproteinen, endokrin und immunogen aktiv. Seine endokrine Funktion umfasst Beiträge zur Steuerung von Appetit, Glukose- und Lipidstoffwechsel, zu entzündlichen Prozessen sowie zu reproduktiven Funktionen. Die Adipozyten des subkutanen und des intraabdominalen Fettgewebes stammen von verschiedenen Progenitorzellen mit unterschiedlichem genetischen Expressionsmuster ab. Das subkutane Fettgewebe spricht besser auf die antilipolytische Wirkung von Insulin und anderen Hormonen an, sezerniert mehr Adiponektin sowie weniger proinflammatorische Zytokine und spricht anders auf Moleküle der Signaltransduktion und Medikamente an als das intraabdominale Fettgewebe. Nach Sudi et al. (2000) besteht ein signifikanter, positiver Zusammenhang zwischen der Menge des subkutanen Fettgewebes am Oberkörper und dem Leptinspiegel. Dies legt nahe, dass der Leptinspiegel von bestimmten subkutanen Fettdepots des Oberkörpers gesteuert wird.

Braunes Fettgewebe (BAT)

Das braune Fettgewebe ist ein spezialisiertes Fettgewebe das vor allem der Thermogenese dient. Es hat seinen Namen aufgrund der dunklen Pigmentierung durch die hohe Dichte von Mitochondrien mit hohem Zytochromgehalt. Es ist auf die Wärmeproduktion (adaptive Thermogenese) und die Lipidoxidation spezialisiert und findet sich besonders reichlich bei Neugeborenen und Säugetieren im Winterschlaf. In geringerem Umfang findet es sich beim erwachsenen Menschen im Hals, in der Umgebung der Aorta sowie supraklavikulär, mediastinal und interskapular. Da das braune Fettgewebe einen höheren Sauerstoffbedarf hat als andere Gewebe, enthält es mehr Kapillaren als das weiße Fettgewebe. Die braunen Adipozyten sind insgesamt kleiner als die weißen Adipozyten, polygonal und

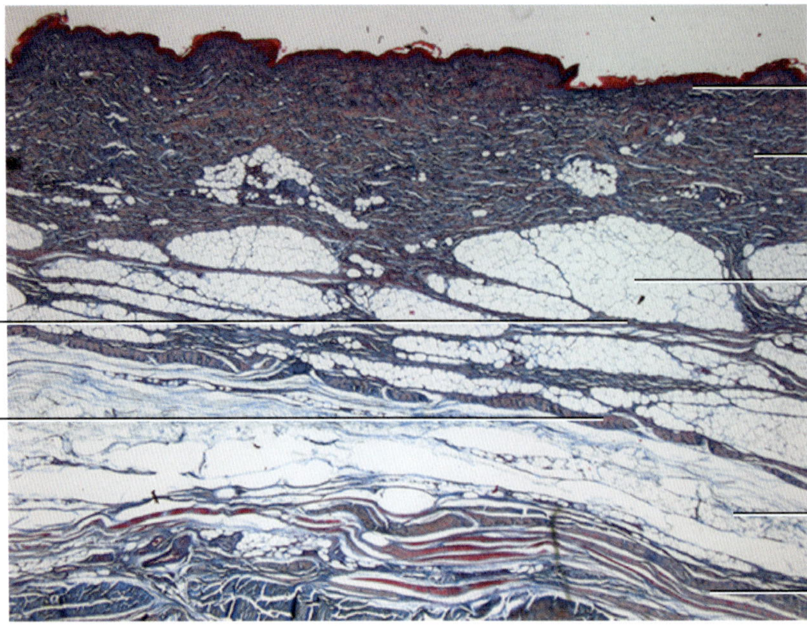

Abb. 1.14 Histologische Vollschichtansicht des subkutanen Gewebes des Oberschenkels. Mallory-Azan-Färbung, 16-fache Vergrößerung. Das weiße Fettgewebe zwischen der Haut und der oberflächlichen Faszie ist echtes Fettgewebe aus Fettläppchen, die von fibrösen Septen umgeben sind. Zwischen der oberflächlichen und der tiefen Faszie ist das Gewebe lockerer und finden sich kaum fibröse Septen.

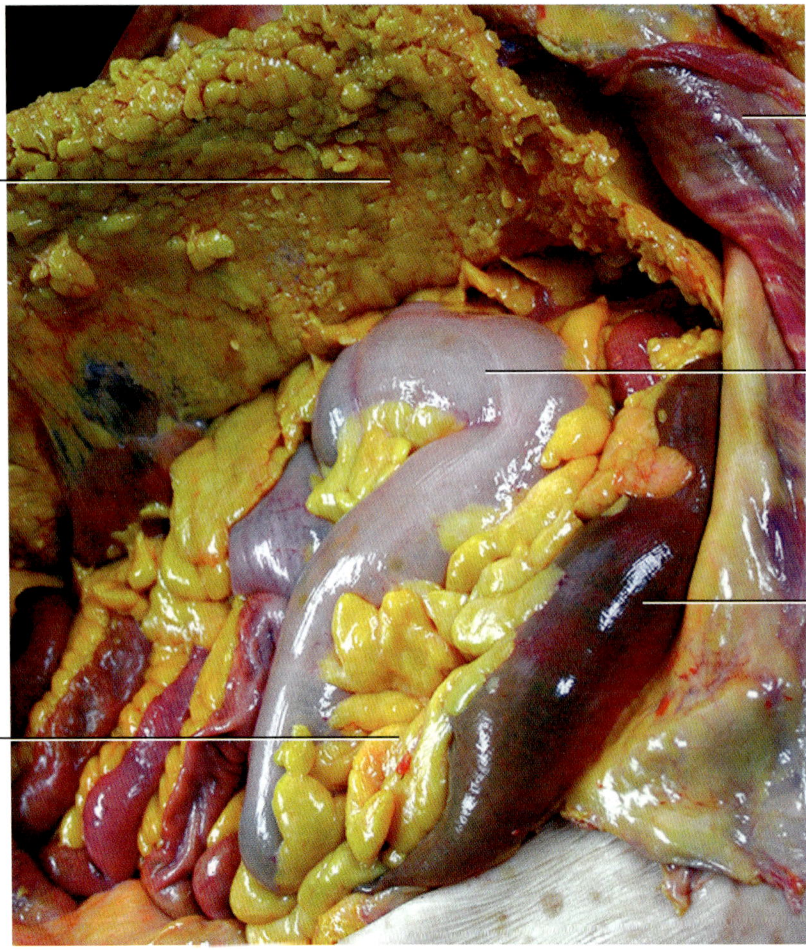

Abb. 1.15 Makroskopische Ansicht des viszeralen bzw. intraabdominalen Fettgewebes. Das Omentum majus wurde angehoben, um den Dünndarm, dessen Schlingen jeweils von Fettgewebe umgeben sind, darzustellen. Die großen Fettläppchen sind kaum vaskularisiert. Das stützende fibröse Bindegewebe fehlt fast vollständig.

besitzen zahlreiche große Mitochondrien. Während weiße Adipozyten einen großen Fetttropfen enthalten, weisen braune Adipozyten viele keine Lipidtröpfchen auf. Braune Adipozyten sind Thermogenin-positiv (UCP1+) und Leptin-negativ. Das braune Fettgewebe ist stark vaskularisiert und enthält sehr viele noradrenerge Nervenfasern. Es ist essenziell für die klassische zitterfreie Thermogenese, die nur auftritt, sofern braunes Fettgewebe vorhanden ist. Außerdem ist es für die Noradrenalin-induzierte Thermogenese bei der Kälteanpassung essenziell. Die Wärmeproduktion durch das braune Fettgewebe wird immer dann induziert, wenn der Körper zusätzliche Wärme benötigt, z. B. postnatal, bei Fieber und beim Aufwachen aus dem Winterschlaf. Auch durch Füttern kann das braune Fettgewebe aktiviert werden. Ernährungsformen mit geringem Eiweißgehalt führen zu einer leptinabhängigen Rekrutierung des Gewebes, das dann große Mengen von Lipiden und Glukose verbrennt. Die Entwicklung des braunen Fettgewebes mit seinem typischen Protein, UCP1, war vermutlich für den evolutionären Erfolg der Säugetiere entscheidend, da seine Thermogenese das neonatale Überleben verbessert und aktives Leben auch in kalter Umgebung ermöglicht. Ito et al. (1991) zeigten, dass sich die Adipozyten des menschlichen braunen Fettgewebes im Säuglingsalter anfangen, sich in weiße Adipozyten umzuwandeln. Diese Veränderung beginnt in der Peripherie des Fettläppchens und setzt sich nach zentral fort, sodass die verschiedenen funktionierenden Zelltypen nur im Zentrum des Fettläppchens verbleiben. Im Gegensatz zum Menschen entstehen im braunen Fettgewebe von Tieren, die einen Winterschlaf halten, nie weiße Fettzellen. Nach Bartness et al. (2010) ist das braune Fettgewebe vermutlich deswegen sympathisch und sensorisch innerviert, damit es Temperaturveränderungen erfassen und die Lipolyse überwachen kann. Außerdem wurde gezeigt, dass ein Teil der Depots aus braunem Fettgewebe parasympathisch innerviert ist.

1.2.3 Dichtes Bindegewebe

Das dichte Bindegewebe besteht aus großen, widerstandsfähigen Kollagenfasern, die ihm eine beträchtliche Festigkeit verleihen. Die

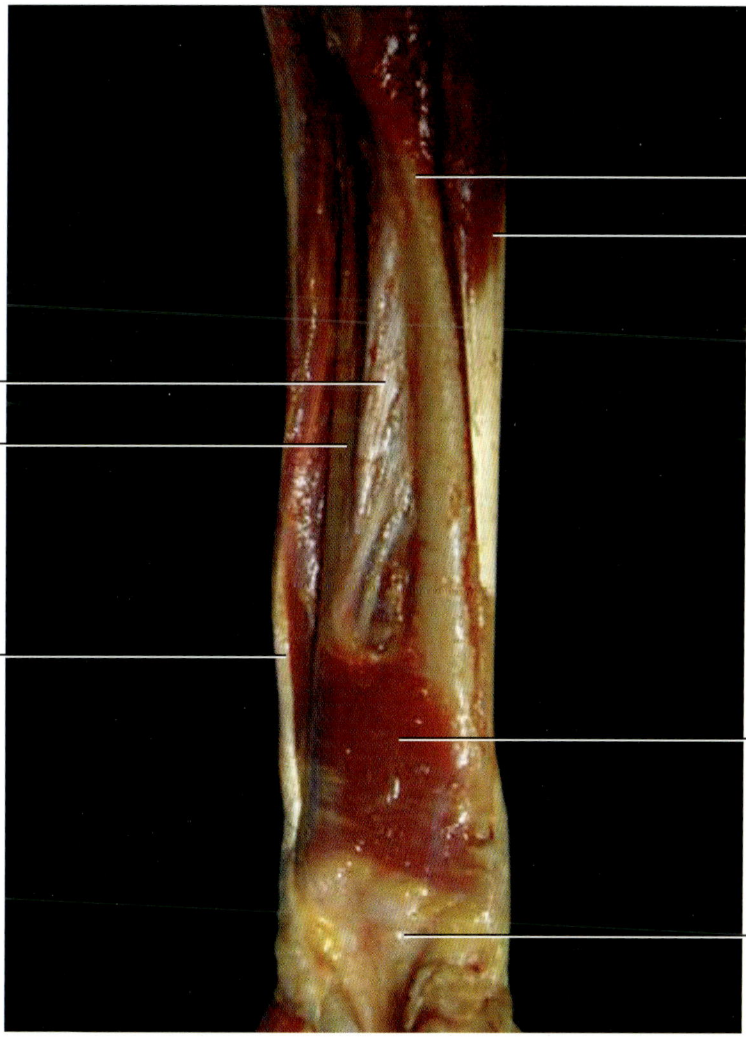

Abb. 1.16 Dissektion des ventralen Unterarms (in Supination). Die Membrana interossea des Unterarms imponiert als breites Band mit gut erkennbaren Kollagenfaserbündeln, das Ulna und Radius miteinander verbindet. Die Membrana interossea teilt den Unterarm in ein ventrales und ein dorsales Kompartiment, dient den Unterarmmuskeln als Ansatzpunkt und überträgt Kräfte vom Radius auf Ulna und Humerus.

Fasern sind so zahlreich, dass die Definition dieses Gewebes auf den fehlenden Räumen zwischen den Fasern und Zellen beruht. Da dieses Gewebe überwiegend aus Proteinfasern besteht, wird es nach der Faserart und deren Orientierung im Gewebe benannt. Weil das dichte Bindegewebe Kollagenfasern oder elastische Fasern enthält, gibt es dichtes kollagenes und elastisches Bindegewebe. Das dichte kollagene Bindegewebe ist weitaus weiter verbreitet und wird als fibröses oder weißes Bindegewebe bezeichnet. Da elastische Fasern ungefärbt gelblich imponieren, werden sie oft als gelbes Bindegewebes (z. B. das Lig. flavum der Wirbelsäule) bezeichnet. Die einzigen sichtbaren Zellen sind Fibroblasten, die zwischen den Fasern liegen. Sie bilden die Kollagenfasern des Gewebes.

Die Hauptfunktionen des dichten Bindegewebes sind die Weiterleitung von Kraft und die Verbindung von Organen oder Muskeln. Die Kollagenfasern werden in der Richtung der mechanischen Belastung des jeweiligen Gewebes angeordnet. Die mechanische Belastbarkeit des dichten Bindegewebes hängt direkt mit der strukturellen Organisation der Extrazellulärmatrix und vor allem der Kollagenfasern ab.

Das dichte Bindegewebe wird wie folgt unterteilt:

- Im **dichten, geflechtartigen Bindegewebe** verlaufen die Kollagenfasern durcheinander. Es findet sich in der Dermis und in Faszien. In den letzten Jahren konnte gezeigt werden, dass das ungleichmäßige Aussehen der tiefen Faszien auf deren mehrschichtiger Struktur beruht, wobei jedoch jede Schicht für sich gleichmäßig aufgebaut ist (➤ Kap. 3). Somit könnten die tiefen Faszien als dichtes, ausgerichtetes Bindegewebe eingestuft werden.
- **Dichtes, parallelfaseriges Bindegewebe** ist ein weißes, flexibles Gewebe aus eng gepackten Kollagenfaserbündeln. Alle Fasern verlaufen parallel zu den auf dieses Körperteil einwirkenden Kräften in einer Richtung. Eine derartige Ausrichtung ist typisch für Sehnen und Bänder. Nach neueren Studien (z. B. Benetazzo et al. 2011) können jedoch auch die tiefen Faszien in diese Gruppe eingeordnet werden. Purslow (2010) belegte, dass das Epimysium und das Perimysium wegen ihrer sehr spezifischen Organisation auch zum dichten, ausgerichteten Bindegewebe gehören und Huijing und Baan (2003) bestätigten die Rolle dieses Gewebes bei der Kraftübertragung (➤ Kap. 3). Hier ist eine genauere Besprechung des Endomysiums erforderlich, weil unklar ist, ob seine Struktur der einer Mikrosehne ähnelt (Purslow 2010) oder ob es besser als dichtes Bindegewebe eingestuft werden sollte (Testut 1905). Daher werden im nächsten Kapitel die Merkmale und Funktionen von tiefen Faszien, Epimysium und Perimysium ausführlicher besprochen.

Das dichte, parallelfaserige Bindegewebe lässt sich nach seiner Funktion weiter unterteilen in:

- Dichtes Bindegewebe, das zwei Knochen verbindet: Diese so genannten **Bänder** bestehen aus parallel verlaufenden Kollagenfasern und enthalten reichlich elastische Fasern (➤ Abb. 1.16).
- Dichtes Bindegewebe, das Muskeln an Knochen befestigt: Diese so genannten **Sehnen** enthalten ebenfalls parallel zueinander verlaufende Kollagenfasern (➤ Abb. 1.17, ➤ Abb. 1.18) und nur sehr wenige elastische Fasern. Die Sehnen lassen sich in zwei Gruppen unterteilen: runde Sehnen (z. B. Sehne des M. biceps brachii und Patellasehne) und flache Sehnen (oder Aponeurosen). Früher wurden die Begriffe Faszie und Aponeurose synonym gebraucht. Anhand der Verteilung der Kollagenfasern lassen sich die Aponeurosen jedoch von den tiefen Muskelfaszien abgrenzen. Zwar bestehen beide aus straffem, ausgerichtetem

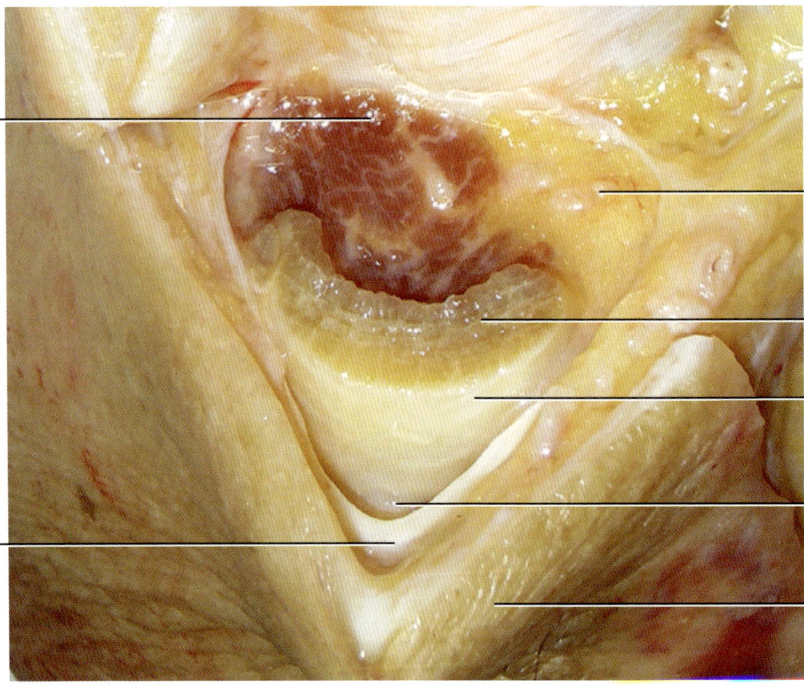

Abb. 1.17 Makroskopische Ansicht eines Horizontalschnitts des distalen Beindrittels mit Darstellung der Achillessehne. Die Fascia cruris spaltet sich an der Sehne und bildet das Peritendineum, das die Achillessehne und den Kager-Fettkörper umhüllt. Auf dieser Höhe finden sich vereinzelt Muskelfasern des M. triceps surae. Die Sehne besteht aus eng gepackten, parallel verlaufenden Kollagenfasern.

Bindegewebe, bei den Aponeurosen verlaufen die Kollagenfaserbündel aber in einer Richtung, während die tiefen Faszien mehrschichtig sind und ihre Kollagenfasern in verschiedenen Richtungen verlaufen (➤ Kap. 3). Auch in der Funktion unterscheiden sich die beiden: Aponeurosen verbinden Muskeln und Knochen, während Faszien die Muskeln miteinander verbinden.

- Dichtes Bindegewebe, das Muskeln miteinander verbindet: Diese Form des Bindegewebes wird als **tiefe Faszie** bezeichnet (➤ Kap. 3) (➤ Abb. 1.19).
- Dichtes Bindegewebe, das Muskeln und Faszien verbindet: In diesen so genannten **Sehnenausläufern** verlaufen die Kollagenfasern parallel zueinander. Manche dieser Ausläufer sind flach, wie die Aponeurosis m. bicipitis brachii (oder Lacertus fibrosus), die zum medialen Bereich der Fascia antebrachii verläuft (➤ Abb. 1.20). Andere hingegen sind rund, wie eine Sehne, z. B. die Sehnenausläufer der Mm. gracilis, sartorius und semitendinosus zur Fascia cruris. Diese Form des Bindegewebes enthält kaum elastische Fasern.

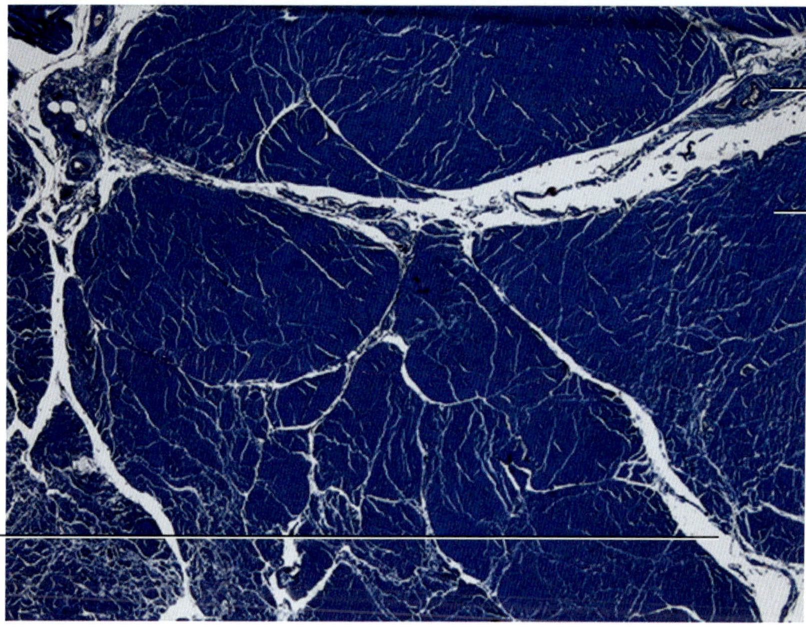

Abb. 1.18 Histologie der Sehne. Die Fasern verlaufen in parallelen Bündeln, sind vom Endotendineum umgeben und enthalten viel Hyaluronan. Die Blutgefäße verlaufen in den Septen des Endotendineums. Als einzige Zellart kommen vereinzelt Fibroblasten vor. Grundsubstanz ist nur in einer sehr geringen Menge vorhanden. Mallory-Azan-Färbung, 50-fache Vergrößerung.

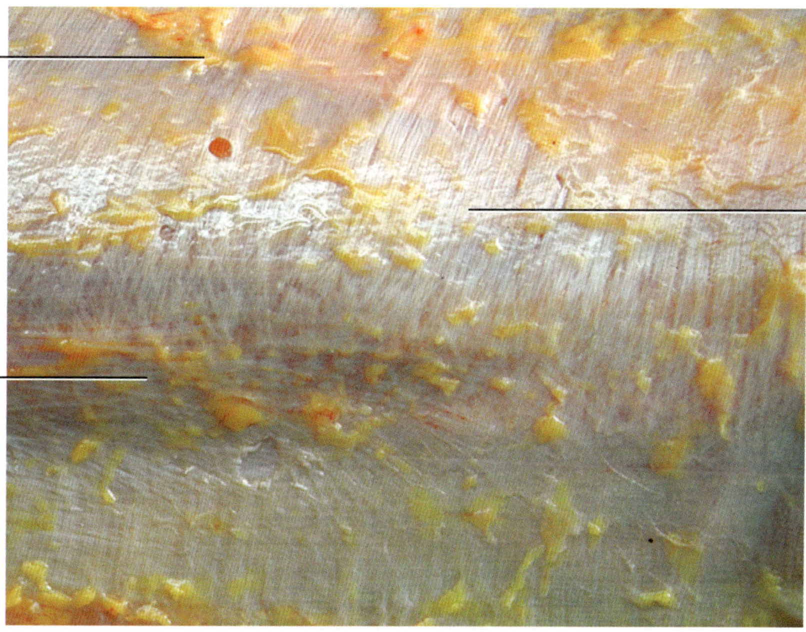

Abb. 1.19 Makroskopische Ansicht der Fascia lata. Dieses dichte Bindegewebe besteht aus eng gepackten Kollagenfaserbündeln mit unterschiedlicher Ausrichtung.

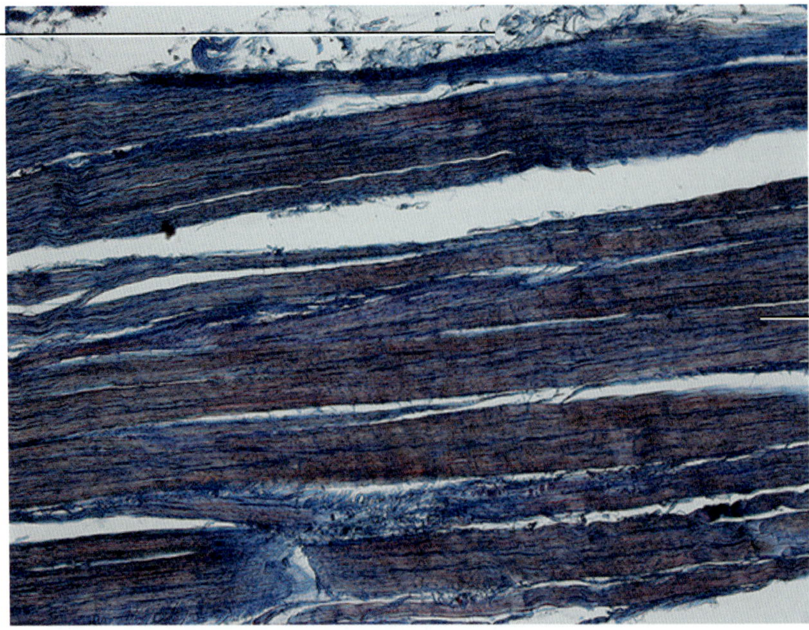

Abb. 1.20 Histologie der Aponeurosis m. bicipitis brachii (oder Lacertus fibrosus), die zum mittleren Anteil der Fascia antebrachii zieht. Die Kollagenfasern verlaufen parallel zueinander und bilden eine fibröse Schicht. Mallory-Azan-Färbung, 50-fache Vergrößerung.

LITERATUR

Abbott RD, et al. Stress and matrixresponsive cytoskeletal remodeling in fibroblasts. J Cel Physiol 2013; 228 (1), 50–57.

Adhikari AS, Chai J, Dunn AR. Mechanical load induces a 100-fold increase in the rate of collagen proteolysis by MMP-1. J Am Chem Soc 2011; 133 (6): 1686–1689.

Bartness TJ, Vaughan CH, Song CK. Sympathetic and sensory innervation of brown adipose tissue. Int J Obes 2010; 34 (Suppl. 1): S36–S42.

Benetazzo L et al. 3D reconstruction of the crural and thoracolumbar fasciae. Surg Radiol Anat 2011; 33 (10): 855–862.

Carano A, Siciliani G. Effects of continuous and intermittent forces on human fibroblasts in vitro. Eur J Orthod 1996; 18 (1): 19–26.

Clayton HA, Cressman EK, Henriques DY. Proprioceptive sensitivity in Ehlers-Danlos syndrome patients. Exp Brain Res 2013; 230 (3): 311–321.

Hinz B, et al. Recent developments in myofibroblast biology: paradigms for connective tissue remodeling. Am J Pathol 2012; 180 (4): 1340–1355.

Huijing PA, Baan GC. Myofascial force transmission: muscle relative position and length determine agonist and synergist muscle force. J Appl Physiol 2003; 94 (3): 1092–1107.

Hukinsa DWL, Aspden RM. Composition and properties of connective tissues. Trends Biochem Sci 1985; 10 (7): 260–264.

Ito T, et al. Morphological studies on brown adipose tissue in the bat and in humans of various ages. Arch Histol Cytol 1991; 54 (1): 1–39.

Jaroszyk F, Marzec E. Dielectric properties of BAT collagen in the temperature range of thermal denaturation. Ber Bunsenges Phys Chem 1993; 97 (7): 868–871.

Kaux JF, et al. Eccentric training improves tendon biomechanical properties: a rat model. J Orthop Res 2013; 31 (1): 119–124.

Loghmani MT, Warden SJ. Instrument-assisted cross-fiber massage accelerates knee ligament healing. J Orthop Sports Phys Ther 2009; 39 (7): 506–514.

Loghmani MT, Warden SJ. Instrument-assisted cross fiber massage increases tissue perfusion and alters microvascular morphology in the vicinity of healing knee ligaments. Complement Altern Med 2013; 28 (13): 240.

Purslow PP. Muscle fascia and force transmission. J Bodywork Mov Ther 2010; 14 (4): 411–417.

Sbarbati A, et al. Subcutaneous adipose tissue classification. Eur J Histochem 2010; 54 (4): e48.

Schleip R, et al. Passive muscle stiffness may be influenced by active contractility of intramuscular connective tissue. Med Hypotheses 2006; 66 (1): 66–71.

Smorlesi A, et al. The adipose organ: white-brown adipocyte plasticity and metabolic inflammation. Obes Rev 2012; Suppl. 2: 83–96.

Standring S. Gray's Anatomy. 40. ed. London: Churchill Livingstone; 2008, pp. 156–163.

Sudi KM et al. The relationship between different subcutaneous adipose tissue layers, fat mass and leptin in obese children and adolescents. J Pediatr Endocrinol Metab 2000; 13 (5): 505–512.

Testut JL, Jacob O. Précis d'anatomietopographique avec applications medicochirurgicales, vol. III. Paris: Gaston Doinet Cie; 1905. p. 302.

Yang G, Im HJ, Wang JH. Repetitive mechanical stretching modulates IL-1beta induced COX-2, MMP-1 expression, and PGE2 production in human patellar tendon fibroblasts. Gene 2005; 19 (363): 166–172.

BIBLIOGRAPHY

Benjamin M. The fascia of the limbs and back – a review. J Anat 2009; 214 (1): 1–18.

Cannon B, Nedergaard J. Brown adipose tissue: function and physiological significance. Physiol Rev 2004; 84 (1): 277–359.

Gao Y, et al. Age-related changes in the mechanical properties of the epimysium in skeletal muscles of rats. J Biomech 2008; 41 (2): 465–469.

Gil A, et al. Is adipose tissue metabolically different at different sites? Int J Pediatr Obes 2011; Suppl. 1: 13–20.

Himms-Hagen J. Role of brown adipose tissue thermogenesis in control of thermoregulatory feeding in rats: A new hypothesis that links thermostatic and glucostatic hypotheses for control of food intake. Proc Soc Exp Biol Med 1995; 208 (2): 159–169.

Huijing PA. Epimuscularmyofascial force transmission: A historical review and implications for new research. J Biomech 2009; 42 (1): 9–21.

Huijing PA, Jaspers RT. Adaptation of muscle size and myofascial force transmission: a review and some new experimental results. Scand J Med Sci Sports 2005; 15 (6): 349–380.

Huijing PA, et al. Extramuscular myofascial force transmission also occurs between synergistic muscles and antagonistic muscles. J Electromyogr Kinesiol 2007; 17 (6): 680–689.

Järvinen TA, et al. Organization and distribution of intramuscular connective tissue in normal and immobilized skeletal muscles. An immunohistochemical, polarization and scanning electron microscopic study. J Muscle Res Cell Motil 2002; 23 (3): 245–254.
Marquart-Elbaz C, et al. Cellular subcutaneous tissue. Anatomic observations. (Article in French). Ann Dermatol Venereol 2001; 128 (11): 1207–1213.
McCombe D, et al. The histochemical structure of the deep fascia and its structural response to surgery. J Hand Surg 2001; 26 (2): 89–97.
Metcalfe DD, Baram D, Mekori YA. Mast cells. Physiol Rev 1997; 77 (4): 1033–1079.
Nishimura T, Hattori A, Takahashi K. Arrangement and identification of proteoglycans in basement membrane and intramuscular connective tissue of bovine semitendinosus muscle. Acta Anatomica 1996; 155 (4): 257–265.
Passerieux E, et al. Structural organization of the perimysium in bovine skeletal muscle: Junctional plates and associated intracellular subdomains. J Struct Biol 2006; 154 (2): 206–216.
Passerieux E, et al. Physical continuity of the perimysium from myofibers to tendons: involvement in lateral force transmission in skeletal muscle. J Struct Biol 2007; 159 (1): 19–28.
Purslow PP. Strain-induced reorientation of an intramuscular connective tissue network: implications for passive muscle elasticity. J Biomech 1989; 22 (1): 21–31.
Rowe RW. Morphology of perimysial and endomysial connective tissue in skeletal muscle. Tissue Cell 1981; 13 (4): 681–690.
Sakamoto Y. Histological features of endomysium, perimysium and epimysium in rat lateral pterygoid muscle. J Morphol 1996; 227 (1): 113–119.
Smahel J. Adipose tissue in plastic surgery. Ann Plast Surg 1986; 16 (5): 444–453.
Stecco A, et al. Pectoral and femoral fasciae: common aspects and regional specializations. Surg Radiol Anat 2009; 31 (1): 35–42.
Stecco C, et al. Anatomical study of myofascial continuity in the anterior region of the upper limb. Tendinous muscular insertions onto the deep fascia of the upper limb. First part: anatomical study. Morphologie 2007; 91 (292): 29–37.
Trotter JA. Interfiber tension transmission in series-fibered muscles of the cat hindlimb. J Morphol 1990; 206 (3): 351–361.
Trotter JA. Functional morphology of force transmission in skeletal muscle. A brief review. Acta Anatomica 1993; 146 (4): 205–222.
Trotter JA, Purslow PP. Functional morphology of the endomysium in series fibered muscles. J Morphol 1992; 212 (2): 109–122.
Trotter JA, Eberhard S, Samora A. Structural domains of the muscle-tendon junction. 1. The internal lamina and the connecting domain. Anat Rec 1983; 207 (4): 573–591.
Young B, et al. Wheater – Histology and microscopic anatomy, fifth ed. Masson: Elsevier; 2008. pp. 65–80.
Yucesoy CA, Baan G, Huijing PA. Epimuscular myofascial force transmission occurs in the rat between the deep flexor muscles and their antagonistic muscles. J Electromyogr Kinesiol 2008; 20 (1): 118–126.

KAPITEL

2 Subkutangewebe und oberflächliche Faszie

2.1 Historie

Die oberflächliche Faszie ist auch weiterhin Gegenstand von Diskussionen. Während sich manche Autoren für die Existenz einer membranösen Schicht, die das Subkutangewebe in zwei Schichten teilt, aussprechen, schließen andere dies aus und beschreiben viele derartige Schichten (Wendell-Smith 1997). Die ersten Anatomen (Fabrici, Casseri, Spiegel, Bartholin und Veslin usw.) folgten der Lehre von Vesalius (1543) und beschrieben für die Subkutis eine Fettschicht und eine Muskelschicht. Sie wussten, dass Tiere im gesamten Körper einen kutanen Muskel besitzen, während dies beim Menschen nur an Hals, Stirn, Hinterhaupt und in ein paar anderen Bereichen der Fall ist. Unter diesen Schichten beschrieben sie eine Membrana muscolorum communis: eine mit dem Muskel zusammenhängende Membran. Der Begriff **oberflächliche Faszie** tauchte erst am Ende des 19. Jahrhunderts auf, als Camper (1801), Colles (1811) und Scarpa (1808 und 1819) die Entstehung von Leistenhernien untersuchten und dabei eine faserige Schicht in der Subkutis von Bauch und Becken beschrieben. Diese Schicht wurde als oberflächliche Faszie von der tiefen Faszie abgegrenzt. Im Jahr 1825 bestätigte Velpau, dass *„die oberflächliche Faszie eine im gesamten Körper und nicht nur an Bauch und Becken vorkommende faserige Schicht ist"*. Leider wurde die Forschung zur oberflächlichen Faszie

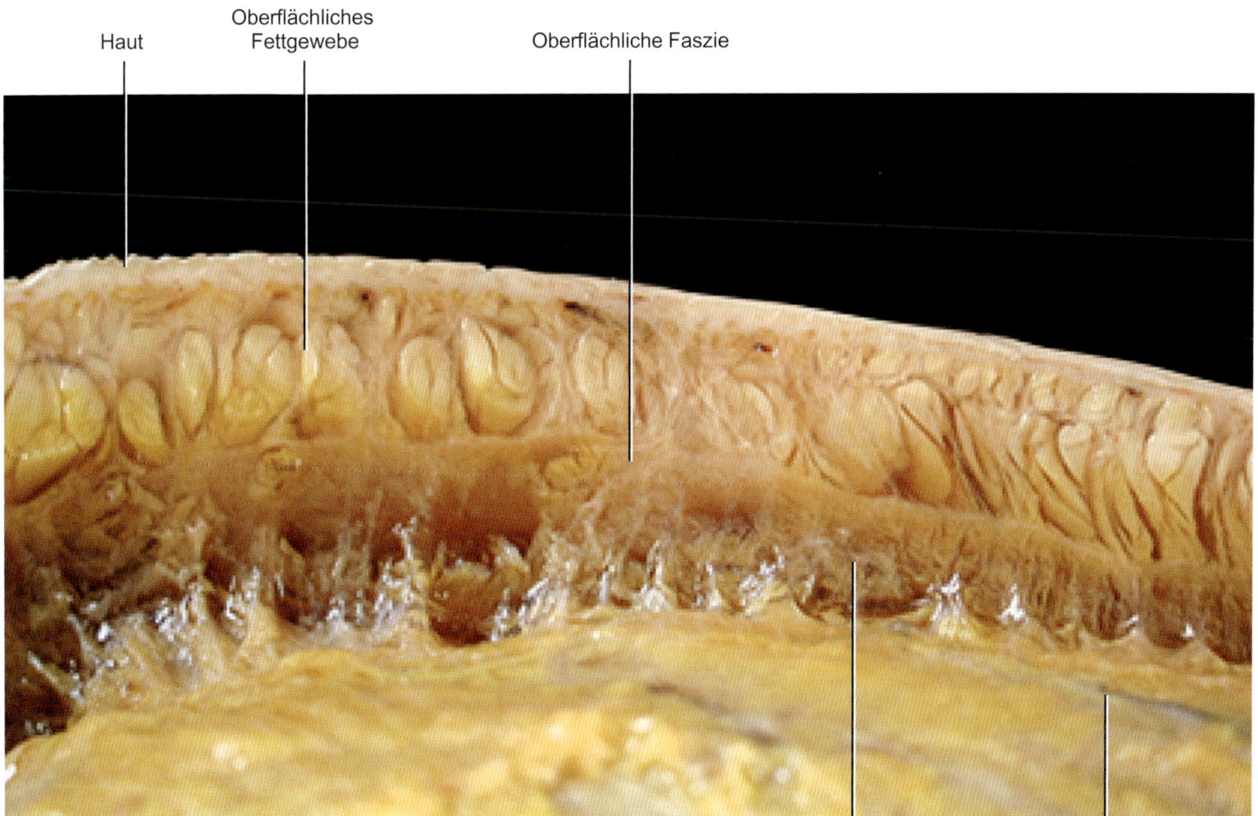

Abb. 2.1 Sektion der Subkutis des Oberschenkels. Gezeigt sind die Schichten der Subkutis. Die oberflächliche Faszie trennt das oberflächliche vom tiefen Fettgewebe. Das oberflächliche Fettgewebe enthält vertikale fibröse Septen, zwischen denen Fettläppchen liegen. Das tiefe Fettgewebe besteht aus lockerem Bindegewebe, enthält nur wenige Fettzellen und dünnere, nicht so faserreiche Septen. Durch diesen Aufbau entsteht eine Gleitebene zwischen oberflächlicher und tiefer Faszie.

und ihren Beziehungen zum Panniculus carnosus, die in den alten anatomischen Lehrbüchern beschrieben wurden, nicht weiter verfolgt. Somit blieb die Terminologie und Organisation der Subkutis weiterhin kontrovers. Nach der von Testut geleiteten Französischen Schule besteht die Subkutis aus zwei faserigen Schichten: der ersten direkt unter der Dermis und der zweiten nahe der tiefen Faszie. Getrennt sind diese Schichten durch eine dünne Lage aus lockerem Bindegewebe. Zwischen den beiden Faserschichten befindet sich Fettgewebe. Die Italienische und die Deutsche Schule hingegen betrachten die oberflächlichen Faszien als Faserschicht, welche die Subkutis in eine oberflächliche und eine tiefe Fettschicht, die jeweils locker organisiert sind, teilt. Velpau bestätigte diese zweite Version und beschrieb eine oberflächliche Schicht (couche areolaire) und eine tiefe Schicht (couche lamellare). Seine Beschreibung wurde jedoch zu Gunsten von Testuts Vorstellung verworfen.

Interessant ist, dass die Begriffe Panniculus adiposus und oberflächliche Faszie in englisch-, französisch- und deutschsprachigen Ländern eine jeweils unterschiedliche Bedeutung haben. So wird die Faserschicht, welche die Subkutis trennt und vom Federative Committee on Anatomic Nomenclature (FACT) als Textus connectives compactus bezeichnet wird, von den italienischen und französischen Anatomen als oberflächliche Faszie bezeichnet, von den englischen Anatomen als membranöse Schicht, von den deutschen Autoren als lockeres Bindegewebe und von Wendell-Smith (1997) als Subkutanfaszie oder Tela subcutanea. Heute schlagen viele Autoren vor, sie ohne weitere Ausführungen einfach nur als Hypodermis oder Subkutis zu bezeichnen und selbst die Terminologia Anatomica von 1997 verwendet den allgemeinen Begriff Hypodermis (Subkutis) statt oberflächliche Faszie.

2.2 Aktuelle Evidenz

Um die Organisation der Subkutis und das eventuelle Vorhandensein der oberflächliche Faszie zu verstehen, muss der gesamte menschliche Körper betrachtet und davon ausgegangen werden, dass eine gemeinsame Organisation mit lokalen Unterschieden vorhanden sein muss. Daher wurde der menschliche Körper schichtweise präpariert. Diese Dissektionen frisch Verstorbener zeigten, dass die Subkutis durch eine faserhaltige Lamina in Schichten mit jeweils typischen Merkmalen unterteilt wird (➤ Abb. 2.1). Die oberflächliche Schicht wird als oberflächliches Fettgewebe und die tiefe Schicht als tiefes Fettgewebe bezeichnet. Die faserreiche Lamina in der Mitte ist die oberflächliche Faszie (➤ Abb. 2.2, ➤ Abb. 2.3). In diesem Buch wird gemäß der Beschreibung von Professor Sterzi (1910) der Begriff oberflächliche Faszie verwendet. Die Terminologia Anatomica definiert eine Faszie als Hülle oder Blatt oder andere präparierbare Ansammlung von Bindegewebe. Daher handelt es sich im Ergebnis unserer Präparationen bei der oberflächlichen Faszie in jeder Hinsicht um eine echte Faszie.

Da die oberflächliche Faszie über fibröse Septen mit der Haut (Retinaculum cutis superficialis) und der tiefen Faszie (Retinacu-

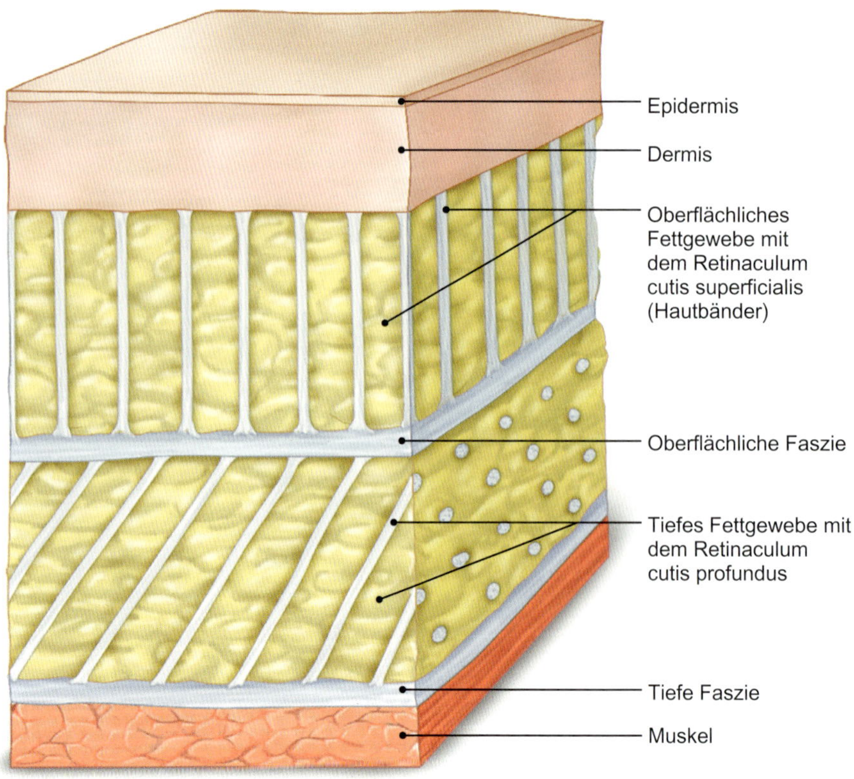

Abb. 2.2 Aufbau des Subkutangewebes.

lum cutis profundus) verbunden ist, weist die Subkutis bestimmte mechanische Eigenschaften auf (Nash et al 2004). Manche Septen verlaufen sehr schräg. In diesen Bereichen finden zahlreiche faserreiche Lamellen, die jedoch nicht zu einer abgrenzbaren Struktur verschmelzen. Diese Aussage wird durch die Bildgebung und histologische Untersuchungen gestützt. Somit ist die Subkutis gleichmäßig aufgebaut und weist abhängig von der Körperregion bestimmte Eigenschaften auf. In manchen Bereichen überwiegt die fibröse Komponente, in manchen die adipöse. Diese Zusammensetzung bestimmt die mechanischen und biologischen Eigenschaften der Subkutis. Gelegentlich spaltet sich die oberflächliche Faszie, um Gefäße, Nerven oder Fettzellen zu umhüllen, sodass sie aus mehreren Schichten zu bestehen scheint.

Das Subkutangewebe ist nicht überall im Körper gleich aufgebaut. Die Unterschiede betreffen vor allem die Dicke und Form des oberflächlichen und tiefen Fettgewebes sowie die Verteilung der Fettläppchen und fibrösen Septen. Die Retinacula cutis superficiales (oder skin ligaments in englischen Lehrbüchern) verlaufen in der Regel fast vertikal (➤ Abb. 2.4). Die Retinacula cutis profunda verlaufen meist schräger und sind dünner als die oberflächlichen Septen und bilden eine deutliche Trennschicht zwischen der oberflächlichen und der tiefen Faszie. Die Retinacula cutis superficialis und

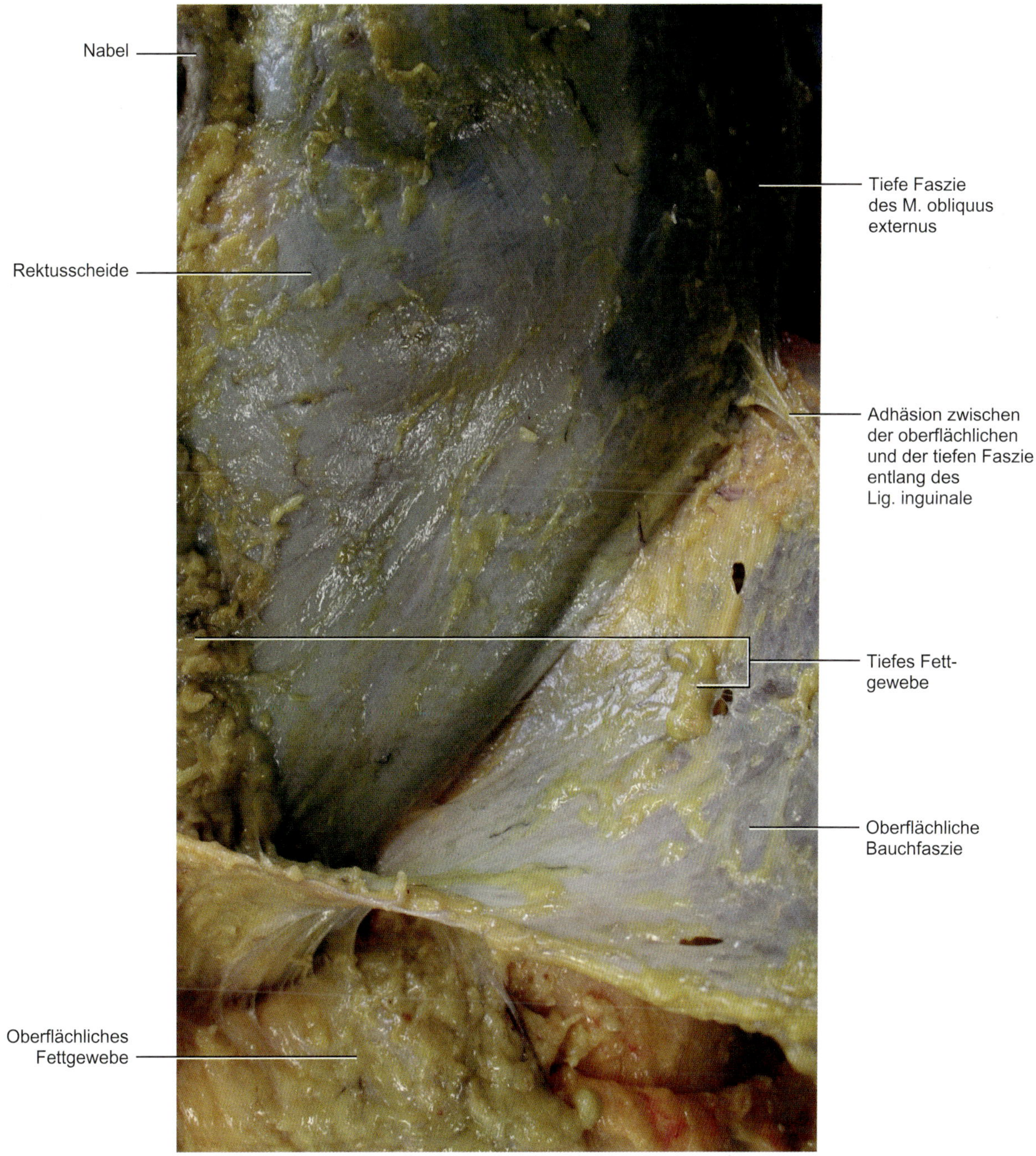

Abb. 2.3 Makroskopische Ansicht der oberflächlichen Bauchfaszie. Diese sehr faserreiche Schicht wird als Scarpa-Faszie bezeichnet.

profunda inserieren fächer- oder kegelförmig auf breiter Fläche an der oberflächlichen Faszie, sodass die oberflächliche Faszie in diesen Bereichen dicker erscheint. Vermutlich sind diese Septen für die in der Literatur sehr unterschiedlich angegebene Dicke der Faszie verantwortlich.

Die oberflächliche Faszie und die Retinacula cutis bilden ein dreidimensionales Netz zwischen den Fettläppchen und der Subkutis, das die Haut dynamisch an den darunterliegenden Geweben befestigt. Durch diese Anordnung entsteht ein flexibler und gleichzeitig widerstandsfähiger Mechanismus zur Übertragung von mechanischen Belastungen aus verschiedenen Richtungen. Nach Li und Ahn (2011) können die Retinacula cutis superficialis und profunda sowie die oberflächliche Faszie (die sie als subkutane Faszienbänder zusammenfassen) strukturell als Brücken, die eine mechanische Verbindung zwischen Haut, Subkutanschicht und tiefer Muskelschicht herstellen, betrachtet werden. Anzahl und Morphologie unterscheiden sich abhängig von der Körperregion. So nehmen die Retinacula cutis in Oberschenkel und Wade im Verhältnis zum Subkutangewebe mehr Raum ein als im Arm. Ein Zusammenhang mit der Dicke der Subkutis besteht nicht. Im Oberschenkel findet sich die höchste durchschnittliche Anzahl von Retinacula cutis, während die durchschnittlich dicksten Retinacula cutis in der Wade vorkommen. Diese regionalen Unterschiede bestimmen die Verschieblichkeit der Haut auf den darunterliegenden Geweben und spiegeln oft die Summe der mechanischen Kräfte, die auf diese Region einwirken, wider. So fehlen das Fettgewebe und die Retinacula cutis in Lidern, Penis und Skrotum, sodass die Haut auf den darunterliegenden Schichten stärker verschieblich ist. Weitere Beispiele sind die Handflächen und Fußsohlen, in denen kein tiefes Fettgewebe vorkommt. In diesen Bereichen setzt die oberflächliche Faszie an der tiefe Faszie an und sind die Retinacula cutis im oberflächlichen Fettgewebe sehr dick und eng gepackt, sodass die Haut fest mit den darunterliegenden Ebenen verbunden ist.

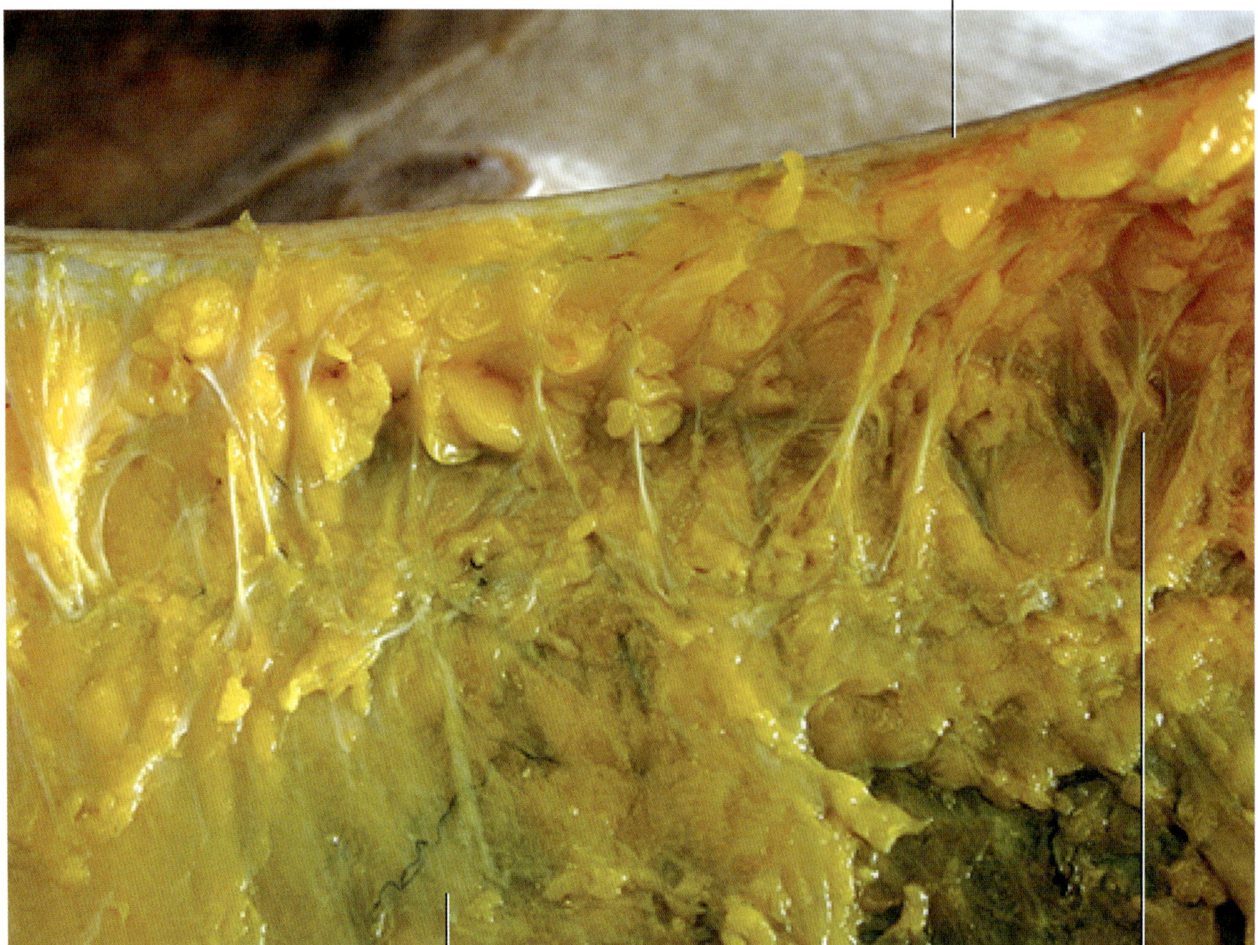

Abb. 2.4 Die Bauchhaut wurde durchtrennt und abgehoben, sodass die Retinacula cutis superficialis gedehnt werden und besser zu erkennen sind.

2.3 Oberflächliches Fettgewebe

Im oberflächlichen Fettgewebe liegen zwischen den faserreichen Septen große Fetttropfen (➤ Abb. 2.5). Die Fettläppchen sind fast rund und die gut abgegrenzten, vertikal zur Oberfläche verlaufenden Septen (Retinacula cutis superficialis) verankern die Dermis an den tieferen Ebenen. Die Fettläppchen sind abhängig vom Fettgehalt und der Dicke des oberflächlichen Fettgewebes in einer oder mehreren Lagen angeordnet (➤ Abb. 2.6).

Die Dicke des oberflächlichen Fettgewebes ist am Rumpf recht gleichmäßig und schwankt allgemein weniger abhängig von der Körperregion als diejenige des tiefen Fettgewebes. In den Beinen ist das oberflächliche Fettgewebe dicker als in den Armen und in Handflächen und Fußsohlen dünn mit einer höheren Anzahl kräftigerer vertikaler Retinacula cutis. Dadurch ist die Haut in diesen Bereichen fest mit den tieferen Ebenen verbunden. Am Handrücken ist die Haut durch eine andere Anordnung der Faszien und nur dünne Retinacula cutis superficialis besser auf den darunterliegenden Geweben verschiebbar.

Die Dicke des oberflächlichen Fettgewebes ist interindividuell unterschiedlich. Beim Adipösen erreicht sie am Rumpf durchschnittlich 17,2 mm (Bereich: 6–35 mm) und beim Normalgewichtigen 3,7 mm (Bereich: 1–10 mm). Beim Adipösen nimmt die Dicke des oberflächlichen Fettgewebes signifikant und progressiv von Th10 bis zum Femurkopf zu, während sie beim Schlanken gleich bleibt. Auch die Dicke der Retinacula cutis superficialis hängt von der Körperregion ab und ist interindividuell unterschiedlich. So ist sie auf dem Rücken dicker und fester, sodass die oberflächliche Fettschicht dort widerstandsfähiger ist als am Abdomen. Sterzi (1910) stellte fest, dass die Retinacula cutis superficialis in den Händen von Arbeitern doppelt oder dreimal so dick sind, wie die Septen in der Hand eines Menschen mit Bürotätigkeit. Außerdem ermittelte Sterzi geschlechtsabhängige Unterschiede: Bei Frauen ist der Anteil der Fettzellen im oberflächlichen Fettgewebe höher, sind die Retinacula cutis superficialis dünner und die Fettläppchen in mehreren Schichten angeordnet. Dieser Umstand erklärt vermutlich, warum die Zellulite (Herniation von subkutanem Fett im faserreichen Bindegewebe mit der Bildung von Hautgrübchen und -knötchen) bei Frauen häufiger ist. Da die Fettläppchen des oberflächlichen Fettgewebes im Alter weniger geschwollen sind und die Retinakula nicht so ausgeprägt vertikal verlaufen, ist die Haut nicht mehr so fest mit der oberflächlichen Faszie verbunden. Diese beiden Umstände tragen zu der mit dem Alter zunehmenden Erschlaffung der oberflächlichen Gewebe bei.

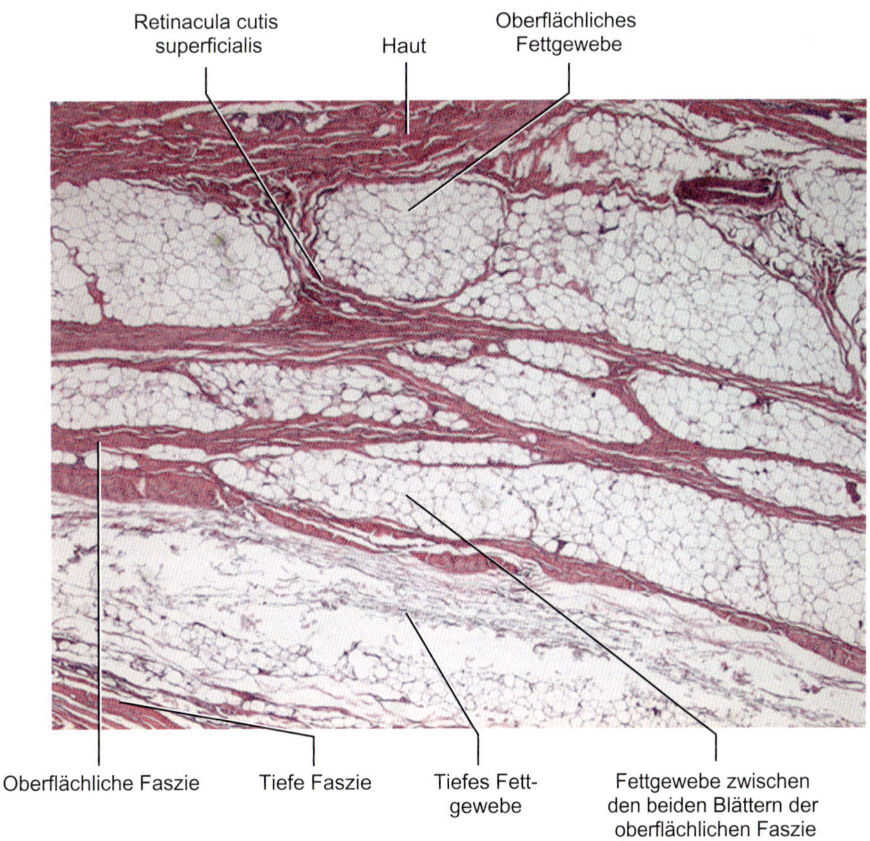

Abb. 2.5 Histologie des Subkutangewebes des Oberschenkels. Im oberflächlichen Fettgewebe sind Retinacula cutis superficialis und Fettläppchen zu erkennen, während im tiefen Fettgewebe lockeres Bindegewebe zu sehen ist. Die oberflächliche Faszie (SF) besteht aus mehreren Schichten von faserreichem Gewebe und Fettgewebe. Diese Aufteilung der Schichten ist histologisch gut zu erkennen, während die oberflächliche Faszie bei makroskopischer Betrachtung einlagig imponiert.

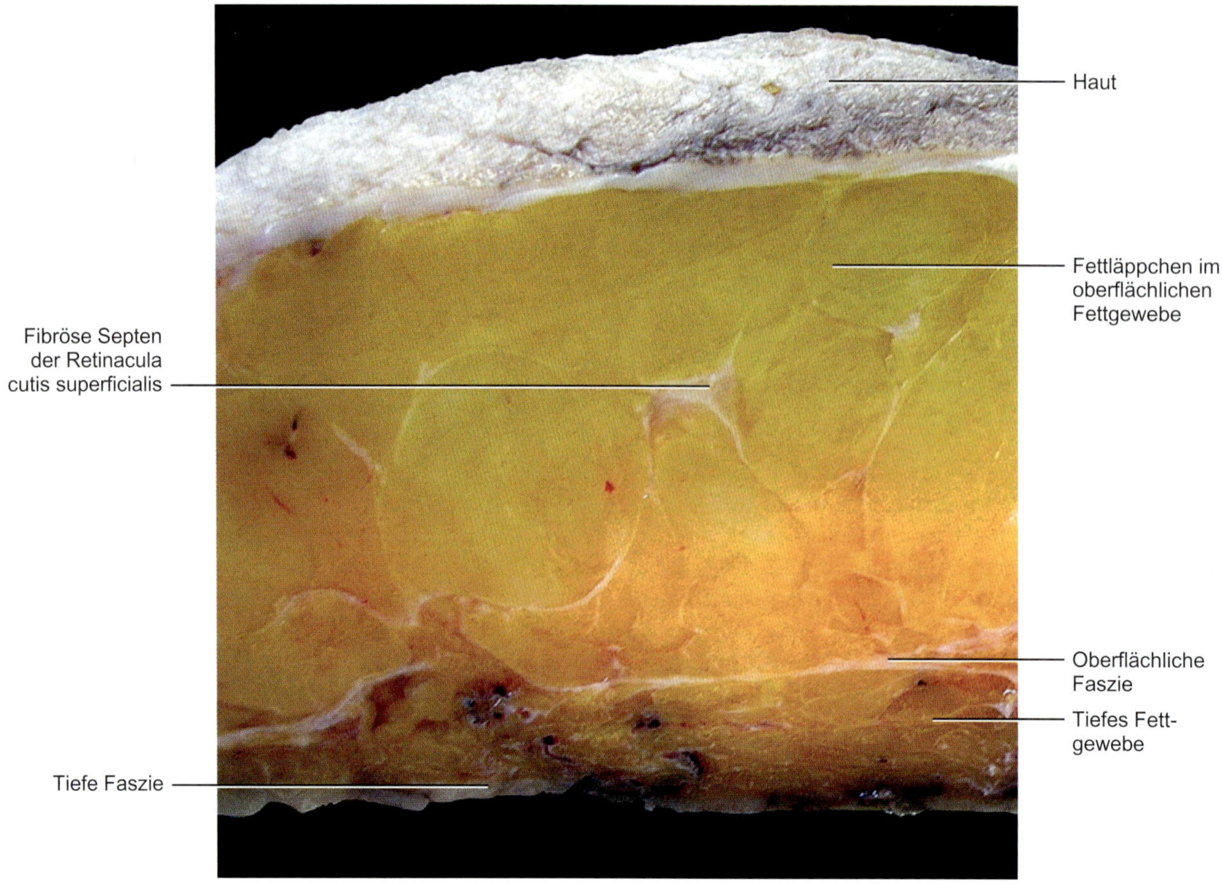

Abb. 2.6 Makroskopische Ansicht der abdominalen Subkutis. Zu erkennen ist eine faserhaltige Schicht (oberflächliche Faszie), welche die Subkutis in das oberflächliche und tiefe Fettgewebe teilt.

Im oberflächlichen Fettgewebe liegen der sekretorische Anteil der Schweißdrüsen, die Haarfollikel und die Vater-Pacini-Körperchen. Sie befinden sich meist in der Nähe der Retinacula cutis superficialis (Hautbänder), damit sie vor Zug und mechanischer Belastung geschützt sind.

2.4 Oberflächliche Faszie

Die oberflächliche Faszie ist eine faserreiche Bindegewebsschicht aus locker gepackten, miteinander vernetzten Kollagenfasern und zahlreichen elastischen Fasern (➤ Abb. 2.7). Sie entspricht der Hautmuskelschicht (Panniculus carnosus bzw. dem M. subcutaneus) der meisten niederen Säugetiere. Innerhalb oder direkt unter der oberflächlichen Faszie befindet sich eine dünne Schicht aus quergestreifter Muskulatur, die lokale Hautbewegungen auslösen kann. So kann ein grasendes Tier einen Vogel durch Kontrakturen des M. subcutaneus immer wieder daran hindern, auf ihm zu landen. Diese Muskelschicht ist beim Menschen nur noch rudimentär in Form präzise ausgerichteter Muskelstränge vorhanden, z. B. im Hals (Platysma; ➤ Abb. 2.8), im Gesicht (superfizielles muskuloaponeurotisches System, SMAS), im Analbereich (M. sphincter ani externus) und im Skrotum (M. dartos). Außerdem finden sich in allen Körperregionen vereinzelt Muskelfasern in der oberflächlichen Faszie.

Die oberflächliche Faszie findet sich überall im Körper. Gemäß Abu-Hijleh et al. (2006) hängen ihre Struktur und Dicke von der Körperregion, der Körperoberfläche und dem Geschlecht ab. Im Abdomen ist die oberflächliche Faszie durchschnittlich 847,4 ± 295 µm dick. Die Dicke nimmt von kranial nach kaudal zu und beträgt im Epigastrium im Mittel 551 µm und im Hypogastrium im Mittel 1 045 µm (Lancerotto et al. 2011). Außerdem ist sie in den Beinen dicker als in den Armen und auf den Dorsalseiten dicker als auf den Ventralseiten. Abu-Hijleh et al. (2006) stellten fest, dass die oberflächliche Faszie bei der Frau auf dem Fußrücken, auf der Ventralseite des Oberschenkels und in der Peripherie der Mammae im Mittel signifikant dicker ist als beim Mann. Umgekehrt ist sie beim Mann auf dem Handrücken und der Dorsalseite des Arms sowie auf der Ventralseite des Unterschenkels dicker als bei der Frau. Beim Adipösen ist die oberflächliche Faszie in der Regel voller Fettzellen und um 50 % dicker als beim Normalgewichtigen. Laut Sterzi (1910) ist die oberflächliche Faszie bei stämmigen, muskulösen Menschen dicker und fester. Beim Menschen wird die oberflächliche Faszie in den Extremitäten nach distal immer dünner, bis sie sich nicht mehr als eigene Faserschicht abgrenzen lässt. Allerdings ist immer eine Unterscheidung zwischen dem oberflächlichen und dem tiefen

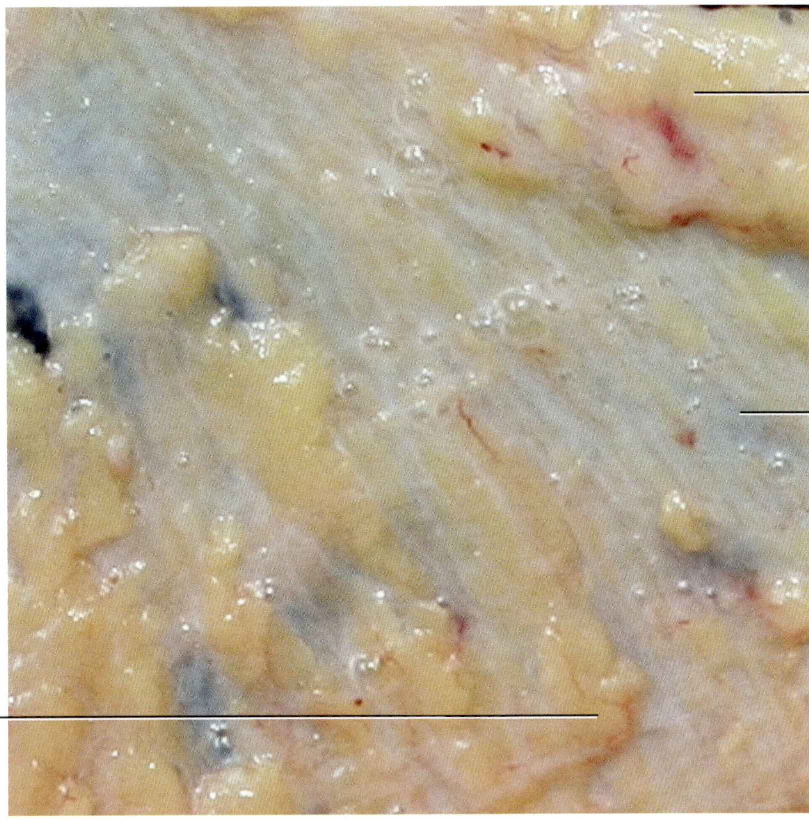

Abb. 2.7 Makroskopische Ansicht der oberflächlichen Faszie des Rückens mit fibröser Komponente (weiß) und eingelagerten Fettläppchen.

Fettgewebe möglich. Bei Säugetieren, wie dem Kaninchen, fehlt der M. subcutaneus im distalen Anteil der Extremitäten. Stattdessen reicht eine dünne faserreiche Schicht bis zu den Hand- und Fußwurzelknochen. Deswegen lassen sich diese Tiere außer an den Pfoten, am Schwanz, den Ohren und an der Schnauze leicht häuten.

Histologisch besteht die oberflächliche Faszie aus einem Netz aus ungleichmaßig angeordneten Kollagenfasern und elastischen Fasern (➤ Abb. 2.9). Makroskopisch imponiert die oberflächliche Faszie als gut abgegrenzte, präparierbare Membran, während sie mikroskopisch mehrlagig oder wie eine dicht gepackte Honigwabe aussieht. Die verschiedenen Schichten haben eine mittlere Dicke von 66,6 ± 18,6 µm und sind an vielen Stellen miteinander verbunden. Zwischen den Kollagenfaserschichten liegen oft ungleichmäßige Inseln aus Fettzellen (mittlere Dicke: 83,87 ± 72,3 µm).

Bei jungen Menschen ist die oberflächliche Faszie sehr elastisch, sodass sich die Subkutis bei Beanspruchung in alle Richtungen verschieben und hinterher wieder in die Ausgangsposition zurückkehren kann. Mit zunehmendem Alter verlieren die oberflächliche Faszie und die Retinacula cutis ihre Elastizität. Dies erklärt möglicherweise die Ptose der Haut, die Bildung von Falten und die allgemeine Erschlaffung der Subkutis.

An Knochenvorsprüngen und manchen ligamentären Falten ist die oberflächliche Faszie mit der tiefen Faszie verbunden. In der oberflächlichen Faszie verlaufen zahlreiche Nervenfasern. In manchen Regionen spaltet sich die Faszie und bildet Kompartimente, z. B. an großen Subkutanvenen (Caggiati 1999) und Lymphgefäßen. Von der Tunica externa der Gefäßwände ziehen fibröse Septen in die oberflächliche Faszie.

Funktionell ist die oberflächliche Faszie an der Integrität der Haut beteiligt und stützt die subkutanen Strukturen, vor allem die Venen, damit sie offen bleiben. Gemeinsam mit den Retinacula cutis stützt und organisiert sie zudem das Fettgewebe. Und schließlich trennt die oberflächliche Faszie die Haut vom Bewegungsapparat und sorgt dafür, dass sich die Muskeln und die Haut reibungslos gegeneinander verschieben können.

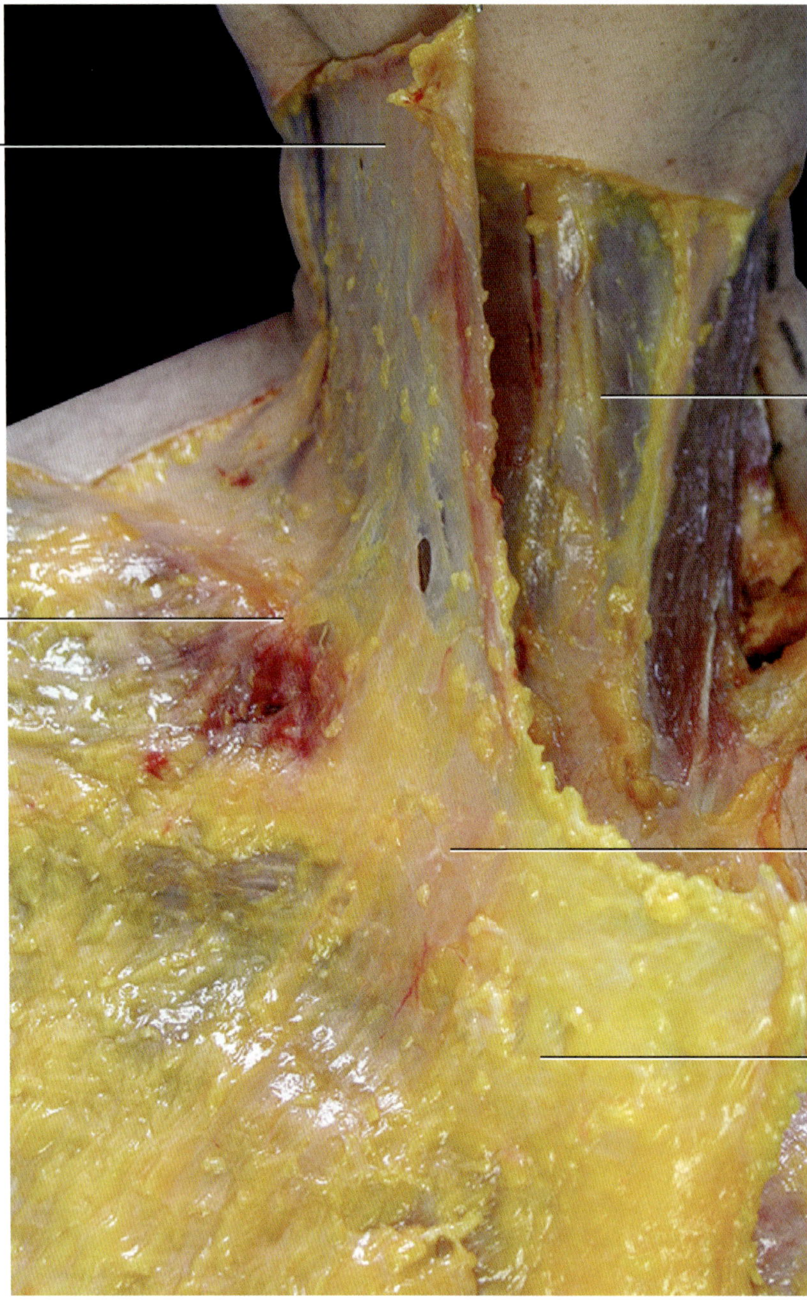

Abb. 2.8 Platysma in der oberflächlichen Faszie. Die oberflächliche Faszie des Halses geht in die thorakale oberflächliche Faszie über. Auch das Platysma endet nicht im Hals, sondern reicht bis in den Thorax.

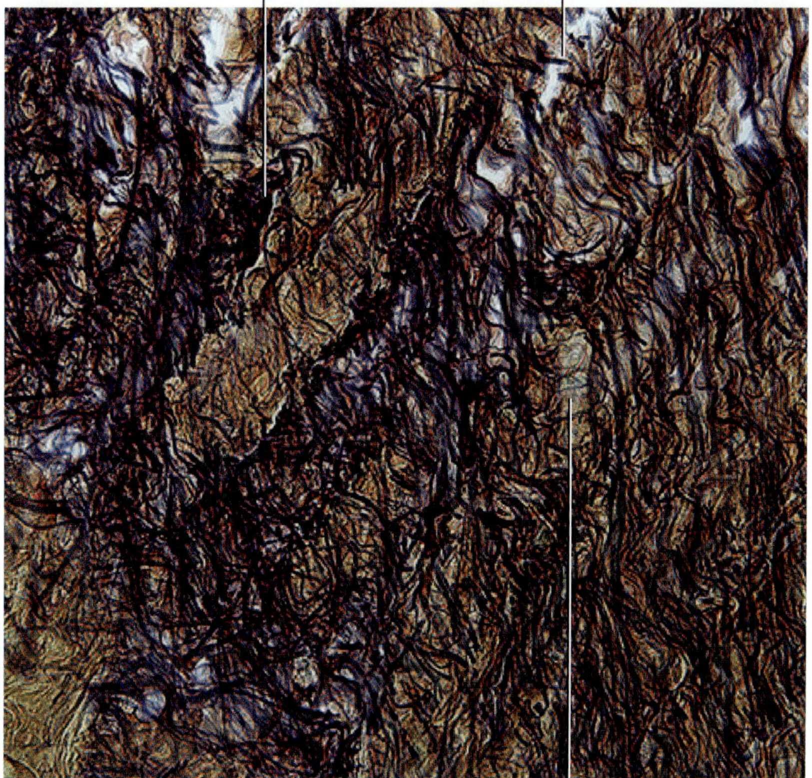

Abb. 2.9 Histologie der oberflächlichen Bauchfaszie. Van-Gieson-Färbung zur Darstellung der elastischen Fasern (schwarzviolett). 200-fache Vergrößerung. Es finden sich sehr viele elastische Fasern. Die oberflächliche Faszie kann als ein sehr elastisches Gewebe definiert werden.

2.5 Tiefes Fettgewebe

Im Vergleich zum oberflächlichen Fettgewebe besteht das tiefe Fettgewebe aus relativ straffen, weniger gut organisierten und eher schräg verlaufenden fibrösen Septen (Retinaculum cutis profundus; ➤ Abb. 2.10). Die Fettläppchen sind ovaler und verschieben sich leicht (➤ Abb. 2.11). Das tiefe Fettgewebe besitzt gute elastische Eigenschaften. Diese Eigenschaften erklären vermutlich, warum die oberflächliche Faszie über die tiefe Faszie gleitet. Nach Markman und Barton (1987) variieren Dicke und Fettgehalt der tiefen Fettschicht abhängig von der Körperregion erheblich. Allgemein ist sie auf der Ventralseite des Rumpfs dünner und dorsolateral auf Höhe der Flanken, wo eine Fetttasche vorhanden ist, am dicksten. In manchen Körperregionen, wie der Flanke, kann das tiefe Fettgewebe mehr Fettgewebe enthalten als das oberflächliche Fettgewebe. Unter der mimischen Muskulatur findet sich nur straffes Bindegewebe mit sehr wenigen Adipozyten. Die Dicke des tiefen Fettgewebes ist interindividuell verschieden: Beim Adipösen erreicht sie am Rumpf im Mittel 18,5 mm (Bereich 10–35 mm) und beim Normalgewichtigen 3,14 mm (Bereich: 0,5–8 mm). Sowohl beim Schlanken als auch beim Adipösen nimmt die Dicke des tiefen Fettgewebes von Th10 bis zum Femurkopf deutlich zu.

In manchen Körperregionen fehlt das tiefe Fettgewebe oder ist sehr dünn, während die Septen des Retinaculum cutis profundus dicker werden. Dadurch wird die oberflächliche Faszie an der tiefe Faszie verankert. Diese Adhäsionspunkte sind jeweils konstant und lassen sich kartieren. Die Adhäsionen können in horizontalen und vertikalen Linien verlaufen. Diese Linien ähneln den von Ida Rolf beschriebenen Gürteln (Schultz und Feitis 1996). Durch die Kartierung aller Adhäsionen des Körpers werden im tiefen Fettgewebe gut abgegrenzte Kompartimente, die als Quadranten bezeichnet werden, offensichtlich. Diese Quadranten scheinen den oberflächlichen Blut- und Lymphgefäße sowie Nerven zu folgen. Dies legt eine präzise Organisation der Subkutis nahe, welche die Verteilung der Nerven und Gefäße definiert. Im tiefen Fettgewebe liegen subkutane Schleimbeutel und Lymphknoten.

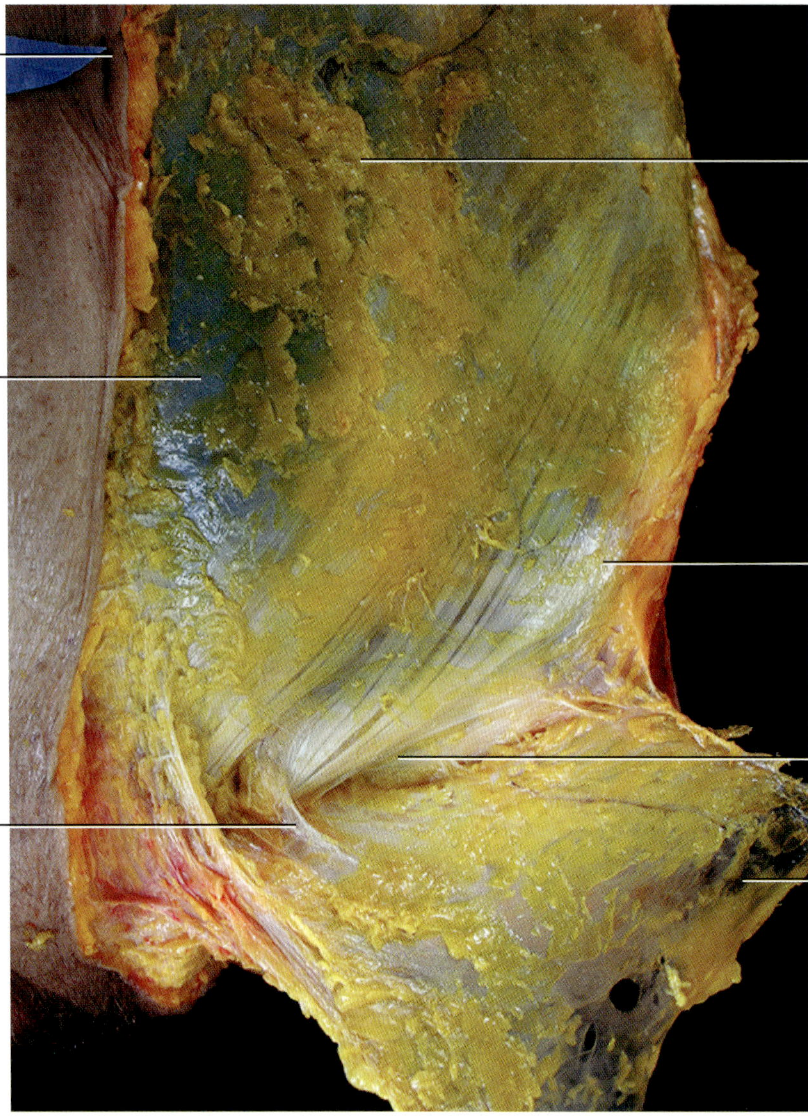

Abb. 2.10 Dissektion des abdominalen Bereichs. Die oberflächliche Faszie wurde von den darunterliegenden Ebenen abgelöst, um das tiefe Fettgewebe darzustellen. Im Ventralbereich des Abdomens findet sich kaum tiefes Fettgewebe sowie weniger und dünnere Retinacula cutis. Dadurch entsteht eine perfekte Gleitschicht zwischen oberflächlicher und tiefer Faszie.

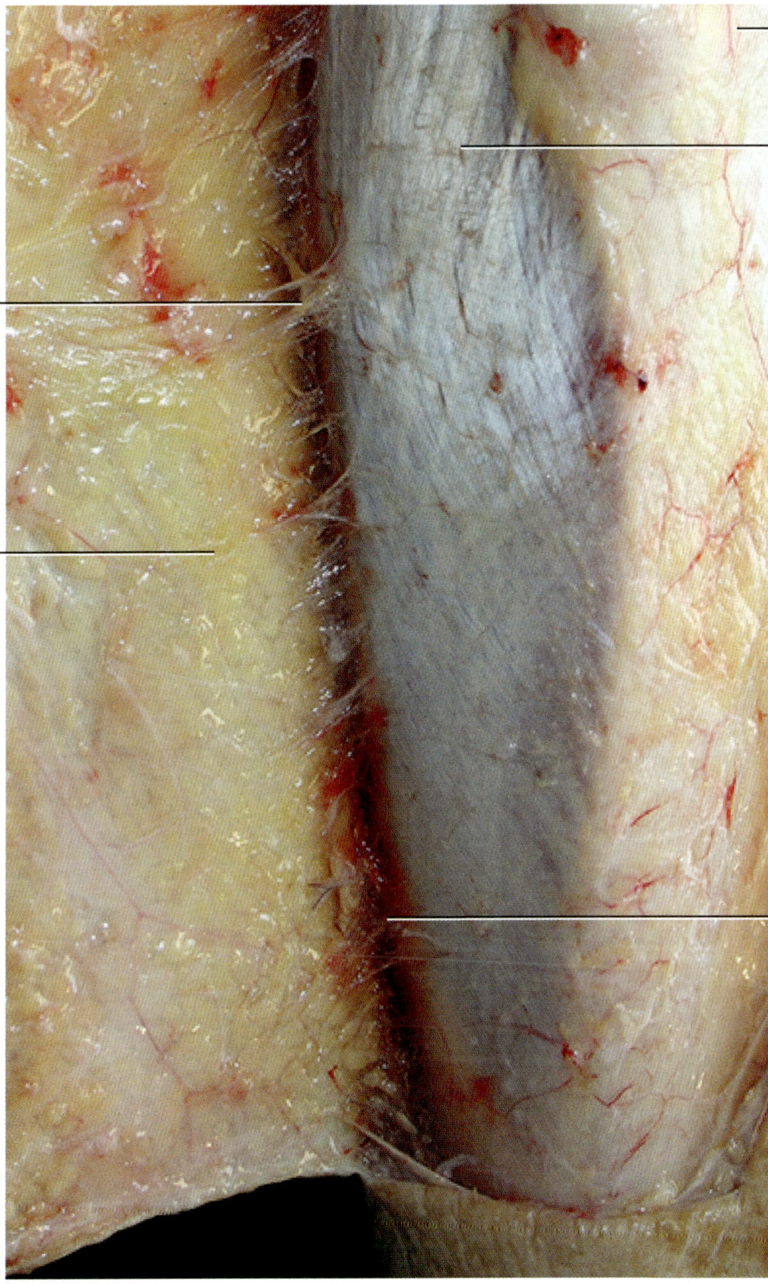

Abb. 2.11 Dissektion des Unterschenkels mit Darstellung der Septen der Retinacula cutis profunda. In diesem Fall besteht ein Ödem, das auch die oberflächliche Faszie und das tiefe Fettgewebe umfasst und zu deren Fibrose führt.

2.6 Transversale und longitudinale Adhäsionen

In manchen Bereichen des menschlichen Körpers fehlen das oberflächliche und das tiefe Fettgewebe. In diesen Bereichen finden sich Adhäsionen zwischen der oberflächlichen und der tiefen Faszie (➤ Abb. 2.12) sowie gelegentlich auch zwischen der Haut und der oberflächlichen Faszie. Bichat (1799) zeigte, dass sich die Luft bei einem subkutanen Emphysem aufgrund dieser Adhäsionen, die subkutane Kompartimente bilden, nicht über die Mittellinie des Körpers hinweg ausbreiten kann. Diese Adhäsionspunkte sind bei adipösen Menschen besonders ausgeprägt, da sich in Bereichen ohne oberflächliches und tiefes Fettgewebe kein Fettgewebe ansammeln kann. Beim Adipösen sind die Dornfortsätze der Wirbelsäule, die Beckenkämme, die Handgelenke und die Sprunggelenke immer gut tastbar, weil dort kein Fett abgelagert wird. Die Adhäsionspunkte zwischen den verschiedenen Subkutanschichten lassen sich kartieren und sind bei allen Menschen gleich. Sie verlaufen in longitudinaler und horizontaler Richtung. Bei der Betrachtung aller Ad-

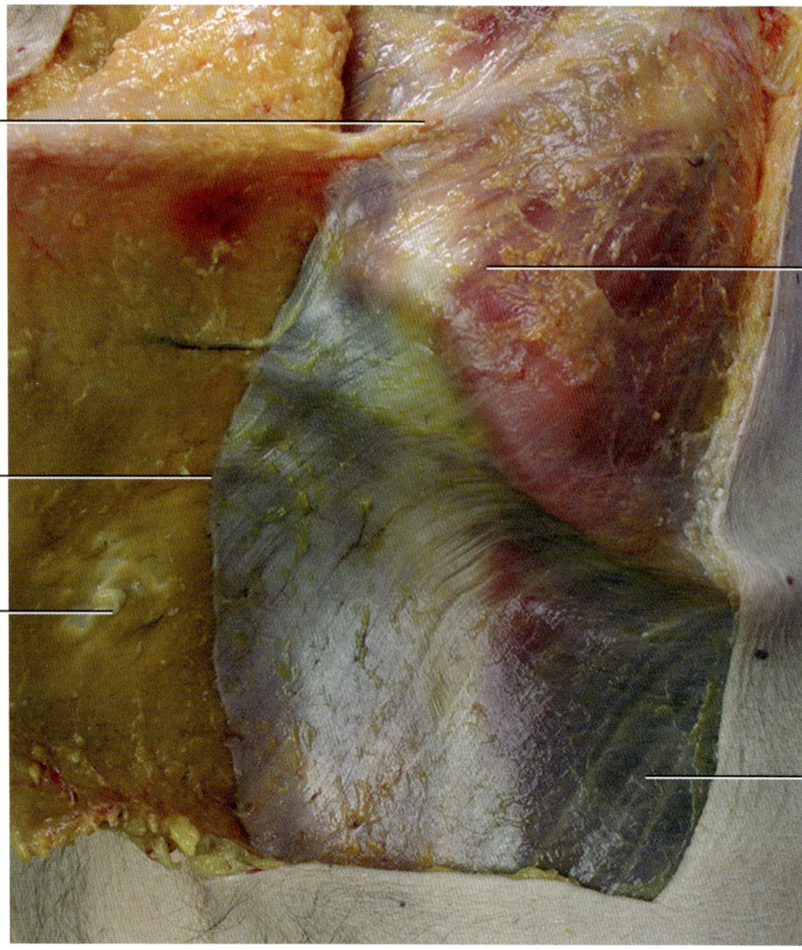

Abb. 2.12 Dissektion der ventralen Rumpfwand. Die oberflächliche Faszie wurde gemeinsam mit dem tiefen Fettgewebe von den darunterliegenden Schichten abgelöst. Entlang der Mittellinie findet sich eine kräftige Adhäsion zwischen oberflächlicher und tiefer Faszie, die Linea alba. Bei diesem Präparat ist zudem eine transversale Adhäsion an der 6. Rippe zu erkennen.

häsionslinien des Körpers wird das Subkutangewebe durch sie in Quadranten eingeteilt (➤ Abb. 2.13). Diese Quadranten organisieren das Subkutangewebe und legen vermutlich die Verteilung der oberflächlichen Blutgefäße, Nerven und Lymphgefäße fest.

CLINICAL PEARL 2.1

Liposuktion unter Berücksichtigung der Anatomie des Unterhautfettgewebes

Mithilfe der topografischen Anatomie der Subkutanschichten lassen sich Deformitäten der Körperkontur erklären, außerdem bildet sie die anatomische Grundlage der chirurgischen Korrektur. Nach Markman und Barton (1987) ist die Dicke des oberflächlichen Fettgewebes beim Einzelnen relativ konstant im Körper, während die Dicke des tiefen Fettgewebes abhängig von der anatomischen Region erheblich variiert. Sie schlugen daher vor, dass die Dicke des oberflächlichen Fettgewebes mit dem Kneiftest, der oft zur klinischen Beurteilung der Einstichtiefe von Kanülen bei der Liposuktion durchgeführt wird, korreliert. Gemäß Chopra et al. (2011) sollte der Chirurg unterhalb der oberflächliche Faszie bleiben, um postoperative Hautgrübchen, eine zu umfangreiche Resektion und andere Komplikationen der Liposuktion zu vermeiden. Ziel sollte es sein, die tiefe Schicht des Subkutangewebes zu entfernen, ohne die oberflächliche Fettschicht oder die oberflächliche Faszie zu verletzen.

Nach Joseph und Remus (2009) ist der Erhalt der oberflächlichen Faszie bei der Abdominoplastik des Unterbauchs wichtig. Nach der Weichgeweberesektion wird die oberflächliche Faszie gespannt, damit die Haut möglichst spannungsfrei und ohne die Gefährdung von Blutgefäßen geschlossen werden kann. Der Erhalt der oberflächlichen Faszie trägt dazu bei, dass nach der konventionellen Abdominoplastik weniger Komplikationen auftreten.

2.6.1 Longitudinale Adhäsionen

Die wichtigsten longitudinalen Adhäsionen verlaufen auf der Ventral- und Dorsalseite des Rumpfes entlang der Mittellinie. Die bekannteste und wichtigste ist die Linea alba des Abdomens, die durch die Fusion der drei Schichten der tiefen Faszie und der oberflächlichen Faszie entsteht. Da die Haut entlang dieser Linie an den tieferen Schichten ansetzt, werden die beiden Seiten komplett getrennt. Eine ähnliche Fusionslinie ist die zervikale Linea alba am Hals und kaudal des Os hyoideum. Allerdings ist diese Verbindung im Hals nicht so fest wie im Abdomen und lässt sich die oberflächliche Faszie vorsichtig von der tiefen Faszie ablösen. Die zervikale und die abdominale Linea alba gehen am Thorax in eine weitere,

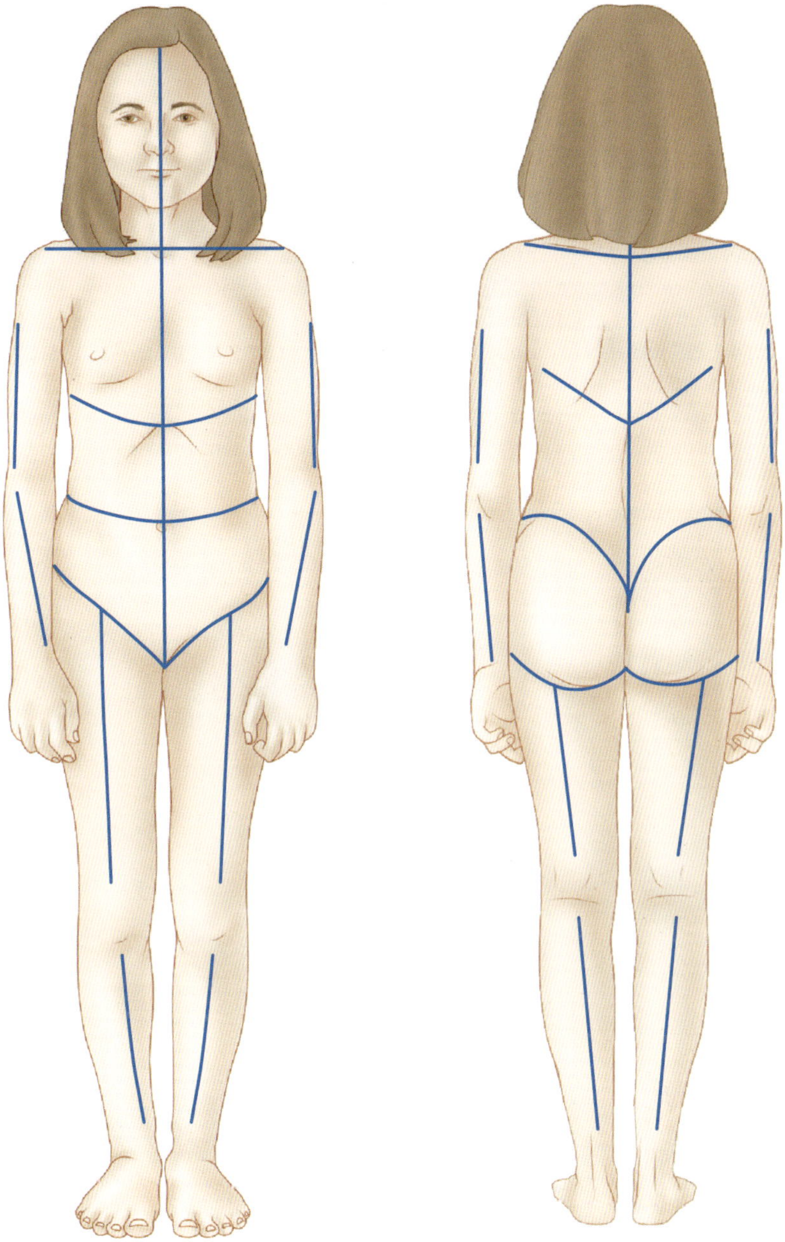

Abb. 2.13 Darstellung der wichtigsten Adhäsionslinien zwischen der oberflächlichen und der tiefen Faszie. Bei Betrachtung aller Adhäsionen wird deutlich, dass sie die Subkutis in Quadranten unterteilen. Die longitudinalen Adhäsionslinien verlaufen entlang des Sternums und der Linea alba, der Dornfortsätze, der Mittellinien auf der Ventral- und Dorsalseite des Oberschenkels, des Margo anterior tibiae, der Mittellinie der Wade und den Septa intermusculares der Arme. Die transversalen Adhäsionslinien verlaufen entlang der Mandibula, der Protuberantia occipitalis externa, auf Höhe der 6. Rippe, über dem Lig. inguinale, entlang des Unterrands des M. trapezius, des Beckenkamms, des Unterrands des M. gluteus maximus sowie um alle Extremitätengelenke.

weniger stark ausgeprägte Adhäsionslinie am Sternum über. Die Fascia pectoralis setzt über dem Sternum zum Teil am Periost und an der oberflächlichen Faszie an.

Ähnliche longitudinale Adhäsionen finden sich am Rücken entlang der Wirbelsäule. Die tiefe Faszie inseriert kranial von L4 über viele kräftige Septen an der Wirbelsäule. Kaudal von L4 überkreuzt die Fascia thoracolumbalis die Mittellinie und verbindet so die Seiten. Da das tiefe Fettgewebe entlang der Wirbelsäule fehlt, setzt die oberflächliche Faszie direkt an der tiefen Faszie an. Die kräftigen Retinacula cutis des oberflächlichen Fettgewebes verbinden die Haut mit den tieferen Schichten. Im Thorax finden sich im Abstand von nur wenigen Millimetern zahlreiche derartige Septen, während sie im Lumbalbereich spärlicher vorhanden sind. Paraskapulär kreuzt die oberflächliche Faszie die Mittellinie und verbindet beide Seiten.

Die Galea aponeurotica (oberflächliche Faszie) des Schädels setzt entlang der Mittellinie an der Fascia temporalis (Lamina profunda) an. Ventral setzt sich diese Adhäsion entlang der Nase, des Sulcus nasolabialis und der Protuberantia mentalis fort. Dorsal geht die

Adhäsion in das Lig. nuchae über. In anderen Bereichen des Kopfes werden die beiden Faszienschichten durch straffes Bindegewebe voneinander getrennt.

Auch in den Extremitäten sind longitudinale Adhäsionen vorhanden. Eine Adhäsion folgt im Oberschenkel dem Verlauf des N. cutaneus femoris lateralis. Dieser Nerv zieht durch ein fibroadipöses Kompartiment, das durch die Fusion der oberflächlichen und der tiefen Faszie entsteht. Weitere longitudinale Adhäsionen in den unteren Extremitäten finden sich entlang des Margo anterior tibiae und über dem Septum zwischen den beiden Köpfen des M. gastrocnemius. Die V. saphena parva verläuft in der oberflächlichen Faszie zwischen den beiden Köpfen dieses Muskels, wo die oberflächliche Faszie aufgrund des fehlenden tiefen Fettgewebes direkt mit der tiefen Faszie verbunden ist. Zwischen diesen beiden Faszienschichten gibt es ein Kompartiment nur für die V. saphena parva. Entlang dieser Adhäsionslinie in der Wade ist die tiefe Faszie über das Septum intermusculare mit den tieferen Schichten verbunden. Auf diese Weise wird die V. saphena parva vor einer Dislokation geschützt.

In der Fußsohle und der Hohlhand entstehen aufgrund des fehlenden tiefen Fettgewebes durch die Fusion von oberflächlicher und tiefer Faszie die Plantar- bzw. die Palmaraponeurose. Auch oberflächliches Fettgewebe ist hier kaum vorhanden und das Retinaculum cutis superficialis ist nur kurz und enthält vertikale Septen, welche die Haut fest mit den tieferen Schichten verbinden.

2.6.2 Transversale Adhäsionen

Die transversalen Adhäsionen befinden sich an allen Gelenken und dort insbesondere auf der Beugeseite. Da das tiefe Fettgewebe fehlt,

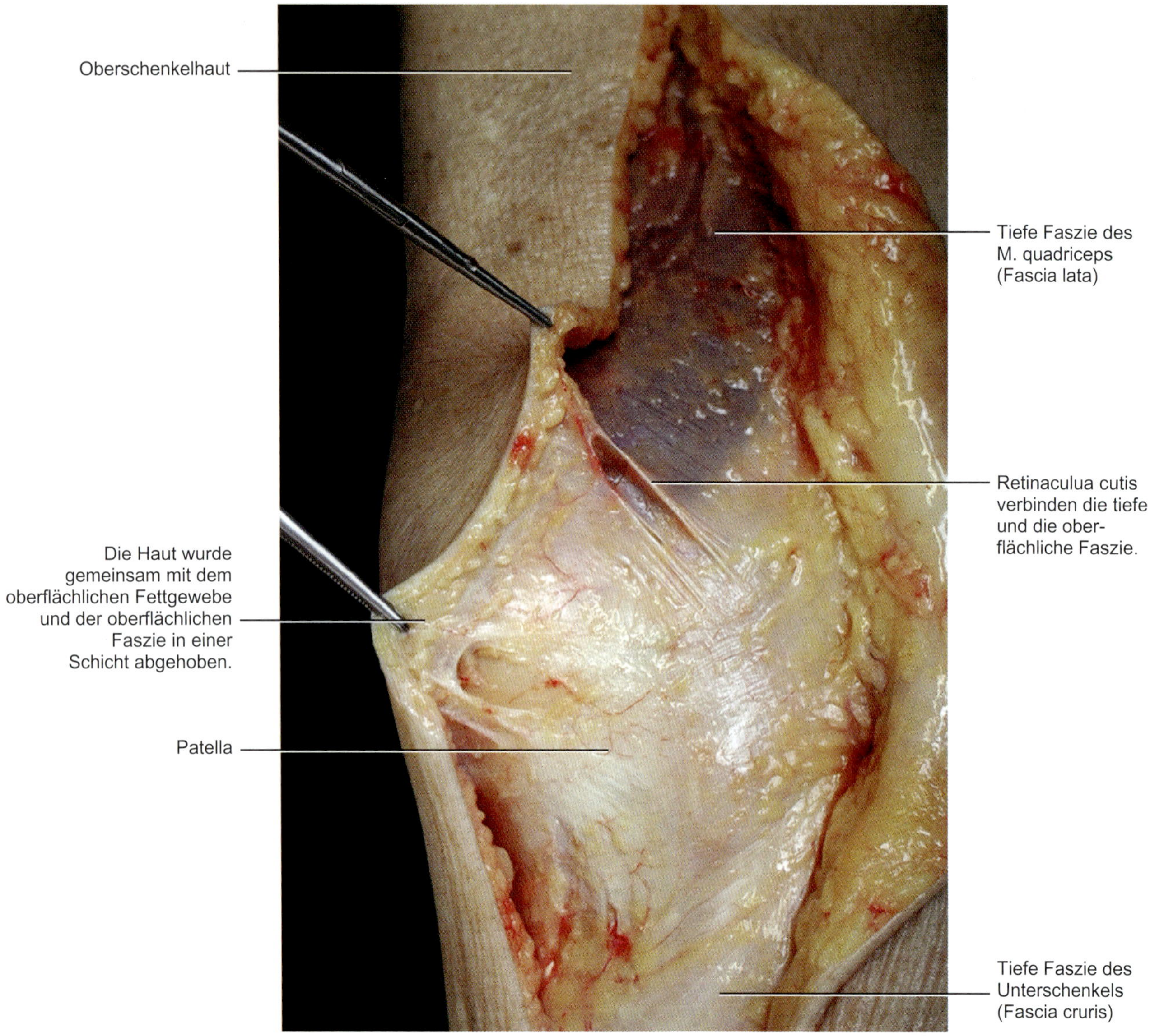

Abb. 2.14 Dissektion der Ventralseite des Kniegelenks. Haut und Subkutangewebe wurden von den tieferen Schichten abpräpariert. Diese Trennung ist an Ober- und Unterschenkel einfach, weil das tiefe Fettgewebe eine Gleitschicht zwischen oberflächlicher und tiefer Faszie bildet. Dies ist über dem Kniegelenk jedoch unmöglich, weil die beiden Faszien dort durch kräftige Retinakula miteinander verbunden sind. Diese Retinakula grenzen auch die auf der Ventralseite des Knies liegenden Bursen ab.

sind tiefe und oberflächliche Faszie verbunden. Die tiefe Faszie setzt immer (komplett oder partiell) an der Gelenkkapsel und Knochenvorsprüngen an. Da das oberflächliche Fettgewebe an den Gelenken in der Regel dünn ist (➤ Abb. 2.14), besteht eine feste Verankerung der Haut mit den tieferen Schichten. Durch diese Organisation des Subkutangewebes kann die Haut den Gelenkbewegungen ohne Widerstände folgen. An den Streckseiten der Gelenke befindet sich zwischen oberflächlicher und tiefer Faszie oft eine subkutane Bursa, die das Gleiten erleichtert.

Weitere transversale Adhäsionen finden sich über der Protuberantia occipitalis, vor dem Tragus der Ohren, entlang des Unterrandes des M. trapezius, der 6. Rippe und des Beckenkamms, über dem Lig. inguinale (➤ Abb. 2.15) sowie entlang des Unterrandes des M. gluteus maximus (➤ Abb. 2.16).

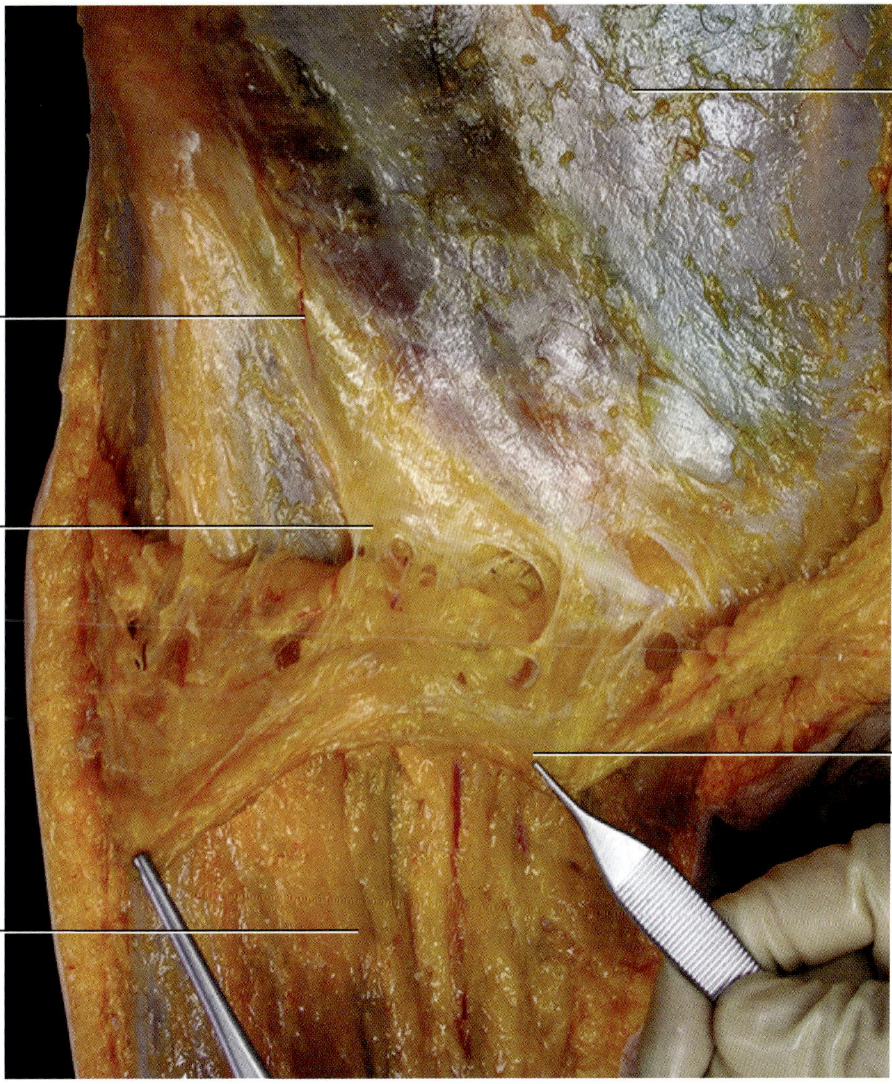

Abb. 2.15 Leistenregion. Transversale Adhäsion der oberflächlichen an der tiefen Faszie. In diesem Bereich verschwindet das tiefe Fettgewebe und werden die Septen des tiefen Retinaculum cutis dicker, vertikaler, kürzer und kräftiger. Diese Adhäsion trennt die Subkutangewebe von Abdomen und Oberschenkel.

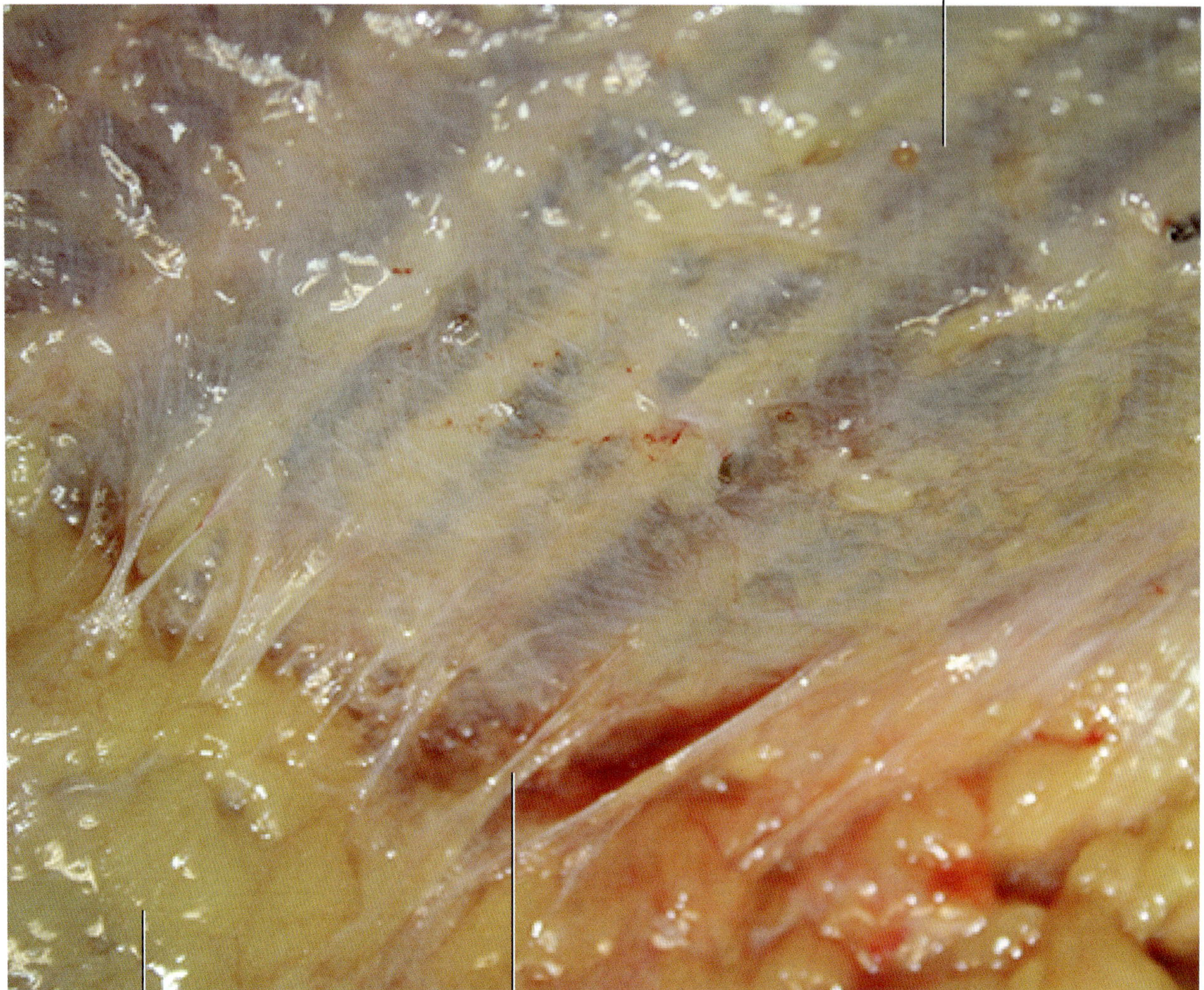

Abb. 2.16 Dissektion des Glutealbereichs. Transversale Adhäsionen zwischen der oberflächlichen und der tiefen Faszie in der Gesäßfalte, in der die Haut an den tieferen Schichten befestigt ist. Bei Dehnung der Haut wird die Spannung durch die Adhäsion der oberflächlichen Faszie an den tieferen Ebenen auf die darunterliegenden Muskeln übertragen.

2.7 Subkutane Blutgefäße

Bei der Gefäßversorgung von Haut und Subkutis lassen sich spezifischer Gefäßterritorien oder Angiosome, die von einer Arterie und ihrer begleitenden Vene versorgt werden, unterscheiden. Das subkutane Bindegewebsgerüst hat eine enge Beziehung zum Gefäßsystem entwickelt. Es stützt die Gefäße mechanisch und schützt sie.

2.7.1 Arterien

Die Subkutis enthält Arterien mit kleinem und mittlerem Durchmesser. Die Arterien durchqueren die Subkutis vertikal oder longitudinal. Die vertikalen Arterien durchqueren die Faszienschichten und die Subkutis bis zur Haut (Aa. perforantes; ➤ Abb. 2.17). Die longitudinalen (langen) Arterien verlaufen sehr schräg durch die Subkutis und folgen auf großen Strecken der oberflächlichen Faszie. In der Subkutis folgen die Gefäße den Retinakula von den tieferen Schichten bis zur Haut. Die Retinakula schützen diese Gefäße und verhindern deren Dislokation bei Zug an der Haut. Im Bereich der Retinakula verlaufen die Gefäße stark gewunden mit vielen Kurven, sodass sie sich beim Abheben der Haut dehnen können ohne zu reißen. Somit gleicht die stärkere Elastizität der Retinakula die geringere Elastizität der Gefäße aus. Nach Li und Ahn (2011) wird der Blutfluss indirekt durch ein zusammenhängendes Netzwerk aus Gefäßen und Retinakula vermittelt.

Normalerweise sind die langen Arterien durch lange Anastomosen, die im tiefen Fettgewebe der Subkutis Bögen bilden, verbunden. Von diesen schräg verlaufenden Arterien gehen alle Kapillaren und Fettläppchen ab. Schaverien et al. (2009) zeigten, dass das Subkutangewebe in anatomischen Einheiten oder Kompartimenten angeordnet ist und dass jedes anatomische Kompartiment mit einer gut abgegrenzten Arterie und einer Vene assoziiert ist. Wir vermuten, dass diese Kompartimente den Quadranten entsprechen und dass die Organisation der oberflächliche Faszie und der Retinacula cutis die subkutanen Kompartimente und die Gefäßverteilung festlegt.

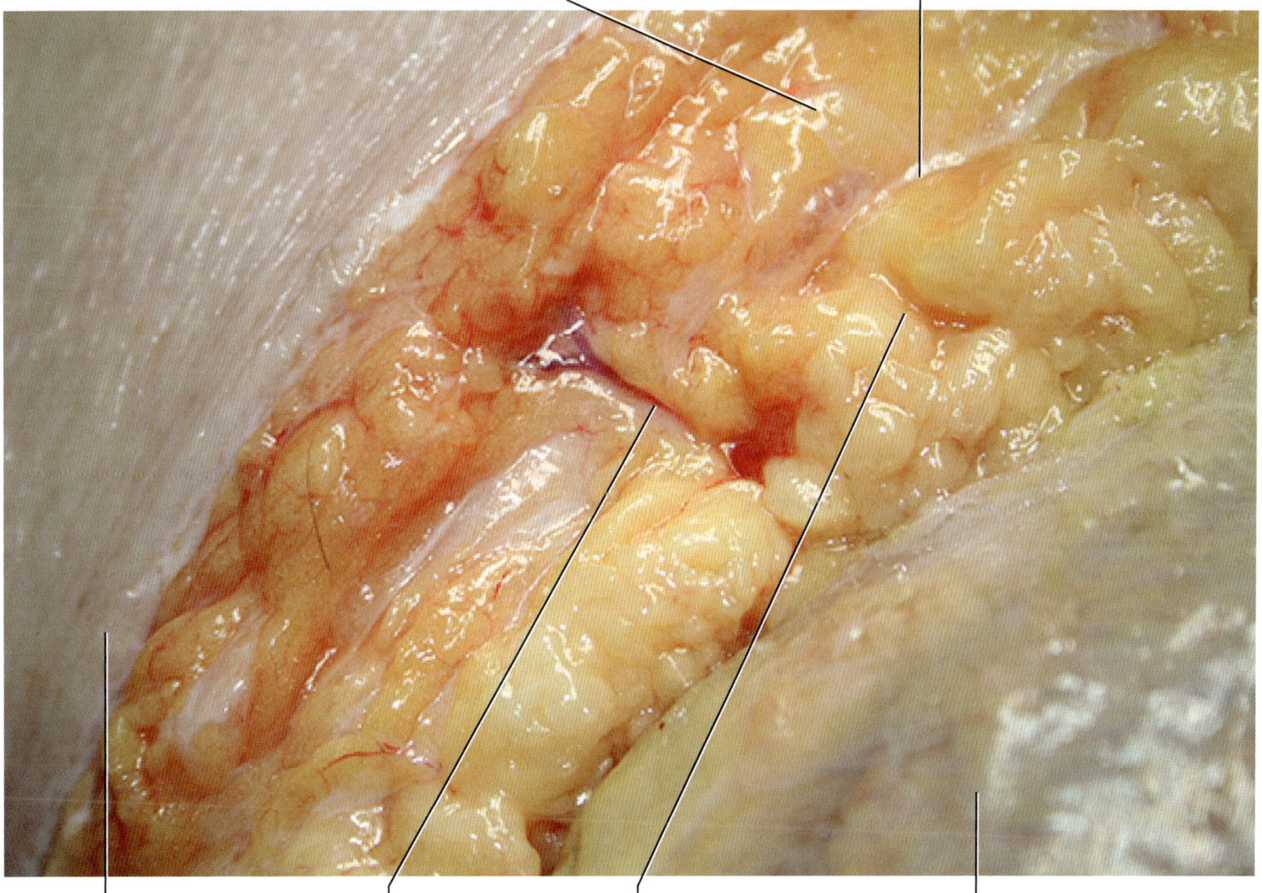

Abb. 2.17 Perforierendes Gefäß in der Subkutis des Glutealbereichs.

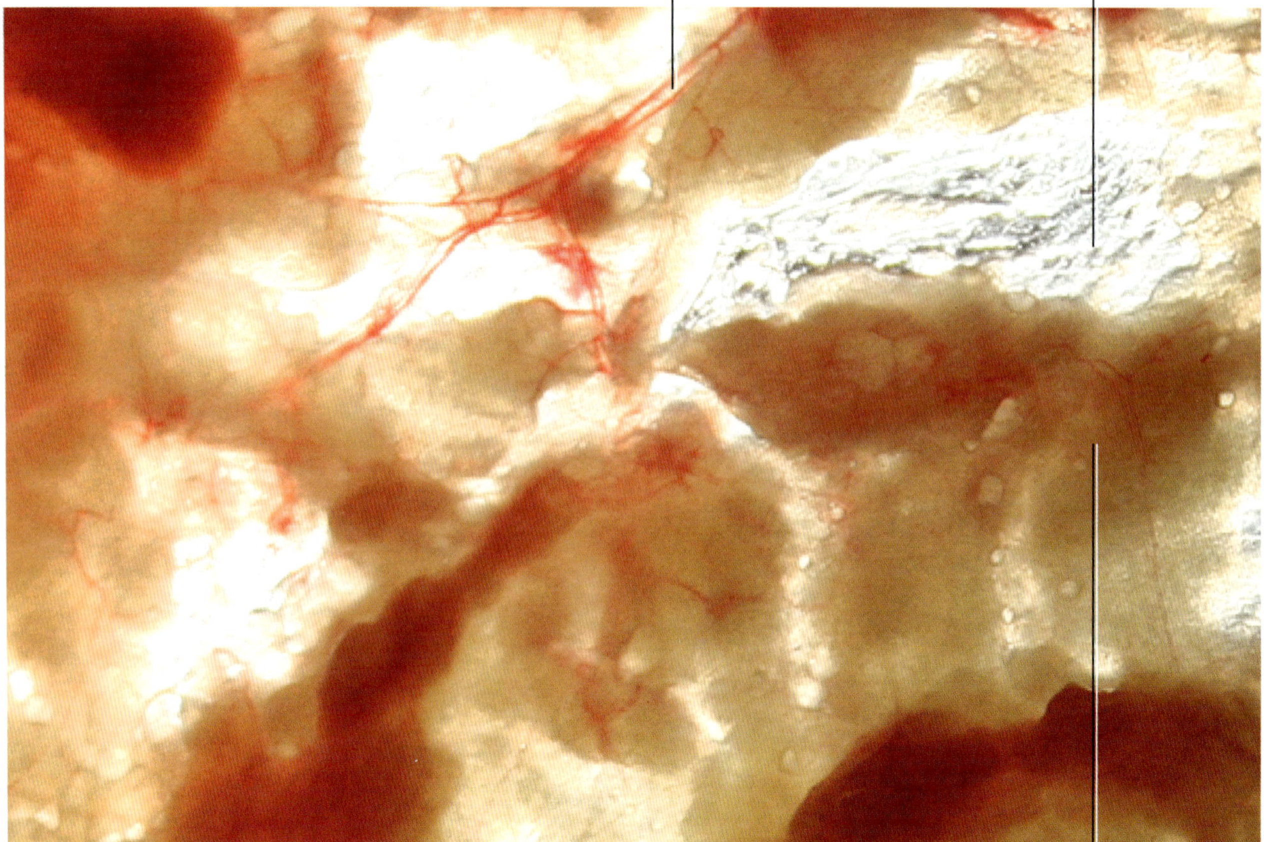

Abb. 2.18 Nach Isolation der oberflächlichen Faszie wurde ein Licht hinter sie gehalten, um die in ihr verlaufenden Arterien darzustellen.

Alle subkutanen Arterien sind an der Bildung von zwei subkutanen Plexus beteiligt: dem subpapillären Plexus direkt unter der papillären Dermis und dem tiefen Plexus in der oberflächlichen Faszie (➤ Abb. 2.18). Zwischen diesen beiden Plexus bestehen zahlreiche Verbindungen. Nur ein Fünftel der Kapillaren dienen der Durchblutung der Haut, die anderen sind für die Thermoregulation zuständig. Die Arterien des tiefen Plexus bilden zahlreiche arteriovenöse Verbindungen, die den Blutfluss zur Haut und damit die Körpertemperatur regulieren. Bei hellhäutigen Menschen hängen Temperatur und Färbung der Haut von der Weit- und Engstellung der subkutanen Arterien ab. Eine deutliche Hautblässe, wie sie bei einem akuten Schock auftritt, entsteht durch die Vasokonstriktion des subkutanen arteriellen Plexus. Möglicherweise könnten die Arterien in der oberflächlichen Faszie bei einer Fibrose abgeklemmt werden, sodass sich die Hautfärbung verändert oder sogar eine Ischämie auftritt. Gemäß Distler et al. (2007), verstärkt eine chronische Ischämie die Fibrose der Subkutis, sodass ein Teufelskreis entsteht. Sofern die arteriovenösen Shunts nicht mehr richtig funktionieren, kommt es zu einer Störung der Thermoregulation, bei der sich die Haut für den Betroffenen extrem heiß oder kalt anfühlt.

2.7.2 Venen

Die Venen werden in der Regel anhand ihrer Beziehung zur tiefen Faszie eingeteilt, also abhängig davon, ob sie nahe der Oberfläche oder in den tieferen Bereichen der tiefen Faszie verlaufen. Die Vv. perforantes verbinden diese beiden Bereiche und durchqueren die tiefe Faszie nahezu im rechten Winkel. Die Vv. communicantes verbinden Venen desselben Systems (also tiefe mit tiefen und oberflächliche mit oberflächlichen Venen). Die oberflächlichen Venen drainieren in die kutane Mikrozirkulation und die tiefen Venen in die Muskelgefäße. Die oberflächlichen Venen bilden ähnlich wie die oberflächlichen Arterien zwei Plexus.

Zum oberflächlichen venösen System gehören die retikulären Venen und die größeren epifaszialen Venen[1] (wie die Vv. saphenae und die Vv. cephalicae). Die retikulären Venen bilden im oberflächlichen

[1] Laut dem Medical Dictionary bedeutet epifaszial auf der Faszienoberfläche befindlich, in diesem Fall der tiefen Faszie. Tatsächlich verlaufen diese Venen oberflächlich der tiefen Faszie und sind in die oberflächliche Faszie eingebettet.

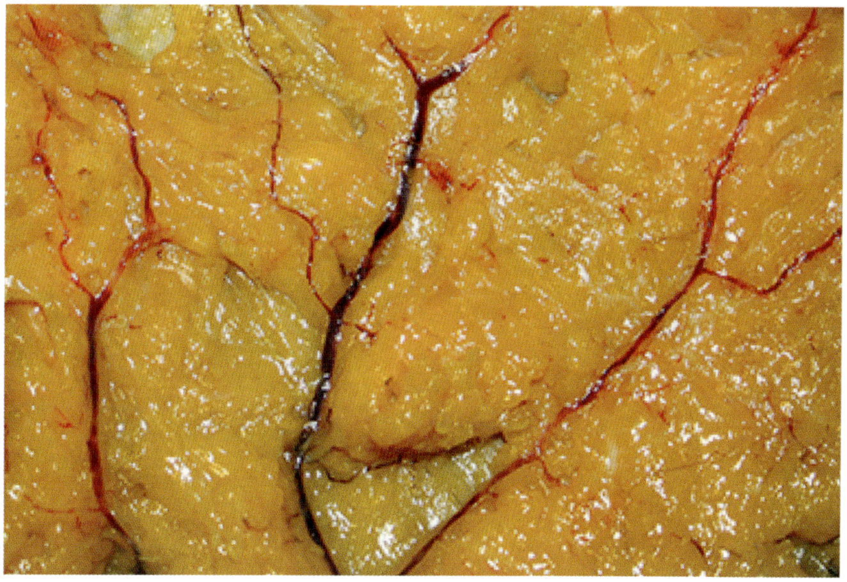

Abb. 2.19 Dissektion der abdominalen Subkutis. Die Gefäße (Vv. paraumbilicales) wurden mit Kunstharz injiziert, um ihren Verlauf darzustellen. Da diese Venen in der oberflächlichen Faszie liegen, bleibt ihre Position bei Rumpfbewegungen konstant.

Fettgewebe parallel zur Hautoberfläche ein Netz (➤ Abb. 2.19, ➤ Abb. 2.20). Caggiati (1999) vertritt die Ansicht, dass die fehlende fasziale Abstützung dieser Venen das Entstehen von Varizen begünstigt, die meistens oberhalb der oberflächlichen Faszie auftreten.

Die größeren oberflächlichen Venen verlaufen in der oberflächlichen Faszie, wozu sich diese in zwei Blätter aufspaltet. Von der Adventitia gehen dünne Bänder aus, welche die Venenwände mit der oberflächlichen Faszie verbinden und die oberflächlichen Venen offen halten.

Die Vv. perforantes verlaufen oft in den Septa intermuscularia. Sie sind in unterschiedlicher Zahl und Größe vorhanden; Thomson (1979) fand in der unteren Extremität durchschnittlich 64 Vv. perforantes. Durch Klappen wird der Blutfluss in den Vv. perforantes von den oberflächlichen zu den tiefen Venen gerichtet.

CLINICAL PEARL 2.2

Pathologische Veränderungen oberflächlicher Venen

Varizen sind dilatierte, palpable, gewundene Venen mit einem Durchmesser > 4 mm, welche die darüberliegende Haut nicht verfärben.

Retikuläre Venen können auch dilatiert und sichtbar sein, sind aber nicht tastbar und haben einen Durchmesser < 4 mm.

Etwa 90 % des venösen Rückstroms aus den unteren Extremitäten erfolgt mithilfe der Muskelpumpe über die tiefen Venen. Die Effizienz dieser Pumpe und der Venenklappen hängt von der tiefen Faszie ab, da sie die Muskelkontraktion begrenzt, sodass in den Muskellogen ein hoher Druck entsteht. Ludbrook (1966) stellte fest, dass der Druck im dorsalen Unterschenkelkompartiment bei der Wadenkontraktion auf bis zu 250 mmHg ansteigt. Durch inkompetente Vv. perforantes wird dieser hohe venöse Druck von den tiefen auf die oberflächlichen Venen übertragen. Die Studie von Krnić et al. (2005) zeigte, dass ein Reflux in den Vv. perforantes einen signifikanten Beitrag zur Entwicklung der venösen Stauung in der V. saphena magna leistet und dass die Anzahl der inkompetenten Vv. perforantes je Unterschenkel sowie der Durchmesser dieser Venen mit der venösen Insuffizienz der V. saphena magna korreliert.

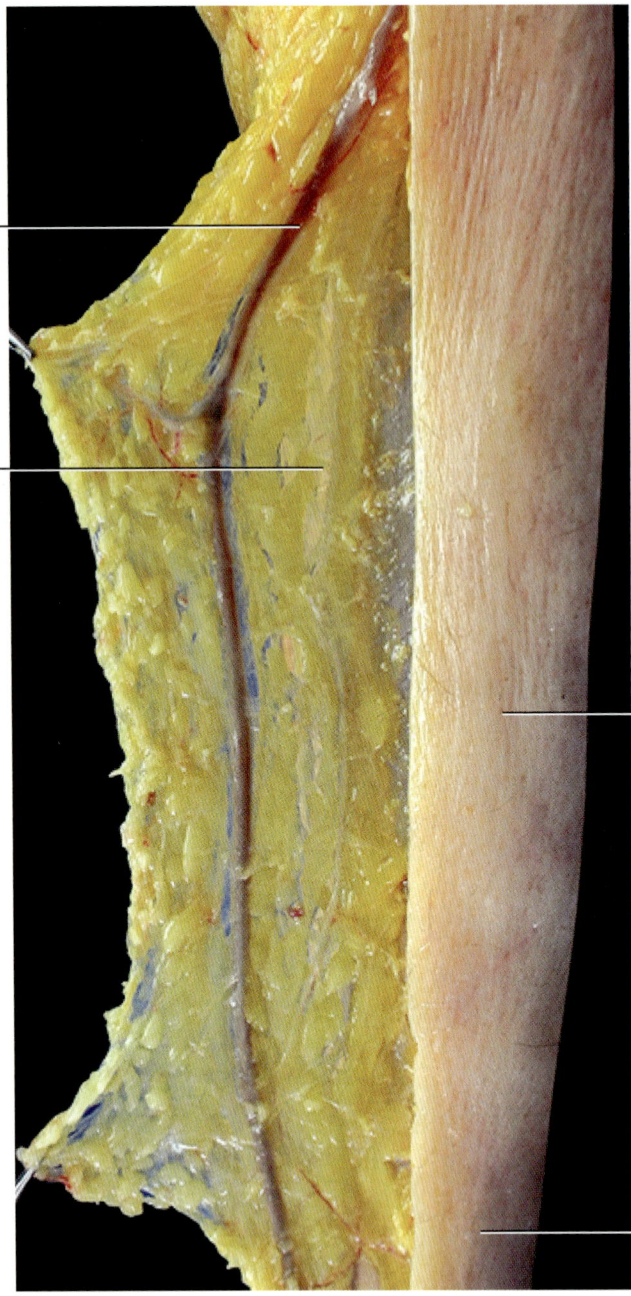

Abb. 2.20 V. saphena in der oberflächlichen Faszie des Unterschenkels. Die oberflächliche Faszie des Unterschenkels wurde vom oberflächlichen und tiefen Fettgewebe abgelöst und abgehoben. Dann wurde Kunstharz in die V. saphena injiziert, damit sie offen bleibt und ihre Beziehung zu den Venen der oberflächlichen Faszie zu erkennen ist. Durch die Verbindungen zwischen der Adventitia der Vene und den Kollagenfasern der oberflächlichen Faszie wird das Gefäßlumen offen gehalten.

2.8 Subkutane Lymphgefäße

Mascagni (1755–1815) beschrieb als Erster Lymphgefäße im subkutanen Fettgewebe. Im Jahr 1884 bestätigte Hoggan, dass es beim Menschen zwei Arten oberflächlicher Lymphgefäße gibt: die dermalen und die subkutanen. Direkt unter der Dermis liegt ein Plexus lymphaticus, von dem kleine Lymphgefäße abgehen. Sie durchqueren das Subkutangewebe entlang der Retinacula cutis superficialis und sind oft vollständig von fibrösen Septen, die ihre dünnen Wände abstützen, umschlossen. In ihrem Verlauf nehmen sie kleine Lymphzuflüsse aus den Fettläppchen auf und bilden auf Höhe der oberflächlichen Faszie eine anastomotisches Netz[2]. Anschließend münden sie in die großen Lymphgefäße im tiefen Fettgewebe.

Alle oberflächlichen Lymphknoten liegen im tiefen Fettgewebe (➤ Abb. 2.21). In der Regel werden sie durch lockeres Bindegewebe von der oberflächlichen und der tiefen Faszie getrennt. Die oberflächlichen Lymphknoten sind weich und verschieblich und haben meist eine Größe < 1 cm. Bei Entzündungen oder Krebserkrankungen verkleben sie mit dem sie umgebenden Gewebe und werden unverschieblich.

CLINICAL PEARL 2.3

Lymphödem

Hauck (1992) wies entlang der Bindegewebsfasern die Existenz eines **Lowresistance Pathway** für die Bewegung von Flüssigkeit aus den Kapillaren in die Lymphgefäße nach. Unsere Ansicht nach könnten die in der oberflächlichen Faszie abgelagerten Kollagenfasern und elastischen Fasern den Lymphfluss in die richtige Richtung lenken. Bei Veränderungen der oberflächlichen Faszie ist auch die Lymphdrainage eingeschränkt.

In der klinischen Praxis sind die oberflächliche Faszie und das tiefe Fettgewebe oft am Lymphödem beteiligt. Nach Tassenoy et al. (2009) imponiert das tiefe Fettgewebe bei einem Lymphödem durch die an das fibrotische Gewebe gebundene Flüssigkeit im MRT honigwabenartig. Insbesondere die Septen des Retinaculum cutis profundus werden dicker. Der Außenrand der Fettzellen nimmt signifikant zu ($p < 0{,}05$) und es findet sich Flüssigkeit nahe der Muskelfaszie. Marotel et al. (1998) ermittelten durch computertomografische Untersuchungen von Patienten mit Lymphödem folgende Häufigkeitsrangfolge: Hautverdickung, Zunahme des Subkutangewebes, Verdickung der Muskelfaszie, Fettinfiltration, Linien im rechten Winkel und parallel zur Haut (entsprechend den fibrösen Retinacula cutis) und ödematöse Bereiche entlang der tiefen Faszie.

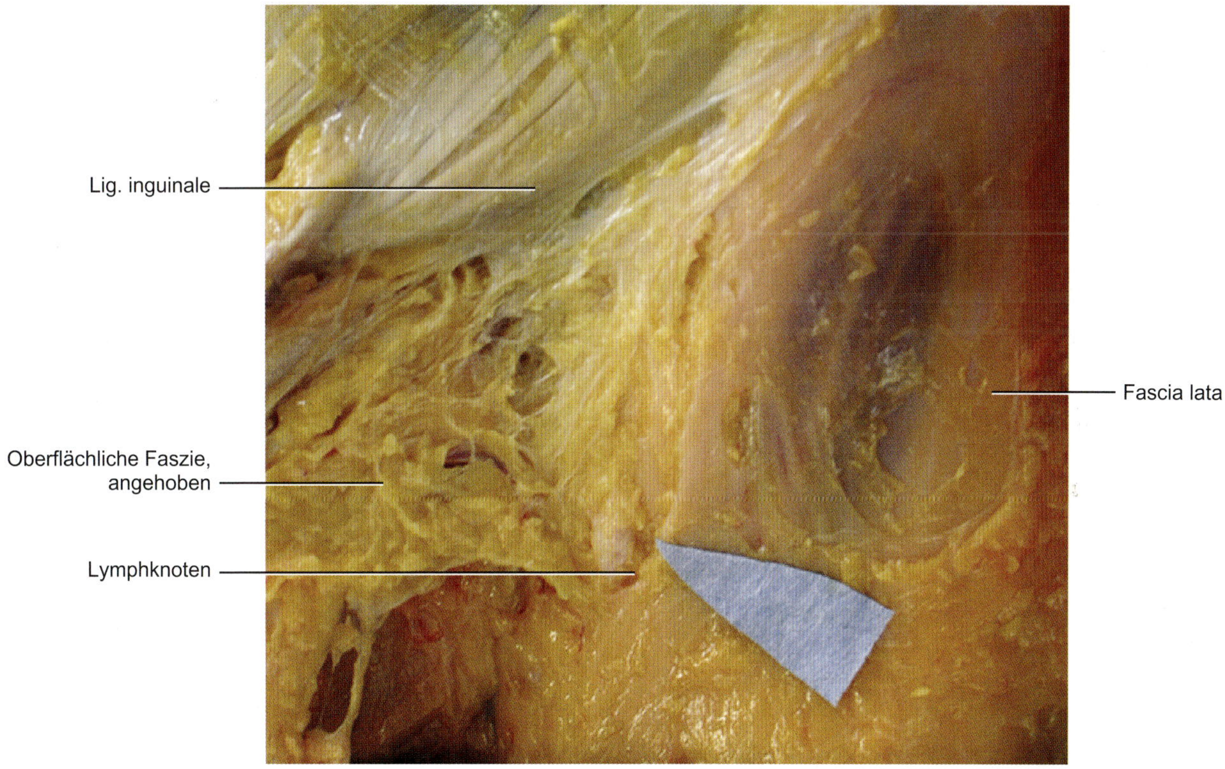

Abb. 2.21 Dissektion der linken Leiste und eines oberflächlichen Lymphknotens. Der Lymphknoten liegt im tiefen Fettgewebe und hat keinen Kontakt mit der oberflächlichen Faszie und der tiefen Faszie.

[2] Das Vorhandensein eines weiteren Plexus lymphaticus in der Subkutis wurde erstmals 1909 von Bartels beschrieben und 1910 von Sterzi bestätigt.

2.9 Subkutane Nerven

Die Nerven des Subkutangewebes sind in der Regel sehr dünn und folgen den Retinacula cutis zur Haut. Direkt unter der Dermis bilden sie einen subkutanen Plexus ähnlich dem subkutanen vaskulären Spalteholz-Plexus (1893) und dem subdermalen lymphatischen Unna-Plexus (1908).

Tiefer im Gewebe bietet die mobilere oberflächliche Faszie einen Weg für die langen, größeren Nerven und schützt sie vor Überdehnung (➤ Abb. 2.22, ➤ Abb. 2.23). Auch dadurch, dass die Nerven die verschiedenen Faszienebenen in schräger Richtung durchqueren, sind sie vor übermäßigen Bewegungen geschützt. Im oberflächlichen Fettgewebe und der oberflächlichen Faszie finden sich vereinzelt Ruffini- und Vater-Pacini-Körperchen. Ruffini-Körperchen sind von Fasziengewebe umgeben, damit sie eine Dehnung der oberflächlichen Faszie wahrnehmen. Vater-Pacini-Körperchen sind Drucksensoren und das oberflächliche Fettgewebe ist sehr stark verformbar. Durch ihre Lage nahe der Haut können sie zwischen leichtem und starkem Druck unterscheiden. Die oberflächlichen Vater-Pacini-Körperchen nehmen leichten Druck wahr und die tiefen starken Druck. Die oberflächliche Faszie und das oberflächliche Fettgewebe spielen ebenso wie die Haut einer Rolle bei der Exterozeption.

Im tiefen Fettgewebe gibt es nur sehr wenige Nervenendigungen. Wir betrachten das tiefe Fettgewebe als eine Wasserscheide zwischen dem exterozeptiven System (aus Haut, oberflächlichem Fettgewebe und oberflächlicher Faszie) und dem propriozeptiven System (in den Muskeln und der tiefen Faszie). Wenn das tiefe Fettgewebe verschwindet und sich die oberflächliche und die tiefe Faszie vereinen (wie in der Hohlhand und der Fußsohle), werden das exterozeptive und das propriozeptive System kombiniert. Dies erleichtert die Wahrnehmung von Form, Volumen und verschiedenen Oberflächen und damit die Bewegung und stellt die Anpassung des Fußes und der Hand an die unterschiedlichen Kontaktflächen sicher. In Narben, in denen es durch das pathologische fibröse Gewebe zur Fusion von Haut, oberflächlicher und tiefer Faszie gekommen ist, wird neben der tiefen Faszie oft auch die oberflächliche Faszie unter Zug gesetzt und umgekehrt. In diesen Fällen kann selbst eine normale Muskelkontraktion oder Hautdehnung zur Hyperstimulation der exterozeptiven und propriozeptiven Rezeptoren führen.

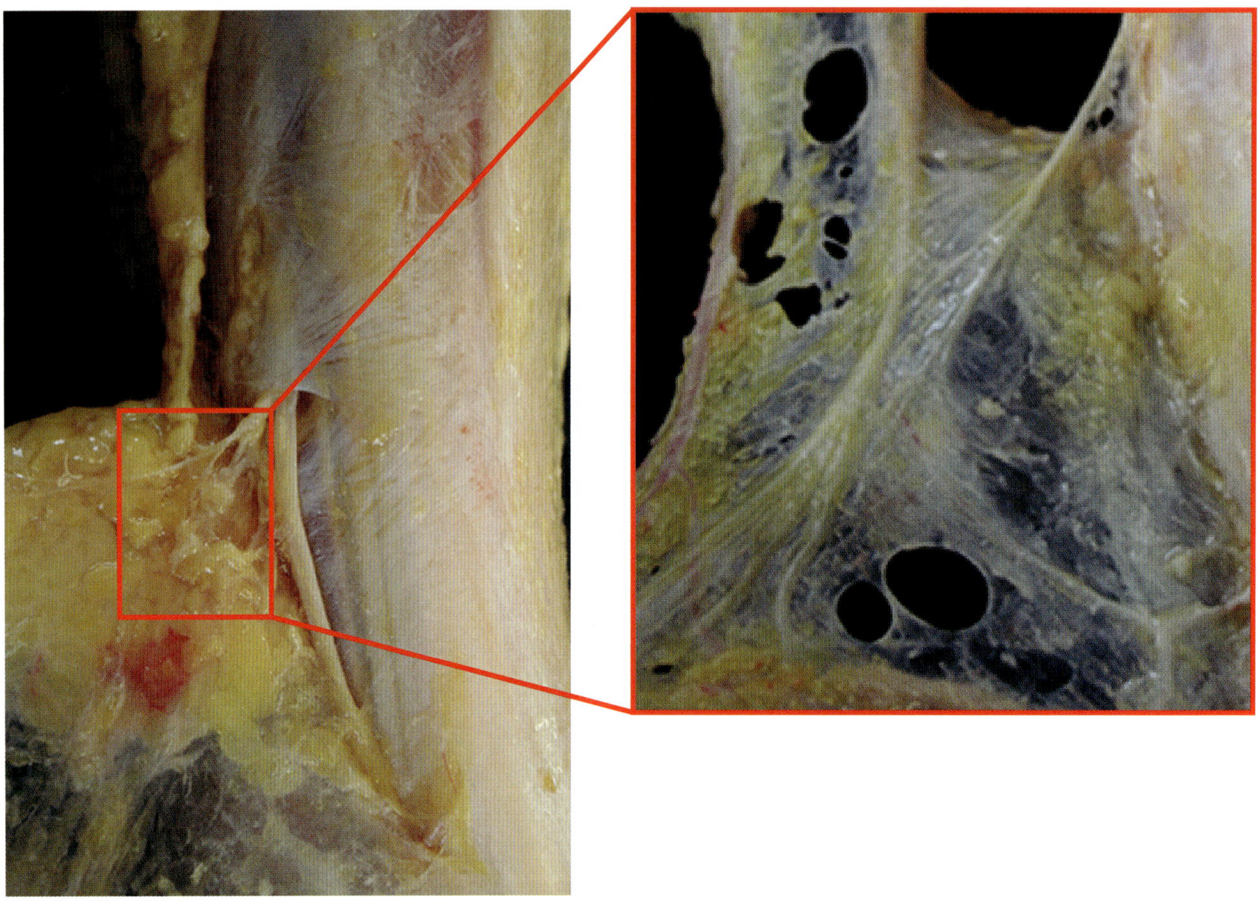

Abb. 2.22 Dissektion des lateralen Sprunggelenkbereichs mit Vergrößerung der oberflächlichen Faszie zur Darstellung des N. fibularis superficialis. Um zur Oberfläche zu gelangen, muss dieser Nerv die tiefe Faszie durchqueren und dann entlang eines Kanals in die oberflächliche Faszie eindringen, in der er sich in viele Äste verzweigt. Dieser Nerv wird oft auf Höhe eines Lochs in der tiefen Faszie komprimiert, gelegentlich wird seine Reizweiterleitung aber auch durch eine fibrotische oberflächliche Faszie eingeschränkt.

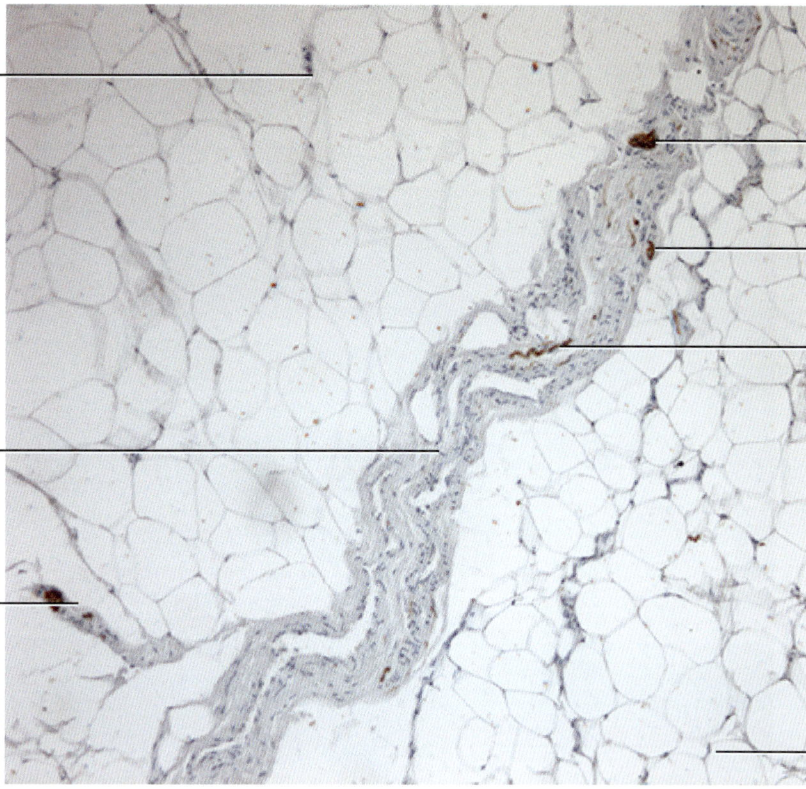

Abb. 2.23 Kleine Nerven in der oberflächlichen Oberschenkelfaszie. Die immunhistochemische Anti-S100-Färbung erlaubt die alleinige Darstellung der myelinhaltigen Fasern.

2.10 Subkutane Schleimbeutel

Die subkutanen Schleimbeutel oder Bursen liegen in der Regel im tiefen Fettgewebe. Sie entstehen durch eine Fusion der oberflächlichen und der tiefen Faszie (➤ Abb. 2.24), bei der ein virtueller Raum entsteht. Manche Bursen liegen in der oberflächlichen Faszie oder zwischen der Haut und der oberflächlichen Faszie. Sie erleichtern Bewegungen und reduzieren die Reibung zwischen den sich bewegenden Teilen. Canoso et al. (1983) konnten in den subkutanen Schleimbeuteln keine echte Synovialis nachweisen. Daher handelt es sich eher um eine spezialisierte Faszienform als eine eigenständige anatomische Entität. Die Synovialflüssigkeit wird vermutlich von den häufig in Faszien vorkommenden fibroblastenartigen Zellen („Fasziozyten") produziert (➤ Kap. 3), die auch Hyaluronan herstellen. In Bereichen, die Reibung ausgesetzt sind, organisieren sich diese Zellen stärker und produzieren mehr Hyaluronan, damit die Faszienschichten besser aufeinander gleiten können.

DER KLINISCHE FALL 2.4

Meteoropathie

Es gibt keine zufriedenstellende wissenschaftliche Erklärung für die vermehrte körperliche Wahrnehmung von Witterungsbedingungen, wie Feuchtigkeit, hohen und niedrigen Temperaturen sowie Luftdruckschwankungen, durch einzelne Menschen. Möglicherweise spielen die Faszien dabei eine wichtige Rolle, da eine isolierte Faszie sensibel auf Schwankungen der Temperatur und des Drucks reagiert. Die Faszien und insbesondere die oberflächliche Faszie verändern abhängig von der Umgebung ständig ihre intrinsische Spannung. Eine fibrotische oder dichte Faszie kann sich nicht mehr an die physiologischen Schwankungen anpassen, sodass es zu einer veränderten Rezeptoraktivierung kommt.

2.11 Entwicklung der oberflächlichen Faszie

Nach Sterzi (1910) besitzt der Fetus unter der Haut eine gleichmäßige Bindegewebsschicht. Im 5. Entwicklungsmonat treten kleine Läppchen aus Fettgewebe auf sowie in der Mitte eine fibröse, zellreiche Schicht, welche die Subkutis in zwei Lagen unterteilt. Im 6. Entwicklungsmonat ist die oberflächliche Faszie gut zu erkennen und im 8. Entwicklungsmonat bilden die Fettläppchen im oberflächlichen Fettgewebe eine durchgehende Schicht. Auch im tiefen Fettgewebe bilden sich einzelne Fettläppchen. Außerdem treten dicke Retinacula cutis auf, die im oberflächlichen Fettgewebe stärker ausgeprägt sind, das Fett in kleine Läppchen unterteilen und die Haut an der oberflächlichen Faszie verankern. Die Retinakula sind dicker, aber vermutlich wegen der fehlenden mechanischen Belastung weniger zugfest als beim Erwachsenen.

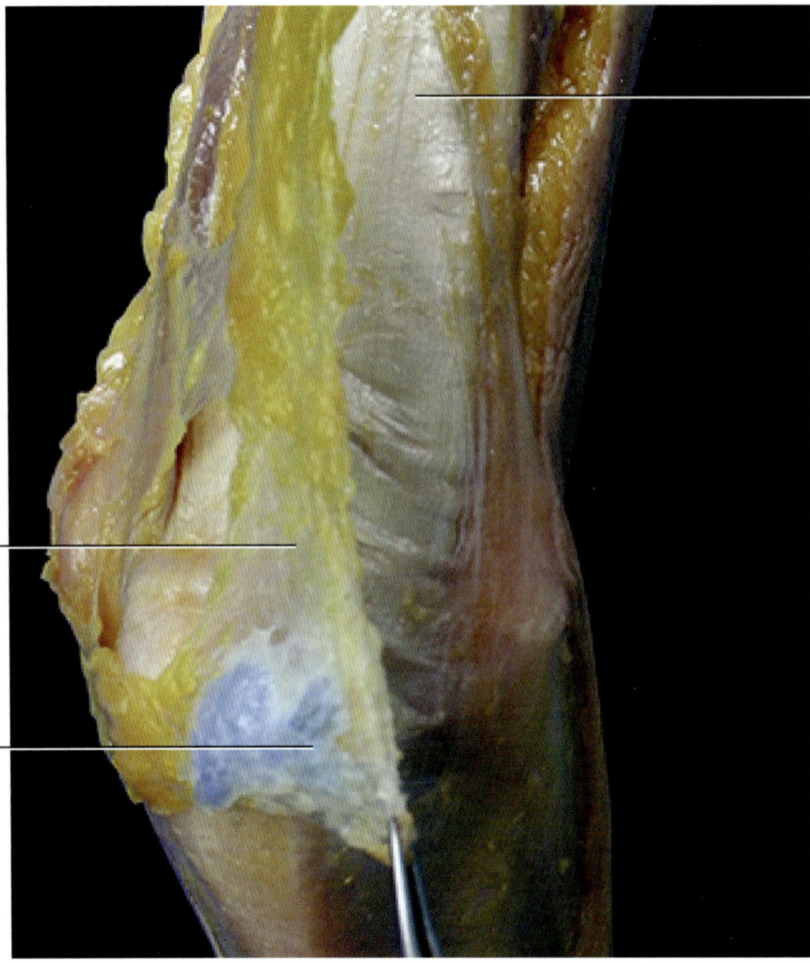

Abb. 2.24 Dissektion des Ellenbogens. In die Bursa olecrani wurde vor der Dissektion Kunstharz injiziert, um ihre Abgrenzungen und die Beziehung zu den umliegenden Geweben besser darzustellen. Die Retinacula cutis profunda wurden durchtrennt, um die oberflächliche Faszie zu entfernen. Außerdem wurde die Bursa olecrani von den tieferen Ebenen abgelöst. Die Bursa liegt zwar im tiefen Fettgewebe, ist aber fest mit der oberflächlichen Faszie verbunden.

Beim Neugeborenen ist das oberflächliche Fettgewebe zellreich, enthält aber mehr weißes Fettgewebe als beim Erwachsenen. Die ovalen Fettzellen sind einlagig angeordnet, wobei ihre Längsachse rechtwinklig zur Haut verläuft. Nach Sterzi findet sich im gesamten Körper eine oberflächliche Faszie.

Ab der 20. Lebenswoche ist die oberflächliche Faszie die wichtigste Lokalisation von braunem Fettgewebe. Beim Neugeborenen ist das braune Fettgewebe für eine effektive Anpassung an die extrauterine Umgebung essenziell. Sein intrauterines Wachstum hängt überwiegend von der Glukoseversorgung des Fetus durch die Mutter ab. Außerdem hängen Menge, Lage und Art der Fettgewebedepots vom fetalen Glukosestoffwechsel ab (Symonds et al. 2012). Im postnatalen Leben wird ein Teil der Depots durch weißes Fettgewebe ersetzt.

2.12 Mechanische Eigenschaften

Die oberflächliche Faszie ist eine fibroelastiasche Schicht, die sich leicht in verschiedene Richtungen dehnen lässt und danach in ihre Ausgangsposition zurückkehrt. Das mechanische Verhalten der oberflächliche Faszie lässt sich nur unter Berücksichtigung der Retinacula cutis superficialis und profundus erklären, da sie mit der oberflächlichen Faszie zu einem festen dreidimensionalen Netz verbunden sind. Diese Struktur der Subkutis stützt das Fettgewebe und verankert die Haut an den tiefen anatomischen Ebenen. Gleichzeitig erlaubt sie unabhängige Bewegungen von Haut und Muskeln. Bei Bewegungen der Haut bewegt sich auch das Subkutangewebe – das oberflächliche Fettgewebe stärker als das tiefe Fettgewebe –, weil die Retinacula cutis und die oberflächliche Faszie elastisch sind und die Verschiebung progressiv ermöglichen. Die kurzen, kräftigen, vertikalen Retinakula des oberflächlichen Fettgewebes stellen eine feste Verbindung zwischen der Haut und den darunterliegenden Schichten her und ermöglichen eine direktere Übertragung der Hautbelastungen auf die tieferen Schichten.

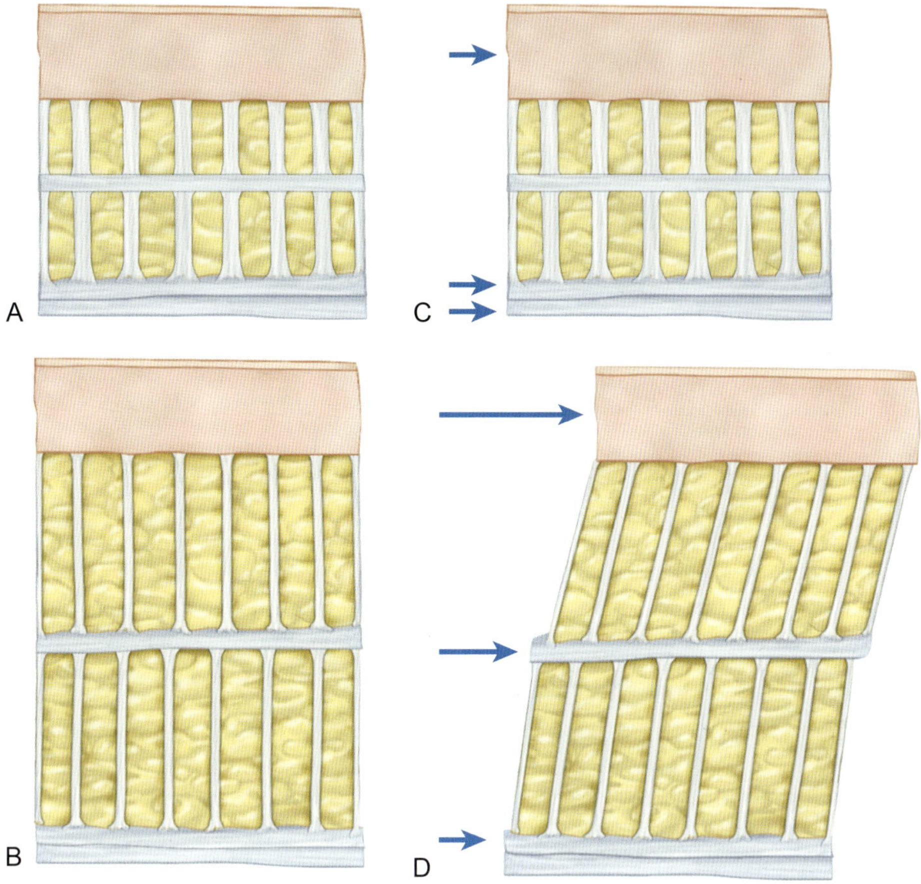

Abb. 2.25 Darstellung der Rolle der Retinacula cutis superficialis und profundus, die eine Verschiebung der Haut gegenüber den tieferen Schichten ermöglichen. Die blauen Pfeile entsprechen der Belastung, die bei der Dehnung der Haut in den verschiedenen Ebenen auftritt. (A und C) Die Retinakula sind kurz und dicker. Derartige Retinakula leiten jede Hautbelastung in die tieferen Ebenen weiter (C). (B und D) Die Retinakula sind länger und dünner. Diese Retinakula absorbieren die mechanische Belastung, sodass die Hautbelastungen nicht an die tiefe Faszie weitergegeben werden (D). Auch die Muskelkontraktionen haben keine Auswirkungen auf die Haut.

Dünne, lange, schräg verlaufende Retinakula können die mechanischen Belastungen, die über die Haut auf die tiefe Faszie einwirken, besser abschwächen (➤ Abb. 2.25). Dies ist auch für den Schutz von Nerven und Gefäßen, welche die tiefe Faszie durchqueren, wichtig. Diese Verschiebung stellt sicher, dass die Rezeptoren in der tiefen Faszie bei normaler Zugbelastung der Haut nicht aktiviert werden.

Die oberflächliche Faszie und die Retinakula dämpfen nicht nur die Belastung der Subkutangewebe, sondern tragen auch dazu bei, Schäden der Haut durch Muskelkontraktionen zu verhindern. Normalerweise gleiten Muskeln bei der Kontraktion leicht unter dem Subkutangewebe, ohne dass die Haut beteiligt wird. Die Muskelbewegungen dehnen zwar grundsätzlich bestimmte Anteile der tiefen Faszie (➤ Kap. 3), ihre Wirkung auf die Haut wird jedoch durch das tiefe Fettgewebe und die gleichförmigen Bewegungen von oberflächlicher und tiefer Faszie abgeschwächt. Nach Nakajima et al. (2004) unterscheiden sich die beiden subkutanen Fettschichten mechanisch und funktionell. Die oberflächliche Schicht (oberflächliches Fettgewebe) bildet mit der Haut und der oberflächlichen Faszie eine feste Struktur und schützt vor äußeren Einwirkungen. Die tiefe Schicht (tiefes Fettgewebe) bildet eine mobile Schicht und isoliert die Bewegungen von Muskeln und Skelett.

Die Analyse von Narbengewebe zeigt, dass Narben keine Belastungen mehr abfangen können, weil die gesamte Subkutis in fibröses Gewebe, das eine starre Verbindung zwischen Haut und tiefer Faszie herstellt, verwandelt wurde. Jedes Mal, wenn Narbengewebe einer mechanischen Belastung ausgesetzt wird, wird auch die tiefe Faszie belastet, sodass die in ihr liegenden Rezeptoren aktiviert werden. Sobald ein Muskel aktiviert wurde, werden auch die Rezeptoren in der tiefen Faszie in diesem Bereich sowie die Rezeptoren in der lokal gedehnten Haut aktiviert. Dies könnte auch erklären, warum es bei der mechanischen Belastung von Narben zu Störungen der Afferenzen sowie zur Hyperstimulation von bestimmten Rezeptoren kommt, sodass das Narbengewebe überempfindlich und schmerzhaft ist.

Durch ihre mechanischen Eigenschaften stützen die Retinacula cutis und die oberflächliche Faszie die Haut und das subkutane Fettgewebe. Tsukahara et al. (2012) wiesen einen Zusammenhang zwischen der Tiefe von Gesichtsfalten und der Dichte der Retinacula cutis im Subkutangewebe der Haut nach. Sie zeigten, dass sich die

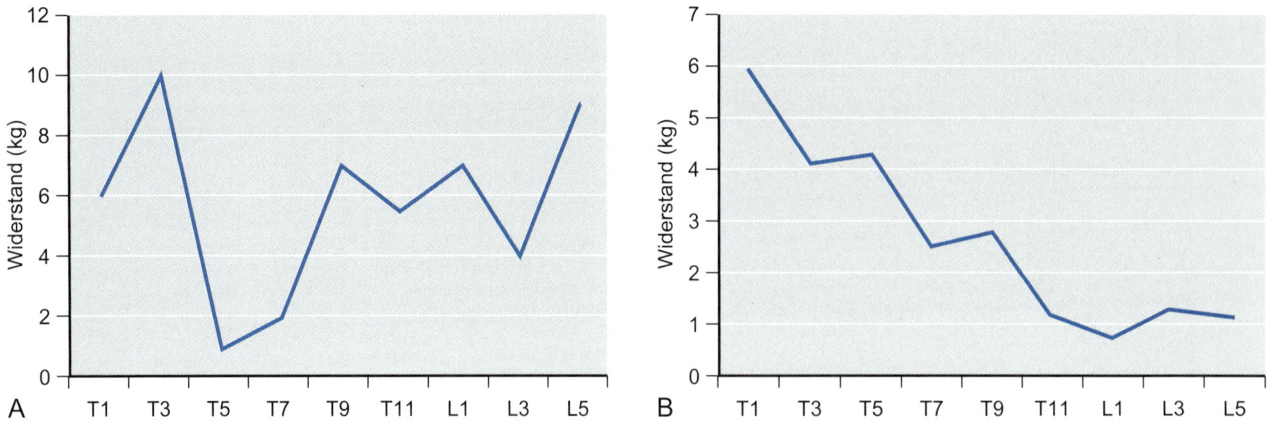

Abb. 2.26 Zugfestigkeit der oberflächliche Faszie des Rückens in unterschiedlichen Höhen. (A) Transversaler Zug. (B) Longitudinaler Zug. Die oberflächliche Faszie ist kein homogenes Gewebe und weist eine wechselnde Zugfestigkeit auf, die von maximal 10 kg bis minimal 0,5 kg reicht.

Gesichtsfalten über den Bereichen mit einer reduzierten Dichte der Retinacula cutis entwickeln. Mit zunehmender Faltentiefe nimmt die Dichte der Retinacula cutis noch weiter ab.

CLINICAL PEARL 2.5

Oberflächliche oder tiefe Massage?

Häufig stellen sich Ärzte, die eine manuelle Therapie durchführen wollen, die Frage, ob eine oberflächliche oder eine tiefe Massage erforderlich ist. Derzeit gibt es darauf keine verbindliche Antwort. Manche behaupten, dass sich eine oberflächlichere Behandlung genauso auf die tiefen Gewebe auswirkt, während andere eine tiefere manuelle Belastung bevorzugen. Die hier dargestellten Fakten über die Anatomie und Physiologie der Faszien können bei der Antwort auf diese Frage helfen. Die oberflächliche Faszie ist stärker an Veränderungen der Thermoregulation, des Lymphflusses, des venösen Blutkreislaufs und der Hautsinne beteiligt und die tiefe Faszie an der Propriozeption und der peripher-motorischen Koordination (➤ Kap. 3). Die strukturelle Organisation der Subkutis und die mechanischen Eigenschaften der oberflächlichen Faszie sowie der Retinacula cutis in der verschiedenen Körperregionen beeinflussen die Art der manuellen Therapie von oberflächlicher und tiefer Faszie. Ganz offensichtlich wird eine oberflächliche Hautmassage in Bereichen mit lockeren und dünnen Retinacula cutis die tiefe Faszie kaum (oder allenfalls indirekt) erreichen. Zur mechanischen Beeinflussung der tiefen Faszie muss das subkutane Fettgewebe verschoben werden. Dies wird durch einen kleinflächigen Oberflächenkontakt mit direktem Druck auf die tieferen Ebenen erreicht. Außerdem gibt es Bereiche, in denen die beiden Faszien verschmolzen sind und interagieren, sodass die auf eine von ihnen abzielende Behandlung zwangsläufig auch Auswirkungen auf die andere haben wird.

Ahn und Kaptchuk (2011) wiesen mithilfe der Sonografie für das Subkutangewebe eine spatiale Anisotropie[3] nach. Besonders ausgeprägt war sie im Vergleich zu Oberschenkel und Arm in der Wade. Die Anisotropie war bei longitudinalen Aufnahmen signifikant stärker als bei transversalen Aufnahmen und erreichte Höchstwerte, wenn die longitudinal aufgesetzte Ultraschallsonde über die Extremität geschoben wurde. Dies lässt vermuten, dass sich im Subkutangewebe longitudinale Kanäle mit höherer Spannung befinden. Diese Ergebnisse legen nahe, dass die subkutane biomechanische Spannung durch echoreiche Kollagenbänder, die in der Wade größer sind als in Oberschenkel und Arm, vermittelt wird. Die Spannung ist bei schlanken Menschen und entlang der longitudinalen Bahnen, die parallel zum darunterliegenden Muskel verlaufen, höher. Die Analyse der spatialen Anisotropie mithilfe der Sonografie hat wichtige Muster aufgezeigt und ist ein effektives Verfahren zur Klärung der biomechanischen Belastungsmuster im Subkutangewebe der Extremitäten. Die isolierte oberflächliche Faszie weist eine starke Anisotropie und eine lokalisationsabhängig starke Variation ihre mechanischen Eigenschaften auf (➤ Abb. 2.26). Möglicherweise ist die spatiale Anisotropie ein effektives Surrogat für die kumulativen Zugkräfte, die auf die Subkutangewebe einwirken.

2.12.1 Bildgebung

Die oberflächliche Faszie und alle Retinacula cutis lassen sich gut mittels Ultraschall (➤ Abb. 2.27), CT (➤ Abb. 2.28) und Magnetresonanztomografie (MRT; ➤ Abb. 2.29) – insbesondere T1-gewichtete Sequenzen – nachweisen. Auf CT-Bildern imponiert die oberflächliche Faszie als relativ röntgendichte, gewundene Linie zwischen dem wenig röntgendichten oberflächlichen und tiefen Fettgewebe. In der MRT ist sie hingegen als eine in der T1- und T2-Wichtung signalschwache dünne durchgängige Linie zu erkennen. Die Dicke der oberflächlichen Faszie unterscheidet sich auf CT- und MRT-Bildern nicht signifikant.

In der Sonografie stellen sich faserreiche Bindegewebe als echoreiche und echofreie Bänder dar. Ein großer Vorteil der Sonografie ist, dass sie das Gleiten der verschiedenen Faszienschichten aufeinander in Real Time darstellen kann und eine präzise Dickenmessung dieser Schichten ermöglicht. Sie hat allerdings zwei wichtige Einschränkungen: Sie ist abhängig vom Untersucher und vom betrachteten Bereich. Dadurch kann es zu Fehlinterpretationen der Faszienanatomie kommen. Dies gilt insbesondere für die oberflächliche Faszie, die sich oft um anatomische Strukturen spaltet. So lässt sich die oberflächliche Faszie oft nur schwer von den Retinacula

[3] Anisotropie beschreibt die Richtungsabhängigkeit der physikalischen und mechanischen Eigenschaft eines Materials.

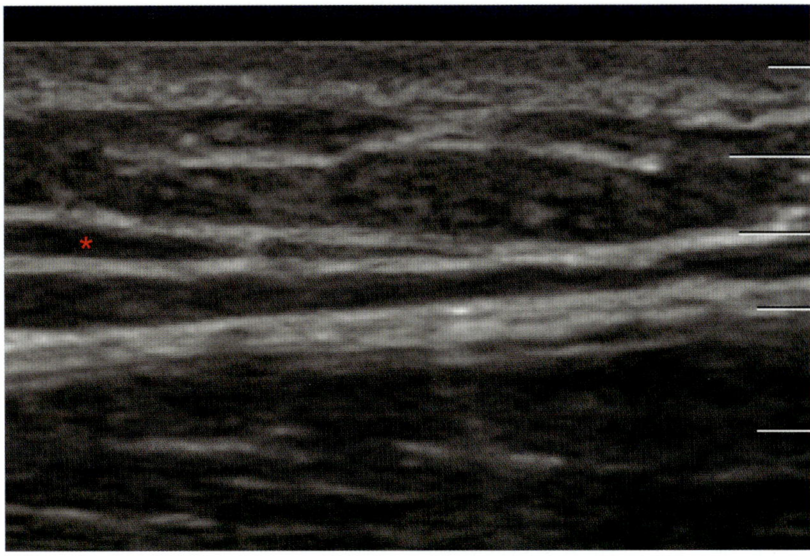

Abb. 2.27 Sonografie des Oberschenkels. Die oberflächliche Faszie und die tiefe Faszie sind gut zu erkennen. Da sie fibrös sind, imponieren sie weiß. Die oberflächliche Faszie spaltet sich in zwei Blätter, die einen Teil des Fettgewebes umschließen (*).

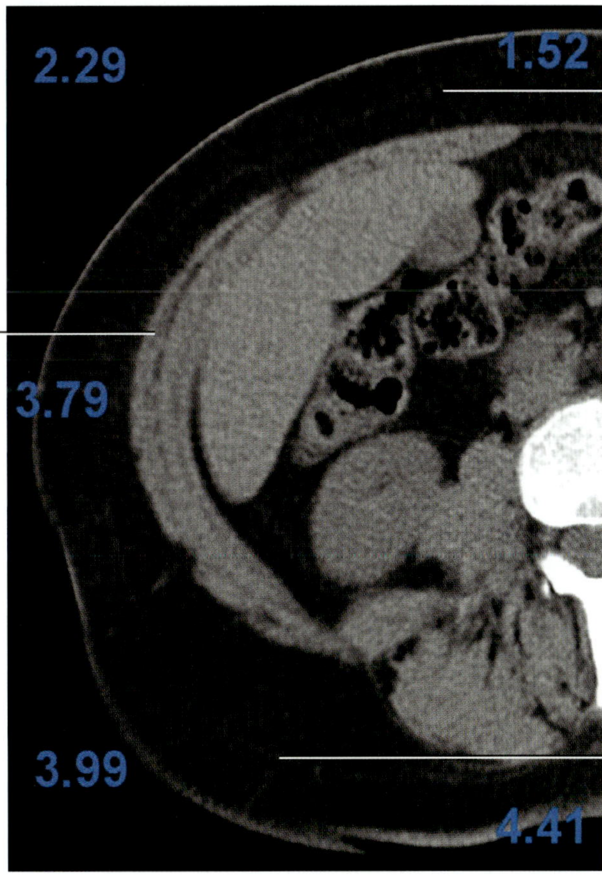

Abb. 2.28 CT des Abdomens. Die oberflächliche Faszie ist deutlich in der Mitte des Subkutangewebes zu erkennen. Ebenfalls gut dargestellt ist der Übergang zwischen der oberflächlichen Faszie von Abdomen und Rücken. Die Dicke der oberflächlichen Faszie sowie des oberflächlichen und tiefen Fettgewebes kann auf unterschiedlichen Ebenen gemessen werden. Die Ziffern geben die Dicke der oberflächlichen Faszie in Millimetern an.

cutis unterscheiden, weil sie fast parallel zu ihr verlaufen, sodass der Eindruck einer doppellagigen oberflächlichen Faszie entsteht.

Zwei neuere Verfahren sind die Elastografie, die eine Bedeutung bei der Untersuchung der oberflächlichen Faszie (insbesondere der Festigkeit des Gewebes) erlangen könnte, und die dreidimensionale Sonografie, die eine dreidimensionale Darstellung des Netzwerks aus oberflächlicher Faszie und Retinacula cutis ermöglicht (➤ Abb. 2.30).

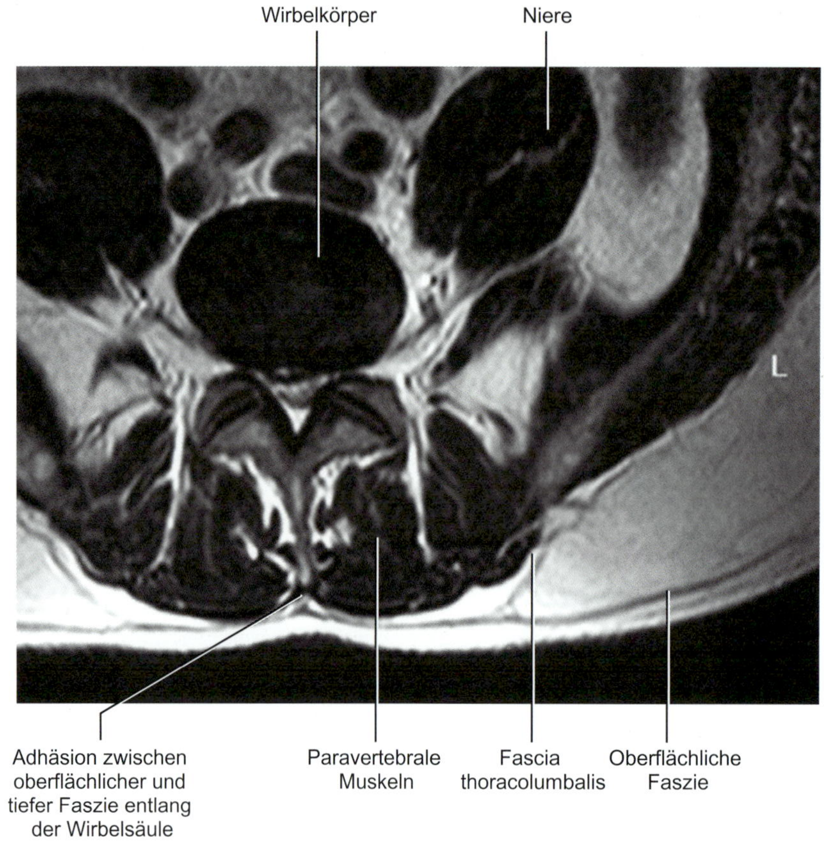

Abb. 2.29 MRT des Lumbalbereichs. Die oberflächliche Faszie ist in der Mitte des subkutanen Fettgewebes (weiß) deutlich als fibröse Schicht (schwarz) zu erkennen. Die Darstellung der Fascia thoracolumbalis ist wegen dem kaum noch zwischen ihr und den Muskeln vorhandenen straffen Bindegewebes schwierig.

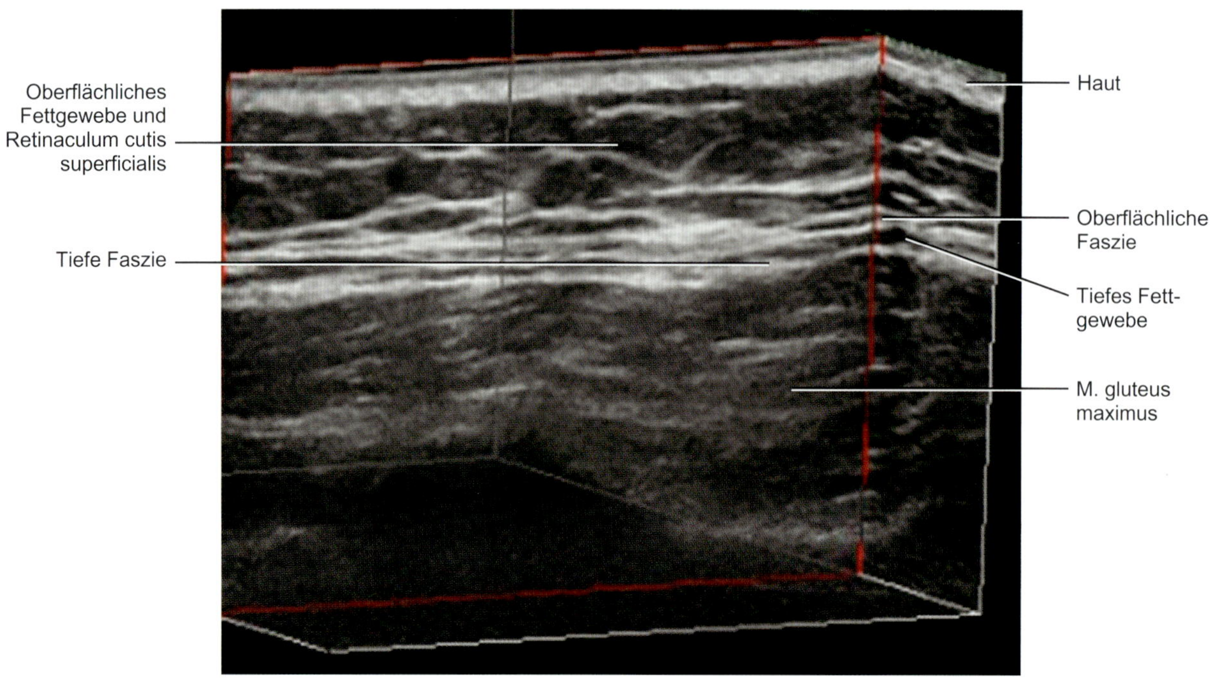

Abb. 2.30 Dreidimensionale Sonografie der oberflächlichen Faszie im Glutealbereich. Aufgrund des Fettgewebes (schwarz) zwischen den Faserschichten (weiß) entsteht ein Honigwabenmuster der oberflächlichen Faszie. Die tiefe Faszie ist sehr dünn und am Muskel befestigt. Tiefes Fettgewebe findet sich kaum. (Mit frdl. Genehmigung von Jouko Heiskanen, Finnland).

LITERATUR

Abu-Hijleh MF, et al. The membranous layer of superficial fascia: evidence for its widespread distribution in the body. Surg Radiol Anat 2006; 28 (6): 606–619.

Ahn AC, Kaptchuk TJ. Spatial anisotropy analyses of subcutaneous tissue layer: potential insights into its biomechanical characteristics. J Anat 2011; 219 (4): 515–524.

Bichat MFX. Traité sur les membranes (Treatise on Membranes). Paris: Richard, Caille, Ravier; 1799; pp. 121–139.

Caggiati A. The saphenous venous compartments. Surg Radiol Anat 1999; 21 (1): 29–34.

Camper P. Icones herniarum. Editae S. T. Soemmering. Frankfurt am Main: Varrentrappet Wenner; 1801; pp. 1–16.

Canoso JJ, Stack MT, Brandt KD. Hyaluronic acid content of deep and subcutaneous bursae of man. Ann Rheum Dis 1983; 42 (2): 171–175.

Chopra J, et al. Re-evaluation of superficial fascia of anterior abdominal wall: a computed tomographic study. Surg Radiol Anat 2011; 33 (10): 843–849.

Colles A. A treatise on surgical anatomy. Dublin: Gilbert & Hodges; 1811; p. 185.

Distler JH, et al. Hypoxia-induced increase in the production of extracellular matrix proteins in systemic sclerosis. Arthritis Rheum 2007; 56 (12): 4203–4215.

Hauck G, Castenholz A. Contribution of prelymphatic structures to lympdrainage. Z Lymphol 1992; 16 (1): 6–9. (Review, German).

Hoggan G. On multiple lymphatic nævi of the skin, and their relation to some kindred Diseases of the Lymphatics. J Anat Physiol 1884; 18 (3): 304–326.

Hunstad JP, Repta R. Atlas of Abdominoplasty. In: Anatomic considerations in abdominal contouring, first ed. Philadelphia: Elsevier Health Sciences; 2009; pp. 5–15.

Krnić A, Vucić N, Sucić Z. Correlation of perforating vein incompetence with extent of great saphenous insufficiency: cross sectional study. Croat Med J 2005; 46 (2): 245–251.

Lancerotto L, et al. Layers of the abdominal wall: anatomical investigation of subcutaneous tissue and superficial fascia. Surg Radiol Anat 2011; 33 (10): 835–842.

Li W, Ahn AC. Subcutaneous fascial bands: A qualitative and morphometric analysis. PLoS ONE 2011; 6 (9): e23987.

Ludbrook J. The musculovenous pumps of the human lower limb. Am Heart J 1966; 71 (5): 635–641.

Markman B, Barton FE Jr. Anatomy of the subcutaneous tissue of the trunk and lower extremity. Plast Reconstr Surg 1987; 80 (2): 248–254.

Marotel M, et al. Transaxial computer tomography of lower extremity lymphedema. Lymphology 1998; 31 (4): 180–185.

Nakajima H, et al. Anatomical study of subcutaneous adipofascial tissue: a concept of the protective adipofascial system (PAFS) and lubricant adipofascial system (LAFS). Scand J Plast Reconstr Surg Hand Surg 2004; 38 (5): 261–266.

Nash LG, et al. Skin ligaments: regional distribution and variation in morphology. Clin Anat 2004; 17 (4): 287–293.

Scarpa A. Sull'ernie. Memorie anatomochirurgiche, first ed. Mailand: Reale Stamperia; 1809; pp. 7–15.

Scarpa A. Sull'ernie. Memorie anatomochirurgiche, second ed. Pavia: Stamperia Fusie Compagno; 1819; pp. 9–15.

Schaverien MV, Pessa JE, Rohrich RJ. Vascularized membranes determine the anatomical boundaries of the subcutaneous fat compartments. Plast Reconstr Surg 2009; 123 (2): 695–700.

Schultz RL, Feitis R. The endless web. Fascial anatomy and physical reality. Berkeley, California: North Atlantic Books; 1996; p. 54.

Spalteholz W. Die vertheilung der blutgefasse in der haut. Arch Anat Physiol 1893; 1: 54 (B).

Sterzi G. Il tessuto sottocutaneo (tela subcutanea). Firenze: Luigi Niccolai; 1910; pp. 1–50.

Symonds ME, et al. Adipose tissue and fetal programming. Diabetologia 2012; 55 (6): 1597–1606.

Tassenoy A, et al. Histological findings compared with magnetic resonance and ultrasonographic imaging in irreversible postmastectomy lymphedema: a case study. Lymphat Res Biol 2009; 7 (3): 145–51.

Thomson H. The surgical anatomy of the superficial and perforating veins of the lower limb. Ann R Coll Surg Engl 1979; 61 (3): 198–205.

Tsukahara K, et al. Relationship between the depth of facial wrinkles and the density of the retinacula cutis. Arch Dermatol 2012; 148 (1): 39–46.

Unna P. Untersuchungen über die Lymph- und Blutgefässe der äusseren Haut mit besonderer Berücksichtigung der Haarfollikel. Arch Mikroskop Anat 1908; 72: 161–208.

Vesalius A. De Humani corporis fabrica (On the Structure of the Human Body) Ex officina Joannis Oporini, Basileae [Basel]. 1543.

Wendell-Smith CP. Fascia: an illustrative problem in international terminology. Surg Radiol Anat 1997; 19 (5): 273–277.

BIBLIOGRAFIE

Federative Committee on Anatomical Termi. Terminologia Anatomica: International Anatomical Terminology. Stuttgart: Thieme; 1998; p. 33.

Gasperoni C, Salgarello M. Rationale of subdermal superficial liposuction related to the anatomy of subcutaneous fat and the superficial fascial system. Aesthetic Plast Surg 1995; 19 (1): 13–20.

Mascagni P. Vasorum Lymphaticorum Corporis Humani Historia et Iconographia (History and images of lymphatic vessels of human body). Siena: Carlied; 1787.

Meissner MH. Lower Extremity Venous Anatomy. Semin Intervent Radiol 2005; 22 (3): 147–156.

Prost-Squarcioni C. Histologie de la peauet des folliculespileux. Med Sci 2006; 22 (2): 131–137.

Testut L. Traite d'Anatomie Humaine. Paris: Gaston Doin and Cie; 1899.

Velpeau ALM. Traité d'Anatomie chirurgicale, ou Anatomie des régions, considérée dans ses rapports avec la Chirurgie. Paris: Crevot; 1825.

KAPITEL

3 Tiefe Faszien

3.1 Einleitung

In diesem Kapitel werden die Hauptmerkmale der tiefen Faszien und ihre Klassifikation vorgestellt. Dazu werden die Faszien makroskopisch, mikroskopisch und mechanisch beschrieben und insbesondere auf ihre mögliche Beteiligung bei der motorischen Kontrolle, der Propriozeption und der peripheren motorischen Koordination eingegangen. Abschließend werden die verschiedenen Möglichkeiten zur In-vivo-Untersuchung von Faszien besprochen.

3.2 Definitionen

Als **tiefe Faszien** werden alle gut organisierten, dichten, fibrösen Schichten, die mit den Muskeln interagieren, bezeichnet. Die tiefen Faszien verbinden verschiedene Elemente des Bewegungsapparates und leiten die Muskelkraft weiter. Abhängig von der Dicke und der Beziehung zum darunterliegenden Muskel werden zwei tiefe Muskelfaszien unterschieden: die aponeurotische und die epimysiale Faszie (➤ Abb. 3.1).

Als **aponeurotische Faszien** werden alle gut abgegrenzten fibrösen Scheiden, die eine Muskelgruppe umhüllen und fixieren oder als breite Muskelansätze dienen, bezeichnet (Stedman's Medical Dictionary 1995). Beispiele sind die Fascia thoracolumbalis, die Rektusscheide und alle tiefen Faszien der Extremitäten (➤ Abb. 3.2).

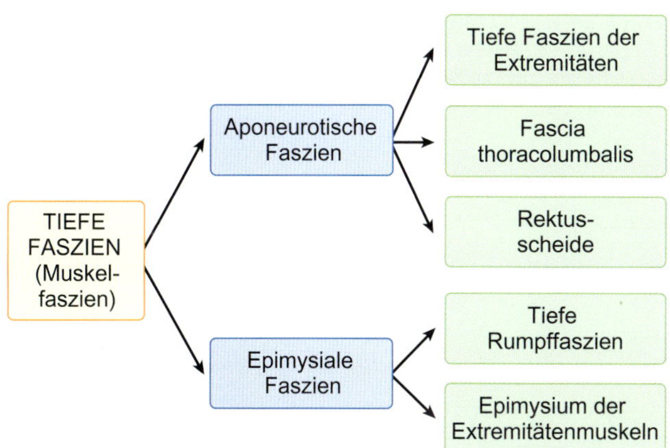

Abb. 3.1 Klassifikation der tiefen Faszien.

Als **Epimysium** werden alle dünnen, aber gut organisierten Kollagenschichten, die eng mit den Muskeln verbunden sind, bezeichnet (➤ Abb. 3.3). Ein typisches Beispiel ist die tiefe Faszie der Rumpfmuskeln, z. B. der Mm. pectoralis major, latissimus dorsi und deltoideus. Auch das Epimysium der Extremitätenmuskeln gehört zu dieser Fasziengruppe. Das Epimysium ist eine prägnante fibröse Struktur, die Kräfte zwischen benachbarten synergistischen Muskelfaserbündeln, die nicht unbedingt derselben motorischen Einheit angehören, weiterleitet.

Jeder Muskel besitzt sein eigenes Epimysium, das seine Form und seine Funktion festlegt. Die aponeurotischen Faszien hingegen umhüllen und verbinden mehrere Muskeln zu Kompartimenten in den Extremitäten.

Die Rumpfmuskeln sind in der Regel nur von einem Epimysium umhüllt, während die Extremitätenmuskeln eine doppelte Hülle aus einem fest mit dem Muskel verbundenem Epimysium einer äußeren aponeurotischen Faszie besitzen. Am Rumpf gibt es drei eigenständige Muskelfaszienschichten: Die Pars superficialis, die Pars media und die Pars profunda. Im Abdomen sind beispielsweise der M. obliquus externus abdominis (Pars superficialis), der M. obliquus internus abdominis (Pars media) und der M. transversus abdominis (Pars profunda) jeweils von einem eigenen Epimysium umgeben. Die drei Muskelfaszien-Schichten des Rumpfes können durch zwischengelagertes lockeres Bindegewebe frei aufeinander gleiten. An bestimmten Stellen verschmelzen die Schichten (Laminae) jedoch, z. B. über den Procc. spinosi, der Linea alba, lateral der Rektusscheide und an der Raphe lateralis. Dieser schichtweise Aufbau der Rumpfmuskeln fehlt in den Extremitäten. Dort ist jeder Muskel von einem Epimysium umhüllt und werden die angrenzenden Muskeln von einer aponeurotischen Faszie bedeckt.

Gelegentlich sind die epimysiale und die aponeurotische Faszie miteinander verbunden. So entsendet die epimysiale Faszie des Rumpfs (M. pectoralis major) myofasziale Ausläufer zur Fascia brachii (aponeurotische Faszie des Arms). Der M. obliquus externus abdominis, ein von einem Epimysium umhüllter Rumpfmuskel, bildet die Rektusscheide (aponeurotische Faszie) und verschmilzt dann durch myofasziale Ausläufer mit der Fascia lata, einer aponeurotischen Faszie der unteren Extremitäten. Diese Verbindungen zwischen den Faszien des Rumpfs und der Extremitäten sind räumlich präzise organisiert, sodass myosfasziale Kräfte vom Rumpf akkurat weitergeleitet werden können.

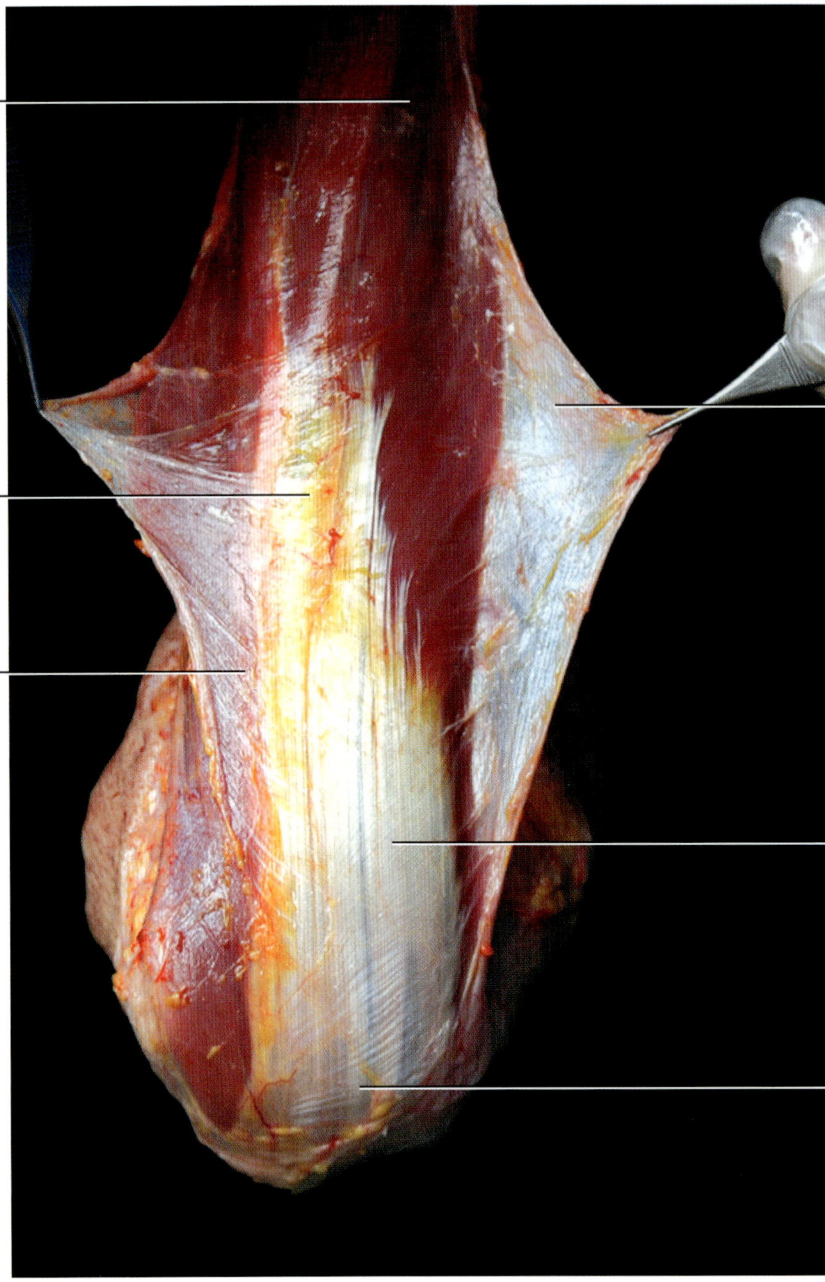

Abb. 3.2 Aponeurotische Faszie an der Dorsalseite des Armes (Fascia brachii). Diese Faszie bildet eine gut abgegrenzte fibröse Schicht und lässt sich leicht vom darunterliegenden Muskel ablösen. Der M. triceps brachii ist von seinem Epimysium, das die Form des Muskelbauches stabilisiert und eine autonome Kontraktion sicherstellt, umgeben. Zwischen der aponeurotischen Faszie und dem Epimysium sowie auf der Sehne liegt lockeres Bindegewebe.

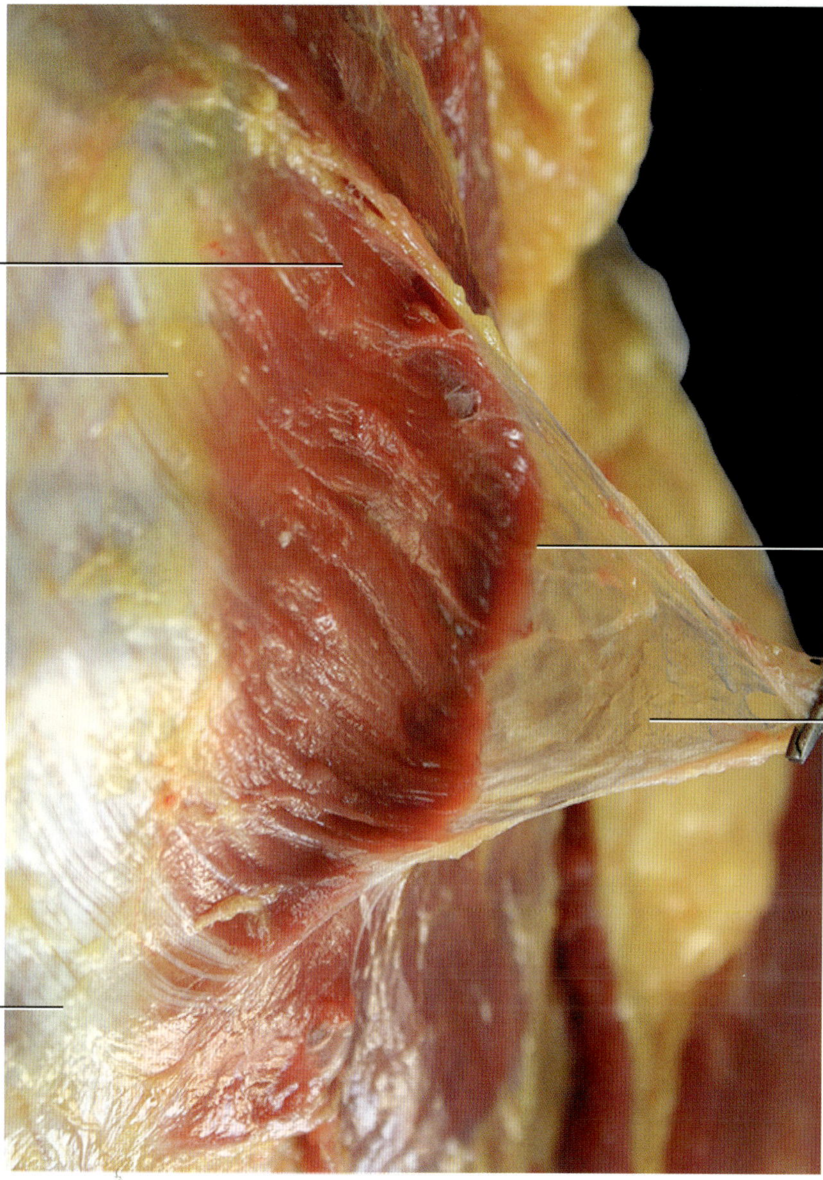

Abb. 3.3 Das Epimysium des M. pectoralis major ist eine gut abgegrenzte, dünne, fibröse Schicht, die fest mit dem darunterliegenden Muskelbauch verbunden ist. Zwischen Epimysium und Muskelbauch befindet sich kein lockeres Bindegewebe, sondern nur über den Sehnenansätzen des M. pectoralis major am Sternum. Dadurch kann die Faszie des M. pectoralis major über das Sternum gleiten und sich mit dem Epimysium der Gegenseite verbinden.

3.3 Aponeurotische Faszien

Die aponeurotischen Faszien bestehen aus einer gut abgegrenzten fibrösen Scheide (➤ Abb. 3.4, ➤ Abb. 3.5) mit einer mittleren Dicke von 1 mm (590–1 453 µm). Sie sind vom darunterliegenden Muskel getrennt und leiten die Muskelkraft über eine bestimmte Strecke weiter. Die wichtigsten aponeurotischen Faszien sind: Fascia lata (tiefe Oberschenkelfaszie), Fascia cruris (tiefe Unterschenkelfaszien), Fascia brachii (tiefe Oberarmfaszien), Fascia antebrachii (tiefe Unterarmfaszien), Fascia thoracolumbalis (ventrales und dorsales Blatt) und die Rektusscheide. Daneben gibt es noch weitere aponeurotische Faszien, die in den nachfolgenden Kapiteln besprochen werden.

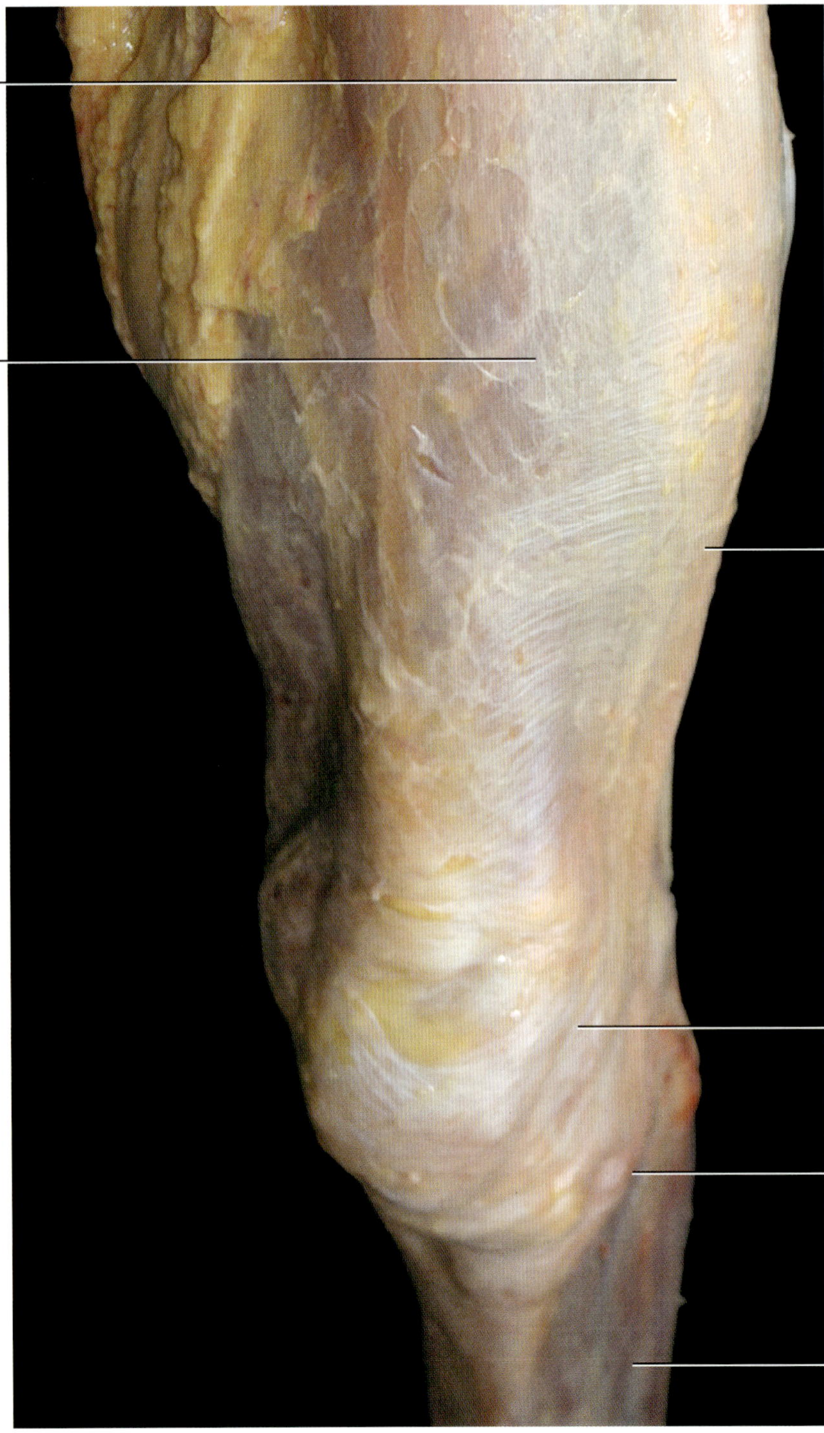

Abb. 3.4 Die aponeurotische Oberschenkelfaszie (Fascia lata) bedeckt die Oberschenkelmuskeln als weiße Bindegewebsschicht und setzt sich über das Kniegelenk hinweg in die Fascia cruris fort.

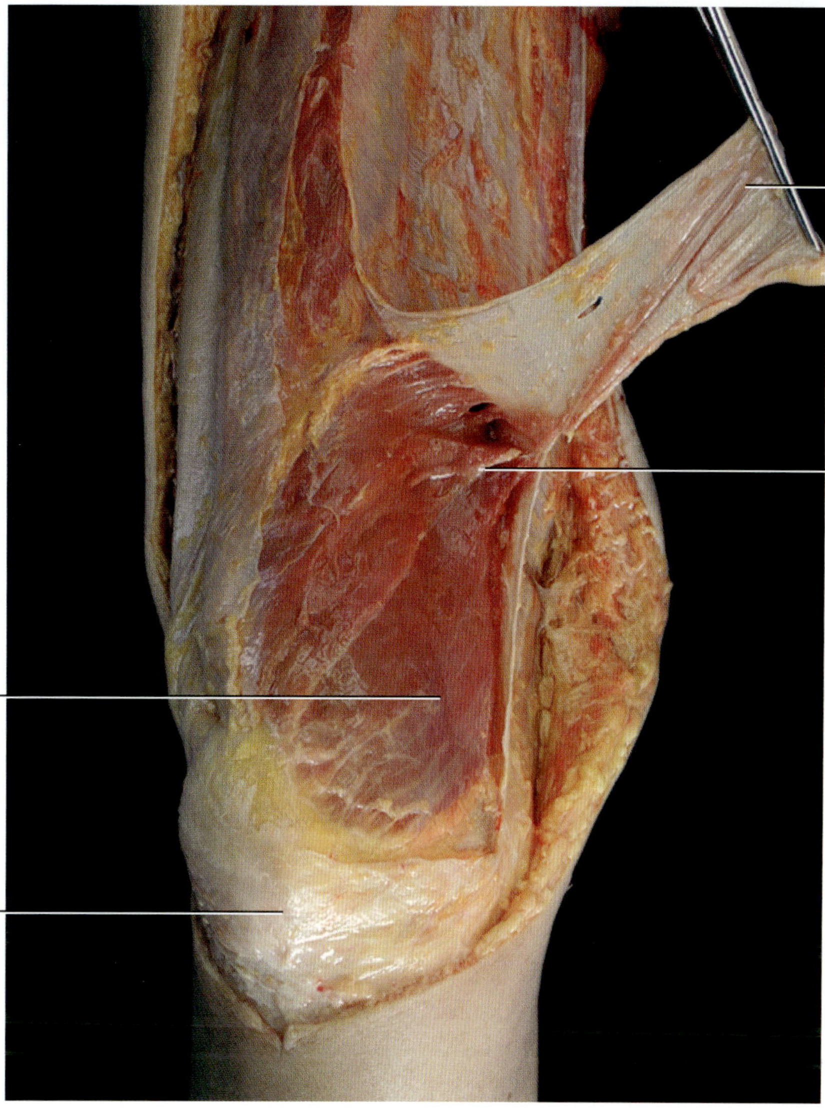

Abb. 3.5 Rechter Oberschenkel: Ansicht von anteromedial. Die Fascia lata (aponeurotische Oberschenkelfaszie) wurde nach medial vom M. quadriceps femoris abgelöst. Unter der aponeurotischen Faszie liegt das Epimysium des M. quadriceps femoris. Die aponeurotische Faszie lässt sich leicht vom darunterliegenden Muskel ablösen, weil sich zwischen ihr und dem Epimysium eine Schicht aus lockerem Bindegewebe befindet. An manchen Punkten sind die beiden Faszien aufgrund von Muskelansätzen des M. vastus medialis in den inneren Anteil der Fascia lata miteinander verschmolzen.

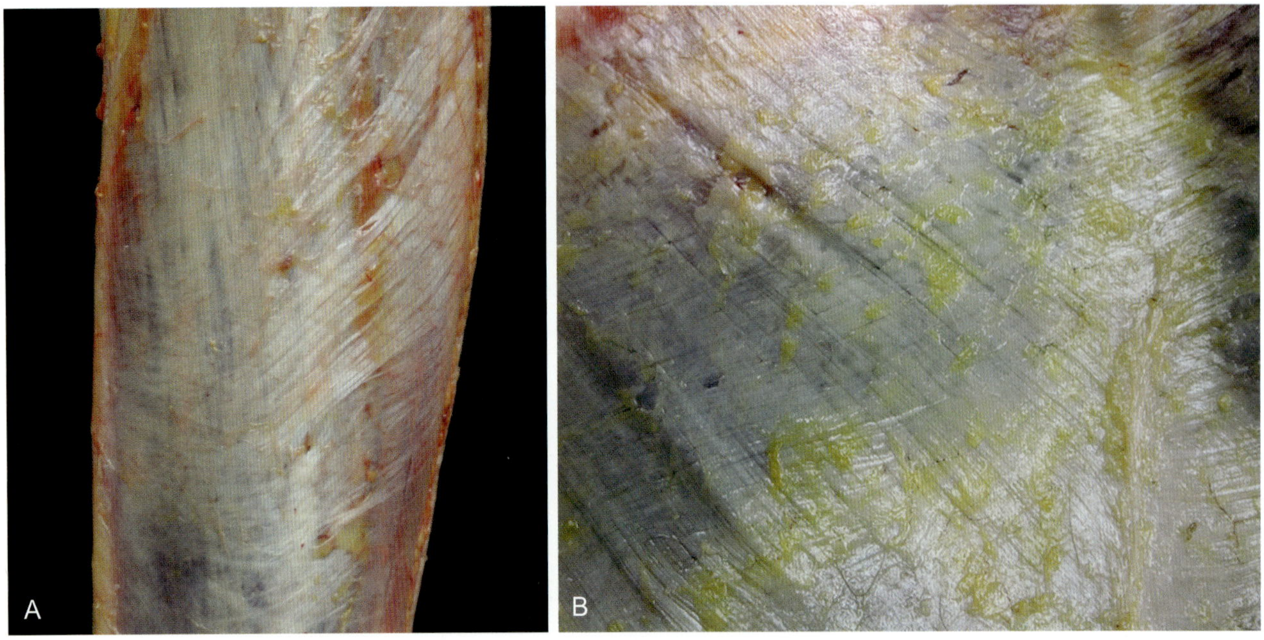

Abb. 3.6 (A) Fascia cruris. (B) Rektusscheide. Da diese beiden Faszien die gleichen makroskopischen Eigenschaften aufweisen, handelt es sich in beiden Fällen um aponeurotische Faszien. Deutlich zu erkennen ist die fast gleichmäßige Verteilung der Kollagenfasern.

In unserer morphometrischen Untersuchung betrug die mittlere Dicke der Fascia lata 944 µm (SD ± 156 µm) und der Fascia cruris 924 µm (± 220 µm), während die Fascia brachii dünner war (0,7 mm). Die tiefen Oberschenkelfaszien sind proximal dünner und im Kniebereich dicker. Das ventrale und dorsale Blatt der Fascia thoracolumbalis besitzen eine mittlere Dicke von 0,65 mm.

Die aponeurotischen Faszien der Extremitäten und des Rumpfs weisen zwar die gleichen makroskopischen und histologischen Eigenschaften auf (➤ Abb. 3.6), sind aber biomechanisch komplett unterschiedlich. An den Extremitäten sind sie nur über myofasziale Ausläufer und insbesondere in Gelenkbereichen mit den darunterliegenden Muskeln verbunden. Wegen des lockeren Bindegewebes zwischen der aponeurotischen und der epimysialen Faszie können die Muskeln frei unter diesen Aponeurosen gleiten (➤ Abb. 3.7). Dieses lockere Bindegewebe ist eine nachgiebige gallertige Substanz mit hohem Gehalt an Hyaluronan und einzelnen, versprengten Fibroblasten sowie einem ungleichmäßigen Netz aus Kollagen- und Elastinfasern. Daher arbeiten die aponeurotischen Faszien der Extremitäten parallel zu den von ihnen bedeckten Muskeln. Die aponeurotischen Faszien des Rumpfs (Fascia thoracolumbalis und Rektusscheide) sind flache Sehnen der angrenzenden Muskeln. Die große Schicht der Rumpfmuskulatur inseriert komplett in diesen aponeurotischen Faszien. Es gibt auch Muskeln mit zwei Bäuchen (die durch eine gemeinsame zentrale Sehen getrennt werden), an denen die aponeurotischen Rumpffaszien den verbundenen flachen Rumpfmuskeln nachgeschaltet sind (➤ Abb. 3.8).

Die aponeurotischen Faszien gehen in das Periost, das Peritendineum (die fibrösen Sehnenscheiden), die neurovaskulären Scheiden und die fibrösen Gelenkkapseln über. Da sie ineinander übergehen und dieselben histologischen Merkmale aufweisen, können diese Elemente als Spezialisierungen der tiefen Faszien betrachtet werden (➤ Abb. 3.9).

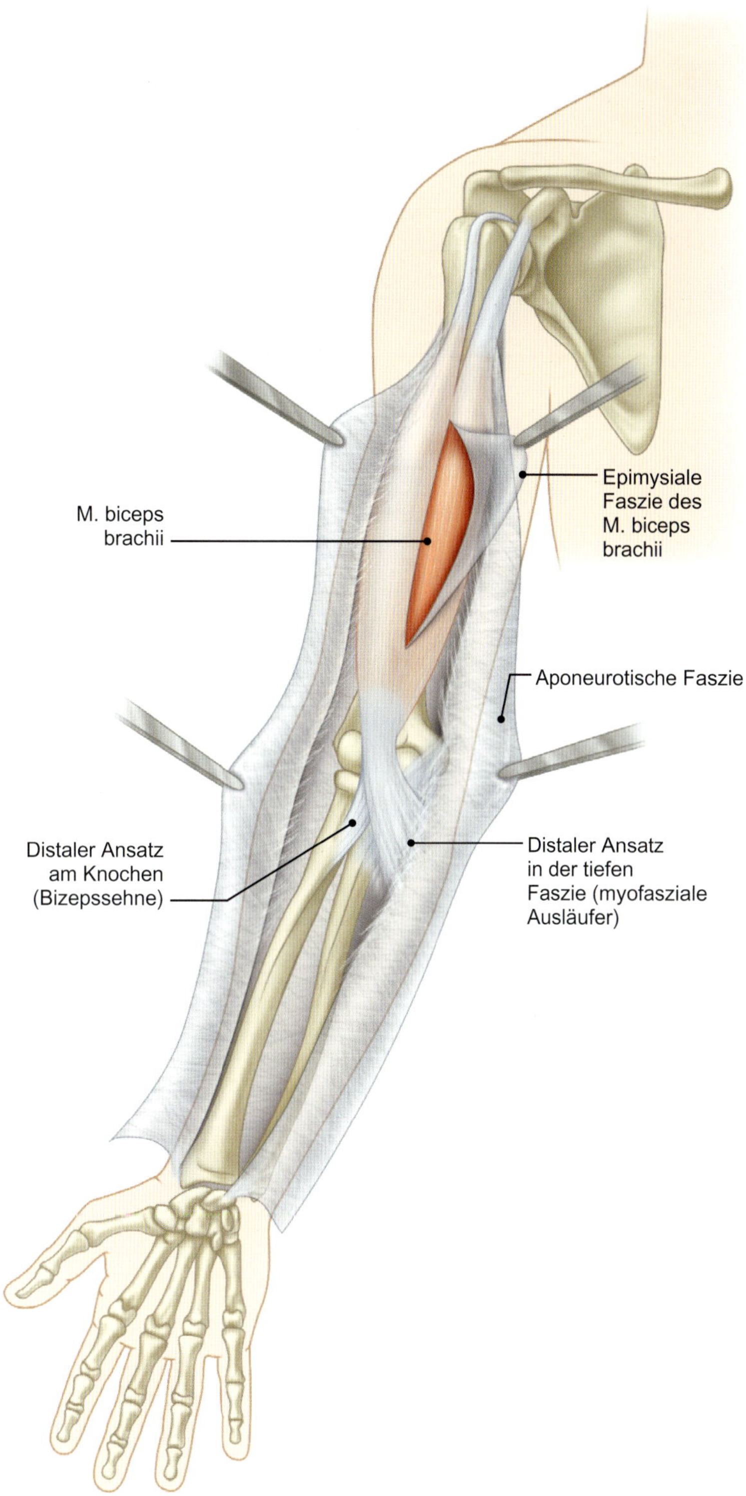

Abb. 3.7 In den Extremitäten sind die aponeurotischen und epimysialen Faszien parallel ausgerichtet. Die aponeurotische Faszie bedeckt alle Muskeln der oberen Extremität. Der M. biceps brachii ist von einem an ihm befestigten Epimysium umhüllt. Zwischen der aponeurotischen und der epimysialen Faszie befindet sich lockeres Bindegewebe, das die Autonomie der beiden Faszien gewährleistet. An den myofaszialen Muskelansätzen vereinen sich die beiden Faszien. So inseriert der M. biceps brachii distal am Radius (Tendo m. bicipitis brachii) und mit einer kleineren, flachen Sehne (myofaszialer Ausläufer, der als Lacertus fibrosus bezeichnet wird) an der Fascia antebrachii.

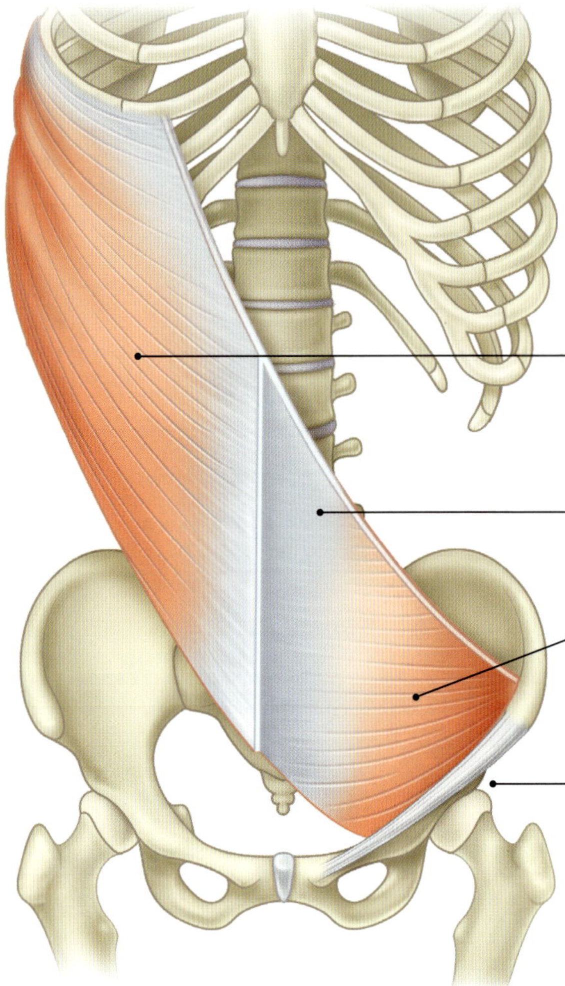

Abb. 3.8 Am Rumpf sind die aponeurotischen und epimysialen Faszien in Reihe geschaltet. Bei diesem Beispiel setzt die Rektusscheide (aponeurotische Faszie) an den Mm. obliquus externus und internus abdominis an. Diese beiden Muskeln sind jeweils von einem Epimysium, das sich in die Rektusscheide fortsetzt, umhüllt. Somit können die kontralateralen Mm. obliquus externus und internus abdominis als zweibäuchige Muskeln, die über eine mittlere aponeurotische Faszie verbunden sind, betrachtet werden.

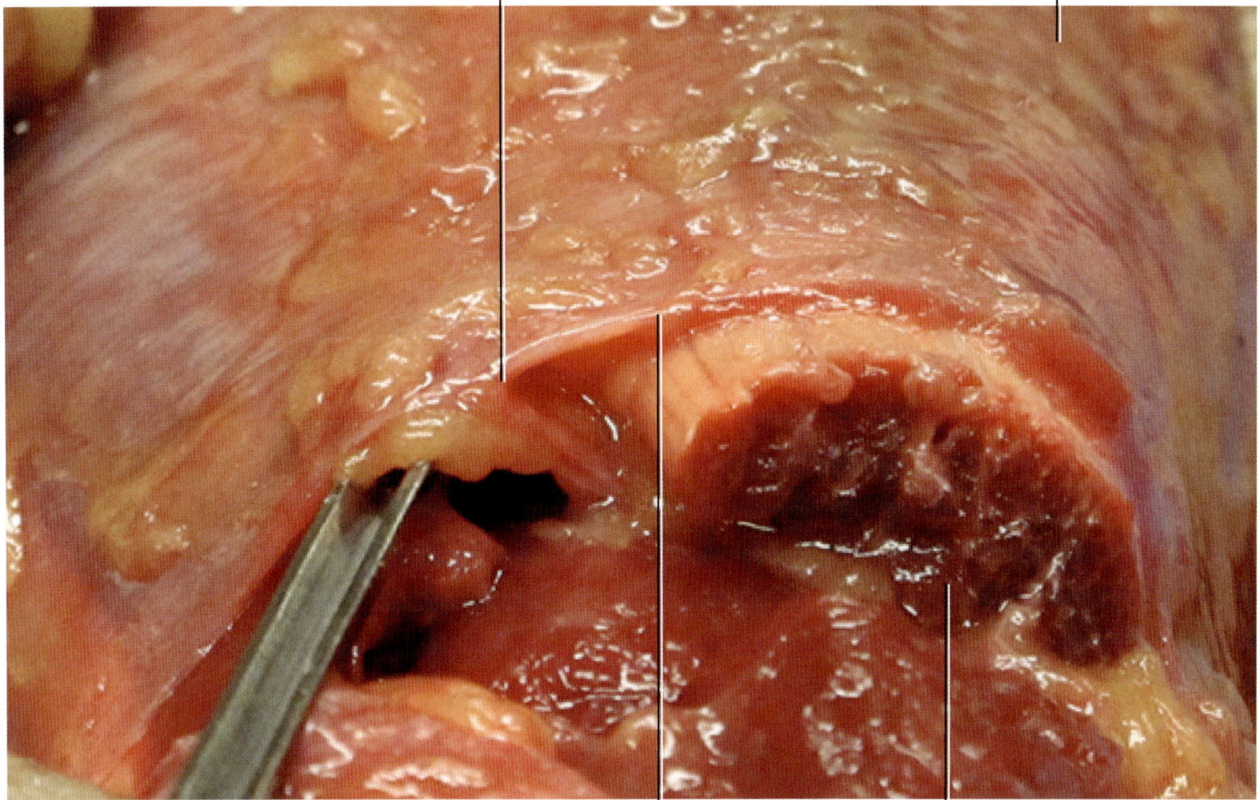

Abb. 3.9 Aufspaltung der Fascia cruris an der Achillessehne. Das Peritendineum ist eine Spezialisierung der tiefen Faszien.

3.3.1 Mikroskopische Anatomie der aponeurotischen Faszien

Die aponeurotischen Faszien bestehen überwiegend aus Kollagen (➤ Abb. 3.10). In manchen Bereichen lassen sich Kollagen-Typ-II- und -Typ-III-Fasern unterscheiden (➤ Abb. 3.11). Da außerdem makroskopisch zahlreiche unterschiedlich ausgerichtete Faserbündel zu erkennen sind, wurden die aponeurotischen Faszien früher als unregelmäßiges, dichtes Bindegewebe eingestuft. Aktuelle Arbeiten (Benetazzo et al. 2011; Stecco et al. 2009b; Tesarz et al. 2011) haben jedoch gezeigt, dass die aponeurotischen Faszien aus 2–3 parallel verlaufenden Kollagenfaserbündeln mit einer mittleren Dicke von 277 µm (± SD 86,1 µm) bestehen.

Diese Schichten bestehen aus parallel verlaufenden, wellenförmigen Kollagenfaserbündeln. Außerdem sind die Kollagenfasern der benachbarten Schichten unterschiedlich ausgerichtet und bilden Winkel von 75–80° (➤ Abb. 3.12). Diese Beschreibung wurde auch durch die dreidimensionale Rekonstruktion der Fascia cruris und der Fascia thoracolumbalis bestätigt. Da dieses Gewebe somit ganz offensichtlich nicht als unregelmäßig bezeichnet werden kann, schlagen wir vor, die aponeurotischen Faszien als dichtes regelmäßiges Bindegewebe einzustufen. Die Struktur von aponeurotischen Faszien ist vergleichbar mit der von dünnem, leichtem Sperrholz, das in allen Richtungen eine hohe Zugfestigkeit aufweist. Durch diese mehrlagige Struktur unterscheiden sich aponeurotische Faszien von Aponeurosen mit in einer Richtung verlaufenden Kollagenfa-

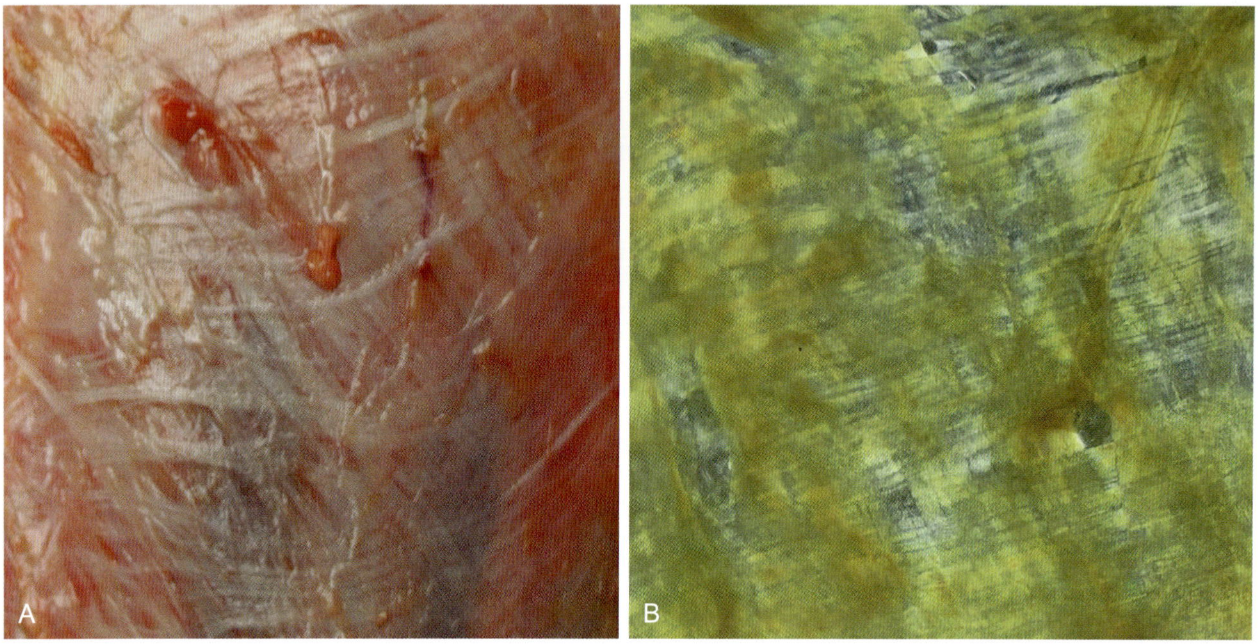

Abb. 3.10 (A) Makroskopische Ansicht der Fascia cruris. Die Faserbündel verlaufen in verschiedenen Richtungen. (B) Fascia cruris (polarisiertes Licht). Die Kollagenfaserbündel sind gut zu erkennen. Jede Schicht bildet einen Winkel von 75–80°.

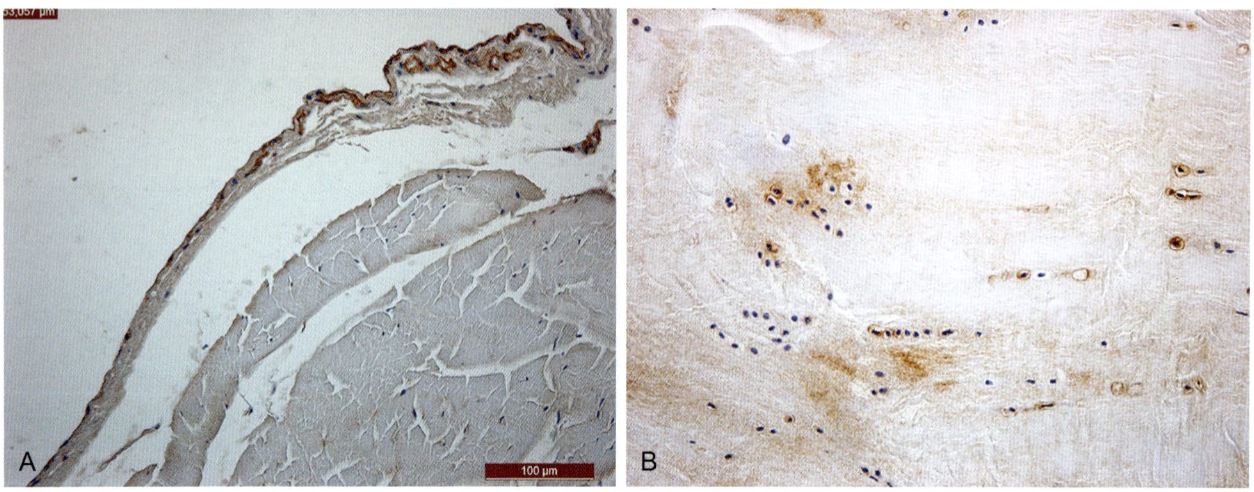

Abb. 3.11 Immunhistochemische Färbung von Proben der Fascia plantaris, 200-fache Vergrößerung. (A) Das braun angefärbte Typ-III-Kollagen findet sich nur entlang des Randes der Fascia plantaris, nicht aber im Zentrum. (B) Die Färbung stellt die Typ-II-Kollagenfasern dar. Diese Probe wurde nahe dem Fersenansatz entnommen. Typ-II-Kollagen findet sich in der extrazellulären Matrix und in der Umgebung einiger großer Zellen (Chondrozyten).

sern. Die Faszienschichten sind voneinander durch lockeres Bindegewebe (mittlere Dicke 43 ± 12 µm) getrennt, sodass die benachbarten Faszienschichten aufeinander gleiten können. Aus mechanischer Sicht hat jede fibröse Schicht durch diese Schichten aus lockerem Bindegewebe einen Einfluss auf die Funktionalität der Gewebe.

Aponeurotische Faszien bestehen zu < 1 % aus elastischen Fasern, die in den fibrösen Schichten fast fehlen. Die meisten elastischen Fasern finden sich im lockeren Bindegewebe zwischen den verschiedenen Faserschichten (➤ Abb. 3.13). Die dreidimensionale Rekonstruktion bestätigt, dass das Volumen der elastischen Komponenten im Bereich von 0,3–1,5 % liegt, was dem Gesamtvolumen der elastischen Fasern in der Faszie und nicht nur im lockeren Bindegewebe entspricht.

Bei manchen Menschen befinden sich in den aponeurotischen Faszien gut abgegrenzte Muskelfaserbündel, bei denen es sich vermutlich um myofasziale Ausläufer der darunterliegenden Muskeln handelt.

Die in der Faszie dominierende Zellart sind Fibroblasten. Gemäß Langevin et al. (2005, 2006) und Benjamin (2009) sind die ortsständigen Fibroblasten in der Faszie integral für die Mechanotransduktion. Sie kommunizieren miteinander über Gap Junctions und reagieren mithilfe ihres Zytoskeletts auf eine Gewebedehnung mit Formänderungen. Im gedehnten Gewebe werden die Zellen schichtartig und weisen größere Zellkörper auf. Im nicht gedehnten Gewebe sind sie kleiner, mehr dendritisch und besitzen zahlreiche Zellfortsätze (Langevin et al. 2005). Diese Änderungen der Zellform können auch die Spannung im Bindegewebe beeinflussen. Als pathologische Reaktion der Fibroblasten auf die exzessive mechanische Belastung finden sich auch einige Myofibroblasten (Schleip, Klingler und Lehmann-Horn 2005). Bei ausreichender Stimulation können Fibroblasten Aktin-Stressfasern akkumulieren. Durch die Kontraktion der Aktinfasern der Myofibroblasten kann der Grundtonus der Faszien ansteigen, wodurch pathologische Veränderungen, wie die Frozen Shoulder, die Dupuytren-Krankheit usw. entstehen. In Bereichen, in denen die tiefen Faszien einer signifikanten Kompression ausgesetzt sind (z. B. in bestimmten Retinakula oder in Teilen der Fascia plantaris), können auch einige Chondrozyten vorhanden sein (Benjamin und Ralphs 1998; Kumai und Benjamin 2002) (➤ Abb. 3.11B).

CLINICAL PEARL 3.1

Mögliche Bedeutung des lockeren Bindegewebes bei pathologischen Veränderungen der Faszien

Aufgrund ihres Gehalts an Kollagenfasern können aponeurotische Faszien Muskelkräfte ähnlich wie eine Sehne über eine gewisse Strecke weiterleiten. Die Kollagenfaserbündel der aponeurotischen Faszien verlaufen überwiegend parallel zur Längsachse der Extremitäten. Daher fungieren die aponeurotischen Faszien longitudinal und schräg wie eine Sehne und ermöglichen eine Kraftweiterleitung an die Extremitäten. Eine weitere wichtige Eigenschaft von aponeurotischen Faszien ist ihre Fähigkeit, sich an die bei der Kontraktion auftretenden Volumenänderungen der darunterliegenden Muskeln anzupassen. Die quer verlaufenden Kollagenfaserbündel sind weniger kompakt und lassen sich durch das Vorhandensein von lockerem Bindegewebe leicht voneinander trennen. Durch diese Bewegung der Kollagenfaserbündel können sich die aponeurotischen Faszien an Volumenänderungen der darunterliegenden Muskeln anpassen und sind trotz des geringen Gehalts an elastischen Fasern flexibel. Die Anpassungsfähigkeit der aponeurotischen Faszie beruht auf ihrer besonderen Beziehung zum lockeren Bindegewebe. Das lockere Bindegewebe ist ein wichtiges Reservoir von Wasser und Salzen für die umliegenden Gewebe und kann auch viele Abfallstoffe anreichern. Durch die anormale Akkumulation von Wasser, Ionen und anderen Substanzen werden die biomechanischen Eigenschaften von lockerem Bindegewebe verändert. Insbesondere das normale Gleiten der Kollagenschichten übereinander kann eingeschränkt sein. Das lockere Bindegewebe kann z. B. bei Überlastungssyndromen, nach Traumen und Operationen nicht mehr gleiten. Möglicherweise besteht ein Zusammenhang zwischen der anormalen Akkumulation und der myofaszialen Pathologie (und Hyaluronan, ➤ Kap. 3.3.2).

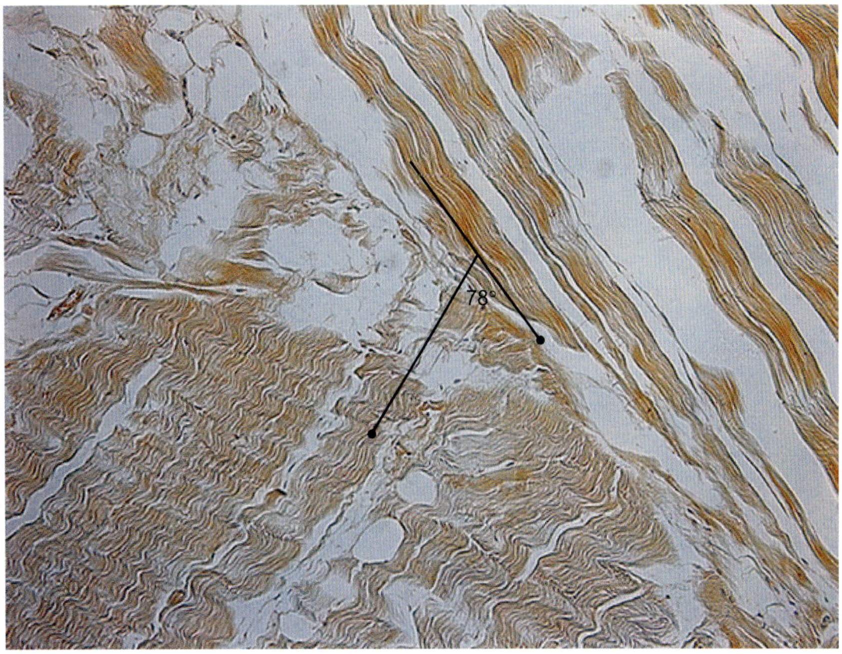

Abb. 3.12 Ausrichtung von Kollagenfasern in aponeurotischen Faszien. Gekräuselte (undulierende) Anordnung der verschiedenen Kollagenbündel.

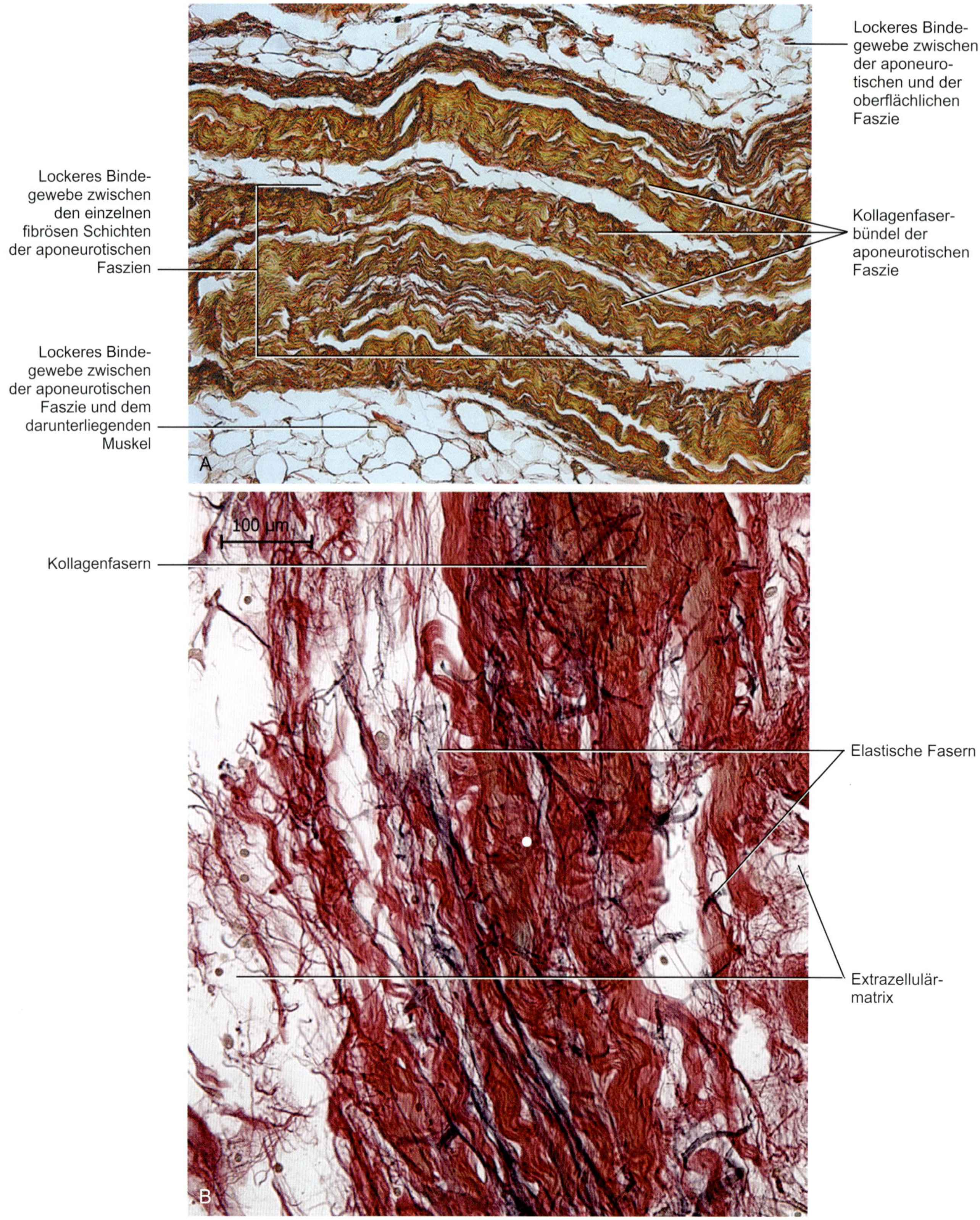

Abb. 3.13 Histologie einer aponeurotischen Faszie (Fascia brachii) mit van-Gieson-Färbung auf elastische Fasern. Die elastischen Fasern färben violett-schwarz an, die Kollagenfasern rot-orange. (A) Die aponeurotische Faszie ist leicht angefärbt. Es finden sich relativ wenige elastische Fasern; die Kollagenfasern verlaufen schichtweise. (B) Die stärkere Vergrößerung zeigt lockeres Bindegewebe zwischen den Schichten. Beachte den erhöhten Gehalt an elastischen Fasern und Kollagenfasern, die unregelmäßig verlaufen und in die extrazelluläre Matrix eingebettet sind (weiß).

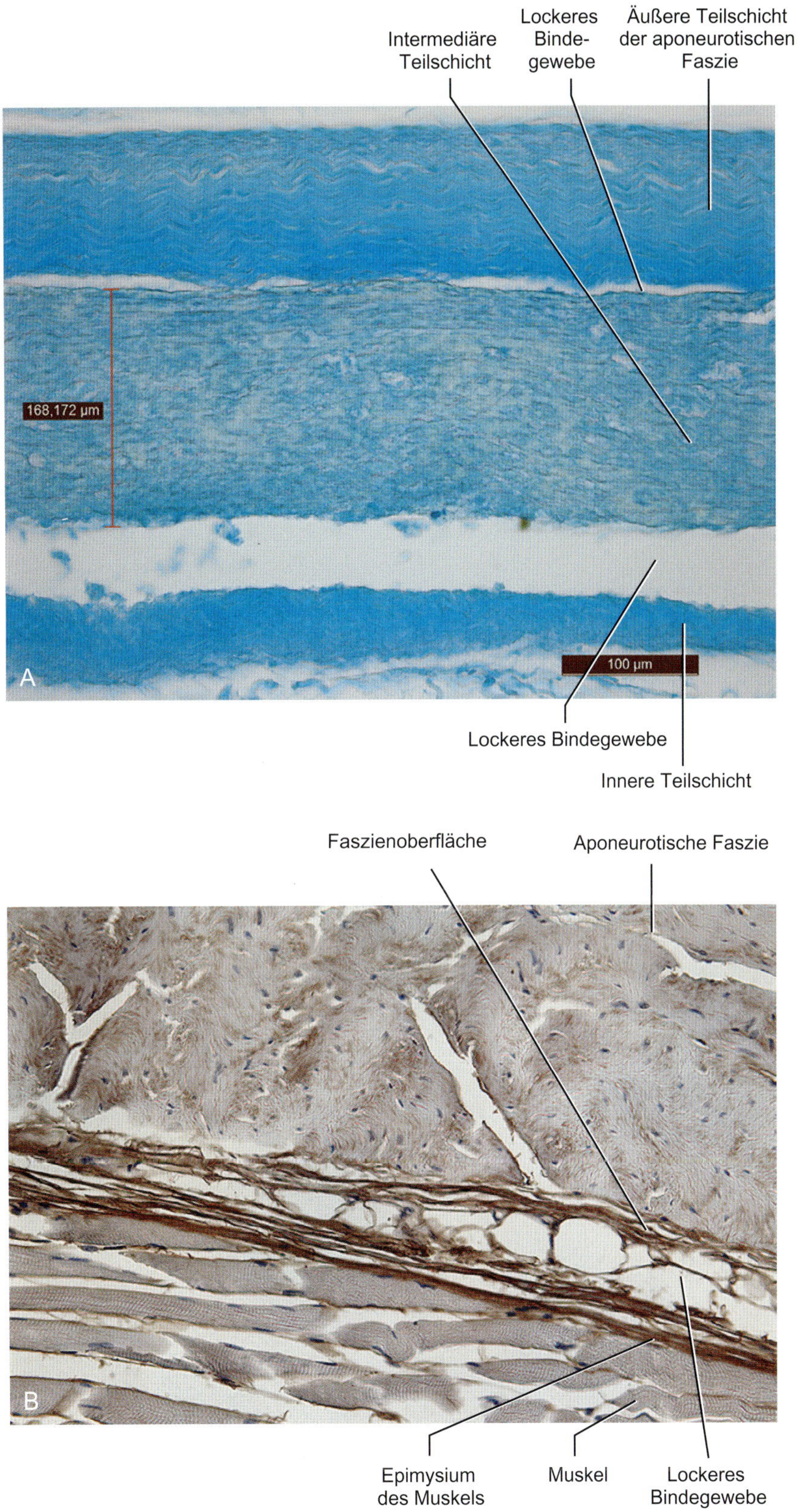

Abb. 3.14 (A) Alcianbau-Färbung der Fascia lata. Diese Faszie färbt wegen der hohen Konzentration von Proteoglykanen besonders stark blau an. (B) Immunhistochemische Färbung von Antiprotein-bindendem Hyaluronan. Das Hyaluronan färbt braun an. Es liegt zwischen dem Epimysium des Muskels und der darüberliegenden Faszie.

3

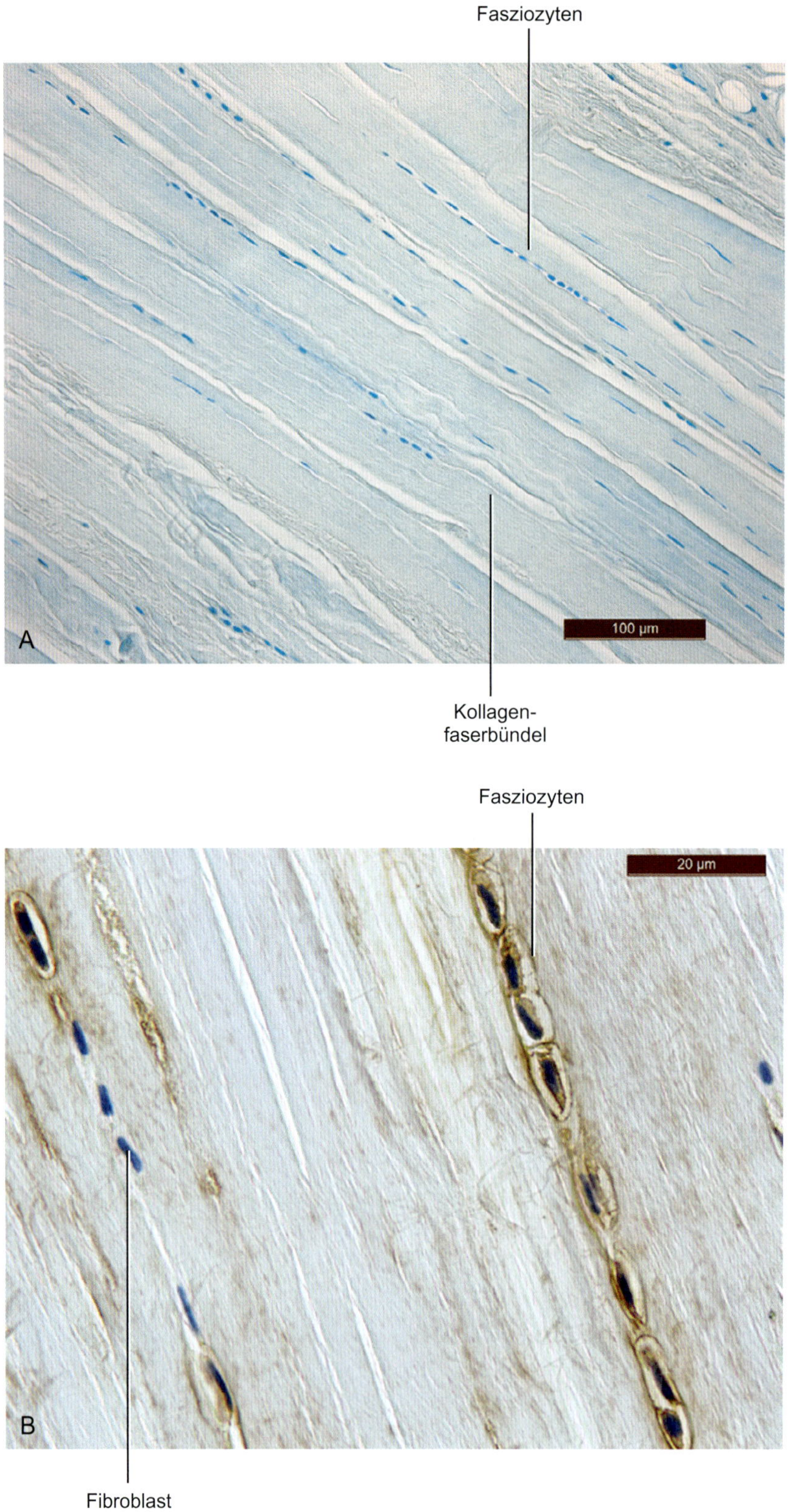

Abb. 3.15 Fasziozyten in der aponeurotischen Faszie. (A) Alcianblau-Färbung: Das Hyaluronan färbt blau an. (B) Immunhistochemische Färbung: Anti-HA-bindendes Protein, das Hyaluronan färbt braun an.

CLINICAL PEARL 3.2

Neurale oder mechanische Informationsweiterleitung?

Zellen werden meistens als eine Zusammensetzung aus voneinander unabhängigen chemischen Subsystemen betrachtet, wurden jedoch vor kurzem als einheitliche Organisation von integrierten mechanischen Komponenten beschrieben (Ingber 2003). Die Veränderungen der Zellform und der Kraftübertragung zwischen den Zellen ermöglichen die rasche Weiterleitung von Informationen, die grundsätzlich eine mechanische Regulation und Koordination der Abläufe in den Zellen unterstützen kann (Turvey 2007).

Es ist bekannt, dass die Fibroblasten in den tiefen Faszien durch Gap Junctions miteinander verbunden sind. Möglicherweise werden Änderungen der Form einer Zelle auch auf die sie umgebenden Zellen übertragen. Wir vermuten, dass die tiefen Faszien die Fibroblasten und ihre Verbindungen kartieren. Dadurch wird die mechanische Belastung auf einen bestimmten Bereich der tiefen Faszien übertragen und über eine bestimmte Strecke fortgeleitet. Die veränderte Kraftübertragung auf die Fibroblasten der tiefen Faszien könnte eine rasche Form der Informationsweiterleitung zur mechanischen Verteilung von Schmerzen und zur peripheren motorischen Koordination sein. Die neurologische (elektromechanische) Weiterleitung ist langsamer, umschriebener und kontextunabhängig. Die Koordination durch mechanische Kraftverteilung erfolgt lokal und global schneller und tritt vor allem kontextabhängig auf (Chen 2008).

Hyaluronan

Hyaluronan sezernierende Zellen wurden an der inneren Schicht der tiefen Faszien gefunden und sind offensichtlich die Quelle des Schmierstoffs Hyaluronan. Wir bezeichnen diese in der Faszie befindlichen, Hyaluronan sezernierenden Zellen als **„Fasziozyten"** (Stecco A et al. 2011) (➤ Abb. 3.14, ➤ Abb. 3.15). Diese fibroblastenartigen Zellen stammen vermutlich ähnlich wie die Hyaluronan sezernierenden Zellen der Gelenke und Augen von den Monozyten/Makrophagen ab. In Gelenken produzieren diese als Synoviozyten bezeichneten Zellen das Hyaluronan der Synovialis. Im Auge werden sie als Hyalozyten bezeichnet und produzieren das Hyaluronan des Glaskörpers.

Hyaluronan findet sich zwischen den Schichten der aponeurotischen Faszie sowie zwischen den tiefen Faszien und den darunterliegenden Muskeln. In den Skelettmuskeln findet sich Hyaluronan in Epimysium, Perimysium und Endomysium (Laurent et al. 1991; Mc Combe et al. 2001; Piehl-Aulin, Laurent und Engström-Laurent 1991). Auch die perivaskulären und perineuralen Faszien enthalten viel Hyaluronan. Hyaluronan tritt in Form von einzelnen Molekülen und Makromolekülkomplexen auf, die zu den strukturellen und mechanischen Eigenschaften der Faszie beitragen. Hyaluronan ist ein Schmierstoff, der das normale Gleiten von Gelenk und Bindegeweben ermöglicht. Vermutlich werden diese Interaktionen beim Gleiten durch die Zusammensetzung und Effizienz der hyaluronanhaltigen Matrix beeinflusst. Ihre Veränderungen führen zu Schmerzen, Entzündungen und Funktionsverlusten und könnten sogar bei Pathologien entscheiden sein (Lee und Spicer 2000). Die hyaluronanreichen Schicht zwischen der aponeurotischen Faszie und dem Muskel schützt den Muskel, unterstützt ihn bei der Heilung von Verletzungen und stimuliert nach Verlust von Muskelfasern die Proliferation von Satellitenzellen. Außerdem ist diese Schicht an entzündlichen Prozessen beteiligt und findet sich Hyaluronan in den frühesten Stadien der Wundheilung, indem Geweberäume, durch welche Zellen wandern können, eröffnet werden. Durch das Binden an Zellrezeptoren und Interaktionen mit dem Zytoskelett trägt Hyaluronan zur Motilität der Zellen bei. Besonders viel Hyaluronan findet sich während der Embryogenese in rasch wachsenden Geweben sowie im Rahmen von Reparatur und Regeneration (Spicer und Tien 2004; West et al. 1985). Abhängig von seiner Kettenlänge besitzt Hyaluronan zahlreiche biologische Funktionen, die sich gelegentlich widersprechen. In normalen, ruhenden Geweben kommt es in seiner hochmolekularen Form vor, während fragmentiertes Hyaluronan in belasteten Geweben eine hohe angiogenetische, entzündliche und immunstimulierende Wirkung hat.

3.3.2 Vaskularisierung der aponeurotischen Faszien

Über die strukturellen Details der tiefen Faszien gibt es nur unzureichende Informationen. Ursprünglich wurde sie als relativ avaskulär mit überwiegender Schutzfunktion beschrieben. Wavreille et al. (2010) zeigten, dass die aponeurotischen Faszien tatsächlich gut vaskularisiert sind. Sie stellten fest, dass die Fascia brachii zwischen ihrem tiefen und oberflächlichen Blatt ein reiches Gefäßnetz aufweist. Das Kaliber dieser kleinen Arterien liegt bei 0,3–0,5 mm. Außerdem fanden die Autoren zwischen den verschiedenen Arteriolen viele Anastomosen und ein reichhaltiges venöses Netz. Bhattacharya et al. (2010) beschrieben ein subfasziales und ein suprafasziales Gefäßnetz, die durch ausgedehnte Gefäßarkaden, welche die Gefäßebenen überqueren, verbunden sind. Außerdem enthalten die tiefen Faszien auch gut ausgebildete Lymphgefäße mit einem hohen Lymphdurchfluss (Bhattacharya, Watts und Reddy 2005).

3.3.3 Innervation der aponeurotischen Faszien

In mehreren Studien wurde gezeigt, dass die aponeurotischen Faszien stark innerviert sind (mittlerer Volumenanteil: 1,2 %). In der Fascia thoracolumbalis, der Aponeurose des M. biceps brachii und verschiedenen Retinakula fanden sich reichlich freie und umkapselte Nervenendigungen (einschließlich Ruffini- und Vater-Pacini-Körperchen) (Palmieri, Panu und Asole 1986; Sanchis-Alfonso und Rosello-Sastre 2000; Stecco C et al. 2007a; Stilwell 1957; Tanaka und Ito 1977; Yahia, Rhalmi und Newman 1992). In der gesamten fibrösen Komponente der Faszie finden sich viele perivaskuläre Nervenfasern (➤ Abb. 3.16). Die Kapseln der Korpuskel und die freien Nervenendigungen (Mechanorezeptoren) sind eng mit den umgebenden Kollagenfasern und dem fibrösen Stoma, aus denen die Faszie besteht, verbunden (➤ Abb. 3.17). Dieser Befund wird durch embryogene Studien gestützt, laut derer die fibrösen Kapseln aller Mechanorezeptoren aus dem umgebenden Bindegewebe hervorgegangen sind. Deising et al. (2012) fanden in der Muskelfaszie eine dichte neuronale Innervation mit nonpeptidergen Nervenfaserenden und umkapselten Mechanorezeptoren; Stecco C et al. (2007a) wiesen zudem autonome Nervenfasern in den tiefen Faszien nach.

3

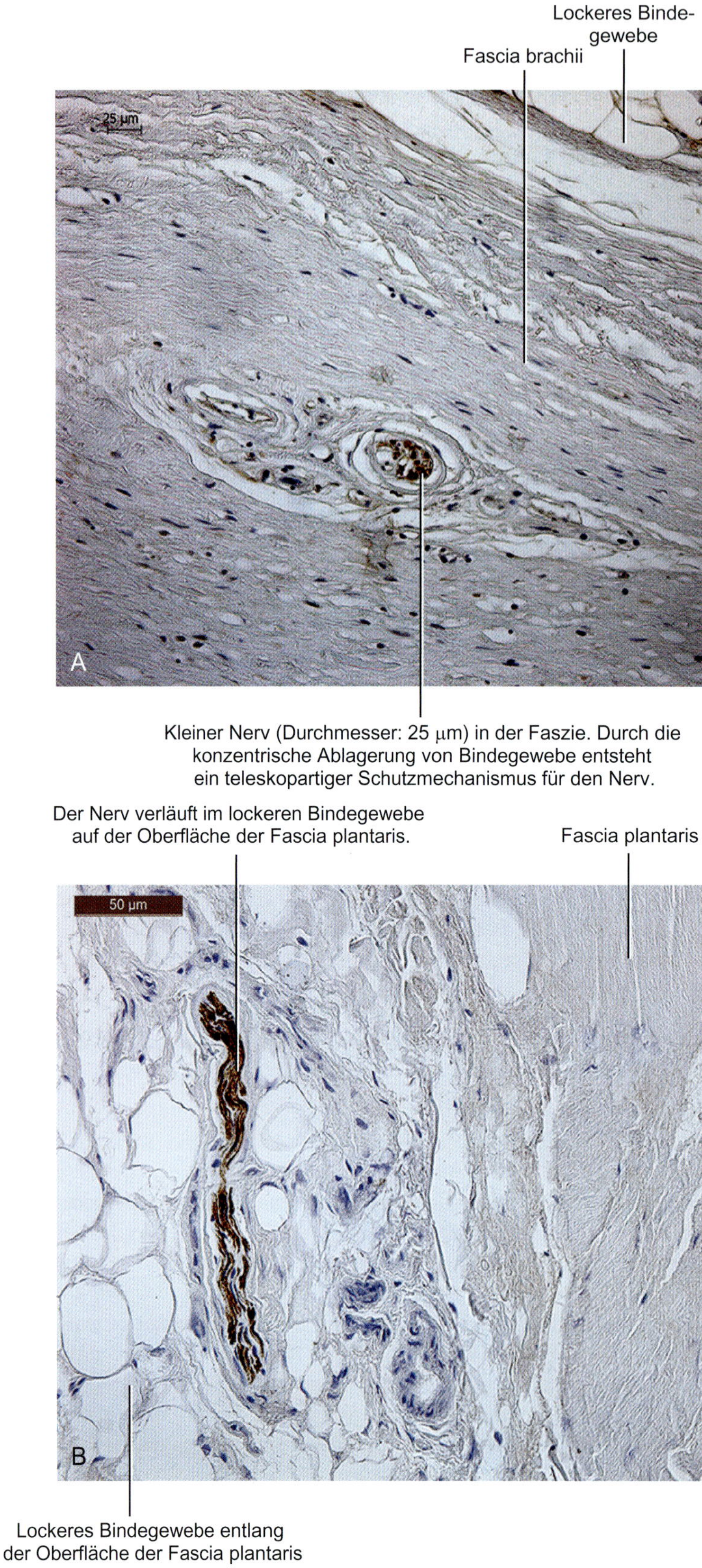

Abb. 3.16 (A, B) Innervation einer aponeurotischen Faszie. Die braun angefärbten Nervenendigungen (immunhistochemische Färbung: Anti-S100) finden sich in der Regel im lockeren Bindegewebe oder sind durch zahlreiche konzentrische Schichten aus lockerem und dichtem Bindegewebe geschützt. Diese Schichten bilden eine teleskopartige Struktur.

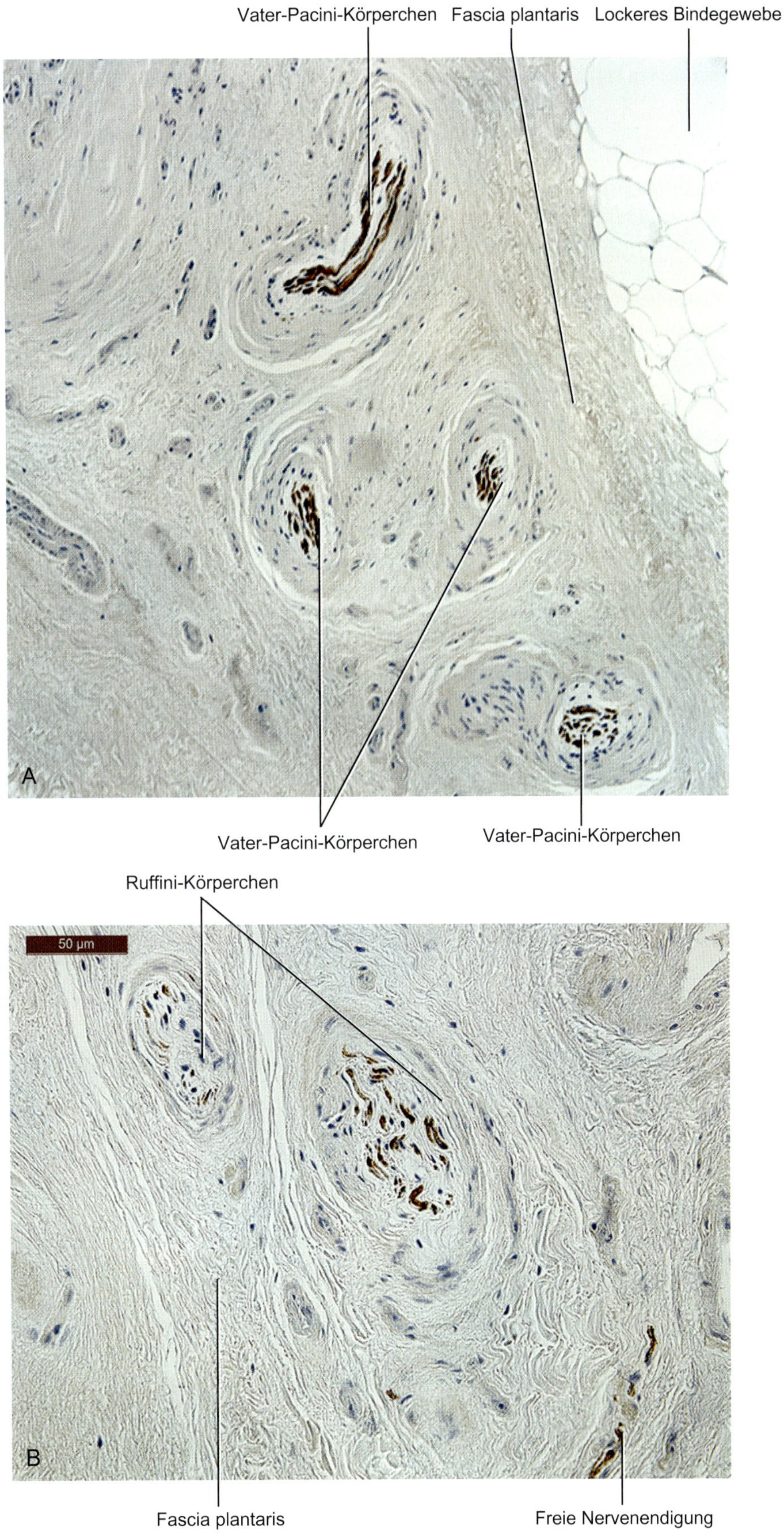

Abb. 3.17 (A, B) Vater-Pacini- und Ruffini-Körperchen in der Fascia plantaris.

Die Faszie wird nicht homogen innerviert. Die räumliche Analyse zeigt, dass die Pars superficialis und die Pars media stark innerviert sind und die Pars profunda kaum Nerven enthält. Diese Ergebnisse wurden von Tesarz et al. (2011) für die dorsale Schicht der Fascia thoracolumbalis bestätigt, in deren Pars superficialis nonpeptiderge Nervenendigungen gefunden wurden. Durch die dichte sensorische Innervation, einschließlich vermutlich nozizeptiver Fasern, schrieben diese Autoren der Fascia thoracolumbalis eine wichtige Rolle bei unklaren lumbalen Rückenschmerzen zu. Mense (2011) stellte fest, dass 90 % der freien Nervenendigungen sehr oberflächlich lagen. Außerdem fand er postganglionäre sympathische Fasern, die an der Kontraktion von Blutgefäßen und ischämischen Schmerzen beteiligt sind. Die Innervationsdichte und die Nervenart weisen lokale Unterschiede auf. So sind die myofaszialen Ausläufer, wie die Aponeurosis m. bicipitisbrachii, geringer innerviert als die Retinakula, die am stärksten innervierten faszialen Strukturen. In den Retinakula (periartikulär) finden sich zahlreiche Vater-Pacini- und Ruffini-Körperchen, während sie in anderen Anteilen der aponeurotischen Faszien seltener vorkommen. Diese Unterschiede in der Innervation hängen vermutlich mit der Gewebefunktion zusammen. Die wichtigste Aufgabe der myofaszialen Ausläufer ist die Übertragung von mechanischen Kräften. Dazu ist eine nur minimale Propriozeption erforderlich, während die periartikulären Retinakula, an denen viele Muskeln ansetzen, über eine ausgeprägtere Propriozeption verfügen müssen. Auch die aponeurotischen Faszien, die zwischen zwei Gelenken liegen, müssen ähnlich wie die myofaszialen Ausläufer kaum innerviert sein, da sie vor allem die Kontinuität der myokinetischen Kette aufrechterhalten sollen.

Deising et al. (2012) beobachteten nach der Injektion von Nervenwachstumsfaktor in die Faszie des M. erector spinae im Lumbalbereich eine lange anhaltende Sensibilisierung gegenüber mechanischem Druck und einer chemischen Stimulation mit saurer Lösung. Diese Sensibilisierung war auf die tiefen Gewebe beschränkt und erreichte nicht die Haut. Dies legt nahe, dass die Sensibilisierung der faszialen Nozizeptoren gegenüber mechanischen und chemischen Reizen pathophysiologisch zu chronischen Schmerzsyndromen des Bewegungsapparates beiträgt. Außerdem zeigten die Autoren, dass die sensibilisierten freien Nervenendigungen in der Muskelfaszie noch stärker stimuliert werden, wenn die Faszie durch eine Muskelkontraktion vorgedehnt ist. Wir vermuten, dass die Faszie aufgrund der engen Beziehung zwischen den Muskeln und den tiefen Faszien durch Muskelaktivität gedehnt wird und die in sie eingebetteten Mechanorezeptoren aktiviert werden. Da die freien Nervenendigungen senkrecht zu den Kollagenfasern der Faszie ausgerichtet sind, werden sie bei einer Dehnung der Faszie stärker gereizt. Auch eine erhöhte Viskoelastizität der Faszie kann die Aktivierung der freien Nervenendigungen in der Faszie modifizieren.

Die Innervation einer Faszie kann sich pathologisch verändern. Sanchis-Alfonso und Rosello-Sastre (2000) beschrieben bei Patienten mit Lateralisation der Patella das Einwachsen nozizeptiver Fasern und eine Immunreaktion auf Substanz P im Retinaculum patellae laterale. Bednar, Orr und Simon (1995) ermittelten bei Patienten mit chronischer Lumbalgie Veränderungen der Mikrostruktur (Entzündung und Mikrokalzifikationen) und der Innervation der Fascia thoracolumbalis, die somit bei der Schmerzgenese

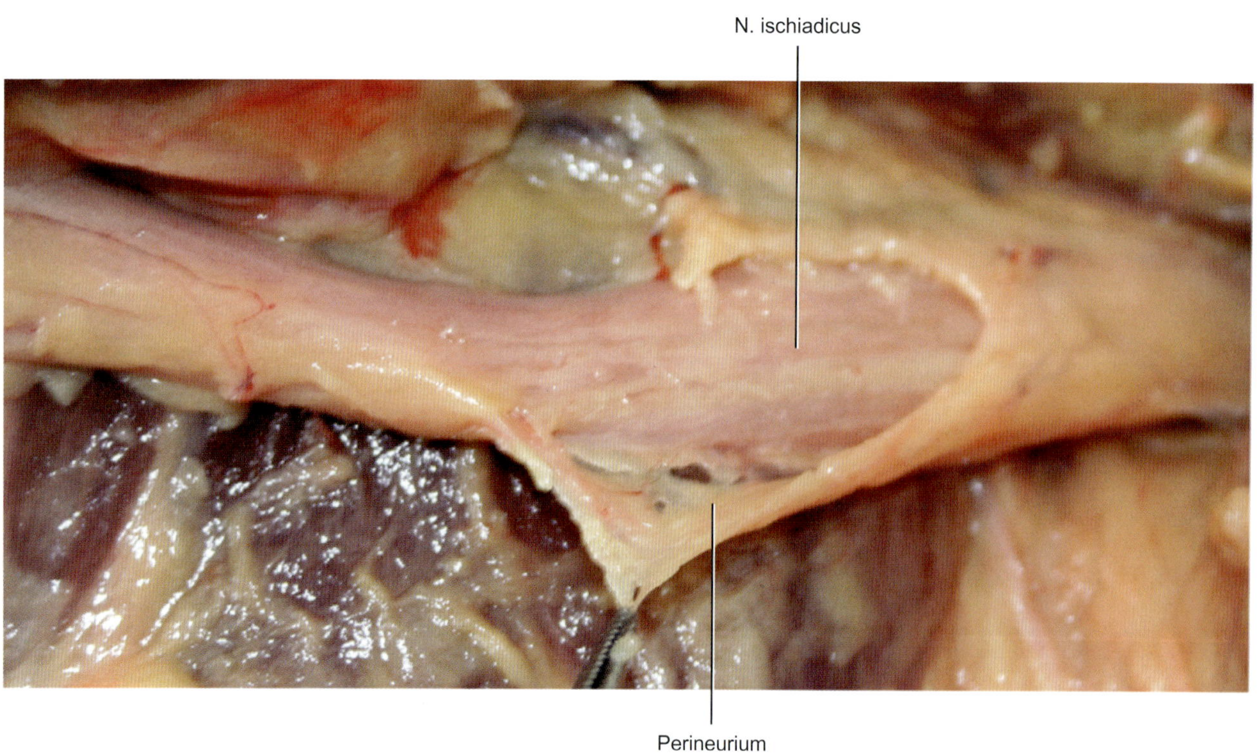

Abb. 3.18 Perineurium des N. ischiadicus.

eine Rolle spielen dürfte. Insbesondere ermittelten die Autoren bei Rückenschmerzpatienten einen Verlust von Nervenfasern in der Fascia thoracolumbalis.

Größere Nerven sind in der Regel von mehreren Schichten aus dichtem und lockerem Bindegewebe (Epineurium und Perineurium), das sie vor übermäßigem Zug schützt, umgeben. Mögliche Ursachen von Kompressionssyndromen sind ein Verlust der normalen normal Dehnbarkeit der Faszie und erhöhte Konzentrationen von anormalen Hyaluronanmolekülen in den perivaskulären und perineuralen Faszien (➤ Abb. 3.18).

3.3.4 Myofasziale Ausläufer

Als myofasziale Ausläufer werden alle Verbindungen, die von einem Skelettmuskel oder seiner Sehnen ausgehen und in einer aponeurotischen Faszie inserieren, bezeichnet. Der bekannteste Ausläufer ist die Aponeurosis musculi bicipitis brachii (Lacertus fibrosus), eine Aponeurose, die von der Sehne des M. biceps brachii ausgeht und mit der Fascia antebrachii verschmilzt (➤ Abb. 3.19). In zahlreichen Studien wurden für fast alle Muskeln Faszienansätze unklarere Bedeutung nachgewiesen (Chiarugi 1904; Huijing und Baan 2001; Platzer 1978; Standring et al. 2008; Stecco C et al. 2007b; Testut & Jacob 1905). Diese allgemein als anatomische Varianten betrachteten Ausläufer sind jedoch konstant vorhanden und präzise organisiert (Stecco C et al. 2010). Eames et al. (2007) stellten die Vermutung auf, dass die Ausläufer durch eine Stabilisierung der Sehnen Bewegungen nahe der Sehnenansätze und damit die Belastung der Ansätze am Knochen reduzieren. Luigi Stecco (1990) stellte fest, dass die Ausläufer bei Bewegungen eine selektive Fasziendehnung ermöglichen. Muskeln bewegen bei Kontraktionen nicht nur die Knochen, sondern dehnen über ihre Faszienausläufer auch die tiefen Faszien. Die wiederholte selektive Dehnung bestimmter Anteile der tiefen Faszien stimuliert die Ausrichtung der Kollagenfasern entlang der Kraftlinien. Marshall (2001) vermutete, dass eine Karte dieser Verdickungen der tiefen Faszien die myofaszialen Ansätze an den Faszien darstellt und präzise die durch die Muskelaktionen in den tiefen Faszien erzeugten Kräfte widerspiegelt.

Es gibt verschiedene Formen von myofaszialen Verbindungen:

- Muskelfasern, die direkt von der Faszie ausgehen (➤ Abb. 3.20)
- Muskelfasern, die an der Faszie ansetzen (➤ Abb. 3.31)
- Sehnenausläufer, die von der Faszie ausgehen (➤ Abb. 3.22)
- Sehnenausläufer, die an der Faszie ansetzen (➤ Abb. 3.19)

Zu den Beispielen für Verbindungen zwischen Muskeln und Faszien gehört der M. quadriceps femoris, der über die Patellarsehne an der Tibia ansetzt. Diese Sehne besitzt Faszienausläufer, die von ventral zum Retinaculum patellae ziehen (Toumi et al. 2006). Ganz ähnlich setzt die Achillessehne nicht nur dorsal am Kalkaneus an, sondern geht ihre Faszie an der Rückseite in die Plantarfaszie (Milz et al. 2002; Snow et al. 1995; Wood 1944) und die fibrösen Septen des Fersenpolsters über (Benjamin 2009). Der Pes anserinus und der Tractus iliotibialis weisen Faszienverbindungen auf. Bei Dissektionen des Schulterbereichs nicht einbalsamierter Leichen (Stecco C et al. 2007b, 2008) wurden für die Mm. pectoralis major, latissimus dorsi und deltoideus konstant bestimmte myofasziale Ausläufer, die mit der Fascia brachii verschmelzen, nachgewiesen (➤ Abb. 3.23, ➤ Abb. 3.24).

Aus der präzisen Ausrichtung dieser myofaszialen Ausläufer und den verschiedenen Muskelaktionen lässt sich ihre funktionelle Bedeutung ableiten. Bei der Kontraktion dehnen die Muskeln simultan die entsprechenden Faszienausläufer. Und da bei fast allen Bewegungen bestimmte Muskeln aktiviert werden, werden durch die myofaszialen Ausläufer jeweils selektiv Teile der tiefen Faszien gedehnt. Die myofaszialen Ausläufer ermöglichen ein Feedback zwischen Faszien und Muskeln. Über ihre Ausläufer kann eine Faszie die Muskeldehnung wahrnehmen und die Spannung weiterleiten. Auf diese Weise wird der distale Muskel vermutlich über eine Aktivierung der Muskelspindeln (s. u.) über den Kontraktionsgrad des proximalen Muskels informiert. Bei der Vorwärtsbewegung des gesamten Arms wird der ventrale Bereich der Fascia brachii mittels seiner myofaszialen Ausläufer durch die Kontraktion der klavikulären Fasern des M. pectoralis major gedehnt (➤ Abb. 3.23, ➤ Abb. 3.24). Bei der simultanen Kontraktion des M. biceps brachii wird über die Aponeurosis m. bicipitis der ventrale Anteil der Fascia antebrachii gedehnt. Die Spannung wird auf die Mm. flexor carpi radialis und palmaris longus übertragen und dadurch wiederum Zug auf das Retinaculum mm. flexorum, die Palmaraponeurose und die Thenarfaszie weitergeleitet (Stecco C et al. 2007b) (➤ Abb. 3.25). Somit bilden die tiefen Faszien einen anatomischen Übergang zwischen den einzelnen Muskeln und den assoziierten propriozeptiven Faszienelementen. Diese myofasziale Assoziation unterstreicht die periphere Koordination der verschiedenen, an der Bewegung und Wahrnehmung der korrekten Bewegungsrichtung beteiligten Muskeln. Diese Organisation legt nahe, dass die aponeurotischen Faszien als Treibriemen zwischen zwei benachbarten Gelenken und synergistischen Muskelgruppen fungieren und die synergistische Aktivierung der jeweiligen Muskeln koordinieren. So zeigten Benninghoff und Goerttler (1978), dass die Winkel von Hüft-, Knie- und Sprunggelenk beim Hocken zwar nicht gleich aber reziprok konstant sind. Wir gehen davon aus, dass die aponeurotische Faszie diese Synchronizität sicherstellt, indem z. B. bei einer Sprunggelenksverletzung mit begrenztem Beugewinkel aufgrund der durch die proximale aponeurotische Faszie wahrgenommenen Belastung in den proximal gelegenen Gelenken kompensatorische Winkelanpassungen auftreten.

Die zahlreichen Muskelsehnenausläufer laufen in der aponeurotischen Faszie zusammen. Daher sollte die aponeurotische Faszie als große, flache Sehne betrachtet werden, welche die Zugwirkung aller beteiligten Muskeln aufnimmt und deren Spannung weiterleitet. So entsteht die Fascia lata durch das Verschmelzen der myofaszialen Ausläufer zahlreicher Muskeln; 80 % der Fasern des M. gluteus maximus inserieren in die Fascia lata (Stecco A et al. 2013). Der M. tensor fasciae latae setzt sich in den Tractus iliotibialis, eine laterale Verstärkung der Fascia lata[1], fort (➤ Abb. 3.26). Die Mm. obli-

[1] Die Fascia lata umgibt den Oberschenkel als fibröse Scheide wie ein subkutaner Strumpf und hält die Muskeln eng zusammen. Der M. tensor fasciae latae ist ein Hüftmuskel, der vermutlich dazu dient, den Tractus iliotibialis zu spannen.

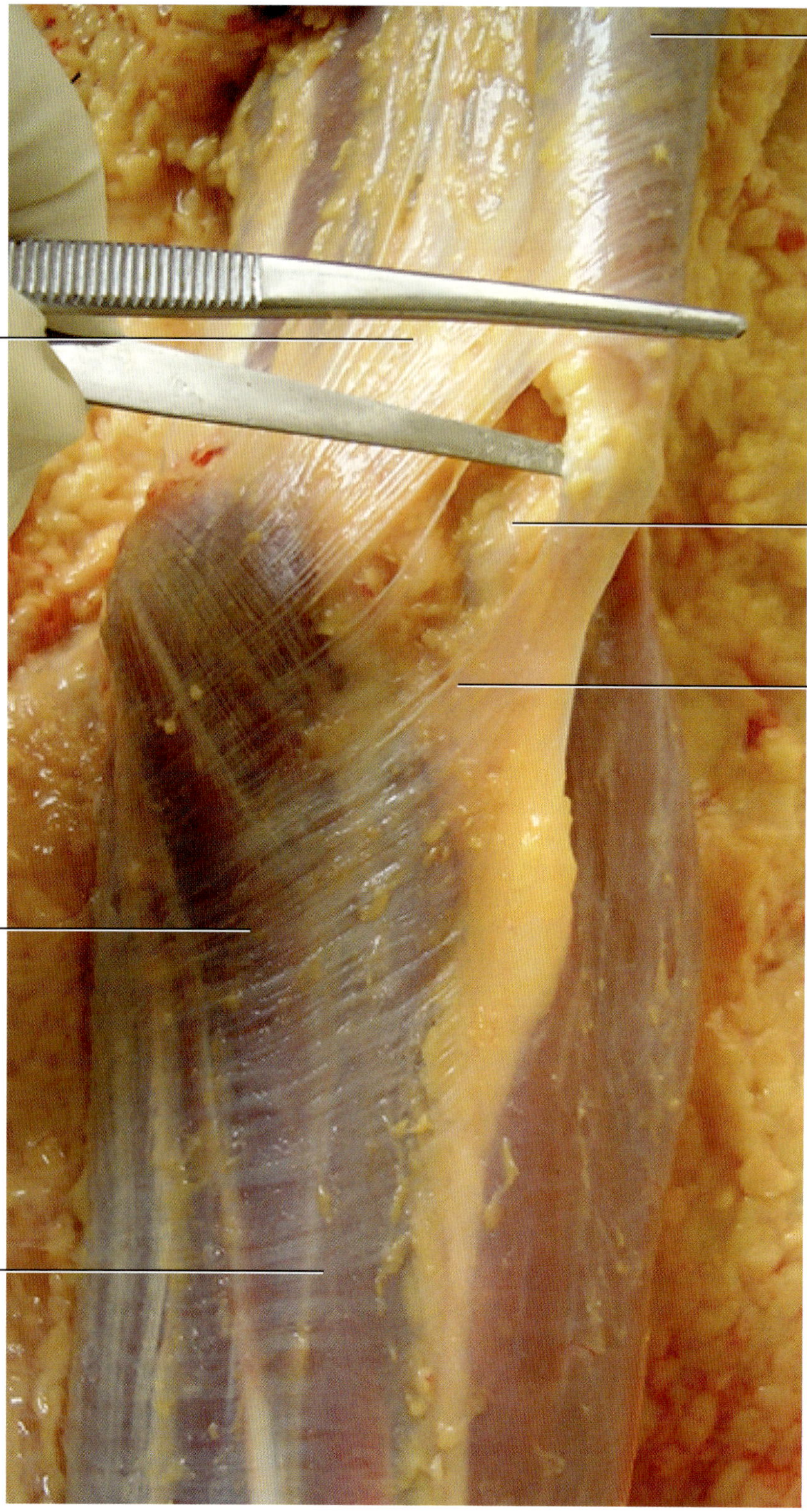

Abb. 3.19 Ansicht des Ellenbogens von anterior. Die Aponeurosis m. bicipitis geht von der Sehne des M. biceps brachii aus und inseriert medial in der Fascia antebrachii.

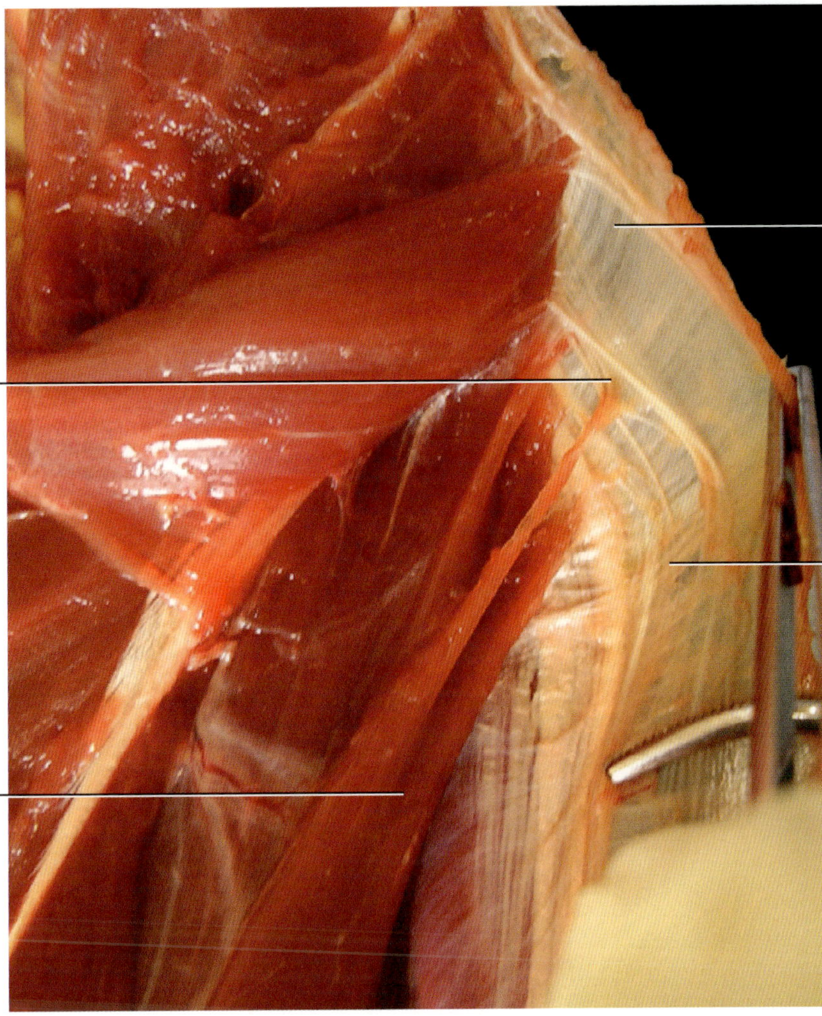

Abb. 3.20 Dissektion des linken Unterarms. Die Fascia antebrachii wurde nach lateral umgeschlagen, damit die Muskelansätze an ihrer Innenseite zu erkennen sind. An den Ansatzstellen des Muskels weist die Faszie in der Richtung des Muskelzugs fibröse Verstärkungen auf.

quus internus und externus inserieren teilweise in das Lig. inguinale und setzen sich dann ipsilateral und kontralateral in die Fascia lata fort. Distal inserieren die Mm. vastus medialis und lateralis teilweise an der inneren Seite der Fascia lata (direkt oder über das Septum intermusculare mediale und laterale) und bilden ihre Ausläufer die Retinakula des Kniegelenks. Die Sehnen, die den Pes anserinus bilden, setzen teilweise an der Tibia an und verstärken medial an Knie und Unterschenkel die tiefen Faszien. Daher besteht die Fascia lata aus all diesen Muskel-Sehnen Ausläufern. Laut Gerlach und Lierse (1990) zeigt die Untersuchung dieses Knochen-Faszien-Sehnen-Systems die Ausrichtung der Kollagenfaserbündel in der Fascia lata (➤ Abb. 3.27).

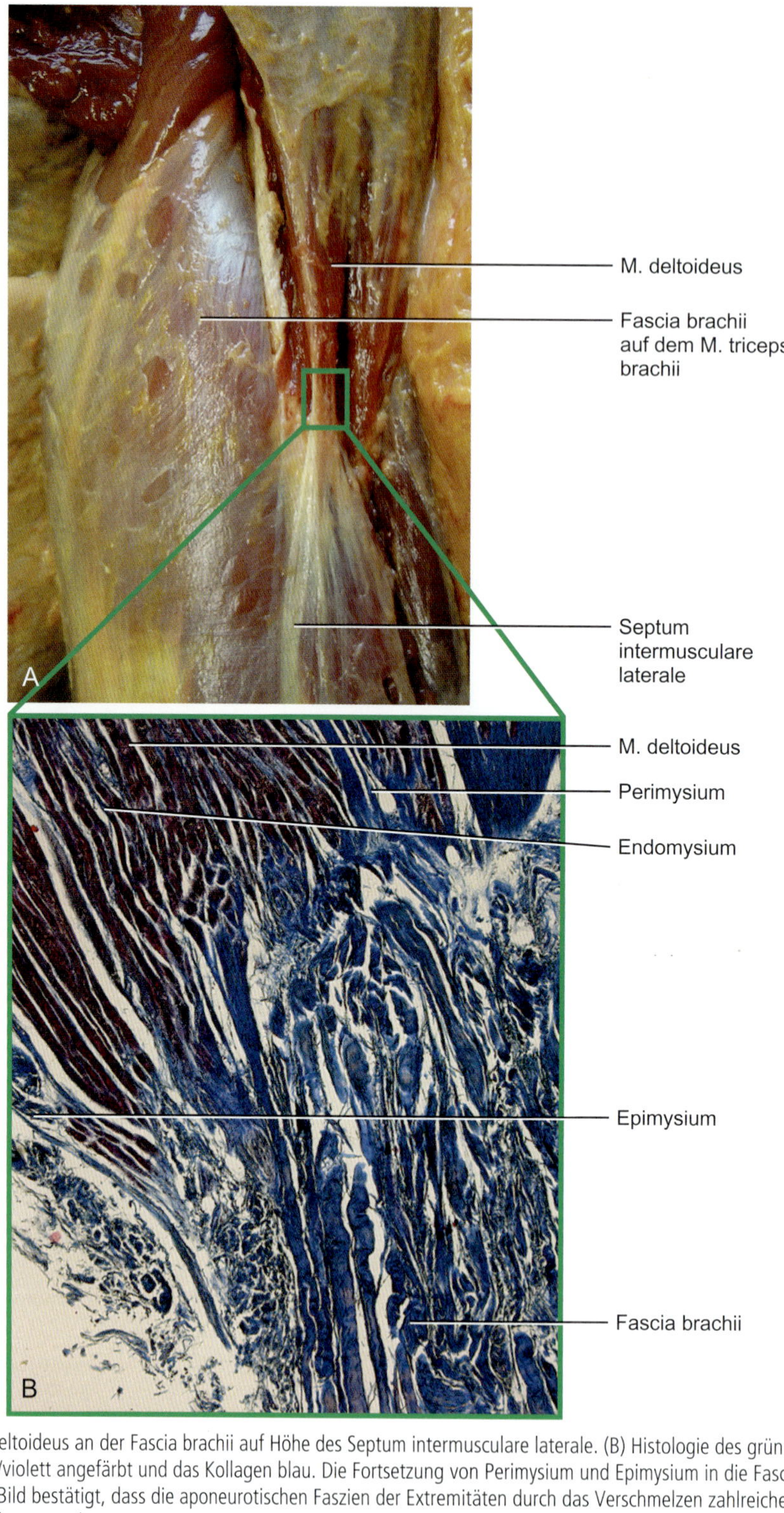

Abb. 3.21 (A) Ansatz des M. deltoideus an der Fascia brachii auf Höhe des Septum intermusculare laterale. (B) Histologie des grün markierten Bereichs. Azan-Mallory-Färbung: Der Muskel ist rot/violett angefärbt und das Kollagen blau. Die Fortsetzung von Perimysium und Epimysium in die Fascia brachii (aponeurotische Faszie) ist gut zu erkennen. Dieses Bild bestätigt, dass die aponeurotischen Faszien der Extremitäten durch das Verschmelzen zahlreicher Epimysien des Rumpfs, die in den Extremitäten zusammenlaufen, entstehen.

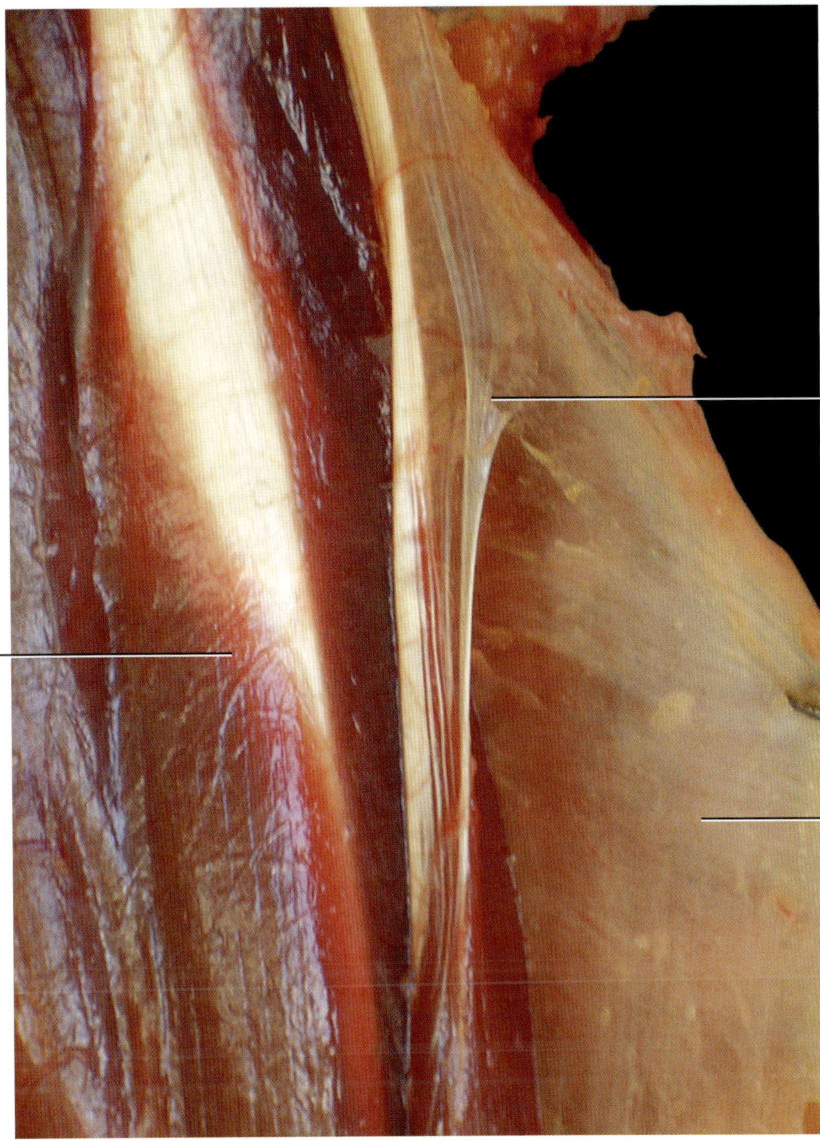

Abb. 3.22 Einige Fasern des M. biceps brachii entspringen von der Innenseite der Fascia brachii.

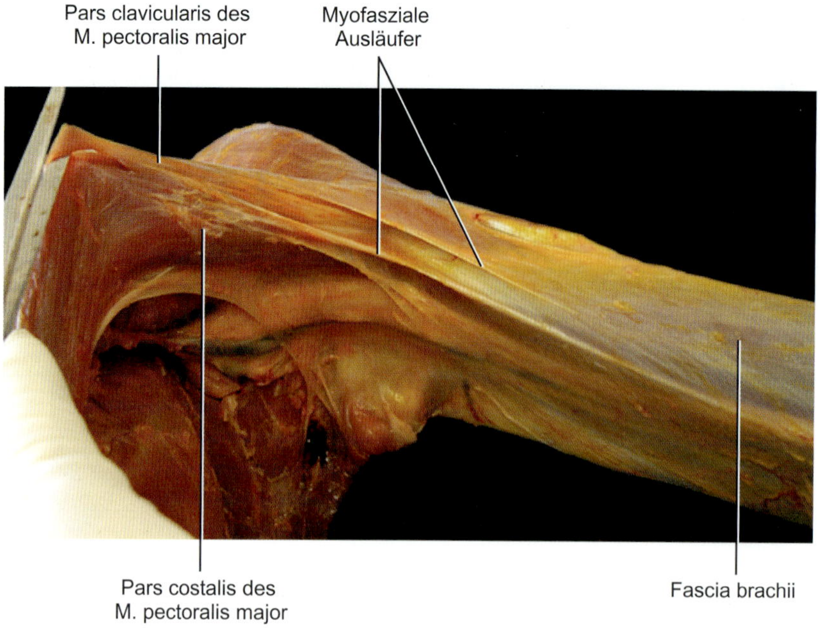

Abb. 3.23 Myofasziale Ausläufer des M. pectoralis major zur Fascia brachii. Der M. pectoralis major wurde mit einer Pinzette angehoben, um die myofaszialen Ausläufer der Pars costalis und der Pars clavicularis, die medial und ventral an der Fascia brachii ansetzen, darzustellen.

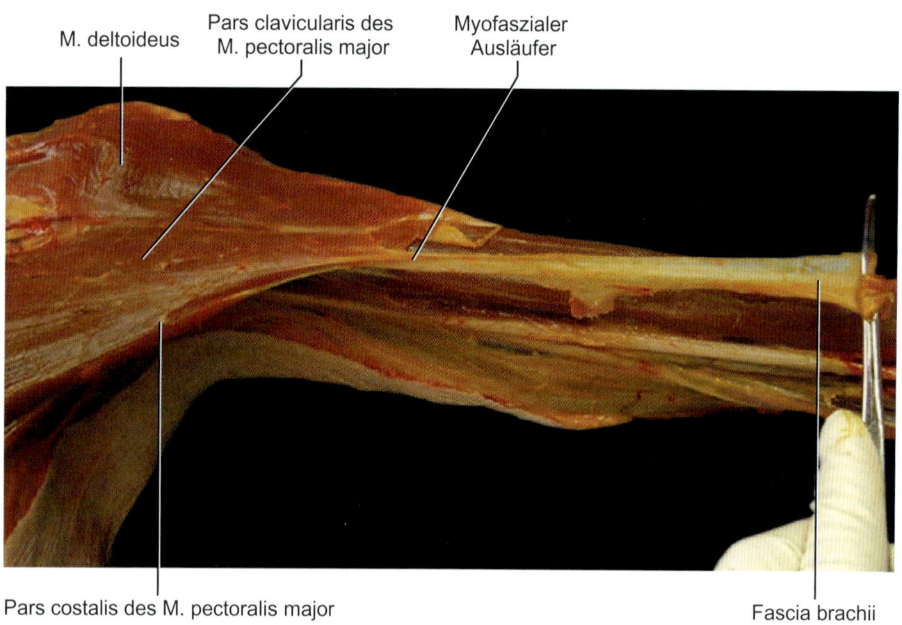

Abb. 3.24 Der mediale Anteil der Fascia brachii wurde abgelöst und nach mit einer Pinzette nach distal gezogen, um zu zeigen, welche Spannung sich in den tiefen Faszien und entlang der myofaszialen Ausläufer zur Pars costalis des M. pectoralis major entwickeln kann.

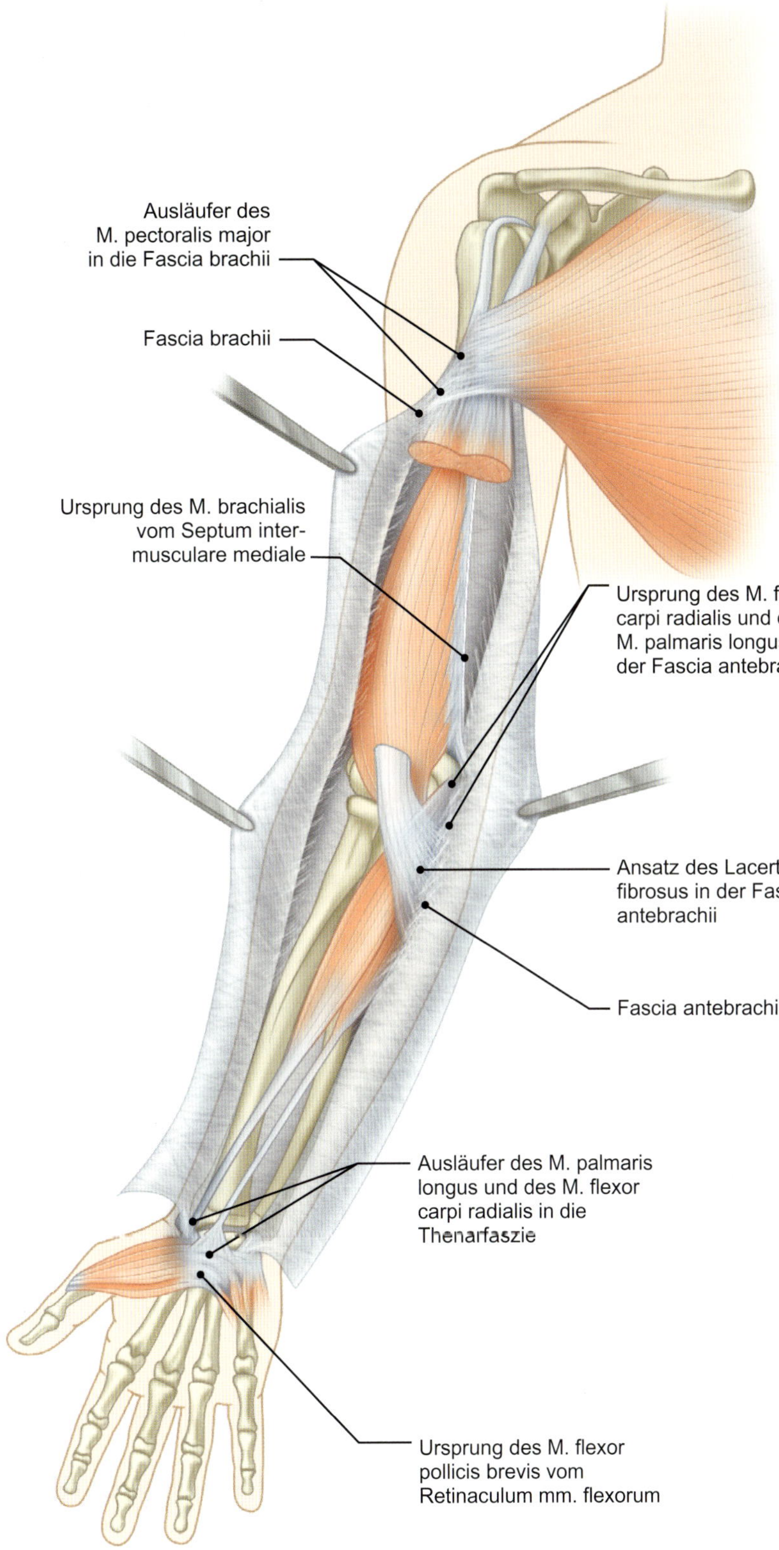

Abb. 3.25 Die Ursprünge und Ansätze der Muskeln in der Faszie ergeben eine ventrale sagittale myofasziale Kette. Die myofaszialen Ausläufer der klavikulären Fasern des M. pectoralis major, der Ursprung des M. brachialis von den Septa intermuscularia (die mit der Fascia brachii verbunden sind), die Aponeurosis m. bicipitis, die myofaszialen Ausläufer in das Retinaculum mm. flexorum manus und die Eminentia thenaris der Mm. flexor carpi radialis und palmaris longus. Diese myofaszialen Verbindungen bilden die anatomische Verbindung zwischen den verschiedenen an der Anteversion* der oberen Extremität beteiligten Muskelanteilen, dehnen die ventralen Anteile der Fascia brachii und antebrachii.

*Der Begriff Anteversion ist besser als der Begriff Flexion, weil er auch die Bewegungsrichtung angibt.

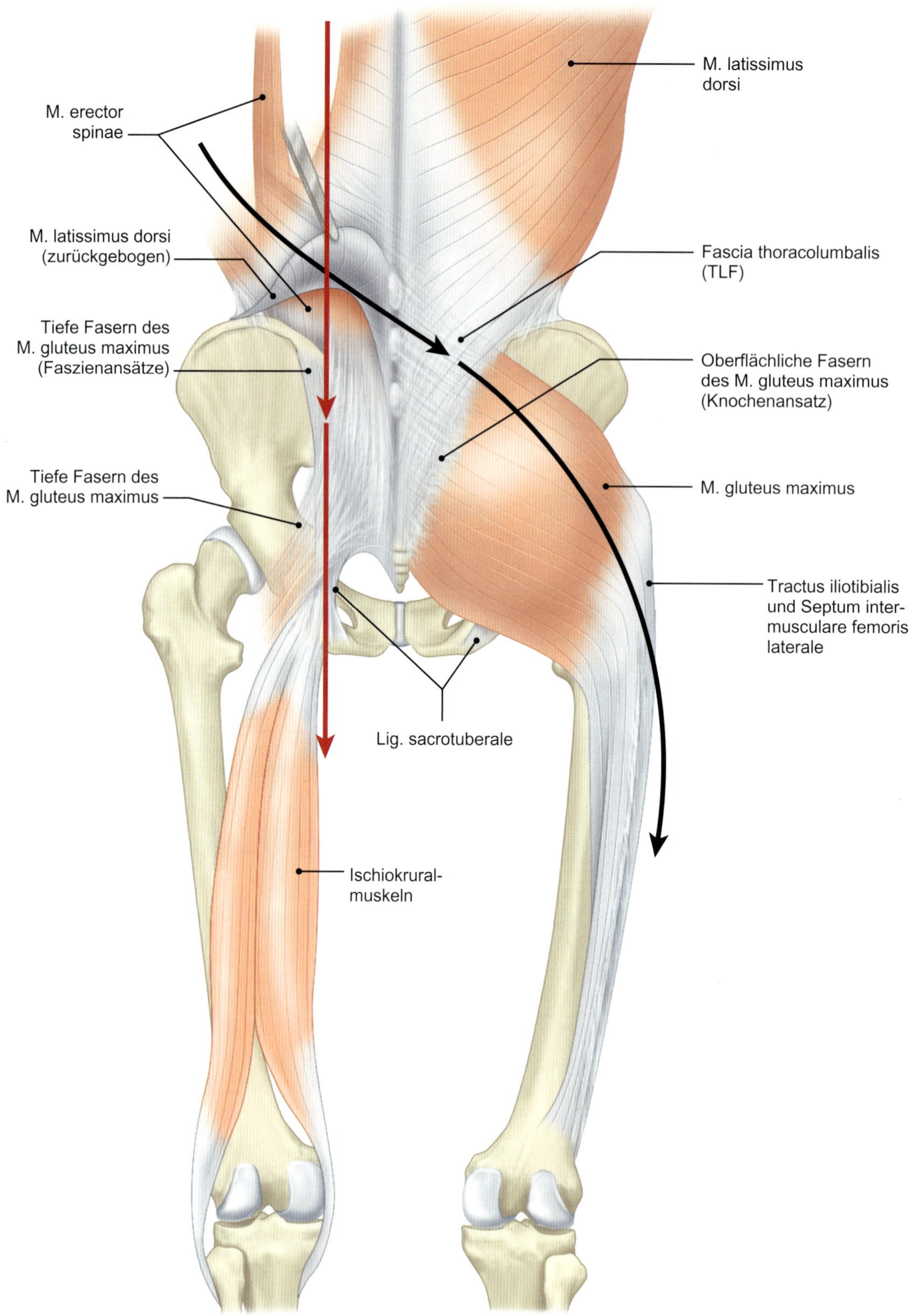

Abb. 3.26 Auf der linken Seite verbinden sich die Knochenansätze des M. gluteus maximus (tiefe Fasern, rote Linien), des M. erector spinae und der Ischiokruralmuskeln. Auf diese Weise ist die longitudinale anatomische Kontinuität zwischen Wirbelsäule und unterer Extremität gewährleistet. Auf der rechten Seite inserieren die Faszienansätze der oberflächlichen Fasern des M. gluteus maximus (schwarze Linien) proximal in der Fascia thoracolumbalis sowie distal im Tractus iliotibialis und dem Septum intermusculare laterale (beide mit der Fascia lata verbunden). Auf diese Weise entsteht eine spiralförmige Kontinuität zwischen der unteren Extremität der einen Seite und dem M. latissimus dorsi auf der kontralateralen Seite.

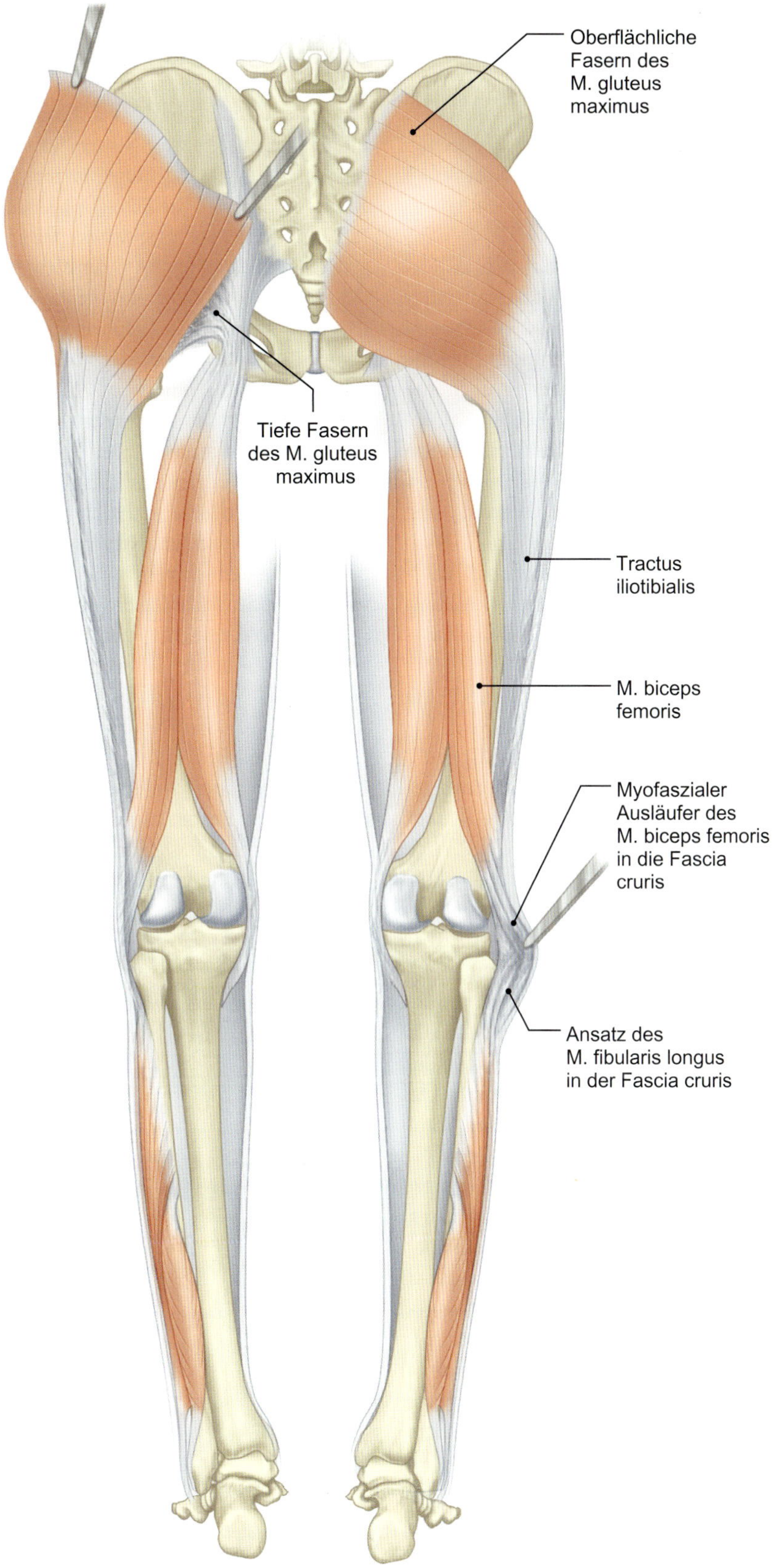

Abb. 3.27 Die Fascia lata bildet die myofasziale Kontinuität an den unteren Extremitäten. Die oberflächlichen Fasern des M. gluteus maximus inserieren am Tractus iliotibialis und dem mit der Fascia lata verbundenen Septum intermusculare laterale. Die tieferen Fasern des M. gluteus maximus inserieren am Lig. sacrotuberale, am Ursprung des M. biceps femoris. Am Ansatz des Tractus iliotibialis am Knie inserieren einige Fasern des M. biceps femoris in der Fascia cruris und entspringen einige Fasern des M. fibularis longus. Dadurch dehnt die Kontraktion des M. gluteus maximus den Tractus iliotibialis, wodurch der Ansatz des M. fibularis longus unter Spannung gesetzt wird und seine Spindeln aktiviert werden (➤ Kap. 3.5.4).

3.3.5 Faszienverstärkungen: Retinakula

Der Begriff Retinakulum stammt vom lateinischen Wort *retinere* = zurückhalten und bezeichnet eine Struktur, die ein Organ oder Gewebe am Verrutschen hindert, oder vom lateinischen Wort *rete* = Netz entsprechend der typischen einander überkreuzenden Anordnung der Faserbündel[2].

Aus funktioneller Sicht galten die Retinakula klassisch als Flaschenzugsystem, das die Sehnen bei Bewegungen mit den darunterliegenden Knochen verbindet (Vesalio 1543). Diese Idee wurde durch klinische Evidenz belegt, wonach z. B. akute und chronische Läsionen der Retinakula zur Subluxation der Sehnen über ihre scharfe Kante führen (Geppert, Sobel und Bohne 1993; Sobel, Geppert und Warren 1993; Tytherleigh-Strong, Baxandall und Unwin 2000). Die Retinakula galten zudem als wichtige Stabilisatoren des Sprunggelenks, dessen Knochen sie verbinden (Leardini und O'Connor 2002; Umidon 1963). Allerdings zeigten Viladot et al. (1984), dass die dünnen und flexiblen Retinakula einen nur mäßigen Effekt auf die mechanische Gelenkstabilität haben. Ihre Rolle bei der Propriozeption ist weitaus wichtiger. Pisani (2004) schlussfolgerte, dass die histologischen Eigenschaften der Retinakula eher auf eine perzeptive Funktion hinweisen, während Sehnen und Bänder aufgrund ihrer Struktur eine mechanische Aufgabe haben.

In vielen Atlanten werden die Retinakula als eigenständige anatomische Strukturen betrachtet. Aktuelle Studien haben jedoch gezeigt, dass sie die tiefen Faszien verstärken und keine eigenständigen Strukturen sind (Abu-Hijleh und Harris 2007; Stecco C et al. 2010a, b) (➤ Abb. 3.28, ➤ Abb. 3.29). Somit sind die Retinakula lokale Verdickungen der tiefen Faszien mit breitem Ansatz an Knochen, Muskeln und Sehnen. Am bekanntesten sind die Retinakula von Hand- und Sprunggelenk; tatsächlich gibt es aber an allen Extremitätengelenken ventrale und dorsale Retinakula. Am Rumpf sind die fibrösen Bündel, die vor dem Proc. xiphoideus und dem Os pubis kreuzen, große Retinakula. Die aponeurotischen Faszien des Rumpfs können auch als große Retinakula, an denen zahlreiche Muskeln ansetzen und die verschiedene Kraftlinien zusammenlaufen, betrachtet werden (➤ Abb. 3.30).

Die morphometrische Analyse der Retinakula ergibt an den unteren Extremitäten eine mittlere Dicke von 1 200 µm und an den oberen Extremitäten von 780 µm. Die Retinakula bestehen ebenso wie aponeurotische Faszien aus mehrschichtigen (2–3), parallel verlaufenden Kollagenfasern, wobei die Faserbündel in den Retinakula dichter gepackt sind und die Retinakula weniger lockeres Bindegewebe enthalten (➤ Abb. 3.31). Klein et al. (1999) beschrieben an den Retinakula von Hand- und Sprunggelenk drei getrennte Schichten: die innere Gleitschicht aus Hyaluronan-sezernierenden Zellen, die dicke mittlere Schicht aus Kollagenfaserbündeln, Fibroblasten und versprengten Elastinfasern sowie die äußere Schicht aus lockerem Bindegewebe mit Gefäßbahnen. Gemäß Benjamin, Qin und Ralphs (1995) kann die innere Schicht der Retinakula bei signifikantem Druck zwischen den Retinakula und den darunterliegenden Sehnen faserknorpelig werden.

Die Retinakula sind die am stärksten innervierten Fasziengewebe und enthalten viele freie Nervenendigungen, Tastkörperchen (Ruffini-, Vater-Pacini- und Golgi-Mazzoni-Körperchen) sowie vereinzelt Krause-Endkolben. Die Retinakula sind nicht nur passive Stabilisatoren, sondern dienen als spezialisiertes propriozeptives Organ der besseren Wahrnehmung der Gelenkbewegungen. Sanchis-Alfonso und Rosello-Sastre (2000) wiesen bei Patienten mit Lateralisation der Patella und ventralem Knieschmerz eine Zunahme der freien Nervenendigungen und das Einwachsen von Nerven in die verkürzten/komprimierten lateralen Retinakula nach. Zum Zeitpunkt der Versetzung des Patellarsehnenansatzes oder der isolierten Spaltung des Retinaculum patellae laterale wurden Proben dem Retinaculum patellae laterale genommen. Die Ergebnisse dieser Autoren stützen die klinische Beobachtung, wonach das Retinaculum patellae laterale durch die vermehrte Produktion von Nervenwachstumsfaktor entscheidend zum patellofemoralen Schmerz beiträgt. Dieser Wachstumsfaktor induziert vor allem perivaskulär die Proliferation von nozizeptiven Axonen.

Über ihre Verbindungen mit bestimmten Muskel- und Knochenbereichen (➤ Abb. 3.32) nehmen die Retinakula Knochenbewegungen und Muskelkontraktionen wahr. So werden die fibulären Retinakula zwischen Fibula und Kalkaneus durch die Supination des Fußes gedehnt, indem ihre Knochenansätze auseinandergezogen und die unter den Retinakula entlanggleitenden Sehnen gedehnt werden. Bei der Pronation wird zudem das Retinaculum mm. flexorum gedehnt (➤ Abb. 3.33). Bei einer Gangstörung oder einer anormalen anatomischen Ausrichtung der Knochen und Muskeln

CLINICAL PEARL 3.4

Knöchelverstauchung und Retinakula

Stecco A et al. (2011) untersuchten mittels MRT die Schäden an den Retinakula des Sprunggelenks bei Verstauchungen. Klinisch wurden bei allen Patienten mit einer statischen Posturografie eine Störung der Propriozeption und eine funktionelle Instabilität des Sprunggelenks ermittelt. Die MRT der Retinakula des Sprunggelenks zeigte eine neue Verbindung zwischen den Retinakula und dem subkutanen Fettgewebe, die Bildung neuer Faserbündel zu den tiefen Fußfaszien und eine Unterbrechung der Retinakula. Die Patienten wurden in zwei Gruppen aufgeteilt: eine Gruppe mit einer Schädigung nur der Retinakula und eine Gruppe mit einer Schädigung der Retinakula und einer Ruptur des Lig. talofibulare anterius oder einem Knochenmarködem. Bei beiden Gruppen erfolgte dreimal eine tiefe Bindegewebsmassage (gezielte Manipulation der Faszien) an den Retinakula. Bei allen Patienten kam es dadurch zur klinischen Besserung. Dies legt nahe, dass die Symptome der Patienten in beiden Gruppen eher auf einer Veränderung der myofaszialen Struktur als auf Veränderungen der Knochen oder Bänder beruhten. Sobald die myofasziale Spannung wieder in den Normalzustand zurückgekehrt war, nahmen die Symptome des ver stauchten Knöchels ab. Schäden an den Retinakula und den in ihnen liegenden Propriozeptoren führen zur Weiterleitung falscher propriozeptiver Informationen. In der Folge kommt es zu schlecht koordinierten Gelenkbewegungen sowie möglicherweise zur Entzündung und Aktivierung von Nozizeptoren. Durch die Wiederherstellung der normalen Faszienspannung lässt sich das Behandlungsergebnis bei einem verstauchten Sprunggelenk verbessern.

[2] Der Begriff Retinakulum ist kein Synonym für Ligament. Das Wort *Ligament* kommt vom lateinischen *ligare*, binden, und bezeichnet ein Blatt oder ein Band aus festem fibrösem Gewebe, das Knochen oder Knorpel an einem Gelenk verbindet oder ein Organ stützt.

des Fußes (z. B. Pes cavus, Pes planus) werden die Faszien einem atypischen Zug ausgesetzt. Wegen der engen Beziehung zwischen der mechanischen Funktion und der molekularen Zusammensetzung der fibrösen Bindegewebe (Milz, Benjamin und Putz 2005), kann eine chronische anormale Zugwirkung auf die Faszien des Fußes und die Retinakula des Sprunggelenks die Faserbündel in den Retinakula verändern, sodass in den aponeurotischen Faszien akzessorische Faserbündel entstehen.

Aus dem Übergang der Retinakula in das Fasziensystem lässt sich ein allgemeiner Rückschluss ziehen. Bei einer Schädigung der Retinakula am Sprunggelenk finden sich auf Höhe des Knöchels und entlang der tiefen Unterschenkelfaszien propriozeptive Veränderungen. Dadurch wird die Aktivierung der am Retinakulum des Sprunggelenks ansetzenden Muskelfasern beeinflusst, wodurch schlussendlich knöcherne Ansätze der Retinakula und Faszien entstehen. Die Folge ist eine veränderte Kräfteverteilung in den tiefen Faszien, die sich auf die Sprunggelenksfunktion und sogar im Sinne von Schmerzen auf das Kniegelenk auswirkt. Somit entstehen in einem initial nicht pathologisch veränderten Bereich kompensatorische Schmerzen. Die unterschiedliche Größe und Anzahl der Retinakula (wie sie in der Literatur z. B. für die Retinakula des Sprunggelenks beschrieben sind) liefert die morphologische Evidenz für die integrative Rolle des

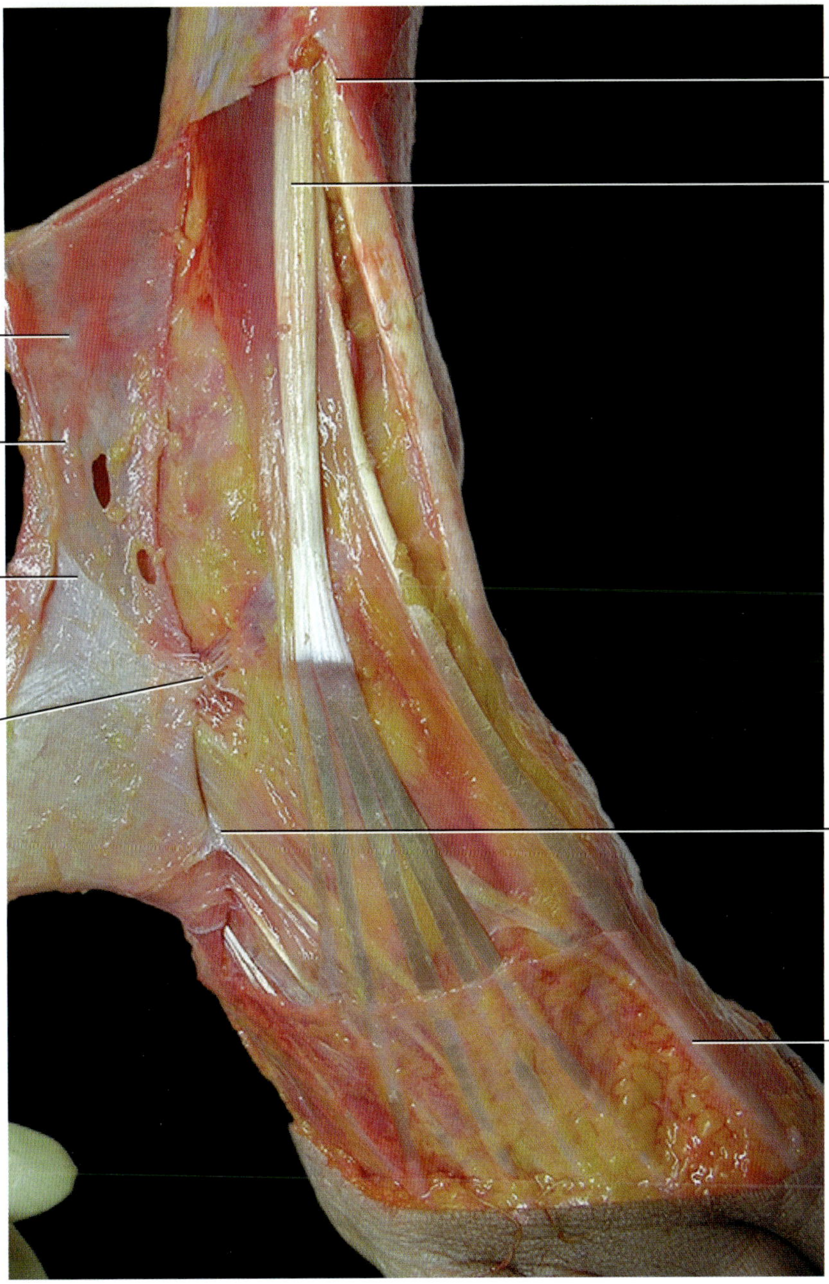

Abb. 3.28 Ansicht des rechten Sprunggelenks von anterior. Die Fascia cruris wurde angehoben. In der Fascia cruris sind als Verstärkungen das Retinaculum mm. extensorum superius und inferius zu erkennen. Die Retinakula setzen an Knochen und Muskeln an. Zu erkennen sind Adhäsionen an der Sprunggelenkskapsel sowie der Ansatz der Muskelfasern des M. digitorum brevis im Retinaculum mm. extensorum inferius.

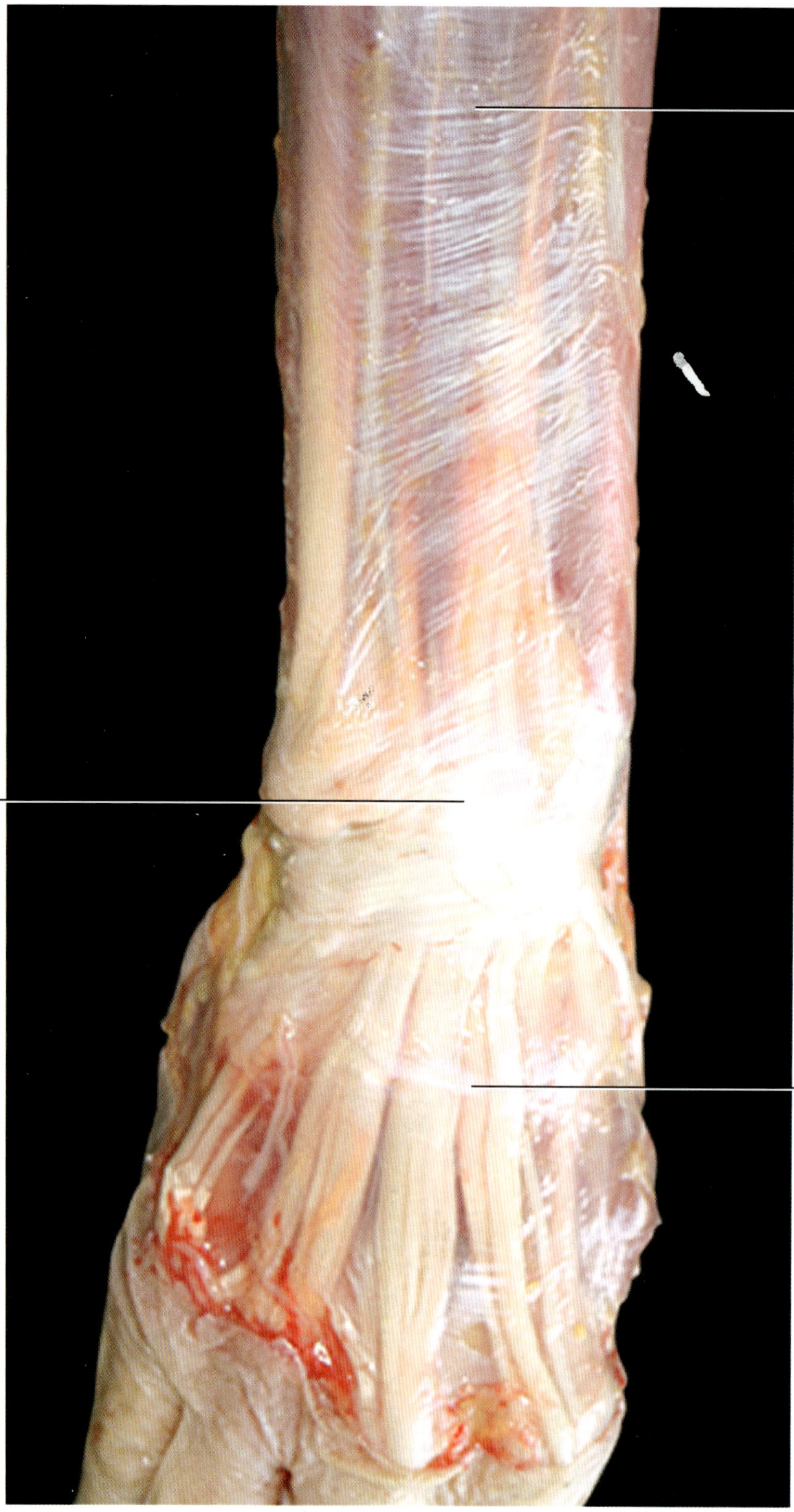

Abb. 3.29 Dissektion der Dorsalseite von Unterarm und Hand. Die Fascia antebrachii setzt sich nach distal in die aponeurotische Handfaszie fort. Auf Höhe des Handgelenks wird sie durch das Retinaculum mm. extensorum verstärkt.

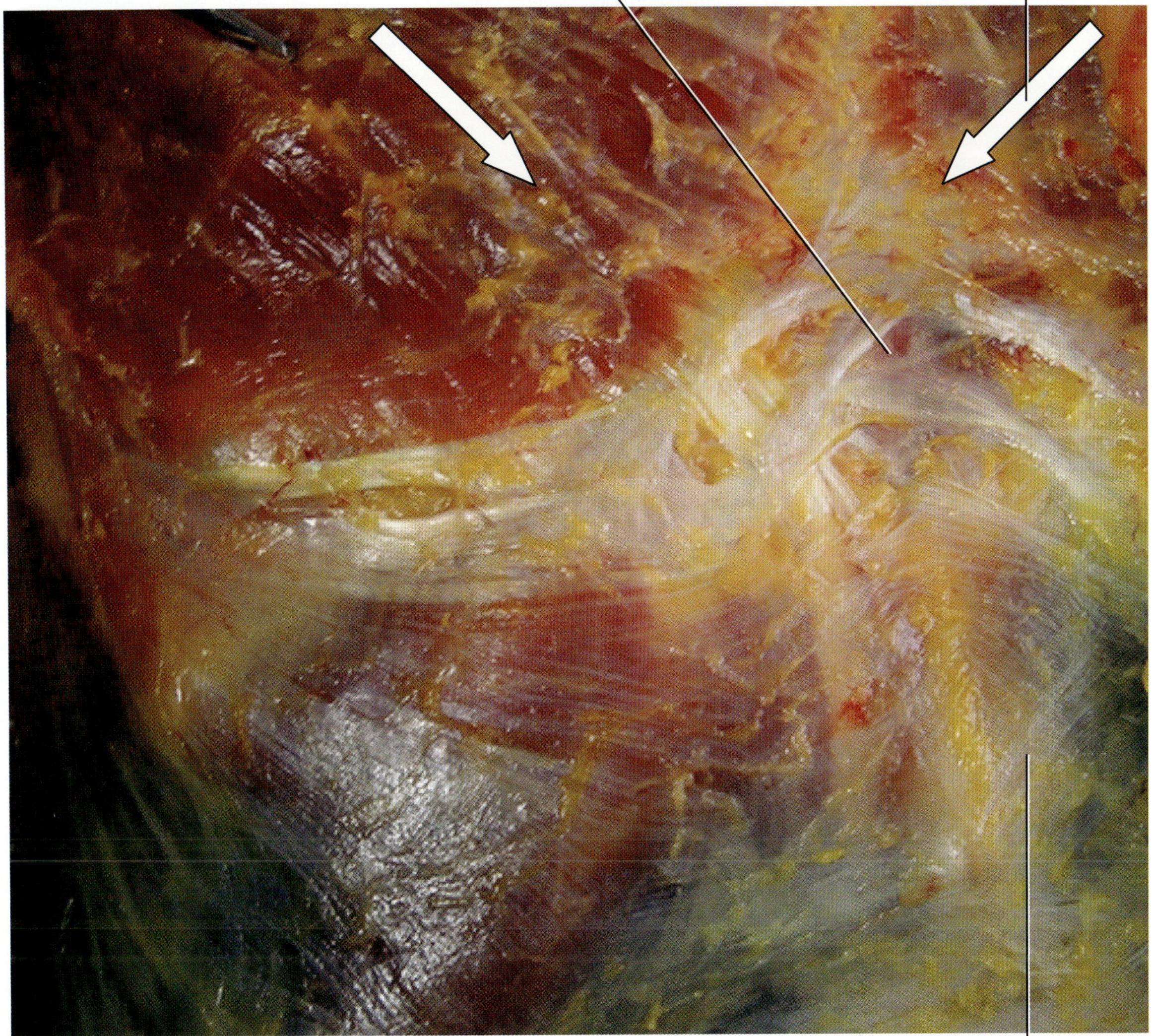

Abb. 3.30 Vor dem Proc. xiphoideus kreuzende Kollagenfaserbündel. Dabei handelt es sich im Grunde um ein großes Retinakulum, das die Muskeln von Thorax und Abdomen der rechten und linken Seite verbindet.

Fasziensystems. Aufgrund der in der Literatur beschriebenen, neu entstandenen Bündel und anatomischen Variationen der Retinakula (z. B. am oberen Sprunggelenk) sollten die Retinakula als morphologische Evidenz der integrativen Rolle des Fasziensystems verstanden werden. Diese Idee wird durch die Arbeit von Abu-Hijleh und Harris (2007) gestützt, die in den tiefen Faszien „retinakuläre Strukturen", die sie allerdings nicht formal als Retinakula bezeichneten, fanden.

Am Rumpf können die aponeurotischen Faszien als großes Retinakulum betrachtet werden. Die Fascia thoracolumbalis ist z. B. die wichtigste Ansatzstelle der Mm. gluteus maximus und latissimus dorsi sowie der großen Bauchmuskeln, kann daher die Kontraktion der verschiedenen Muskeln wahrnehmen und könnte eine wichtige Rolle bei der Bewegungskoordination sowie bei der Aktivierung einzelner Muskeln spielen. Bei der Flexion des Rumpfes wird die Fascia thoracolumbalis durch die Aktivierung der Bauchmuskeln in eine bestimmte Richtung gedehnt, während sie durch die Aktivierung der Mm. gluteus maximus und latissimus dorsi in eine andere Richtung gedehnt wird. Durch die verschiedenen Faserebenen in der Fascia thoracolumbalis können sich die Muskeln jeweils ohne Opposition anderer, ebenfalls an der Faszie ansetzenden Muskeln kontrahieren. Sofern das Gleitsystem in einer Ebene der aponeurotischen Faszie durch ein Trauma, eine Operation oder Überlastung verändert wird, bilden sich neue Kraftlinien in der Faszie, die sich negativ auf andere Muskeln, die nicht direkt an der verletzten Ebene beteiligt sind, auswirken können. Diese veränderte Muskelaktivität ist eine Art Kompensationsmechanismus und kann weit vom ursprünglichen Trauma entfernt auftreten. Das anatomische Element, das die alten und neuen Schmerzen verbindet, ist die Faszie.

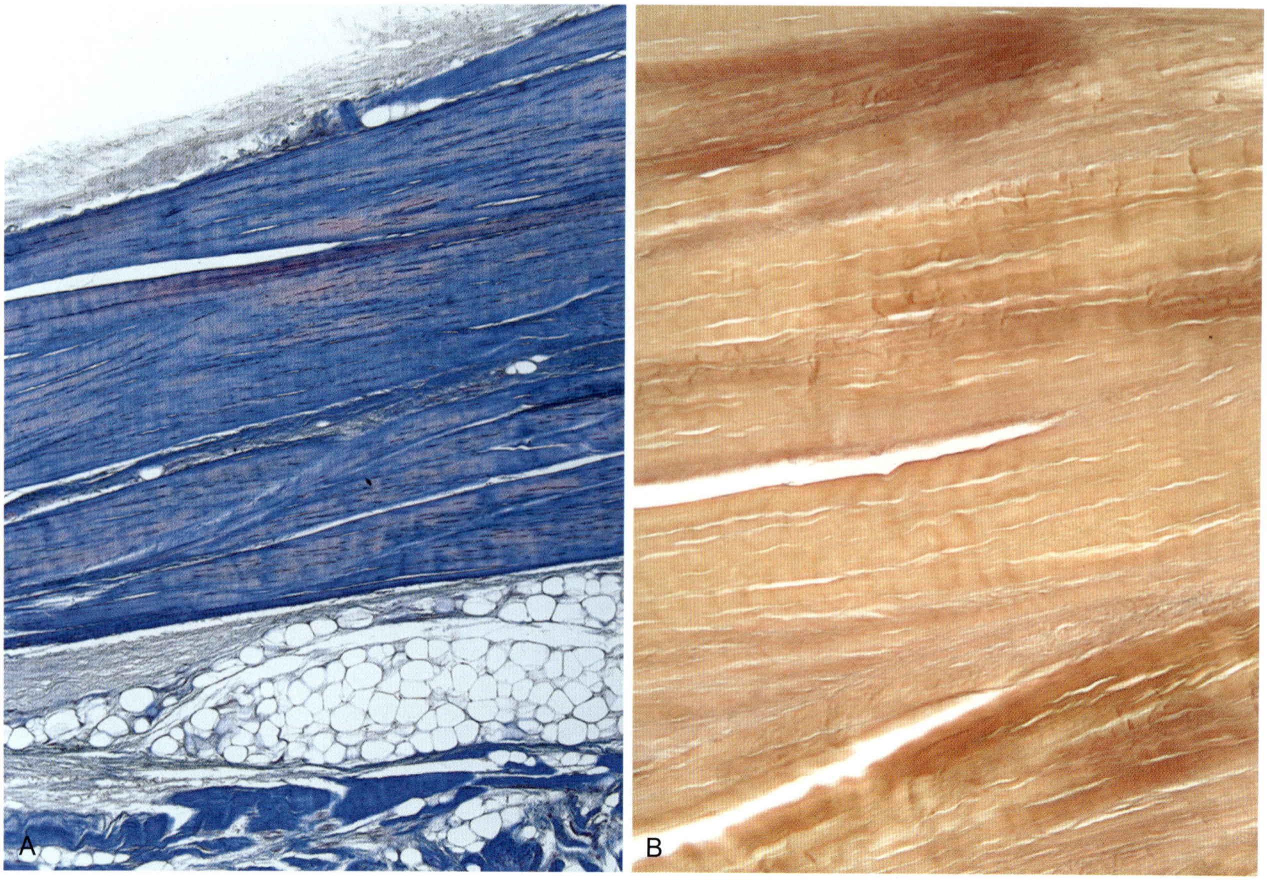

Abb. 3.31 Histologie der Retinakula. (A) Die Azan-Mallory-Färbung zeigt die fibröse Komponente. Die Kollagenfasern (blau/violett angefärbt) liegen eng in Bündel gepackt; es findet sich kaum lockeres Bindegewebe (weiß). (B) Die van-Gieson-Färbung zeigt die elastische Komponente, meist in schwarz. In diesem Bild finden sich keine schwarz angefärbten Strukturen, weil die elastischen Fasern fast vollständig fehlen. Die Kollagenfasern färben orange an.

CLINICAL PEARL 3.5

Das Fasziengedächtnis

Chronische myofasziale Schmerzen verursachen vermutliche zahlreiche Veränderungen der tiefen Faszien, wobei der schmerzhafte Bereich nur eines der veränderten Elemente ist. Die Ätiologie von Schmerzen und Funktionsstörungen der Faszien lässt sich nur durch eine vollständige Anamnese unter Berücksichtigung von Traumen und Operationen klären. So können frühere anomale Verwachsungen der tiefen Faszien zu pathologischen Kraftlinien in diesen Faszien mit Auswirkungen auf die tiefen Faszien an entfernten Stellen geführt haben. Diese Hypothese kann z. B. erklären, warum chronische Rückenbeschwerden nach der Behandlung einer alten Knie- oder Sprunggelenksverletzung, derer sich der Patient gar nicht mehr bewusst ist, verschwinden. Unsere klinischen Erfahrungen legen nahe, dass es im Verlauf der Faszie kompensatorisch zu einer persistierenden Verdichtung/Fibrose kommt. Auf diese Weise verschwinden zwar die ursprünglichen Schmerzen, entstehen aber pathologische Kraftlinien in den tiefen Faszien.

CLINICAL PEARL 3.6

Kraftlinien der Faszien und Tapen

Sport-Tape wird direkt auf die Haut aufgeklebt, um die Position von Knochen und Muskeln bei einer sportlichen Betätigung zu stabilisieren. Die Tape-Position entspricht oft dem Verlauf der Faserbündel der Retinakula und der Kraftlinien in den tiefen Faszien. Wenn das Tape so aufgeklebt wird, dass die tiefen Faszien entlang der korrekten Kraftlinien gedehnt werden, erholen sie sich unserer Ansicht nach schneller. Durch die propriozeptive Funktion der Retinakula lässt sich die anatomische Grundlage oder der frühe Einsatz des funktionellen Tapens z. B. bei verstauchten Sprunggelenken erklären. Durch das Tapen wird die ursprüngliche Spannung der Retinakula vor der Verstauchung wiederhergestellt. Dadurch entstehen weder anormale Faserbündel noch anormale Muskel- und Knochenansätze. Insbesondere der Einsatz von Kinesiotape könnte zur Wiederherstellung der ursprünglichen propriozeptiven Kapazität beitragen.

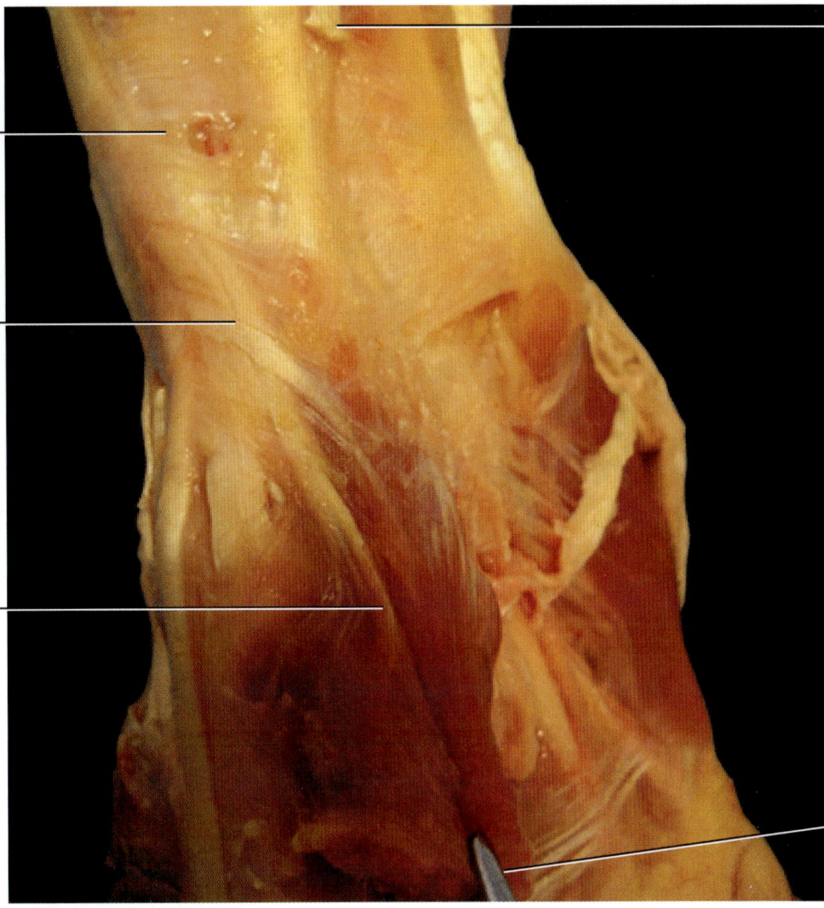

Abb. 3.32 Ansatz der Daumenmuskeln am Retinaculum mm. flexorum.

Der Fetus besitzt keine Retinakula. Durch die kontinuierliche mechanische Belastung des Neugeborenen wird die Ablagerung neuer Kollagenfasern in bestimmten Richtungen gefördert, wodurch die Retinakula der Gelenke entstehen. Retinakula ähneln den Verstärkungen der Segel einer Sportyacht (➤ Abb. 3.34). Die inhomogenen Segel besitzen entlang der durch den Wind erzeugten Kraftlinien Verstärkungen, sodass ein leichtes, festes Gewebe entsteht. Auch die tiefen Faszien müssen dünn und anpassbar sein und bestimmten Belastungen, wie Muskelkontraktionen, Sehnenzug und Knochenbewegungen, widerstehen. Die Retinakula bilden Verstärkungen an besonders belasteten Punkten. Wenn alle Knochenansätze und Muskelkräfte bekannt sind, lässt sich die wahre Natur der Retinakula besser verstehen.

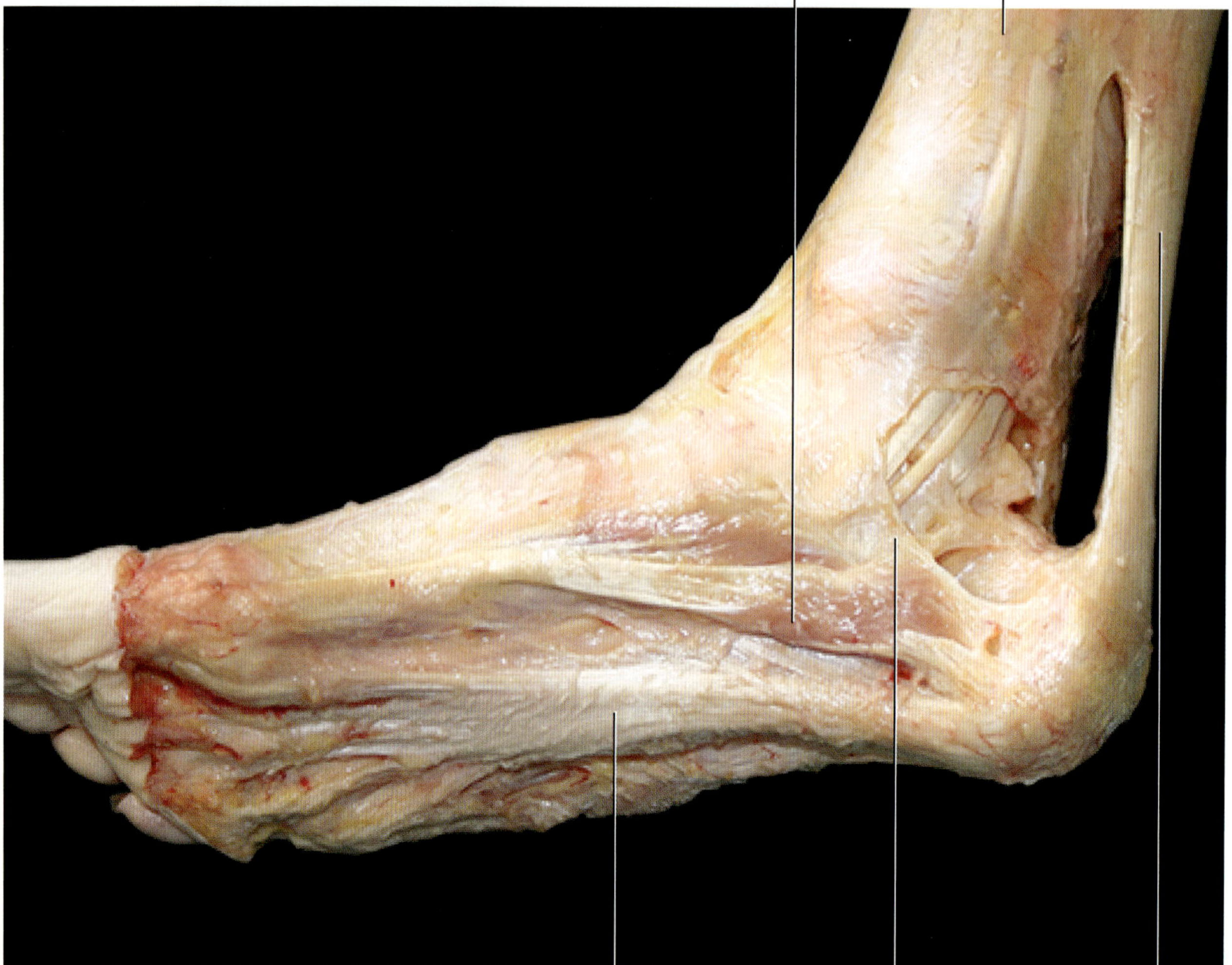

Abb. 3.33 Ansätze des M. abductor hallucis in das tiefe Retinaculum flexorum (Lig. laciniatum) des Sprunggelenks. Dieses Retinakulum setzt sich in die Fascia cruris fort und bildet das Dach des Tarsaltunnels.

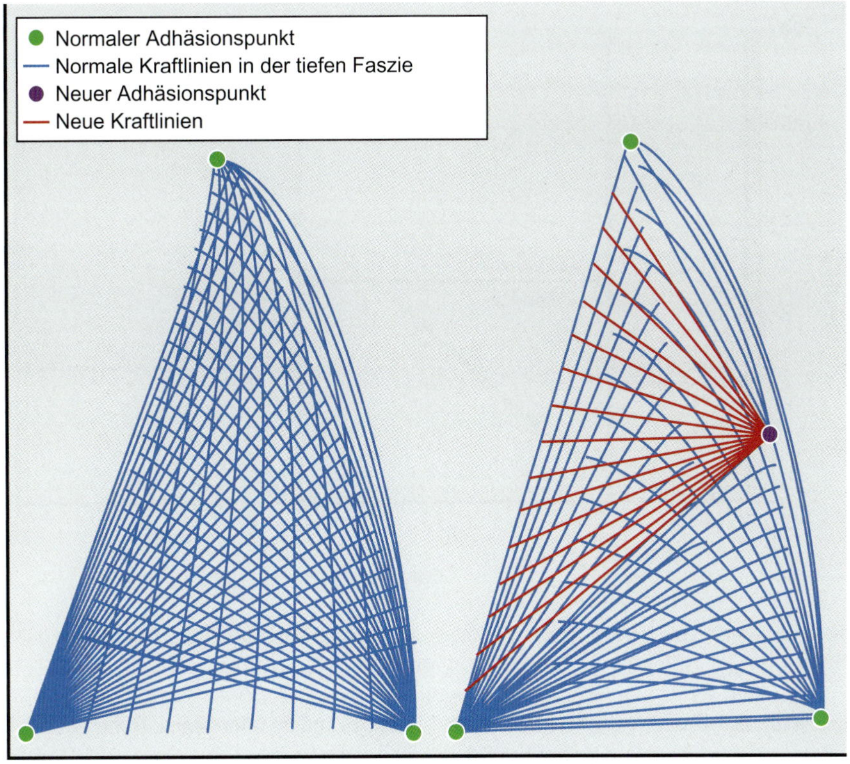

Abb. 3.34 Die aponeurotische Faszie und die Retinakula ähneln den Segeln einer Sportyacht. Die Segel sind nicht homogen, besitzen aber entlang der durch den Wind erzeugten Kraftlinien Verstärkungen. Dadurch entsteht ein leichtes, festes Gewebe. In den tiefen Faszien entstehen die Kraftlinien durch Muskelzug und Knochenbewegungen. Traumen oder Operationen schaffen oft neue Adhäsionspunkte, welche die Kraftlinien in einer Faszie verändern können.

3.4 Mechanisches Verhalten[3]

Die komplexe Struktur der aponeurotischen Faszien spiegelt sich in bestimmten, nachfolgend besprochenen mechanischen Eigenschaften wider:

- Nicht lineare mechanische Reaktion
- Zugfestigkeit bei multiaxialer Belastung
- Anisotropie
- Viskoelastizität
- Mehrschichtige mechanische Reaktion

3.4.1 Nicht lineare mechanische Reaktionen

➤ Abb. 3.35 zeigt die Spannungs-Dehnungs-Reaktion von aponeurotischem Gewebe unter Zugbelastung vom unbelasteten Status bis zur Überlastung. Eine der wichtigsten Eigenschaften für die mechanische Reaktion ist die Festigkeit des Gewebes. Sie ist definiert als das Verhältnis zwischen Spannungs- und Dehnungszunahme. Geometrisch betrachtet handelt es sich um die Steigung einer Tangente zu der Kurve. Das Gegenteil der Festigkeit ist die Elastizität. Bei gegebener Belastungszunahme wird ein sehr festes Gewebe (geringe Elastizität) weniger stark gedehnt als ein Gewebe mit geringer Festigkeit (hohe Elastizität). Die Spannungs-Dehnungs-Kurve von aponeutorischen Faszien zeigt ebenso wie bei anderen Bindegeweben eine nicht lineare Reaktion: einen Basisbereich, einen linearen Anstiegsbereich und einen Überlastungsbereich. Der Basisbereich entsteht in der Regel durch kleine Dehnungen ohne Deformationen. In diesem Bereich weist das Gewebe oft eine geringe Festigkeit auf, was auf die Kräuselung der Kollagenfasern und die hohe Plastizität der Elastinfasern zurückzuführen ist. In Untersuchungen an aponeurotischen Faszien (Stecco C et al. 2013) reichte der nicht Basisbereich bis zu einer Dehnung von 4 %. Darüber (linearer Anstiegsbereich) ist das Gewebe fester und die Reaktion fast linear. In diesem Bereich nehmen Spannung und Dehnung proportional zu. In manchen aponeurotischen Gewebeproben kam es bei einer Dehnung von mehr als 12 % zur Überlastung. Ursache ist eine Schädigung der Kollagenfasern mit progressiver Abnahme der Festigkeit. Die Festigkeit eines Gewebes wird als maximale Belastung in der Spannungs-Dehnungs-Kurve angegeben und liegt in dem Bereich, in dem es zu Schäden kommt (➤ Abb. 3.35). Der physiologische Dehnungsbereich ist auf den Bereich ohne Schäden begrenzt. Daraus folgt, dass die aponeurotischen Faszien grundsätzlich mit einem von ihrer Festigkeit abhängenden Sicherheitsfaktor arbeiten.

[3] Dieser Abschnitt wurde mit der Unterstützung von Piero Pavan, Außerordentlicher Professor für Industrial Bioengineering an der Abteilung für Industrial Engineering der Universität Padua, Italien, verfasst.

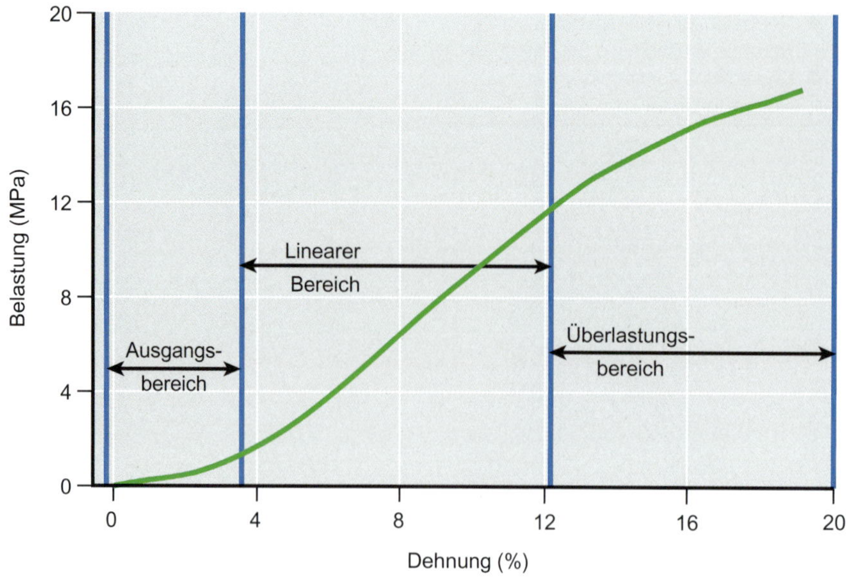

Abb. 3.35 Mechanisches Verhalten der Plantarfaszie in einem Zugtest (Spannungs-Dehnungs-Reaktion). Der Basisbereich nimmt 0–4 % der Dehnung auf, und der lineare Bereich 4–12 % der Belastung. Bei einer Belastung > 12 % kommt es zu Gewebeschäden.

Der Verlauf der Spannungs-Dehnungs-Kurve von aponeurotischen Faszien hängt aufgrund ihrer Anisotropie von der Richtung der Dehnung ab. Auch die mechanische Reaktion unterscheidet sich abhängig vom betrachteten Kompartiment. So waren Proben aus dem ventralen Unterschenkelkompartiment insbesondere bei horizontaler Dehnung fester als Proben aus dem dorsalen Unterschenkelkompartiment (Stecco C et al. 2014a). Diese Daten könnten erklären, warum das vordere Kompartmentsyndrom häufiger ist als das hintere (Verleisdonk, Schmitz und van der Werken 2004).

3.4.2 Zugfestigkeit bei multiaxialer Belastung

Die aponeurotischen Faszien können wie Sehnen fungieren und einen Teil der Kraft von Muskelkontraktionen von einem Segment auf das andere übertragen. Dabei scheint ihre Zugfestigkeit mit der Muskelmasse und der maximalen Kontraktionskraft des Muskels zusammenzuhängen (Stecco C et al. 2007b). So dehnt die Kontraktion des M. gluteus maximus die Fascia lata, an der er ansetzt. Die Fascia lata leitet die Kraft in Längsrichtung entlang des Tractus iliotibialis bis zur Sehne und in den ventrolateralen Anteil der Fascia cruris sowie in das Retinaculum patellae. Möglich ist dies durch die räumliche Ausrichtung der Kollagenfaserbündel, durch welche die Faszien eine Zugfestigkeit bei multiaxialer Belastung aufweisen. Somit spielen die Kollagenfaserbündel eine strategisch wichtige Rolle. Bei geringer Dehnung tragen zunächst nur die Kollagenfasern, die auch ursprünglich in der Richtung der einwirkenden Kraft verlaufen, zur Zugfestigkeit des Gewebes bei, während bei stärkerer Dehnung immer mehr Faserbündel in Richtung auf die einwirkende Kraft ausgerichtet werden (➤ Abb. 3.36).

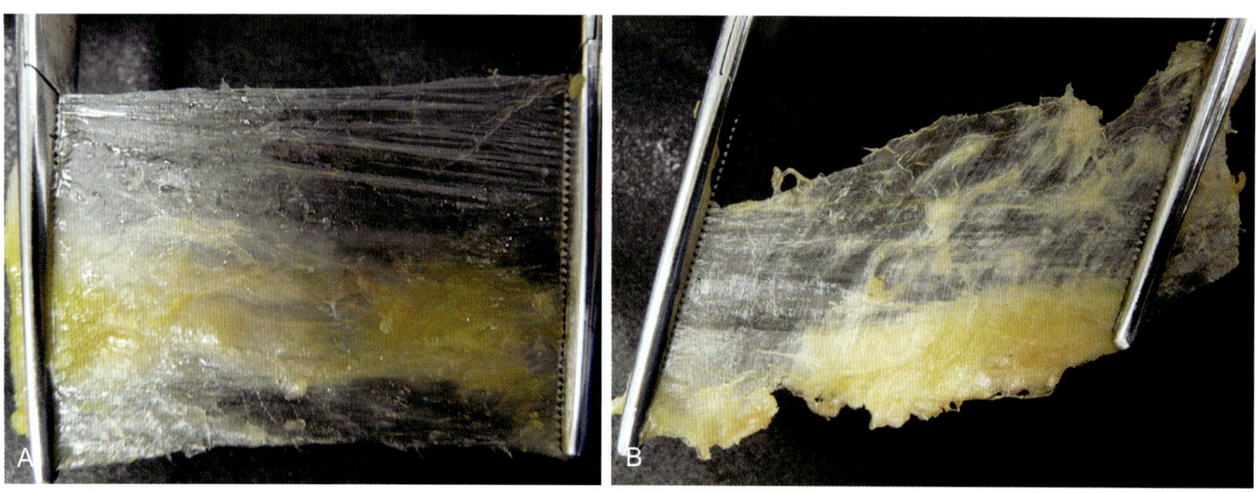

Abb. 3.36 In Längsrichtung (A) und Querrichtung (B) gedehnte aponeurotische Faszie. Bei der Dehnung der aponeurotischen Faszie in einer Richtung werden immer mehr Kollagenfaserbündel in derselben Richtung ausgerichtet, um die Zugfestigkeit zu erhöhen.

3.4.3 Anisotropie

Von Anisotropie spricht man bei einem Material, das richtungsabhängige mechanische Eigenschaften (vor allem Festigkeit) aufweist. Auch die Anisotropie beruht auf einer bestimmten räumlichen Ausrichtung der Kollagenfasern. Hurschler et al. (1994) gaben die durchschnittliche strukturelle Steifigkeit je Breiteneinheit der aponeurotischen Faszie mit 50,9 ± 33 N/mm in Längsrichtung und 46,4 ± 16 N/mm in Querrichtung an. Unsere Untersuchungen (Stecco C et al. 2014a) bestätigen, dass aponeurotische Faszien in longitudinaler Richtung fester sind als in horizontaler Richtung (➤ Abb. 3.37). Die transversal geringere Steifigkeit könnte damit zusammenhängen, dass sich die aponeurotische Faszie an die Effekte der Muskelfaserkontraktionen anpassen muss. Die longitudinal höhere Steifigkeit, ähnlich einer Sehne, wurde bereits im vorausgegangenen Abschnitt besprochen. Daraus folgt somit, dass die Muskelkontraktion behindert werden würde, wenn die Faszie ihre Anpassungsfähigkeit verlieren würde.

3.4.4 Viskoelastizität

Aponeurotische Faszien sind ebenso wie andere Bindegewebe viskoelastisch. Die Viskoelastizität ist der makroskopische Effekt der internen Umorientierung der fibrösen Gewebekomponenten und der Migration der flüssigen Phasen im Laufe der Zeit. Zum Verständnis der Mechanik viskoelastischer Materialien müssen zunächst die grundlegenden Eigenschaften eines elastischen Materials betrachtet werden. Ein ideales elastisches Material würde sich bei Dehnung sofort verformen und nach Beendigung der Dehnung sofort in seinen Ausgangszustand zurückkehren. Das Ausmaß der Verformung hängt einzig und allein von der Stärke der Dehnung ab. Die Steifigkeit eines Materials entspricht dem Verhältnis der einwirkenden Belastung und der Dehnung. Die mechanische Reaktion eines viskoelastischen Materials ist komplexer, weil auch die Geschwindigkeit, mit der die Dehnung einwirkt, berücksichtigt werden muss. Die Grundphänome viskoelastischer Materialien in aponeurotischen Faszien und anderen Bindegeweben sind:

- **Abhängigkeit der Steifigkeit von der Dehngeschwindigkeit:** Die Steifigkeit von Faszien nimmt ähnlich wie bei Sehnen mit der Geschwindigkeit der Belastung bzw. Dehnung zu. Auch wenn dies derzeit noch nicht durch quantitative Daten gestützt wird kann davon ausgegangen werden, dass sich dieses Verhalten signifikant darauf auswirkt, wie effizient ein Muskel Kontraktionskräfte entwickeln kann.
- **Creep-Effekt:** die kontinuierliche oder visköse Tonuszunahme in den Faszien als Reaktion auf eine dauerhafte oder konstante Belastung. Der Creep-Effekt wird durch das Beenden der Dehnung umgekehrt, sofern nicht durch eine übermäßige Belastung Gewebeschäden entstanden sind.
- **Stressrelaxation:** eine Art duales Verhalten des Creep-Effekts mit der Abnahme der Belastung im Laufe der Zeit, wenn das Gewebe konstantem Zug ausgesetzt ist. Obwohl die Untersuchung der Viskoelastizität durch die ausgeprägte Anisotropie der aponeurotischen Faszien erschwert wird, konnte eine aktuelle Studie dazu quantitative Daten gewinnen (Stecco C et al. 2014a). So zeigt die Testung des vorderen Unterschenkelkompartiments in den ersten 120 s eine Stressrelaxation um etwa 35 % und in den nächsten 120 s um etwa 2 %. Daraus lässt sich ableiten, dass 240 s für die vollständige Entwicklung visköser Phänomen ausreichen. Die Stressrelaxationskurven zeigen, dass 90 % der Stressrelaxation in der ersten Minute nach Zugbelastung auftreten.
- **Hysterese:** Sie kann definiert werden als der Energieverlust in einem Zyklus aus Belastung und Entlastung. Das Konzept des hysteretischen Verhaltens von aponeurotischen Faszien zeigt

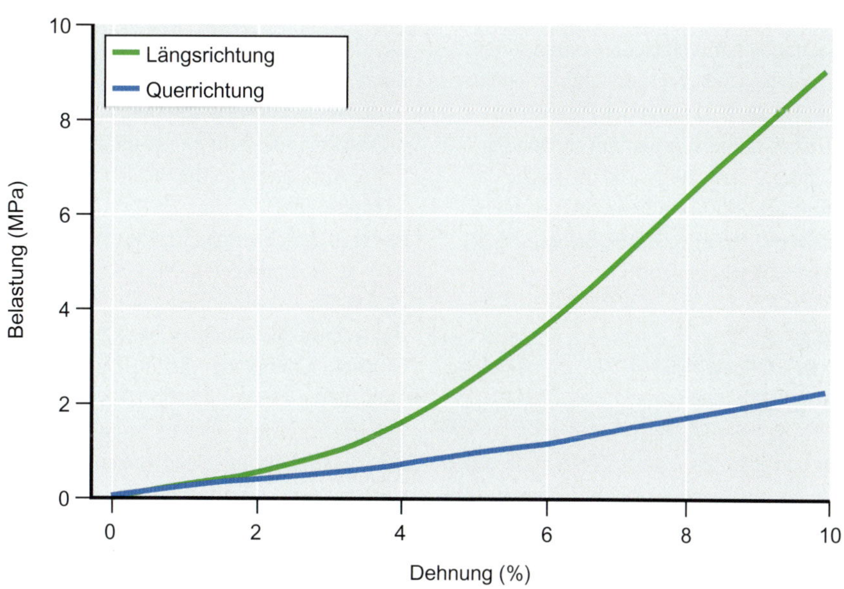

Abb. 3.37 Die Fascia cruris verhält sich bei Dehnung entlang der Hauptachse der Extremität (longitudinale Richtung in der Zeichnung) mechanisch anders als bei horizontaler Dehnung (transversale Richtung). Dies bestätigt die anisotropen Eigenschaften der Faszie.

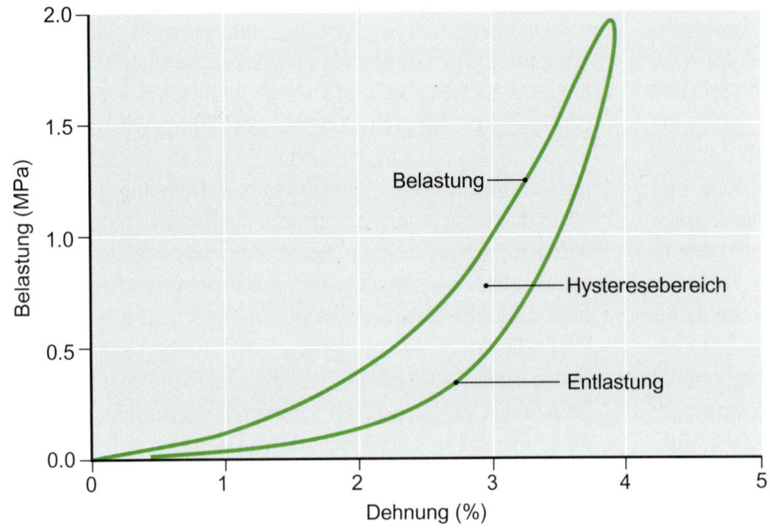

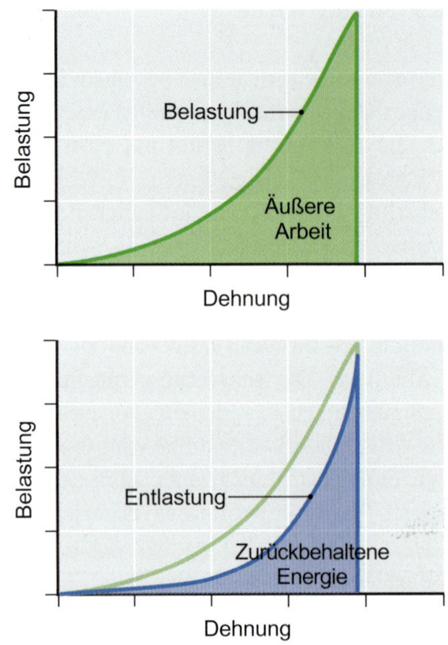

Abb. 3.38 Typische Hysteresekurve einer aponeurotischen Faszie in einem Be- und Entlastungszyklus. Wegen des Energieverlusts durch nicht elastische Phänomene sind die beiden Kurven nicht deckungsgleich. Der Bereich unter der Belastungskurve verhält sich proportional zur externen mechanischen Arbeit. Der Bereich unter der Entlastungskurve entspricht der bei der Belastung elastisch gespeicherten und bei der Entlastung abgegebenen Energie. Der geschlossene (Hysterese-)Bereich entspricht der verlorenen Energie. Wenn der hysteretische Bereich klein ist, hat die Faszie eine hohe Kapazität zur Speicherung der externen mechanischen Arbeit als Dehnungsenergie und reduziert so den Energieverlust.

➤ Abb. 3.38. Die Hysterese eines viskoelastischen Materials hängt von der Geschwindigkeit der Be- und Entlastung ab. Bei einem schnellen Zyklus nimmt der hysteretische Bereich in der Regel ab, sodass die Be- und Entlastungskurven gleich groß sind, weniger Energie verloren geht und die mechanische Effizienz des Systems steigt. In diesem Fall verhalten sich aponeurotische Faszien ähnlich wie Sehnen. Bei der Bewegungsanalyse dieses Phänomens würde ein Sportler Faszien mit minimaler Hysterese benötigen, da seine Bewegungen dann effizienter wären und er mit weniger Muskelarbeit mehr Kraft erzeugen könnte. Wichtig ist die mögliche Veränderung der Viskosität der Faszien. So wurde gezeigt, dass die Viskosität der Faszien mit steigender Temperatur abnimmt (Matteini et al. 2009) und die Faszie dadurch effizienter auf Dehnung und Zusammenziehen reagieren kann. Diese Reduktion der Hysterese erklärt die Bedeutung des Aufwärmens vor sportlichen Wettkämpfen.

CLINICAL PEARL 3.7

Beteiligung der tiefen Faszien beim Dehnen

Die aponeurotischen Faszien der Extremitäten arbeiten parallel zu den Muskeln und sind daher steifer als die Muskeln. Somit wird die Faszie beim Dehnen stärker belastet und spielt eine wichtige Rolle bei der Bestimmung der Grenzen des Dehnens. Die Stress-Relaxations-Kurven zeigen, dass 90 % der Stressrelaxation in der ersten Minute nach dem Einwirken der Belastung auftreten. Aus klinischer Sicht bedeutet dies, dass statische Dehnübungen für mindestens eine Minute gehalten werden müssen, wenn die Faszien relaxiert werden sollen.

3.4.5 Mehrschichtige mechanische Reaktion

Die aponeurotischen Faszien unterscheiden sich strukturell von anderen Bindegeweben durch das Vorhandensein von lockerem Bindegewebe zwischen den einzelnen Schichten. Histologisch wird jede Schicht durch parallel in einer bestimmten Richtung verlaufende Kollagenfaserbündel verstärkt. Durch diese Anordnung kann jede Schicht einer Zugbelastung im jeweiligen Faserverlauf widerstehen. Der Faserverlauf unterscheidet sich von Schicht zu Schicht und hängt von der Lage im Körper ab. Die Anordnung ermöglicht

- den Widerstand gegen Belastungen, die über die Ansätze der Muskeln und Sehnen auf die Faszien übertragen werden.
- die Anpassung an die lokalen Auswirkungen von Muskelkontraktionen.

Diese mehrschichtige Struktur hängt auch mit der Anisotropie der Faszien zusammen (➤ Kap. 3.4.3). Vermutlich ist das lockere Bindegewebe zwischen den faserverstärkten Schichten entscheidend dafür, dass die Schichten bei Kontraktionen der darunterliegenden Muskeln aufeinander gleiten. Dadurch sind die Faszien sehr anpassungsfähig. Der Anulus fibrosus der Bandscheibe ist mehrschichtig aufgebaut, besitzt aber nicht das für aponeurotische Faszien typische Gleitphänomen. Störungen der Gleitfähigkeit können zu pathologischen Veränderungen, wie dem Kompartmentsyndrom, führen. Grundsätzlich sollte bedacht werden, dass die Gleitfähigkeit der faserverstärkten Schichten von der Viskosität des lockeren Bindegewebes abhängt.

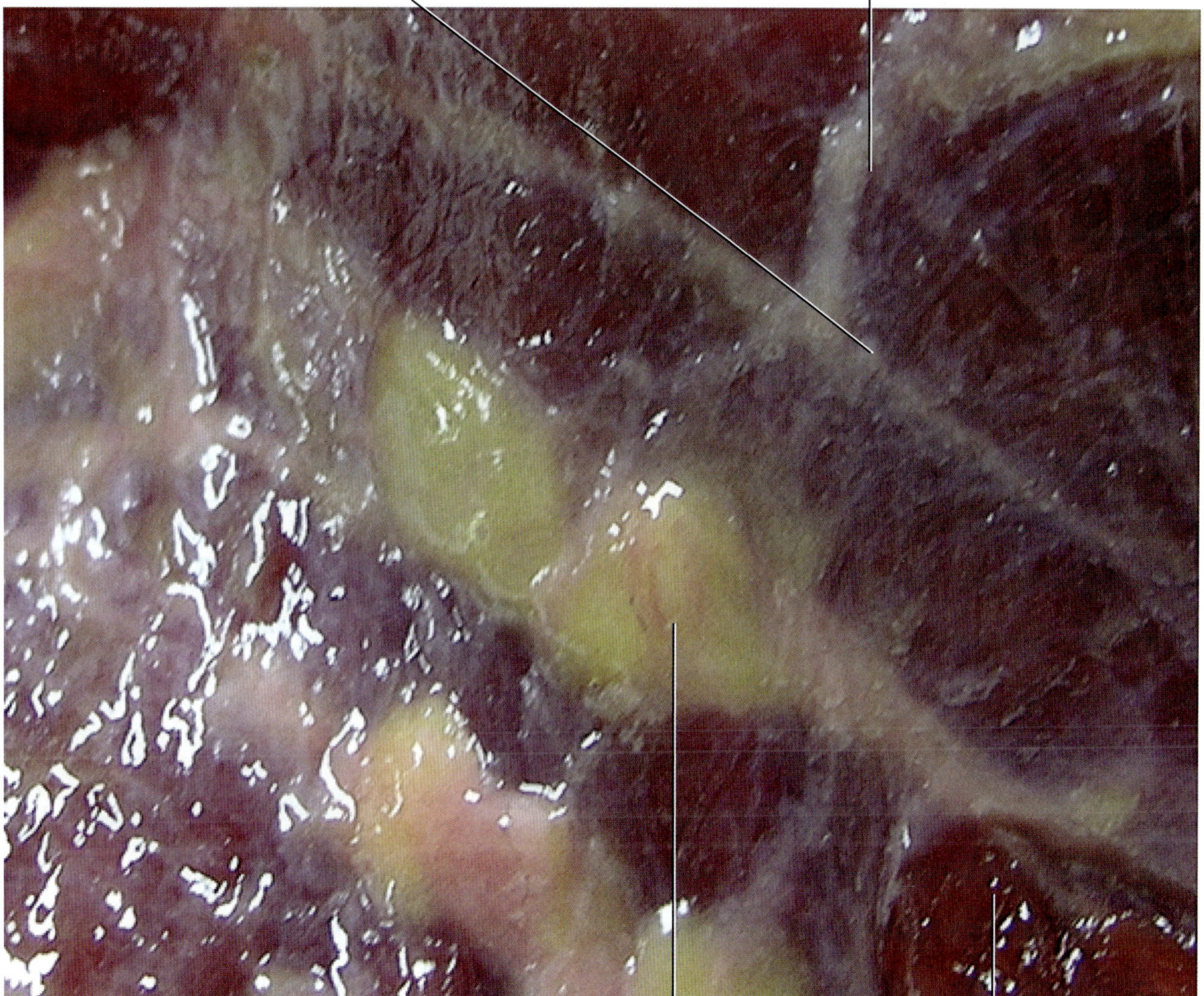

Abb. 3.39 Makroskopische Ansicht des Epimysiums des M. deltoideus. Das Gewebe ist eine dünne, fibröse, weiße Membran, die fest mit dem Muskel verbunden ist und ihn als Gleitfläche überzieht.

3.5 Epimysiale Faszie

Epimysiale Faszien umgeben als dünne, gut organisierte fibröse Schicht einen Muskel und definieren seine Form und Struktur (➤ Abb. 3.39, ➤ Abb. 3.40). Epimysiale Faszien gehören zu den Faszien, wenn sie fibröse Schichten, die Muskelkräfte übertragen und angrenzende synergistische Muskelfaserbündel verbinden können, enthalten. Sie sind dünner als aponeurotische Faszien und haben einen begrenzteren Aktionsradius. Sie umgeben jeweils einen Muskel und legen seine Form und sein Volumen fest, während aponeurotische Faszien mehrere Muskeln umgeben und verbinden. Die epimysialen Faszien übertragen Kräfte, die von einzelnen Muskelfaserbündeln erzeugt werden, während aponeurotische Faszien die von ganzen Muskeln erzeugte Kraft weiterleiten. An den epimysialen Faszien setzen Muskelfasern an.

Wir bezeichnen die tiefen Faszien mancher Rumpfmuskeln (z. B. Mm. pectoralis major, latissimus dorsi und deltoideus) sowie das Epimysium[4] (➤ Abb. 3.1) der Extremitätenmuskeln als epimysiale

[4] Die Begriffe *epimysiale Faszie* und *Epimysium* werden fortan synonym verwendet.

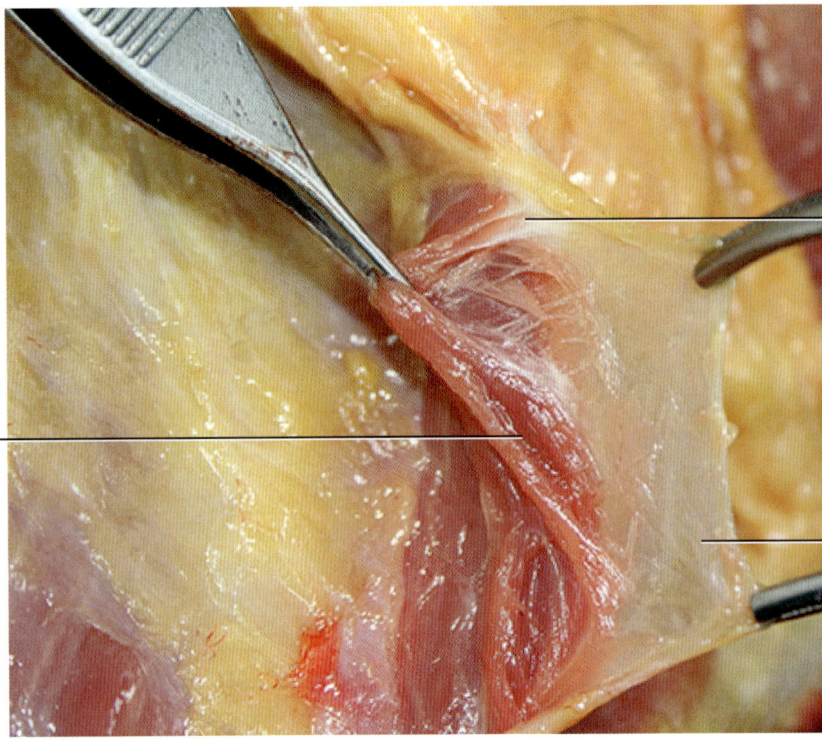

Abb. 3.40 Epimysiale Faszie des M. pectoralis major: dünne, resistente fibröse Schicht, die fest mit dem Muskel verbunden ist.

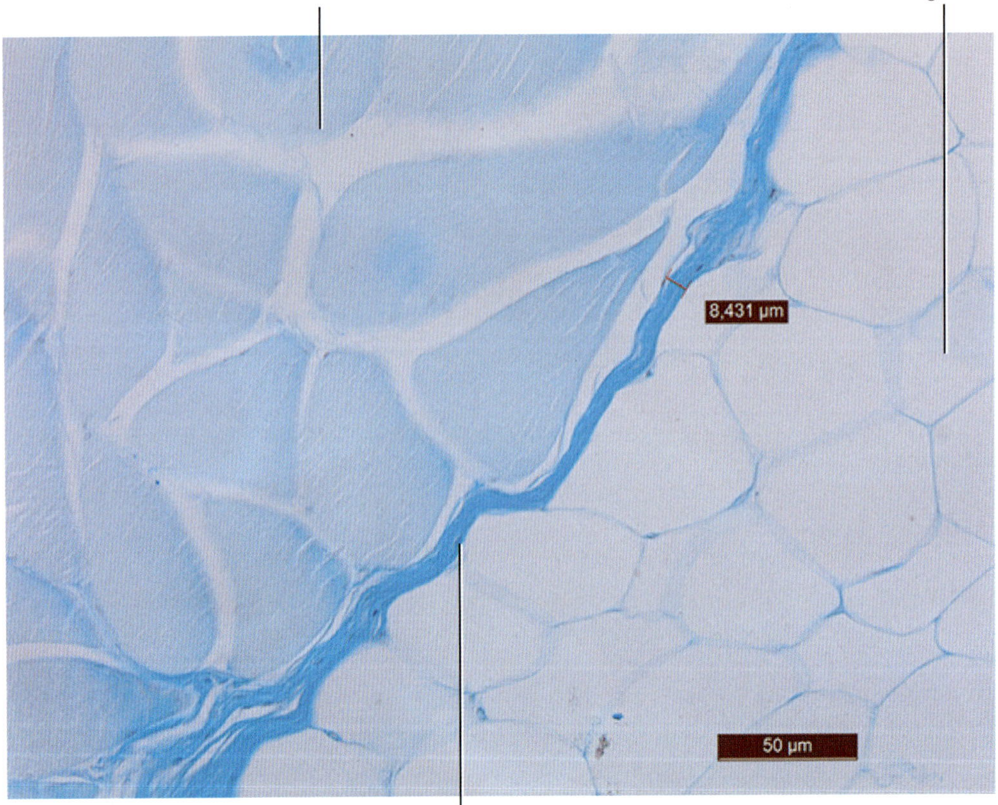

Abb. 3.41 Epimysium eines Rattenmuskels. Färbung mit Alcian-Blau, das spezifisch die Glykosaminoglykane anfärbt. Das Epimysium färbt sehr gut an und weist eine hohe Konzentration von Glykosaminoglykanen (HA) auf.

Faszien. Epimysiale Faszien sind fibröse Schichten mit einer mittleren Dicke von 150–200 µm und bestehen aus Typ-I- und Typ-III-Kollagenfasern (Sakamoto 1996) sowie zahlreichen elastischen Fasern (etwa 15 %). In spindelförmigen Muskeln (z. B. M. biceps brachii) sind die Kollagenfasern in Ruhe gegenüber den Muskelfasern um 55° abgewinkelt (Purslow 2010). In gefiederten Muskeln (z. B. M. rectus femoris) entspricht die epimysiale Faszie einer Fortsetzung der Muskelfasern und bildet eine dichte Schicht, die in die Muskelsehne übergeht. Eine der wichtigsten Eigenschaften von Epimysien ist ihre feste Verbindung mit den darunterliegenden Muskeln über multiple fibröse Septen, die von ihrer Innenseite entspringen und den Muskel penetrieren. Daher sind die Funktionen und Eigenschaften der epimysialen Faszien und der darunterliegenden Muskeln untrennbar miteinander verbunden.

Die epimysialen Faszien sind dünner als aponeurotische Faszien, besitzen aber denselben strukturellen Aufbau aus drei übereinanderliegenden Schichten (Purslow 2010):

- Innere Schicht: Die Kollagenfasern sind nicht organisiert und nicht präzise ausgerichtet.
- Mittlere Schicht: Dünne, miteinander verwobene Kollagenfasern bilden ein Netzwerk.
- Äußere Schicht: Kollagenfasern mit großem Durchmesser bilden flache Bänder, die in einer bestimmten Richtung verlaufen.

Wichtig ist, dass der Raum zwischen den Kollagenfasern der epimysialen Faszien von Hyaluronan ausgefüllt wird (➤ Abb. 3.41). Dadurch gleiten die Kollagenfasern bei Bewegungen mit geringerer Reibung (McCombe et al. 2001). Hyaluronan gewährt eine gewisse Mobilität, solange die interfibrillären Querverbindungen nicht unter Spannung stehen. Es ist ein Gleitmittel, das gleichzeitig zahlreiche Elemente der Extrazellulärmatrix bindet (Hukinsa und Aspden 1985). Durch das Hyaluronan in den epimysialen Faszien kann der Muskelbauch unabhängig von den ihn umgebenden Muskeln gleiten. Gao et al. (2008) zeigten, dass die epimysialen Faszien bei alten Ratten weitaus steifer sind als bei jungen Ratten. Die altersbedingte Zunahme der Steifigkeit der epimysialen Faszien könnte bei der gestörten Kraftübertragung der Muskeln von älteren Menschen eine wichtige Rolle spielen und für Änderungen der intramuskulären motorischen Koordination verantwortlich sein. Sie kann nicht auf Dickenänderungen der epimysialen Faszien oder Größenänderungen der Kollagenfibrillen zurückgeführt werden. Mikroskopisch zeigen sich bei alten Ratten in den epimysialen Faszien keine Veränderungen von Anordnung oder Größe der Kollagenfasern (Gao et al. 2008). Vermutlich beruht die zunehmende Steifigkeit auf dem veränderten Hyaluronangehalt der Extrazellulärmatrix.

Die epimysiale Faszie bedeckt auch die kleinen neurovaskulären Bündel zwischen verwandten Muskeln und stützt die Gefäße und Nerven dieser Muskeln. Dadurch erhalten die Gefäße und Nerven eine wichtige Autonomie, durch die sie sich an die Formveränderungen des Muskels bei Bewegungen anpassen können. Außerdem verhindert die epimysiale Faszie, dass sich zwei angrenzende Muskelbäuche trennen und ermöglicht in allen Richtungen ein leichtes Gleiten der Muskeln.

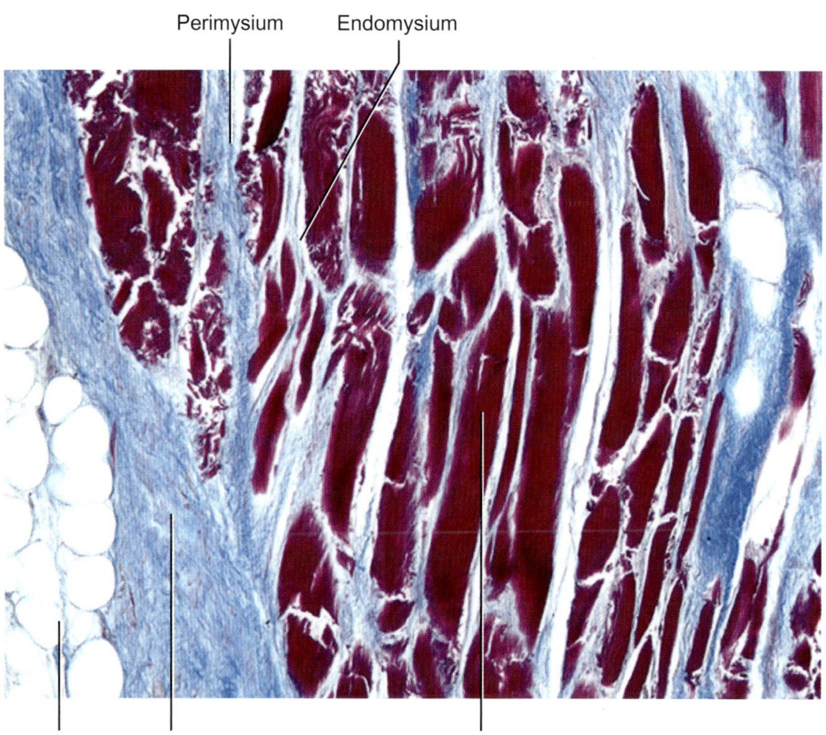

Abb. 3.42 Muskelschnitt. Azan-Mallory färbt die Bindegewebe blau und das Muskelgewebe rot an.

3.5.1 Perimysium

Das Perimysium ist eine dünne fibröse Schicht, die eng mit der epimysialen Faszie verbunden ist[5] und den Muskelbauch in unterschiedlich große Faszikel (Bündel) unterteilt. Aus funktioneller Sicht korreliert das Perimysium stark mit dem Epimysium, was die mögliche Bedeutung des Epimysiums bei der lokalen motorischen Koordination erklären könnte.

Das Perimysium enthält Kollagenfasern der Typen I, III, VI und XII sowie viele elastische Fasern (➤ Abb. 3.42, ➤ Abb. 3.43). Der Anteil von Typ-I-Kollagenfasern ist geringer und der Anteil von Typ-III-Kollagenfasern höher als im Epimysium (Sakamoto 1996). Da die Typ-I-Kollagenfasern des Perimysiums einen 10 Mal größeren Durchmesser haben als die Kollagenfasern des Endomysiums (Purslow 1989), ist das Perimysium zugfester als das Endomysium. Rowe (1981) unterteilt das Perimysium in drei abgrenzbare Kollagenfaserschichten:

- Oberflächliche Schicht: gerade Fasern mit kleinem Durchmesser, die in verschiedenen Richtungen verlaufen. Sie überschneiden einander und bilden ein dichtes Netzwerk.
- Intermediäre Schicht: fache, gebogene Fasern mit größerem Durchmesser, welche die Muskelfasern in Ruhe in einem Winkel von etwa 55° überschneiden. Bei der Rekrutierung der Fasern steigt der Winkel auf bis zu 80° und sinkt bei Dehnung der Muskelfasern auf 20°.
- Tiefe Schicht: enthält eine weiche Lamina, die direkten Kontakt mit dem Endomysium hat. Durch den signifikant größeren Abstand zwischen den Kollagenfasern weist sie eine gewisse Laxität auf.

Das Perimysium ähnelt mit der mehrschichtigen Anordnung der Kollagenfasern dem Epimysium. Daher werden beide als dichtes regelmäßiges Bindegewebe mit einer entscheidenden Rolle bei der Übertragung der Muskelkraft auf die Knochenhebel eingestuft. Die Ausrichtung der Kollagenfasern ändert sich abhängig vom Muskelstatus, was zeigt, wie stark das Perimysium mit der Muskelaktivität zusammenhängt. Laut Rowe (1981) verbindet das Perimysium verschiedene Muskelfasern und kann Kräfte zwischen angrenzenden synergistischen Muskelfaserbündeln übertragen, auch wenn diese nicht zur gleichen motorischen Einheit gehören. Durch den konstanten Ruhetonus der Muskelfasern ist auch die Spannung von Perimysium und Epimysium ständig mehr oder weniger erhöht. Die epimysialen Faszien (Perimysium und Epimysium) sind ein organisiertes Netzwerk, das die im Bewegungsapparat erzeugten Kräfte weiterleitet (Passerieux et al. 2007; Trotter und Purslow 1992).

Das Perimysium enthält reichlich Hyaluronan (McCombe et al. 2001), das die Autonomie bzw. das Gleiten der verschiedenen Muskelfasern gewährleistet (➤ Abb. 3.43B). Außerdem bildet das Perimysium intramuskuläre neurovaskuläre Stränge. Dabei handelt es sich um von Kollagenfasern verstärkte Bindegewebsblätter oder -bündel, welche die Blut- und Lymphgefäße sowie die Nerven und ihre Äste umhüllen und schützen (Huijing und Jaspers 2005). Diese neurovaskulären Stränge können auch an intramuskulären Septen, interossären Membranen sowie am Periost befestigt sein und bilden dann einen Übergang zwischen den epimysialen und den aponeurotischen Faszien.

CLINICAL PEARL 3.8

Auswirkungen der Immobilisierung auf das intramuskuläre Bindegewebe

Gemäß der Studien von Järvinen et al. (2002) nehmen die endo- und perimysialen Bindegewebe durch eine Immobilisierung deutlich zu. Der Großteil des zusätzlichen endomysialen Kollagens wird direkt auf dem Sarkolemm der Muskelzellen abgelagert. Bei der Immobilisierung des Endomysiums steigt auch die Anzahl der rechtwinklig verlaufenden Kollagenfasern, die Kontakt mit zwei angrenzenden Muskelfasern haben, deutlich an. Außerdem stört die Immobilisierung die normale Struktur des Endomysiums, sodass sich die verschiedenen Fasernetzwerke nicht unterscheiden lassen.
Im Perimysium führte die Immobilisierung zu ähnlichen Veränderungen. Die Anzahl der longitudinal verlaufenden Kollagenfasern nahm zu, das Bindegewebe wurde sehr dicht und die Anzahl der ungleichmäßig ausgerichteten Kollagenfasern stieg stark an. Dadurch ließen sich die verschiedenen Kollagennetzwerke nicht mehr voneinander unterscheiden. Sogar die Kräuselung der Kollagenfasern nahm nach der Immobilisierungsphase in allen Muskeln um 10 % ab. Daraus folgt, dass die quantitativen und qualitativen Veränderungen des intramuskulären Bindegewebes signifikant zur Funktionseinschränkung und den ungünstigen biomechanischen Eigenschaften immobilisierter Skelettmuskeln beitragen.

3.5.2 Endomysium

Das Endomysium ist der dünnere innere Anteil des intramuskulären Bindegewebes und hat direkten Kontakt mit den einzelnen Muskelfasern, die es jeweils umgibt und deren äußere Umgebung es bildet. Es reicht ohne Unterbrechungen bis zum Kollagen des Perimysiums. Gemäß Trotter und Purslow (1992) sowie Passerieux et al. (2007) besteht es aus Kollagenfasern der Typen III, IV und V sowie einigen Typ-I-Kollagenfasern. Typ-IV-Kollagenfasern finden sich an der Basalmembran, die jede Muskelfaser umhüllt (Standring et al. 2008). Järvinen et al. (2002) wiesen im Endomysium von Skelettmuskeln der Ratte mit einem Rasterelekronenmikroskop drei verschiedene Kollagenfasernetzwerke nach: longitudinal auf der Oberfläche der Muskelfasern verlaufende Fasern (die Hauptorientierung der Kollagenfasern), rechtwinklig zur Längsachse der Muskelfasern verlaufende Fasern, die Kontakt mit angrenzenden Muskelfasern haben, und mit den intramuskulären Nerven und Arterien verbundene Fasern. Die in der Längsachse der Muskelfaser verlaufenden Kollagenfasern des Endomysiums sind gewellt und in überwiegend schräg ausgerichteten Faszikeln organisiert. Der geringe Gehalt an Typ-I-Kollagen und die reichlich vorhandene Extrazellulärmatrix mit hohem Hyaluronangehalt legen nahe, dass das Endomysium nur begrenzt an der Weiterleitung von Muskelkraft beteiligt ist. Seine Funktion besteht vor allem in der Trennung der einzelnen Muskelfasern voneinander, damit diese bei Muskelkontraktionen autonom gleiten können. Außerdem ist das Endomysium stark verformbar und passt sich an die Volumenänderungen bei Muskelfaserkontraktionen an. Eine weitere wichtige Aufga-

[5] Aus funktioneller Sicht umfasst der Begriff *epimysiale Faszien* auch das Perimysium.

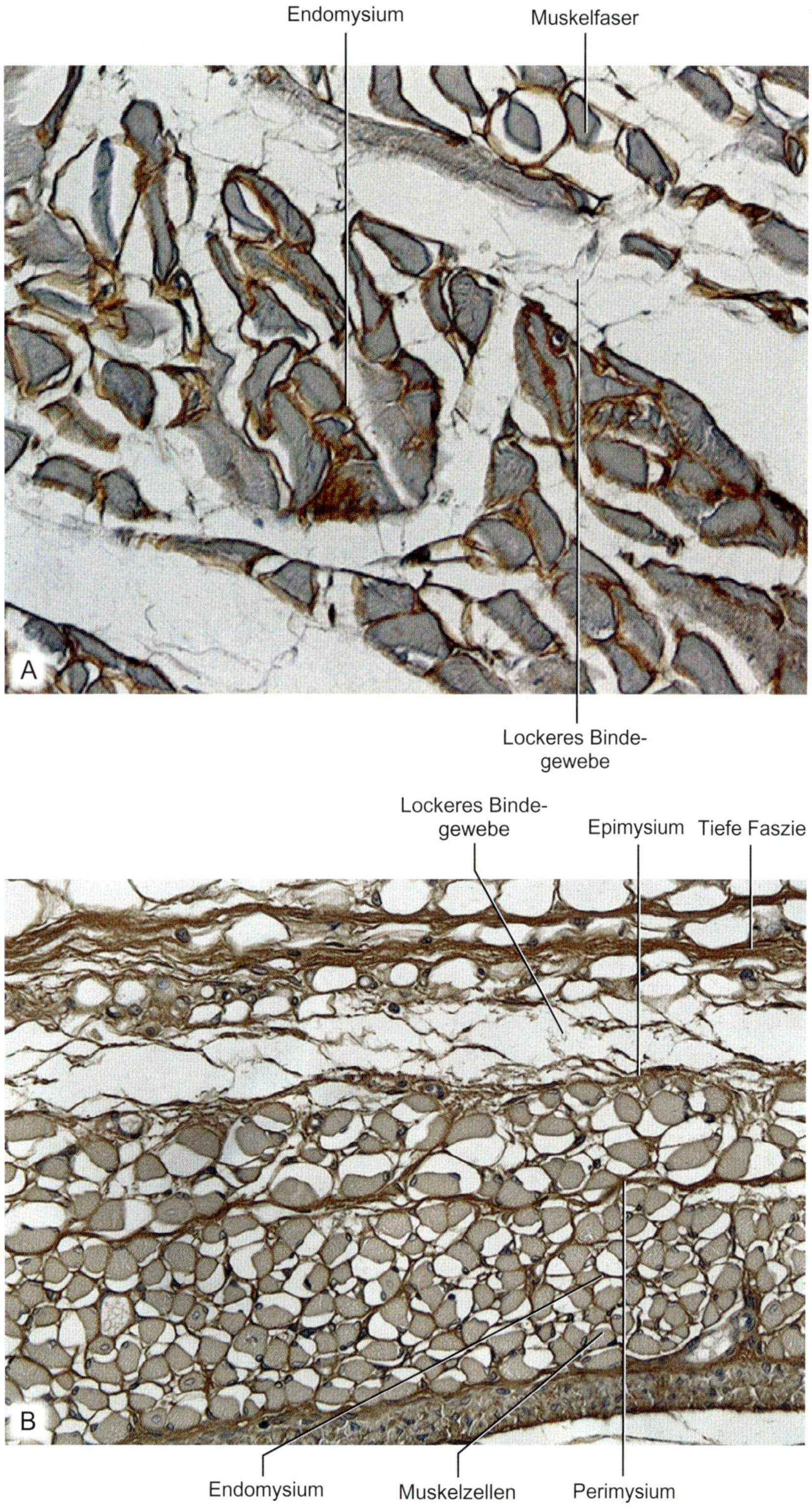

Abb. 3.43 Färbung von Endomysium und Perimysium. (A) Durch den Antikörper imponiert das Typ-III-Kollagen, das vor allem im Endomysium reichlich vorhanden ist, braun. (B) Immunhistochemische Färbung: Anti-HA-binding-Protein, 400-fache Vergrößerung, Schnitt eines Mausmuskels. Das Hyaluronan (HA) ist braun gefärbt. Das den Muskel umgebende Epimysium ist sehr gut angefärbt, ebenso das Perimysium und das Endomysium. Dies zeigt, dass in allen diesen Strukturen sehr viel HA vorhanden ist und ein Gleiten der einzelnen Muskelfasern (HA im Endomysium) und der Faszikel (Perimysium) gegeneinander sowie der Muskeln gegenüber den umgebenden Strukturen (Epimysium) ermöglicht.

be des Endomysiums ist die Steuerung des metabolischen Austauschs zwischen Muskel und Blut.

3.5.3 Mechanisches Verhalten

Die epimysialen Faszien tragen entscheidend zur mechanischen Kraft von Muskeln bei. Die Anordnung und Ausrichtung der Kollagenfasern und elastischen Fasern in den epimysialen Faszien trägt zur Steuerung des mechanischen Verhaltens des Muskels bei. Die epimysiale Faszie erzeugt in derselben Richtung wie die Muskelfasern einen definitiven Widerstand gegen Spannung und bildet durch seine konzentrischen Kollagenschichten eine Hülle, welche die Muskelexpansion einschränkt. Die Elastizität der epimysialen Faszien erlaubt Volumenänderungen der Muskeln. Außerdem sind die epimysialen Faszien durch die Verbindung mit dem Perimysium, den direkten Ansatz von Muskelfasern angrenzender Muskeln und das Gleiten zwischen den Muskeln und den umgebenden Geweben an der Übertragung von Muskelkraft beteiligt. Jedes Mal, wenn ein Muskel gedehnt wird, werden auch die epimysialen Faszien gedehnt und kehren dann in ihren Ausgangszustand zurück.
Aus physikalischer Sicht sind epimysiale Faszien

- ein isotropes Material (gleiche physikalische Eigenschaften in allen Richtungen), das in allen drei Raumebenen abhängig von den orthogonalen Kräften, die durch die Muskelmasse und die umgebenden Elemente auf seine Oberfläche einwirken, auf einwirkenden Druck reagiert. Dies hängt jeweils von der Zusammensetzung der Extrazellulärmatrix ab.
- ein anisotropes Material (richtungsabhängig), dessen Verformungsfestigkeit bei Zugbelastung abhängig von der Verteilung und Ausrichtung seiner Fasern variiert.

Aus funktioneller Sicht sind epimysiale Faszien

- Hüllen, indem sie die Muskelexpansion durch konzentrische Kollagenschichten begrenzen.
- Transmitter der Muskelkraft, die direkt auf die Sehnen (in Reihe) und die aponeurotische Faszie (parallel) übertragen wird.
- integraler Anteil der Gleitfläche für die Muskeln und die umgebenden Strukturen.

Übertragung von Muskelkraft

Die epimysialen Faszien besitzen eine hochspezifische anatomische Struktur und sind fest mit den darunterliegenden Muskeln verbunden. Da sie sehr dünn sind und eng mit den Muskeln verbunden sind, kann ihr Beitrag zu Bewegungen nicht von der Muskelaktion getrennt betrachtet werden. Als myofaszialen Komplex bezeichnet man z. B. den M. pectoralis major und die Fascia pectoralis, welche die Muskelkraft weiterleiten und die obere Extremität mit dem Rumpf verbinden. Durch diesen myofaszialen Komplex können die Muskeln die Spannungsübertragung zwischen verschiedenen Körpersegmenten, insbesondere zwischen den oberen und unteren Extremitäten, modulieren.

Huijing et al. (2005) zeigten, dass 30–40 % der von Muskeln erzeugten Kraft nicht über die Sehne sondern über das den Muskel umgebende Bindegewebe weitergeleitet wird. Durch den konstanten Ruhetonus der Muskelfasern sind auch die epimysialen Faszien permanent mehr oder weniger stark gespannt. Viele Muskelfasern reichen nicht vom Ursprung bis zum Ansatz des Muskels (non-spanning muscle) sondern werden in der Mitte des Muskelbauchs immer dünner und enden im Muskelbauch. Diese Muskeln können die Kraft nur mithilfe des Perimysiums auf angrenzende Muskelfasern übertragen, was bedeutet, dass die Kraftübertragung auch anders als über die Muskel-Sehnen-Komplexe erfolgen kann (Huijing und Baan 2001). Die von einem Muskel entwickelte Kraft hängt nicht nur von seiner anatomischen Struktur ab, sondern auch von dem Winkel, in dem seine Muskelfasern am intramuskulären Bindegewebe befestigt sind, und seiner Beziehung zur epimysialen und aponeurotischen Faszie (Turrina, Martinez-Gonzalez und Stecco 2013). Gemäß Van Leeuwen und Spoor (1992) wird die Kraft einer Muskelkontraktion von mehreren Faktoren beeinflusst: der anatomischen Struktur des Muskels, dem Winkel, in dem seine Fasern am Epimysium befestigt sind, den sehnigen Anteilen und dem im Muskel durch die Kontraktion aufgebauten Druck (durch Muskelgewebe und Blut). Besonders wichtig ist ein ausgeglichener muskulärer Ruhetonus, der dem Tonus der epimysialen Faszie entgegenwirkt.

3.5.4 Innervation der epimysialen Faszien: Bedeutung der Muskelspindeln

Die epimysialen Faszien enthalten zwar freie Nervenendigungen, aber keine Vater-Pacini- und Ruffini-Körperchen. Sie spielen aber aufgrund ihrer engen Beziehung zu den Muskelspindeln trotzdem eine wichtige Rolle bei der Propriozeption und der peripher-motorischen Koordination (> Abb. 3.44).

Muskelspindeln sind kleine sensorische Organe in quergestreiften Muskeln. Sie sind von einer Kapsel umgeben und enthalten sensorische und motorische Komponenten. Die Kapsel ist eine Spezialisierung der epimysialen Faszien und geht in das Perimysium über (Cooper und Daniel 1956; Maier et al. 1999; Sherrington 1893, 1894). Die motorische Komponente umfasst an jedem Ende der Muskelspindel mehrere kleine, spezialisierte Muskelfasern (intrafusale Fasern). Die Kontraktion dieser Muskelfasern wird durch efferente γ-Motoneurone stimuliert. Die extrafusalen Fasern werden von einem anderen efferenten motorischen Neuron, dem α-Motoneuron, innerviert. Das α-Motoneuron und alle von ihm innervierten extrafusalen Muskelfasern bilden eine motorische Einheit. γ-Motoneurone machen 31 % der motorischen Fasern aus, was die wichtige Rolle der Muskelspindeln widerspiegelt. Die sensorische Komponente liegt im Zentrum der Spindel, wo spezialisierte Nervenendigungen, die anulospirale Endigung (mit sprialförmiger Umwindung) und Flower-spray-Endigungen (die sich wie eine Blumenspritze über die Faseroberfläche ausbreiten), liegen. Die anulospiralen Endigungen (Ia-Fasern) liefern Informationen über die Länge und Geschwindigkeit der Muskelkontraktion und die Flower-spray-Endigungen (Gruppe-II-Afferenzen) auch in Ruhe Informationen über die Muskellänge. Sie melden z. B. die Position des Armes am Ende einer Bewegung. Sobald sich der Muskel ver-

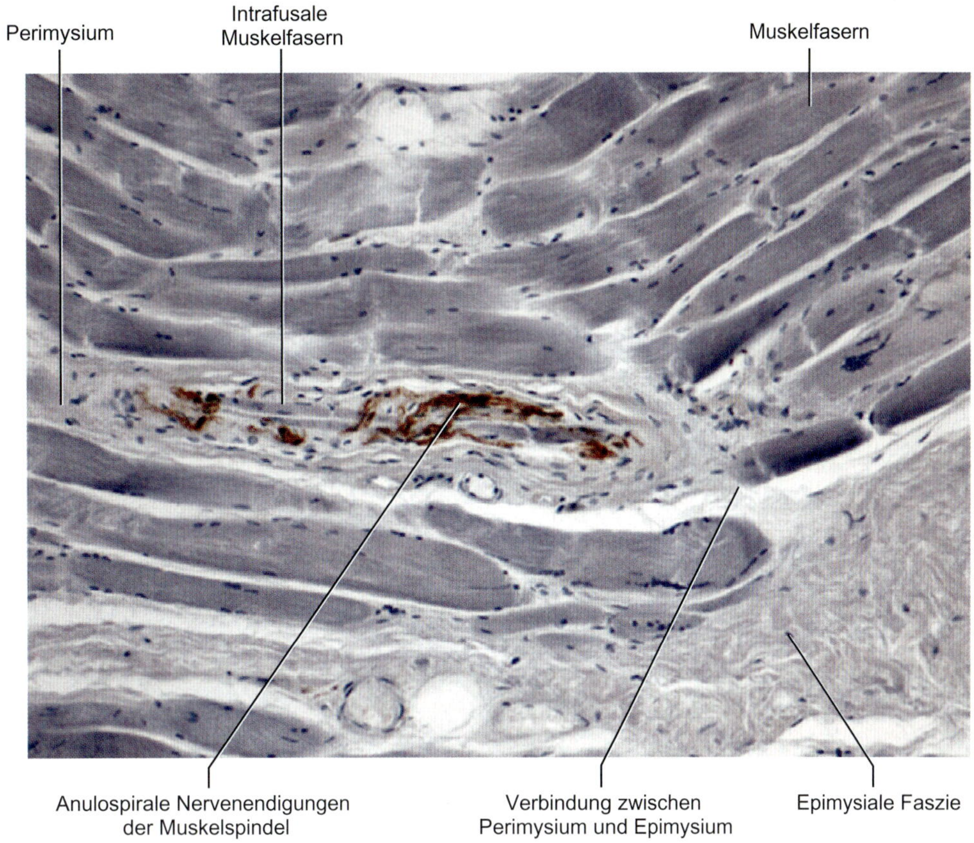

Abb. 3.44 Muskelspindel im Perimysium eines Muskels. Das Perimysium geht in die epimysiale Faszie über. Immunhistochemische Färbung: Anti-S100, die Nervenanteile sind braun angefärbt.

längert und die Muskelspindel gedehnt wird, werden mechanosensitive Ionenkanäle in den sensorischen Dendriten geöffnet. Dadurch entsteht ein Rezeptorpotenzial, das in den Afferenzen der Muskelspindel ein Aktionspotenzial auslöst. Ihr Schwellenwert entspricht einer Zugspannung von 3 g. Bei der Dehnung nimmt die Reizleitung der Spindel über Ia-Motoneurone zum Rückenmark zu und werden α-Motoneurone stimuliert, die eine Kontraktion der extrafusalen Fasern veranlassen. Gleichzeitig stimulieren die Ia-Afferenzen der Muskelspindel im Hinterhorn des Rückenmarks über Synapsen die inhibitorischen Neurone, welche die α-motorische Aktivität der antagonistischen Muskeln drosseln. Dies erfolgt über einen einfachen Dehnungsreflex, der als Servomechanismus den korrekten Muskeltonus aufrechterhält. Als Muskeltonus (residuelle Muskelspannung) wird die kontinuierliche, partielle Kontraktion von Muskeln oder der Muskelwiderstand gegen passive Dehnung im Ruhezustand bezeichnet. Der Tonus trägt zur aufrechten Körperhaltung bei und nimmt im REM-Schlaf ab (O'Sullivan 2007). Stellen Sie sich vor, dass Sie für längere Zeit ein schweres Paket tragen und dass Ihr M. biceps brachii in beiden Armen langsam ermüdet. Obwohl die Muskeln maximal kontrahiert sind, dehnen sie sich langsam, wodurch die Spindelzellen aktiviert werden, sodass die Muskeln ihre Kontraktion verstärken können. Dieses Beispiel zeigt, wie die Muskelspindeln eine Muskelermüdung ausgleichen, indem sie reflexiv eine stärkere Kontraktion erzeugen. Wenn die Muskelspindeln nicht aktiviert werden können, ist die Steuerung des Muskeltonus gestört (Leonard 1998).

Man geht allgemein davon aus, dass die γ-Motoneurone die Sensitivität der Muskelspindel unabhängig von der Muskellänge aufrechterhalten. Sobald die extrafusalen Fasern durch ein α-Motoneuron zur Kontraktion gebracht wurden, wird gleichzeitig das γ Motoneuron aktiviert, das eine Kontraktion an den beiden Enden der intrafusalen Muskelfaser auslöst, die Länge der Muskelspindel anpasst und die Spannung in der Zentralregion der intrafusalen Faser bewahrt. Dies ist erforderlich, damit die Afferenzen der Muskelspindel auch weiter ansprechen und wird als α-γ-Koaktivierung bezeichnet.

Der Ultraschall zeigt, dass es vor der Kontraktion eines Muskels an dessen Ursprung und Ansatz zur Bewegung und Spannung der epimysialen Faszie kommt. Der Muskelbauch verformt sich gleichzeitig in allen drei Raumebenen. Die Veränderung von Volumen und Form des Muskelbauchs geht seiner Verkürzung in Längsrichtung voraus. Diese Deformation entsteht durch die Kontraktion der Muskelspindeln, die wie eine Sonde arbeiten und vor der Kontraktion den Muskelstatus erfassen. Wenn die epimysiale Faszie steif ist, können die Muskelspindeln ihre Länge nicht ändern, sodass die Kontraktion der extrafusalen Muskelfasern verändert wird – selbst wenn die α-Motoneurone die Muskelfasern korrekt stimulieren. Dadurch nimmt die Muskelkraft ab und werden die Bewegungen eingeschränkt.

Angesichts der Beziehung zwischen Muskelspindeln und Faszie wird die Bedeutung der Faszie besonders deutlich, wenn ihr Einfluss auf die periphere motorische Koordination betrachtet wird. Bei der Untersuchung des Septums des M. supinator stellten Strasmann et al. (1990) fest, dass viele Muskelspindeln direkt im Bindegewebe des Septums ansetzen. Von Düring und Andres (1994) entdeckten bei der Untersuchung der Entwicklung des Bewegungsapparates, dass Muskelspindeln eng mit der Faszie verbunden sind. Aufgrund dieser Information scheint es sinnvoll zu sein, den Begriff *Muskelspindelzelle* durch den begriff *fasziale Spindelzelle* zu ersetzen. Durch diese Verbindungen wird deutlich, dass jedes Mal, wenn ein myofaszialer Ausläufer einen Teil der tiefen Faszien dehnt, auch die mir ihr verbundenen Muskelspindeln passiv gedehnt und aktiviert werden. Dadurch kommt es zur reflektorischen Kontraktion der extrafusalen Muskelbündel, die mit diesen Spindeln verbunden sind. Dieser Mechanismus erhöht die Gelenkstabilität bei Bewegungen und könnte die Koaktivierung der motorischen Einheiten verschiedener Segmente erklären. Bei einer Überdehnung der epimysialen Faszie durch einen myofaszialen Ausläufer können die mit diesem Faszienteil verbundenen Muskelspindeln chronisch gedehnt und überaktiviert werden (➤ Abb. 3.45). Daraus ergibt sich, dass die assoziierten Muskelfasern zu einer Dauerkontraktion angeregt werden, was den bei myofaszialen Schmerzen insbesondere in Triggerpunkten erhöhten Spiegel von Acetylcholin erklären würde (McPartland 2004; Mense 2004). Diese passive Fasziendehnung führt zu muskulären Ungleichgewichten und fehlerhaften Gelenkbewegungen. Dies ist ein typischer Fall mit eingeschränkter Gelenkbeweglichkeit und assoziierten Gelenkschmerzen. Die Ursache findet sich oft in den proximalen Muskeln, die das Gelenk bewegen. Bei der Palpation des proximalen Muskelbauchs findet sich oft ein schmerzhafter Bereich mit umschriebener Gewebeverdichtung, in dem meistens auch eine nicht unerhebliche Menge von Spindelzellen liegt.

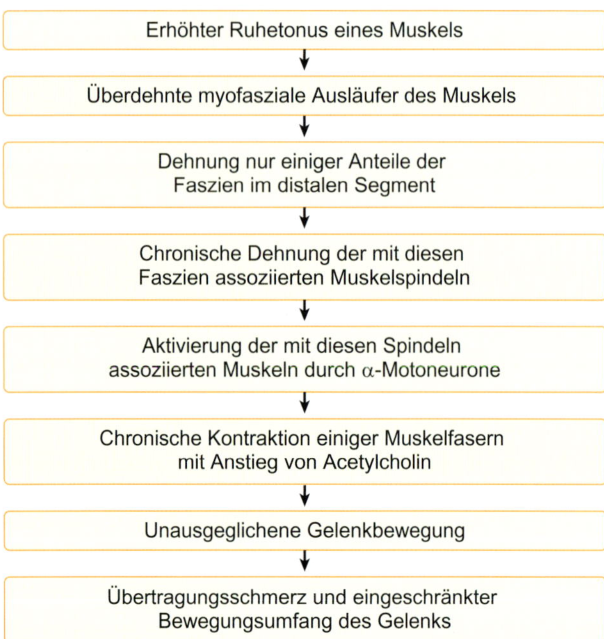

Abb. 3.45 Möglicher Effekt chronisch überdehnter myofaszialer Ausläufer auf die motorische Koordination.

Zur Wahrnehmung der Körperposition und des Bewegungsumfangs der Gelenke, müssen sie in einer gut definierten Struktur kartiert werden. Alle sensorischen Rezeptoren, wie die des vestibulären und des optischen Systems sowie der Peripherie, sind im zentralen Nervensystem kartiert. Unserer Ansicht nach sorgt die epimysiale Faszie für die periphere propriozeptive Kartierung im Sinne eines Kutschers, wobei die Pferde den verschiedenen motorischen Einheiten, die bestimmte Bewegungen durchführen, entsprechen. Mense (2011), ein Experte für Muskelschmerz und Neurophysiologie, stellte fest:

Strukturelle Erkrankungen der Faszien können die Informationen, die von den Muskelspindeln an das zentrale Nervensystem gesandt werden, verzerren und dadurch die Bewegungskoordination stören. Vor allem die primären Spindelafferenzen (Ia-Fasern) sind so sensibel, dass schon leichte Störungen des Perimysiums ihre Entladungsfrequenz verändern.

Wenn das Perimysium beispielsweise nach einer Immobilisierung verändert ist, wie es Järvinen et al. (2002) gezeigt haben, funktionieren die in das Perimysium eingebetteten Muskelspindeln nicht mehr korrekt (➤ Abb. 3.46). Dies unterstreicht Abhängigkeit der normalen Muskelfunktion von einer normal hydrierten, funktionsfähigen Faszie. Muskelspindeln informieren das zentrale Nervensystem über den sich ständig verändernden Muskeltonus, Bewegungen, den Verlust der normalen Elastizität, die Position der Körperteile, die absolute Muskellänge und die Rate (Schnelligkeit) der Längenänderung eines Muskels. Deswegen sind Muskelspindeln in eine anpassungsfähige Struktur, die eine Verlängerung und Verkürzung zulässt, eingebettet. Was aber geschieht mit den Muskelspindeln, wenn die epimysiale Faszie durch ein Trauma, schlechte Körperhaltung, eine Operation oder Überlastung verändert wird? Eine Verdichtung der Faszie kann die normale Spindelzellfunktion (Dehnungsfähigkeit) hemmen und dadurch das Feedback zum zentralen Nervensystem verändern. Wenn die epimysiale Faszie dich-

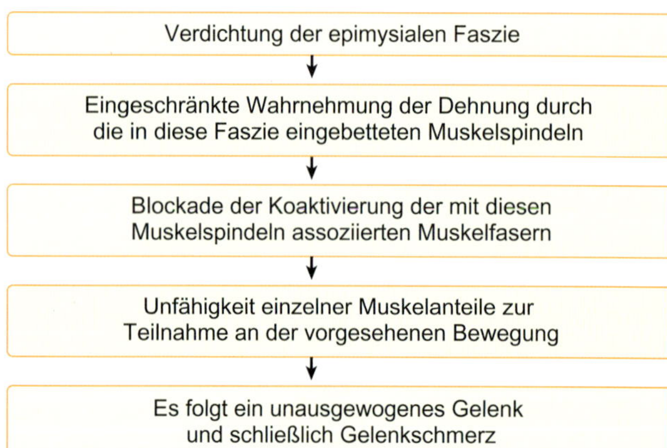

Abb. 3.46 Mögliche Folge einer Verdichtung der epimysialen Faszie. Durch die veränderte Umgebung der Muskelspindel können sich die anulospiralen Endigungen der Spindelzelle nicht dehnen und wird die normal Funktion of Muskelspindeln gestört.

ter wird, funktionieren einige Teile des Muskels bei Bewegungen nicht normal, sodass die auf das Gelenk wirkenden Kraftvektoren verändert werden. Es folgt eine unausgewogene Gelenkbewegung mit unkoordinierten Bewegungen und schlussendlich Gelenkschmerzen. Die epimysialen Faszien sind somit das Schlüsselelement für die periphere motorische Koordination und Propriozeption.

CLINICAL PEARL 3.9

Bedeutung der Ansäuerung für das Fasziengleiten

Das lockere Bindegewebe der Faszien ist ein wichtiges Reservoir für Wasser, Salze und andere Elemente sowie ein potenzielles Reservoir für die Akkumulation von Abbauprodukten, wie Laktat. Durch die Akkumulation dieser Produkte ändern sich im Laufe der Zeit die biomechanischen Eigenschaften des lockeren Bindegewebes, was sich – wie bereits dargelegt – negativ auf die Gleitbewegung des Faszienschichten auswirkt und zur myofaszialen Dysfunktion führen kann. Von besonderem Interesse sind Interaktionen zwischen Hyaluronan, Laktat und den pH-Veränderungen im Fasziengewebe. Juel et al. (2004) zeigten, dass sich ein Sportler bei einem pH-Wert von 6,6 in den Muskeln im Erschöpfungsstadium befindet. Bei diesem pH-Wert nimmt die Viskosität von Hyaluronan im Endomysium und Perimysium der Muskeln deutlich zu. Laut Gatej, Popa und Rinaudo (2005) erreicht die komplexe Viskosität von Hyaluronan bei einem pH-Wert von 6,6 (normaler pH-Wert 7,4) 5 Pa·s statt der typischen 3.8 Pa·s. Diese Zunahme der Viskosität erklärt die typische Steifigkeit von Sportlern nach längerer intensiver Aktivität (Marathons, Ausdauersportwettkämpfe usw.). Diese Form der Steifigkeit verschwindet in der Regel in Ruhe und es kommt zur vollständigen Wiederherstellung eines schmerzlosen Bewegungsumfangs. Die Ansäuerung des lockeren Bindegewebes der Faszie ist nicht der einzige Faktor, der zur Steifigkeit führt. Auch Überlastungssyndrome und Traumata können die Viskosität der Faszie verändern und zur Steifigkeit in den umgebenden Bereichen führen. Bei einem kleinen Teil der Menschen beruhen die Schmerzen und die Bewegungseinschränkung nach sportlicher Betätigung auf einem hohen Viskositätsprofil. Oft gibt es bereits überlastete oder posttraumatische Bereiche mit erhöhter Viskosität und wird ein hohes Viskositätsprofil aufrechterhalten. Aus klinischer Sicht findet in derartigen Bereichen eine Verdichtung statt. Sie sind mögliche Triggerpunktbereiche und können zum myofaszialen Schmerzsyndromführen.

3.6 Bildgebung der tiefen Faszien

Die aponeurotischen Faszien können mittels CT, MRT (insbesondere T1-Wichtung) und Ultraschall dargestellt werden. Leider wird das Fasziensystem meist von den Radiologen und Chirurgen nicht betrachtet. Bislang gibt es nur sehr wenige Veröffentlichungen zur Darstellung von Faszienveränderungen.

In der T1-Wichtung imponieren aponeurotische Faszien als signalarme Linien, die scharf vom Subkutangewebe abgegrenzt sind (➤ Abb. 3.47). Sie sind besser zu erkennen, wenn zwischen den tiefen Faszien und dem darunterliegenden Muskel reichlich lockeres Bindegewebe vorhanden ist, während sie bei kräftigen Verbindungen zwischen der Faszie und den darunterliegenden Muskeln schwerer darstellbar sind. Auf axialen Schnitten beträgt die mittlere Dicke der aponeurotischen Faszien 1 mm (Bereich: 0,9–1,2 mm). Allgemein lassen sich die anatomischen Strukturen der aponeurotischen Faszien wegen der Orientierung dieser Bilder und dem Kontrast durch die geringe Signalintensität der Faszien und die hohe Signalintensität des umgebenden Fettgewebes am besten in der axialen und koronalen T1-gewichteten Echo-MR darstellen (Numkarunarunrote et al. 2007).

Mithilfe von MRT und CT lässt sich der Übergang der Retinakula in die entsprechenden Faszien darstellen. Die Abgrenzung von Retinakulum und Faszie erfolgt einzig anhand der relativen Dickenveränderung der Faszie, wenn sie zum Retinakulum wird. Einige aktuelle Studien haben sich mit den Veränderungen der Retinakula befasst. Demondion et al. (2010) konnten mittels MRT Dickenunterschiede zwischen verschiedenen Retinakula nachweisen. Diese Bilder zeigten bestimmte Veränderungen, wie ein Ödem, komplette oder partielle Unterbrechungen der Retinakula, Verdickungen oder Adhäsionen mit den Subkutanschichten sowie eine anormale Signalerhöhung in der T2-Wichtung. Diese Änderungen fanden sich in den Retinakula des Sprunggelenks von Pateinten mit schwerer Sprunggelenksverstauchung (Stecco A et al. 2011). Bei der Lateralisation der Patella weisen auch das Retinaculum patellae laterale und mediale Veränderungen von Dicke und/oder Spannung auf.

Mittels MRT und CT lässt sich die Umhüllung der Sehnen (z. B. bildet die Fascia cruris einen Korb um die Achillessehne) und der neurovaskulären Bündel durch aponeurotische Faszien darstellen. Im klinischen Alltag ist der Ultraschall preiswerter als andere nicht invasive Verfahren. Er ermöglicht die Darstellung der Faszien mit hoher Auflösung sowie eine Dickenmessung der verschiedenen Teilschichten (➤ Abb. 3.48, ➤ Abb. 3.49). Dies ist das einzige Verfahren, bei dem sich das Gleiten zwischen Faszie und Muskel sowie zwischen den verschiedenen Faszienschichten beobachten lässt. Langevin et al. (2011) wiesen mittels Ultraschall nach, dass die Scherverformung der Fascia thoracolumbalis bei Menschen mit chronischen Rückenschmerzen um 20 % reduziert ist. Bei Männern scheint die Scherverformung der Fascia thoracolumbalis erheblich geringer zu sein als bei Frauen. Außerdem wiesen die Autoren bei Männern eine signifikante Korrelation zwischen der Scherverformung der Fascia thoracolumbalis und der Echogenität ($r - -0{,}28$, $p < 0{,}05$), dem Bewegungsumfang bei der Rumpfflexion ($r = 0{,}36$, $p < 0{,}01$), dem Bewegungsumfang bei der Rumpfextension ($r = 0{,}41$, $p < 0{,}01$), wiederholter Vorwärtsbeugung ($r = -0{,}54$, $p < 0{,}0001$) und wiederholtem Aufstehen aus dem Sitzen ($r = -0{,}45$, $p < 0{,}001$) nach. Vor kurzem zeigten Stecco A et al. (2014) mittels Ultraschall, dass die Dicke einer aponeurotischen Faszie bei pathologischen Veränderungen zunimmt (Mittelwert 0,4 mm). Diese Dickenzunahme betrifft vor allem lockere Bindegewebe (Glykosaminoglykane, Hyaluronan) und weniger die Faserschichten (Typ-I-Kollagen), weswegen myofaszialer Schmerz vermutlich eher auf einer Verdichtung der Faszie als auf einer Fibrose beruht.

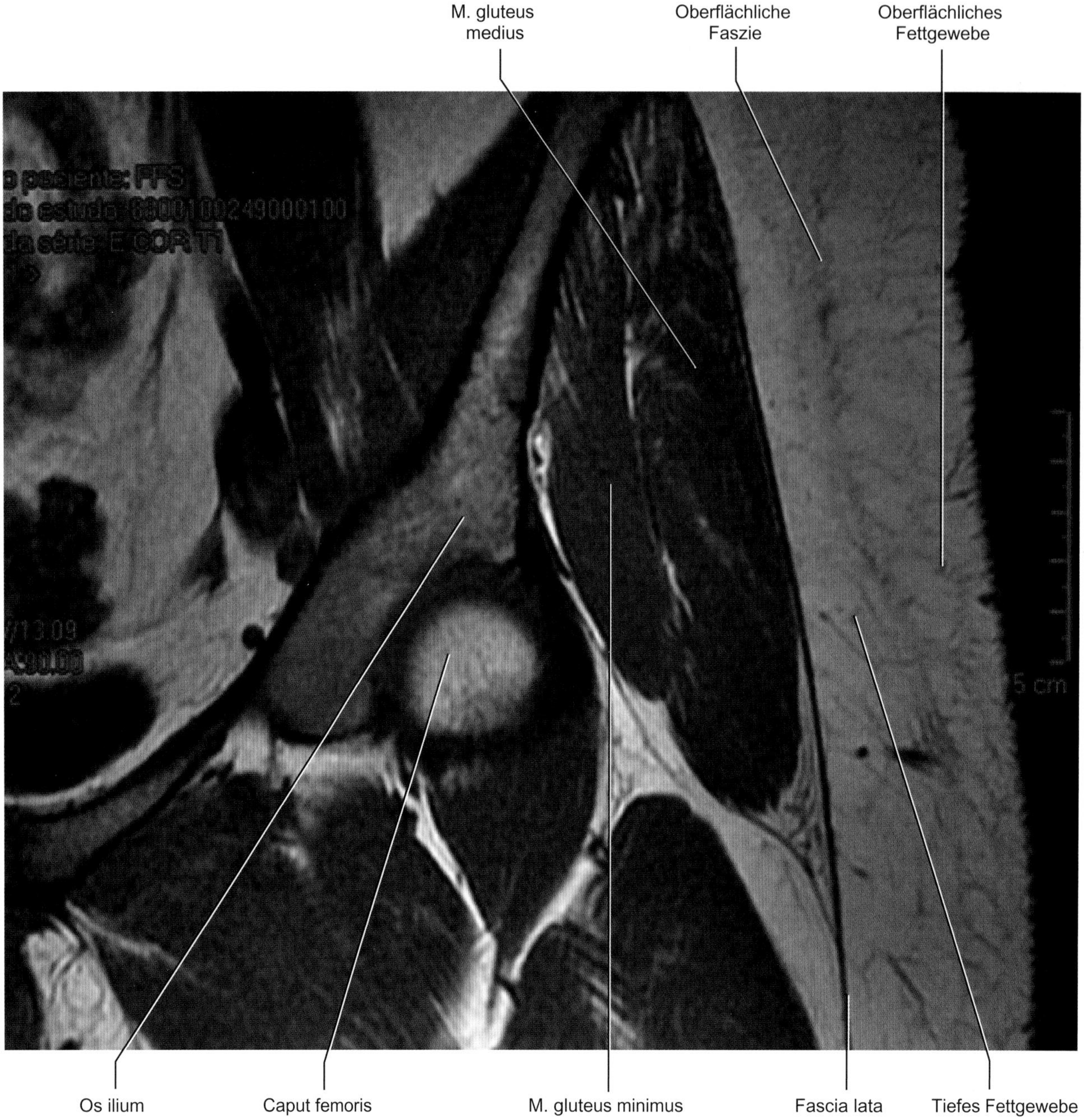

Abb. 3.47 MRT der Hüfte. Die aponeurotische Faszie (Fascia lata) imponiert als signalarme Linie, die durch das reichlich vorhandene lockere Bindegewebe zwischen der Faszie und dem Muskel scharf vom subkutanen Gewebe abgegrenzt ist. Die oberflächliche Faszie ist weniger scharf abgegrenzt; trotzdem sind die verschiedenen Aspekte des tiefen und oberflächlichen Fettgewebes gut zu erkennen.

CLINICAL PEARL 3.10

Fibrose versus Verdichtung

Aus anatomischer Sicht war die Unterscheidung zwischen Dysfunktion und pathologischer Veränderung von Faszien nicht immer einfach. Seit kurzem tragen die Bildgebung und Leichenpräparationen zum besseren Verständnis bei. Bei pathologischen Veränderungen werden die Zusammensetzung und die Struktur des dichten Bindegewebes (Typ-I- und -III-Kollagen) verändert. Daher definieren wir eine Fibrose als eine Veränderung des dichten Bindegewebes. Sie ist an der Mengenzunahme der Kollagenfasern zu erkennen, die in der Regel mit einer Signalanhebung einhergeht. Diese Form der Faszienveränderung lässt sich leicht mittels MRT, CT und Ultraschall erkennen.

Eine Verdichtung der Faszie ist durch eine Veränderung des lockeren Bindegewebes (Fettzellen, Glykosaminoglykane und HA) gekennzeichnet und verändert die Menge oder Qualität der Komponenten des lockeren Bindegewebes sowie die Viskosität der Faszie. Damit unterscheidet sie sich von einer pathologischen Veränderung, da es keine makroskopischen Veränderungen der Faszienmorphologie, die bei Dissektion oder Biopsie sichtbar wären, gibt. Unsere Ansicht nach ist die Verdichtung der Faszie der Grund für das sogenannte myofasziale Schmerzsyndrom.

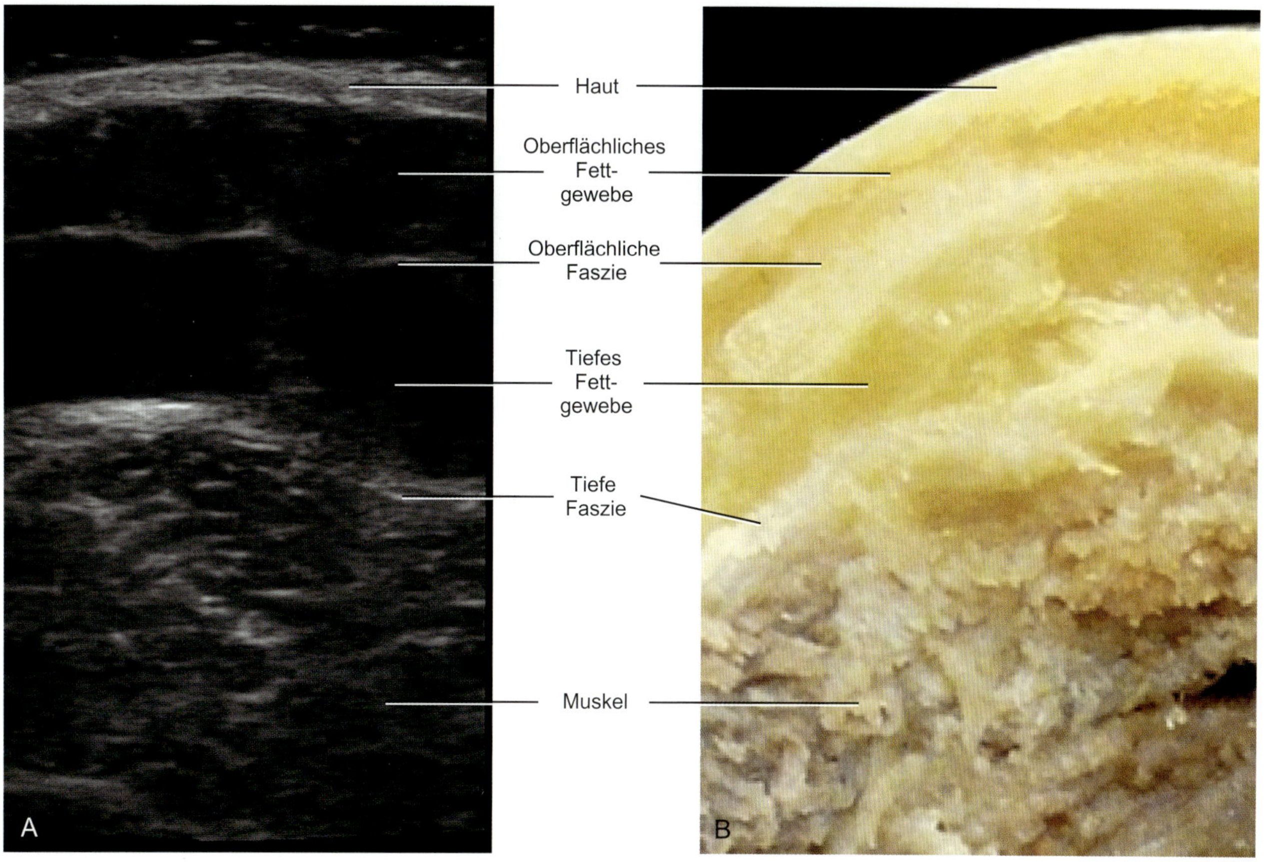

Abb. 3.48 Vergleich eines Ultraschallbildes (A) mit einem Leichenpräparat (B) der Oberschenkelvorderseite. Die Pars profunda der Faszien ist in der Dissektion leichter zu erkennen (B) und imponiert als weiße fibröse Schicht, die sich deutlich von den umliegenden Geweben unterscheidet. Der Ultraschall (A) zeigt eine ähnliche Echogenität zwischen der tiefen Faszie und dem Muskel, sodass sich die tiefe Faszie nur beurteilen lässt, wenn sie durch lockeres Bindegewebe vom Muskel getrennt wird. Die oberflächliche Faszie ist im Ultraschall leichter als echoreiche Schicht in der Mitte des Fettgewebes zu erkennen. Bei Leichen lässt sich die oberflächliche Faszie nur bei sehr vorsichtiger Präparation von der Hypodermis trennen. SAT = oberflächliches Fettgewebe; DAT = tiefes Fettgewebe.

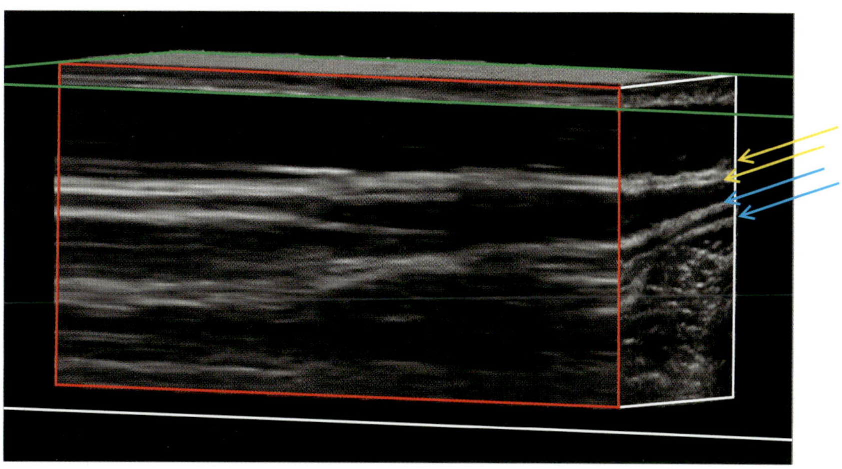

Abb. 3.49 Dreidimensionaler Ultraschall der Fascia thoracolumbalis. Die dorsale (gelbe Pfeile) und ventrale (blaue Pfeile) Schicht besteht jeweils aus zwei fibrösen Schichten. Zwischen den fibrösen Teilschichten liegt lockeres Bindegewebe. (Mit frdl. Genehmigung von Dr Jouko Heiskanen, MD, PT, Senior Lecturer für Physiotherapie, Helsinki Metropolia University).

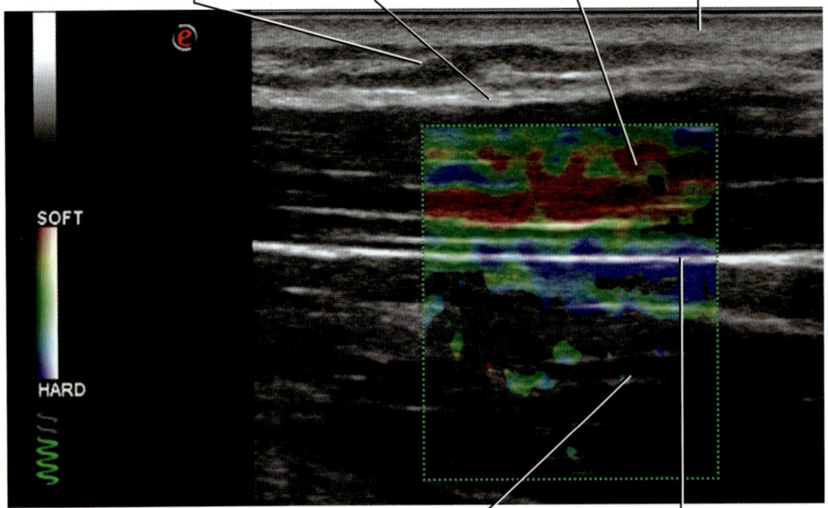

Abb. 3.50 Elastosonografie des supraspinalen Schulterbereichs. Die Hartgewebe werden blau dargestellt, die Weichgewebe rot und die dazwischenliegenden Gewebe grün. Bei diesem Patienten ist die Fascia supraspinalis das härteste Gewebe.

McNally und Shetty (2010) gehen davon aus, dass der Ultraschall der MRT bei der Diagnose von Faszienveränderungen überlegen ist. Sie konnten bei der Untersuchung von Plantarfibromen mittels MRT keine Fibrome feststellen, da sich deren Signale kaum von denen der normalen Faszie unterschieden. Für hochauflösende Bilder von Faszien müssen auch weiterhin Linearschallköpfe mit einer Frequenz von 12–18 MHz eingesetzt werden.

Eine Weiterentwicklung des Ultraschalls ist die Elastosonografie (➤ Abb. 3.50). Diese computergestützte Technik quantifiziert mithilfe von Kreuzkorrelationsverfahren Gewebebewegungen auf mehreren in rascher Folge aufgenommenen Ultraschallbildern. Wu et al. (2011) wiesen mithilfe der Elastosonografie nach, dass die Plantarfaszie bei Patienten mit Plantarfasziitis mit zunehmendem Alter dünner wird.

Somit lassen sich Faszien in vivo mittels MRI, CT und Ultraschall darstellen. MRT und CT liefern ein objektives Bild der Faszien und ihrer Veränderungen. Die Lage der Faszienschichten lässt sich auf MRT- und CT-Bildern leichter nachvollziehen als im Ultraschall. Der Ultraschall hingegen ist preiswert und erlaubt die Darstellung des Gleitens und der Struktur der Teilschichten. Sonografie und Elastografie sind vielversprechende neue Verfahren zur Untersuchung der Faszien im klinischen Alltag, wo sie die körperliche Untersuchung ergänzen, die Diagnose myofaszialer Schmerzen stützen und die Behandlungsergebnisse evaluieren können. Natürlich muss der Arzt mit der Faszienanatomie und dem Konzept der Faszienschichten vertraut sein, um Faszien mittels Ultraschall untersuchen zu können.

LITERATUR

Abu-Hijleh MF, Harris PF. Deep fascia on the dorsum of the ankle and foot: extensor retinacula revisited. Clin Anat 2007; 20 (2): 186–195.

Bednar DA, Orr FW, Simon GT. Observations on the pathomorphology of the thoracolumbar fascia in chronic mechanical back pain. Spine 1995; 20 (10): 1161–1164.

Benetazzo L, et al. 3D reconstruction of the crural and thoracolumbar fasciae. Surg Radiol Anat 2011; 33 (10): 855–862.

Benjamin M, Qin S, Ralphs JR. Fibrocartilage associated with human tendons and their pulleys. J Anat 1995; 187 (Pt 3): 625–633.

Benjamin M, Ralphs JR. Fibrocartilage in tendons and ligaments – an adaptation to compressive load. J Anat 1998; 193 (Pt 4): 481–494.

Benjamin M. The fascia of the limbs and back: A review. J Anat 2009; 214 (1): 1–18.

Benninghoff A, Goerttler K. Lehrbuch der Anatomie des Menschen, vol. 2. München, Berlin, Wien: Urban & Schwarzenberg; 1978; p. 398.

Bhattacharya V, et al. Detail microscopic analysis of Pars profunda der fasciae of lower limb and its surgical implication. Indian J Plast Surg 2010; 43 (2): 135–140.

Bhattacharya V, Watts RK, Reddy GR. Live demonstration of microcirculation in the Pars profunda der fasciae and its implication. Plast Reconstr Surg 2005; 115 (2): 458–463.

Chiarugi G. Istituzioni di Anatomia dell'uomo, vol. 1. Mailand: Società editrice libraria; 1904, S. 146.

Chen CS. Mechanotransduction – a field pulling together? J Cell Sci 2008; 15 (121): 3285–3292.

Cooper S, Daniel PM. Human muscle spindles. J Physiol 1956; 133 (1): 1–3P.

Deising S, et al. NGF-evoked sensitization of muscle fascia nociceptors in humans. Pain 2012; 153 (8): 1673–1679.

Demondion X, et al. Retinacular disorders of the ankle and foot. Semin Musculoskelet Radiol 2010; 14 (3): 281–291.

Eames MH, et al. Distal biceps tendon anatomy: a cadaveric study. J Bone Joint Surg Am 2007; 89 (5): 1044–1049.

Gao Y, et al. Age-related changes in the mechanical properties of the epimysium in skeletal Muskeln of rats. J Biomech 2008; 41 (2): 465–469.

Gatej I, Popa M, Rinaudo M. Role of the pH on hyaluronan behavior in aqueous solution. Biomacromolecules 2005; 6 (1): 61–67.
Geppert MJ, Sobel M, Bohne WH. Lateral ankle instability as a cause of superior peroneal retinacular laxity: an anatomic and biomechanical study of cadaveric feet. Foot Ankle 1993; 14 (6): 330–334.
Gerlach UJ, Lierse W. Functional construction of the superficial and Pars profunda der fasciae system of the lower limb in man. Acta Anat 1990; 139 (1): 11–25.
Huijing PA. Epimuscular myofascial force transmission: A historical review and implications for new research. J Biomech 2009; 42 (1): 9–21.
Huijing PA, Baan GC. Myofascial force transmission causes interaction between adjacent Muskeln and connective tissue: effects of blunt dissection and compartmental fasciotomy on length force characteristics of rat extensor digitorum longus muscle. Arch Physiol Biochem 2001; 109 (2): 97–109.
Huijing PA, Jaspers RT. Adaptation of muscle size and myofascial force transmission: a review and some new experimental results. Scand J Med Sci Sports 2005; 15 (6): 349–380.
Hukinsa DWL, Aspden RM. Composition and properties of connective tissues. Trends Biochem Sci 1985; 10 (7): 260–264.
Hurschler C, et al. Mechanical and biochemical analyses of tibial compartment fascia in chronic compartment syndrome. Ann Biomed Eng 1994; 22 (3): 272–279.
Ingber DE. Tensegrity II: How structural networks influence cellular information processing networks. J cell Science 2003; 116 (8): 1397–1408.
Järvinen TA, et al. Organization and distribution of intramuscular connective tissue in normal and immobilized skeletal Muskeln. An immunohistochemical, polarization and scanning electron microscopic study. J Muscle Res Cell Motil 2002; 23 (3): 245–254.
Juel C, et al. Effect of high-intensity intermittent training on lactate and H^+ release from human skeletal muscle. Am J Physiol Endocrinol Metab 2004; 286 (2): E245–E251.
Klein DM, et al. Histology of the extensor retinaculum of the wrist and the ankle. J Hand Surg 1999; 24 (4): 799–802.
Kumai T, Benjamin M. Heel spur formation and the subcalcaneal enthesis of the plantar fascia. J Rheumatol 2002; 29 (9): 1957–1964.
Langevin HM, et al. Dynamic fibroblast cytoskeletal response to subcutaneous tissue stretch ex vivo and in vivo. Am J Physiol Cell Physiol 2005; 288 (3): C747–C756.
Langevin HM, et al. Subcutaneous tissue fibroblast cytoskeletal remodeling induced by acupuncture: evidence for a mechanotransduction-based mechanism. J Cell Physiol 2006; 207 (3): 767–774.
Langevin HM, et al. Reduced thoracolumbar fascia shear strain in human chronic low back pain. BMC Musculoskelet Disord 2011; 19 (12): 203.
Laurent C, et al. Localization of hyaluronan in various muscular tissues. A morphologic study in the rat. Cell Tissue Res 1991; 263 (2): 201–205.
Leardini A, O'Connor JJ. A model for lever-arm length calculation of the flexor and extensor Muskeln at the ankle. Gait Posture 2002; 15 (3): 220–229.
Lee JY, Spicer AP. Hyaluronan: a multifunctional, megaDalton, stealth molecule. Curr Opin Cell Biol 2000; 12 (5): 581–586.
Leonard CT. The Neuroscience of Human Movement. St. Louis, MI: Mosby; 1998, p. 21.
Maier A. Proportions of slow myosin heavy chain-positive fibers in muscle spindles and adjoining extrafusal fascicles, and the positioning of spindles relative to these fascicles. J Morphol 1999; 242 (2): 157–165.
Marshall R. Living anatomy: structure as the mirror of function. Melbourne: Melbourne University Press; 2001, p. 222.
Matteini P, et al. Structural behavior of highly concentrated hyaluronan. Biomacromolecules 2009; 10 (6): 1516–1522.
McCombe D, et al. The histochemical structure of the Pars profunda der fasciae and its structural response to surgery. J Hand Surg 2001; 26 (2): 89–97.
McNally EG, Shetty S. Plantar fascia: imaging diagnosis and guided treatment. Semin Musculoskelet Radiol 2010; 14 (3): 334–343.
Mense S. Peripheral and central mechanisms of myofascial pain. Presented at Pittsburg Conference on Myofascial Component of Musculoskeletal Pain. University of Pittsburg 2011; May 7–8.
Milz S, Benjamin M, Putz R. Molecular parameters indicating adaptation to mechanical stress in fibröse connective tissue. Adv Anat Embryol Cell Biol 2005; 178: 1–71.
Milz S, et al. Three-dimensional reconstructions of the Achilles tendon insertion in man. J Anat 2002 200 (Pt 2): 145–152.
Numkarunarunrote N, et al. Retinacula of the foot and ankle: MRI with anatomic correlation in cadavers. Am J Roentgenol 2007; 188 (4): 348–354.
O'Sullivan SB. Examination of motor function: Motor control and motor learning. In: O'Sullivan SB, Schmitz TJ (Eds.). Physical rehabilitation. fifth ed. Philadelphia: FA Davis Company; 2007, S. 233–234
Palmieri G, Panu R, Asole A. Macroscopic organization and sensitive innervation of the tendinous intersection and the lacertus fibrosus of the biceps brachii muscle in the ass end horse. Arch Anat Hist Embr Norm Et Exp 1986; 69: 73–82.
Passerieux E, et al. Physical continuity of the perimysium from myofibers to tendons: involvement in lateral force transmission in skeletal muscle. J Struct Biol 2007; 159 (1): 19–28.
Platzer W. Locomotor System. In: Kahle W, Leonhardt H, Platzer W (Eds.). Taschenatlas der Anatomie. 1. Aufl. Stuttgart: Georg Thieme Verlag; 1978, S. 148–164.
Piehl-Aulin K, Laurent C, Engström-Laurent A. Hyaluronan in human skeletal muscle of lower extremity: concentration, distribution, and effect of exercise. J Appl Physiol 1991; 71 (6): 2493–2498.
Pisani G. Trattato di chirurgia del piede. Torino: Minerva Medica; 2004, S. 25–40.
Purslow PP. Strain-induced reorientation of an intramuscular connective tissue network: implications for passive muscle elasticity. J Biomech 1989; 22 (1): 21–31.
Purslow PP. Muscle fascia and force transmission. J Bodywork Mov Ther 2010; 14 (4): 411–417.
Rowe RW. Morphology of perimysial and endomysial connective tissue in skeletal muscle. Tissue Cell 1981; 13 (4): 681–690.
Sakamoto Y. Histological features of endomysium, perimysium and epimysium in rat lateral pterygoid muscle. J Morphol 1996; 227 (1): 113–119.
Sanchis-Alfonso V, Rosello-Sasrte E. Immunohistochemical analysis for neural markers of the lateral retinaculum in patients with isolated symptomatic patellofemoral malalignment. A neuroanatomic basis for anterior knee pain in the active young patient. Me r J Sports Med 2000; 28 (5): 725–731.
Schleip R, Klingler W, Lehmann-Horn F. Active fascial contractility: Fascia may be able to contract in a smooth muscle-like manner and thereby influence musculoskeletal dynamics. Med Hypotheses 2005; 65 (2): 273–277.
Sherrington CS. On the Anatomical Constitution of Nerves of Skeletal Muscles; with Remarks on Recurrent Fibres in the Ventral Spinal Nerve-root. J Physiol 1894; 17 (3–4): 210.2–258.
Snow SW, et al. Anatomy of the Achilles tendon and plantar fascia in relation to the calcaneus in various age groups. Foot Ankle Int 1995; 16 (7): 418–421.
Sobel M, Geppert MJ, Warren RF. Chronic ankle instability as a cause of peroneal tendon injury. Clin Orthop Relat Res 1993; 11 (296): 187–191.
Spicer AP, Tien JY. Hyaluronan and morphogenesis. Birth Defects Res C Embryo Today 2004; 72 (1): 89–108.
Standring S. Gray's Anatomy, fortieth ed. Elsevier Health Sciences UK; 2008, S. 108–109.
Stecco A, et al. RMI study and clinical correlations of ankle retinacula damage and outcomes of ankle sprain. Surg Radiol Anat 2011; 33 (10): 881–890.
Stecco A, et al. The anatomical and functional relation between gluteus maximus and fascia lata. J Bodywork Mov Ther 2013 ; 17 (4): 512–517.
Stecco A, et al. Ultrasonography in myofascial neck pain: randomized clinical trial for diagnosis and follow up. Surg Radiol Anat 2014 ; 36 (3): 243–253.
Stecco C, et al. Anatomy of the Pars profunda der fasciae of the upper limb, part 2: study of innervation. Morphologie 2007a ; 91 (292): 38–43.
Stecco C, et al. Anatomical study of myofascial continuity in the anterior region of the upper limb. Tendinous muscular insertions onto the Pars profunda der fasciae of the upper limb. First part: anatomical study. Morphologie 2007b ; 91 (292): 29–37.

Stecco C, et al. The ankle retinacula: morphological evidence of the proprioceptive role of the fascial system. Cells Tissues Organs 2010a ; 192 (3): 200–210.
Stecco C, et al. Comparison of transverse carpal ligament and flexor retinaculum terminology for the wrist. J Hand Surg [Am] 2010b; 35 (5): 746–753.
Stecco C, et al. Mechanics of crural fascia: from anatomy to constitutive modelling. Surg Radiol Anat 2009b ; 31 (7): 523–529.
Stecco C, et al. Investigation of the mechanical properties of the human crural fascia and their possible clinical implications. Surg Radiol Anat 2014a; 36 (1): 25–32.
Stecco C, et al. The expansions of the pectoral girdle Muskeln onto the brachial fascia: morphological aspects and spatial disposition. Cells Tissues Organs 2008; 188 (3): 320–329.
Stecco L-Il dolore e le sequenze neuro-miofasciali. Palermo : IPSA ed; 1990
Stilwell D. Regional variations in the innervation of Pars profunda der Fasziene and aponeuroses. Anat Rec 1957; 127 (4): 635–653.
Stedman's Medical Dictionary. ed. 26. Baltimore: Williams & Wilkins; 1995, S. 628.
Strasmann T. Functional topography and ultrastructure of periarticular mechanoreceptors in the lateral elbow region of the rat. Acta Anat 1990; 138 (1): 1–14.
Tanaka S, Ito T. Histochemical demonstration of adrenergic fibers in the fascia periosteum and retinaculum. Clin Orthop Relat Res 1977; Jul-Aug (126): 276–281.
Tesarz J, et al. Sensory innervation of the thoracolumbar fascia in rats and humans. Neuroscience 2011; 27 (194): 302–308.
Testut JL, Jacob O. Précis d'anatomie topographique avec applications medicochirurgicales, vol. III. Paris: Gaston Doin et Cie; 1905, S. 302.
Toumi H, et al. Regional variations in human patellar trabecular architecture and the structure of the proximal patellar tendon enthesis. J Anat 2006; 208 (1): 47–57.
Trotter JA, Purslow PP. Functional morphology of the endomysium in series fibered Muskeln. J Morphol 1992; 212 (2): 109–122.
Turrina A, Martinez-Gonzalez MA, Stecco C. The muscular force transmission system: Role of the intramuscular connective tissue. J Bodywork Mov Ther 2013; 17 (1): 95–102.
Turvey MT. Action and perception at the level of synergies. Hum Mov Sci 2007; 26 (4): 657–697.
Tytherleigh-Strong G, Baxandall R, Unwin A. Rupture of the ankle extensor retinaculum in a dancer. J R Soc Med 2000; 93 (12): 638–639.
Umidon M. Architecture, topography and morphogenesis of the peroneal retinacula and the lateral annular ligament of the tarsus in man. Chir Organi Mov 1963; 52: 305–317.
Van Leeuwen JL, Spoor CW. Modelling mechanically stable muscle architectures. Philos Trans R Soc Lond B Biol Sci 1992; Series B-Biological Sciences 336 (1277): 275–292.
Verleisdonk EJ, Schmitz RF, van der Werken C. Long-term results of fasciotomy of the anterior compartment in patients with exercise-induced pain in the lower leg. Int J Sports Med 2004; 25 (3): 224–229.
Vesalio A. De Humani Corporis Fabbrica. Basel: Ex officina Joannis Oporini; 1543.
Viladot A, et al. The subtalar joint: embryology and morphology. Foot Ankle 1984; 5 (2): 54–66.
Von Düring M, Andres KH. Topography and fine structure of proprioceptors in the hagfish, Myxine glutinosa. Eur J of Morph 1994; 32 (2–4): 248–256.
Wavreille G, et al. Anatomical bases of the free posterior brachial fascial flap. Surg Radiol Anat 2010; 32 (4): 393–399.
West DC, et al. Angiogenesis induced by degradation products of hyaluronic acid. Science 1985; 228 (4705): 1324–1326.
Wood JF. Structure and Function as Seen in the Foot. London: Baillière, Tindall and Cox; 1944.
Wu CH, et al. Sonoelastography of the plantar fascia. Radiology 2011; 259 (2): 502–507.
Yahia H, Rhalmi S, Newman N. Sensory innervation of human thoracolumbar fascia, an immunohistochemical study. Acta Orthop Scand 1992; 63 (2): 195–197.

BIBLIOGRAFIE

Akhtar M, Levine J. Dislocation of extensor digitorum longus tendons after spontaneous rupture of the inferior retinaculum of the ankle. J Bone Joint Surg 1980; 62 (7): 1210–1211.
Baldissera F. Fisiologia e Biofisica Medica. Milano: Poletto ed; 1996, S. 110–113.
Borg-Stein J, Simons DG. Myofascial Pain, focused review. Arch Phys Med Rehabil 2002; 83 (Suppl. 1): S40–S47.
Bourne GH. Structure and Function of Muscle. New York and London: Academic Press; 1973, S. 365–384.
Chen Y, Ding M, Kelso JAS. Long memory processes in human coordination. Physics Review Letters 1997; 79 (22): 4501–4504.
Engel AG. Franzini-Amstrong C. Myology. New York: McGraw Hill; 2004, 489–509.
Graven-Nielsen T, Mense S, Arendt-Nielsen L. Painful and non-painful pressure sensations from human skeletal muscle. Exp Brain Res 2004; 159 (3): 273–283.
Guyton AC. Trattato di fisiologia medica. Padua: Piccin-Nuova Libraria; 1996.
Hoheisel U, et al. Nociceptive input from the rat thoracolumbar fascia to lumbar dorsal horn neurones. Eur J Pain 2011; 15 (8): 810–815.
Huijing PA. Muscular force transmission: A unified, dual oder multiple system? A review and some explorative experimental results. Arch Physiol Biochem 1999; 107 (4): 292–311.
Huijing PA, Bann GC, Rebel GT. Nonmyotendinous force transmission in rat extensor digitorum longus muscle. J Exp Biol 1998; 201 (5): 683–691.
Kjaer M. Role of extracellular matrix in adaptation of tendon and skeletal muscle to mechanical loading. Physiol Rev 2004; 84 (2): 649–698.
Kokkorogiannis T. Somatic and intramuscular distribution of muscle spindles and their relation to muscular angiotypes. J of Theor Biol 2004; 229 (2): 263–280.
Lee MH, et al. Tibialis anterior tendon and extensor retinaculum: imaging in cadavers and patients with tendon tear. Am J Roentgenol 2006, 187 (2): 161–168.
Mazzocchi G, Nussdorfer G. Anatomia funzionale del sistema nervoso. Padua: Ed Cortina; 1996, S. 132.
McPartland JM. Travell trigger points: Molecular and osteopathic perspectives. JAOA 2004; 104 (6): 244–249.
Mense S. Neurobiological basis for the use of botulinum toxin in pain therapy. J Neurol 2004; 251 (Suppl. 1): I1–I7.
Noble PW. Hyaluronan and its catabolic products in tissue injury and repair. Matrix Biol 2002; 21 (1): 25–29.
Proske U, Gandevia SC. Kinaesthetic Senses. J Physiol 2009; 587 (17): 4139–4146.
Purslow PP, Trotter JA. The morphology and mechanical properties of endomysium in seriesfibred Muskeln; variations with muscle length. J Muscle Res Cell Motil 1994; 15 (3): 299–304.
Sarrafian SK. Anatomy of the Foot and Ankle: Descriptive, Topographic, Functional. Philadelphia: JB Lipincott; 1983, S. 127–129.
Sharafi B, Blemker SS. A mathematical model of force transmission from intrafascicularly terminating muscle fibers. J Biomech 2011; 44 (11): 2031–2039.
Sherrington CS. Further experimental note on the correlation of action of antagonistic muscles. Br Med J 1893; 1 (1693): 1218.
Stecco L. Fascial Manipulation for Musculoskeletal Pain. Padua: Piccin ed; 2004.
Travell JG, Simons DG. Dolore Muscolare. Mailand: Ghedini ed; 1998, 25–38.
Windisch G, et al. The triceps brachii muscle and its insertion on the olecranon. Med Sci Monit 2006; 12 (8): 290–294.
Zgonis T, et al. Peroneal tendon pathology. Clin Paediatr Med Surg2005; 22 (1): 79–85.

KAPITEL

4 Faszien von Kopf und Hals

4.1 Einleitung

Die Faszien von Kopf und Hals sind ein wichtiges propriozeptives Organ und oft an Spannungskopfschmerzen, Schmerzen seitens des Temporomandibulargelenks (TMG), akuten und chronischen Nacken- und Schulterschmerzen, Schmerzen beim Kauen oder Schlucken, Tinnitus, Sinusitiden, Schwindel und Sehstörungen usw. beteiligt. Daher ist die Kenntnis ihrer Anatomie und der Übergänge entscheidend für eine Faszienbehandlung. Einer der schwierigsten Punkte ist dabei die Unterteilung des Kopfes in mehrere Regionen, die Faszien mit verschiedenen beschreibenden Namen enthalten (➤ Abb. 4.1) (Davidge et al. 2010; Guidera, Dawes und Stringer 2012). Das erschwert die Beschreibung der Faszienübergänge zwischen den tiefen Muskeln von Kopf und Hals. Außerdem gibt es Bereiche, in denen die oberflächliche und die tiefe Faszie in der Mittellinie verschmelzen: ventral an der zervikalen Linea alba und dorsal am Lig. nuchae.

4.2 Oberflächliche Faszien

Die oberflächliche Faszie bildet eine durchgehende fibrös-fettige Schicht in Kopf und Hals (➤ Abb. 4.2). Diese Schicht ist in den verschiedenen Bereichen unterschiedlich dick und weist jeweils typische Eigenschaften auf. Diese Unterschiede sind so ausgeprägt, dass die einzelnen Faszienbereiche unterschiedliche Namen erhalten haben. So wird die oberflächliche Faszie des behaarten Kopfes als Galea aponeurotica bezeichnet, während sie im Gesicht als superfizielles muskuloaponeurotisches System (SMAS) und am Hals als fibromuskuläres Platysma bezeichnet wird. Im Nacken wird die oberflächliche Faszie zu einer fibrös-fettigen Schicht, die schwer zu identifizieren ist.

Eine Besonderheit der oberflächlichen Faszie dieses Bereichs ist das Vorhandensein von quergestreiftem Muskelgewebe. Dies umfasst die mimischen Gesichtsmuskeln und das Platysma. In den Be-

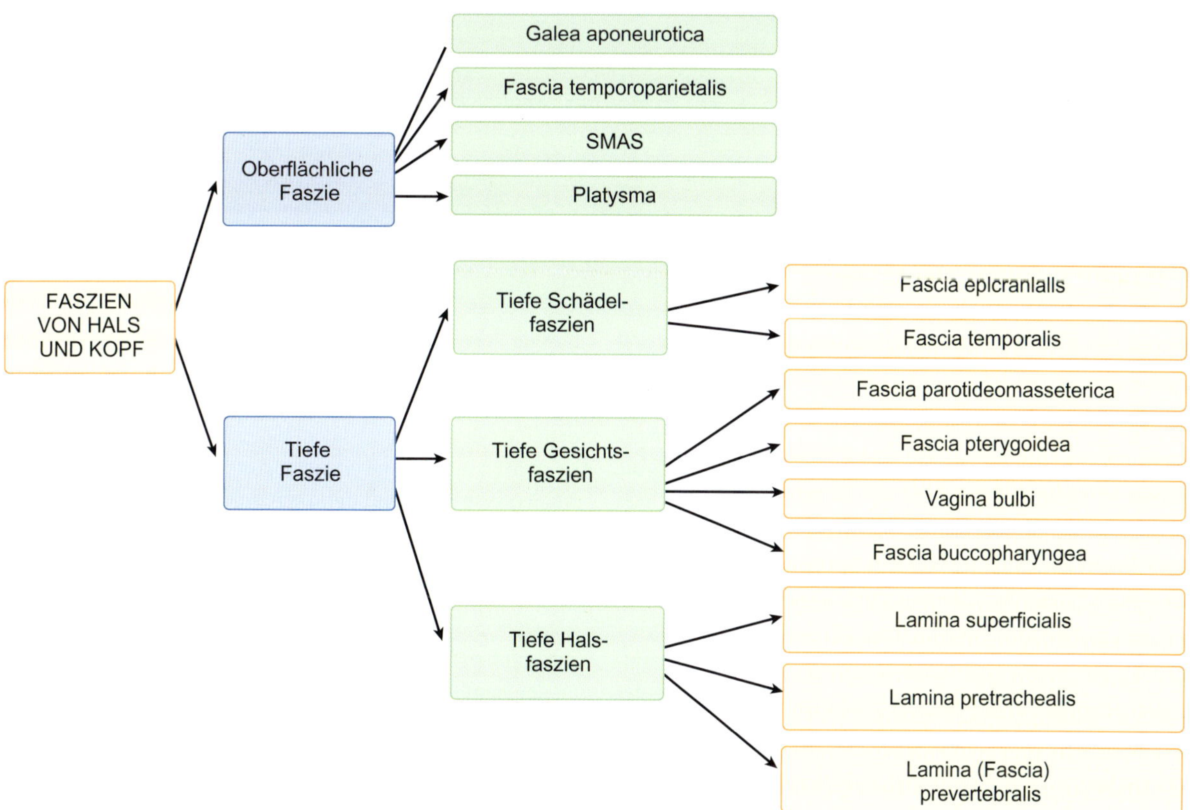

Abb. 4.1 Faszien von Kopf und Hals. Abhängig von Eigenschaften in der jeweiligen Region erhält dieselbe Faszie verschiedene Namen.

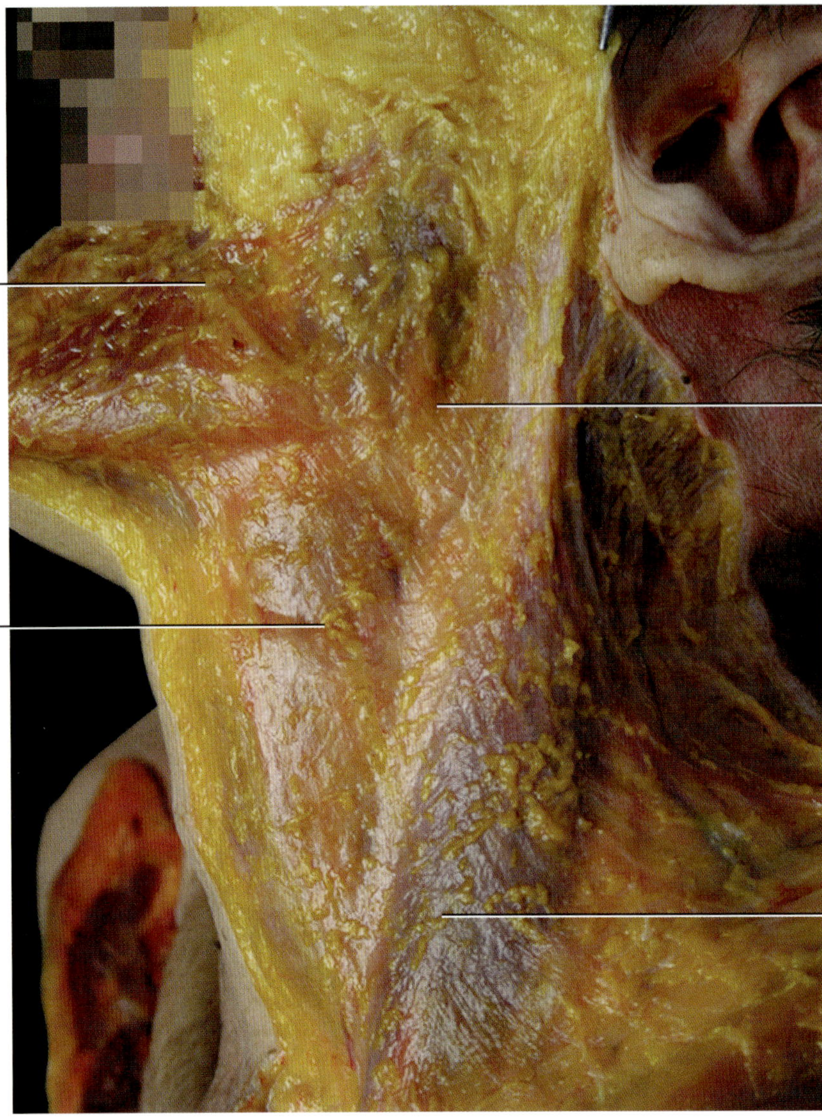

Abb. 4.2 Dissektion der lateralen Halsregion. Um die oberflächliche Faszie darzustellen, wurde nur die Haut entfernt. Sie bildet eine durchgehende fibrös-fettige Schicht in Kopf und Hals und enthält quergestreiftes Muskelgewebe, wie die mimischen Muskeln des Gesichts und das Platysma des Halses.

reichen ohne Muskelgewebe ist die oberflächliche Faszie dicker und kompakter.

Direkt unter der oberflächlichen Faszie befindet sich eine Schicht aus lockerem areolärem Gewebe, die gelegentlich als Fascia subgalea (➤ Abb. 4.3), subaponeurotische Ebene, Sub-SMAS-Ebene, areoläre Fascia temporalis, Fascia innominata usw. bezeichnet wird. Das lockere areoläre Gewebe entspricht dem tiefen Fettgewebe (DAT), das im gesamten Körper vorkommt und typischerweise zwischen der oberflächlichen und der tiefen Faszie liegt, damit diese beiden Fasziensysteme autonom aufeinander gleiten können.

Die Kopfhaut enthält reichlich tiefes Fettgewebe, das für ihre Mobilität verantwortlich ist. An den Augen ist es an der Bildung des präaponeurotischen Fettpolsters des Auges beteiligt. In der Wange bildet es das Corpus adiposum buccae zwischen dem SMAS und der Fascia parotideomasseterica (➤ Abb. 4.4). Im Hals trennt es das Platysma von den darunterliegenden Muskeln. Im Gegensatz zur oberflächlichen Faszie wird das lockere areoläre Gewebe (DAT) in diesem Bereich an drei Stellen unterbrochen: über dem Jochbogen, über der Glandula parotidea und über dem ventralen Rand des M. masseter. An diesen Stellen bestehen enge Verbindungen zwischen dem oberflächlichen und dem tiefen Fasziensystem. Außerdem verschmelzen die oberflächliche und die tiefe Faszie ventral in der zervikalen Linea alba und dorsal über dem Lig. nuchae.

Im Vergleich zum DAT kommt das oberflächliche Fettgewebe (SAT) kaum in Kopf und Hals vor (➤ Abb. 4.5) und variiert das Verhältnis zwischen der oberflächlichen Faszie und der Haut abhängig vom Gesichtsbereich (➤ Abb. 4.6). So ist die Galea aponeurotica (oberflächliche Faszie) mit kräftigen vertikalen Hautbändern an der Haut befestigt. An der Stelle, an der die mimischen Muskeln in der Dermis ansetzen, ist kaum SAT vorhanden und wird es von Muskelfasern durchzogen.

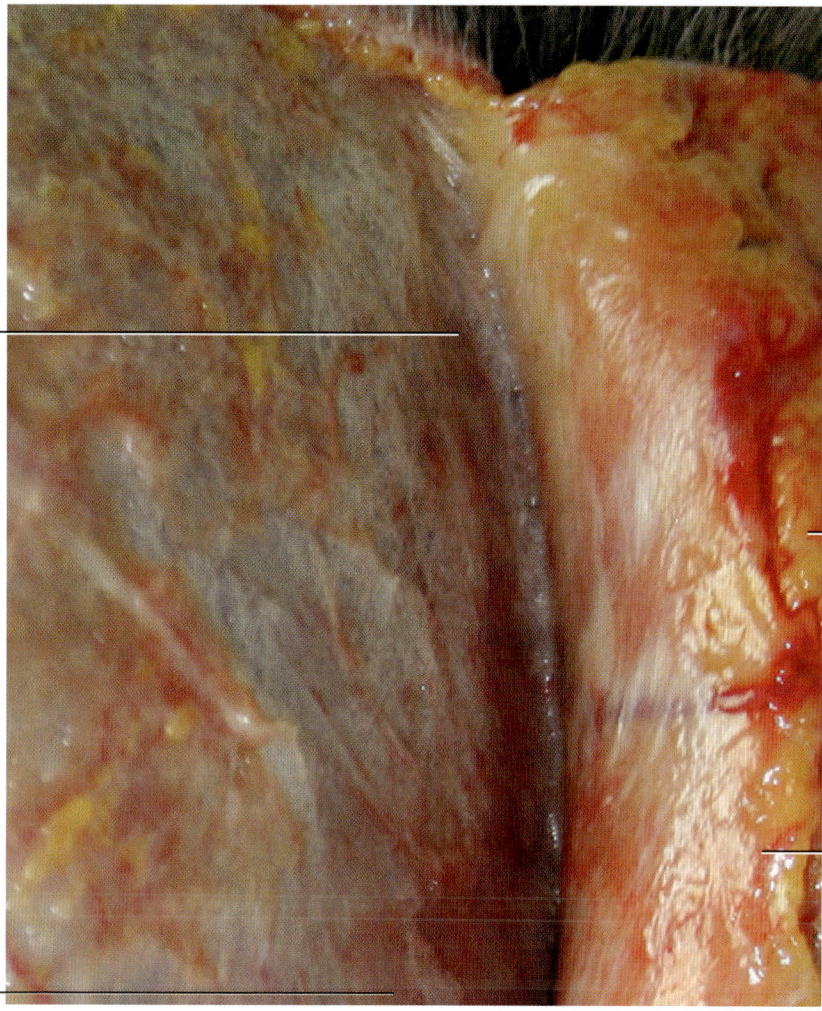

Abb. 4.3 Dissektion des Kopfes. Die oberflächliche Faszie wurde (gemeinsam mit der Haut) von der tiefen Faszie abgelöst. Im Kopf bildet das lockere Bindegewebe zwischen oberflächlicher und tiefer Faszie eine deutliche Trennschicht zwischen der Kopfhaut und der Fascia epicranialis. Diese Schicht aus lockerem Bindegewebe wird gelegentlich als Fascia subgalea bezeichnet und ist eine Zugangsebene in der kraniofazialen Chirurgie und der Neurochirurgie. Beim Skalpieren, wird der Skalp (welcher der Haut und der oberflächlichen Faszie entspricht) in dieser Schicht abgetrennt.

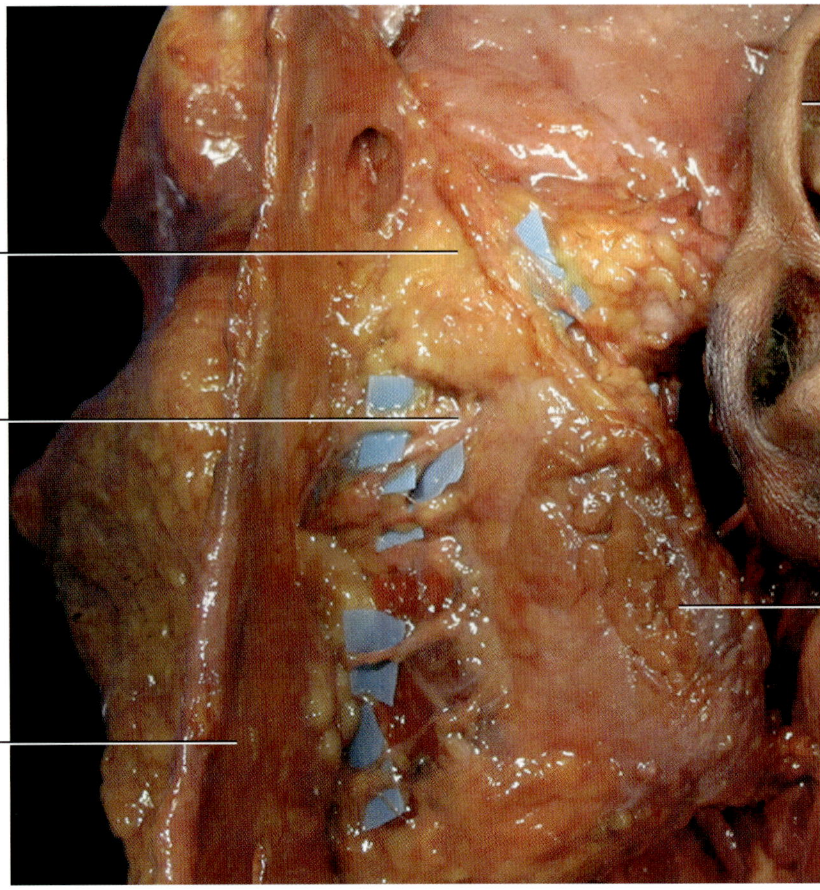

Abb. 4.4 Dissektion des lateralen Gesichtsbereichs, linke Seite. Das SMAS wurde von der darunterliegenden Ebene abgelöst und nach medial angehoben, um das oberflächliche Corpus adiposum buccae und die Äste des N. facialis darzustellen. Das Corpus adiposum buccae liegt zwischen dem SMAS und der tiefen Gesichtsfaszie (Fascia parotideomasseterica). Es stellt die Autonomie der mimischen Muskeln und der Kaumuskeln sicher und füllt die Wange aus.

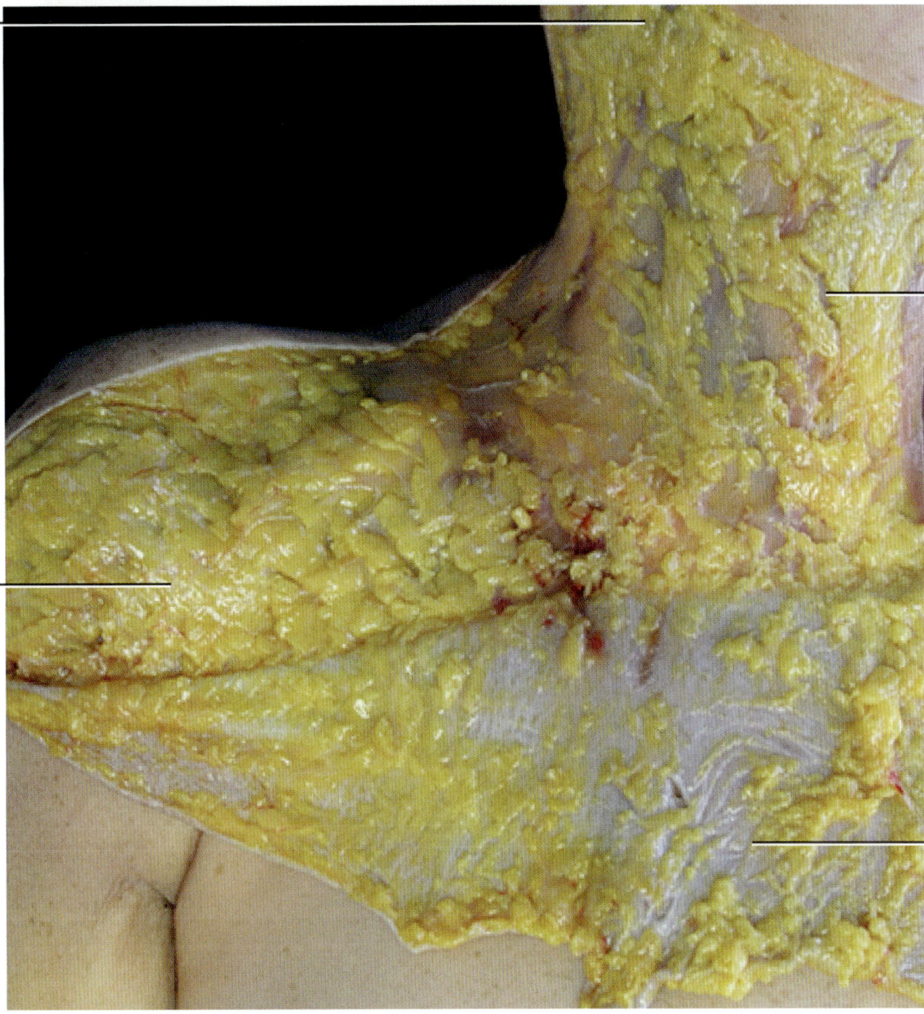

Abb. 4.5 Ventrolaterale Ansicht des Halses. Die Haut wurde angehoben, um das SAT darzustellen. In diesem Bereich findet sich in der Regel nur wenig Fettgewebe und nur wenige dünne Retinacula cutis superficialis. Dadurch ist die Haut besser auf den darunterliegenden Ebenen verschieblich.

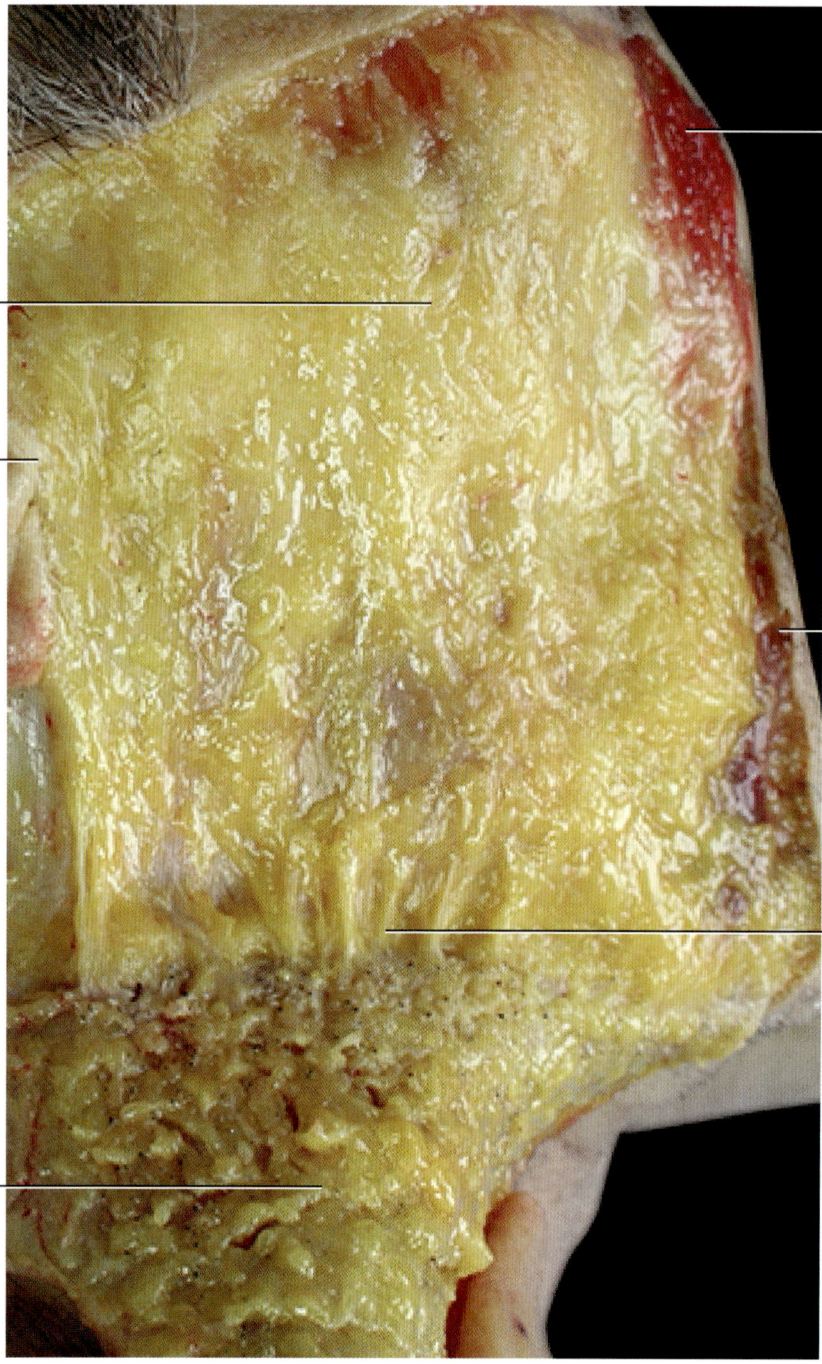

Abb. 4.6 Ventrolaterale Ansicht der rechten Wange. Die Haut wurde entfernt, um das SAT darzustellen. Direkt über der Wange findet sich reichlich SAT, während in der Nähe des Ohrs die fibrösen Komponenten zunehmen und in der Nähe der Nase einige nasale Muskelfasern vorkommen. Der M. nasalis liegt in der oberflächlichen Faszie. Seine fibröse Komponente durchquert das SAT und inseriert in der Dermis.

4.2.1 Oberflächliche Faszie des Kopfes: Galea aponeurotica

Die oberflächliche Faszie des Kopfes (Galea aponeurotica) ist extrem kompakt. Sie ähnelt einer Aponeurose und kann mit der tiefen Faszie verwechselt werden (➤ Abb. 4.7). Die Galea aponeurotica geht im Gesicht in das SMAS und am Hals in die oberflächliche Faszie, die das Platysma umgibt, über (➤ Abb. 4.8).

Die Galea aponeurotica entspricht im Grunde einer großen Sehne, welche die oberflächlichen Kopfmuskeln verbindet: die Mm. frontalis, occipitalis und auricularis superior (➤ Abb. 4.9). Diese mimischen Muskeln sind aus dem Panniculus carnosus der Säugetiere hervorgegangen. Beim Affen reicht der M. occipitofrontalis fast bis zum Scheitel, sodass viele der Muskelfasern die Galea aponeurotica durchflechten. Bei anderen Säugetieren ist die Galea aponeurotica offensichtlich eine Fortsetzung der oberflächlichen Halsfaszie. Dieses Verschmelzen der Hautmuskeln mit dem faszialen Gewebe findet sich überall im Körper von Säugetieren. Beim Menschen sind diese Hautmuskeln jedoch fast vollständig verschwunden und besteht die Galea aponeurotica überwiegend aus fibrösem Gewebe.

Die Galea aponeurotica ist stark vaskularisiert und ist über viele vertikale, dicke Retinacula cutis superficialis an der Haut befestigt (➤ Abb. 4.10). Sie wird durch das DAT, das in dieser Region eine dünne Schicht aus lockerem Bindegewebe ist und keine Fettzellen enthält, von der tiefen Faszie getrennt. Das DAT ermöglicht das wichtige Gleiten zwischen der oberflächlichen und der tiefen Faszie und trägt zur Mobilität der Kopfhaut bei (➤ Abb. 4.11).

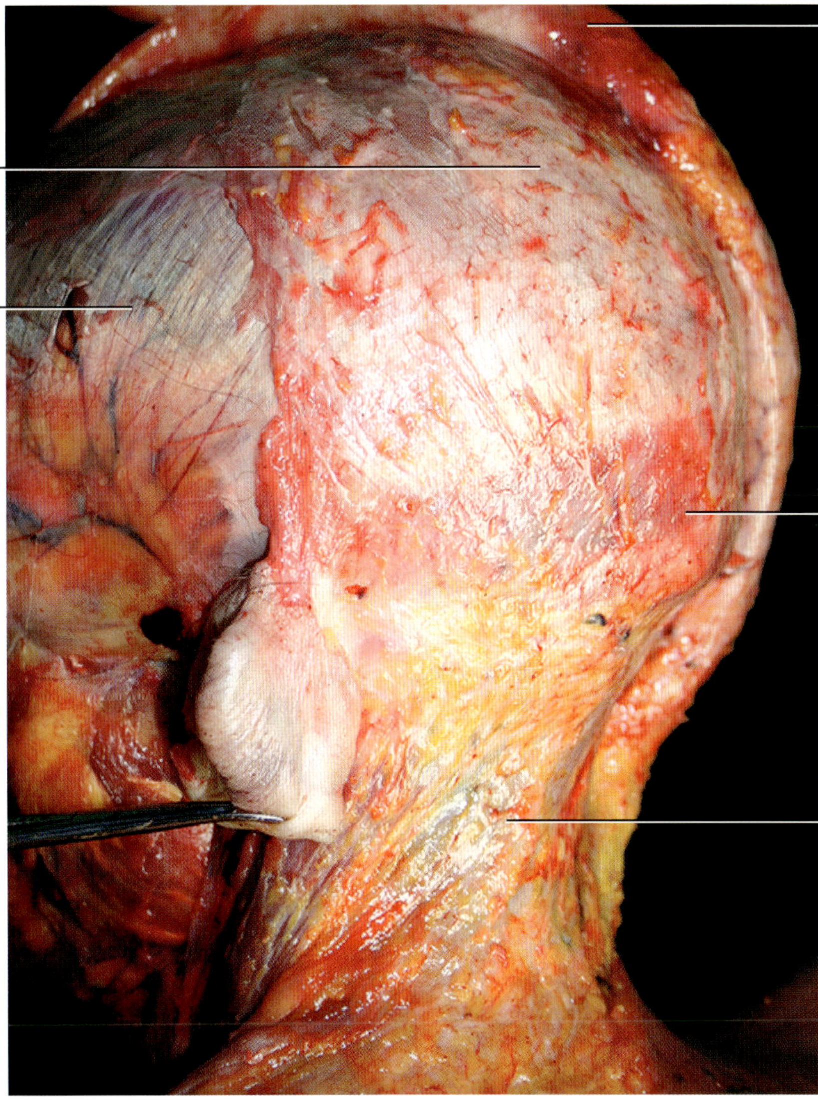

Abb. 4.7 Oberflächliche Faszie des Kopfes: Galea aponeurotica. Diese sehr kompakte fibröse Schicht kann mit der tiefen Faszie verwechselt werden. Sie verbindet den M. occipitalis mit den Mm. frontalis und auricularis.

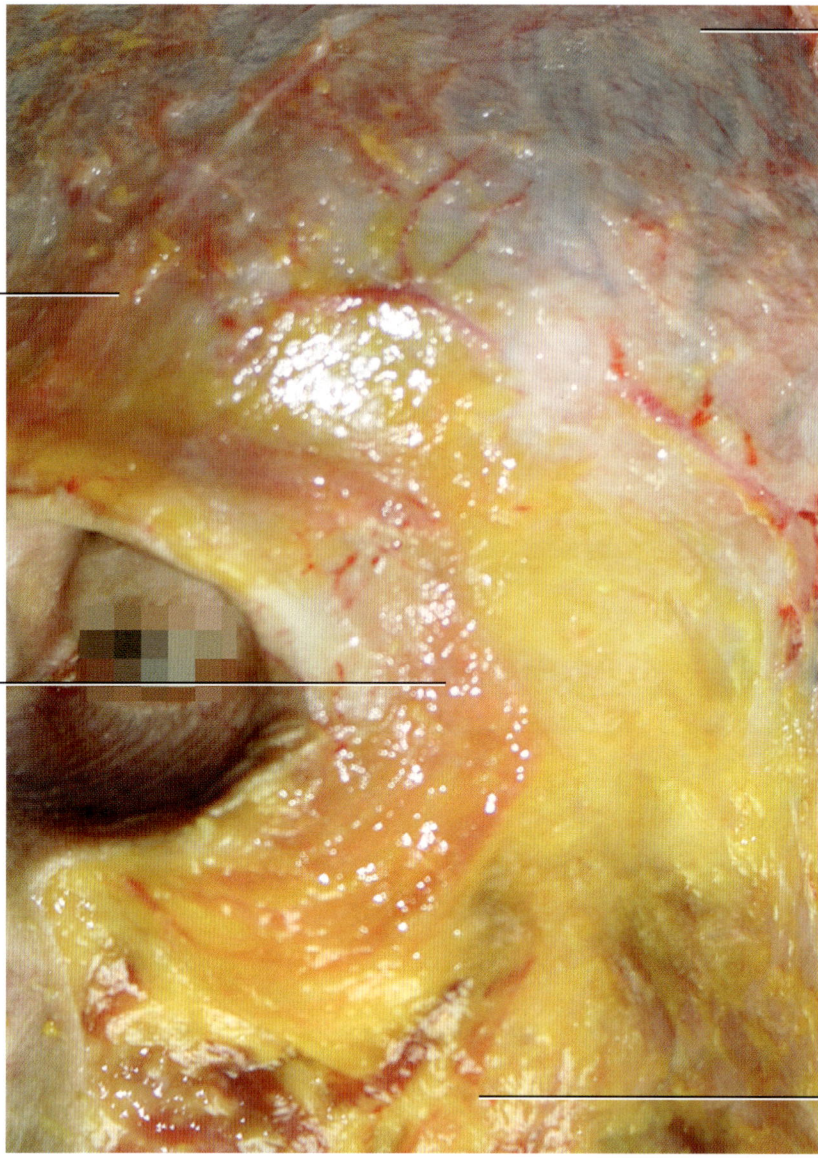

Abb. 4.8 Übergang zwischen der Galea aponeurotica und dem SMAS. Die Fasern des M. frontalis vermischen sich mit den Fasern des M. orbicularis oculi.

CLINICAL PEARL 4.1

Die Galea aponeurotica und das zervikale propriozeptive System

Das Lig. nuchae verbindet die tiefen Halsmuskeln mit der oberflächlichen Halsfaszie. Die oberflächliche Faszie des Halses geht in die Galea aponeurotica (➤ Abb. 4.12), welche die Augen (Mm. orbicularis und frontalis) mit den Ohren (M. auricularis) und dem M. occipitalis verbindet, über. Die tiefen Halsmuskeln enthalten sehr viele Propriozeptoren und Muskelspindeln, die gemeinsam mit den Augen und dem Labyrinth die Kopfposition kontrollieren und steuern. Die Faszien verbinden all diese propriozeptiven Elemente. Klinisch führt eine zu hohe Spannung in den tiefen Halsmuskeln oft zu Schwindel.

Das zervikale propriozeptive System (CPS) besteht aus den Mechanorezeptoren der zervikalen Intervertebralgelenke, der tiefen Halsfaszie sowie Bändern und Muskelspindeln in den tiefen, kurzen Muskeln des Halswirbelsäule (Grgic 2006). Die sensorischen Informationen aus den Propriozeptoren des Halses werden gemeinsam mit den Informationen aus dem vestibulären System verarbeitet. Es bestehen unzählige anatomische Verbindungen zwischen dem zervikalen und dem vestibulären propriozeptiven Input (Luan et al. 2013; Yahia et al. 2009). Wenn die Informationen zur Körperhaltung aus dem vestibulären oder zervikalen propriozeptiven System fehlerhaft sind oder unzureichend zerebral integriert werden, kommt es zu Fehlern der Kopfposition. Klinische und neurophysiologische Studien haben gezeigt, dass funktionelle Störungen und/oder organische Läsionen des CPS Symptome ähnlich wie bei vestibulären Krankheiten erzeugen: Schwindel, Nystagmus und Gleichgewichtsstörungen. Die erhöhte Aktivität der Mechanorezeptoren bei einem Hypertonus der Halsmuskeln bringt das vestibuläre System durcheinander, weil die Impulse aus dem CPS nicht denen des Vestibularorgans und anderer sensorischer Systeme, die am Gleichgewichtssinn beteiligt sind, entsprechen. Diese Disharmonie führt zu einer inadäquaten vestibulospinalen und vestibulookulären Reaktion und manifestiert sich in Form von Schwindel und Nystagmus. Außerdem stört eine Hyperaktivität der kraniozervikalen Mechanorezeptoren auch die Reflexsteuerung des posturalen Muskeltonus und manifestiert sich dann als allgemeine Instabilität.

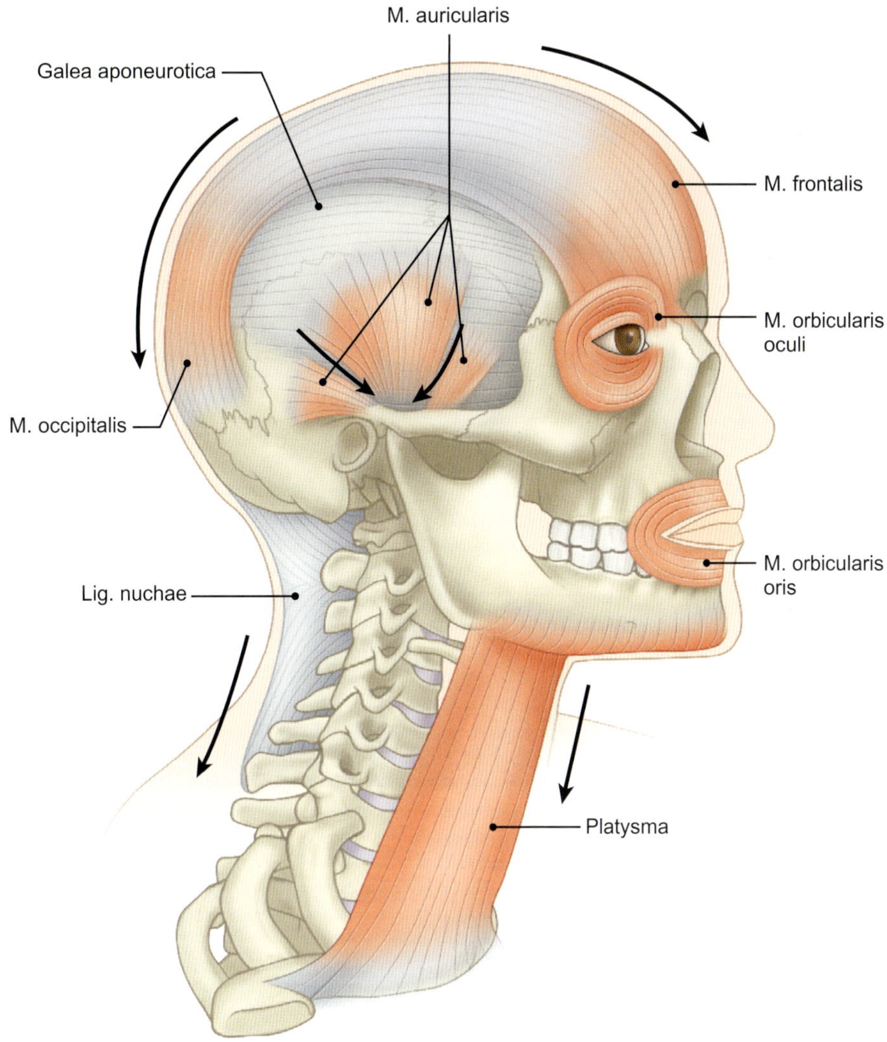

Abb. 4.9 Die Galea aponeurotica entspricht einer großen Sehne, welche die oberflächlichen Kopfmuskeln (Mm. frontalis, occipitalis und auricularis) verbindet. Sie setzt sich ventral in das SMAS und das Platysma fort und dorsal in die oberflächliche Halsfaszie, die am Lig. nuchae befestigt ist. Das Lig. nuchae ist mit zahlreichen Fasern am M. trapezius sowie an den tieferen Halsmuskeln befestigt. Durch diese Verbindungen ist die Galea aponeurotica immer in allen Ebenen gespannt. Sobald sich ein Muskel kontrahiert, dehnt er die Galea aponeurotica in eine bestimmte Richtung. Wenn einige dieser Muskeln verspannt sind, ändert sich ihr Zug an der Galea aponeurotica.

Kopfschmerzen entstehen oft durch eine erhöhte Spannung der Galea aponeurotica. Die Druckschmerzhaftigkeit der perikranialen myofaszialen Gewebe und die Anzahl der myofaszialen Triggerpunkte sind bei Patienten mit Kopfschmerzen vom Spannungstyp deutlich erhöht (Bendtsen und Peñas 2011; Jensen, Bendtsen und Olesen 1998). Für die Chronifizierung der Kopfschmerzen vom Spannungstyp scheint die Sensibilisierung der Schmerzleitung im zentralen Nervensystem durch prolongiert einwirkende nozizeptive Reize aus den perikranialen myofaszialen Geweben verantwortlich zu sein. Die Behandlung der muskulären Faktoren umfasst das elektromyografische Feedback mit nachgewiesener Wirksamkeit bei Patienten mit Kopfschmerzen vom Spannungstyp, sowie die Physiotherapie und die ebenfalls oft erfolgreiche Muskelrelaxationstherapie.

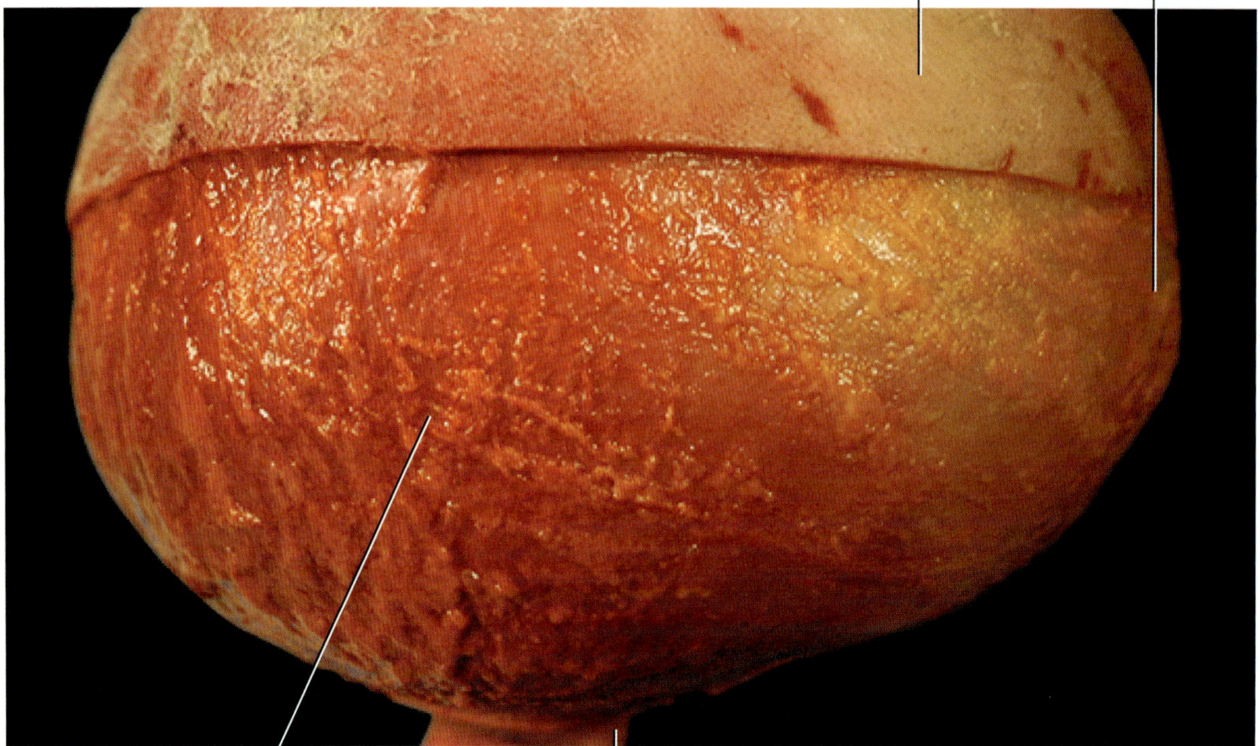

Abb. 4.10 SAT des Kopfes. Die Haut wurde ebenso wie alle vertikalen fibrösen Septen, welche die Haut normalerweise mit der Galea aponeurotica verbinden, entfernt.

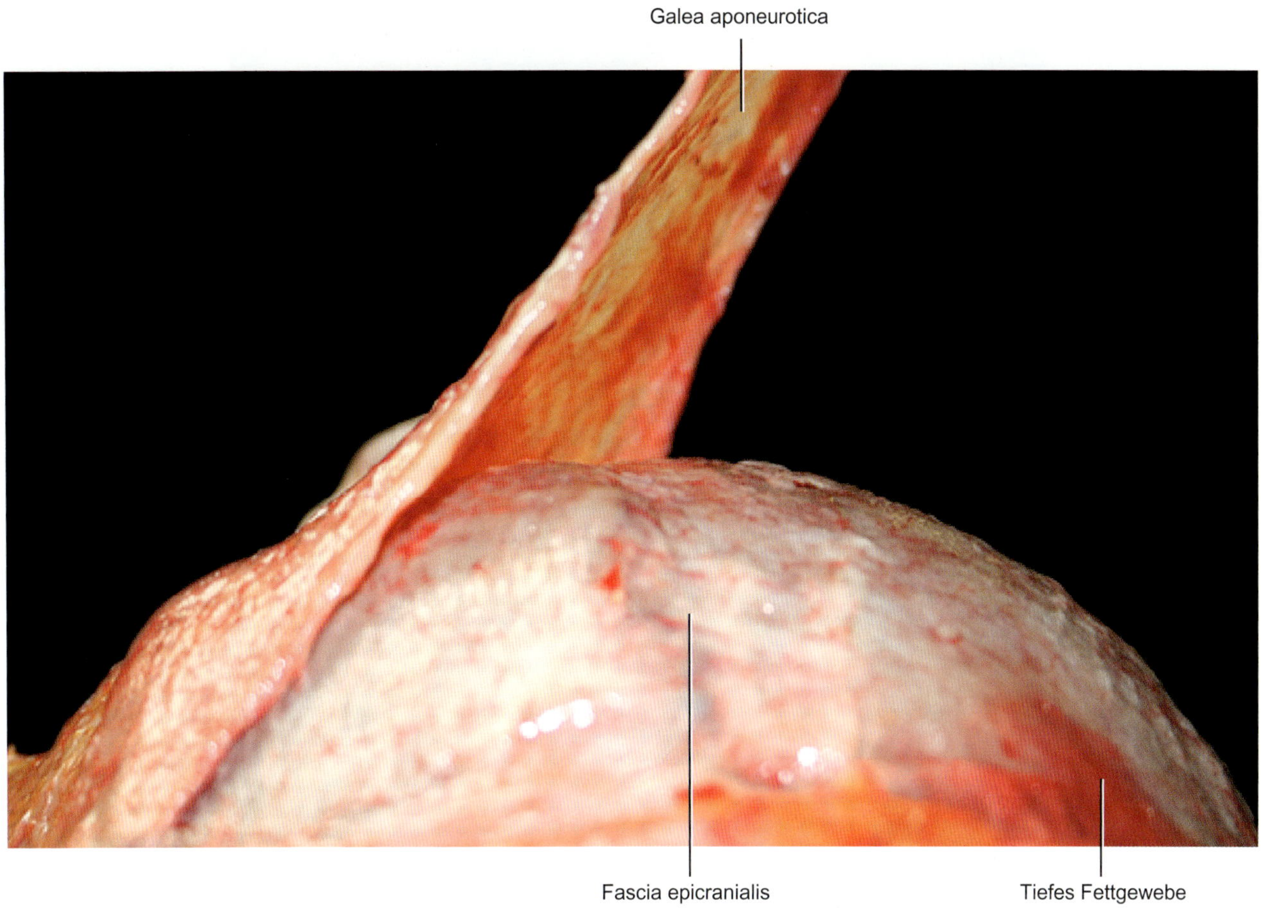

Abb. 4.11 Die Galea aponeurotica wurde angehoben, um die Fascia epicranialis darzustellen. Die beiden Faszienschichten sind durch lockeres Bindegewebe getrennt. Eine Adhärenz findet sich lediglich entlang der Linea nuchalis posterior.

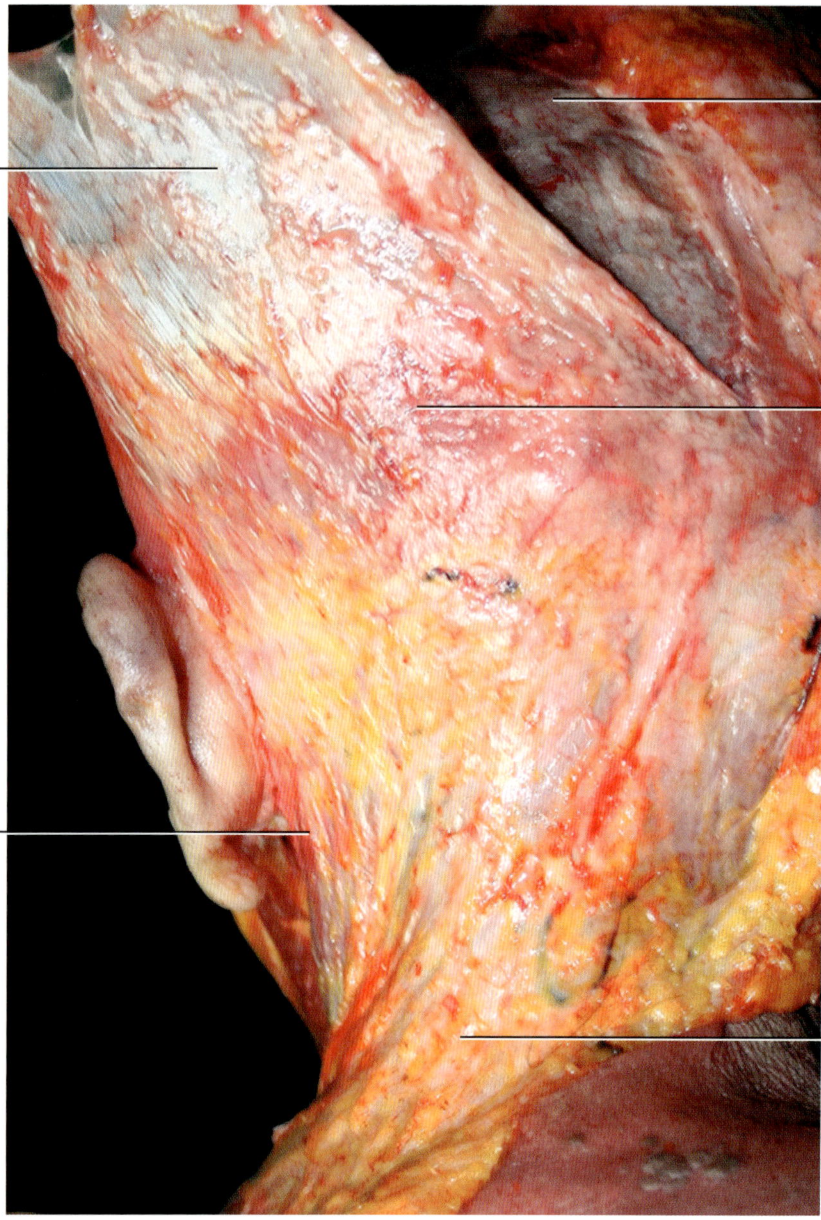

Abb. 4.12 Dissektion des dorsalen Bereichs von Kopf und Hals. Die Haut wurde entfernt und die Galea aponeurotica von der Fascia epicranialis gelöst und nach kranial gezogen, um den Übergang zwischen der Galea aponeurotica und der oberflächlichen Halsfaszie darzustellen. In der Galea aponeurotica ist der M. occipitalis zu erkennen.

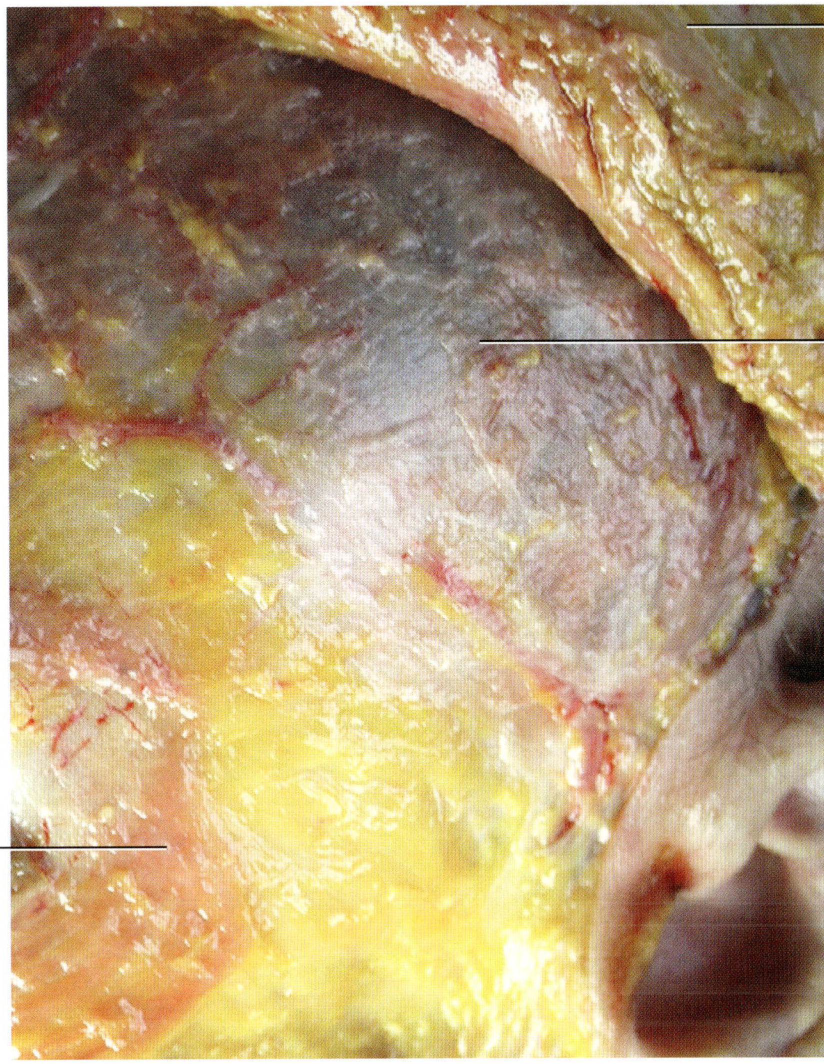

Abb. 4.13 Linker Schläfenbereich. Die oberflächliche Fascia temporoparietalis geht in die Galea aponeurotica und das SMAS über.

4.2.2 Oberflächliche Fascia temporoparietalis

Die oberflächliche Fascia temporoparietalis (➤ Abb. 4.13) besteht aus stark vaskularisiertem Bindegewebe. Sie ist zwar dünn, lässt sich aber gut als eigenständige Schicht abgrenzen. Unter dieser Schicht befindet sich lockeres Bindegewebe, das sie von der tiefen Faszie trennt. Auf der Oberfläche ist die Fascia temporoparietalis fest mit dem Subkutangewebe verbunden und lässt sich nur durch eine scharfe Dissektion direkt unter dem Haaransatz von der darüberliegenden Haut trennen. Am Jochbogen ist die Verbindung mit der Haut weniger fest, wird aber bis zum Scheitel immer fester. Der ventrale Anteil der oberflächlichen Fascia temporoparietalis geht in die Mm. frontalis und orbicularis oculi über. Dorsal verschmilzt sie mit den Mm. occipitalis und auricularis posterior. Der Oberrand verschmilzt mit der Galea aponeurotica. Trotz gewisser Abweichungen legen die meisten Studien nahe, dass die Fascia temporoparietalis kaudal in das SMAS übergeht. Gelegentlich wurde der zusammenhängende Komplex aus dieser Faszie, der Galea und dem SMAS als spezifisches Gewebe betrachtet und eine zusätzliche Nomenklatur dafür entwickelt: Galea-Ausläufer, Ausläufer der epikranialen Aponeurose oder suprazygomatischer/temporaler Ausläufer des SMAS. Dabei bestätigt die Verschiedenheit der Terminologie die Verwirrung bei der Beschreibung der Faszienanatomie[1]. Die oberflächlichen Temporalgefäße, der N. auriculotemporalis und seine Äste sowie die temporalen Äste des N. facialis verlaufen in oder direkt unter der oberflächlichen Fascia temporoparietalis. Die oberflächlichen Temporalgefäße versorgen den Großteil der oberflächlichen Fascia temporoparietalis. Die Zuflüsse aus den Aa. zygomaticoorbitalis, zygomaticotemporalis, zygomaticofacialis und transversa faciei sind nur minimal.

[1] Eine ausführliche Übersicht der oberflächlichen Faszie im temporalen Bereich findet sich bei Davidge et al. (2010).

4.2.3 Superfizielles muskuloaponeurotisches System

Die oberflächliche Faszie des Gesichts ist wegen ihrer Beziehung zur mimischen Muskulatur einzigartig. Sie umscheidet und verbindet alle mimischen Muskeln und erzeugt so ein organisiertes fibromuskuläres Netzwerk (> Abb. 4.14, > Abb. 4.15). Folgende mimische Muskeln sind in die oberflächliche Gesichtsfaszie eingebettet: die Mm. procerus, nasalis, orbicularis oculi, corrugator supercilii, depressor supercilii, orbicularis oris, depressor anguli oris, risorius, levator labii superioris, depressor labii inferioris, levator anguli oris und mentalis (> Abb. 4.16, > Abb. 4.17). Dieses fibromuskuläre Netzwerk wird als superfizielles muskuloaponeurotisches System (SMAS) des Gesichts bezeichnet. Die Erstbeschreibung dieses Systems, das inzwischen in der wissenschaftlichen Literatur und klinischen Praxis allgemein akzeptiert ist, stammt von Mitz und Peyronie (1976).

Das SMAS geht kaudal in das Platysma und kranial in die Galea aponeurotica und die oberflächliche Fascia temporoparietalis über. Thaller et al. (1990) betrachten das SMAS evolutionär als ein Platysma. Während der Entwicklung der fazialen Weichgewebe bleibt die oberflächliche Faszie des Gesichts durch eine mesenchymale Interaktion die Zentralsehne der mimischen Muskeln und überträgt und moduliert die Muskelkontraktionen, um die Haut zu bewegen.

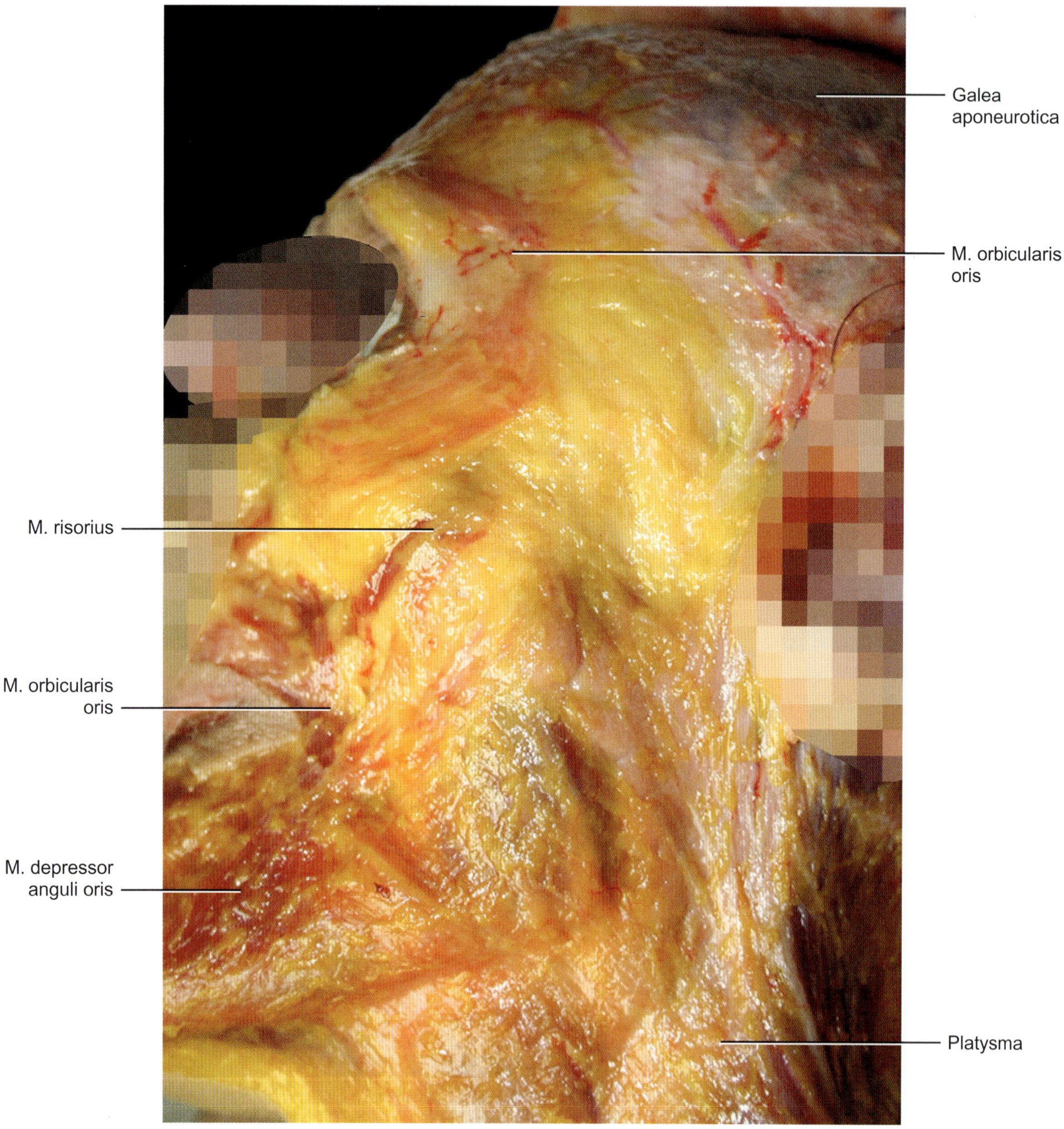

Abb. 4.14 Dissektion des lateralen Gesichtsbereichs. Die Haut wurde entfernt, um die oberflächliche Faszie des Gesichts mit den eingebetteten mimischen Muskeln darzustellen. Sie bilden gemeinsam eine fibromuskuläre Schicht, die als SMAS des Gesichts bezeichnet wird. Hier ist das SMAS das Zentrum eines ausgefeilten dreidimensionalen Netzwerks, das Kontraktionen der mimischen Muskeln weiterleitet und koordiniert.

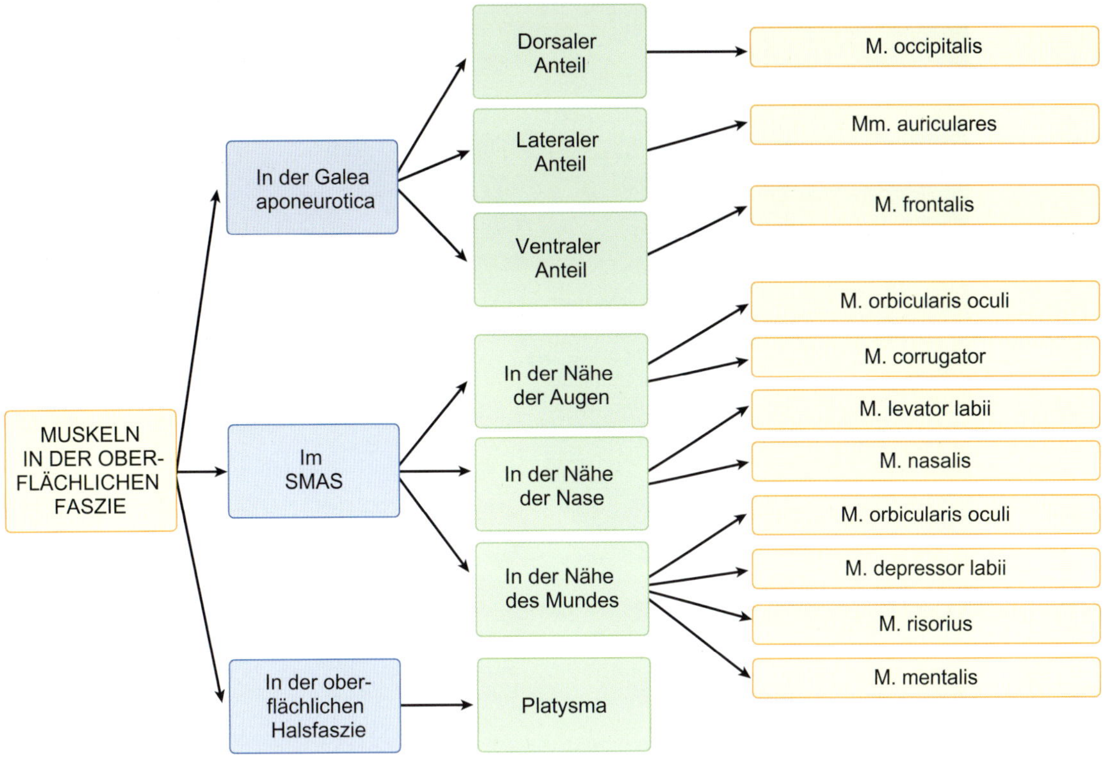

Abb. 4.15 Muskeln in den oberflächlichen Faszien von Kopf und Hals.

Mikroskopisch ist das SMAS ein fibroelastisches Gewebe mit einer mittleren Dicke von 600 µm (Macchi et al. 2010). Im jungen Alter sind reichlich elastische Fasern vorhanden, die mit zunehmendem Alter allmählich verschwinden. Das SMAS wird zentrifugal dünner: Es wird in der Nähe des M. orbicularis (der von zwei Lagen des SAMS umscheidet wird) so dünn, dass es fast nicht mehr zu erkennen ist. Aufgrund seiner Konsistenz kann das SMAS gemeinsam mit dem Platysmakomplex als eigenständige Formation isoliert werden. Die chirurgische Dissektion, Mobilisierung und Traktion des SMAS sind inzwischen Standardverfahren der plastischen Chirurgie.

Im Gesicht ist das SAT meist dünn und versetzt mit Muskelfasern der mimischen Muskeln, die vom SMAS zur Dermis ziehen. Histologisch weist das SAT vertikale fibröse Septen (Retinacula cutis superficialis oder Hautbänder), welche die Dermis ebenfalls mit dem SMAS verbinden, auf. Die Bedeutung dieser Bänder bei der Aufrechterhaltung der normalen anatomischen Position der fazialen Weichgewebe wurde von zahlreichen Autoren belegt. Mit dem Alter nimmt die Elastizität der Hautbänder und der oberflächlichen Faszie ab, sodass es zur Ptose der Haut, deutlich sichtbaren Nasolabialfalten und zur Faltenbildung kommt (Stuzin, Backer und Gordon 1992).

Das DAT ist meist leicht zu erkennen, da es das SMAS von der tiefen Faszie trennt. Die fibrösen Septen des DAT (Retinacula cutis profunda) sind in der Regel dünn, reich an elastischen, überwiegend horizontal verlaufenden Fasern und verbinden das SMAS locker mit der tiefen Faszie. Dadurch kann die tiefe Subkutanschicht als Stoßdämpfer für die horizontal gleitenden Muskeln fungieren und trennt die Aktionen der Kaumuskeln von denen der mimischen Muskeln. In der Wange ist das DAT besonders ausgeprägt und fettreich und bildet das Corpus adiposum buccae. Das DAT verschwindet nur im Bereich der Glandula parotidea. Dort setzt das SMAS an der tiefen Faszie an. Auf Höhe des Jochbogens und der Nasolabialfalte ist das DAT sehr dünn, wird von den Mm. buccinator und zygomaticus durchquert und verbindet die tiefe und die oberflächliche Faszie (➤ Abb. 4.17).

CLINICAL PEARL 4.2

SMAS und Facelift

Alle Verfahren zum Facelifting erfolgen mehr oder weniger direkt an der oberflächlichen Faszie des Gesichts (SMAS) und den Retinacula cutis profunda (von den plastischen Chirurgen auch als faziale Haltebänder bezeichnet). Die am häufigsten eingesetzten Verfahren sind:

- SMAS Facelift. Diese Technik wird am häufigsten eingesetzt. Der Chirurg macht eine Inzision am Haaransatz, strafft das SMAS und entfernt überschüssiges Fett und Gewebe.
- Endoskopischer subperiostealer oder subgalealer Facelift. Bei diesem weniger invasiven Verfahren hebt der Chirurg die fazialen Strukturen an, ohne einen Hautlappen wegzuschneiden.
- Platysma Resurfacing. Bei dieser Alternative zum Facelift wird über eine 2,5 cm lange Inzision unter dem Kinn überschüssiges Fett entfernt. Anschließend wird das Platysma wieder straff gezogen, um die Halsform zu verbessern. Diese Technik beruht auf der Fortsetzung des Platysmas in das SMAS.

Viele Studien haben gezeigt, dass das faziale Fettgewebe mit zunehmender Schwächung dieses ligamentären Systems in die Ebene zwischen der oberflächlichen und tiefen Faszie gelangt, sodass die Zei-

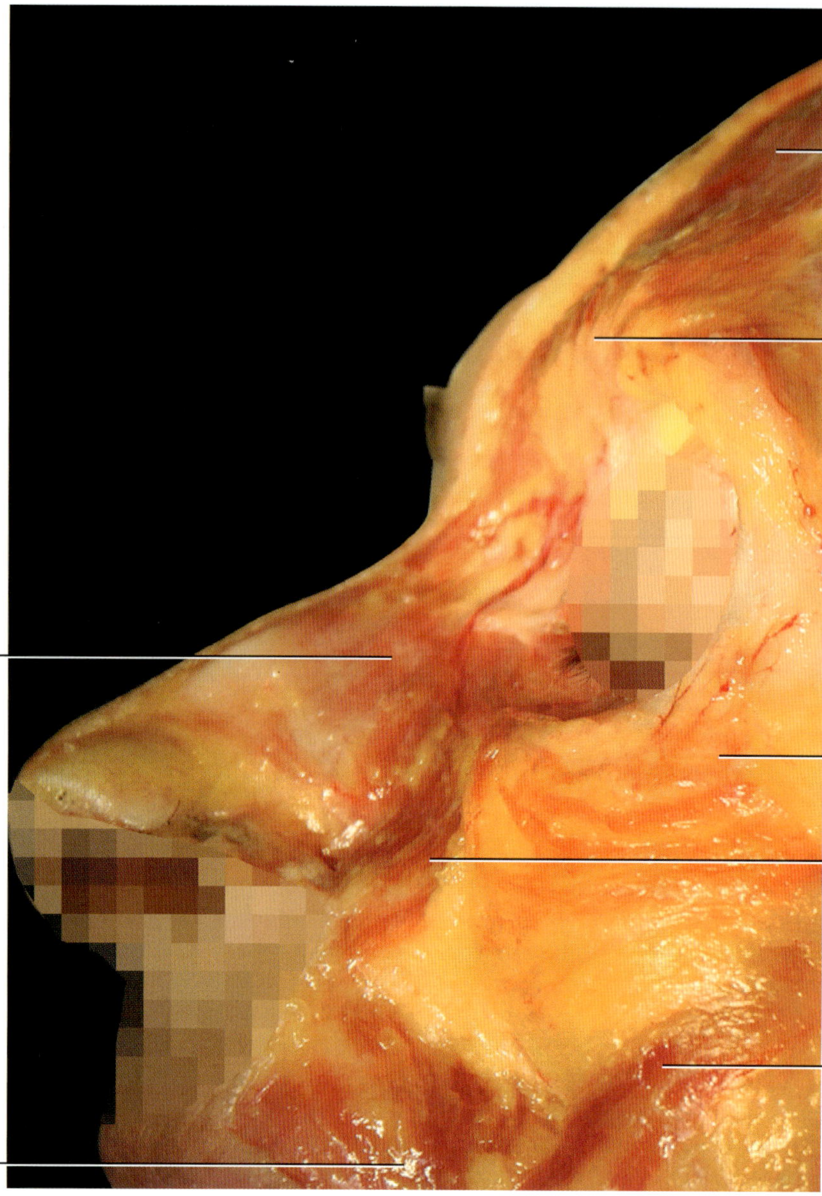

Abb. 4.16 SMAS des Nasenbereichs. Der distale Anteil des M. zygomaticus verschmilzt mit der oberflächlichen Faszie.

chen eines alternden Gesichts auftreten. Vor Kurzem belegten Tsukahara et al. (2012) einen Zusammenhang zwischen der Tiefe der Gesichtsfalten und der Dichte der Retinacula cutis im Subkutangewebe. Die Gesichtsfalten scheinen sich über Bereichen mit reduzierter Dichte der Retinacula cutis zu entwickeln. In einer anderen Studie untersuchte derselbe Autor das Subkutangewebe der Stirn mittels Ultraschall, um die Echogenität zu quantifizieren und den Zusammenhang mit der Faltentiefe zu ermitteln. Er kam zu dem Schluss, dass die im Ultraschall ermittelte innere Struktur des Subkutangewebes mit der Faltentiefe zusammenhängt. Besonders deutlich ist diese Beziehung bei älteren Menschen.

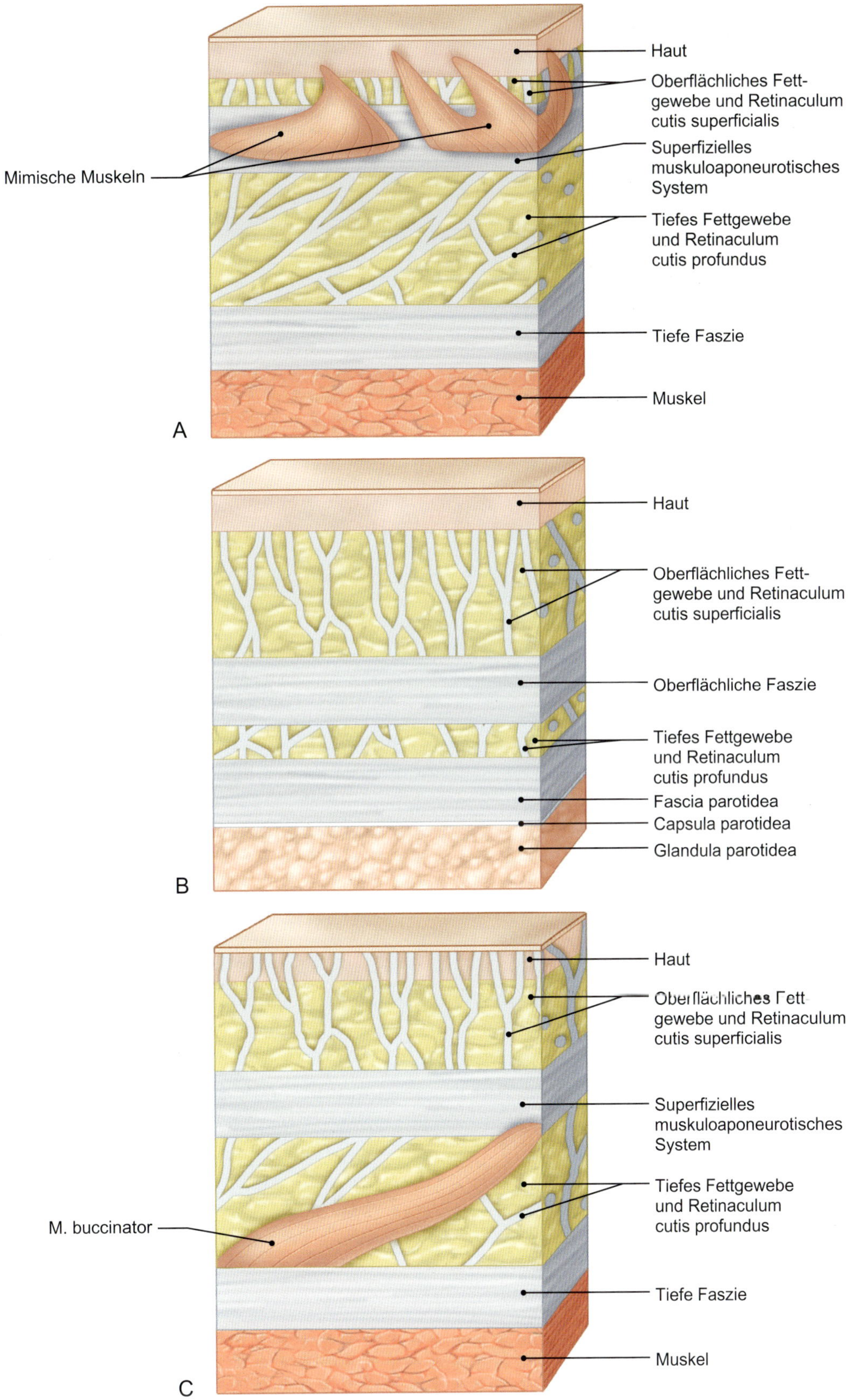

Abb. 4.17 Schematische Zeichnung der verschiedenen Organisationsmuster des Subkutangewebes im Gesicht. (A) Nasolabialfalte: Die mimischen Muskeln liegen in der oberflächlichen Faszie und ziehen durch das oberflächliche Fettgewebe (SAT) zu ihrem Ansatz in der Dermis. (B) Parotidealregion: Es findet sich kaum tiefes Fettgewebe (DAT) und die oberflächliche und tiefe Faszie (Fascia parotidea) sind verbunden. (C) Lage des M. buccinator bezogen auf die Gesichtsfaszien. Dieser Muskel entspringt an der Fascia buccopharyngea, zieht durch das DAT und inseriert nahe dem Mundwinkel in der oberflächlichen Faszie.

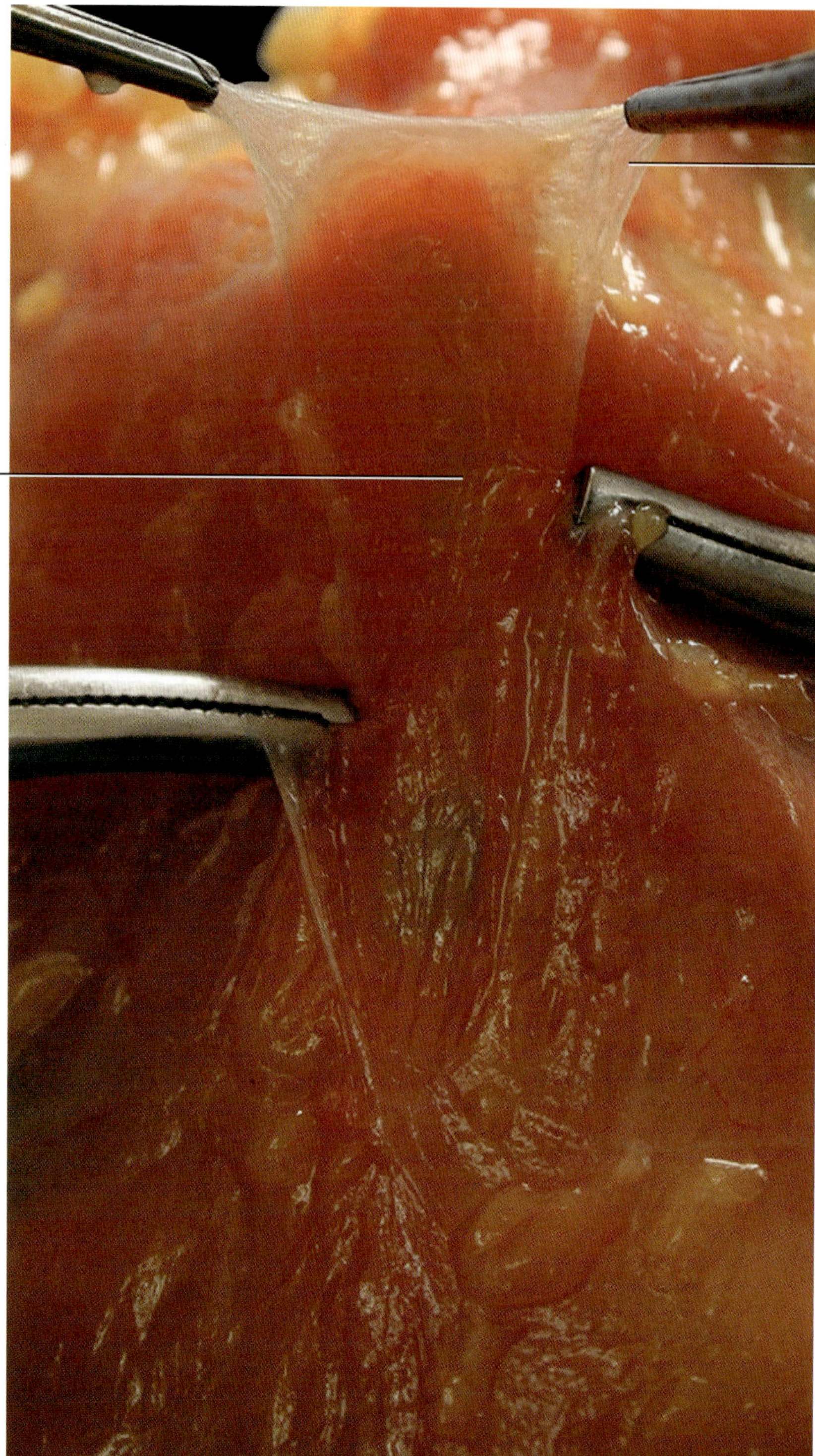

Abb. 4.18 Das Platysma und seine Beziehungen zur oberflächlichen Faszie. Hier ist die oberflächliche Faszie eine sehr dünne Bindegewebsschicht, die fest mit dem Muskel verbunden ist.

4.2.4 Oberflächliche Halsfaszie: Platysma

Im Hals umscheidet die oberflächliche Faszie das Platysma (➤ Abb. 4.18, ➤ Abb. 4.19), wobei diese beiden Strukturen untrennbar miteinander verbunden sind. Das Platysma inseriert proximal nicht am Kinn, wie gelegentlich zu lesen ist, sondern setzt sich über die Mandibula hinaus nach kranial fort, um mit dem SMAS und insbesondere mit dem M. risorius zu fusionieren (➤ Abb. 4.19). Distal geht das Platysma in die oberflächliche Faszie des Thorax und die Regio deltoidea über. Dorsal setzt sich die oberflächliche Halsfaszie kranial in die Galea aponeurotica und kaudal in die dicke oberflächliche Rückenfaszie fort. Gelegentlich enthält sie ähnlich wie das ventrale Platysma Muskelfasern (➤ Abb. 4.20).

Das SAT ist in dieser Region in der Regel kaum vorhanden. Zwischen der oberflächlichen und tiefen Faszie liegt jedoch lockeres Bindegewebe, das ein Gleiten dieser beiden Faszienschichten aufeinander zulässt. Das DAT verschwindet nur an der zervikalen Linea alba und dem Lig. nuchae. An diesen beiden Punkten verschmelzen die oberflächliche und die tiefe Faszie.

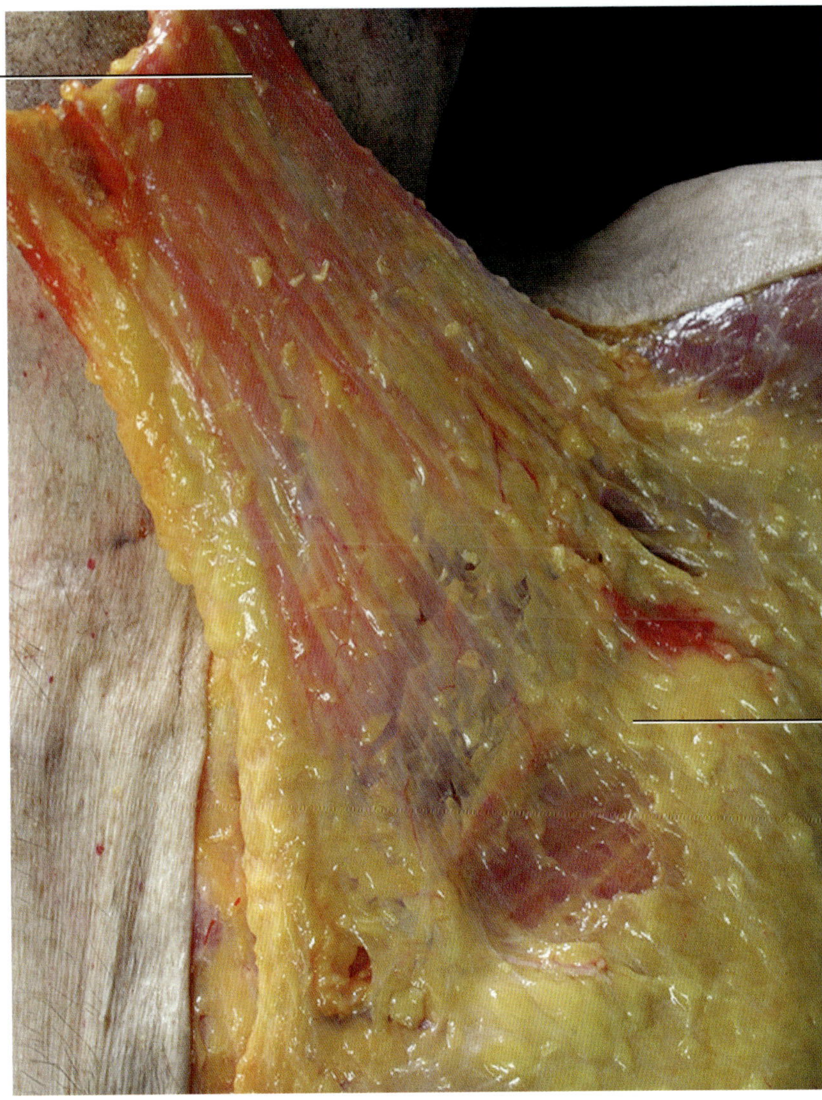

Abb. 4.19 Dissektion der linken lateralen Halsregion. Die oberflächliche Halsfaszie wurde von den tieferen Strukturen abgelöst und nach kranial gezogen. Die Muskelfasern des Platysmas sind gut zu erkennen. Die oberflächliche Halsfaszie enthält vereinzelt Fettzellen, die kleine Fettläppchen bilden. Durch die darunterliegende Schicht aus lockerem Bindegewebe lässt sich die oberflächliche Faszie leicht von den darunterliegenden Ebenen, der Lamina superficialis der tiefen Halsfaszie, ablösen. Die oberflächliche Halsfaszie geht kaudal in die oberflächliche Faszie des Thorax über. Durch kaudokraniale Dehnung der oberflächlichen Faszie wird der Zusammenhang der Faszien von Hals und Thorax deutlich, da sich die Dehnung weit über die Klavikula hinaus bis in die oberflächliche Faszie des Thorax fortsetzt.

4

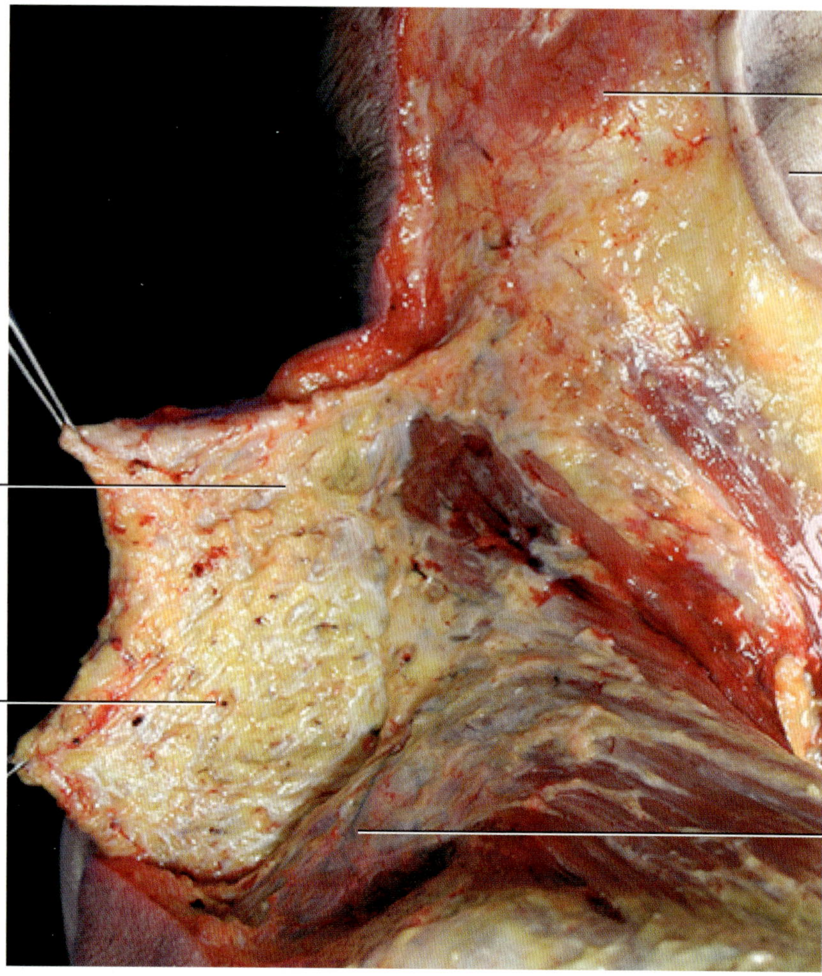

Abb. 4.20 Dorsolaterale Ansicht des Halses. Die dünne oberflächliche Halsfaszie wird nach distal immer dicker. Paraskapulär ist sie sehr dick und vaskularisiert. Proximal geht sie in die Galea aponeurotica über. In der Mittellinie inseriert sie am Lig. nuchae.

4.3 Tiefe Faszien des Kopfes

Unter der oberflächlichen Faszie liegt die tiefe Faszie, die Kopf und Hals komplett durchzieht. Sie wird für die beiden Regionen getrennt besprochen, weil sie im Kopf einschichtig und im Hals dreischichtig ist. Die tiefe Faszie des Kopfes wird in der Regel mit kleinen, isolierten Bereichen, welche die Kaumuskeln und die Speicheldrüsen umgeben, dargestellt und für gewöhnlich nach dem eingebetteten Gewebe benannt (➤ Abb. 4.21). So wird die tiefe Faszie, die den M. temporalis bedeckt, als Fascia temporalis bezeichnet und die Faszie über dem M. masseter als Fascia masseterica. Tatsächlich sind diese Faszien aber keine isolierten Strukturen, sondern Teil eines durchgehenden Blattes, das sich auftrennt, um Muskeln und Drüsen zu umhüllen, und dann zur Fascia epicranialis der Kopfhaut wird. Die verschiedenen Bereiche der tiefen Faszie werden zwar mit zahlreichen Namen bedacht; diese Einteilung ist aber willkürlich. Es muss immer bedacht werden, dass die tiefe Faszie des Kopfes, die Muskeln und Drüsen umscheidet, Teil einer einzigen Bindegewebsplatte ist. Bei der Betrachtung der Faszienschichten wird deutlich, dass die Mm. buccinator und zygomaticus oberflächlicher liegen als die Mm. temporalis und masseter, jedoch tiefer als die mimischen Muskeln. Die Mm. buccinator und zygomaticus liegen im DAT und verbinden die tiefe und die oberflächliche Faszie.

4.3.1 Tiefe Faszie des Schädels: Fascia epicranialis

In den Bereichen des Schädels ohne tiefe Muskulatur wird die Fascia epicranialis als Perikranium (perikraniale Membran) bezeichnet, also als das externe Periost, das die Außenseite des knöchernen Schädels bedeckt (➤ Abb. 4.22, ➤ Abb. 4.23, ➤ Abb. 4.24). Die Fascia epicranialis geht in die Fascia temporalis, die den M. temporalis bedeckt, sowie ventral in die Vagina bulbi (Faszie zwischen dem Bulbus oculi und dem Fett der Orbita) über. Die Fascia epicranialis wird durch stark vaskularisiertes lockeres Bindegewebe von der Galea aponeurotica getrennt.

Die Fascia epicranialis ist wie alle tiefen Faszien zweilagig. Habal und Maniscalco (1981) beschrieben die äußere Schicht als lockeres

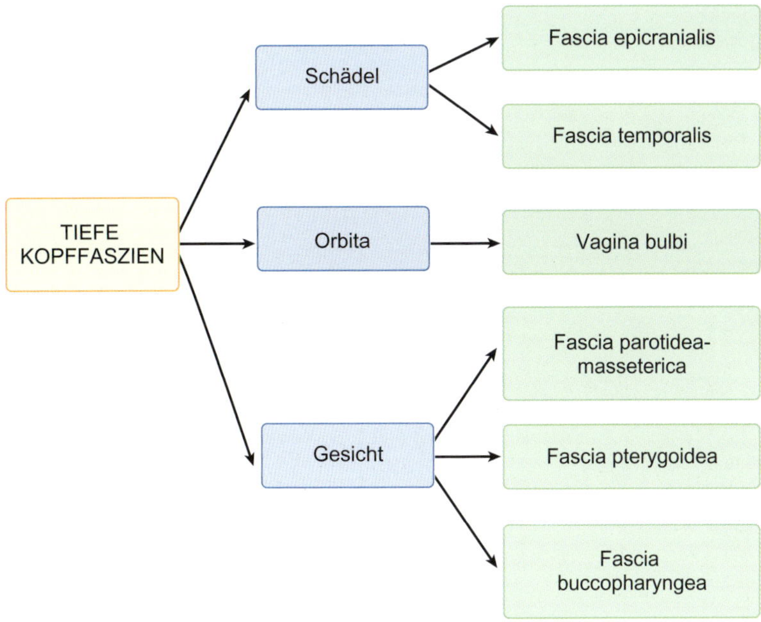

Abb. 4.21 Darstellung der Terminologie zur Beschreibung der tiefen Faszie des Kopfes.

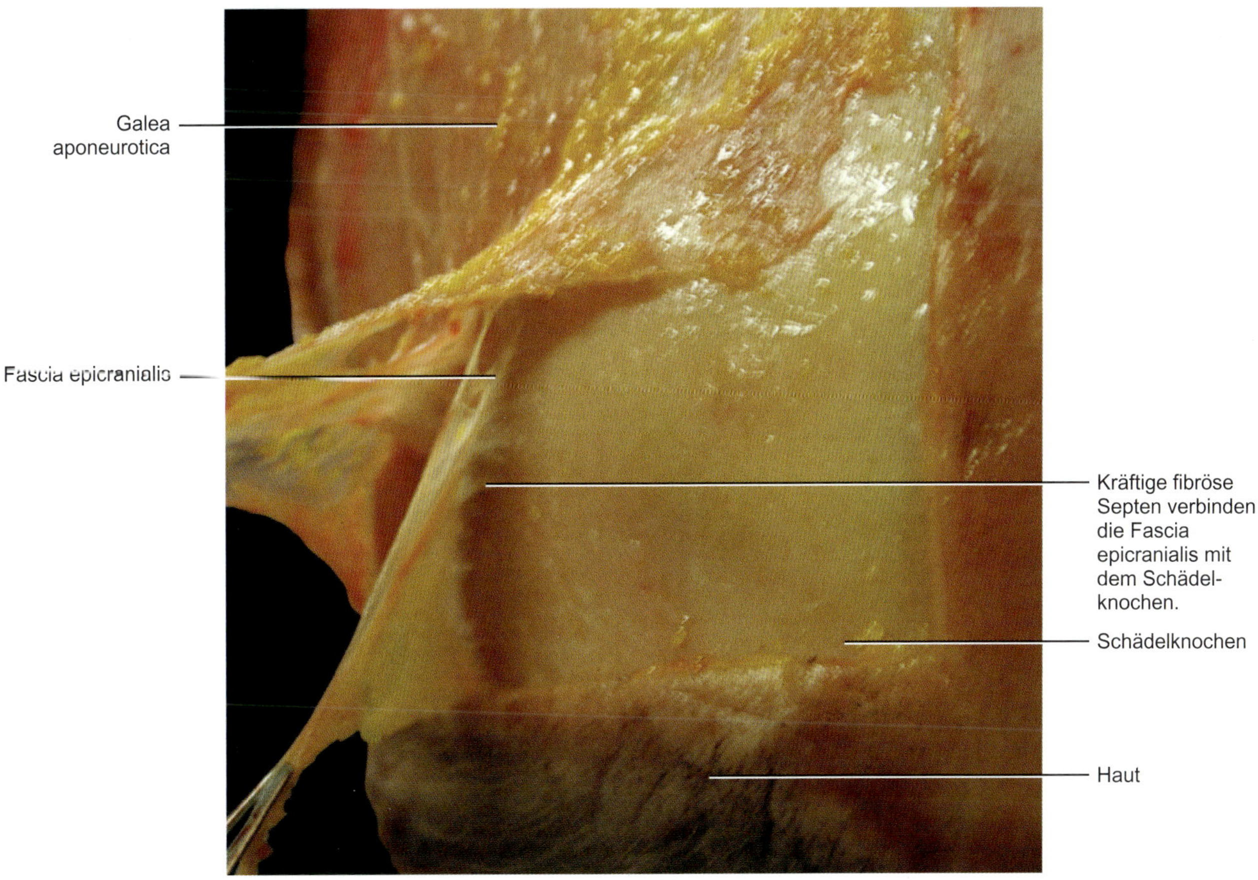

Abb. 4.22 Dissektion des Schädels. Es sind zwei Faszienschichten zu erkennen: die oberflächliche Faszie (Galea aponeurotica) und die tiefe Faszie (Fascia epicranialis). Die tiefe Faszie ist in der Regel am Schädel befestigt und kann somit als dessen Periost betrachtet werden. Zwischen der Galea aponeurotica und der Fascia epicranialis befindet sich lockeres Bindegewebe.

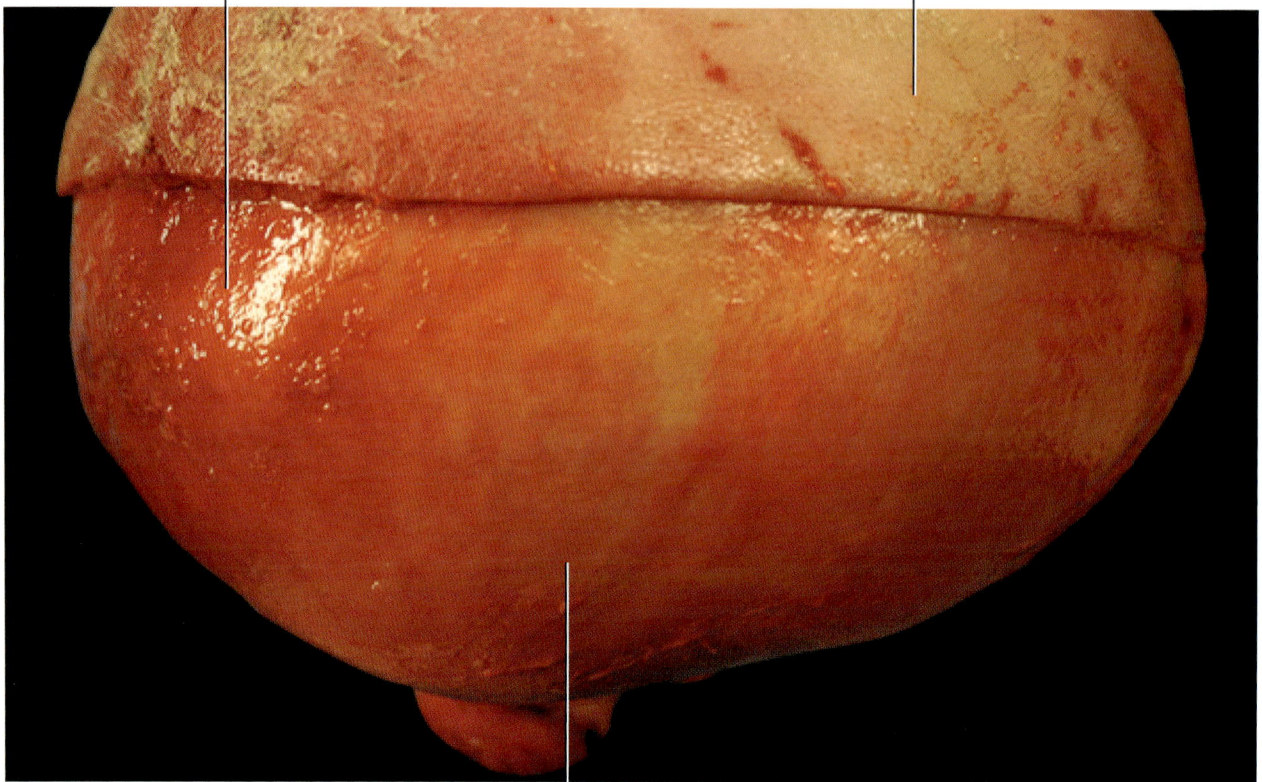

Abb. 4.23 Tiefe Faszie des Schädels: Fascia epicranialis. Die Fascia epicranialis ist eine gut vaskularisierte fibröse Schicht, die über zahlreiche fibröse Septen mit dem Knochen verbunden ist.

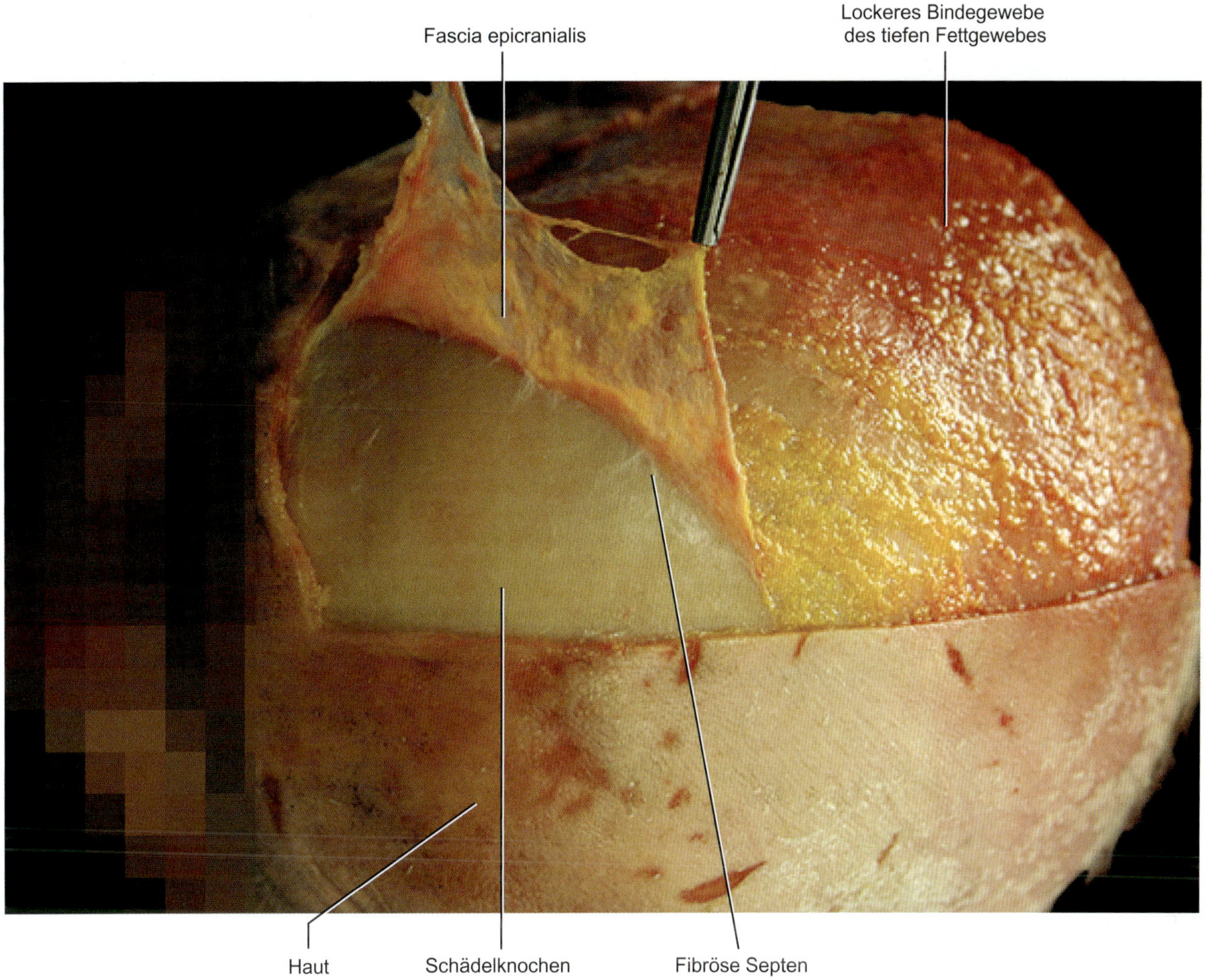

Abb. 4.24 Die Fascia epicranialis wurde angehoben, um ihre Beziehung zum Schädelknochen darzustellen.

areoläres Gewebe mit Fibroblasten, während die innere Schicht Osteoblasten enthält. Nahe der inneren Schicht findet sich ein Gefäßnetzwerk, aufgrund dessen die perikraniale Faszie als schmalstieliger Lappen verwendet werden kann.

4.3.2 Tiefe Faszie der Orbita: Vagina bulbi

Die Vagina bulbi ist die tiefe Faszie der Augen. Sie umgibt den Bulbus oculi als fibröse Schicht vom Ziliarrand der Kornea nach dorsal bis zur Sehnervenpapille. Ihr ventrales Drittel ist fest mit der Rückseite der Konjunktiva verbunden. Das mittlere Drittel entsendet fasziale Ausläufer zu den Augenmuskeln und umscheidet die vier Mm. recti und die beiden Mm. obliqui. Eine ähnliche Hülle bildet die Vagina bulbi für den M. levator palpebrae superioris. Das dorsale Drittel der Vagina bulbi hat Kontakt mit dem Orbitalfettkörper und geht dann in die Scheide des N. opticus über.

Die Ansätze der Augenmuskeln sind so eng mit der Vagina bulbi verbunden, dass sie mit der Faszie zusammen als Einheit betrachtet werden können. Sappey (1888) entdeckte, dass diese Faszie an der Wand des Tränensacks befestigt ist (➤ Abb. 4.25). Am Orbitarand zieht die Faszie zur Rückseite des Oberlids und inseriert am Periost. Diese Faszie ist unterschiedlich dick und wird von fibrösen Bändern verstärkt. Ihr dorsaler Anteil ist dünner, wird jedoch am Äquator des Bulbus dicker. Die fibrösen Bänder, welche die Faszie verstärken, werden auch als Orbitasehnen bezeichnet und können als akzessorische Ansätze der Augenmuskeln betrachtet werden.

Die Innenseite der Vagina bulbi hat engen Bezug zur Sklera. Zwischen diesen beiden Strukturen befindet sich lockeres Bindegewebe, das ventral bis zum Ansatz der Vagina bulbi an der Sklera reicht. Diese Schicht gilt als wichtig für die lymphatische Drainage.

CLINICAL PEARL 4.3

Bedeutung der Vagina bulbi für die Augenbewegungen

Die Bedeutung der Augenmuskeln lässt sich nicht getrennt von der Vagina bulbi betrachten. Dadurch, dass sie die Muskeln moduliert und verbindet, verstärkt sie die Aktion der Einzelmuskeln. Jeder dieser Muskeln benötigt die Spannung seiner assoziierten Orbitalsehne und der Vagina bulbi. Diese Beziehung verhindert übermäßige Muskelkontraktionen, die aufgrund des in der Augenhöhle nur begrenzt en Platzangebots zu Schäden führen könnten.

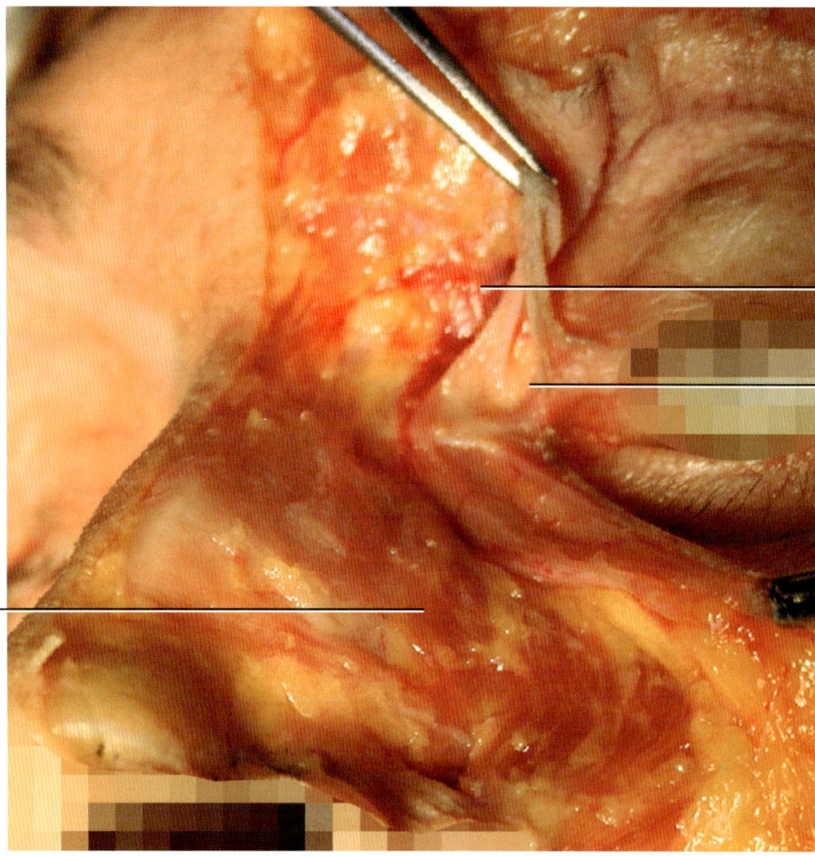

Abb. 4.25 Dissektion des Augenbereichs. Die Pinzette hebt den Tränensack an.

4.3.3 Tiefe Faszie des Schädels: Fascia temporalis

Die Fascia temporalis bedeckt als dichte fibröse Schicht den M. temporalis (➤ Abb. 4.26). Die oberflächlichen Fasern dieses Muskels inserieren an ihrer breiten Oberfläche (➤ Abb. 4.27). Superior geht sie in die Fascia epicranialis über und ist partiell entlang der Linea temporalis superior befestigt. Inferior spaltet sie sich in eine Lamina superficialis und eine Lamina profunda, die zum Außen- bzw. Innenrand des Jochbogens ziehen. Zwischen diesen Laminae befindet sich ein intrafasziales Fettpolster, in dem die A. zygomaticoorbitalis aus der A. temporalis superficialis und ein Hautnerv, der R. zygomaticotemporalis aus dem N. zygomaticus (einem Ast des N. maxillaris), verlaufen. Distal werden diese beiden Laminae zur Fascia parotideomasseterica, die wiederum mit der oberflächlichen Schicht der tiefen Halsfaszie verbunden ist.

In dieser Region liegt ein weiteres Fettpolster zwischen der Lamina profunda der Fascia temporalis und dem M. temporalis. Es wird meistens als tiefes temporales Fettpolster oder subfasziales Fettpolster bezeichnet. Es beginnt direkt superior des Jochbogens und dehnt sich nach kaudal aus, sodass es den Mastikatorraum schützt und dem M. temporalis ein reibungsloses Gleiten unter den Knochenvorsprüngen ermöglicht. Das dritte in diesem Bereich vorhandene Fettpolster ist das temporoparietale oder suprafasziale Fettpolster zwischen der oberflächliche Fascia temporoparietalis und der tiefen Fascia temporalis (dem DAT).

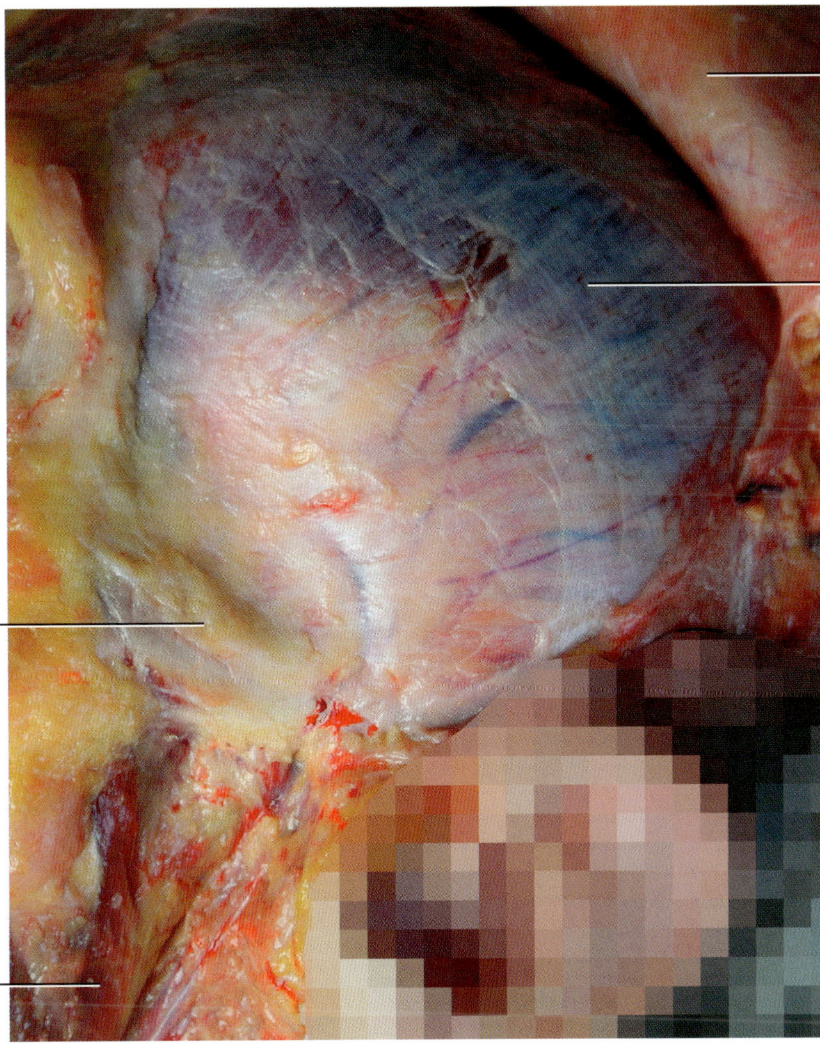

Abb. 4.26 Die Lamina superficialis der Fascia temporalis in ihrem Verlauf über den Jochbogen mit Übergang in die Fascia parotideomasseterica. Die Fascia temporalis bedeckt als weiße, fibröse Bindegewebsschicht den M. temporalis.

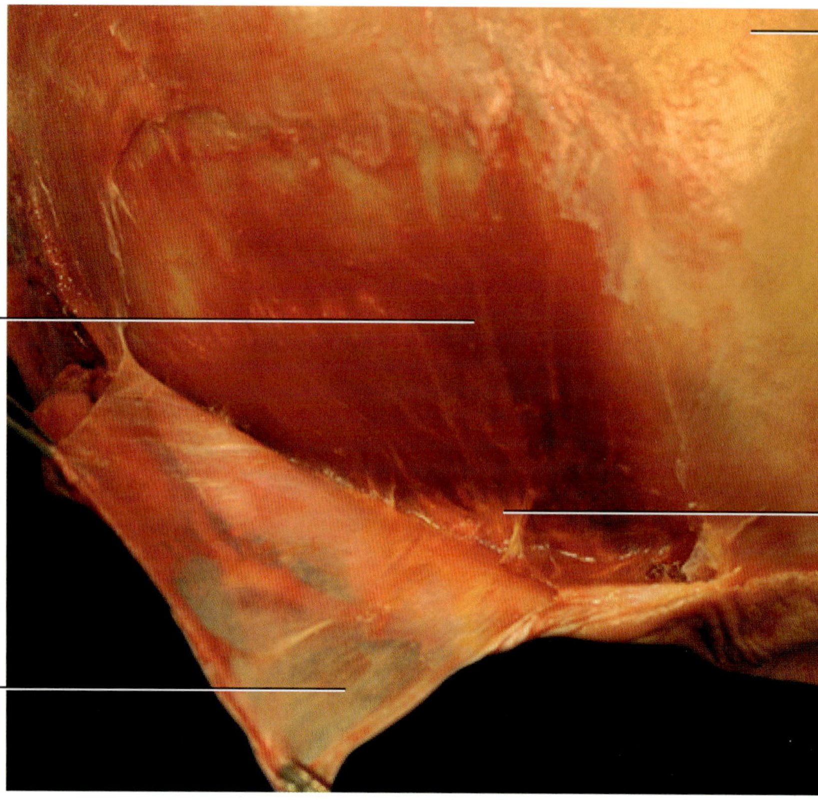

Abb. 4.27 Die Fascia temporalis wurde vom M. temporalis abgelöst und angehoben. Sie bedeckt als dichte, fibröse Bindegewebsschicht den M. temporalis. Da viele Fasern des Muskels an der Innenseite dieser Faszie entspringen, lässt sie sich nur schwer vom Muskelbauch ablösen. Somit wird die Fascia temporalis jedes Mal gedehnt, wenn sich der M. temporalis kontrahiert.

4.3.4 Tiefe Faszie des Gesichts: Fascia parotideomasseterica

Die Fascia parotideomasseterica entspringt am Jochbogen und ist eine Fortsetzung der Fascia temporalis. Sie bildet die Wand des Kompartments der Glandula parotidea und bedeckt den ventralen Anteil des M. masseter. Am dorsalen Rand des Muskels ist die Faszie am Periost der Mandibula befestigt (➤ Abb. 4.28). Außerdem ist sie mit dem Perichondrium des Meatus acusticus externus, dem Proc. styloideus des Os temporale, dem Lig. stylomandibulare und der Faszie des Venter posterior des M. digastricus verbunden. Anschließend geht sie in die Faszie auf der A. carotis externa und der V. facialis posterior über. Die Fascia parotidea setzt sich im Hals als oberflächliche Schicht der tiefen Halsfaszie fort. Unter der Fascia parotidea liegt die Kapsel der Glandula parotidea. Diese fibröse Schicht ist unterschiedlich dick und auf ihrer Außenfläche am dicksten. Sie gibt zahlreiche Septen ab, die zwischen die Lappen der Glandula parotidea ziehen.

CLINICAL PEARL 4.4

Bedeutung der Faszie beim Kauen und Schlucken

Alle am Kauen und Schlucken beteiligten Muskeln sind durch Faszien miteinander verbunden. Die Fascia temporalis umscheidet den M. temporalis und setzt sich in die Fascia parotideomasseterica, die den M. masseter umgibt, fort. Der M. masseter ist so stark mit dem M. pterygoideus internus verbunden, dass diese beiden Muskeln als zweibäuchiger schlingenförmiger Muskel betrachtet werden können. Die Fascia pterygoidea verschmilzt mit der Gelenkkapsel des Temporomandibulargelenks und mit der Fascia buccopharyngea, die den M. constrictor pharyngis superior bedeckt und am M. buccinator ansetzt. Der M. buccinator zieht durch das DAT und inseriert in der Nähe des Mundes am SMAS. Durch die perfekte Spannung der Faszien dieses Netzwerks wird die für Kauen und Schlucken wichtige Koordination sichergestellt. Durch die Mundöffnung ändert sich das normale Spannungsverhältnis in diesem Netzwerk und damit auch die Aktivität der mit den Kaumuskeln verbundenen Muskelspindeln. Dies erklärt, warum Schlucken mit offenem Mund fast unmöglich ist.

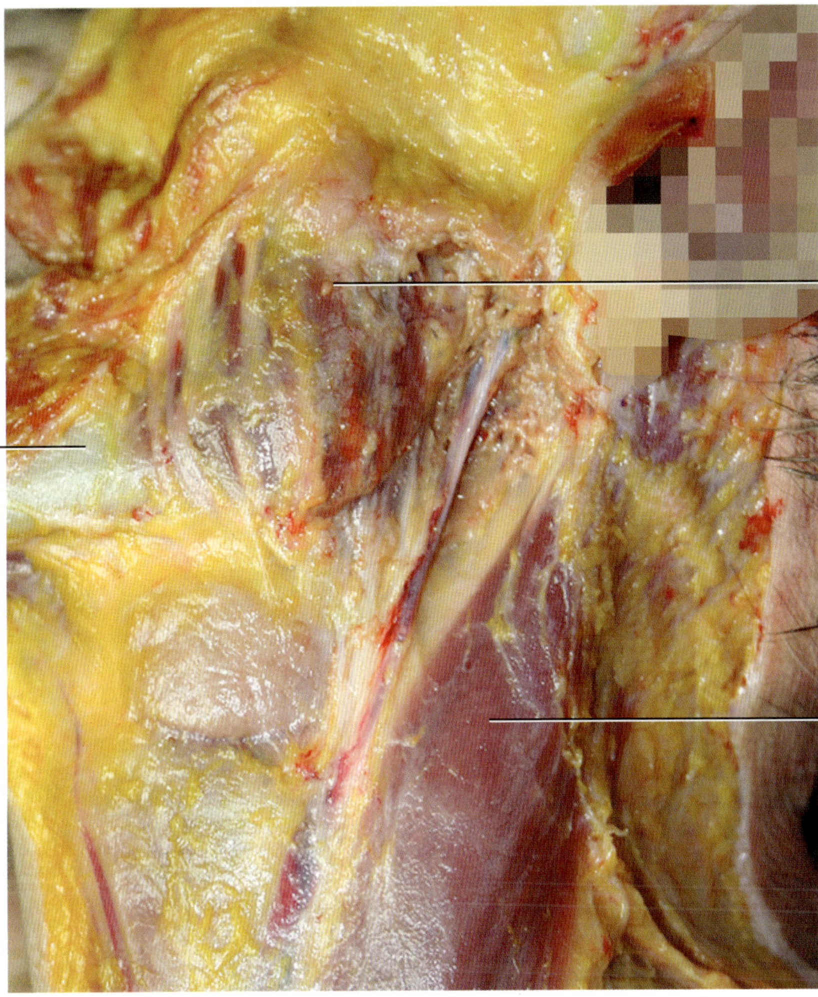

Abb. 4.28 Die den M. masseter bedeckende Fascia parotideomasseterica. Diese Faszie ist über zahlreiche, von ihrer Innenfläche abgehende intramuskuläre Septen eng mit dem M. masseter verbunden. Außerdem ist diese Faszie mit dem Periost der Mandibula verbunden.

4.3.5 Tiefe Faszie des Gesichts: Fascia pterygoidea

Die Fascia pterygoidea bedeckt die Mm. pterygoideus medialis und lateralis. Sie entspringt an der Lamina lateralis des Proc. pterygoideus und reicht bis zur Spina angularis, der Fissura petrotympanica und der Mandibula über dem Ansatz der Mm. pterygoidei. Außerdem setzt sie sich in die Kapsel des Temporomandibulargelenks (TMG) fort. Auf der gesamten medialen Seite des TMG haben der Discus articularis und seine Kapselansätze engen Kontakt mit der Faszie des M. pterygoideus lateralis. Ein kleiner Teil des Caput superius dieses Muskels inseriert direkt im ventromedialen Anteil des Discus articularis. Dadurch können der M. pterygoideus lateralis und seine Faszie die Position des Discus articularis bei TMG-Bewegungen vermutlich direkt beeinflussen. Schmolke (1994) stellte fest, dass auch die Fascia masseterica und die Fascia temporalis mit den Bändern und dem Diskus des TMG verbunden sind; da diese Ansätze aber nur sehr schwach sind, nehmen aber wohl weder der M. temporalis noch der M. masseter direkt Einfluss auf den Discus articularis. Stattdessen dürften sie über Afferenzen ihrer Muskelspindeln dazu beitragen, Informationen über die Position der TMG-Komponenten und des Discus articularis weiterzuleiten.

Testut (1905) bestätigte, dass der M. pterygoideus medialis distal über die Fortsetzung seiner Faszien in das Periost der Mandibula mit dem M. masseter verbunden ist. Dadurch bilden der M. pterygoideus medialis und der M. masseter eine Sehnenschlinge, die sie zu kräftigen Kieferschließern macht. Proximal bildet der M. pterygoideus medialis die laterale Rachenwand und ist am Schluckakt beteiligt. Da das Lig. pterygomandibulare und die Fascia buccopharyngea vom Proc. pterygoideus ausgehen, ist dieser Processus ein Schlüsselpunkt, an dem sich Fascia pterygoidea und Fascia buccopharyngea vereinen.

4.3.6 Tiefe Faszie des Gesichts: Fascia buccopharyngea

Die Fascia buccopharyngea bildet direkt oberhalb des dorsalen Anteils des M. buccinator eine deutliche Schicht und umscheidet den M. constrictor pharyngis superior. An dieser Faszie entspringen zahlreiche Muselfasern des M. buccinator, die im Corpus adiposum buccae und dem Bindegewebe der Lippen inserieren. Der M. buccinator zieht durch das DAT des Gesichts und verbindet die tiefe Faszie (Fascia buccopharyngea) mit der oberflächlichen Faszie des Gesichts (und mit der Haut, weil das SMAS an den Mundwinkeln mit der Haut verbunden ist) (➤ Abb. 4.29). Funktionell ist der M. buccinator an der Mimik und am Kauakt beteiligt. Durch seine Position kann er die Bewegungen des Mundes und des Rachens verbinden und beeinflussen.

Die Fascia buccopharyngea verschmilzt auf der Rückseite des Proc. alveolaris mit dem Periost der Maxilla und dem Periost der inneren Platte des Proc. pterygoideus. Von hier aus zieht sie nach dorsal über den M. constrictor pharyngis superior und verschmilzt mit der Tunica adventitia des Pharynx und des Ösophagus. Zwischen dem Hamulus pterygoideus und dem dorsalen Ende der Linea mylohyoidea der Mandibula bildet die Fascia buccopharingea die Raphe pterygomandibularis als Ansatzpunkt des M. constrictor pharyngis superior.

CLINICAL PEARL 4.5

Myofaszialer Schmerz der Kaumuskeln

Der myofasziale Schmerz der Kaumuskeln ist die häufigste temporomandibuläre Störung. Patienten mit myofaszialen Schmerzen weisen durch die chronischen Schmerzen oft eine psychosoziale Behinderung und hohe

4

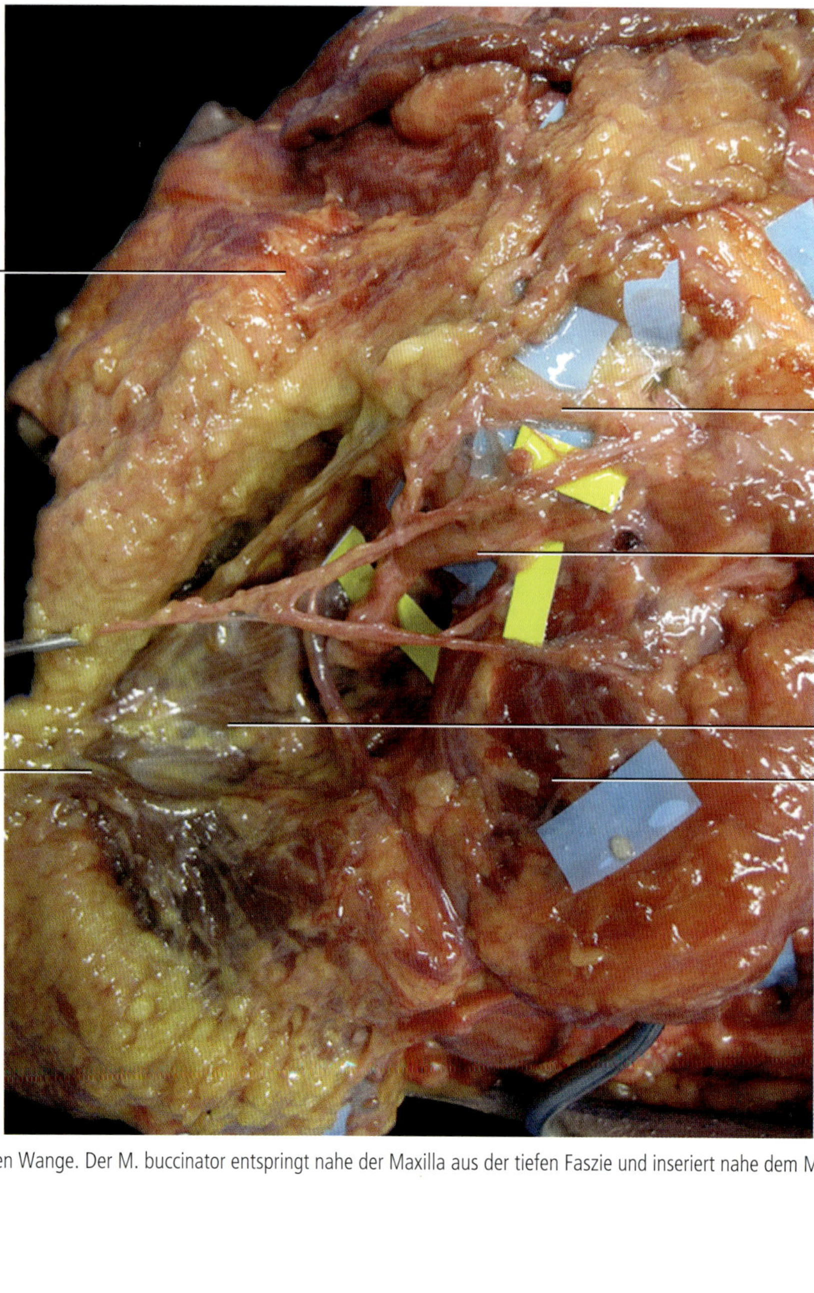

Abb. 4.29 Dissektion der linken Wange. Der M. buccinator entspringt nahe der Maxilla aus der tiefen Faszie und inseriert nahe dem Mundwinkel an der oberflächlichen Faszie.

Depressions/-Somatisierungs-Scores auf. Das diagnostische und therapeutische Management der myofaszialen Symptome ist schwierig; in der Literatur gibt es verschiedene Behandlungsvorschläge. Manche der Techniken haben sich als nützlich erwiesen: rhythmische Stabilisierung, postisometrische Relaxation, Halten-Entspannen (Skaggs und Liebenson 2000) und intraorale Massage. Oft übertragen die Mm. pterygoidei lateralis und medialis Schmerzen in das TMG und die Sinus maxillares (Travell und Simons 1983). Diese Muskeln sind an der Mundöffnung und der Protrusion sowie durch einseitige Aktion an der der Lateraldeviation der Mandibula zur Gegenseite beteiligt.

Um besser zu verstehen, welche konservativen Ansätze bei diesen Patienten sinnvoll sind, wurde eine randomisierte kontrollierte Studie zum Vergleich der Kurzzeiteffektivität von Botulinustoxin-Injektionen und physikalischer Therapie mit Fascial Manipulation®-Technik zur Behandlung von myofaszialen Schmerzen der Kaumuskeln durchgeführt (Guarda Nardini et al. 2012). Dazu wurden 30 Patienten mit den Research Diagnostic Criteria for Temporomandibular Disorders (RDC/TMD) und der Diagnose myofaszialer Schmerz so randomisiert, dass sie entweder einmalig eine Injektion von Botulinustoxin (Gruppe A) oder drei Sitzungen mit Fascial Manipulation (Gruppe B) erhielten. Zu Beginn sowie am Ende der Behandlung und nach drei Monaten wurden das maximale Schmerzniveau (Einstufung auf einer visuellen Analogskala) und die Kieferbeweglichkeit in Millimetern (maximale Mundöffnung, Protrusion, Laterotrusion nach rechts und links) ermittelt. In beiden Behandlungsgruppen besserten sich die Schmerzen signifikant im Studienverlauf mit vergleichbarer Effektivität. Allerdings reduzierte die Fascial Manipulation die subjektive Schmerzwahrnehmung etwas ausgeprägter, während das Botulinustoxin eine etwas größere Kieferbeweglichkeit erreichte. Die Ergebnisse der beiden Behandlungsprotokolle hinsichtlich der Studienparameter unterschieden sich nach 3 Monaten klinisch nicht relevant.

4.4 Tiefe Faszie des Halses (Fascia cervicalis)

Die tiefe Halsfaszie ist seit ihrer Erstbeschreibung 1824 durch Burns Gegenstand der Diskussion. Moderne anatomische und chirurgische Veröffentlichungen tragen nicht zur Klärung bei, weil sie sie entweder zu kurz oder falsch beschreiben. Poirier (1912) fasst diese Schwierigkeiten wie folgt zusammen: *Die Halsfaszien erscheinen unter der Feder jedes Autors, der sie zu beschreiben versucht, in neuer Form.* Die Halsfaszien sind für den Arzt durchaus wichtig, da ihr Zusammenhang mit chronischen Nackenschmerzen und Kopfschmerzen vom Spannungstyp untersucht wurde. Sie sind an der Diffusion regionaler Anästhetika beteiligt und müssen bei der Planung von Eingriffen an Hals und Kopf berücksichtigt werden. Eine Veränderung und/oder Verdickung trägt neben der Bedeutung für die muskuläre, neurale und vaskuläre Funktion (Melzack, Stillwell und Fox 1977) zur Kompression von Nerven und zur unphysiologischen Festigkeit der Halsmuskeln bei.

Die Fascia cervicalis besteht aus drei Laminae (Schichten), welche die Halsmuskeln umhüllen: Laminae superficialis, pretrachealis (intermedia) und prevertebralis (profunda) (➤ Abb. 4.30). Die drei Laminae der Fascia cervicalis sind fest mit den darunterliegenden Muskeln verbunden. Dies gilt insbesondere für die Faszie des M. trapezius, von deren Innenseite mehrere intramuskuläre Septen ausgehen und den Muskel in Muskelbündel unterteilen. An der Innenseite der Faszie sowie direkt von den intramuskulären Septen

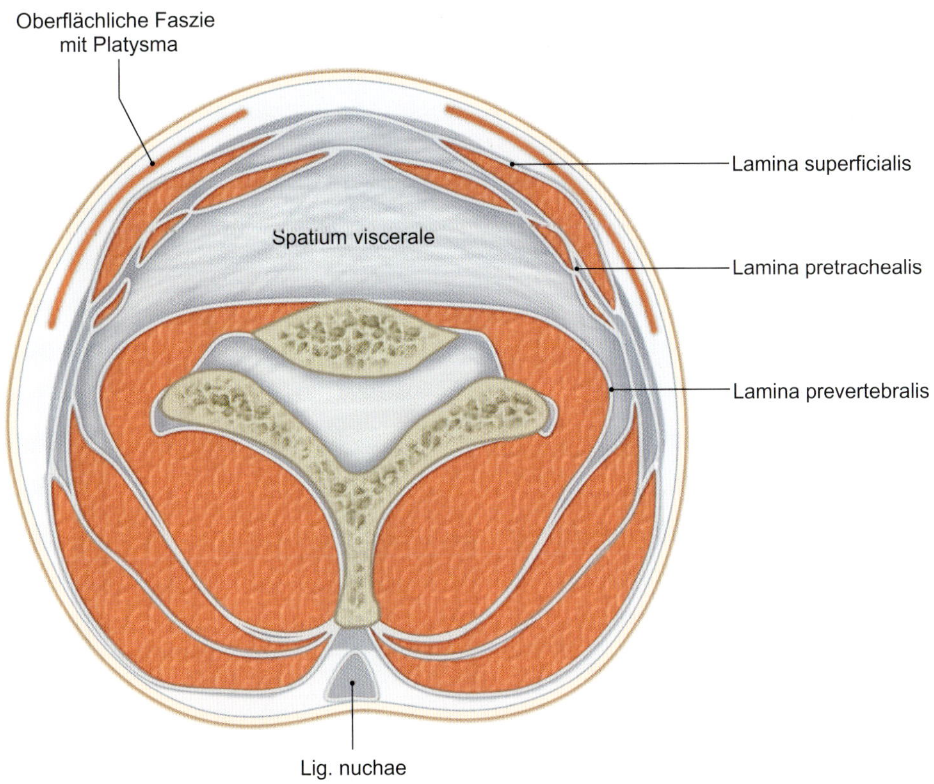

Abb. 4.30 Darstellung der drei Laminae der Fascia cervicalis.

entspringen zahlreiche Muskelfasern. Die Funktionen dieser Faszien lassen sich nicht von denen der darunterliegenden Muskeln trennen. Daher werden die Halsfaszien auch ohne angrenzende myofasziale Ausläufer immer gedehnt, wenn sich die Muskeln kontrahieren.

Fascia cervicalis: Lamina superficialis (Schicht I)

Die Lamina superficialis der Fascia cervicalis umgibt den Hals wie ein Kragen. Die Dicke dieser Lamina variiert und beträgt über dem Muskelbauch des M. sternocleidomastoideus im Durchschnitt 1,1 mm im Ultraschall. Am oberen Teil des M. sternocleidomastoideus wird sie an ihrem Ansatz an der oberflächlichen Halsfaszie und der Sehne des M. sternocleidomastoideus dicker (Stecco et al. 2014). Sie spaltet sich und umschließt die Mm. sternocleidomastoideus und trapezius (➤ Abb. 4.31). In der Fossa supraclavicularis liegt in der Spalte zwischen dem M. sternocleidomastoideus und dem M. trapezius ein Fettpolster (Corpus adiposum colli). Die Nll. supraclaviculares liegen unter diesem Fettpolster. Im ventralen Halsbereich reicht die Faszie nach medial über den Muskel hinaus und verschmilzt mit der kontralateralen Faszie, wobei das Spatium suprasternale entsteht. Diese Faszie fusioniert entlang der Mittellinie mit der oberflächlichen Faszie zur zervikalen Linea alba. Über dem Os hyoideum ist die Lamina superficialis fest mit dem Periost verbunden. Von dort aus zieht sie über den Venter anterior des M. digastricus und bildet die Loge für die Glandulae submandibulares (➤ Abb. 4.32).

Kranial setzt diese Lamina am Unterrand der Mandibula, dem Proc. mastoideus, der Linea nuchalis superior und der Protuberantia occipitalis externa an. Sie verläuft dann ventral mit der Fascia parotidomasseterica und dorsal mit der Fascia epicranialis. Zwi-

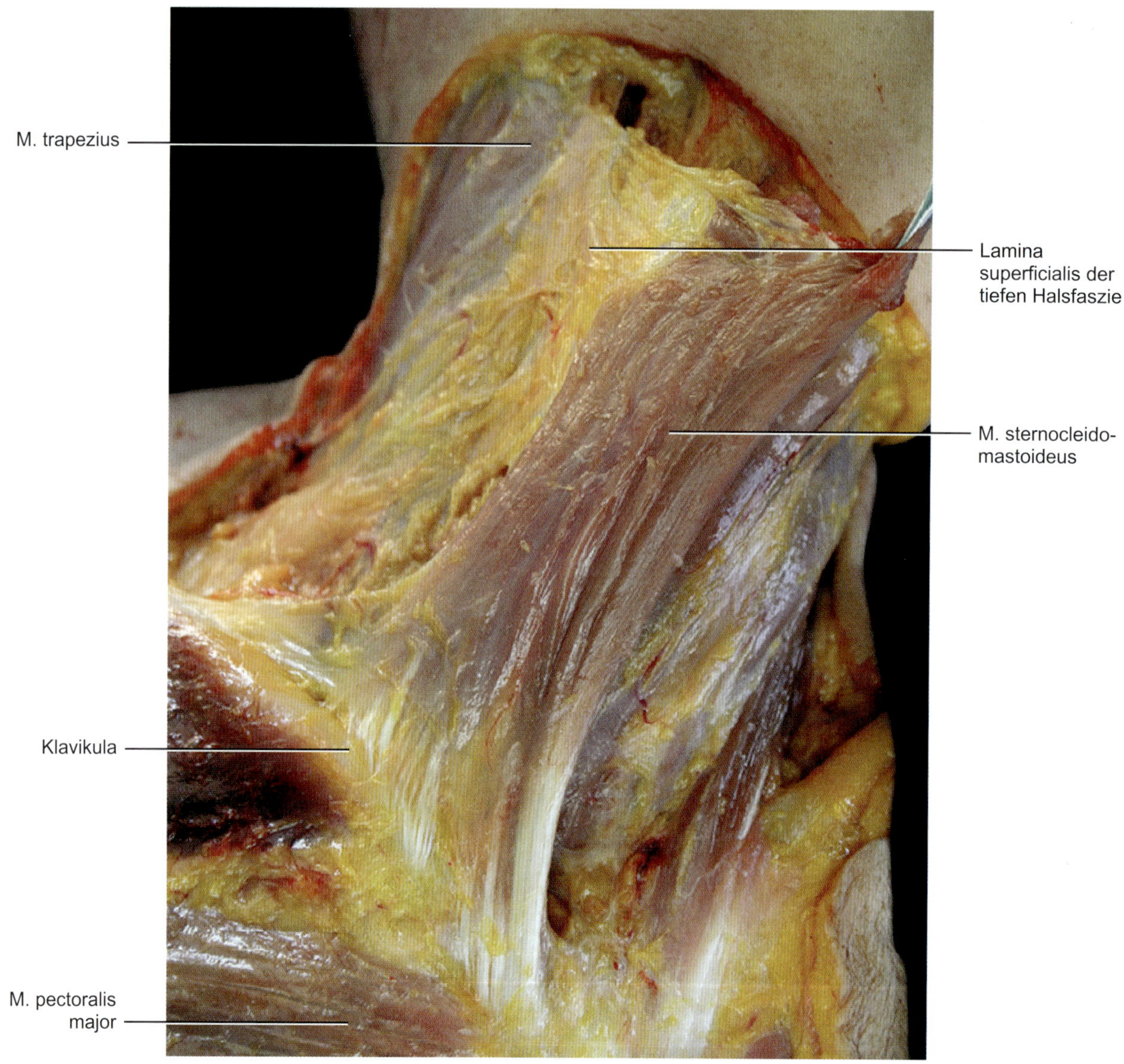

Abb. 4.31 Dissektion der lateralen Halsregion, rechte Seite. Die Haut und das Subkutangewebe wurden entfernt, um die Lamina superficialis der Fascia cervicalis darzustellen. Der Übergang zwischen den Mm. sternocleidomastoideus und trapezius ist gut zu erkennen.

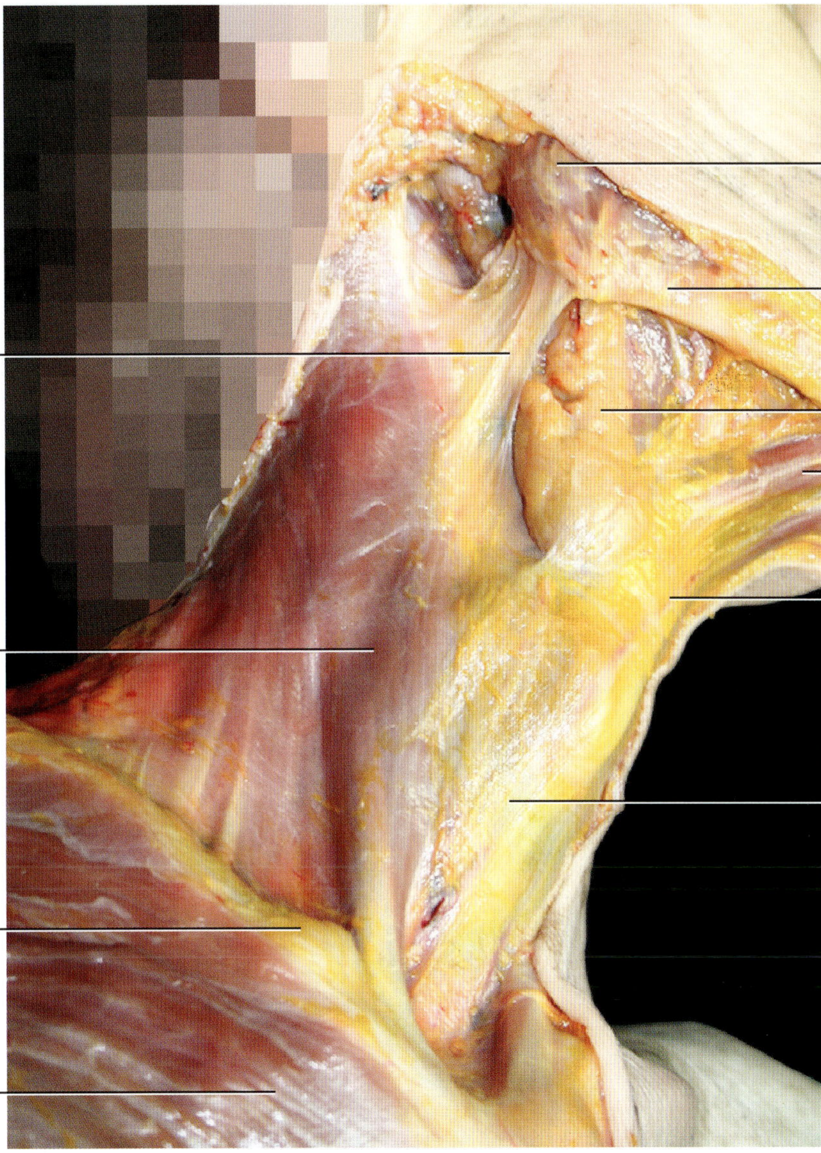

Abb. 4.32 Dissektion der ventrolateralen Halsregion. Die Haut und die oberflächliche Faszie wurden entfernt, um die Lamina superficialis der Fascia cervicalis darzustellen. Diese Lamina umscheidet den M. sternocleidomastoideus und reicht medial bis zur kontralateralen Faszie. Über dem Os hyoideum ist sie fest im Periost verankert. Kranial bedeckt sie die Mm. digastrici und bildet einen viszeralen Raum für die Glandulae submandibulares. Zwischen dem M. sternocleidomastoideus und dem Angulus mandibulae weist die Lamina superficialis eine Verstärkung, das Lig. angulare, auf.

schen dem Angulus mandibulae und der Spitze des Proc. mastoideus ist sie sehr kompakt und bildet das Lig. angulare der Mandibula. Die Lamina superficialis der Fascia cervicalis besitzt zwischen dem Proc. styloideus und dem Angulus mandibulae eine weitere Verdickung, das Lig. stylomandibulare.

Dorsal verschmilzt die Lamina superficialis mit der Fascia nuchalis, die sie bedeckt. (Gray's Anatomy [40. Aufl. 2008] stellt fest, dass das Lig. nuchae kein zervikales Band ist, da es weder angrenzende Knochen verbindet, noch die Struktur eines Bandes hat.) An diesem Punkt lässt sich das Band nicht von der oberflächlichen Faszie trennen. Testut (1905) stellte fest, dass der Hinterrand des Lig. nuchae mit zahlreichen Sehnenfasern des M. trapezius durchzogen ist.

Inferior setzt die Lamina superficialis partiell an der Wirbelsäule, dem Akromion, der Klavikula und dem Sternum an und setzt sich partiell (oberflächlicher Teil) in die Faszie des Mm. pectoralis major, deltoideus und latissimus dorsi fort.

Fascia cervicalis: Lamina pretrachealis (Schicht II)

Testut (1905) stellte fest, dass es in der Lamina pretrachealis vier Muskeln gibt: die Mm. splenii, levator scapulae, rhomboidei sowie serratus posterior superior und inferior (➤ Abb. 4.33). Diese Muskeln sind jeweils von der Lamina pretrachealis der Fascia cervicalis umscheidet. Laut Standring et al. (2008) verschmilzt die Faszie, welche die Mm. rhomboidei umscheidet, mit der Faszie des M. serratus anterior. Somit geht die Lamina pretrachealis der Fascia cervicalis ventral und dorsal in die Lamina media der Fascia thoracalis über.

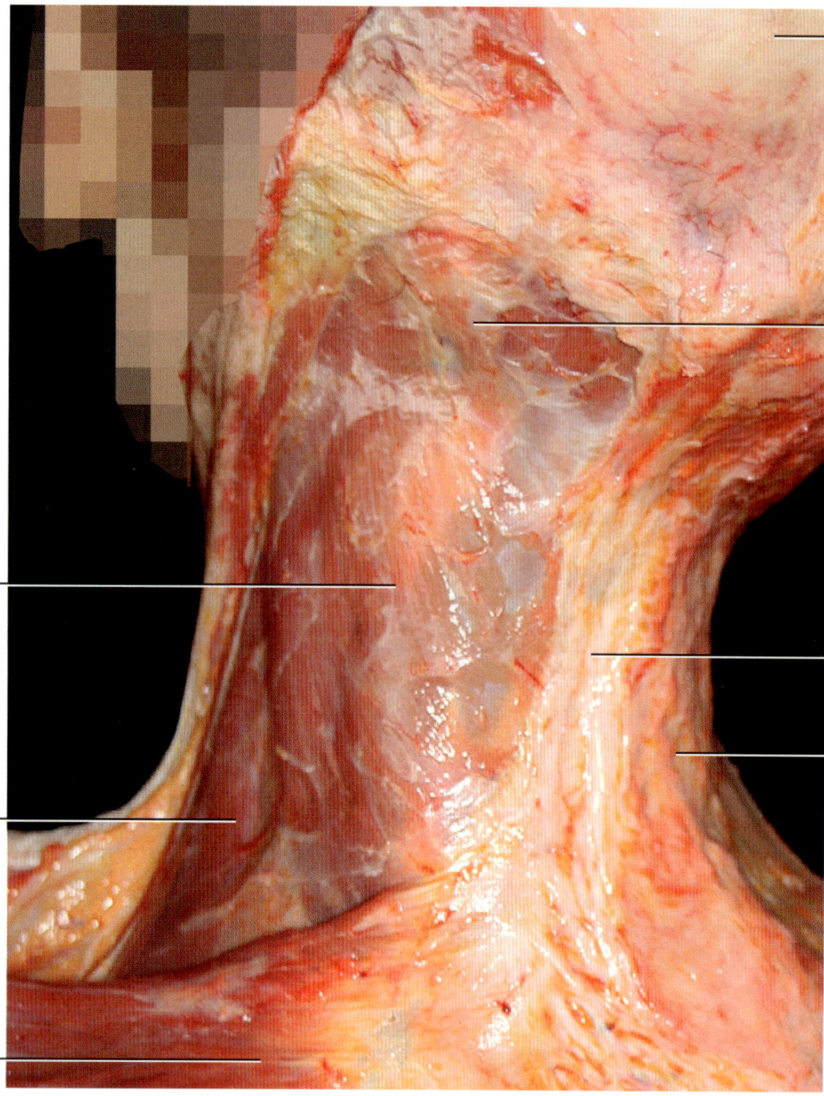

Abb. 4.33 Ansicht des Halses von posterior. Auf der rechten Seite ist weiterhin die oberflächliche Faszie zu sehen. Auf der linken Seite wurde die Pars descendens des M. trapezius entfernt, sodass die mittlere myofasziale Schicht aus den Mm. levator scapulae und splenius zu erkennen ist. Der M. semispinalis liegt in einer tieferen Ebene.

Außerdem umscheidet sie die Mm. omohyoideus, sternohyoideus und sternothyroideus (➤ Abb. 4.34, ➤ Abb. 4.35, ➤ Abb. 4.36). Die Lamina pretrachealis ist an der Rückseite der Klavikula am Periost befestigt, wo sie als Innenseite der Scheide des M. subclavius weiterzieht. Die Lamina pretrachealis bildet das Spatium viscerale, in dem umgeben von der Fascia visceralis alle Halsorgane liegen.

Die Lamina pretrachealis muss von der Fascia pretrachealis abgegrenzt werden (➤ Abb. 4.37). Die Lamina pretrachealis ist eine Muskelfaszie, während die Fascia pretrachealis eine viszerale Faszie ist. Die Fascia pretrachealis umhüllt die Thyroidea und verschmilzt distal mit dem Bindegewebe des Perikards. Proximal setzt sie am Periost des Os hyoideum an, wo sie mit der Lamina pretrachealis fusioniert. Dorsal geht die Fascia pretrachealis partiell in eine andere viszerale Faszie über, die Fascia alaria, welche die Scheiden der beiden Aa. carotideae communes verbindet. Die Trachea und der Ösophagus sind von einer weiteren viszeralen Faszie, einer Fortsetzung der Fascia buccopharyingea, umscheidet. Diese viszerale Faszie tritt kaudal als Pleura parietale in den Thorax ein und bildet lateral die Haltebänder der Pleurakuppel.

CLINICAL PEARL 4.6

Bedeutung der viszeralen Halsfaszien

Nach Allan Burns (1824) besteht die Hauptfunktion der Halsfaszien darin, eine korrekte Atmung sicherzustellen:

Solange die oberflächliche und tiefe Faszie, die von den Mm. sternohyoideus und thyroideus begleitet werden, normal bleiben, ist die Atmung mühelos möglich. Sobald diese Faszien und Muskeln entfernt werden, drückt die atmosphärische Luft bei jedem Versuch, den Thoraxumfang zu erhöhen, die schlaffe Haut der Trachea zurück und komprimiert sie so stark, dass das Atmen schwerfällt. Die Mm. sternohyoideus und thyroideus stabilisieren das Os hyoideum und den Schildknorpel oder können sie nach unten drücken. Ihre wichtigste Aufgabe ist jedoch, gemeinsam mit den Faszien zu verhindern, dass die Luft die Luftröhre zusammendrückt.

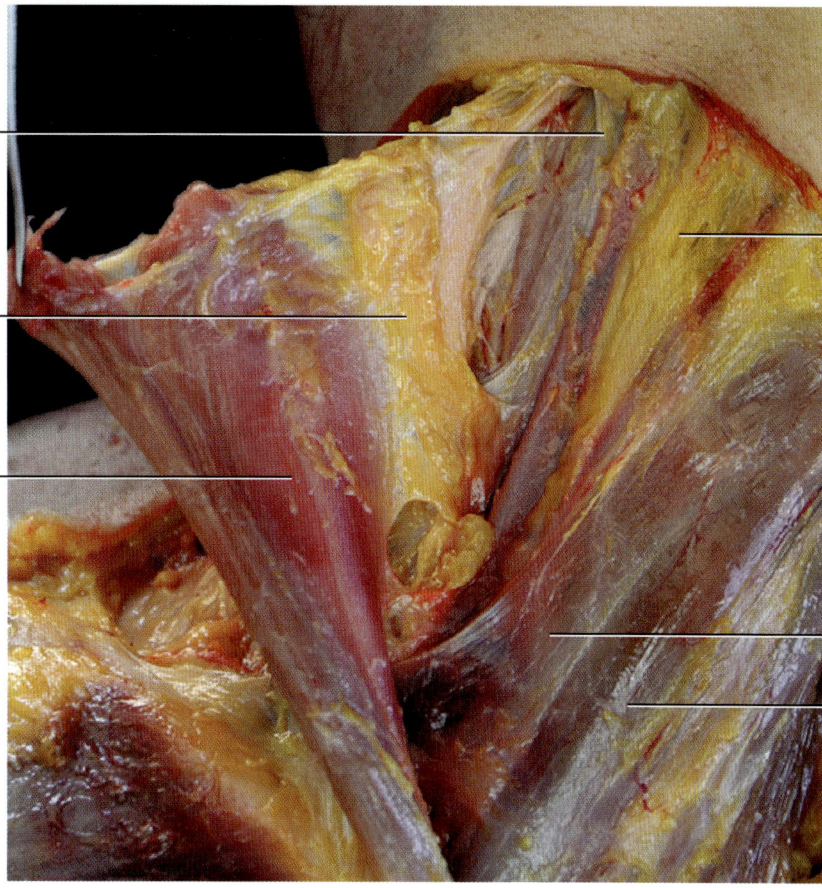

Abb. 4.34 Der rechte M. sternocleidomastoideus wurde angehoben, um die Lamina pretrachealis der Fascia cervicalis darzustellen. Diese Lamina umgibt das Os hyoideum und die Mm. scaleni.

Nach Richet (1857) können die großen Gefäße aufgrund der Halsfaszien beim Atmen und bei Halsbewegungen offen bleiben. Es bestehen kräftige Verbindungen zwischen der Adventitia der Venen und den Faszien, die ihre Scheiden bilden. Außerdem betonte Richet die Bedeutung des M. omohyoideus als Faszienspanner. Dieser Muskel kann tatsächlich als Spanner der Lamina pretrachealis der tiefen Fascia cervicalis betrachtet werden. Dank dieser Spannung hält diese Faszienschicht die Wände der Vv. jugularis und thyroideae offen.

Fascia cervicalis: Lamina prevertebralis (Schicht III)

Die Lamina prevertebralis wird gelegentlich als Fascia prevertebralis bezeichnet, wobei die Fascia prevertebralis überwiegend die anterioren Vertebralmuskeln bedeckt und nach lateral bis zu den Mm. scalenus anterior, medius und posterior reicht (Standring 2008). Die Lamina prevertebralis besitzt auch einen dorsalen Anteil, der den M. longissimus und die Mm. semispinales bedeckt. Außerdem enthält er die Mm. rectus und longus capitis sowie den N. sympathicus. Die Studie von Miyake et al. (2011) zeigt, dass sich die Lamina prevertebralis als intermediäre Aponeurose für die beidseitigen Muskelbäuche des M. longus colli entwickelt.

Die Fascia prevertebralis entspringt an der Schädelbasis, setzt an den Procc. transversi der Wirbelkörper an und reicht kaudal zwischen dem Ösophagus und der Wirbelsäule bis ins dorsale Mediastinum, wo sie mit dem Lig. longitudinale anterius verschmilzt. Sie wird durch lockeres Bindegewebe von der Fascia buccopharingea und der Tunica adventitia des Ösophagus (Retropharyngealraum) getrennt. Die Lamina prevertebralis definiert das Spatium retroviscerale. Lateral fusioniert sie mit der Lamina superficialis und der Lamina prevertebralis und bildet eine Grenze zwischen Hals und Nacken. Im unteren Anteil des Halses bildet die Lamina prevertebralis einen Schlauch um den Plexus brachialis und setzt sich nach kaudal und lateral hinter der Klavikula als Achselscheide fort.

CLINICAL PEARL 4.7

Myofaszialer Nackenschmerz

Chronische Nackenschmerzen sind eine sehr häufige Erkrankung und betreffen 10–24 % der Bevölkerung: 30–50 % der Erwachsenen leiden in einem Jahr unter Nackenschmerzen und 11–14 % sind jährlich wegen Nackenschmerzen arbeitsunfähig. Eine ätiologische Klärung ist klinisch oft nicht möglich, sodass oft die Diagnosen *unspezifischer Nackenschmerz* und *myofaszialer Schmerz* gestellt werden. Dabei handelt es sich allerdings um Ausschlussdiagnosen, die nur auf klinischen Parametern beruhen (Gerwin 2001). Es gibt tatsächlich nur sehr wenige Studie, die objektive und klinisch anwendbare Methoden zur Identifikation und Klassifikation myofaszialer Schmerzen beschreiben: Shultz, Driban und Swanik (2007) quantifizierten mit elektrodermalen Instrumenten die schmerzhaftesten Regionen und Arokoski et al. (2005) wiesen eine zunehmende Steifigkeit der oberflächlichen Weichgewebe nach. Thermografische Studien der schmerzhaften Bereiche erbrachten ähnliche Ergebnisse (Giamberardino et al. 2011). Stecco et al. (2013) ermittelten signifikante Unterschiede in der Dicke der Faszien der Mm. sternocleidomastoideus und scalenus zwischen gesunden Probanden und Patienten mit unspezifischen chronischen Nackenschmerzen. Die Analyse der Dicke der Teilschichten ergab eine signifikante Dickenzunahme der lockeren Bindegewebsschichten und nicht der fibrösen Schichten. Daraus schlussfolgerten die Autoren, dass das lockere Bindegewebe in den Faszien eine wichtige Rolle bei der Pathogenese der chronischen Nackenschmerzen spielt. Eine Dicke von 0,15 cm kann für die Faszie des M. sternocleidomastoideus als Cut-off-Wert gelten, jenseits dessen bei einem Pateinten mit chronischen Nackenschmerzen die Diagnose einer myofaszialen Erkrankung gerechtfertigt ist. Daher beruhte die Dicke der Fascia cervicalis auf einer Mengenzunahme des lockeren Bindegewebes und nicht des darüberliegenden dichten Bindegewebes. Die mögliche Ursache der erhöhten Viskosität hängt mit dem Hyaluronan im lockeren Bindegewebe zusammen. Piehl-Aulin et al. (1991) wiesen nach sportlicher Betätigung eine Hyaluronanretention nach. Bei Überlastungssyndromen nimmt vermutlich die Konzentration von Hyaluronanin und auf der Faszienoberfläche zu. In hohen Konzentrationen verhält es sich wie eine nicht newtonsche Flüssigkeit und wird visköser (Knepper et al. 1995). Diese Reaktion kann die Abnahme des Gleitens zwischen den fibrösen Schichten erklären. Die erhöhte Viskosität des lockeren Bindegewebes in der Faszie reduziert das Gleiten zwischen den Kollagenfaserschichten der Fascia cervicalis, was vom Patienten als Steifigkeit empfunden wird. Wir sind der Ansicht, dass die erhöhte Viskosität die dynamische Reaktion der Mechanorezeptoren in der Faszie verändert, Schmerzen verursacht und die Propriozeption beeinflusst.

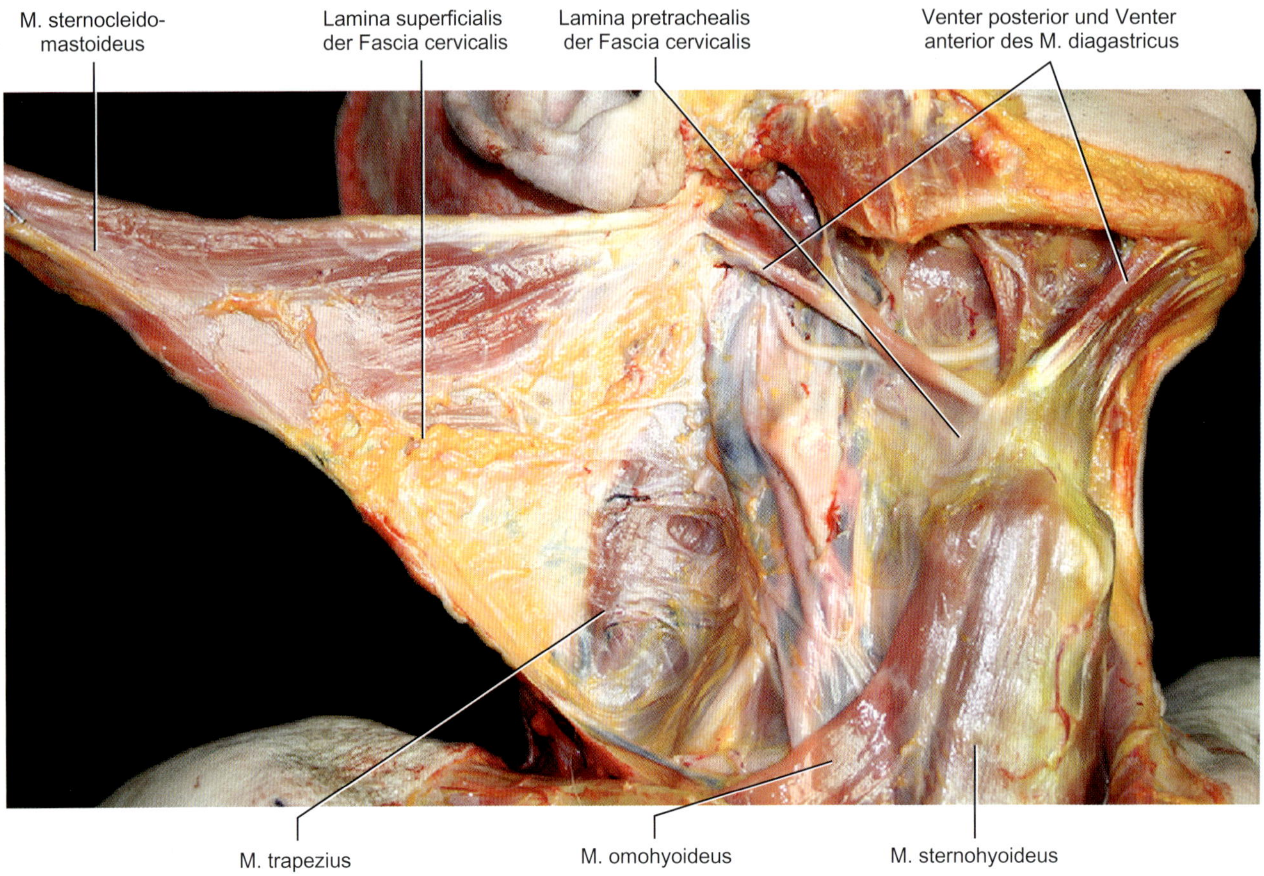

Abb. 4.35 Der rechte M. sternocleidomastoideus wurde von der Klavikula gelöst und angehoben, um die Lamina pretrachealis der Fascia cervicalis darzustellen. Auf diesem Bild ist die durchgehende Faszie der Mm. sternocleidomastoideus und trapezius (Lamina superficialis) gut zu erkennen.

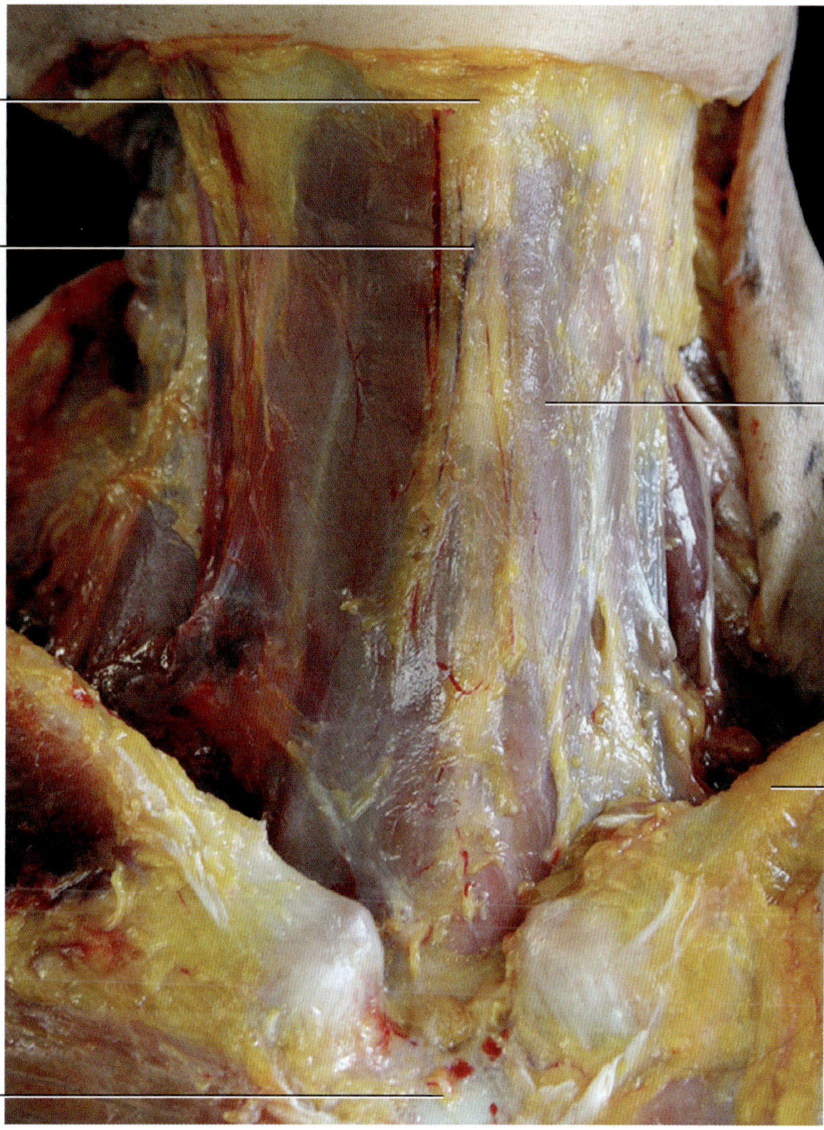

Abb. 4.36 Die Lamina superficialis wurde gemeinsam mit dem M. sternocleidomastoideus entfernt, um die Lamina pretrachealis der Fascia cervicalis darzustellen. Diese Lamina umscheidet die Mm. hyoidei und bedeckt die Thyroidea.

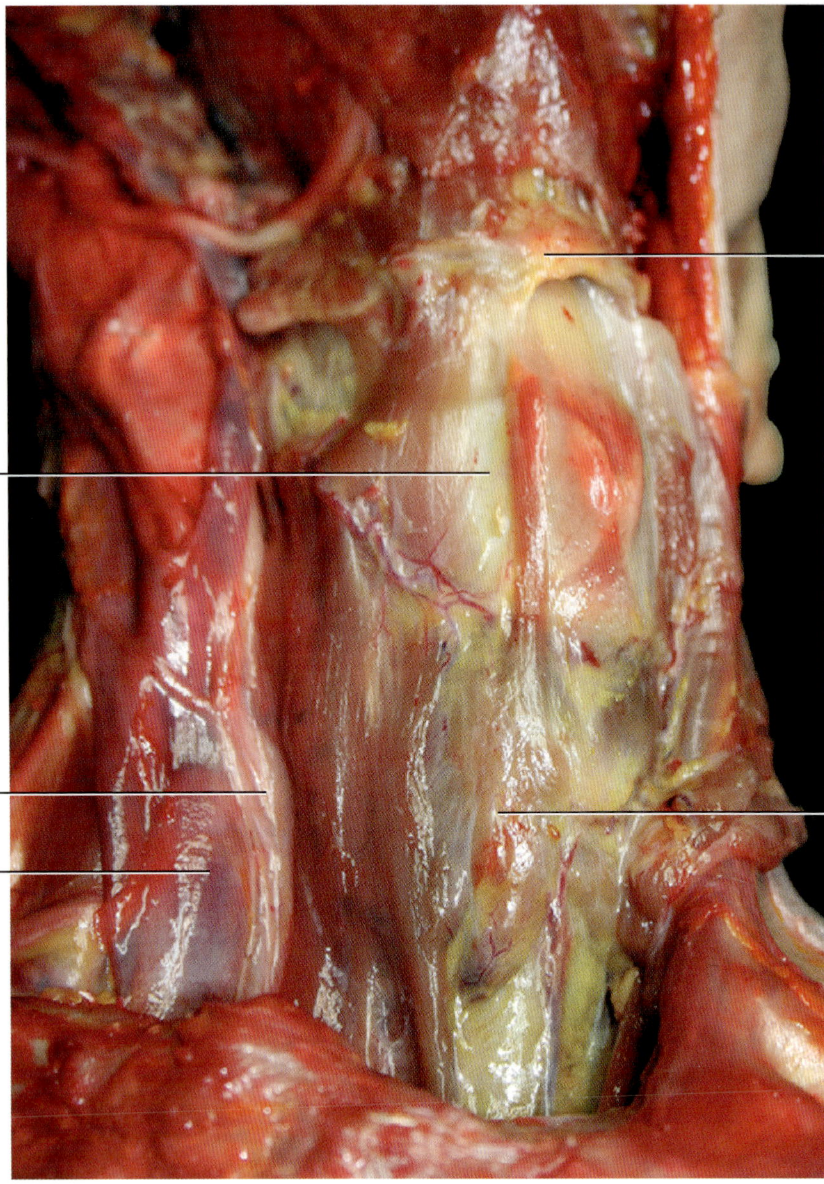

Abb. 4.37 Die Lamina pretrachealis wurde entfernt, um das Spatium viscerale des Halses darzustellen. Die Thyroidea, der Larynx und die V. jugularis besitzen jeweils eigene Faszien, die sie schützen und ihre autonome Funktion bei Muskelkontraktionen sicherstellen.

LITERATUR

Arokoski JP, et al. Feasibility of the use of a novel soft tissue stiffness meter. Physiol Meas 2005; 26(3): 215–28.

Bendtsen L, Fernández de-la-Peñas C. The role of muscles in tension-type headache. Curr Pain Headache Rep 2011; 15(6): 451–8.

Burns A, Pattison GS. Observations on the Surgical Anatomy of the Head and Neck. Glasgow: Wardlaw & Cunninghame; 1824, 31–4.

Davidge KM, et al. Naming the soft tissue layers of the temporoparietal region: unifying anatomic terminology across surgical disciplines. Neurosurgery 2010; 67 (3 Suppl.): 120–9.

Gerwin RD. Classification, epidemiology, and natural history of myofascial pain syndrome. Curr Pain Headache Rep 2001; 5(5): 412–20.

Giamberardino MA, et al. Myofascial pain syndromes and their evaluation. Best Pract Res Clin Rheumatol 2011; 25(2): 185–98.

Grgić V. Cervicogenic proprioceptive vertigo: etiopathogenesis, clinical manifestations, diagnosis and therapy with special emphasis on manual therapy. [Article in Croatian] LijecVjesn 2006; 128(9–10): 288–95.

Guarda-Nardini L, et al. Myofascial pain of the jaw muscles: comparison of short-term effectiveness of botulinum toxin injections and fascial manipulation technique. Cranio. 2012; 30(2): 95–102.

Guidera AK, Dawes PJ, Stringer MD. Cervical fascia: a terminological pain in the neck. ANZ J Surg 2012; 82 (11): 786–91.

Habal MB, Maniscalco JE Observations on the ultrastructure of the pericranium. Ann Plast Surg 1981; 6(2): 103–11.

Jensen R, Bendtsen L, Olesen J. Muscular factors are of importance in tension-type headache. Headache 1998; 38(1): 10–7.

Knepper PA, et al. Surface-tension properties of hyaluronic acid. J Glaucoma 1995; 4 (3): 194–9.

Luan H, et al. Convergence of vestibular and neck proprioceptive sensory signals in the cerebellar interpositus. J Neurosci 2013; 33 (3): 1,198–210a.

Macchi V, et al. . Histotopographic study of the fibroadipose connective cheek system. Cells Tissues Organs 2010; 191 (1): 47–56.

Melzack R, Stillwell DM, Fox EJ. Trigger points and acupuncture points for pain: correlations and implications. Pain 1977; 3 (1): 3–23.

Mitz V, Peyronie M. The superficial muscoloaponeurotic system (SMAS) in the parotid and cheek area. Plast Recontr Surg 1976; 58 (1): 80–8.

Miyake N, et al. Fetal anatomy of the lower cervical and upper thoracic fasciae with special reference to the prevertebral fascial structures including the suprapleural membrane. Clin Anat 2011; 24 (5): 607–18.

Piehl-Aulin K, et al. Hyaluronan in human skeletal muscle of lower extremity: concentration, distribution, and effect of exercise. J Appl Physiol 1991; 71 (6): 2 493–8.

Poirier A. Les muscles de la to te et du cou. In: Poirier A, Charpy A (Hrsg.). Traité d'anatomie humaine. Band 2–1: Myologie. Paris, Frankreich: Masson; 1912, 216–8.

Richet LA. Traite Practique d'anatomie medico chirurgicale. Paris: F. Chamerot; 1857, 161–70.

Sappey PHC. Traité d'anatomie descriptive. In: Delahaye A, Lecrosnier E (Hrsg.). Band II: Myologie. Paris; 1888, 94–107.

Schmolke C. The relationship between the temporomandibular joint capsule, articular disc and jaw muscles. J Anat 1994; 184 (2): 335–45.

Shultz SP, Driban JB, Swanik CB. The evaluation of electrodermal properties in the identification of myofascial trigger points. Arch Phys Med Rehabil 2007; 88 (6): 780–4.

Skaggs C, Liebenson C. Orofacial Pain. Top Clin Chiropr 2000; 7 (20): 43–50.

Standring S. Gray's Anatomy: The Anatomical Basis of Clinical Practice. 40. Aufl. Elsevier Health Sciences UK; 2008, 524–84.

Stecco A, et al. Ultrasonography in myofascial neck pain: randomized clinical trial for diagnosis and follow up. Surg Radiol Anat 2014; 36 (3): 243–53.

Stuzin JM, Backer TJ, Gordon HL. The relationship of the superficial and deep facial fascias: relevance to rhytidectomy and aging. Plast Reconstr Surg 1992; 89 (3): 441–9.

Testut JL, Jacob O. Précis d'anatomie topographique avec applications medico-chirurgicales. Paris: Gaston Doin et Cie; 1905.

Thaller SR, et al. . The submuscularaponeurotic system (SMAS): a histologic and comparative anatomy evaluation. Plast Reconstr Surg 1990; 86 (4): 690–6.

Travell JG, Simons DG. Myofascial Pain and Dysfunction, The Trigger Point Manual. Baltimore: Williams & Wilkins; 1983, 260–72.

Tsukahara K, et al. Relationship between the depth of facial wrinkles and the density of the retinacula cutis. Arch Dermatol 2012; 148 (1): 39–46.

Yahia A, et al. . Chronic neck pain and vertigo: Is a true balance disorder present? Ann. PhysRehabil Med 2009; 52 (7–8): 556–67.

BIBLIOGRAFIE

Gardetto A, et al. Does a superficial muscoloaponeurotic system exist in the face and neck? An anatomical study by the tissue plastination technique. Plast Reconstr Surg 2002; 111 (2): 664–72.

Kirolles S, et al. Fascial layers of the scalp. A study of 48 cadaveric dissections. Surg Radiol Anat 1992; 14 (4): 331–3.

Levi AC. Development, configuration and structure of the temporal fascia in humans. Arch Sci Med 1969; 126 (9): 567–76.

Lockwood CB. The anatomy of the muscles, ligaments, and fasciae of the orbit, including an account of the capsule of Tenon, the check ligaments of the recti, and the suspensory ligaments of the eye. J Anat Physiol 1885; 20 (1): 12–25.

McKinney P, Gottlieb J. The relationship of the great auricular nerve to the superficial musculoaponeurotic system. Ann Plastic Surgery 1985; 14 (4): 310–4.

Tsukahara K, et al. Relationship between the echogenicity of subcutaneous tissue and the depth of forehead wrinkles. Skin Res Technol 2011; 17 (3): 353–8.

KAPITEL

5 Faszien von Thorax und Abdomen

5.1 Einleitung

Die Bauchfaszie ist die dickste oberflächliche Faszie des Körpers und wird als Scarpa-Faszie bezeichnet. Die oberflächliche Faszie durchzieht den gesamten Rumpf als durchgehend fibroelastische Schicht. Die tiefe Faszie besteht aus drei Laminae: superficialis, intermedia und profunda. Da die tiefe Faszie im Thorax sehr dünn und an den Muskeln befestigt ist, während die oberflächliche Faszie dick und kräftig ist, werden die oberflächliche und die tiefe Faszie

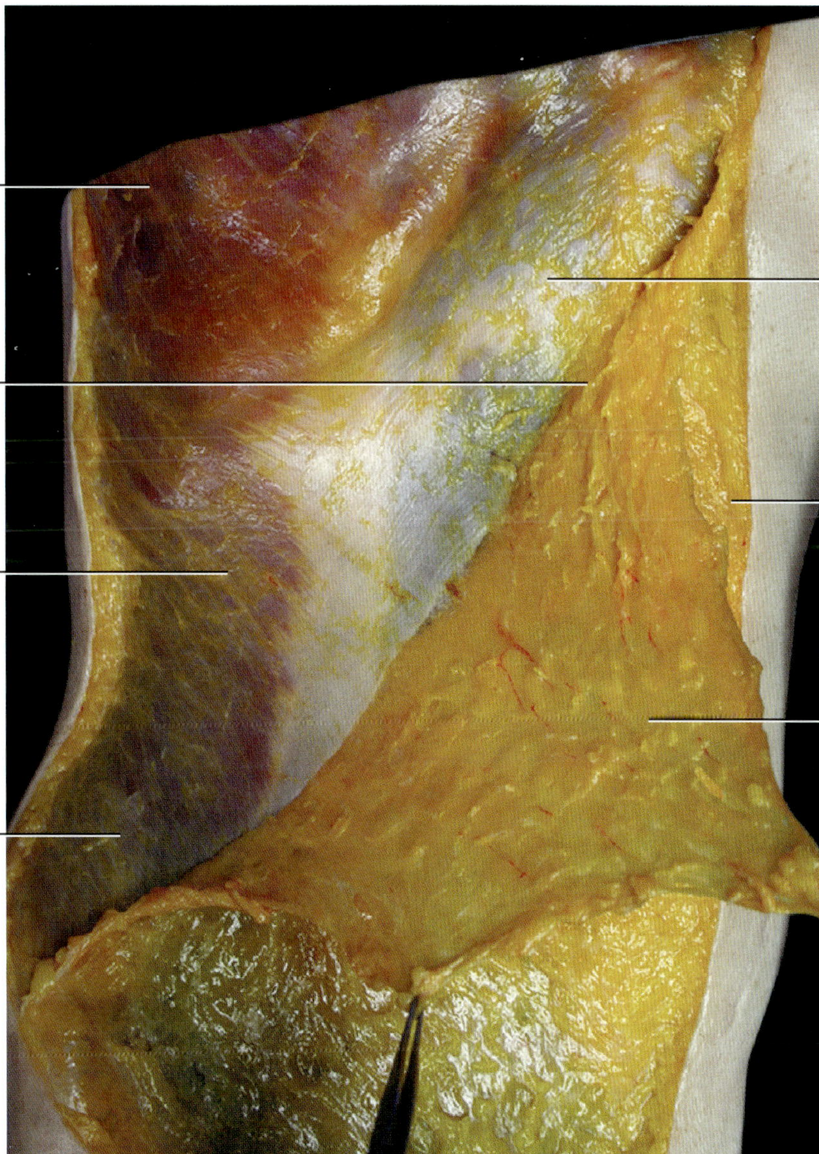

Abb. 5.1 Dissektion des Abdomens. Die oberflächliche Faszie wurde gemeinsam mit dem DAT angehoben, um ihre Beziehung zur tiefen Faszie darzustellen. Das DAT ist im Abdomen generell nur spärlich vorhanden; die oberflächliche Faszie kann frei auf den darunterliegenden Schichten gleiten. Entlang der Linea alba befindet sich eine longitudinale Adhäsion.

oft verwechselt. In diesem Kapitel wird die Klassifikation und Fortsetzung der oberflächlichen und tiefen Faszie des Thorax in Hals, Abdomen und Lumbalbereich besprochen (➤ Abb. 5.1).

5.2 Oberflächliche Faszie von Thorax und Abdomen

In Thorax und Abdomen lässt sich die oberflächliche Faszie leicht identifizieren. Sie teilt das Subkutangewebe in zwei Schichten, das oberflächliche Fettgewebe (SAT) und das tiefe Fettgewebe (DAT), die jeweils typische Eigenschaften haben. Die oberflächliche Faszie ist eine fibroelastische Schicht, die überwiegend aus Kollagenfasern und elastischen Fasern besteht; oft finden sich zwischen den Fasern kleine Fettläppchen ➤ Abb. 5.2). Makroskopisch ist diese Faszie eine gut abgegrenzte, leicht zu isolierende Membran (➤ Abb. 5.3). Mikroskopisch lässt sich ihre Struktur besser als lamellenförmig oder stark komprimiert und honigwabenartig beschrieben. Die oberflächliche Faszie kann als Dissektionsebene vom Thorax bis zum Lig. inguinale, wo sie an den tieferen Ebenen ansetzt, verfolgt werden. Sie scheint komplett in die oberflächliche Oberschenkelfaszie überzugehen.

Die oberflächliche Faszie ist nicht überall gleich dick. Im Unterbauch bildet sie eine gut abgegrenzte, weiße Schicht, die als **Scarpa-Faszie** bezeichnet wird. Zum Lig. inguinale hin wird sie dicker und hat dort eine mehrschichtige Struktur aus in unterschiedlicher Richtung verlaufenden Kollagenbündeln, die mittels Dissektion und Diaphanoskopie sichtbar werden. Im Unterbauch von Leichen beträgt die mittlere Zugfestigkeit der isolierten oberflächlichen Faszie in transversaler Richtung 2,8 kg und in kraniokaudaler Richtung 5,5 kg. Dieser Unterschied zeigt, dass die oberflächliche Faszie spezifische Verstärkungen besitzt und nicht homogen ist. Im Oberbauch ist die oberflächliche Faszie weitaus dünner und imponiert als transluzente Kollagenschicht, durch die das Fettgewebe zu erkennen ist. Distal setzt sie sich beim Mann über den Penis und den Samenstrang bis zum Skrotum fort, wo sie die **Dartos-Faszie** bildet. Der Dartos-Muskel wird auf dieselbe Weise von der oberflächlichen Faszie umscheidet, wie das Platysma und das Lig. fundiforme. Vom Skrotum aus lässt sie sich bis zur oberflächlichen Faszie des Perineums **(Colles-Faszie)** zurückverfolgen, in die sie übergeht.

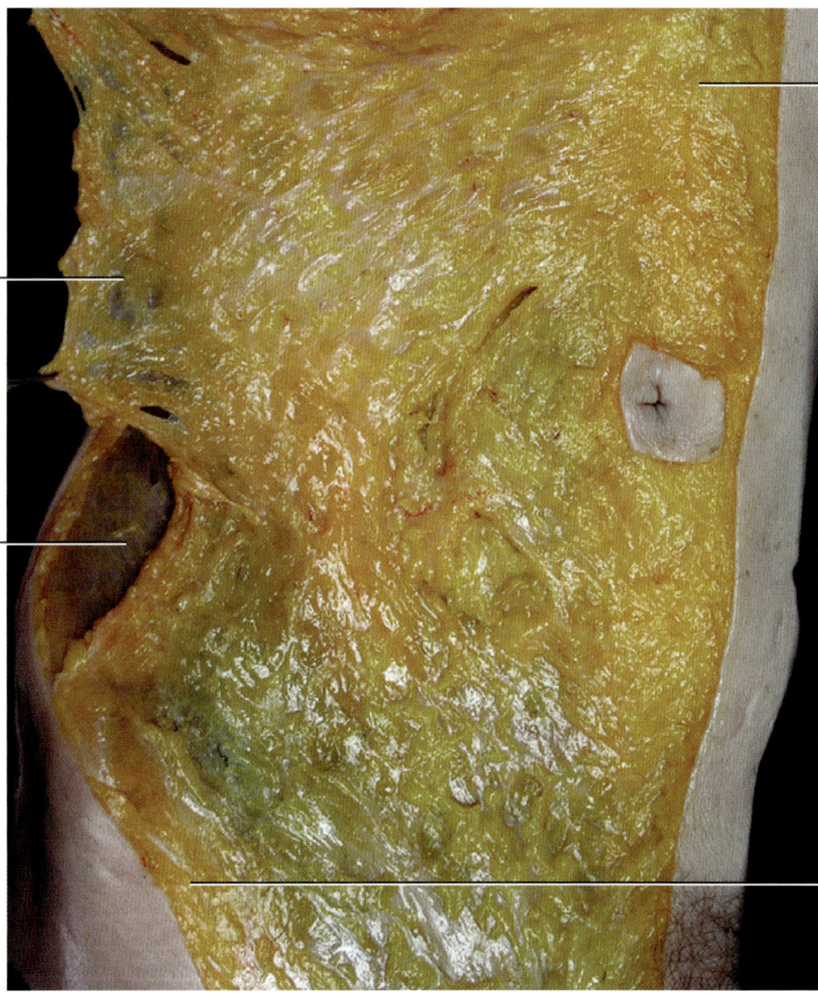

Abb. 5.2 Dissektion der Bauchwand. Die Haut und das SAT wurden entfernt, um die oberflächliche Faszie, die als dicke, fibrös-fettige Schicht imponiert, darzustellen. Die fibröse Komponente lässt sich nur durch eine sehr vorsichtige Dissektion isolieren (➤ Abb. 5.3).

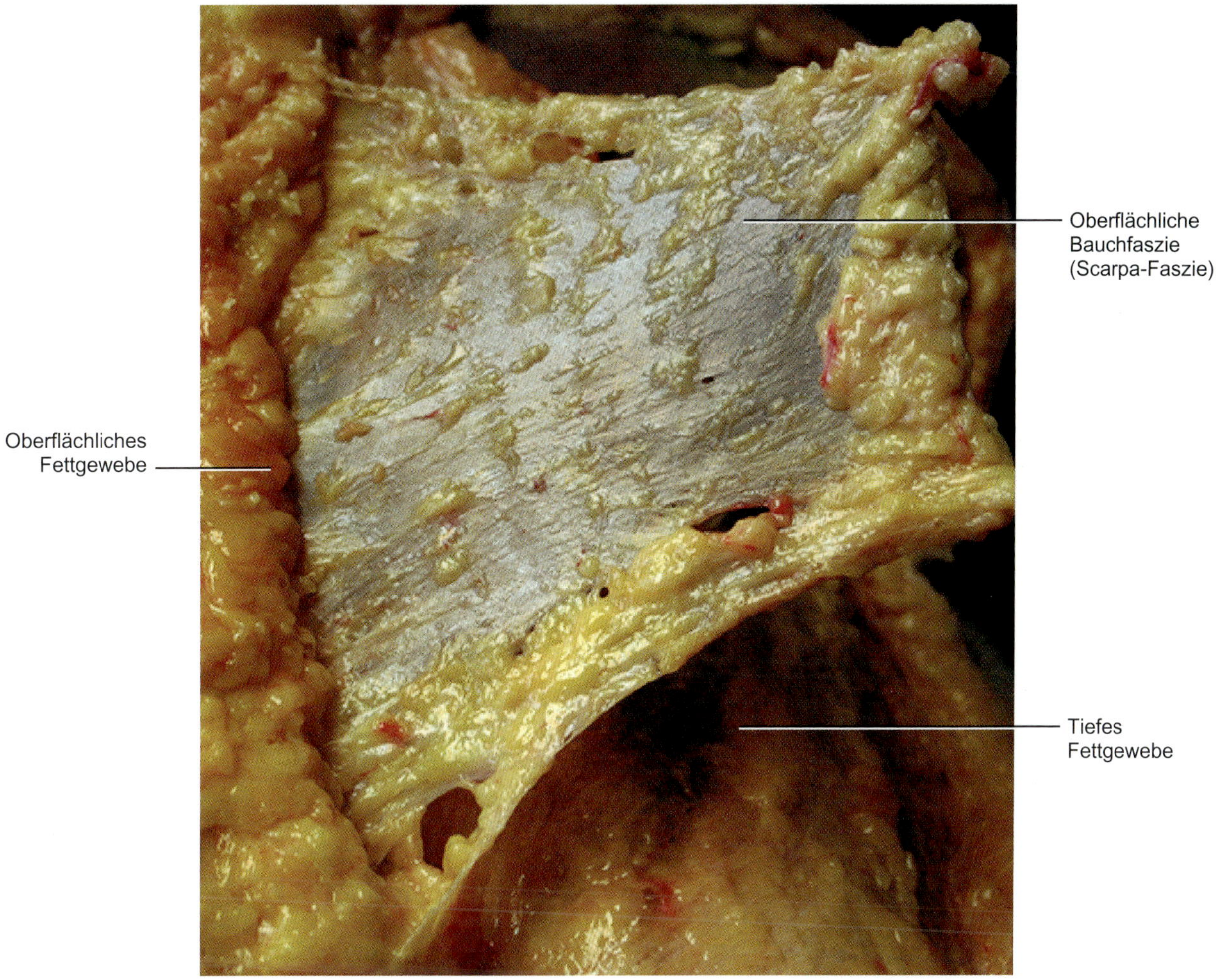

Abb. 5.3 Dissektion des Unterbauchs. Die oberflächliche Faszie wurde von DAT und SAT gelöst und imponiert als gut abgegrenzte fibröse Schicht.

Gemäß Sterzi (1910) enthält die oberflächliche Rumpffaszie fibröse Verdickungen. Diese Kollagenbündel entspringen am Rücken und verlaufen schräg nach kraniokaudal zum ventralen Rumpfbereich. Ihre Verteilung entspricht den von Langer 1862 beschriebenen Hautlinien.

Gelegentlich finden sich in der oberflächlichen Rumpffaszie vereinzelt quergestreifte Muskelfasern. Nach Tobler (1902) und Ruge (1905) handelt es sich dabei um Überreste des Panniculus carnosus, der in den oberflächlichen Faszien der Säugetiere vorkommt. Sie belegten diese Hypothese damit, dass sie bei Gorillas und Affen, die ebenfalls über einen ausgeprägten Panniculus carnosus verfügen, einen gut ausgebildeten M. axillopectoralis nachwiesen. Der M. axillopectoralis kann als anatomische Variante auch in der Axilla des Menschen vorkommen und zur Kompression von Nerven und Gefäßen führen.

Das SAT ist in Thorax und Abdomen in der Regel reichlich vorhanden und weist nahezu konstante Eigenschaften auf (➤ Abb. 5.4). Die fibrösen Septen, die das Retinaculum cutis superficialis bilden, sind in der Regel rechtwinklig zur Oberfläche ausgerichtet. Die Hauptachse der ovalen Fettläppchen, die in der Regel einschichtig angeordnet sind, verläuft ebenfalls rechtwinklig zur Hautoberfläche. Diese Anordnung sorgt für eine hohe strukturelle Stabilität und mechanische Belastbarkeit sowie gute elastische Eigenschaften. Wird zum Beispiel ein 1-kg-Gewicht auf Schnitte des Lappens gelegt und wieder entfernt, nehmen die Fettläppchen wieder ihre normale Position und Form an. Bei zunehmender Fettablagerung nehmen Größe und Anzahl der Fettläppchen im Unterbauch zu und bekommen sie eine mehrschichtige Anordnung. Dadurch werden die Retinacula cutis verlängert und verdickt und nehmen einen schrägeren Verlauf ein, sodass parallel zur oberflächlichen Faszie eine zweite fibrös-fettige Schicht entsteht. Dieser Befund könnte erklären, warum manche Autoren eine weitere fibrösfettige Faszienschicht in der abdominalen Subkutis **(Camper-Faszie)** beschreiben. Unsere Dissektionsstudien und bildgebenden Untersuchungen zeigen jedoch, dass die oberflächliche Faszie einschichtig ist; dies wurde vor kurzem von Chopra et al. (2011) in einer Studie am lebenden Menschen bestätigt, die mittels Abdomen-CT in der gesamten vorderen Bauchwand einen membranöse Schicht (entsprechend der oberflächlichen Faszie in unserer Studie) nachwiesen. Diese membranöse Schicht unterteilt die Subkutis in drei Schichten: die oberflächliche Fettschicht (das SAT in unseren Studien), die intermediäre membranöse Schicht (oberflächliche Faszie) die tiefe Fettschicht (das DAT in unseren Studien). Falls sich die membranöse Schicht in der CT nicht klar darstellen lässt, könnte dies an einer mangelnden Fettablagerung im tiefen Kompartment liegen.

Das SAT setzt sich als ähnlich strukturierte Schicht über das Lig. inguinale in den Oberschenkel fort (➤ Abb. 5.5). Es ist weder kaudal noch kranial scharf begrenzt und wird von der kontralateralen Schicht auf Höhe der Linea alba, wo die oberflächliche Faszie mit der Haut und der tiefen Faszie verbunden ist, getrennt.

Das tiefe Kompartiment (DAT) scheint sich sehr stark vom SAT zu unterscheiden. Es ist in der Regel dünner und besteht überwiegend aus lockerem Bindegewebe und vereinzelten Fettzellen (➤ Abb. 5.6). Die Fettläppchen sind kleiner, flacher und weniger gut definiert und die fibrösen Septen sind weniger konsistent und verlaufen überwiegend in schräger Richtung. Durch diesen Verlauf stellen sie die adäquaten elastischen Eigenschaften und die Widerstandsfähigkeit des DAT sicher. Außerdem erzeugt die Lateralverlagerung der Fettläppchen eine für das Gleiten des Subkutangewebes auf der tiefen Faszie perfekte Ebene. Die Struktur und der Fettgehalt des DAT variieren abhängig von der Region (➤ Abb. 5.7). Entlang des Sternums und der Linea alba findet sich kein DAT, sodass die oberflächliche Faszie an der tiefen Faszie befestigt ist (longitudinale Adhäsion, ➤ Kap. 2). Außerdem finden sich insbesondere über Akromion und Klavikula, auf Höhe der VI. Rippe und über dem Lig. inguinale transversale Adhäsionen zwischen den Faszien (➤ Abb. 5.8, ➤ Abb. 5.9, ➤ Abb. 5.10). Auf diese Weise

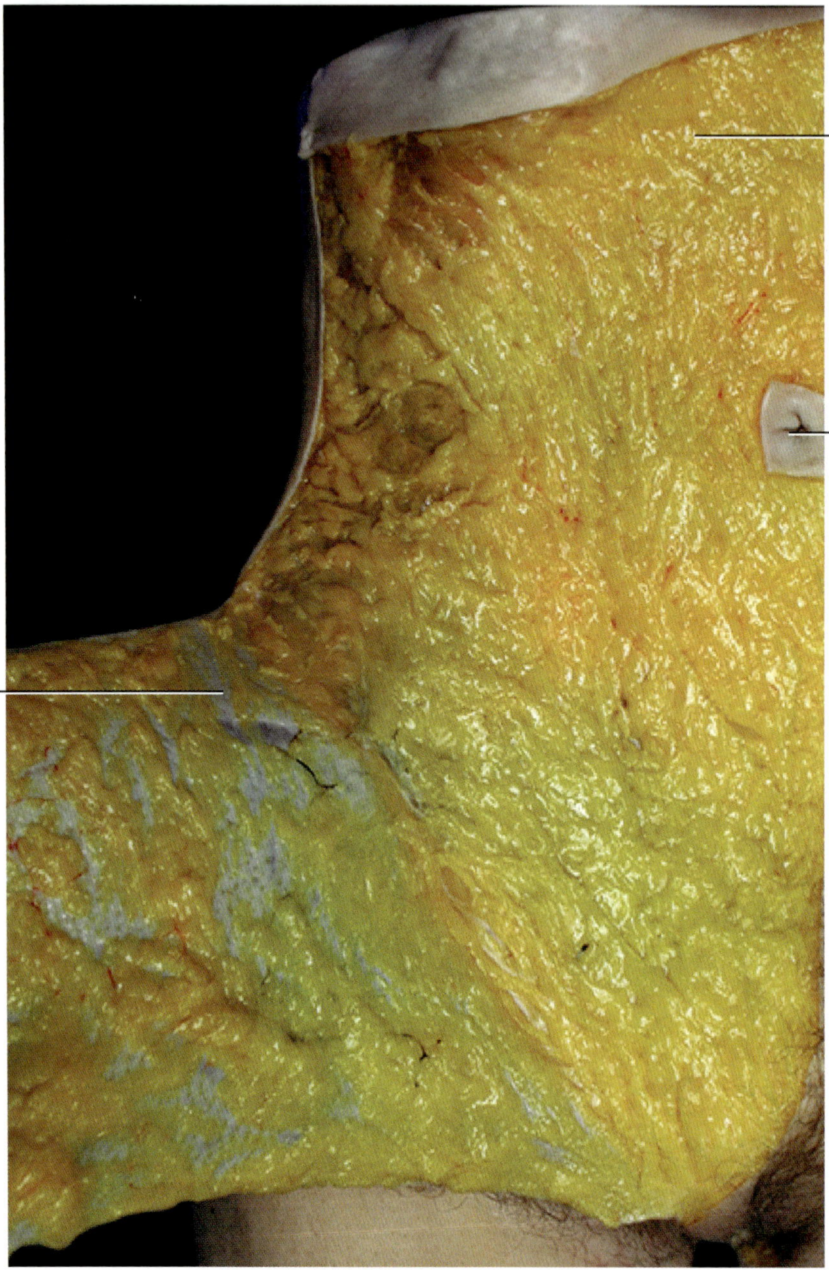

Abb. 5.4 SAT des Abdomens. Die Haut wurde nach dem Durchtrennen aller Retinacula cutis superficialis entfernt. Im Abdomen findet sich in der Regel reichlich SAT.

ist das DAT des Abdomens komplett vom DAT des Oberschenkels getrennt, sodass Infektionen oder Ödeme nicht von einem Bereich auf den anderen übergreifen können. Da das DAT in dieser Region kein Fettgewebe enthält, ist die Leistenfalte selbst adipösen Menschen immer gut zu erkennen. Außerdem erlauben diese Adhäsionen die Unterteilung der Subkutis in ein zervikales, ein thorakales und ein abdominales Kompartment. Angesichts der verschiedenen Rollen der oberflächlichen Faszie und der Subkutis steht zu vermuten, dass die Kompartimentalisierung der Subkutis für die Lymphdrainage und die oberflächliche venöse Drainage dieses Bereichs von Belang ist.

CLINICAL PEARL 5.1

Bedeutung der subkutanen Kompartimente

Die kutanen Venen und Lymphgefäße drainieren ab etwa Nabelhöhe in zwei Richtungen: nach kranial in die Vv. thoracoepigastricae und Vv. thoracales laterales (und bilden dadurch einen Kollateralkreislauf bei Obstruktion der V. cava) sowie zu den axillären Lymphknoten und nach kaudal in die V. saphena magna und die Nll. inguinales superficiales.

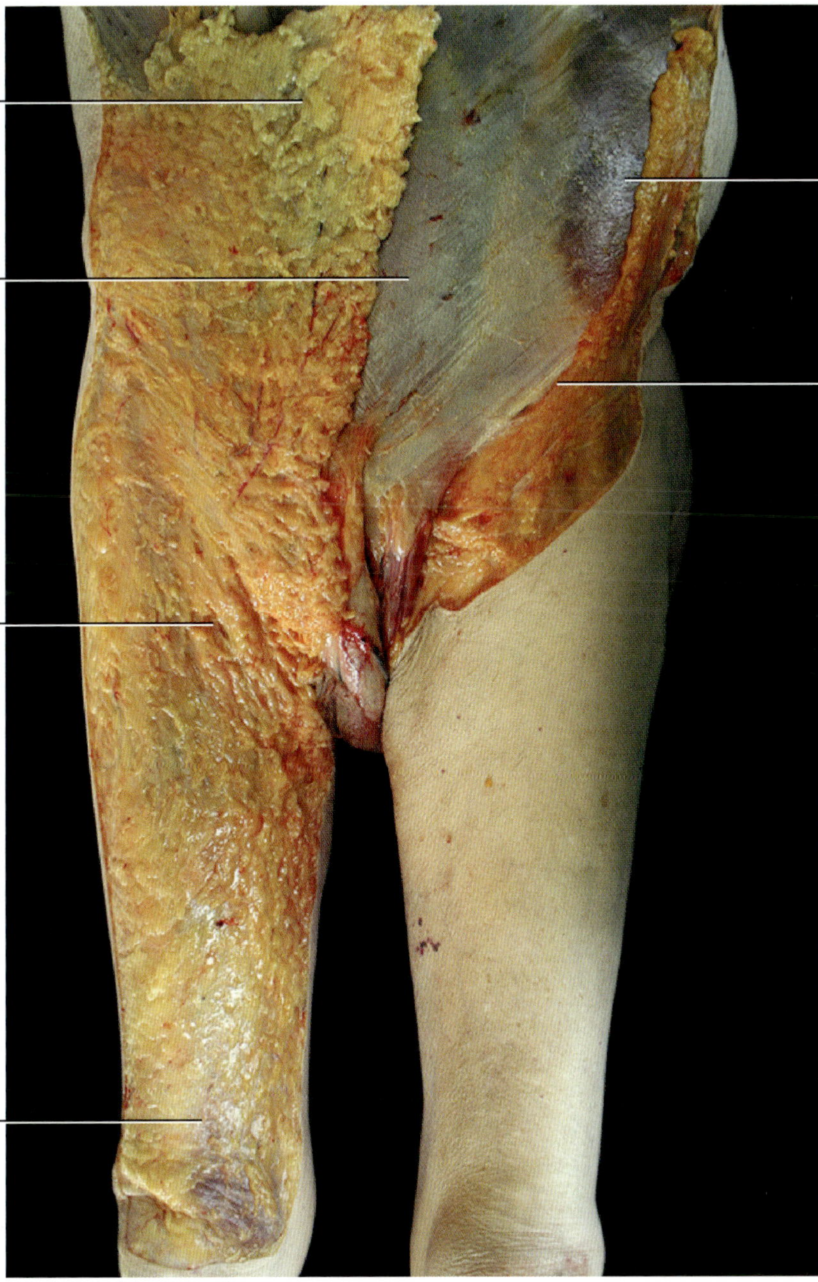

Abb. 5.5 SAT des Abdomens mit Übergang in den Oberschenkel. Tiefer, entlang des Lig. inguinale, ist die oberflächliche Faszie mit der tiefen Faszie verbunden und trennt das DAT des Abdomen vom DAT des Oberschenkels (➤ Abb. 5.10).

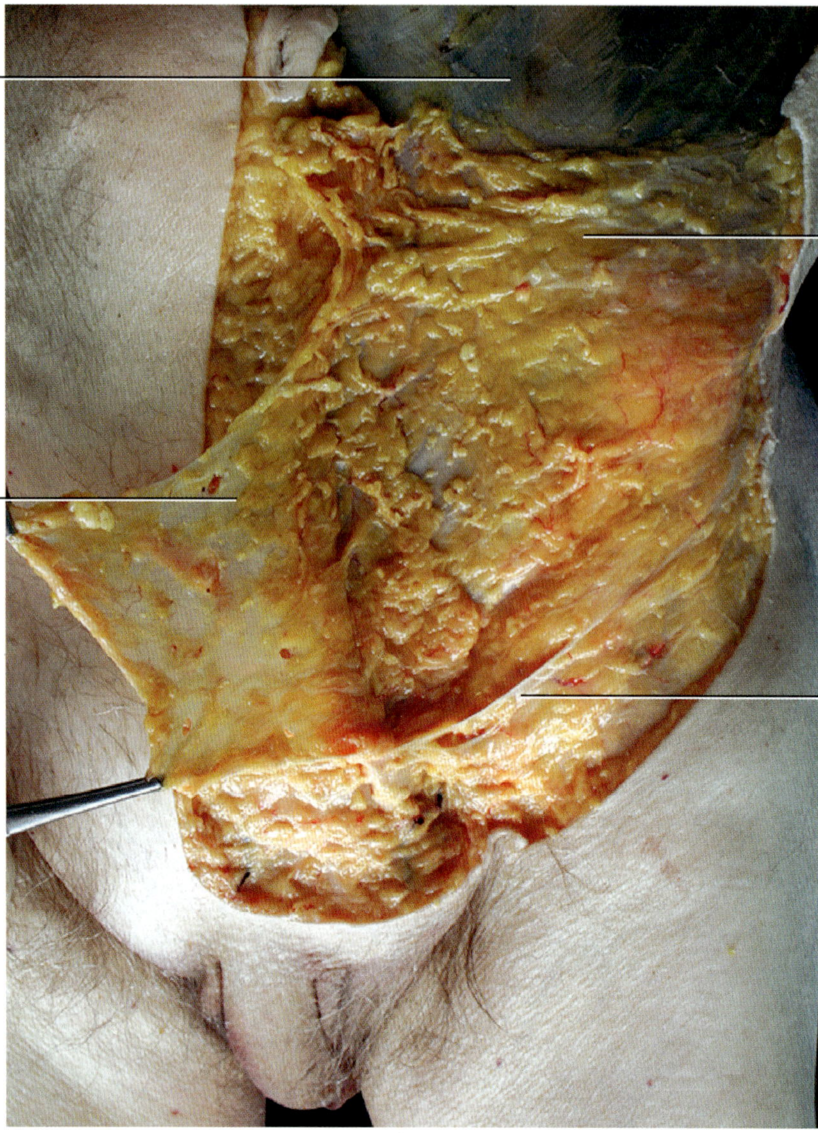

Abb. 5.6 Dissektion des Abdomens. Die oberflächliche Faszie wurde angehoben, um das DAT darzustellen. Im Abdomen ist das DAT dünner als das SAT und dient dem gleiten, während das SAT vor allem der Fettspeicherung dient.

5

GESCHICHTS-BOX 5.1

Camper-, Scarpa- und Colles-Faszie

Die oberflächliche Bauchfaszie war die erste beschriebene oberflächliche Faszie überhaupt. Bereits zu Beginn des 19. Jahrhunderts beschrieben Antonio Scarpa eine Faszienschicht in der Bauchwand und Abraham Colles eine Faszienschicht im Perineum. Auf Petrus Camper geht die Beschreibung einer weiteren fibrös-fettigen Schicht, die vermutlich dem SAT mit seinem Retinaculum cutis superficialis entspricht, zurück.

Die Beschreibung von Colles ist ausführlicher und scheint sich auf die Fortsetzung der oberflächlichen Bauchfaszie in das Perineum zu beziehen. An einigen Stellen bezeichnet Colles sie als oberflächliche Faszie im Gegensatz zur tiefen Faszie, welche die Muskeln umscheidet.

Die Arbeit von Antonio Scarpa befasst sich vorwiegend mit der Anatomie der Hernien. In der 1. Auflage (1809) seines berühmten Textes findet sich in der Einleitung ein kurzer Absatz der Beschreibung einer Schicht, die oberflächlich der Aponeurose des M. obliquus externus liegt: *einfach und komplett präparierbar, von aponeurotischer Art und kaudal fest mit dem Lig. inguinale verbunden.* Diese Beschreibung entspricht derjenigen der oberflächlichen Faszie, die wir im Abdomen gefunden haben. In keinem Teil seiner Arbeit verwendet Scarpa den begriff *oberflächlich.* Aufgrund des großen Interesses an diesem kurzen Absatz sah sich Professor Scarpa jedoch zu weiteren Untersuchungen veranlasst, die in der 2. Auflage von *Anatomisch-chirurgische Abhandlungen über die Brüche* (1819) veröffentlicht wurden. In diesem Buch änderte er seine Ansichten und beschrieb diese Schicht als Faszie mit viel Fettgewebe, die sich komplett von der Fascia lata unterscheidet. Diese Beschreibung scheint sich auf die von uns als tiefes Fettgewebe des Subkutangewebes bezeichnete Schicht zu beziehen. Die erste Auflage seiner Arbeit war in den anatomischen Schulen Italiens sehr bekannt, die zweite Auflage war in Frankreich beliebter. Beide Ausgaben gelangten, wenn auch auf unterschiedlichen Wegen, in die angelsächsische Welt. Die Folge war die auch heute noch anhaltende doppelte Definition der Scarpa-Faszie als membranöse Schicht oder tiefe Fettgewebsschicht.

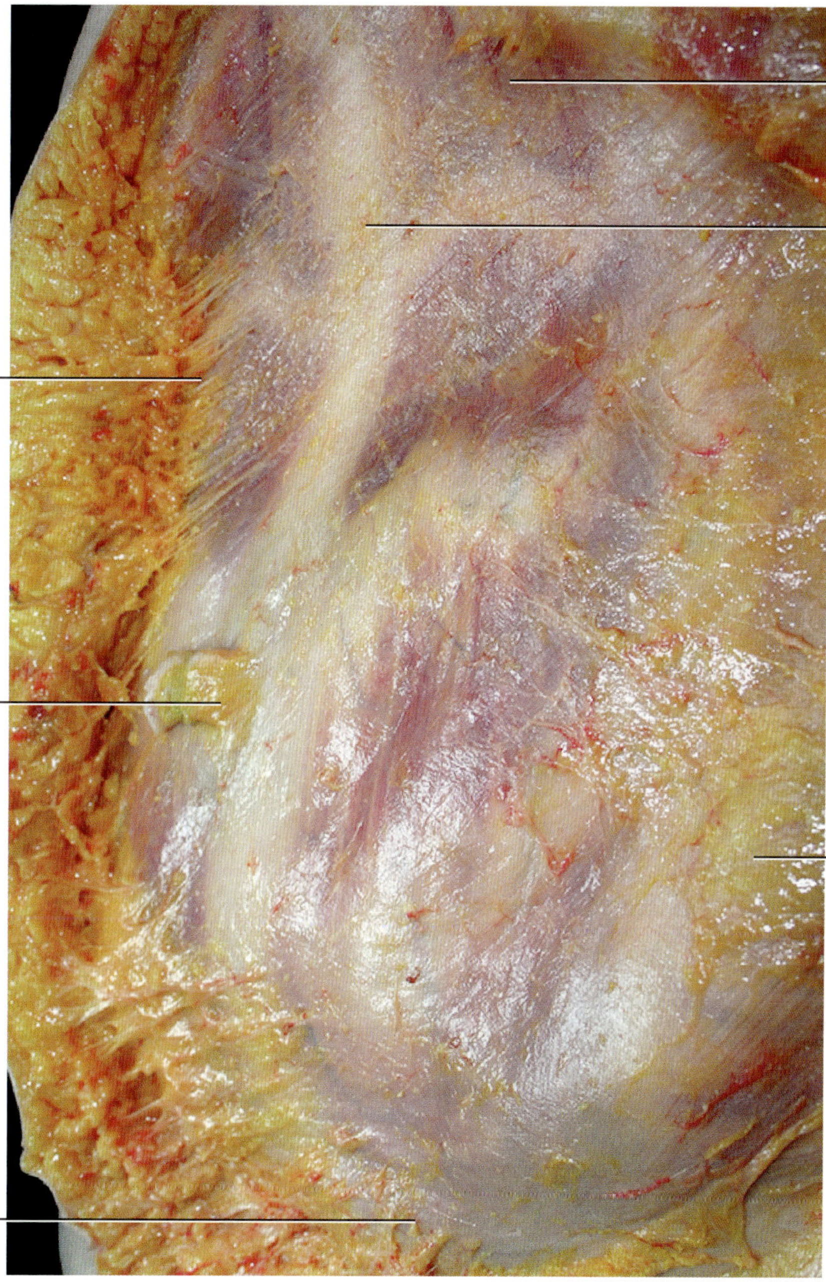

Abb. 5.7 Dissektion des Abdomens bei Adipositas. Das Subkutangewebe wurde entfernt, um die tiefe Faszie darzustellen. In der Mittellinie und im Leistenbereich finden sich kräftige Retinacula cutis, die eine Dissektion der Hypodermis (bezogen auf die tiefe Faszie) erschweren.

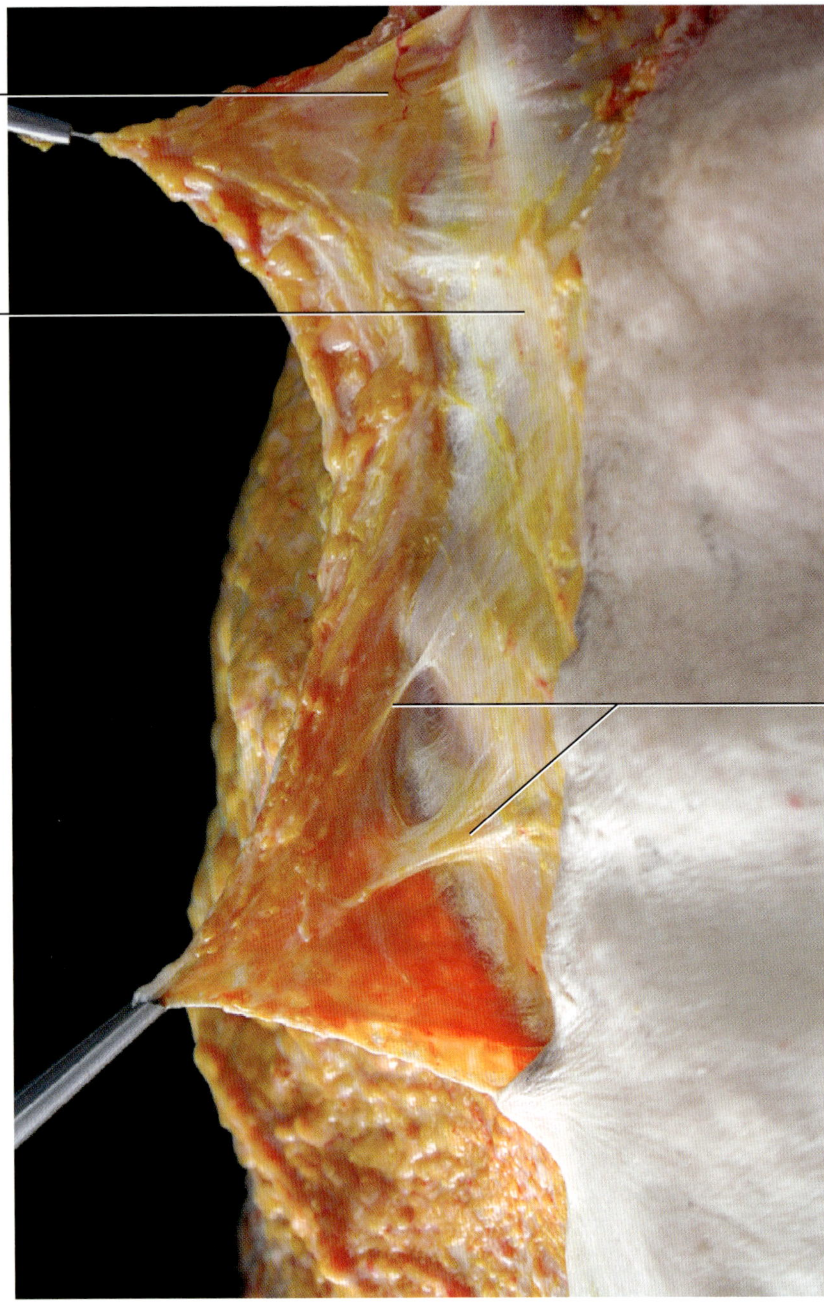

Abb. 5.8 Dissektion der vorderen Thoraxwand. Die oberflächliche Faszie wurde angehoben, um ihre Beziehung zur tiefen Faszie darzustellen. Über dem Sternum finden sich dicke tiefe Retinacula cutis, die in der Mittellinie eine longitudinale Adhäsion bilden.

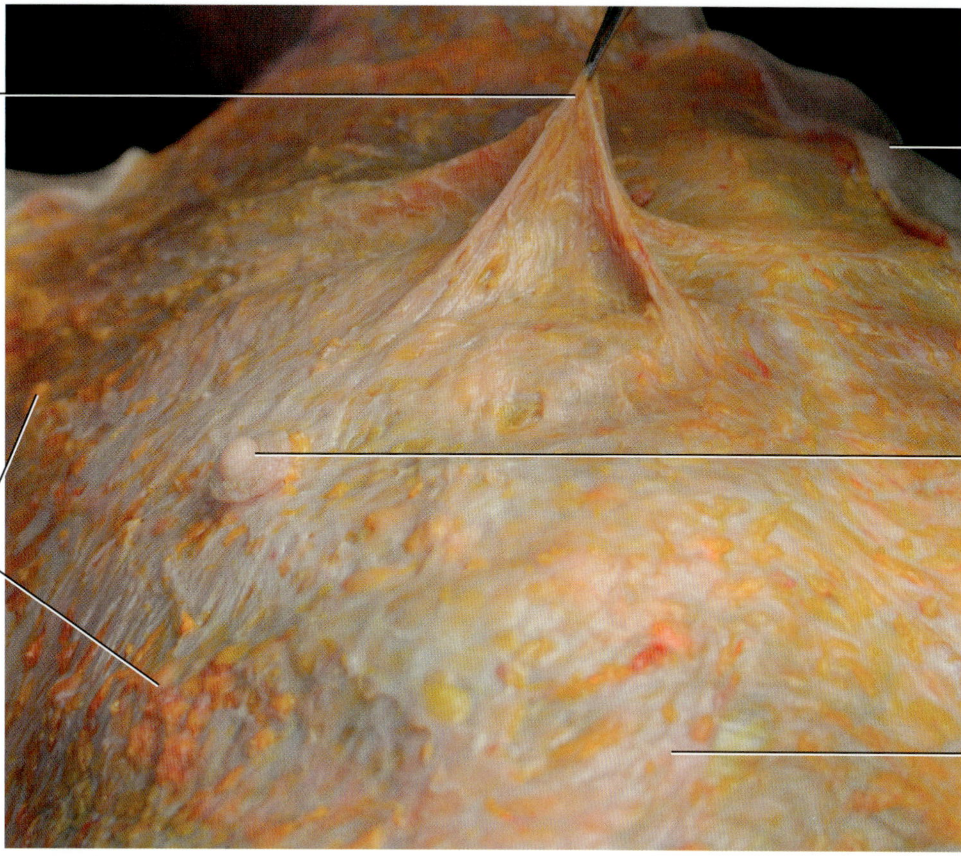

Abb. 5.9 Dissektion der oberflächlichen Thoraxfaszie bei einem sehr schlanken Mann. Die oberflächliche Faszie ließ sich aufgrund des lockeren Bindegewebes des DAT leicht von den darunterliegenden Ebenen ablösen.

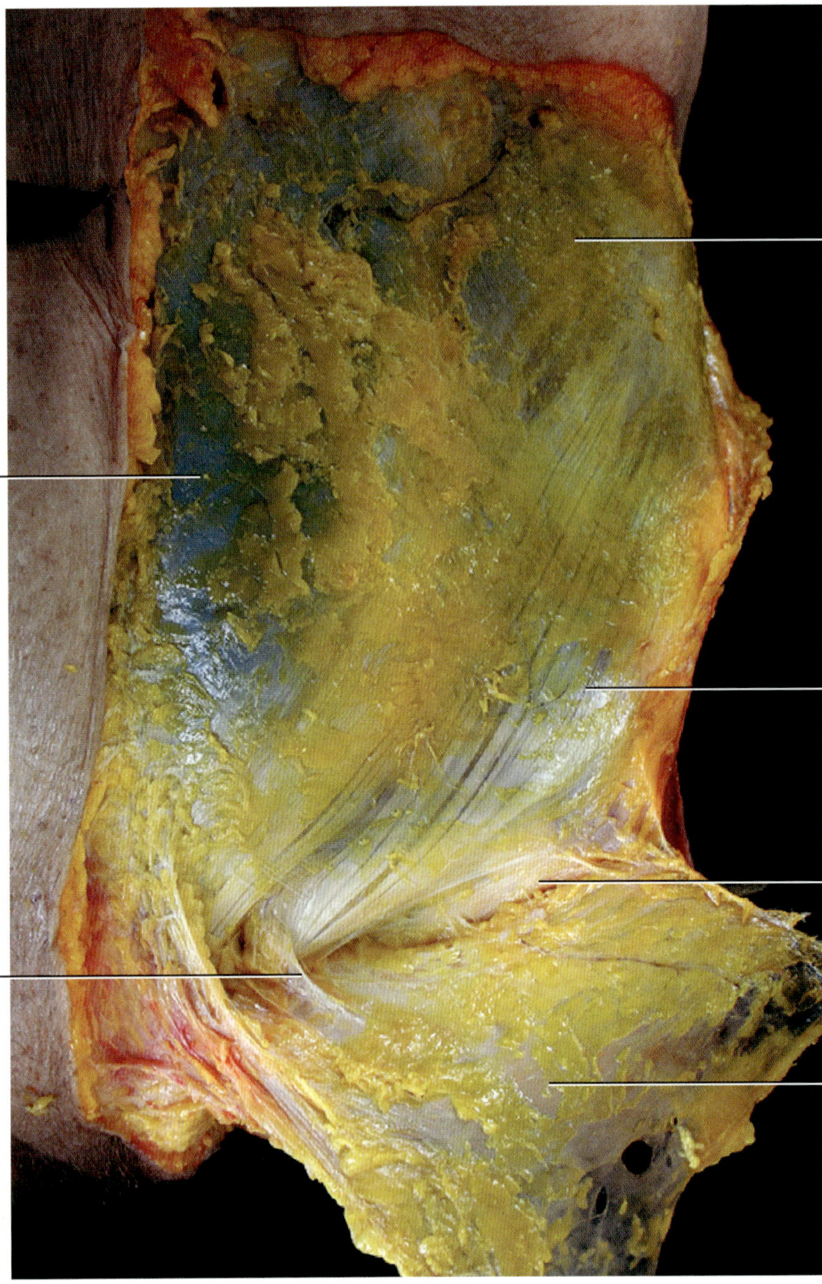

Abb. 5.10 Dissektion des Abdomens. Die oberflächliche Faszie wurde distal angehoben, um das DAT und die Beziehung zwischen der oberflächlichen und tiefen Faszie am Lig. inguinale darzustellen.

5.2.1 Mamma-Region

Es besteht eine gewisse Kontroverse über die Beziehung zwischen der oberflächlichen Faszie und der Glandula mammaria. Manche Autoren gehen davon aus, dass die Glandula mammaria in die oberflächliche Faszie eingebettet ist, während andere der Ansicht sind, dass die oberflächliche Faszie superfiziell der Drüse liegt und wieder andere das Vorhandensein einer oberflächlichen Faszie ablehnen (Beer et al 2002). In unseren Dissektionen fanden wir bei allen Leichen im Pektoralbereich eine oberflächliche Faszie. Diese oberflächliche Faszie ist die Fortsetzung der oberflächlichen Halsfaszie. Die Muskelfasern des Platysma reichen im Thorax bis in das proximale Drittel der oberflächlichen Faszie (➤ Abb. 5.11). Zunächst schien die Glandula mammaria von der oberflächlichen Faszie umscheidet zu sein. Nach vorsichtiger weitere Präparation zeigte sich aber, dass die Faszie grundsätzlich tiefer liegt als die Glandula mammaria und dass die Drüse im Bereich der Mamille Kontakt mit der Haut hat (➤ Abb. 5.12, ➤ Abb. 5.13). Diese Organisation

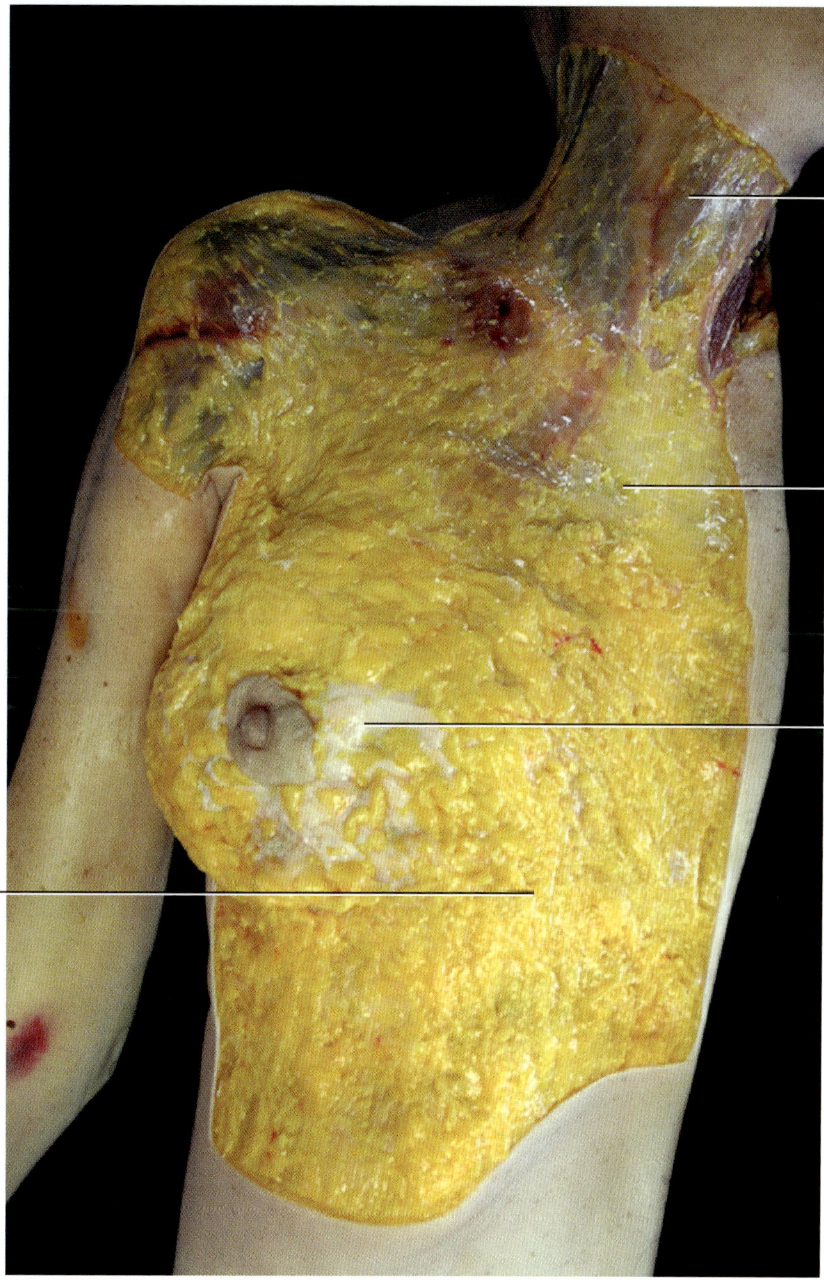

Abb. 5.11 Dissektion der vorderen Thoraxwand. Die Haut wurde entfernt, um das SAT darzustellen. Im Hals ist das SAT sehr dünn, sodass die oberflächliche Faszie mit dem eingebetteten Platysma gut zu erkennen ist.

5

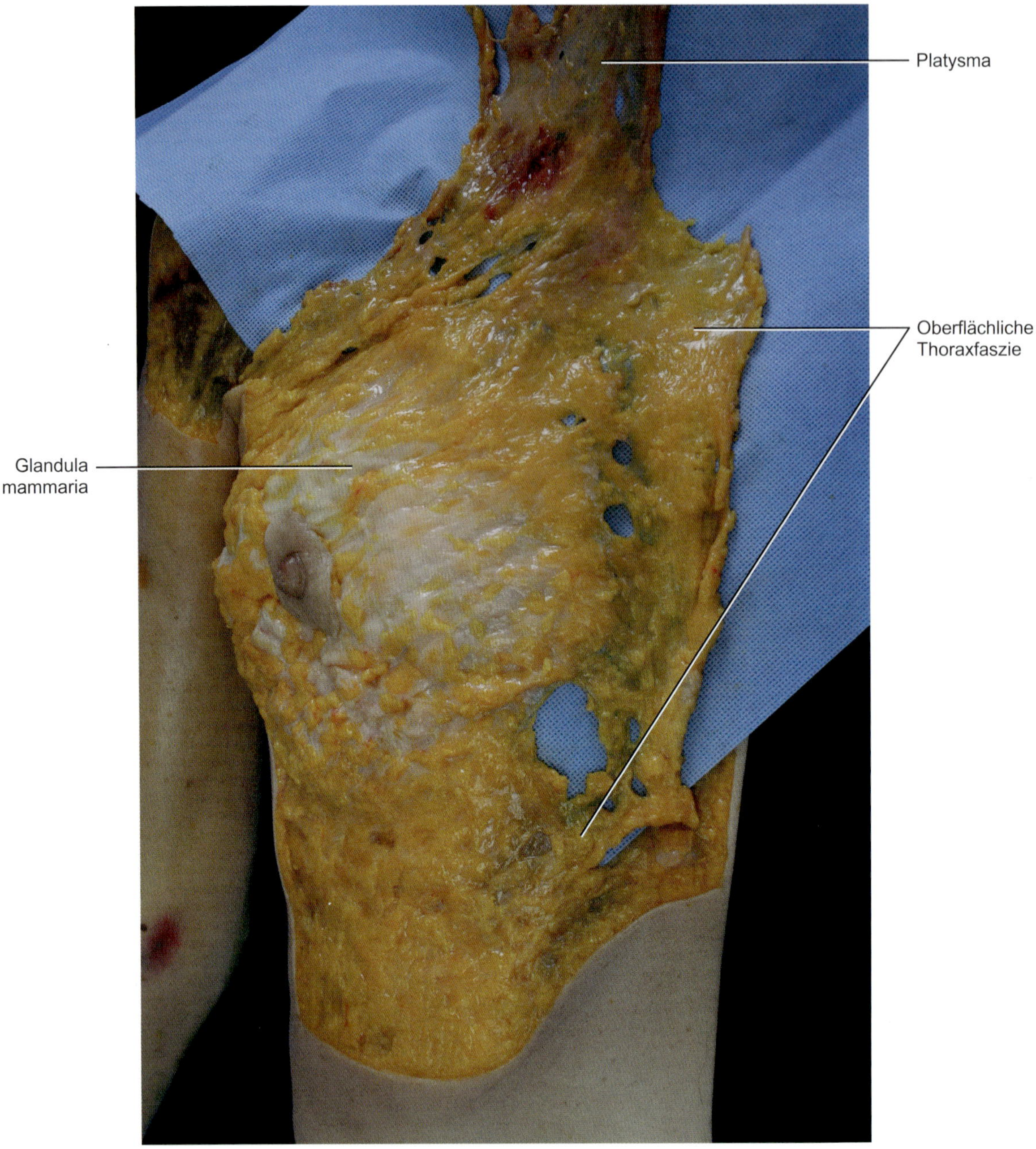

Abb. 5.12 Die oberflächliche Faszie wurde von den darunterliegenden Ebenen abgelöst und Papier in das DAT gelegt. Das Platysma geht in die oberflächliche Faszie des Thorax und die Cooper-Ligamente der Glandula mammaria über.

ist eine logische Konsequenz der embryologischen Entwicklung der Glandula mammaria, einer spezialisierten Hautdrüse. Unsere Ergebnisse werden von Sterzi (1910) bestätigt, der die oberflächliche Faszie in diesem Bereich bei verstorbenen Menschen unterschiedlichen Alters untersuchte. Bei Neugeborenen lag die oberflächliche Faszie tiefer als die Glandula mammaria und trennte das reichlich vorhandene SAT vom sehr dünnen DAT. Bei erwachsenen Frauen ist die oberflächliche Faszie fest mit der Innenseite der Glandula mammaria verbunden. Die Retinacula cutis des SAT unterteilen die Glandula mammaria in einzelne Läppchen (➤ Abb. 5.14). In der Glandula mammaria werden die fibrösen Septen der Retinacula cutis superficialis als **Cooper-Ligamente**[1] (Ligg. suspensoria mammaria) bezeichnet und dienen dem Erhalt der strukturellen Integrität der Drüse. Ohne die innere Abstützung durch diese Bänder wird

[1] Astley Cooper merkt dazu an: *Die Ränder der Brust bilden keine gleichmäßige Scheibe. Stattdessen breitet sich die sezernierende Struktur oft in die umgebenden fibrösen und adipösen Gewebe aus, sodass von der Mamille Strahlen sehr unterschiedlicher Länge ausgehen. Viele dieser Projektionen werden durch einen kreisrunden Schnitt zerstört, sodass die Brustdrüse nicht mehr zur Dissektion geeignet ist und dass bei Operationen ein Großteil der Krankheit nicht entfernt wird.*

das Mammagewebe, das schwerer als das umgebende Fettgewebe ist, durch sein Gewicht nach unten gezogen und verliert seine normale Form und Kontur. Die Cooper-Ligamente spielen bei der Formveränderung der Mamma durch ein inflammatorisches Karzinom eine wichtige Rolle, da die Blockade der Lymphgefäße zur Schwellung der Mamma führt. Da die Haut weiterhin an diesen Septen befestigt ist, bilden sich Einziehungen der Haut ähnlich der Orangenhaut. Außerdem können Karzinome durch eine Verkürzung der Cooper-Ligamente zu Einziehungen führen.

Zwischen der Klavikula und der Glandula mammaria ist die oberflächliche Faszie dicker und bildet das Lig. suspensorium Giraldes (1851). Dieses Band ist aber nur eine Verstärkung der oberflächlichen Faszie und kein echtes Band und seine Isolierung ein Artefakt der Dissektion. Diese Band hält die Mamma in ihrer normalen Position, stützt ihre Form und geht medial in das Platysma über.

Zwischen der oberflächlichen und der tiefen Faszie des Thorax befindet sich lockeres Bindegewebe, durch das die Glandula mammaria auf der darunterliegenden Muskelebene verschieblich ist. Somit findet sich in der Regio mammaria dieselbe Organisation der Subkutis wie überall im menschlichen Körper. Besonderheiten sind, dass die Glandula mammaria im SAT liegt und sich die Dicke der oberflächlichen und der tiefen Faszie unterscheidet.

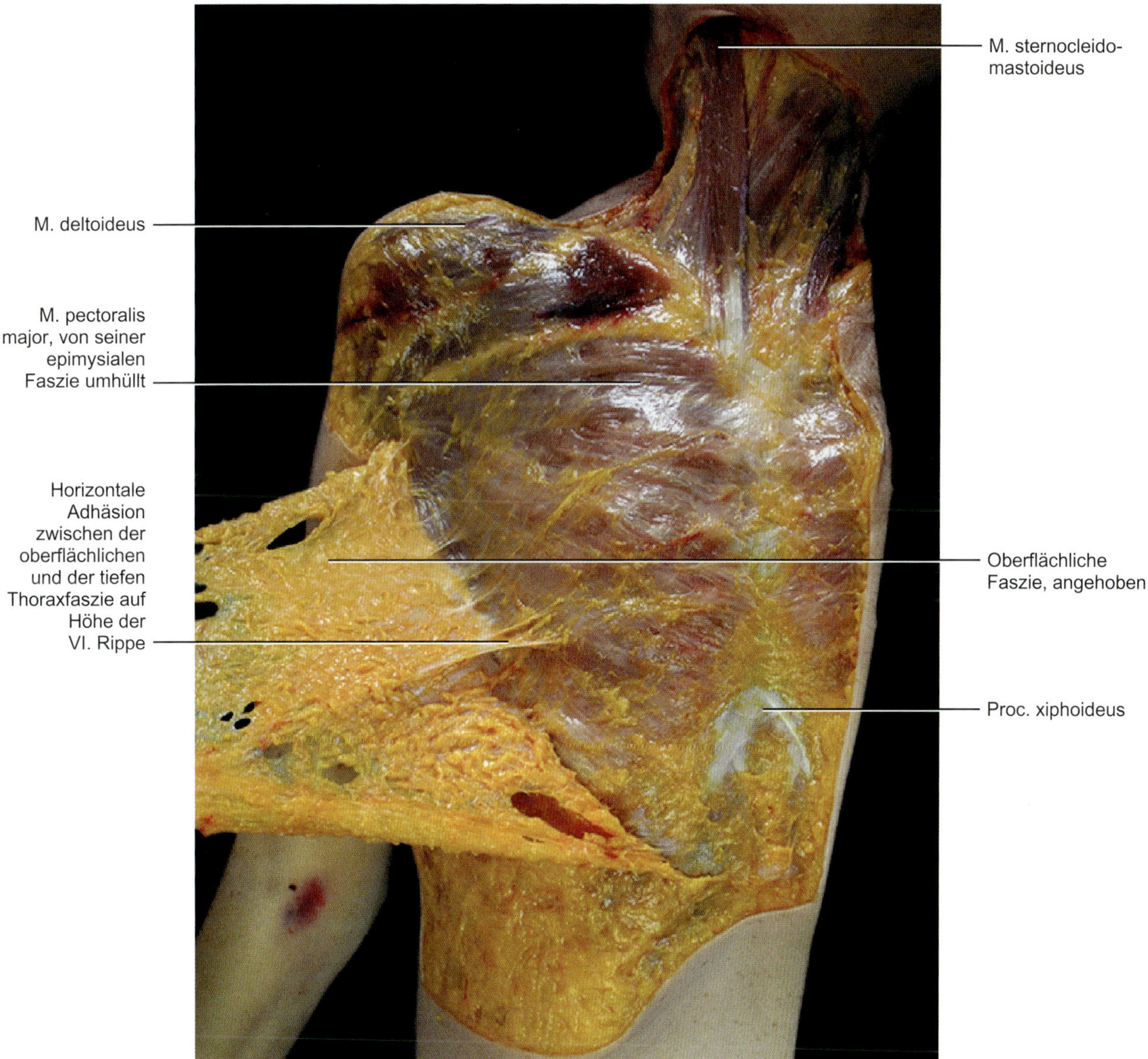

Abb. 5.13 Dissektion des Thorax. Die oberflächliche Faszie wurde angehoben, um ihre Beziehung zur tiefen Faszie darzustellen. DAT findet sich kaum; die tiefe Faszie ist dünn und mit den Muskeln verbunden.

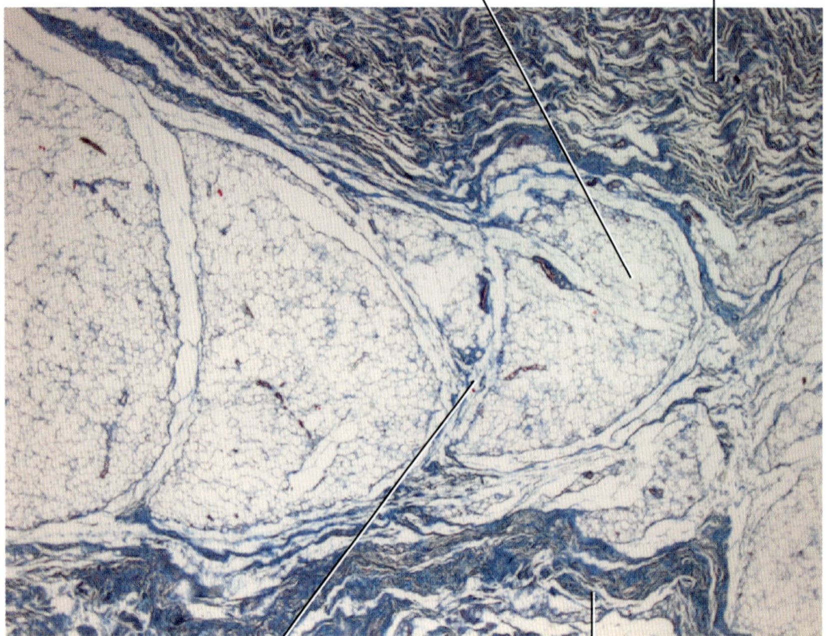

Abb. 5.14 Histologie des Subkutangewebes der Regio mammaria, Mallory-Azan-Färbung.

CLINICAL PEARL 5.2

Strangbildung und Faszienverbindung mit der Mamma

Durch die kräftigen Verbindungen zwischen der Glandula mammaria und der oberflächlichen Faszie des Thorax sowie die Fortsetzung der Faszie in die Axilla lässt sich die Pathogenese der Strangbildung (Syn. Axillary Web Syndrome) nach Brustkrebsoperationen erklären. Außerdem wird dadurch deutlich, warum Patientinnen, die infolge eines Mammakrzinoms an einer Strangbildung leiden, erfolgreich mit Weichgewebetechniken behandelt werden können (Fourie und Robb 2009). Moskovitz et al. (2001) vermuteten, dass die Unterbrechung der axillären Lymphgefäße eine wichtige Rolle bei der Strangbildung spielt und schlugen als Ätiologie einen lymphovenösen Schaden mit Stase vor. Bei Brustkrebsoperationen werden die oberflächlichen Faszien der Regio pectoralis und der Axilla grundsätzlich entfernt oder verletzt, sodass sich im Subkutangewebe eine Narbe bildet. Da alle oberflächlichen Lymphgefäße in der oberflächlichen Faszie liegen, hat deren Verletzung selbstverständlich eine Veränderung der Lymphdrainage zur Folge. Durch Weichgewebetechniken wird die Lymphdrainage verbessert, indem das Gleiten zwischen Haut, oberflächlicher Faszie und tiefer Faszie sowie die Orientierung der Kollagenfasern und elastischen Fasern in der oberflächlichen Faszie wiederhergestellt werden.

CLINICAL PEARL 5.3

Ptosis mammae

Es ist bekannt, dass sich Zigarettenrauchen, Body Mass Index, die Anzahl der Schwangerschaften, die Größe der Mammae vor der Schwangerschaft sowie das Alter auf das Absinken der Mammae auswirken. Aus anatomischer Sicht beeinflussen diese Faktoren die Ligg. suspensoria mammaria. So nimmt die Brustgröße in der Schwangerschaft zu, wodurch die Ligg. suspensoria mammaria gedehnt werden und allmählich weniger fest werden. Auch bei Übergewicht oder häufigen raschen Gewichtsschwankungen werden das Mammagewebe und die Haltebänder der Mammae gedehnt. Möglicherweise lässt sich die Ptosis mammae durch eine Verstärkung des Platysma verhindern. Aus anatomischer Sicht könnte diese Annahme korrekt sein, weil das Platysma in der oberflächlichen Faszie liegt und die Glandula mammaria gemeinsam mit dem Lig. suspensorium Giraldes stützt.

CLINICAL PEARL 5.4

Mamma-Implantate

Es gibt drei verschiedene chirurgische Ansätze für das Einsetzen von Brustimplantaten, die sich in der Lage der Implantattasche unterscheiden:

- **Subglandulär:** Das Brustimplantat wird in den retromammären Raum zwischen der Glandula mammaria und der oberflächlichen Faszie gesetzt. Bei Frauen mit dünnen Weichgewebe im Pektoralisbereich treten bei dieser Position häufiger Wellen und Falten über dem Implantat auf.
- **Subfaszial:** Das Brustimplantat wird unter der oberflächlichen und tiefen Faszie platziert. Bei diesem Verfahren wird die natürliche Tasche durch die Adhäsion zwischen der oberflächlichen und tiefen Faszie, die immer auf Höhe der VI. Rippe vorhanden ist, genutzt. Außerdem deckt die oberflächliche Faszie das Implantat ab und kann seine Position besser halten. Die plastischen Chirurgen bezeichnen diese Faszienschicht oft als Fascia pectoralis, wobei es sich aber um die oberflächliche Faszie und nicht um die Faszie des M. pectoralis major handelt. Da die Faszie des M. pectoralis major fest mit dem Muskel verbunden ist, kommt sie gar nicht als eigenständige anatomische Ebene in Betracht. Somit bezieht sich der Begriff *subfaszial* auf die oberflächliche Faszie des Thorax.
- **Submuskulär:** Das Brustimplantat wird unter dem M. pectoralis major platziert. In der rekonstruktiven Mammachirurgie wird durch die submuskuläre Implantation eine maximale Deckung des Brustimplantats erreicht.

5.3 Tiefe Faszie

Die Anatomie der Faszien ist am Rumpf komplexer als an den Extremitäten. In den Extremitäten sind die motorischen Einheiten mit gleicher Ausrichtung nur von einer aponeurotischen Faszie umgeben, während es am Rumpf drei Muskelebenen mit drei Faszienschichten gibt. Zwischen diesen Faszien liegt lockeres Bindegewebe, durch das die Muskelbäuche aufeinander gleiten können (➤ Abb. 5.15). An einigen Stellen fusionieren diese Faszien und erzeugen bestimmte Linien, an denen die gesamten Muskelkräfte konvergieren. Die wichtigste dieser Fusionslinien ist die Linea alba. Daneben gibt es aber auch an den Rändern der Rektusscheide und über dem Sternum Fusionslinien.

Jede dieser drei Muskelschichten (Laminae) des Rumpfes besitzt eine Faszie mit epimysialen Eigenschaften. Diese Faszien sind dünn und mit den darunterliegenden Muskeln und deren flachen Sehnen verbunden. Daher lassen sich die Anatomie und die Funktion dieser Faszienschichten nicht von denen der jeweiligen Muskeln trennen. Am Rumpf wurden nur zwei aponeurotische Faszien identifiziert: die Rektusscheide und die Fascia thoracolumbalis.

Die Anatomie der Rumpffaszien lässt sich gut anhand ihrer Entwicklung erklären. Gemäß Skandalakis et al. (2006) werden die tiefe, die intermediäre und die oberflächliche Schicht der tiefen Faszie im Embryo als Muskelvorläufer angelegt gehen von den Somiten aus. Sie dringen in die Somatopleura ein und penetrieren dann die somatische Bindegewebswand. Dadurch entsteht auf jeder Seite eine epimysiale Faszie, von der aus die Schichten der einlagernden Faszie ausgehen. Sato und Hashimoto (1984) beschrieben, dass die Mm. pectoralis major, latissimus dorsi und trapezius auf den darunterliegenden Muskeln eine weitere myofasziale Schicht bilden. Diese Muskeln sind ursprünglich Extremitätenmuskeln, die dann aber bis

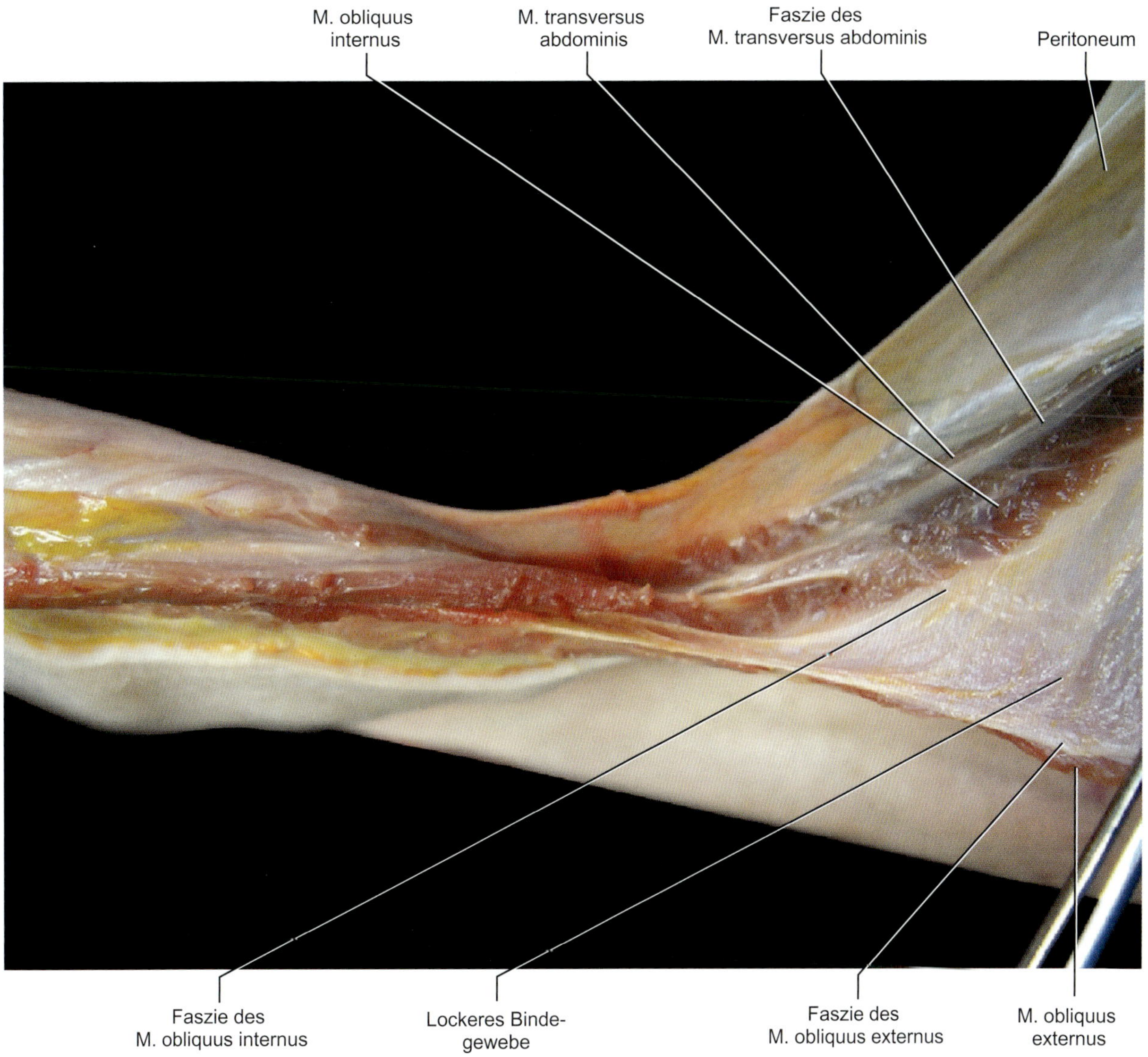

Abb. 5.15 Schichten der Bauchwand. Die Mm. transversus abdominis, obliquus internus und obliquus externus sind von einer epimysialen Faszie umgeben. Zwischen den verschiedenen Faszien befindet sich lockeres Bindegewebe, das die Autonomie der myofaszialen Schichten sicherstellt.

zur Mittellinie (am Rücken den Procc. interspinosi der Wirbelsäule und am Thorax dem Sternum) in die Lamina superficialis der tiefen Rumpffaszien einwachsen. Dadurch entsteht am Rumpf eine weitere Muskelebene. Die Entwicklung dieser Rumpfmuskeln beruht vermutlich auf der Notwendigkeit, die oberen und unteren Extremitäten fest mit dem Rumpf zu verbinden. Die Lamina superficialis der tiefen Faszie, die diese Muskeln umscheidet, verstärkt diese Verbindungen. Die Verbindungen sind räumlich angeordnet und hochspezifisch. So verbinden Ausläufer des M. pectoralis major in die Rektusscheide beidseits die Muskeln von Thorax und Abdomen. Die Lamina superficialis der Fascia pectoralis zieht über das Sternum und verbindet die beiden Mm. pectorales majores.

Wir unterscheiden am Rumpf drei myofasziale Schichten (Laminae superficialis, media und profunda) (➤ Abb. 5.16). Die Lamina superficialis besteht aus einer fibrösen Schicht, die im Hals dicker ist und in Richtung auf das Abdomen immer dünner wird. Diese Faszie umscheidet alle großen Rumpfmuskeln, die an Drehbewegungen beteiligt sind und den Rumpf mit den Extremitäten verbinden. Im Hals umhüllt sie die Mm. sternocleidomastoideus und trapezius, im Thorax die Mm. pectoralis major und latissimus dorsi und im Abdomen die Mm. obliqui externi. Außerdem bedeckt sie den ventralen Anteil der Rektusscheide. Die Lamina media wird von den Mm. infrahyoideus, subclavius, pectoralis minor, serratus anterior und obliquus internus gebildet. Diese Muskeln bewegen sich vorwiegend in der frontalen und horizontalen Ebene. Die Lamina media der Rumpffaszien verbindet und koordiniert diese Muskeln. Die Lamina profunda besteht aus den Mm. scaleni, intercostales, rectus abdominis, pyramidales und transversus abdominis. Die meisten dieser Muskeln besitzen longitudinal ausgerichtete Muskelfasern und bewegen sich überwiegend in der longitudinalen Ebene. Der M. transversus abdominis und seine Faszie verbinden die Rektusscheide mit den Mm. iliopsoas und quadratus lumborum sowie mit der Lamina anterior der Fascia thoracolumbalis. Dadurch wird der M. transversus abdominis zum Verbindungselement zwischen den ventralen und dorsalen Muskel-Faszien-Elementen.

CLINICAL PEARL 5.5

Myofasziale Schichten und Bewegungsrichtung

Die myofaszialen Schichten sind eng mit der Bewegungsrichtung verbunden. Die oberflächliche und mittlere myofasziale Schicht sind für komplexe Bewegungen, wie Drehungen und die Verbindungen zwischen oberen und unteren Extremitäten beim Gehen zuständig. Die tiefe Faszienschicht umscheidet und verbindet die an einfacheren Bewegungen in der Sagittal- und Frontalebene beteiligten Muskeln. Diese Faszienschichten sind durch ihre propriozeptiven Einflüsse auf das zentrale Nervensystem auch für das Einhalten der gewünschten Bewegungsrichtung verantwortlich (➤ Kap. 3).

5.4 Fascia pectoralis

Die Faszie des M. pectoralis major ist eine dünne fibroelastische Schicht (mittlere Dicke 151 ± 37 µm), die über zahlreiche intramuskuläre Septen fest mit dem darunterliegenden Muskel verbunden ist. Sie gehen von ihrer Innenfläche aus und ziehen zwischen die Muskelfasern, sodass sie den Muskel in viele Bündel teilen (➤ Abb. 5.17). Viele Muskelfasern inserieren direkt an der Fascia pectoralis. Die Fascia pectoralis teilt sich nach ihrem Ursprung an der Klavikula in zwei Blätter, die den M. pectoralis major umscheiden. Proximal setzt nur die Lamina profunda der Fascia pectoralis am Periost der Klavikula an, während sich die Lamina superficialis in die Lamina superficialis der Fascia cervicalis, die den M. sternocleidomastoideus umscheidet, fortsetzt. Lateral geht die Fascia pectoralis in die Fascia deltoidea und die Fascia axillaris über und reicht als fibröser Ausläufer in die Fascia brachii. Die Fascia deltoidea umscheidet den M. deltoideus auf gleiche Weise, wie die Fascia pectoralis den M. pectoralis major. Über dem M. serratus anterior vereinen sich die beiden Laminae der Fascia pectoralis zu einer Schicht (➤ Abb. 5.18), die von manchen Autoren als Fascia thoracica anterolateralis bezeichnet wird (Sebastien at al. 1993). Dorsal teilt sich diese Schicht wieder, um den M. latissimus dorsi auf die gleiche Weise zu umscheiden, wie die Fascia pectoralis den M. pectoralis major. Medial inseriert die Lamina profunda der Fascia pectoralis am Periost des Sternums, während die Lamina superficialis über das Sternum hinaus bis in zur Fascia pectoralis der Gegenseite reicht (➤ Abb. 5.19, ➤ Abb. 5.20). Distal entsendet die Fascia pectoralis einige fibröse Ausläufer in die Rektusscheide und die Faszie des kontralateralen M. obliquus externus. Über dem Proc. xiphoideus sind deutlich kreuz und quer verlaufende, miteinander verflochtene Fasern zu erkennen (➤ Abb. 5.21).

Histologisch besteht die Fascia pectoralis aus wellenförmigen Kollagenfasern und elastischen Fasern, die ein ungleichmäßiges Netz bilden. Am M. pectoralis major ist kein echtes Epimysium zu erkennen; die tiefe Faszie dient als Surrogat.

	THORAX	ABDOMEN
LAMINA SUPERFICIALIS DER TIEFEN FASZIE	Fascia pectoralis	Faszie des M. obliquus externus
LAMINA MEDIA DER TIEFEN FASZIE	Fascia clavipectoralis	Faszie des Mm. obliquus internus
LAMINA PROFUNDA DER TIEFEN FASZIE	Faszie der Mm. intercostales	Rektusscheide und Faszie des M. transversus abdominis

Abb. 5.16 Die drei Laminae der tiefen Rumpffaszie.

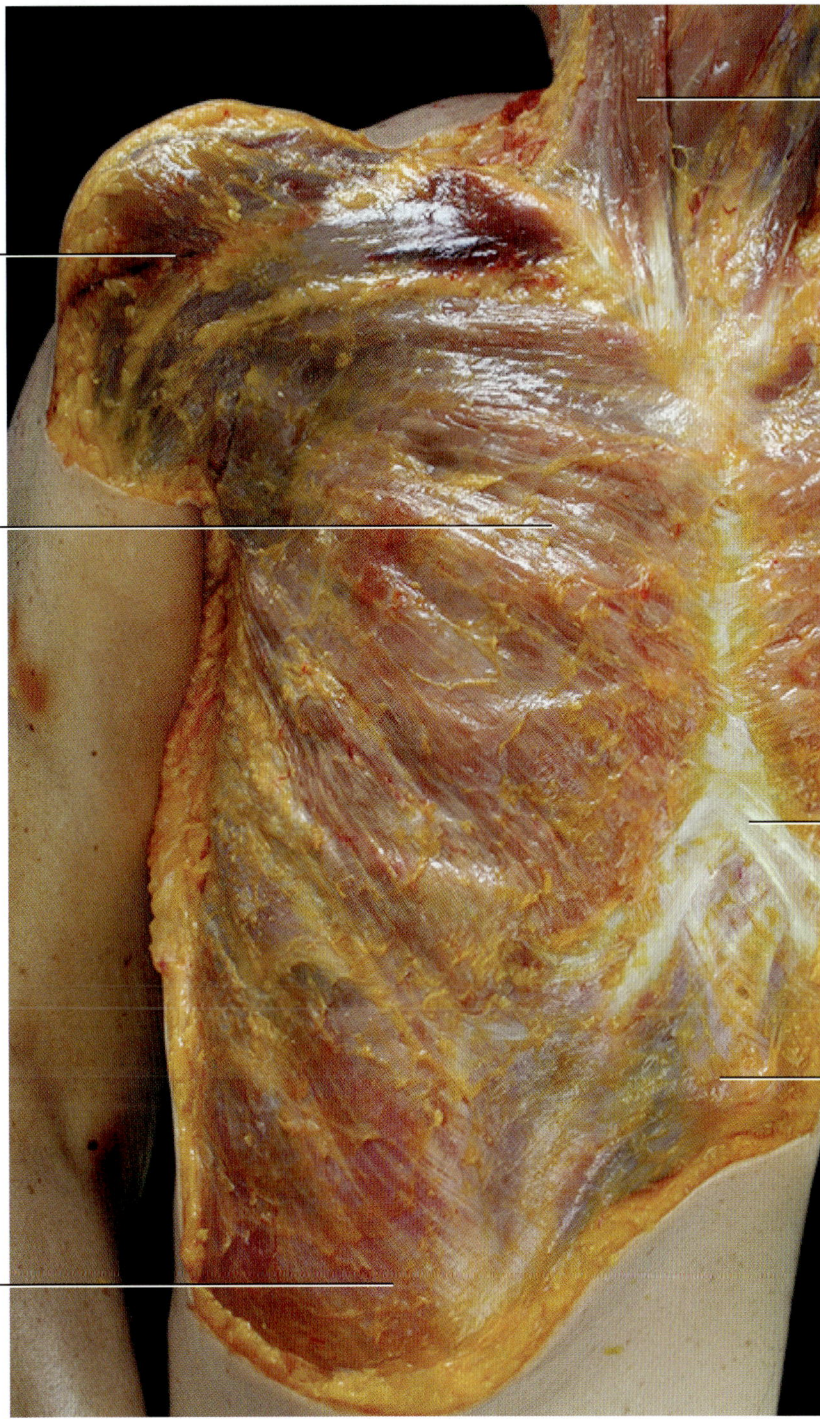

Abb. 5.17 Der M. pectoralis major wird von der Lamina superficialis der tiefen Rumpffaszien umscheidet. Diese dünne Faszie ist mit dem darunterliegenden Muskel verbunden und zeigt die typischen Merkmale einer epimysialen Faszie. Über dem Sternum setzt die Lamina profunda dieser Faszie am Periost an, während die Lamina superficialis die beiden Seiten verbindet. Distal geht die Faszie in die Faszie des M. obliquus externus über.

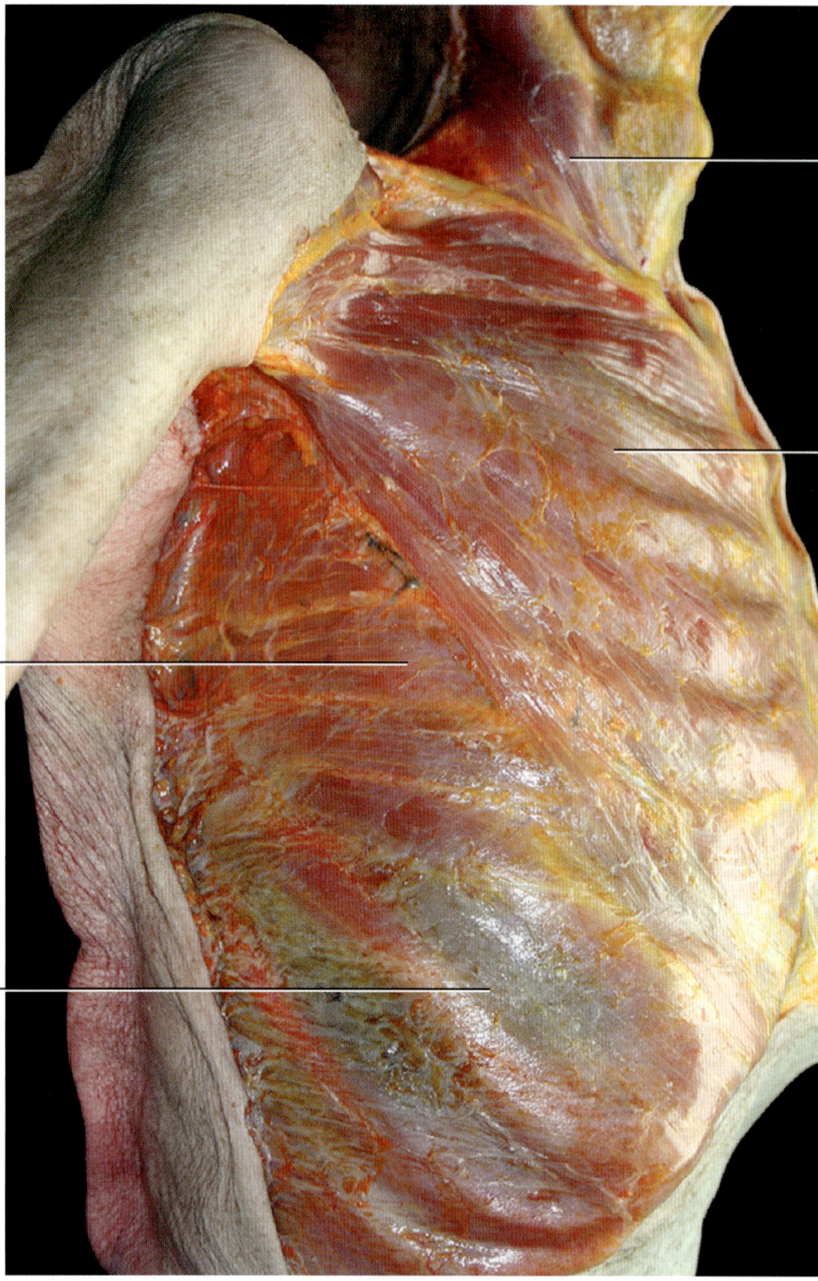

Abb. 5.18 Ventrolaterale Ansicht des Rumpfes. Der M. serratus anterior liegt tiefer als der M. pectoralis major. Die Fascia pectoralis zieht über den M. serratus anterior, um den M. latissimus dorsi zu umscheiden.

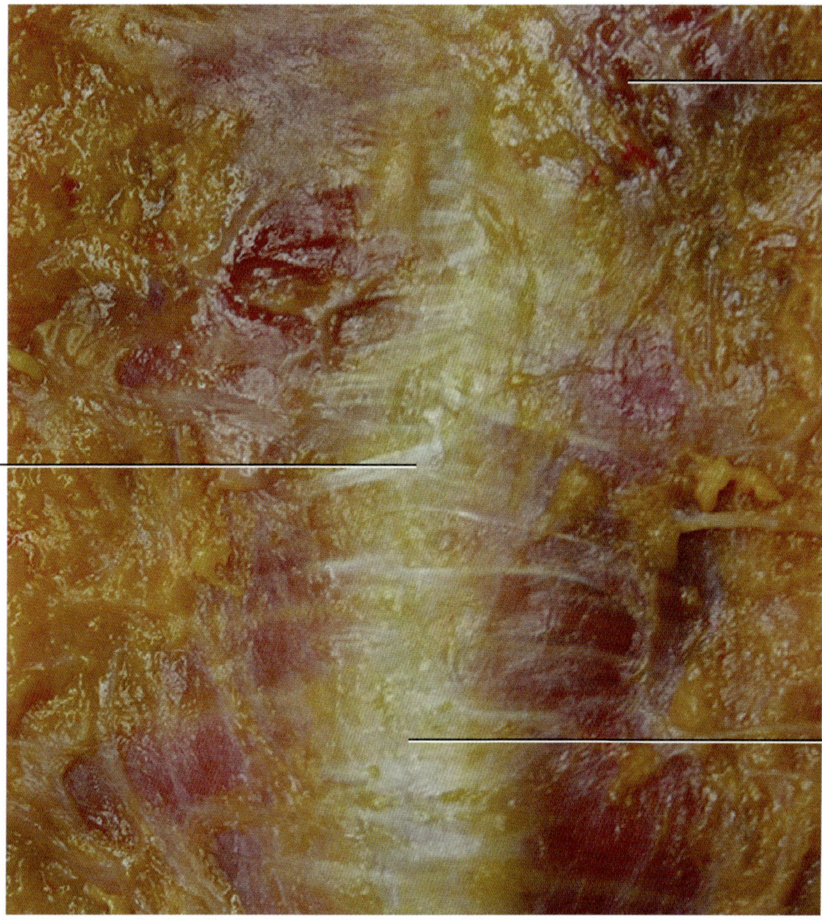

Abb. 5.19 Die Fasern der tiefen Faszie des M. pectoralis major überkreuzen das Sternum. Auf diese Weise sind die tiefen Faszien beider Seiten miteinander verbunden, was zur peripher-motorischen Koordination der beiden Mm. pectorales majores beiträgt.

CLINICAL PEARL 5.6

Fascia pectoralis und peripher-motorische Koordination

Dadurch, dass die Fascia pectoralis dünn und elastisch ist, kann sie sich bei der Verlängerung des M. pectoralis major ausdehnen und anschließend in ihren Ausgangsstatus zurückkehren. Diese Eigenschaft trägt jedoch nicht zur Übertragung myofaszialer Kräfte bei. Daher kann die Kraftübertragung nicht alleine durch die Fascia pectoralis erfolgen, sondern nur durch den gesamten myofaszialen Komplex. Durch die myofaszialen Ausläufer des M. pectoralis major in die Fascia brachii und in die Rektusscheide sind die obere Extremität und der Rumpf verbunden. Beim Heben eines Gewichts vor dem Körper kontrollieren die beiden Mm. pectorales majores ihre Kontraktionen, damit es zur ausgeglichenen Kraftentwicklung kommt. Diese Form der Synchronisierung könnte von der Fascia pectoralis vermittelt werden, da sie das Sternum überquert (➤ Abb. 5.19) und so den rechten und den linken M. pectoralis verbindet.

Durch ihre enge Verbindung mit dem M. pectoralis major kann die der Fascia pectoralis den Kontraktionsstatus des Muskels erfassen. Durch die Kraftübertragung über die Faszie werden die Muskelspindeln im Epimysium (das in dieser Region der Fascia pectoralis entspricht) und das Perimysium gedehnt, sodass die Muskelkontraktionen an die peripheren Bedürfnisse angepasst werden können. Dieser Mechanismus ist möglicherweise die anatomische Grundlage der peripher-motorischen Koordination. Eine ähnliche Struktur findet sich dorsal zwischen den Mm. trapezii, die beim Öffnen der Arme synchron aktiviert werden.

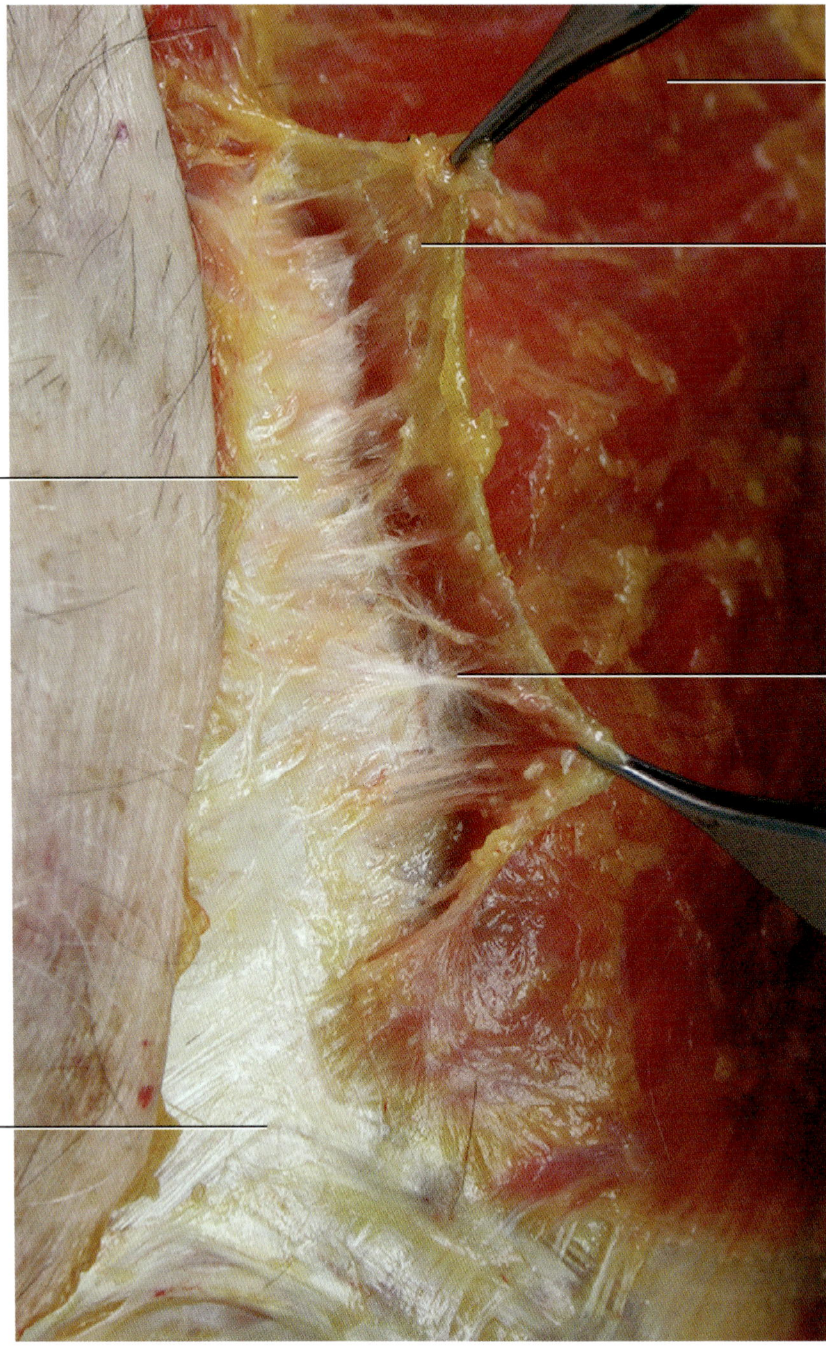

Abb. 5.20 Epymisiale Faszie des M. pectoralis major. Sie lässt sich nicht vom darunterliegenden Muskel abtrennen.

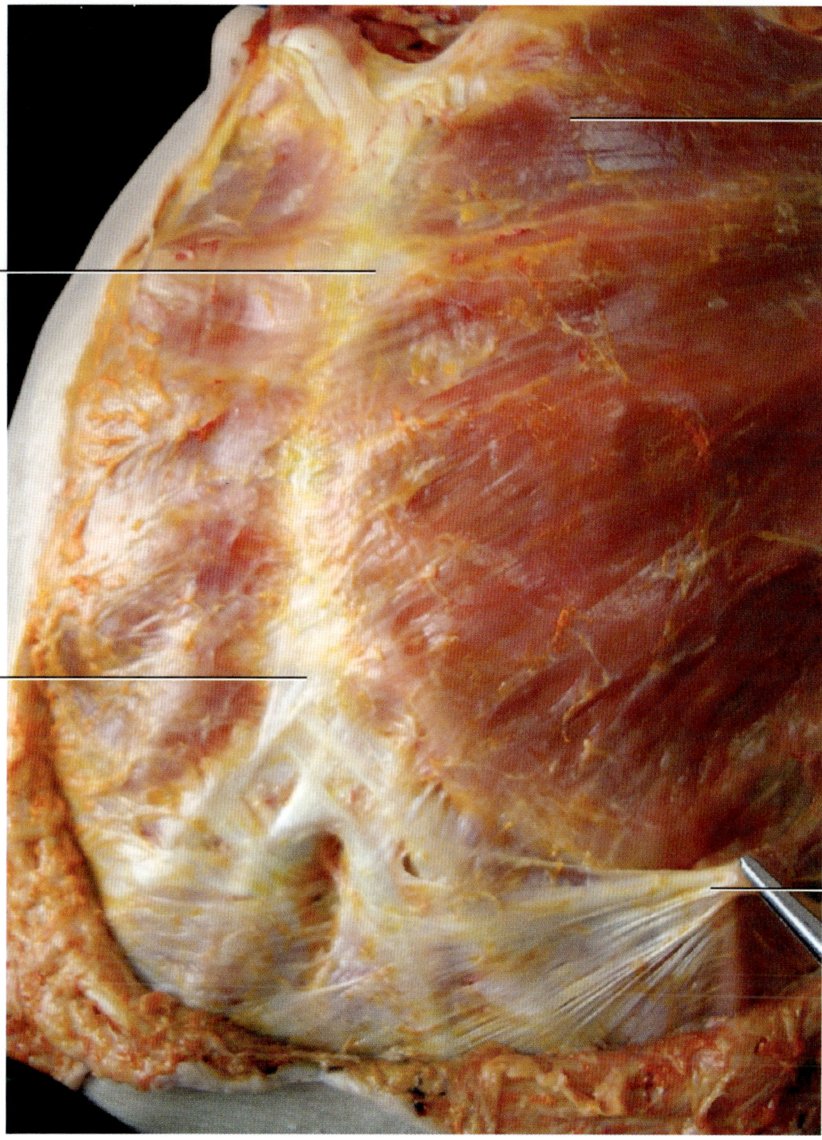

Abb. 5.21 Einige Muskelfasern des M. pectoralis major setzen an der Rektusscheide an. Daher wird die Rektusscheide jedes Mal in kraniolateraler Richtung gedehnt, wenn sich diese Fasern kontrahieren. Um dieses Phänomen darzustellen, haben wir die Muskelfasern des M. pectoralis major nach kranial gezogen, sodass Kraftlinien in der Rektusscheide sichtbar werden.

5.5 Fascia clavipectoralis

Nach dem Ablösen des M. pectoralis major wird die Fascia clavipectoralis freigelegt (➤ Abb. 5.22, ➤ Abb. 5.23). Zwischen dem M. pectoralis major und dieser Faszie besteht eine große Spalte, die mit lockerem Bindegewebe gefüllt ist. Dadurch kann die Lamina profunda der Fascia pectoralis autonom auf der Fascia clavipectoralis gleiten. Die Fascia clavipectoralis ist eine kräftige Bindegewebsschicht, die an der Klavikula entspringt, nach distal zieht und die Mm. subclavius und pectoralis minor umscheidet. Unter dem M. subclavius geht die Fascia clavipectoralis in die Lamina media der Fascia cervicalis über. Lateral bildet die Fascia clavipectoralis das Lig. suspensorium axillae, das die Fascia axillaris beim Anheben des Armes nach oben zieht. Dadurch entsteht die typische Achselhöhle. Singer (1935) teilt die Fascia clavipectoralis in zwei Teile: einen, der den M. pectoralis minor bedeckt, und einen, der eine dreieckige Schicht zwischen dem Oberrand dieses Muskels und der Klavikula bildet (Fascia coracoclavicularis). Der dickere laterale Rand der Fascia coracoclavicularis reicht vom Proc. coracoideus der Skapula bis zur ersten Rippe und wird als Lig. costocoracoideum bezeichnet. Es trennt die Achselhöhle von der vorderen Brustwand. Die A. thoracoacromialis, ein Ast des N. pectoralis und die V. cephalica penetrieren die Fascia coracoclavicularis. Im Arm geht die Fascia coracoclavicularis ind die Faszie des M. coracobrachialis über.

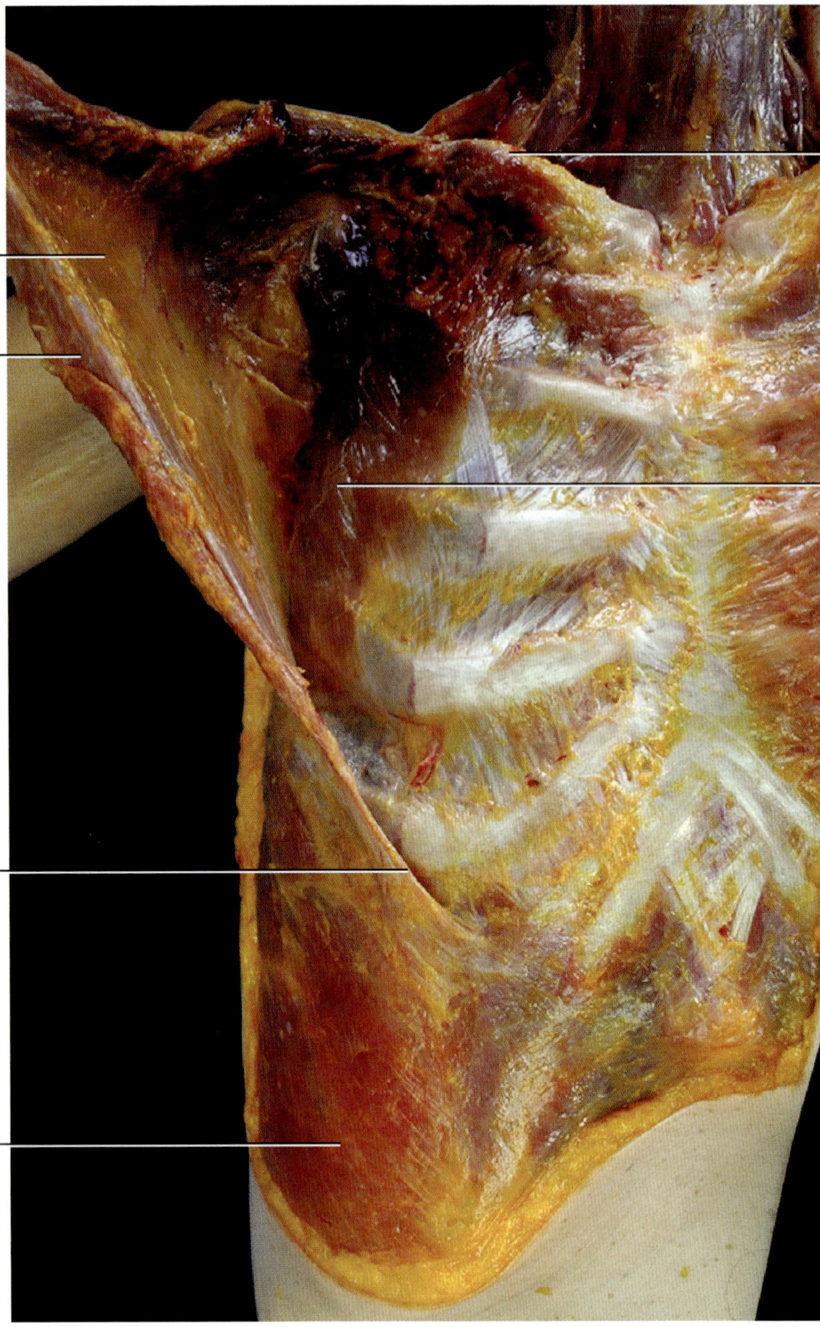

Abb. 5.22 Dissektion des Thorax. Die Ansätze des M. pectoralis major an Sternum und Klavikula wurden gelöst und der Muskel nach lateral gezogen. Die Mm. pectoralis major und minor sind jeweils von einer epimysialen Faszie umscheidet. Zwischen den beiden Faszien befindet sich lockeres Bindegewebe. Dadurch lassen sich die beiden Muskeln gut trennen und können beim Lebenden autonom aufeinander gleiten.

Die Fortsetzung der Fascia clavipectoralis umscheidet den M. serratus anterior und geht dann dorsal in die Faszie der Mm. rhomboidei über (und bildet den Serratus-anterior-rhomboideus-Komplex). Dieser Komplex setzt sich nach proximal in die Lamina pretrachealis der Fascia cervicalis fort. Nguyen gebrauchte 1987 erstmals den Begriff Serratus-anterior-rhomboideus-Komplex, um die anatomischen und funktionellen Zusammenhänge zwischen den Mm. serratus anterior, rhomboideus und levator scapulae zu beschreiben. Distal geht die Fascia clavipectoralis in die Faszie des M. obliquus internus über.

CLINICAL PEARL 5.7

Bedeutung der Fascia clavipectoralis für die Koordination

Diese Faszie verbindet die Mm. subclavius, pectoralis minor und serratus anterior. Dorsal geht sie in die Faszie, welche die Mm. rhomboidei umscheidet, über, schließt sich dann der Fascia supraspinalis und der Fascia subspinalis an und zieht mit der Faszie des M. levator scapulae nach kranial. Auf diese Weise sind die Faszien aller Muskeln, welche die Skapula bewegen, durchgehend miteinander verbunden. Daraus folgt, dass eine Verdichtung dieser Faszie die Aktivierung dieser Muskeln und damit die Bewegungen der Skapula verändert.

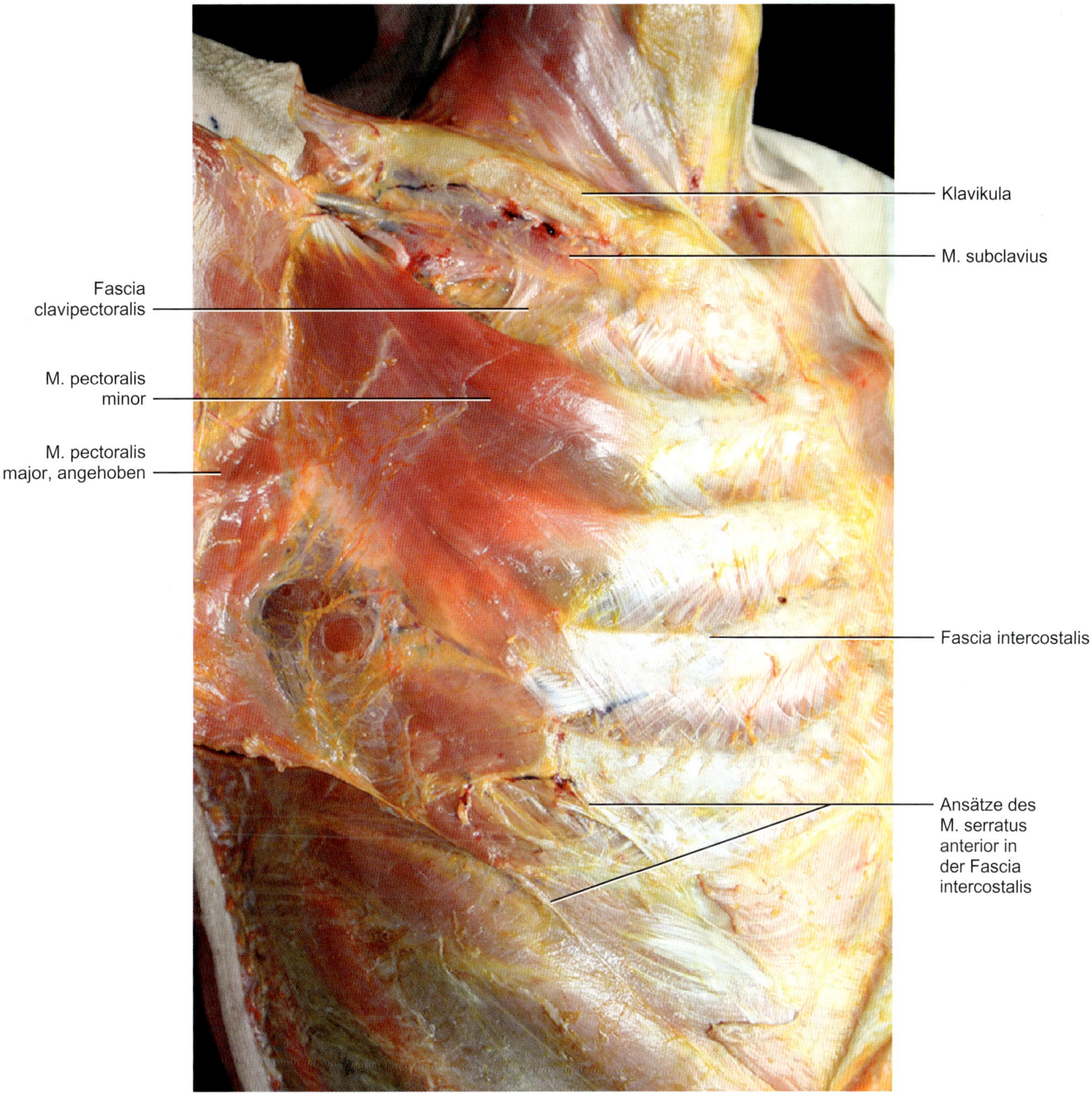

Abb. 5.23 Dissektion des Thorax. Der M. pectoralis major wurde nach lateral abgehoben, um die Fascia clavipectoralis, welche die Mm. pectoralis minor und serratus anterior umscheidet, darzustellen.

5.6 Fascia intercostalis und Fascia endothoracica

Die Mm. intercostales werden von einer Faszie umscheidet, die sich auf den Rippen als Periost fortsetzt (➤ Abb. 5.24). Diese Faszie bildet zwischen den Rippen lokale Faszienkompartimente, in denen die Mm. intercostales interni und externi liegen. Die Nn. intercostales verlaufen laut Kumaki et al. (1979) in dieser Faszie. Die Fascia intercostalis geht in die Faszie des M. transversus abdominis und die Rektusscheide über. Gemäß Chiarugi (1975) haben die unteren Mm. intercostales interni zudem direkten Kontakt mit dem M. obliquus internus abdominis. Auf Höhe des Sternums verschmilzt die Fascia intercostalis mit dem Periost. Innen setzt sie als Fascia endothoracica an der Pleura parietalis an. Dadurch entsteht eine Verbindung zwischen den viszeralen Faszien (Pleura parietalis) und den muskulären Faszien (Interkostalfaszien). Im Gegensatz dazu besteht im Abdomen eine Trennung zwischen dem Peritoneum parietale und den Muskelfaszien. Dieser Unterschied ist von funktioneller Bedeutung, weil die Lungen sich nur mithilfe der Muskeln ausdehnen können und auf diese Weise die Pleura parietalis allen Bewegungen der Thoraxwand folgt.

Die Fascia endothoracica liegt unter den Interkostalräumen und Rippen und entspricht der äußeren Membran der Brusthöhle. Testut (1905) unterschied bei der Fascia endothoracica drei Anteile: eine dünne Schicht aus lockerem Bindegewebe (vermutlich ent-

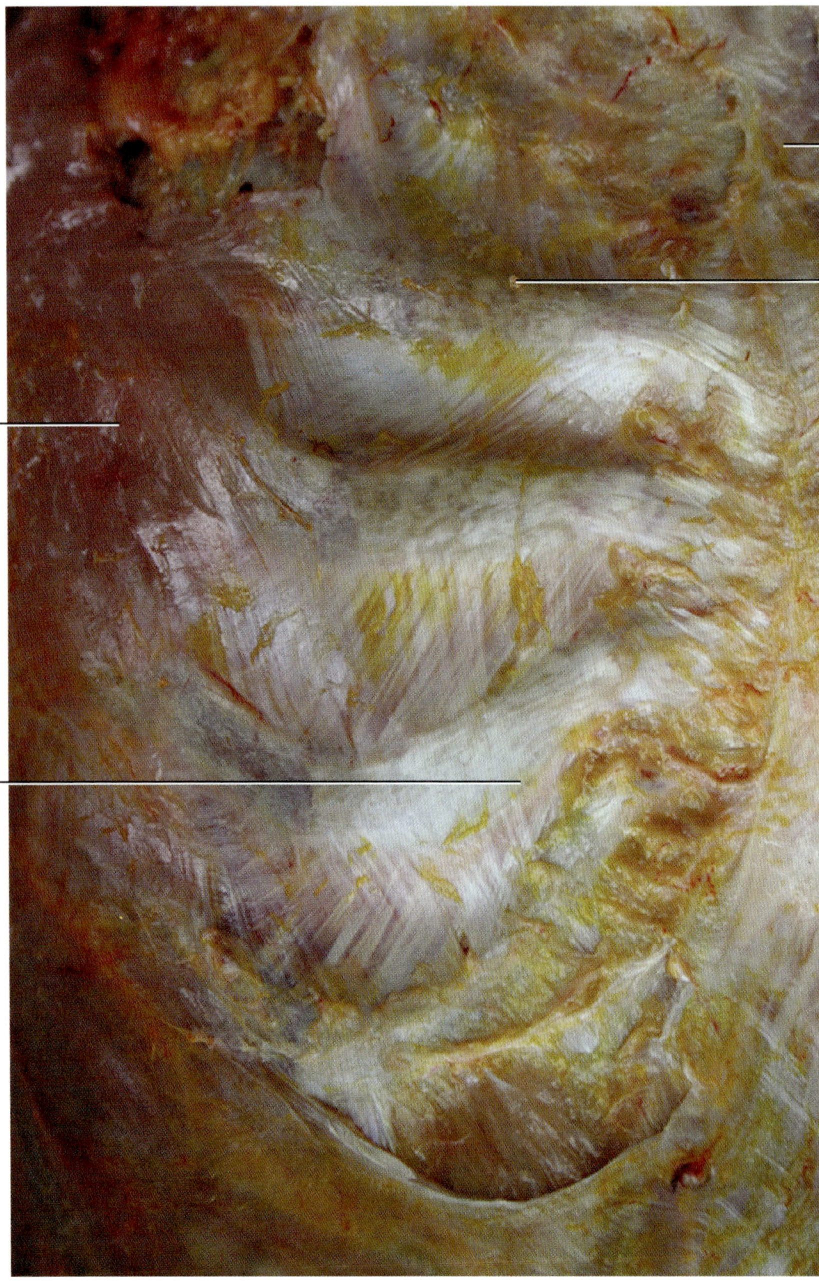

Abb. 5.24 Fascia intercostalis auf Höhe der VII. und VIII. Rippe der rechten Seite.

sprechend der epimysialen Faszie der Mm. intercostales), eine fibroelastische Schicht (die echte Fascia endothoracica) und eine weitere Schicht aus lockerem Bindegewebe (die Pleura parietalis). Stopar-Pintaric et al. (2012) untersuchten elektronenmikroskopisch die Fascia endothoracica von Ratten und lokalisierten die Fascia endothoracica zwischen der Pleura parietalis und den am weitesten innen liegenden Mm. intercostalis oder Rippen. Sie gaben die Dicke der Faszie mit 15–27 µm (Mittelwert 20 ± 3 µm) an und beschrieben sie als verdichtete, fibroelastische Schicht, deren Fasern überwiegend horizontal und schräg verlaufen.

Die Fascia endothoracica geht distal in die Fascia diaphragmatica über und bildet auf Höhe des Hiatus oesophagei das kräftige Lig. phrenicooesophagealis, das fest mit der Ösophaguswand verbunden ist und den oberen Teil des distalen Ösophagus wie ein Rock umgibt. Daraus lässt sich schließen, dass es eine wichtige Bedeutung für den gastroösophagealen Sphinktermechanismus hat. Apaydin et al. (2008) zeigten, dass seine Kollagenfasern und elastischen Fasern mit dem Alter weniger werden, was eine Abnahme der Belastbarkeit und Elastizität des Bandes bedeutet. Dies würde erklären, warum die Häufigkeit von Hiatushernien mit dem Alter zunimmt.

Proximal bildet die Fascia endothoracica die Membrana suprapleuralis, die ventral am Innenrand der I. Rippe und dorsal am Vorderrand des Proc. transversus des 7. Halswirbels befestigt ist. Sie enthält vereinzelt Muskelfasern, die von den Mm. scaleni kommen. Dorsal ist sie mit dem Periost der Wirbelkörper verbunden und geht in die Fascia prevertebralis, welche die Wirbel und die Bandscheiben bedeckt, über. Medial wird sie Teil der Membrana phrenopericardia.

Aufbau, Grenzen und Beziehungen zu den Spinalnerven sind für die Fascia endothoracica nicht gut definiert. So platzieren Karmakar und Chung (2000) die Spinalnerven dorsal der Fascia endothoracica im Paravertebralraum und Naja et al. (2004) ventral davon.

5.7 Tiefe Bauchfaszien

Die großen Bauchmuskeln besitzen eine dünne epimysiale Faszie mit propriozeptiver Funktion und eine aponeurotische Faszie, die der Kraftübertragung dient und durch die Fusion ihrer flachen Sehne mit der epimysialen Faszie entsteht. Zwischen den epymisialen Faszien befindet sich lockeres Bindegewebe, das ein Gleiten der verschiedenen Muskelschichten aufeinander erlaubt. Die aponeurotischen Faszien verschmelzen miteinander zur Rektusscheide. Daher gibt es eine Fusionslinie der drei tiefen Faszien am lateralen Rand des M. rectus (laterale Adhäsion) und eine große Fusionslinie unter Einbeziehung der Subkutis und der Haut entlang der Linea alba.

5.7.1 Faszie des M. obliquus externus

Die dünne, membranöse aber kräftige Faszie des M. obliquus externus ist mit dem darunterliegenden Muskel und der Rektusscheide verbunden (➤ Abb. 5.25). Sie umscheidet den Muskelbauch und bedeckt die Sehnenansätze des Muskels. Die Komponente der Rektusscheide, die zum M. obliquus externus gehört, besteht aus zwei Schichten: einer oberflächlichen Schicht entsprechend der echten epimysialen Faszie des Muskels und einer dickeren tiefen Schicht, die von der Sehne des M. obliquus externus gebildet wird. Diese Beschreibung wird von Rizk (1980) bestätigt:

Die Aponeurosis des M. obliquus externus bestand aus einer oberflächlichen und einer tiefen Schicht. Die Fasern der beiden Schichten verliefen jeweils rechtwinklig zueinander. Die Fasern der tiefen Schicht waren die direkte Fortsetzung der fleischigen Bündel des M. obliquus externus, zogen nach kaudal und medial und kreuzten an der Mittellinie zur Gegenseite. Manche Fasern bildeten die Lamina superficialis der Aponeurose des kontralateralen M. obliquus externus, während andere in die Tiefe zogen und in die Fasern der Lamina anterioris des M. obliquus internus der Gegenseite übergingen.

Rizk (1980) beschrieb außerdem den myofaszialen Ausläufer des M. obliquus externus in die Faszien der kontralateralen Mm. obliquus externus und internus. Diese Organisation legt nahe, dass die Muskeln der vorderen Bauchwand digastrisch angelegt sind und die Rektusscheide eine harmonisierende Funktion für diese Muskeln hat. Dadurch wird verhindert, dass einzelne Muskeln oder die Muskeln einer Seite unabhängig von den anderen agieren. Der M. obliquus externus kann frei auf dem M. obliquus internus gleiten, da zwischen beiden lockeres Bindegewebe liegt (➤ Abb. 5.26). Auf Höhe der Rektusscheide sind die einzelnen Schichten miteinander verbunden und verschmelzen an der Linea alba.

Distal ist die Faszie des M. obliquus externus dicker und bildet das Lig. inguinale. Die oberflächlichen Fasern dieser Faszie ziehen weiter nach distal und verschmelzen mit der Fascia lata, während die tiefen Fasern an der Spina iliaca anterior superior und dem Tuberculum pubicum ansetzen. Das Lig. inguinale entspricht somit dem Unterrand der Aponeurose des M. obliquus externus und dem verbindungspunkt zwischen den Faszien von Bauch und Oberschenkel.

Ein Ausläufer des Lig. inguinale verbindet das Tuberculum pubicum mit der Linea pectinea und bildet damit die mediale Grenze des Anulus femoralis. Außerdem geht die Faszie des M. obliquus externus durch ihren Ausläufer in die Fascia pectinea, die an der Linea pectinea ihren Ursprung hat, über. Direkt über der Crista pubica hat die Faszie des M. obliquus externus eine dreieckige Öffnung, den Anulus inguinalis superficialis des Leistenkanals (➤ Abb. 5.27).

5.7.2 Faszie des M. obliquus internus

Die Faszie des M. obliquus internus umscheidet den Muskel von beiden Seiten als sehr dünne fibröse Schicht. Sie ist über zahlreiche intramuskuläre Septen fest mit dem Muskel verbunden und wird durch lockeres Bindegewebe von den Faszien der Mm. obliquus externus und transversus abdominis getrennt (➤ Abb. 5.28, ➤ Abb. 5.29). Diese Schicht verschwindet über dem M. rectus abdominis, wo die einzelnen Faszien miteinander zur Rektusscheide

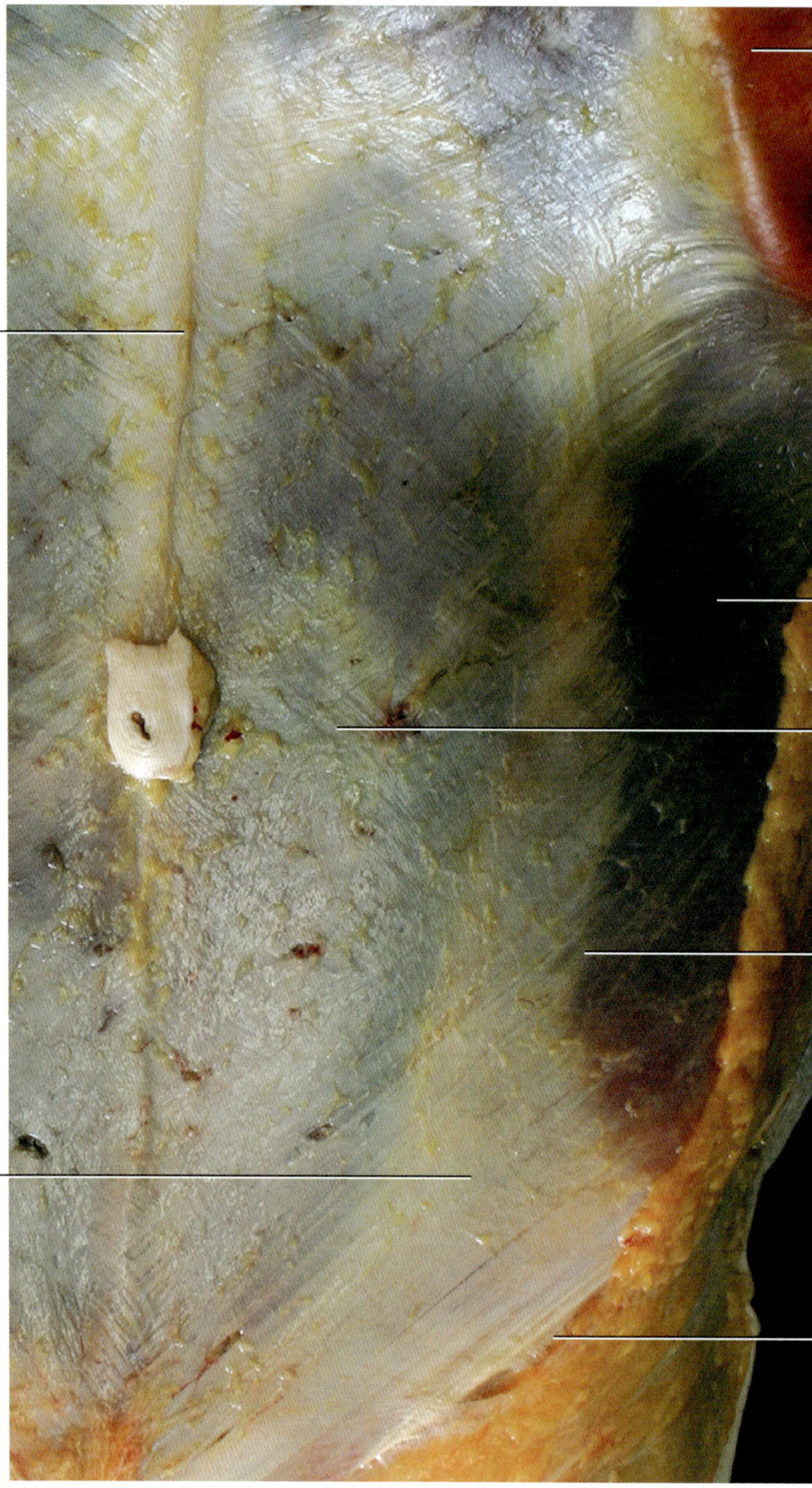

Abb. 5.25 Lamina superficialis der tiefen Bauchfaszie. Sie geht in die Faszie des M. pectoralis major über. Distal bildet sie das Lig. inguinale. Es besteht eine Verbindung zwischen dem muskulären und dem aponeurotischen Anteil des M. obliquus externus und der Art, wie die tiefe Faszie die beiden Elemente bedeckt. Eine Aponeurose (flache Sehne) ist keine aponeurotische Faszie (➤ Kap. 3.3).

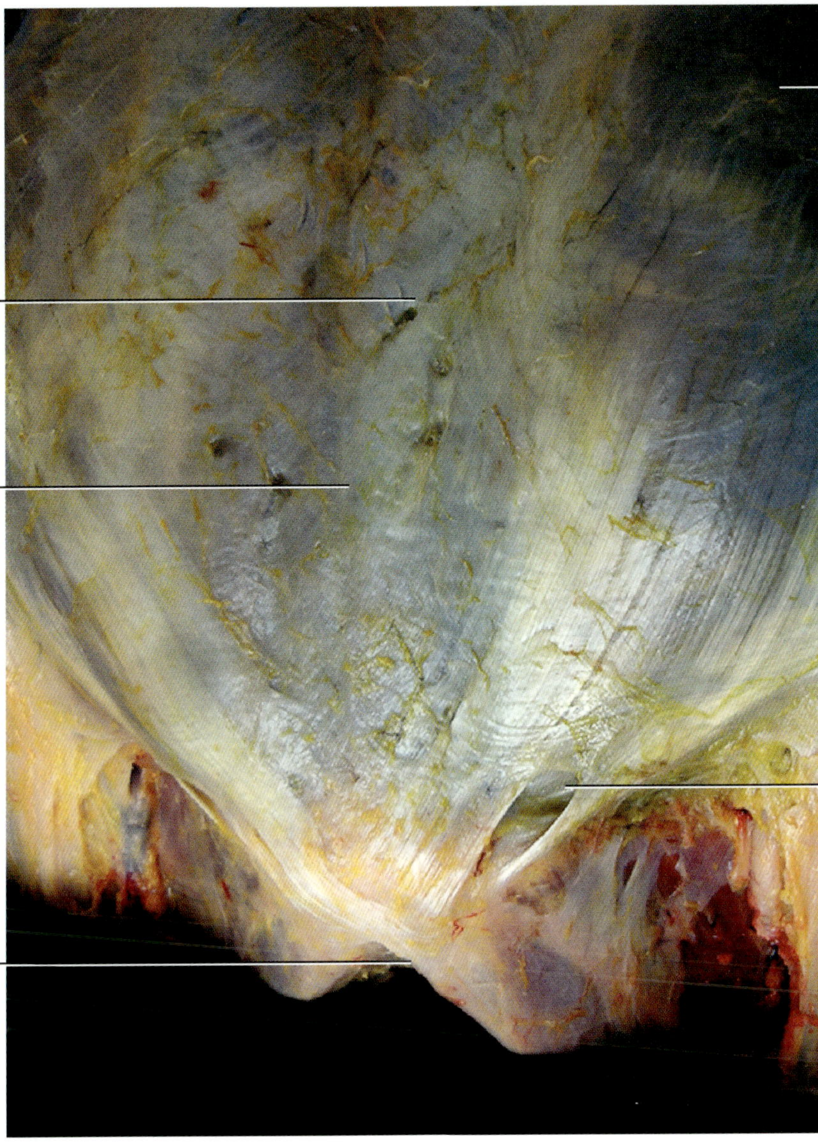

Abb. 5.26 Myofasziale Ausläufer des M. obliquus externus in die kontralaterale Fascia lata. Über der Symphyse sind kreuzende Kollagenfasern zu erkennen.

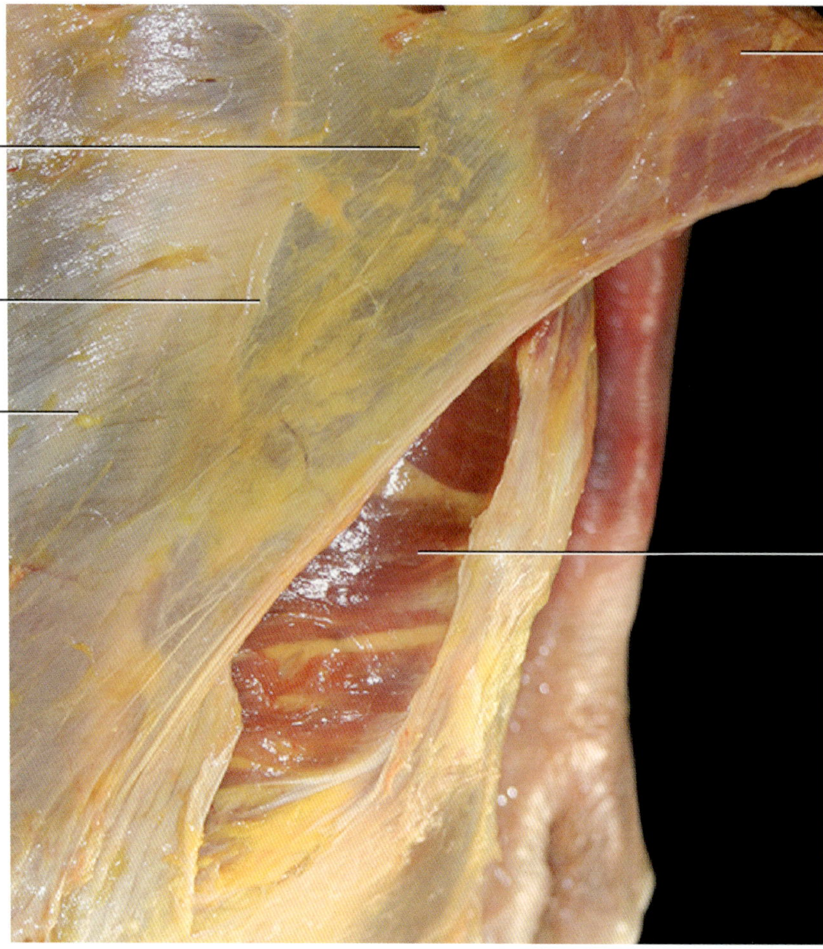

Abb. 5.27 Der M. obliquus externus wurde von den darunterliegenden Ebenen abgelöst und nach lateral gezogen. Medial lässt er sich aufgrund der Adhäsionen der Faszienschichten, welche die Rektusscheide bilden, nicht isolieren.

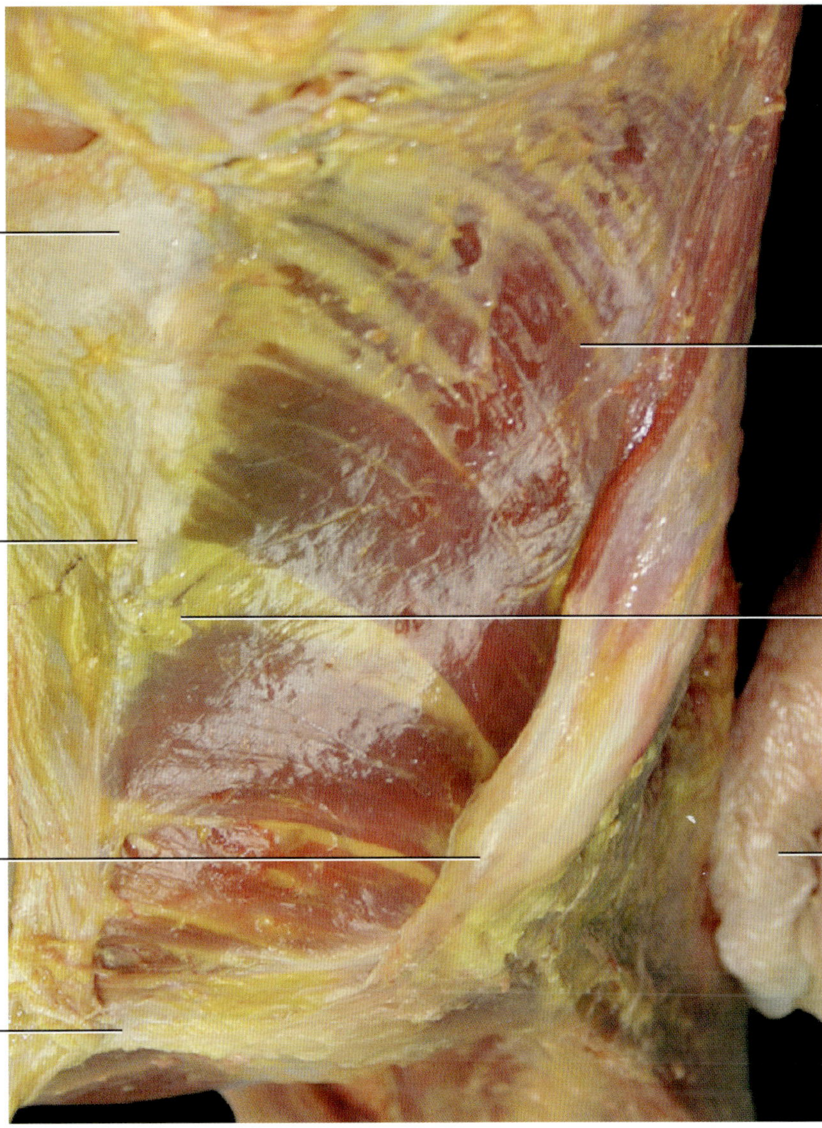

Abb. 5.28 M. obliquus internus mit Faszie. Der M. obliquus externus wurde nach medial abgehoben. Zwischen den tiefen Faszien dieser Muskeln liegt lockeres Bindegewebe, das ein unabhängiges Gleiten ermöglicht.

fusionieren. Die Faszie des M. obliquus internus einer Seite verbindet sich an der Mittellinie mit der entsprechenden Faszie der Gegenseite zur Rektusscheide und der Linea alba. Ebenso wie beim M. obliquus externus besteht auch die auf der Rektusscheide liegende Faszie dieses Muskels aus zwei Schichten: einer oberflächlichen (entsprechend der epimysialen Faszie) und einer tiefen (entsprechend der flachen Sehne dieses Muskels). Die Faszie des M. obliquus internus entspringt gemeinsam mit dem M. transversus abdominis am Lig. inguinale, an der Crista iliaca und an der Lamina anterior der Fascia thoracolumbalis. Einige Bündel der Faszie des M. obliquus internus verlaufen nach ihrem Ursprung am Lig. inguinale nach kaudal und medial über den Funiculus spermaticus (Mann) bzw. das Lig. teres uteri (Frau). Sie inserieren gemeinsam mit der Faszie des M. transversus abdominis in der Crista pubica und der Linea pectinea. Gemeinsam bilden diese Strukturen die Falx inguinalis.

5

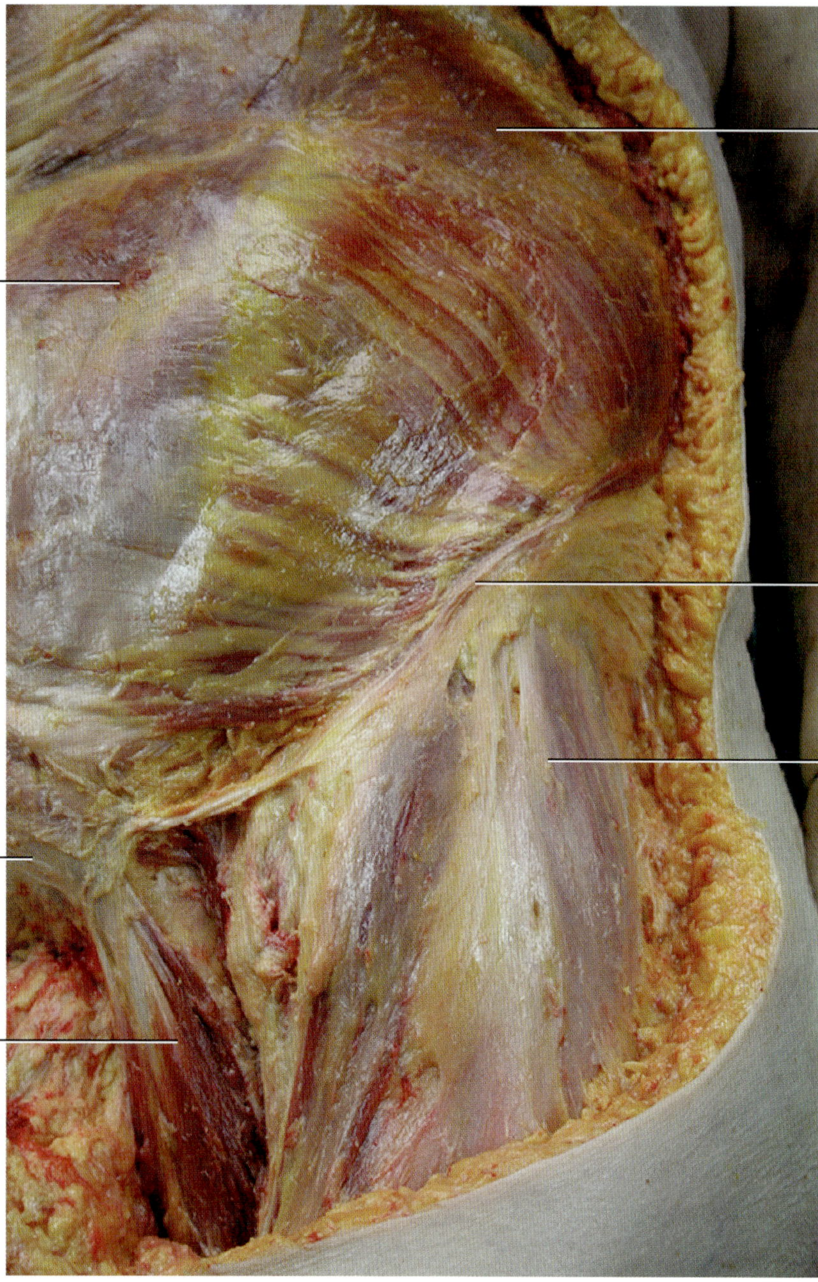

Abb. 5.29 M. obliquus internus mit seiner epimysialen Faszie. Auf Höhe des Lig. inguinale geht sie in die tiefe Beinfaszie über. Über der Faszie des M. obliquus internus befindet sich eine dünne Schicht aus lockerem Bindegewebe mit geringen Fetteinlagerungen.

5.7.3 Faszie des M. transversus abdominis

Der M. transversus abdominis ist der am tiefsten liegende flache Bauchmuskel. Er ist von einer epimysialen Faszie umscheidet und wird in der Regel durch eine Schicht aus lockerem Bindegewebe vom M. obliquus internus getrennt (➤ Abb. 5.30, ➤ Abb. 5.31). Distal sind die beiden Muskeln oft verbunden. Der M. transversus abdominis entspringt am Lig. inguinale, an der Crista iliaca, an der Lamina anterior der Fascia thoracolumbalis und an der Innenseite der Knorpel der unteren sechs Rippen, wo er mit dem Zwerchfell verzahnt ist. Er endet ventral in einer breiten Aponeurose, deren untere Fasern nach kaudal und medial ziehen, mit den Fasern des M. obliquus internus an der Crista pubica und der Linea pectinea ansetzen und die Falx inguinalis bilden. Der Rest der Aponeurose zieht horizontal zur Mittellinie, kreuzt auf die Gegenseite und verbindet die beiden Seiten ähnlich wie bei einem zweibäuchigen Muskel. Oft wird beschrieben, dass die oberen drei Viertel dieser Aponeurose hinter dem M. rectus abdominis liegen und mit der Lamina dorsalis der Aponeurose des M. obliquus internus verschmelzen, während das untere Viertel vor dem M. rectus liegt. Nach Askar (1977) und Rizk (1991) verlagern sich unterschiedlich viele Fasern von dorsal der Rektusscheide nach ventral, sodass die Linea arcuata (die den Unterrand der Lamina posterior der Rektusscheide markiert) oft ein Dissektionsartefakt ist.

CLINICAL PEARL 5.8

Bauchwandinzisionen

Eine horizontale, bogenförmige, suprapubische Inzision (Pfannenstielschnitt) ist oft vorteilhafter als eine vertikale Inzision, da sie parallel zu den Muskelfasern und aponeurotischen Kollagenfaserbündeln verläuft. Daher werden bei einer horizontalen Inzision die meisten aponeurotischen Bündel nur auseinandergeschoben und nicht durchtrennt. Eine vertikale Inzision zerstört nicht nur die Bänder des M. transversus abdominis, sondern auch die intermediäre Aponeurose der zweibäuchigen Bauchmuskeln.

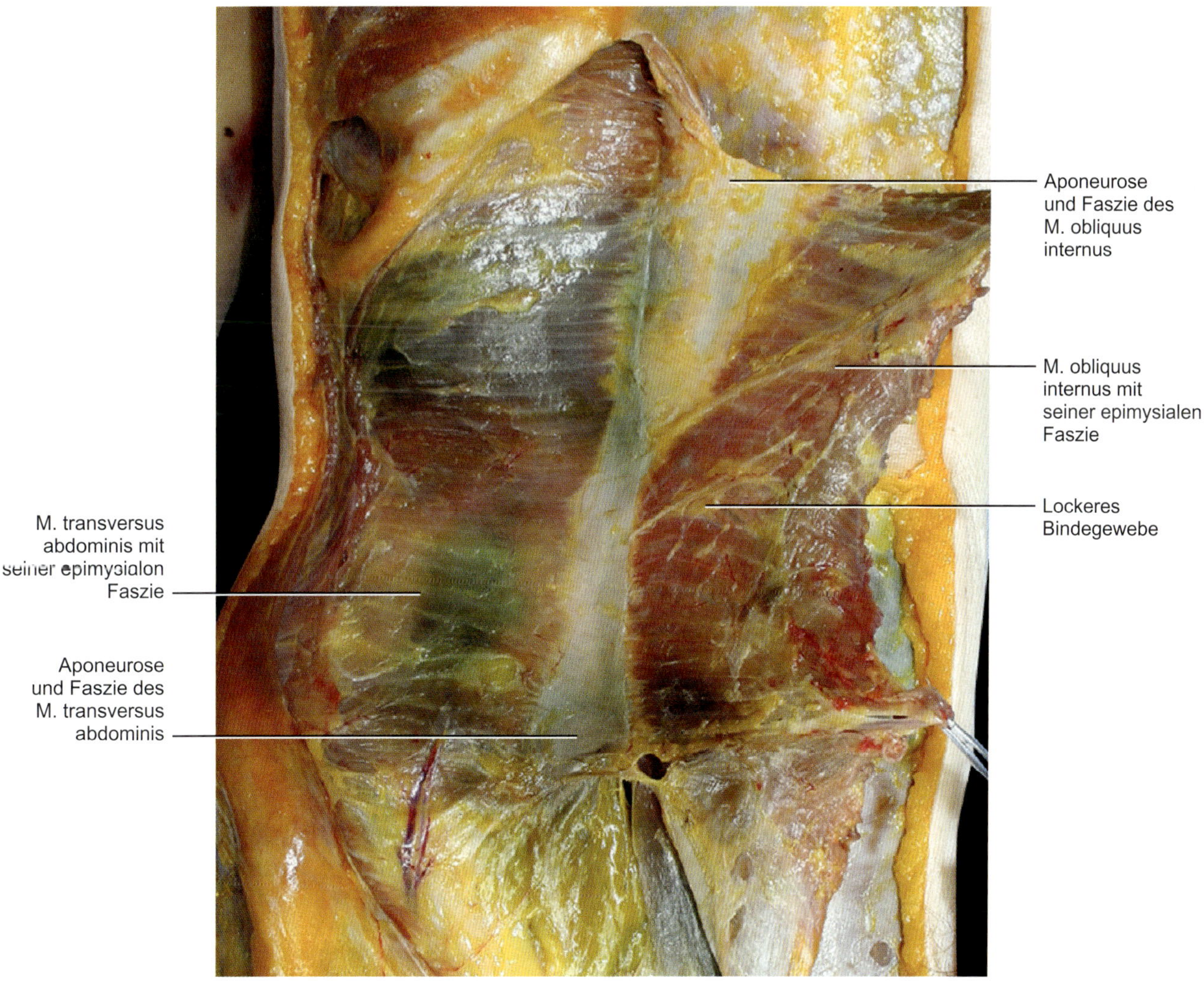

Abb. 5.30 Dissektion der Bauchwand. Der M. obliquus externus wurde von den darunterliegenden Schichten bis zur Adhäsion an der Rektusscheide abgelöst. Der M. obliquus internus und der M. transversus abdominis sind jeweils von einer epimysialen Faszie umscheidet. Zwischen den beiden Muskeln liegt lockeres Bindegewebe, sodass autonome Kontraktionen der beiden Muskeln möglich sind.

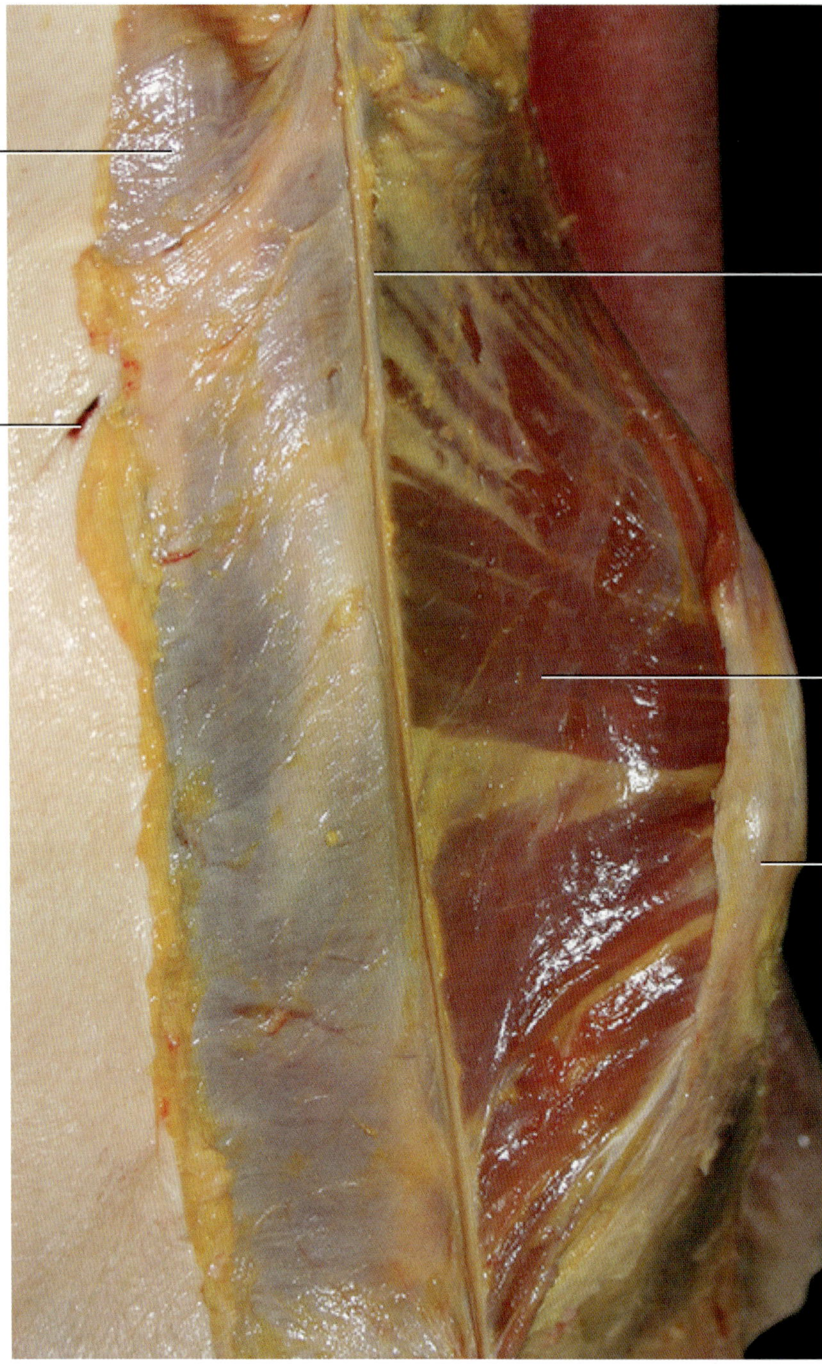

Abb. 5.31 M. obliquus internus mit Faszie. Der Unterschied zwischen der Rektusscheide (aponeurotische Faszie) und der epimysialen Faszie des M. obliquus internus ist gut zu erkennen.

5.7.4 Rektusscheide

Der M. rectus abdominis liegt in einer Scheide, die aus den Aponeurosen der drei ventrolateralen Bauchmuskeln (Mm. obliquus externus, obliquus internus und transversus abdominis) besteht. Diese Aponeurosen verschmelzen lateral des M. rectus abdominis und verlaufen dann ventral und dorsal des M. rectus abdominis, sodass die Rektusscheide entsteht (➤ Abb. 5.32). Jeder der großen Bauchmuskeln trägt mit zwei Schichten zur Bildung der Rektusscheide bei: der flachen Sehne und der epimysialen Faszie. Dadurch besitzt die Rektusscheide propriozeptive Eigenschaften und kann Kraft übertragen. Die Schichten des M. obliquus externus verlaufen ventral des M. rectus abdominis. Der M. obliquus internus zieht ventral über den distalen M. rectus abdominis und teilt sich proximal in seine beiden Schichten: die Lamina anterior, die ventral des M. rectus abdominis verläuft, und die Lamina posterior, die dorsal des M. rectus verläuft. Der M. transversus abdominis verläuft proximal dorsal des M. rectus abdominis und distal ventral des M. rectus ab-

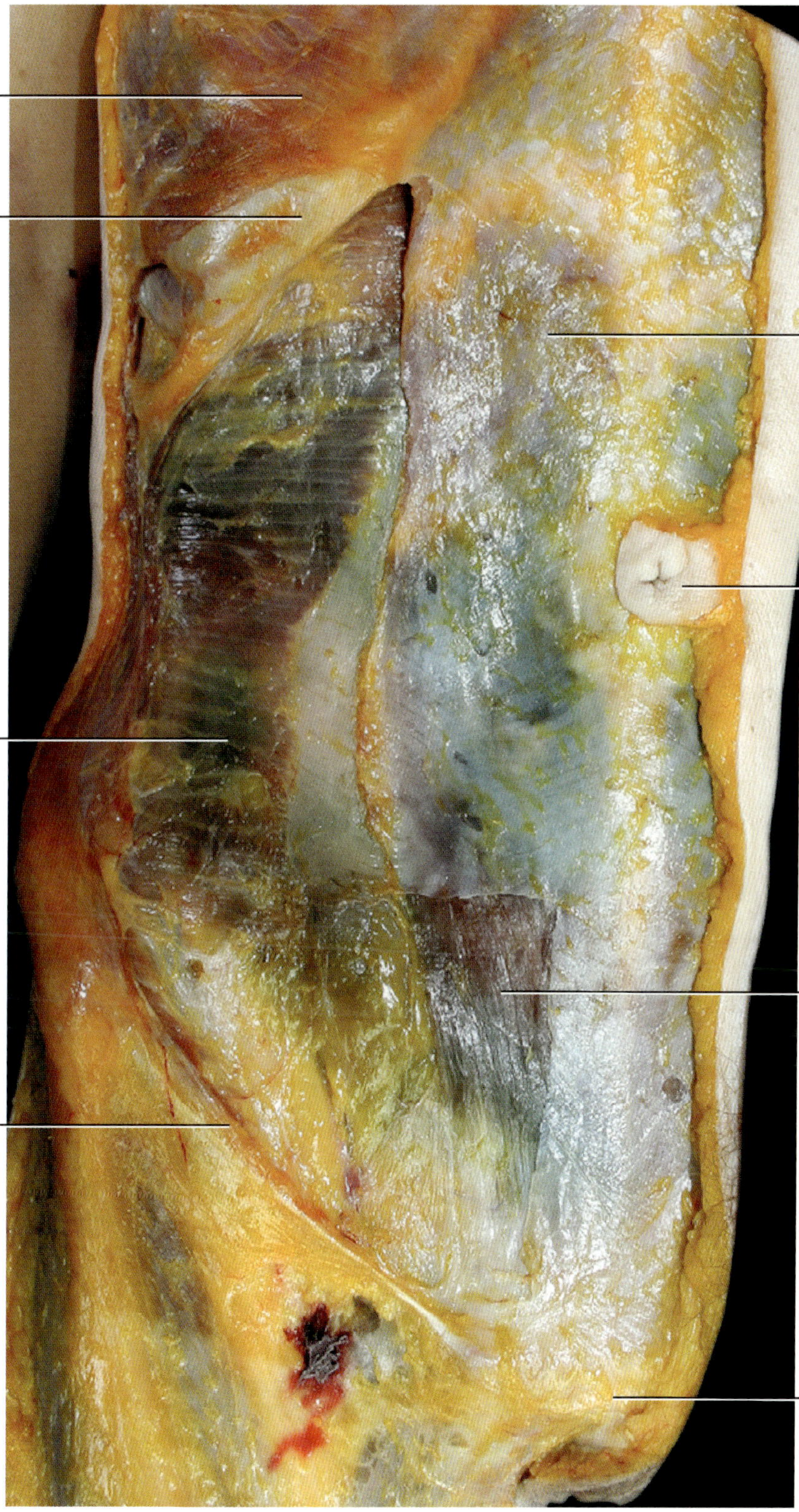

Abb. 5.32 Dissektion der Bauchwand. Der distale Anteil der rechten Rektusscheide wurde entfernt, um den M. rectus abdominis darzustellen.

dominis. Der Unterrand des dorsalen Anteils wird als Linea arcuata oder Linea semicircularis (Douglas-Linie) bezeichnet (➤ Abb. 5.33, ➤ Abb. 5.34, ➤ Abb. 5.35). Diese horizontale Linie verläuft auf einem Drittel des Abstands zwischen Nabel und Crista pubica; dies ist aber von Mensch zu Mensch unterschiedlich. Rizk (1991) bestätigt, dass die Linea arcuata kein absoluter Endpunkt der dorsalen Rektusscheide ist. An dieser Stelle penetrieren A. und V. epigastrica inferior den M. rectus abdominis.

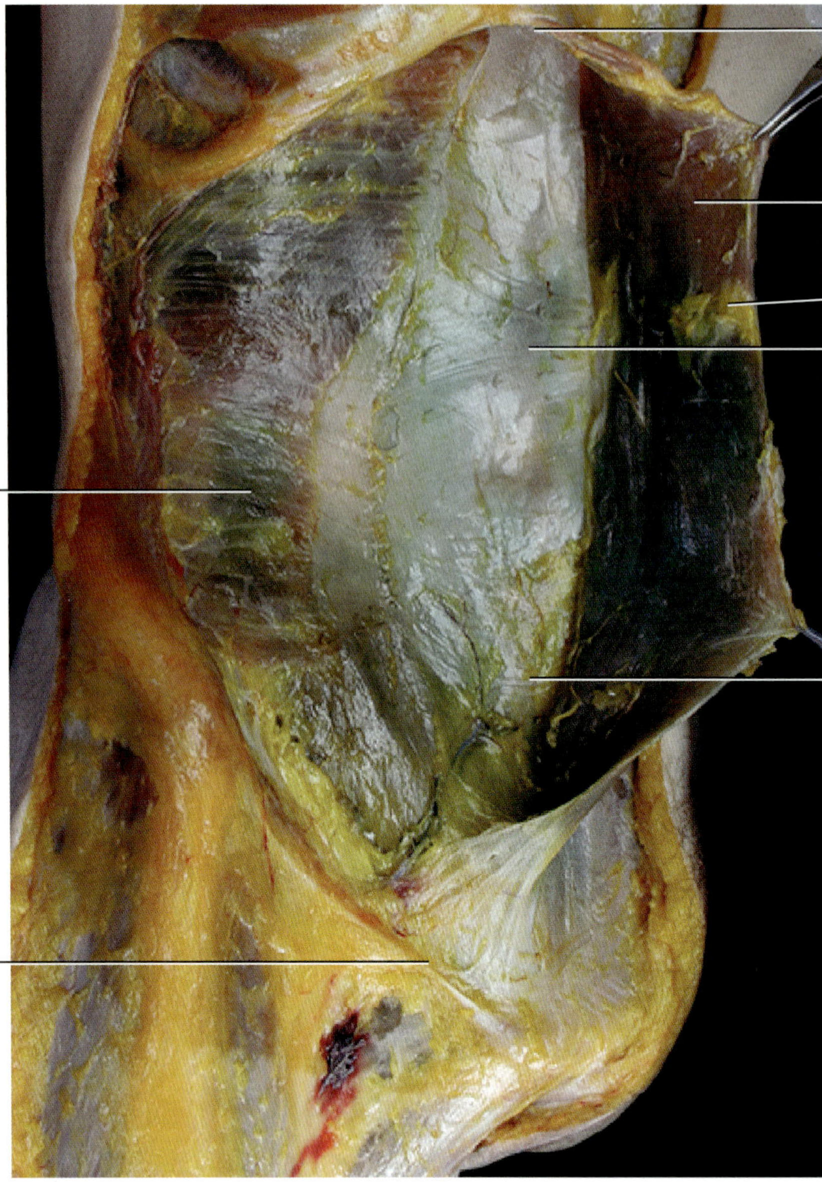

Abb. 5.33 Ansicht des M. rectus abdominis von posterior. Die Rektusscheide wurde entlang des rechten Randes eröffnet und der M. rectus abdominis nach medial angehoben. Dieser Muskel besteht aus zwei identischen lateralen Teilen, die von der Linea alba getrennt werden. Außerdem besitzt er Intersectiones tendineae, die auf der ursprünglichen Segmentierung der Myotome beruhen. Der weiter distal gelegene Ansatz befindet sich in der Regel auf Nabelhöhe. Dorsal sind die Intersectiones tendineae weniger gut zu erkennen. Auf Höhe der Intersectiones tendineae verschmilzt der Muskel mit der Rektusscheide und wird dadurch zum Faszienspanner. Rizk (1991) wies bei Ratten nach, dass die Intersectiones tendineae des M. rectus abdominis erst postpartal zu erkennen sind, sodass sie vermutlich einer Art Zwischensehne eines mehrbäuchigen, longitudinalen Muskels entsprechen.

Das derzeitige Verständnis von der Zusammensetzung der Rektusscheide beruht überwiegend auf den Arbeiten von Askar (1977) und Rizk (1991), die unabhängig voneinander anatomische Beschreibungen der vorderen Bauchwand veröffentlichten und die traditionelle Betrachtung der Rektusscheide änderten. Beide beschrieben eine bilaminare Zusammensetzung der flachen Bauchwandmuskeln, wobei jede Schicht Fasern zur Gegenseite entsendet. Nach Askar (1977) ist die Linea alba weniger eine Ansatzstelle der Bauchmuskeln, sondern vielmehr ein gemeinsamer Bereich der Überkreuzung der intermediären Aponeurose. Demzufolge galt die Rektusscheide als dreischichtige Struktur unterschiedlicher Dicke mit überkreuzenden Anteilen der Mm. obliquus externus, obliquus internus und transversus abdominis. Sie beschrieben ein sperrholzartige Anordnung der Rektusscheide (ähnlich derjenigen, die wir für aponeurotische Faszien beschrieben haben) mit engem Zusammenhalt der einzelnen Schichten, die jedoch nicht fusioniert sind, weil dadurch die freie Mobilität der Bauchwand gefährdet werden würde (➤ Abb. 5.36). Außerdem zeigt die histologische Analyse zwischen den einzelnen Schichten der Rektusscheide eine dünne Schicht aus lockerem Bindegewebe mit kompletter Adhäsion nur auf Höhe der Linea alba. Entlang der Linea alba ist zudem die oberflächliche mit der tiefen Faszie verbunden. Durch diese Organisation ist jede Schicht frei beweglich, woraus eine starke Verformbarkeit der Rektusscheide resultiert. Durch die schräg verlaufenden

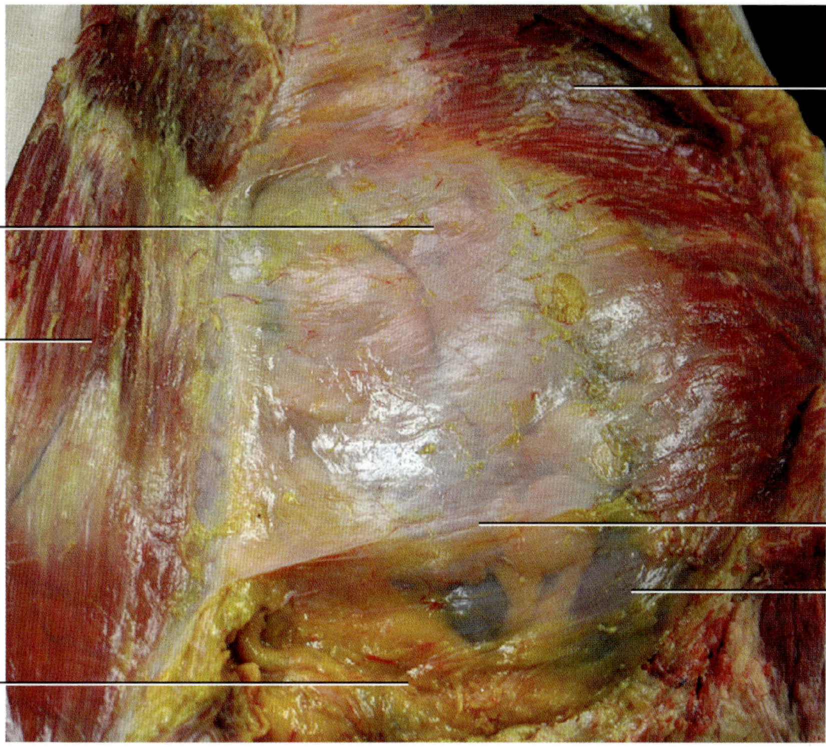

Abb. 5.34 Dissektion der Bauchwand. Der linke M. rectus abdominis wurde entfernt, um die Linea arcuata darzustellen. Diese horizontale Linie markiert das kaudale Ende der Lamina posterior der Rektusscheide. Sie liegt etwa auf Höhe des ersten Drittels der Entfernung zwischen Nabel und Crista pubica, variiert in ihrer Lage aber interindividuell. Unter der Linea arcuata verschmelzen die Aponeurosen der Mm. obliquus internus und transversus abdominis und verlaufen ventral vom M. rectus abdominis. Dorsal dieser Linie liegt zwischen Peritoneum und M. rectus abdominis nur das präperitoneale Fettgewebe.

Kollagenfaserbündel kann sich die Rektusscheide an Rumpfbewegungen anpassen. Durch diese Faszienorganisation kommt es z. B. bei der Rumpfbeugung zu Falten in Haut und Subkutis, nicht aber in der Rektusscheide. Diese Funktion kann durch eine starke Vernarbung nach einer Laparotomie verlorengehen.

Die Rektusscheide wird ständig durch die verschiedenen Muskelansätze gedehnt. Dabei ziehen die Bauchmuskeln die Scheide natürlich nach lateral, während sie durch Ausläufer des M. pectoralis major und durch den M. pyramidalis longitudinal gedehnt wird. Die Lamina ventralis der Rektusscheide wird proximal durch myofasziale Ausläufer des M. pectoralis major, die vor dem Prox. xiphoideus ein Kreuz bilden, verstärkt. Distal werden die Rektusscheide und insbesondere die Linea alba vom M. pyramidalis, einem weiteren Faszienspanner, gespannt (➤ Abb. 5.37). Dieser Muskel liegt in der Rektusscheide (Rizk 1980) und setzt distal am Os pubis sowie am Lig. pubicum superius sowie proximal nur fazial in der Linea alba an.

Die Position des M. rectus abdominis bezogen auf andere Muskelgruppen wird kontrovers beurteilt. Manche Autoren halten ihn für einen oberflächlichen Muskel. Unter Berücksichtigung seines embryologischen Ursprungs und der Faszienanatomie ist der M. rectus abdominis jedoch ganz klar ein tiefer Muskel und entspricht dem M. erector spinae. Der M. rectus abdominis entspringt an den hypaxialen Muskeln und ist der Antagonist des M. erector spinae, der aus der epaxialen Masse hervorgeht. Der M. transversus abdominis (ein hypaxialer Muskel) und seine Faszie stellen die Kontinuität zwischen den epaxialen Muskeln, die während der Entwicklung um die Bauchhöhle gewandert sind, her. Außerdem inseriert die Faszie des M. obliquus externus dorsal in die Lamina posterior (oder oberflächlichere Schicht) der Fascia thoracolumbalis und bildet ventral die Lamina anterior (oder oberflächlichere Schicht) der Rektusscheide. Die Faszien der Mm. obliquus internus und transversus abdominis inserieren dorsal in die Lamina anterior der Fascia thoracolumbalis und sind ventral an der Rektusscheide beteiligt. Auf diese Weise besteht eine myofasziale Kontinuität zwischen der Fascia thoracolumbalis und der Rektusscheide, welche die Synchronisierung der Mm. erector spinae und rectus abdominis sicherstellt. Jedes Mal, wenn sich die Mm. obliqui kontrahieren, dehnen sie somit die Rektusscheide und die Fascia thoracolumbalis, die den M. erector spinae umscheidet. Dadurch werden diese Faszien fester und verstärken die Muskelkontraktion (➤ Clinical Pearl 6.4).

CLINICAL PEARL 5.9

Bedeutung der Rektusscheide

In der Rektusscheide laufen verschiedene muskuläre Kräfte zusammen (➤ Abb. 5.38). Ein chronisch erhöhter Tonus der in die Rektusscheide inserierenden Muskeln kann die Spannung der Rektusscheide stark erhöhen und so verhindern, dass sie sich normal an die Volumenänderungen des M. rectus anpasst. Somit können Bauchwandschmerzen auf Veränderungen der Muskeln, welche die Rektusscheide dehnen, beruhen. Außerdem reduziert ein übermäßiges Training der Bauchmuskeln die Anpassungsfähigkeit der Rektusscheide an multidirektionale Muskelkontraktionen. Durch einen ineffizienten M. transversus abdominis ist ein Verlust der Koordination zwischen den ventralen hypaxialen und den dorsalen epaxialen Muskeln möglich.

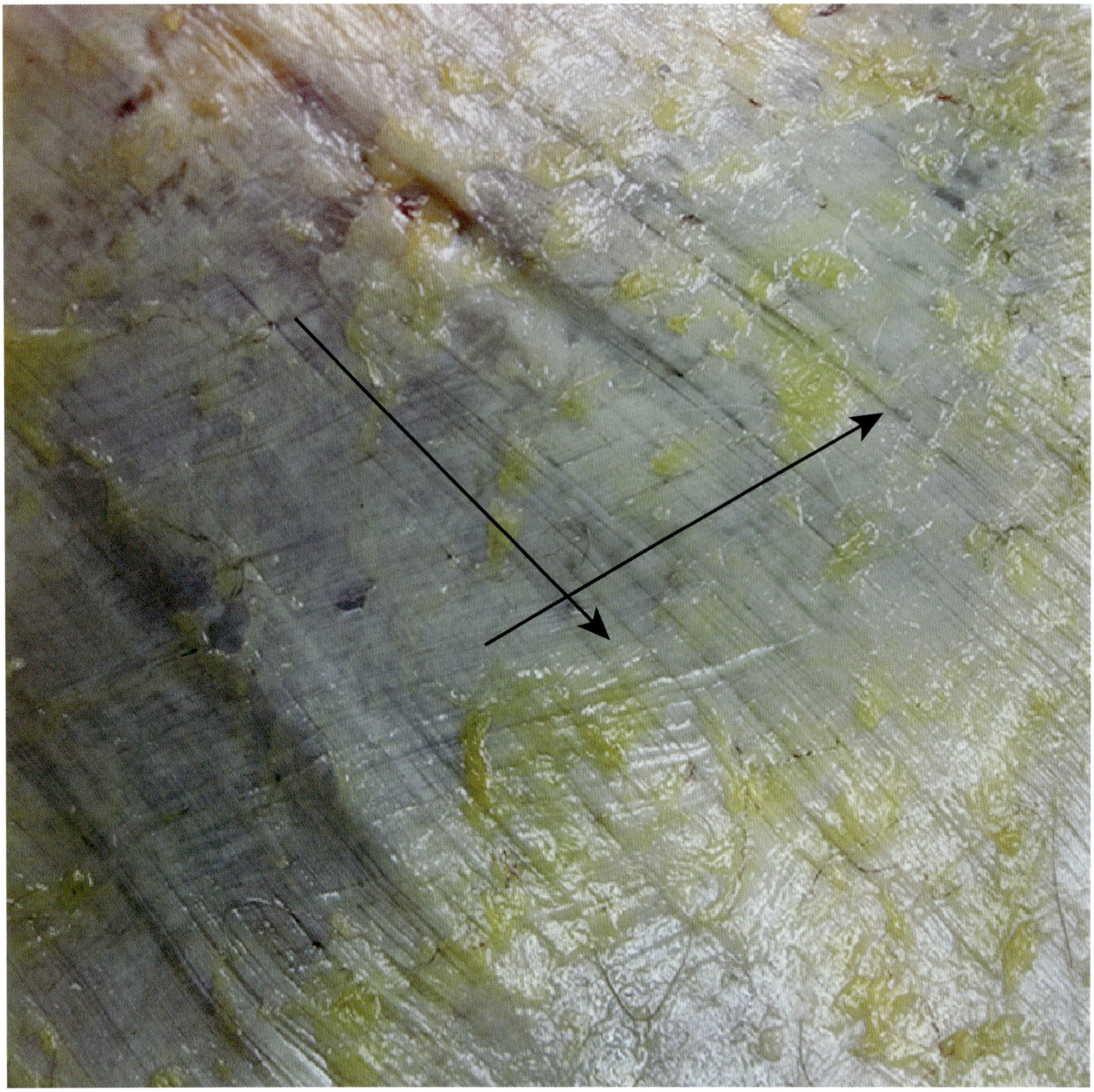

Abb. 5.35 Makroskopisches Bild der Rektusscheide. Die Pfeile zeigen die beiden Hauptrichtungen der Kollagenfasern an.

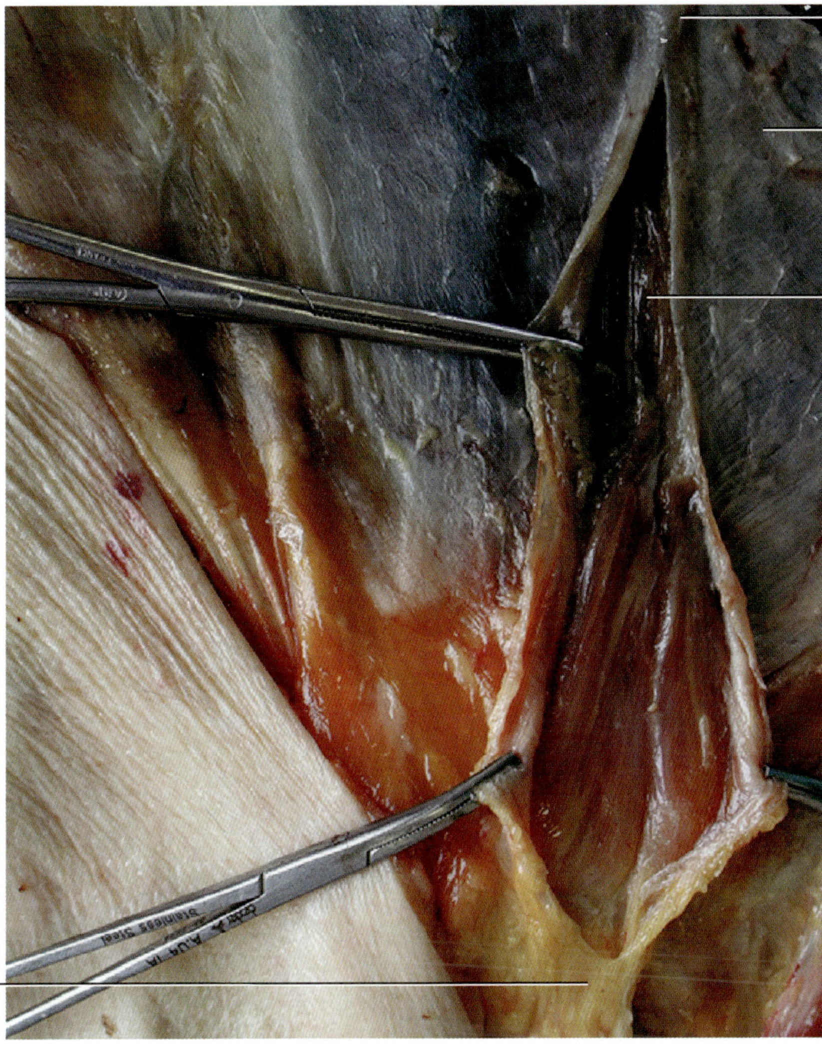

Abb. 5.36 Die Rektusscheide wurde gespalten, um den M. pyramidalis darzustellen.

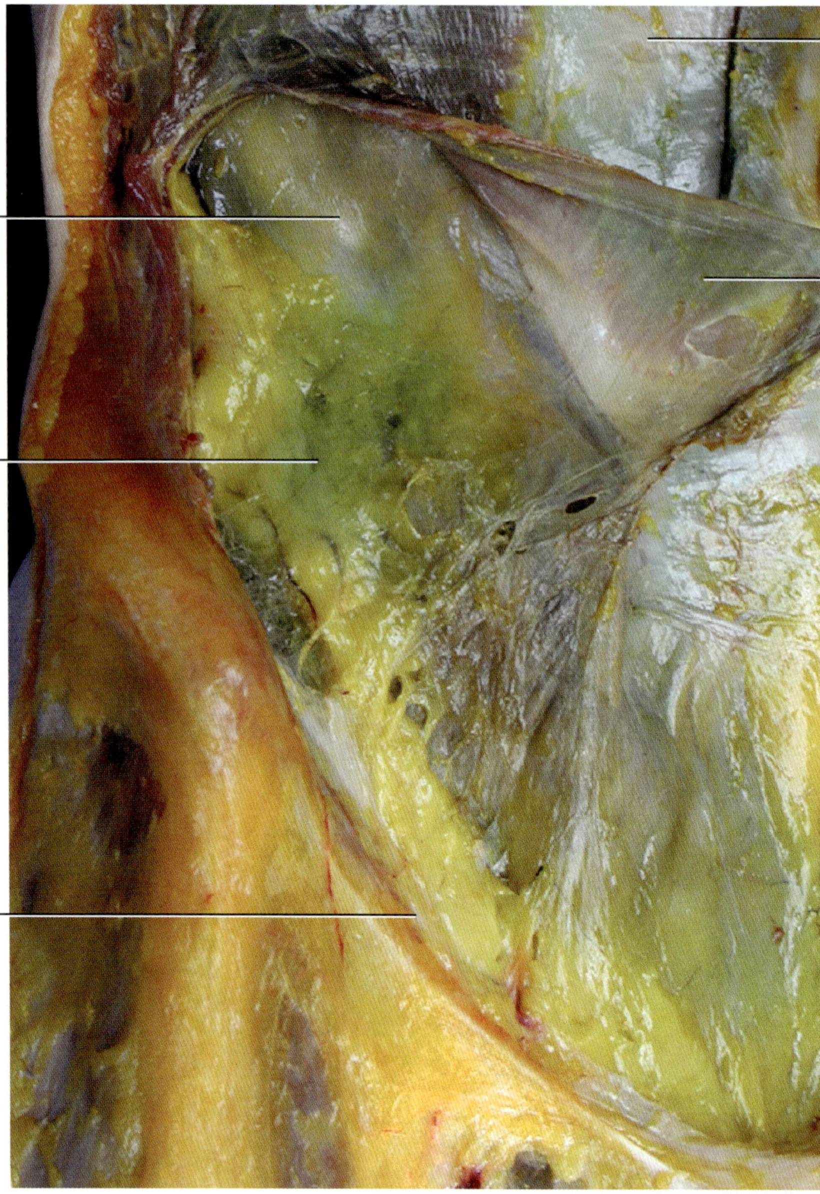

Abb. 5.37 Dissektion der Bauchwand, rechte Seite. Der M. transversus abdominis wurde angehoben, um das Peritoneum darzustellen.

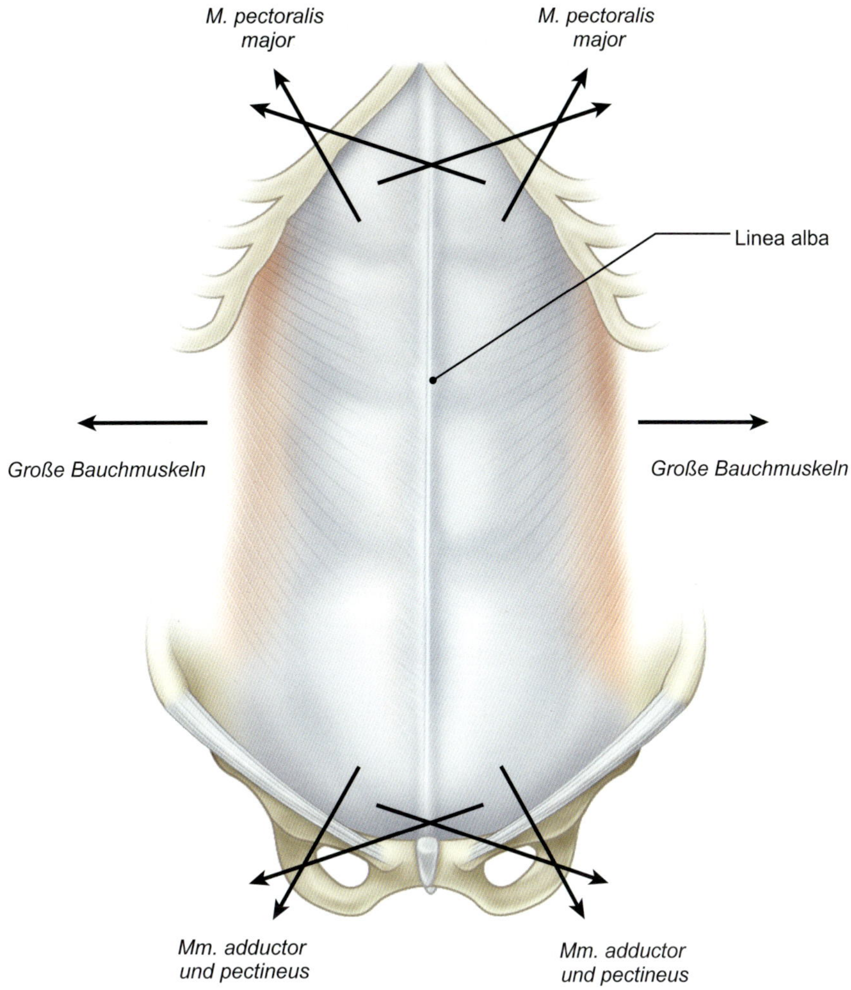

Abb. 5.38 Darstellung der verschiedenen myofaszialen Ausläufer mit Einfluss auf die Rektusscheide.

5.7.5 Fascia transversalis (oder preperitonealis)

Die Fascia transversalis war Gegenstand der Diskussion. Nach Skandalakis et al. (2006) ist die Fascia transversalis das Epimysium des M. transversus abdominis. Tobin, Benjamin und Wells (1946) halten sie für eine Faszienschicht zwischen Peritoneum und Bauchwand. Sie bildet eine durchgehende Auskleidung von Bauch, Becken und Samenstrang (➤ Abb. 5.39). Er beschreibt drei Schichten: ein inneres Stratum (Peritoneum) des Verdauungsapparates, ein intermediäres Stratum (Fascia transversalis), in das die Nebennieren, das Urogenitalsystem, die Aorta und die V. cava eingebettet sind, und ein äußeres Stratum (Muskelfaszie), das der intrinsischen Faszie des M. transversus abdominis entspricht. Unsere Sektionen zeigen zwischen der Innenfläche des M. transversus abdominis und dem Peritoneum eine abgegrenzte Faszienschicht, die besonders im distalen Abdomen sehr ausgeprägt ist. Diese Faszie ist vom Peritoneum durch lockeres Bindegewebe getrennt. Letzteres ist normalerweise nur spärlich vorhanden, enthält aber an einigen Stellen, insbesondere dorsal und im Becken, viel Fettgewebe. Kaudal geht sie in die Fascia pelvis und die Fasciae renovesicales über. Gemäß Bendavid (2001) entspricht die Fascia transversalis der Fascia prevesicalis umbilicalis (➤ Abb. 5.39). Diese Faszie verläuft weiter in den Leistenkanal und das Skrotum. Aus embryologischer Sicht können wir bestätigen, dass die Fascia transversalis vom Septum transversum[2] abgeht und den Descensus der Hoden bzw. Ovarien in das Becken steuert.

---

[2] Das Septum transversum geht am 22. Entwicklungstag aus dem am weitesten kranial gelegenen Anteil des Mesenchyms hervor. An ihm entspringen Teile des thorakalen Zwerchfells und das ventrale Mesenterium des Vorderdarms.

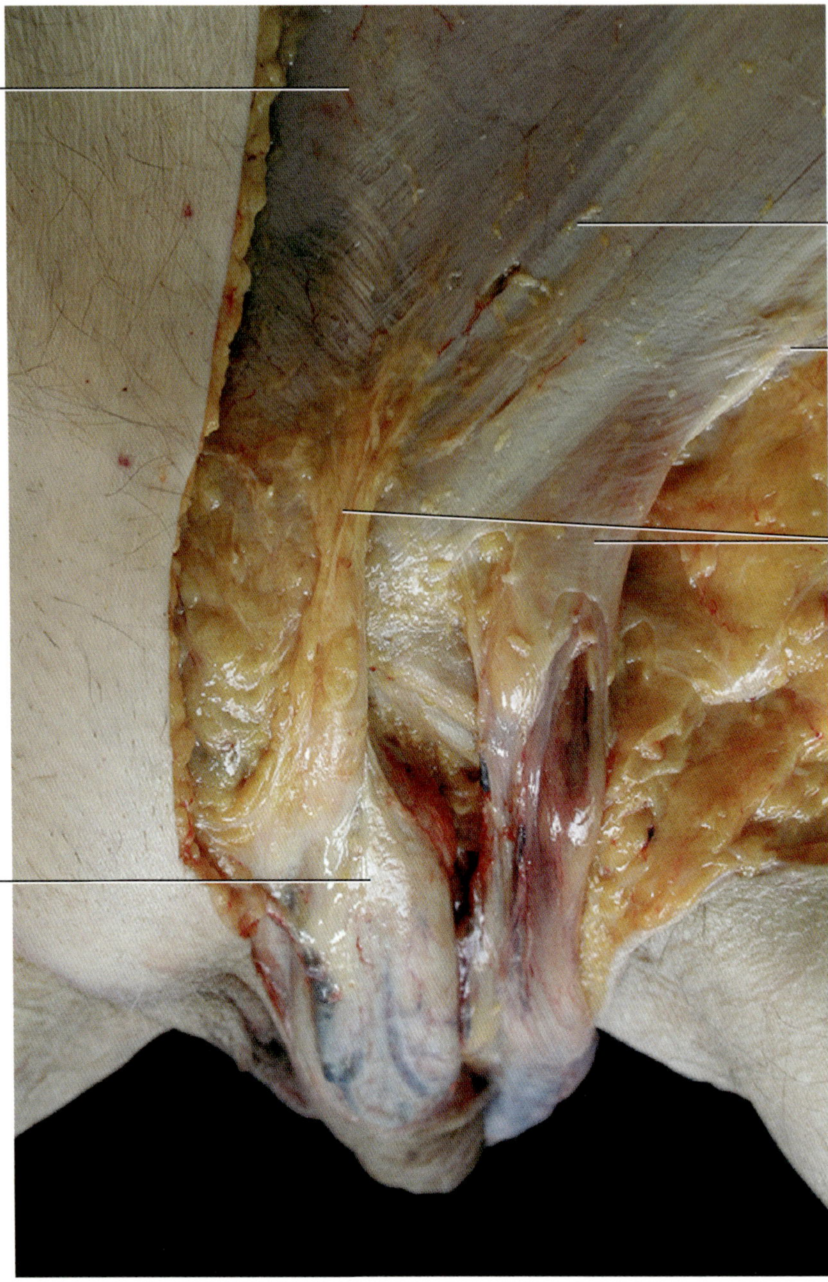

Abb. 5.39 Im Skrotum haben wir viele Faszienschichten gefunden. Der Hoden zieht beim Descensus alle Bauchfaszien in das Skrotum. Im Skrotum finden sich folgende Faszien: die oberflächliche Faszie (Dartos-Faszie), die Fascia spermatica externa (eine Fortsetzung der Aponeurose des M. obliquus externus), die Fascia spermatica interna (eine Fortsetzung der Faszien der Mm. obliquus internus und transversus abdominis), die Tunica vaginalis testis (die seröse Abdeckung des Hodens, die in das Peritoneum übergeht) und schließlich das von der Tunica albuginea umgebene Hodengewebe. Durch diese starken Verbindung zwischen Hoden und Bauch werden durch Veränderungen der Bauchwand oft Schmerzen im Hodenbereich ausgelöst.

LITERATUR

Apaydin N, et al. The phrenico-esophageal ligament: an anatomical study. Surg Radiol Anat 2009; 30 (1): 29–36.

Askar OM. Surgical anatomy of the aponeurotic expansions of the anterior abdominal wall. Ann R Coll Surg Engl 1977; 59 (4): 313–21.

Beer GM, et al. Incidence of the superficial fascia and its relevance in skin-sparing mastectomy. Cancer 2002; 94 (6): 1619–25.

Bendavid R. Abdominal Wall Hernias: Principles and Management. New York: Springer Verlag; 2001, 12–19.

Chiarugi G. Istituzioni di Anatomia del l'Uomo, vol. 1. Mailand: Società editrice libraria; 1975, 146.

Chopra J, et al. Re-evaluation of superficial fascia of anterior abdominal wall: a computed tomographic study. Surg Radiol Anat 2011; 33 (10): 843–9.

Fourie JW, Robb KA. Physiotherapy management of axillary web syndrome following breastcancer treatment: Discussing the use of soft tissue techniques. Physiotherapy 2009; 95 (4): 314–20.

Giraldès, Mons. Anatomie chirurgicale de la region mammaire, Bull, de la Soc. de chir, Paris 1851.

Karmakar MK, Chung DC. Variability of a thoracic paravertebral block. Are we ignoring the Fascia endothoracica? Reg Anesth Pain Med 2000; 25 (3): 325–7.

Kumaki K, et al. The extramural nerves on the thoracic region. Acta Anat Nippon 1979; 54: 226–7.

Langer K. Zur Anatomie und Physiologie der Haut, vol. II. Uber die Spaltbarkeit der Cutis. Die Spannung der Cutis. Sitzungsberichte der Mathematisch-naturwissenschaftlicher Classe der Kaiserlichen Akademie der Wissenschaften. Wien. 1862; 45: 133.

Moskovitz AH, et al. Axillary web syndrome after axillary dissection. Am J Surg 2001; 181 (5): 434–9.

Naja MZ, et al. Varying anatomical injection points within the thoracic paravertebral space: effect on spread of solution and nerve blockade. Anaesthesia 2004; 59 (5): 459–63.

Nguyen HV, Nguyen H. Anatomical basis of modern thoracotomies: the latissimus dorsi and the "serratus anterior-rhomboid" complex. Surg Radiol Anat 1987; 9 (2): 85–93.

Rizk NN. A new description of the anterior abdominal wall in man and mammals. J Anat 1980; 131 (3): 373–85.

Rizk NN. The arcuate line of the rectus sheath – does it exist? J Anat Apr 1991; 175: 1–6.

Ruge G. Der Hautrumpfmuskel der Säugetiere: der M. sternalis und der Achselbogen des Menschen. Morph Jahrb 1905; 33: 379–531.

Sato T, Hashimoto M. Morphological analysis of the fascial lamination of the trunk. Bull Tokyo Med Dent Univ 1984; 31 (1): 21–32.

Scarpa A. Sull'ernie memorie anatomo-chirurgiche, first ed. Mailand: Reale Stamperia; 1809.

Scarpa A. Sull'ernie memorie anatomo-chirurgiche, second ed. Pavia: Stamperia Fusi e Compagno; 1819.

Sebastien C, et al. Anterolateral thoracic fascia: an anatomic and surgical entity. Surg Radiol Anat 1993; 15 (2): 79–83.

Skandalakis PN, et al. Transversalis, endoabdominal, endothoracic fascia: Who's who? Am Surg 2006; 72 (1): 16–8.

Singer E. Fasciae of the human body and their relations to the organs they envelop, Balitmore: Williams & Wilkinns Company; 1935.

Sterzi G. Il tessuto sottocutaneo (tela subcutanea). Firenze: Luigi Niccolai; 1910, 1–50.

Stopar Pintaric T, et al. Electron-microscopic imaging of Fascia endothoracica in the thoracic paravertebral space in rats. Reg Anesth Pain Med 2012; 37 (2): 215–8.

Testut JL, Jacob O. Précis d'anatomie topographique avec applications medico-chirurgicales, vol. II. Paris: Gaston Doin et Cie; 1905, 184.

Tobler L. Der Achselbogen des Menschen, ein Rudiment des Panniculus carnosus der Mammalier. Morph Jahrb 1902; 30 (3): 453–507.

Tobin CF, Benjamin JA, Wells JC. Continuity of the fascia lining the abdomen, pelvis and spermatic cord. Surg Gynecol Obstet 1946; 83 (5): 575–96.

BIBLIOGRAPHY

Deschenes D, et al. Subdivision of the subcutaneous adipose tissue compartment and lipid-lipoprotein levels in women. Obes Res 2003; 11 (3): 469–76.

Dugan DJ, Samson PC. Surgical significance of the Fascia endothoracica: The anatomic basis for empyemectomy and other extrapleural technics. Am J Surg 1975; 130 (2): 151–8.

Gaughran GR. Suprapleural membrane and suprapleural bands. Anat Rec Apr 1964; 148: 553–9.

Kent GC. Comparative Anatomy of the Vertebrates. Saint Louis: Mosby Co; 1978, 333–4.

Markman B, Barton FE. Anatomy of the subcutaneous tissue of the trunk and lower extremity. Plast Reconstr Surg 1987; 80 (2): 248–54.

Saito T, et al. Anatomical bases for paravertebral anesthetic block: fluid communication between the thoracic and lumbar paravertebral regions. Surg Radiol Anat 1999; 21 (6): 359–63.

KAPITEL

6 Faszien des Rückens

6.1 Einleitung

Dieses Kapitel befasst sich mit den Beziehungen zwischen den oberflächlichen und tiefen Rückenfaszien unter besonderer Berücksichtigung der Fascia thoracolumbalis. Die Rückenfaszien reichen von der Linea nuchalis superior des Os occipitale bis zum lumbopelvinen Bereich. Sie bilden gemeinsam mit den Muskeln eine mehrschichtige myofasziale Struktur, deren Eigenschaften abhängig von der Lokalisation variieren. Ähnlich wie auf der Ventralseite des Rumpfes lassen sich drei myofasziale Schichten unterscheiden. In diesem Kapitel werden die Verbindungen zwischen den ventralen und dorsalen Faszien untersucht. Im Rücken finden sich epimysiale und aponeurotische Faszien. Die Fascia thoracolumbalis ist eine aponeurotische Faszie, die eine wichtige Rolle bei der Verteilung von Belastungen zwischen Rumpf und Extremitäten spielt und den Lumbosakralbereich stabilisiert.

6.2 Oberflächliche Faszie

Bei der Dissektion des Rückens imponiert die oberflächliche Faszie in der Mitte des subkutanen Fettgewebes als fibröse, adipöse Schicht (➤ Abb. 6.1). Sie ist insbesondere im proximalen Rücken sehr dick, während die tiefe Faszie über dem M. trapezius dünn und mit dem Muskel verbunden ist. In diesem Bereich wird die oberflächliche Faszie oft mit der tiefen Faszie verwechselt. Um diese Unterschiede zu verstehen und die Faszien des Rumpfes korrekt klassifizieren zu können, ist ein Überblick über alle Faszienschichten erforderlich. Die oberflächliche Faszie umhüllt als fibroelastische Schicht den gesamten Rumpf und lässt sich vom Hals bis zum Lumbalbereich in der Mitte der Subkutis isolieren. Sie geht in die oberflächlichen Faszien von Thorax und Abdomen über.

Abu-Hijleh et al. (2006) wiesen große interindividuelle Dickenschwankungen der oberflächlichen Rückenfaszie nach, wobei sie bei Frauen allgemein dicker ist. Die oberflächliche Rückenfaszie enthält fast überall viel Fettgewebe. Die Fettzellen liegen für gewöhnlich im fibrösen Gewebe der oberflächlichen Faszie, die dadurch mehrschichtig erscheint. Abu-Hijleh et al. (2006) zeigten, dass die Kollagenfasern in zwei angrenzenden Schichten im rechten Winkel zueinander verlaufen. Sterzi (1910) fand in der oberflächlichen Rumpffaszie fibröse Verdickungen. Diese Kollagenfaserbündel verlaufen vom Rücken aus in kraniokaudaler Richtung zur Ventralseite. Die Verteilung dieser fibrösen Verstärkungen in der oberflächlichen Faszie entspricht den 1862 von Langer beschriebenen Hautspaltlinien. Außerdem enthält die oberflächliche Rumpffaszie vereinzelte Muskelfasern, die grundsätzlich gut organisiert am Anus vorkommen und den M. sphincter ani externus bilden.

Das oberflächliche Fettgewebe (SAT) des Rückens ist meist dick, gleichmäßig verteilt und weist kaum regionale Unterschiede auf. Das tiefe Fettgewebe (DAT) kann sehr dick sein (vor allem im lateralen Lumbalbereich), zu dünn sein und über dem Os sacrum fast fehlen (➤ Abb. 6.2, ➤ Abb. 6.3). Wegen des dort fehlenden Fettgewebes besteht am Os sacrum die Gefahr der Ulkusbildung.

CLINICAL PEARL 6.1

Bedeutung der oberflächlichen Faszie des Os sacrum bei der Ulkusbildung

Dekubitalulzera sind bei Rollstuhlfahrern häufig, weil die Stabilität und motorische Funktion ihres Rumpfes eingeschränkt ist. Die Ulzera entstehen vermutlich durch die Kombination aus einer prolongierten exzessiven Belastung der Epidermis und der dadurch entstehenden ischämischen Schädigung. Allerdings konnte weder ein Zusammenhang zwischen dem Druck und der Ulkusentwicklung, noch ein klinischer Schwellenwert nachgewiesen werden. Nach Thorfinn, Sjoberg und Lidman (2009) sind initial die Haut und die tieferen Gewebe an der Entwicklung von Dekubitalulzera beteiligt. Sie zeigten, dass das subkutane Fettgewebe, das die Tubera ischiadica bedeckt, beim Sitzen ischämisch wurde. Bergstrand et al. (2010) belegten, dass der externe Druck auf die Kreuzbeinregion zum Verschluss von Blutgefäßen führt. Zunächst sind davon nur die oberflächlichen Gefäße betroffen. Nur bei sehr starkem Druck sind auch die tieferen Gewebeschichten betroffen. Wir konnten keine Veröffentlichungen über die Reaktion der oberflächlichen Faszie auf Druck finden, gehen aber davon aus, dass das bessere Wissen über den Aufbau der Subkutis und die Bedeutung der oberflächlichen Faszie für die Vaskularisierung der Haut die Ulkusgenese wird klären können.

Saito und Tamura (1992) ermittelten bei jungen japanischen Frauen an 215 Messpunkten am Rumpf die Dicke des subkutanen Fettgewebes und ermittelten einen Durchschnittswert von 9,8 mm (± 1,5 mm). Besonders dick war das subkutane Fettgewebe am Gesäß, an den Mammae und am Abdomen und besonders dünn am Rücken. Die Fettverteilung bei schlanken und adipösen Probanden unterschied sich vor allem am Abdomen, nicht jedoch am Thorax oder Rücken. Nach Murakami et al. (1999) nimmt die Dicke des subkutanen Fettgewebes insbesondere im proximalen Rumpf, wie Taille und Infraglutealbereich, mit dem Alter zu. Dies könnte erklären, warum sich der Umfang dieser Bereiche im Alter auch bei Gewichtsabnahme nicht verändert. Der Verlust von Muskelgewebe wird durch die Zunahme des subkutanen Fettgewebes ausgeglichen.

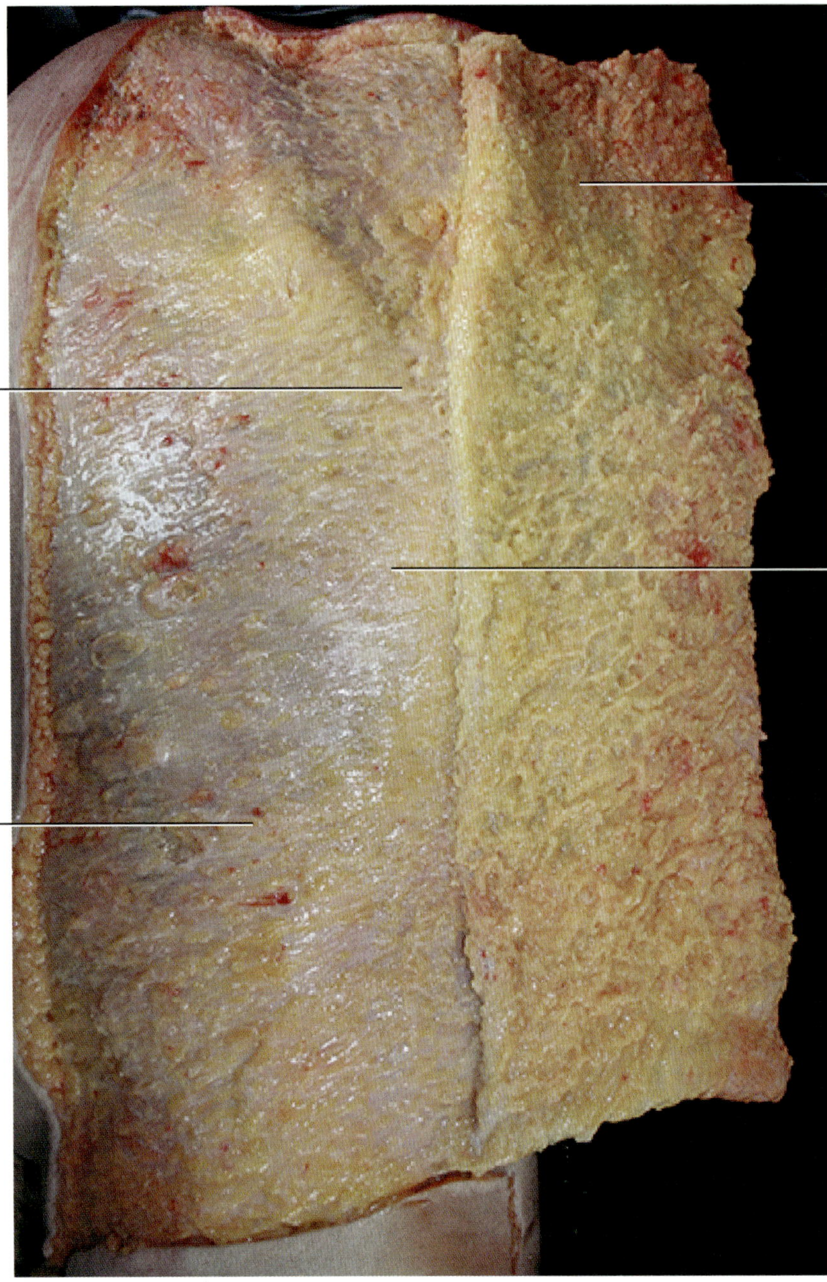

Abb. 6.1 Oberflächliche Rückenfaszie. Auf der linken Seite wurden die Haut und das SAT entfernt. Die oberflächliche Faszie bedeckt als fibroelastische Schicht den gesamten Rücken.

Entlang der Dornfortsätze sind die oberflächliche und die tiefe Faszie verbunden (➤ Abb. 6.4). Im Bereich des Thorax besteht das Retinaculum cutis profunda aus zahlreichen Septen, die niemals mehr al 1 mm voneinander entfernt sind und im Lig. supraspinale inserieren. Auf diese Weise wird eine Verbindung zwischen der oberflächlichen und der tiefen Faszie hergestellt. Die Septen verlaufen schräg in kraniokaudaler Richtung. Auf Höhe der ersten Brustwirbel überkreuzt die oberflächliche Faszie die Wirbelsäule und geht in die oberflächliche Faszie der Gegenseite über (➤ Abb. 6.5). An diesem Punkt ist die oberflächliche Faszie besonders dick und gut vaskularisiert. Im Lumbalbereich entspringen von den Spitzen der Dornfortsätze die fächerförmigen dicken Bündel der tiefen Septen. Distal von L2–L3 enthält das DAT entlang der Mittellinie sehr viel lockeres Bindegewebe und verbinden sich die oberflächlichen Faszien beider Seiten zu einer Schicht (➤ Abb. 6.6). Im Sakralbereich schließlich verbinden zahlreiche rechtwinklige fibröse Septen die oberflächliche Faszie mit der Mittellinie.

Diese longitudinale Adhäsion (entlang der Dornfortsätze) trennt die Subkutis der beiden Körperhälften, sodass diese unabhängig voneinander funktionieren. Gleichzeitig sind die beiden Körperhälften aber an bestimmten Punkten im Thorax und im Lumbalbereich miteinander verbunden. Außerdem setzt die oberflächliche Faszie partiell entlang des Margo inferior scapulae (➤ Abb. 6.7) und der Crista iliaca an der tiefen Faszie an. Diese horizontalen Ad-

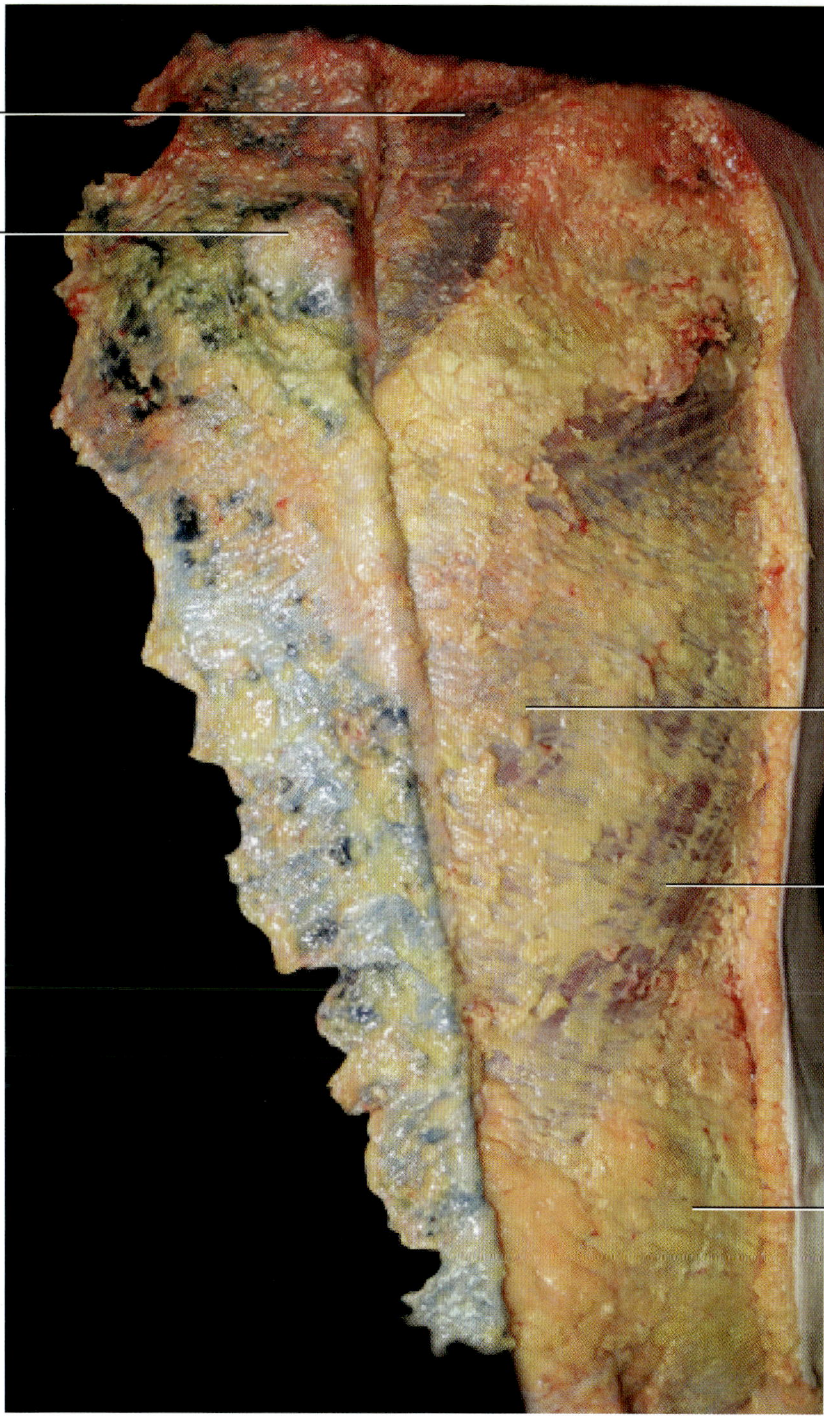

Abb. 6.2 Oberflächliche Rückenfaszie. Die oberflächliche Faszie wurde hier angehoben, um das DAT darzustellen. Das DAT ist kaum vorhanden und besteht überwiegend aus lockerem Bindegewebe und vereinzelten Fettläppchen. Im lateralen Lumbalbereich wird das DAT dicker und bildet wichtige Fettdepots.

häsionen trennen die Subkutis und tragen dazu bei, sie in einen Hals-, einen Rumpf- und einen Beckenabschnitt zu unterteilen. Diese horizontalen Adhäsionen finden sich ventral und dorsal.

Aufgrund ihrer besonderen Eigenschaften im paraskapulären Bereich wird die oberflächliche Faszie hier als Fascia thoracica dorsalis bezeichnet. Diese kräftige, gut vaskularisierte Schicht trägt entscheidend zur Blutversorgung der darüberliegenden Haut und Subkutangewebe bei und wird von plastischen Chirurgen als fasziokutaner Lappen verwendet. Außerdem ist der paraskapuläre Subkutanbereich eine der wenigen Lokalisationen von braunem Fettgewebe beim Menschen. Nach Gil et al. (2011) findet sich funktionelles braunes Fettgewebe beim Menschen im Hals, in der Schlüsselbeingrube, im Mediastinum sowie zwischen den Schulterblättern. Das braune Fettgewebe besitzt intrinsische und günstige metabolische Eigenschaften und kann Energie direkt als Wärme abgeben. Daher gilt es als wichtig für die Wärmeregulation.

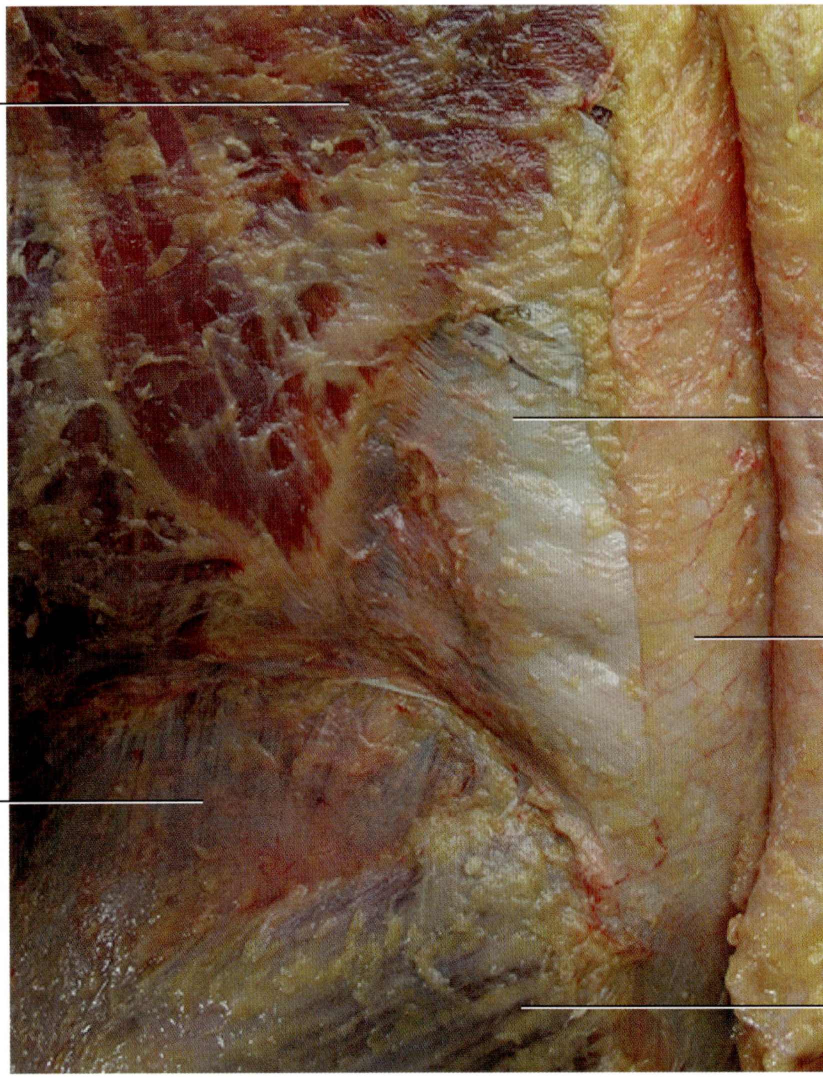

Abb. 6.3 Dissektion des Rückens. Die oberflächliche Faszie wurde entfernt, um das DAT darzustellen. Zwischen der oberflächlichen Faszie und der Lamina posterior der Fascia thoracolumbalis besteht das DAT nur aus einer dünnen Schicht lockeren Bindegewebes und ermöglicht den beiden Faszienschichten das Gleiten aufeinander.

CLINICAL PEARL 6.2

Paraskapularlappen

Im paraskapulären Bereich wird die oberflächliche Faszie dicker und verbindet die rechte und die linke Körperhälfte. Plastische Chirurgen bezeichnen sie in diesem Bereich als Paraskapularfaszie und verwenden sie wegen ihrer Widerstandsfähigkeit, ihrer Anpassungsfähigkeit und ihrer sehr guten Vaskularisierung als fasziokutanen Lappen. Dieser Lappen wurde erstmals von Nassif et al. (1982) beschrieben und wird von der kutanen A. parascapularis, einem Endast der A. circumflexa scapulae, versorgt. Dieses Gefäß besitzt einen mittleren Durchmesser von 1 mm. Die Hauptkomponente dieses Lappens ist die oberflächliche Rückenfaszie. Kim et al. (1987) schlugen den Transfer der Fascia thoracica dorsalis als freien Lappen ohne die darüberliegende Haut und das Subkutangewebe vor (Faszienlappen). Durch ihre reiche Vaskularisierung, Elastizität und Dicke ist die Fascia thoracica dorsalis zur Wunddeckung ein perfekter Lappen. Gemäß Aharinejad et al. (1998) könnte dieser Lappen auch bei chronischer Veneninsuffizienz und Hautulzera zum Einsatz kommen. Tatsächlich enthält er im mikrovaskulären Bett Klappen, die den venösen Rückstrom erleichtern und in ihren Segeln meist Myofibroblasten enthalten. Durch die große Anzahl kleinerer Klappen wird die Hämodynamik im Unterschenkel und damit das Behandlungsergebnis bei Hautulzera des Beins verbessert. Wegen der Dicke dieser Faszie und ihrer Anpassungsfähigkeit an mechanische Belastungen kann dieser Lappen in gewichtsbelasteten Bereichen eingesetzt werden. Da er zudem rasch Adhäsionen mit dem darunterliegenden Gewebe bildet, wird der Paraskapularlappen in Bereichen, in denen eine gute Integration ins Transplantatbett wichtig ist, wie der Ferse, empfohlen. Sonmez et al. (2003) fanden nach der Wiederherstellung der gewichtsbelasteten Bereiche des Fußes nach der Transplantation eines Fasziokutanlappens signifikant weniger Schmerzen und Ulzera ($P < 0{,}05$) als nach der Transplantation eines Muskellappens. Das einzige Problem bestand in den fehlenden neurosensorischen Eigenschaften des Fasziokutanlappens, wobei wir bei histologischen Untersuchungen festgestellt haben, dass oberflächliche Faszien sehr gut innerviert sind. Diese Beobachtungen könnten die Präparation und den Einsatz derartiger Lappen verbessern.

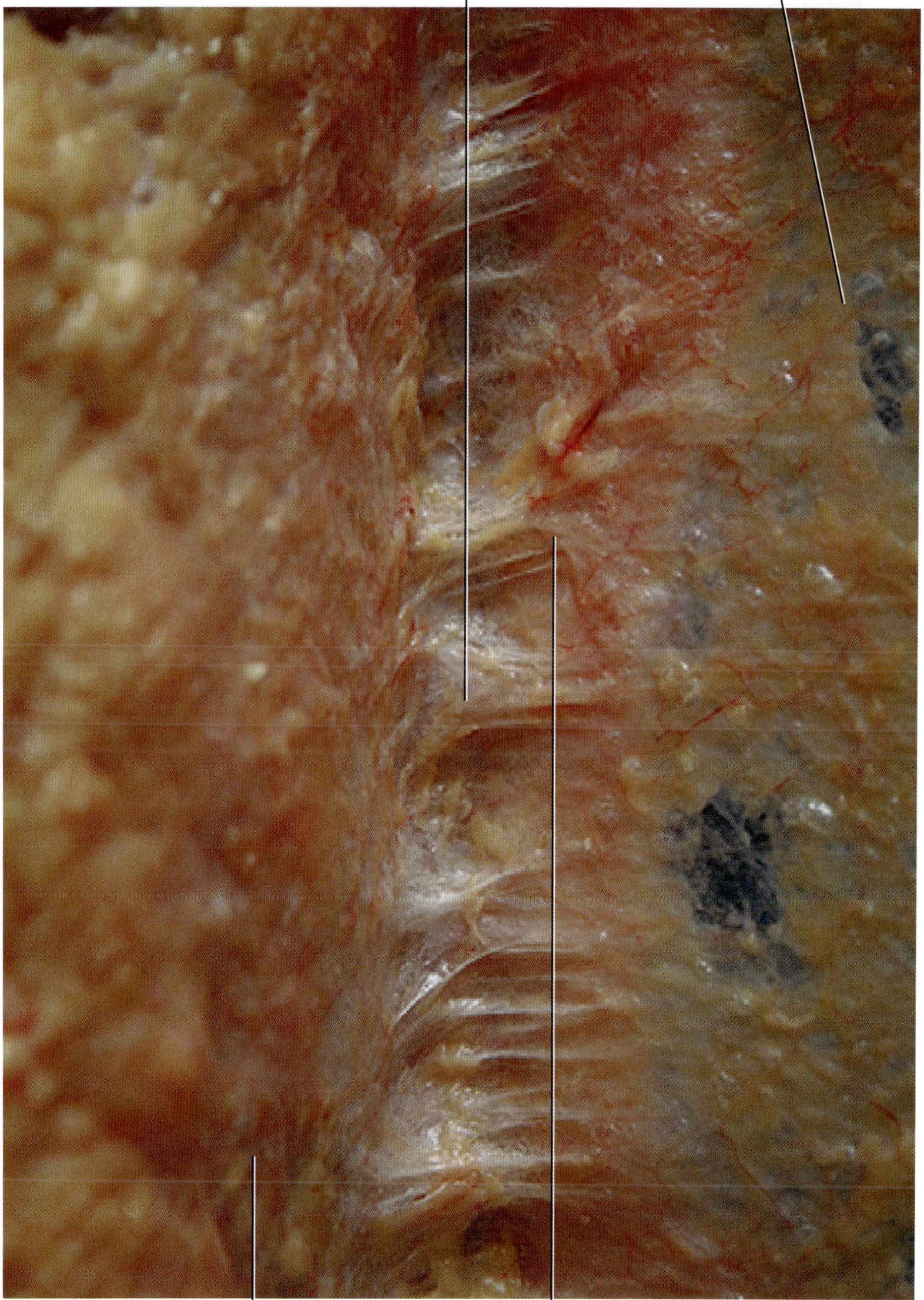

Abb. 6.4 Makroskopisches Bild der Befestigung der oberflächlichen Faszie an den Dornfortsätzen. Diese Adhäsion trennt das Subkutangewebe der beiden Körperhälften.

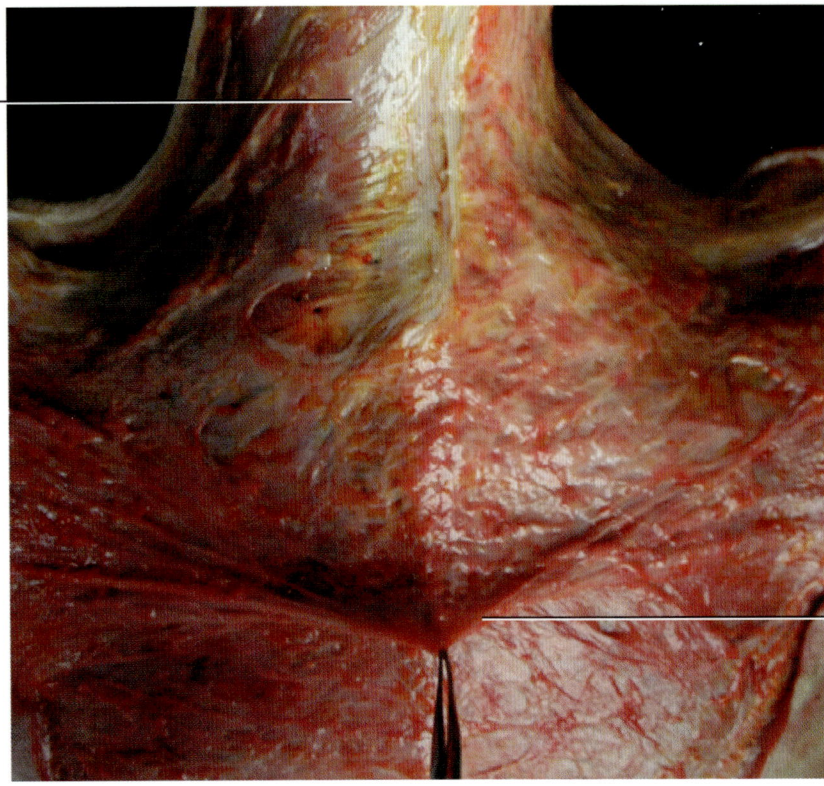

Abb. 6.5 Ansicht des Thorax von posterior. Die Haut und das SAT wurden entfernt, um die oberflächliche Faszie des paraskapulären Bereichs darzustellen. Die Schere hebt die oberflächliche Faszie entlang der Mittellinie an. Die oberflächliche Faszie ist gut vaskularisiert und sehr elastisch, dünn und widerstandsfähig. Im paraskapulären Bereich kreuzt die oberflächliche Faszie die Mittellinie und verbindet die beiden Körperhälften.

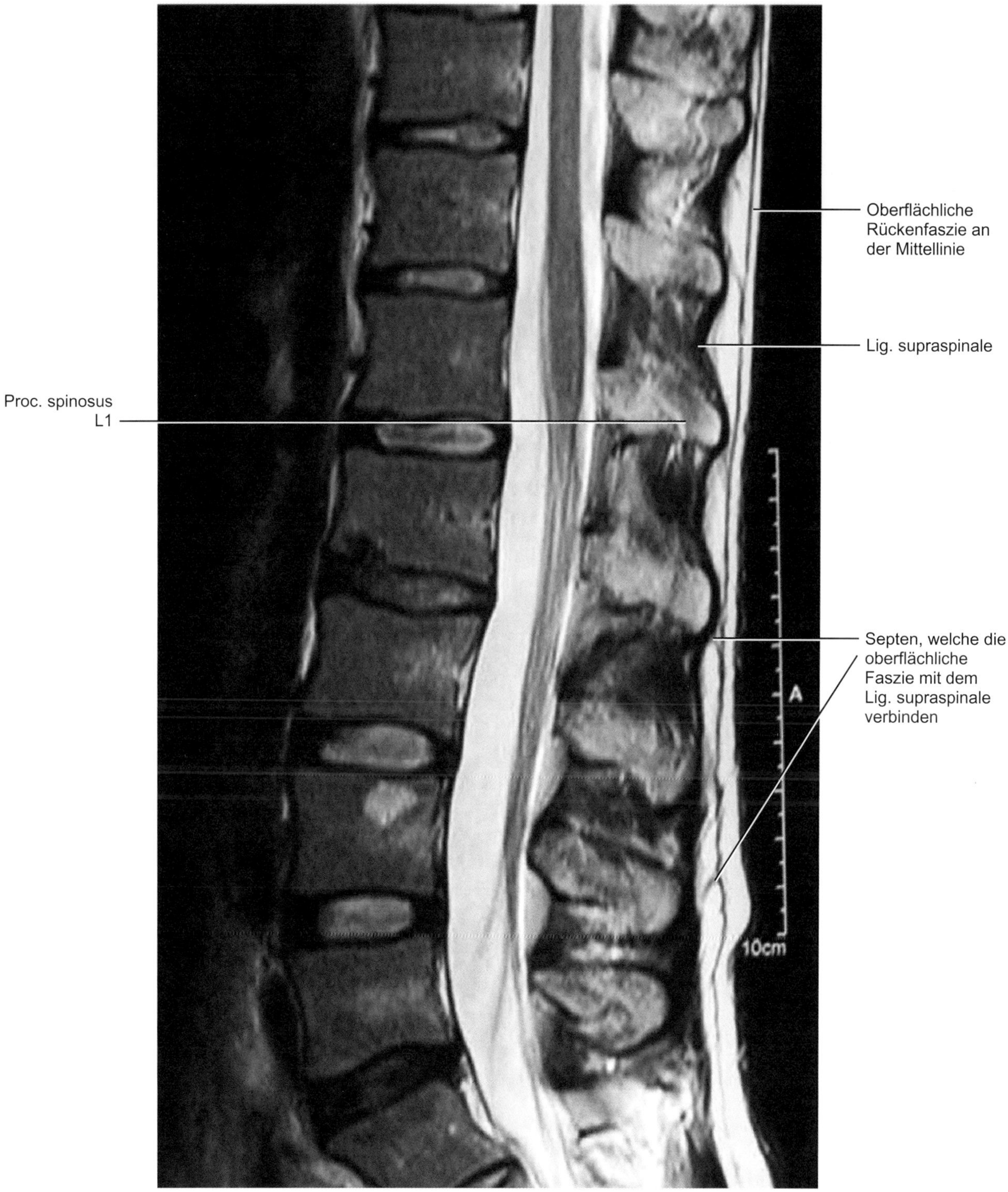

Abb. 6.6 MRT der Wirbelsäule. Die oberflächliche Faszie ist als schwarze Linie in der Mitte des subkutanen Fettgewebes (weiß) zu erkennen. Ebenfalls dargestellt sind die Septen, welche die oberflächliche Faszie mit dem Lig. supraspinale verbinden.

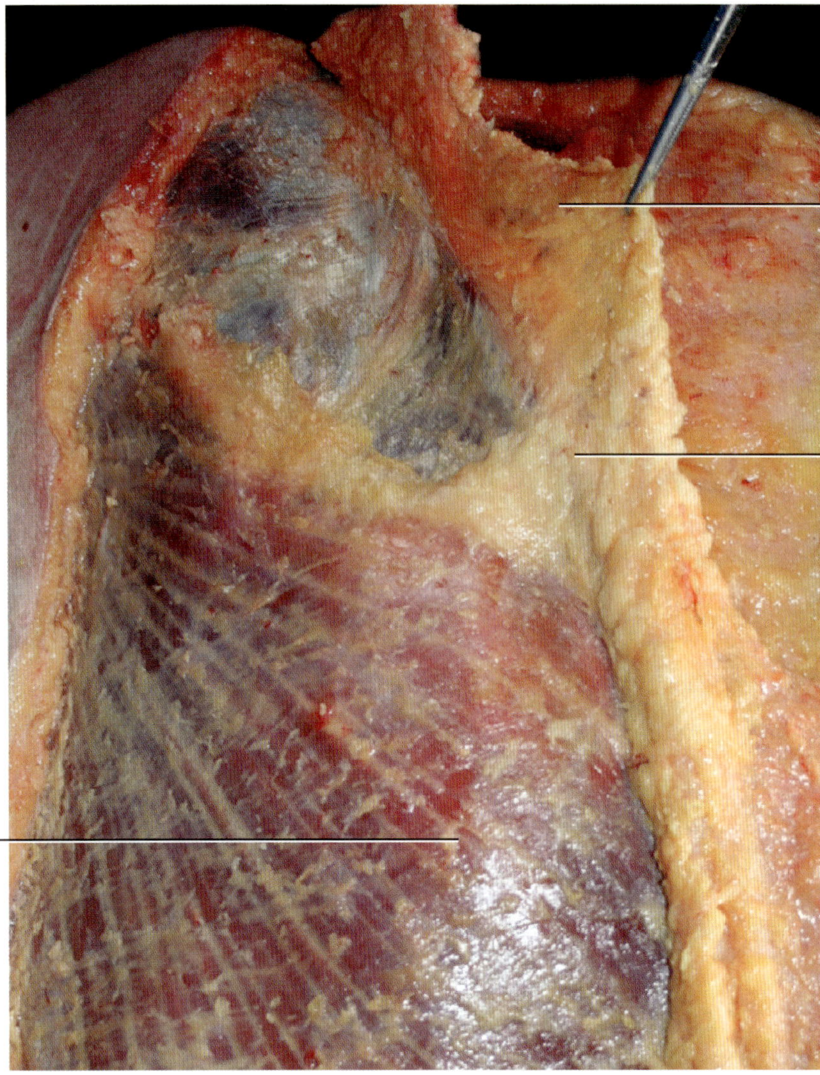

Abb. 6.7 Horizontale Adhäsion zwischen der oberflächlichen und der tiefen Faszie auf Höhe des Unterrandes des M. trapezius.

6.3 Tiefe Faszien

Der Aufbau der Rückenfaszien ist komplex. Der Rücken enthält Aponeurosen, aponeurotische Faszien sowie zahlreiche epimysiale Faszien, die gemeinsam drei myofasziale Schichten bilden. Wichtig ist hier die Unterscheidung zwischen Faszien und Aponeurosen. Eine Aponeurose ist eine flache Sehne mit parallel verlaufenden Kollagenfasern. Durch diese Faseranordnung erhält sie in einer begrenzten Anzahl von Ebenen Zugfestigkeit. Ein Beispiel wäre der Ansatz des M. erector spinae am Kreuzbein, wobei alle Kollagenfasern longitudinal ausgerichtet sind. Die tiefen Faszien sind mehrlagig und enthalten unterschiedlich ausgerichtete Kollagenfasern. Dadurch können sie mehrdimensionalen Belastungen widerstehen. Die epimysialen Faszien sind dünn und an den Muskeln befestigt. Ein Beispiel dafür ist die Faszie, die den M. trapezius bedeckt. Die aponeurotischen Faszien sind dicker und können vom darunterliegenden Muskel isoliert werden. Epimysiale und aponeurotische Faszien übertragen Kräfte entlang von myofaszialen Ebenen. Während die aponeurotischen Faszien stärkere Kräfte (mehrere Kilogramm) übertragen, sind es bei den epimysialen Faszien leichter Kräfte (einige Gramm). Die Aktion einer epimysialen Faszie lässt sich nicht von derjenigen des von ihr bedeckten Muskels trennen, da die beiden miteinander verwoben sind.
Die drei myofaszialen Schichten des Rückens sind (➤ Abb. 6.8):
1. Oberflächliche Schicht
2. Mittlere Schicht
3. Tiefe Schicht

Zwischen diesen myofaszialen Schichten gibt es einige Fusionslinien. An diesen gut definierten Punkten verschmelzen die Muskeln und Faszien einer Schicht mit den Muskeln und Faszien einer angrenzenden Schicht. Diese Fusionslinien ermöglichen die Koordination der verschiedenen Muskelgruppen. Die wichtigsten Fusionslinien werden später in diesem Kapitel beschrieben.

6.3.1 Oberflächliche Schicht der tiefen Rückenfaszie

Die oberflächliche Schicht der tiefen Faszie umscheidet die Mm. trapezius, latissimus dorsi und gluteus maximus (➤ Abb. 6.9, ➤ Abb. 6.10). Zu ihr gehört auch die Lamina posterior der Fascia thoracolumbalis. Die Faszie dieser Muskeln ist eine dünne fibröse Schicht, die über zahlreiche intramuskuläre Septen fest mit den darunterliegenden Muskeln verbunden ist (epimysiale Faszie). Diese Schicht setzt kranial oberhalb der Linea nuchalis superior am Os occipitale an. In der Mittellinie ist sie mit dem Lig. nuchae, dem Lig. supraspinale und den Dornfortsätzen von C7–L4 verbunden.

Am Hals geht die oberflächliche Schicht der tiefen Rückenfaszie lateral in die Lamina superficialis der Fascia cervicalis, welche die Mm. trapezius und sternocleidomastoideus umscheidet, über. An der Schulter ist sie an Spina scapulae und Akromion befestigt und zieht mit der Faszie des M. deltoideus nach unten. Ventral geht sie in die tiefe Faszie der Axilla und die Fascia pectoralis über. Am Abdomen bedeckt sie den M. obliquus externus ist kaudal an der Crista iliaca befestigt.

6

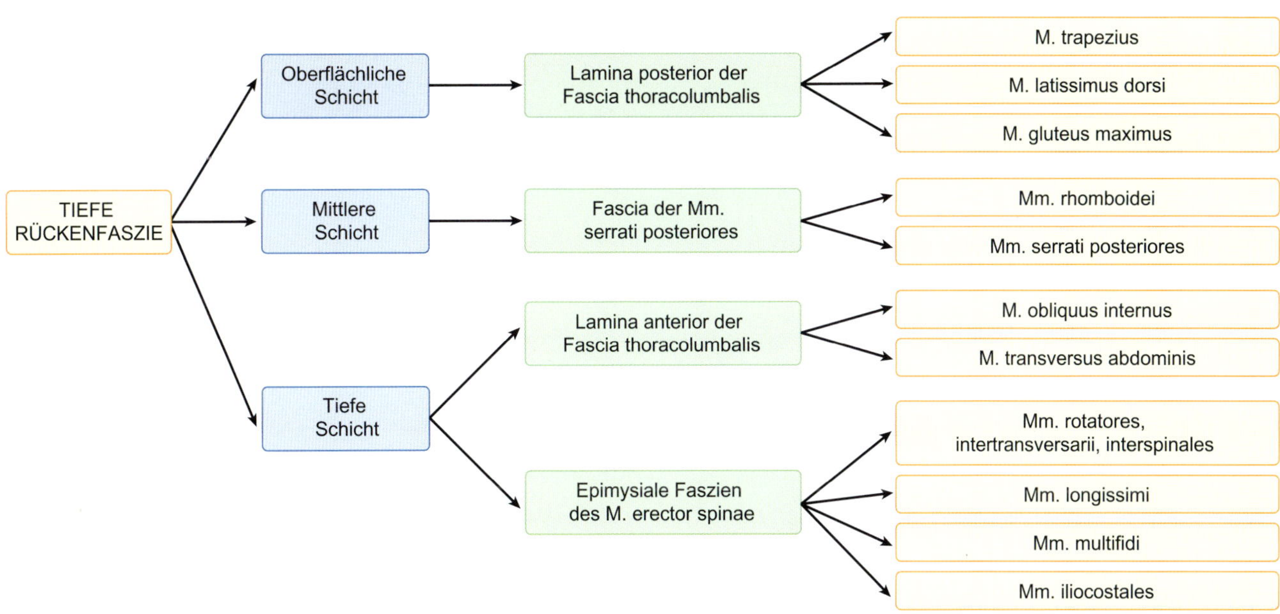

Abb. 6.8 Darstellung der tiefen Rückenfaszien.

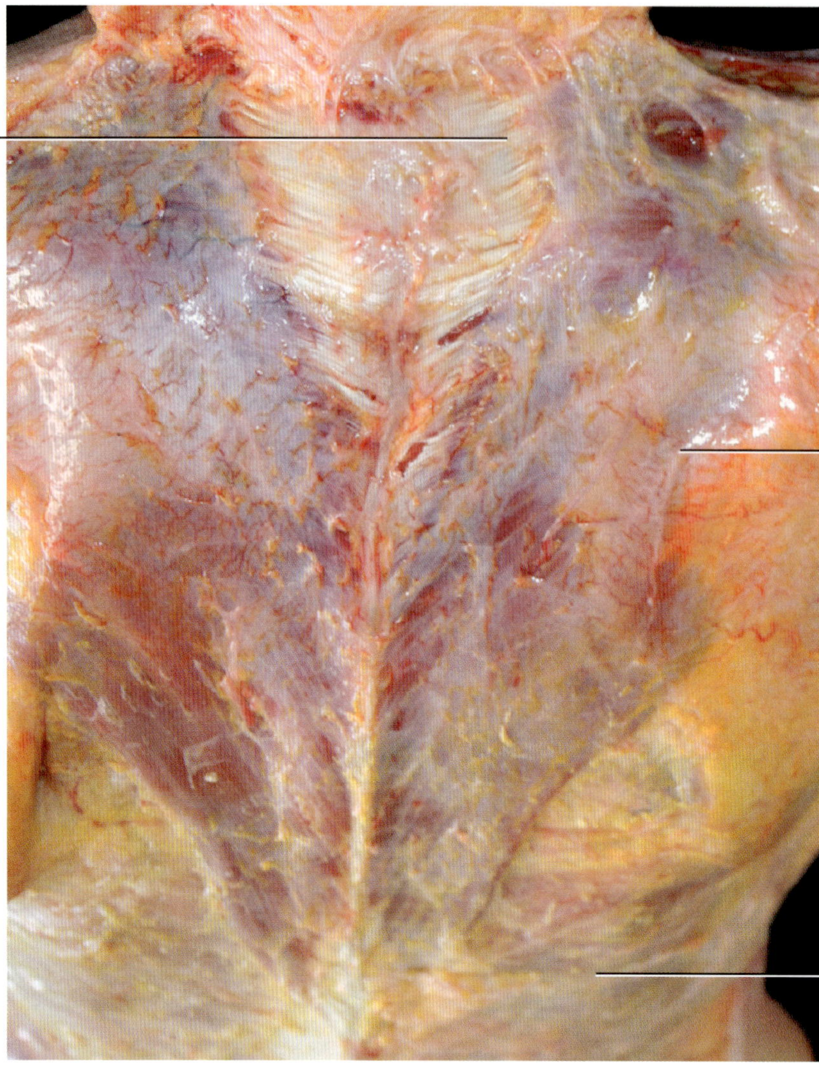

Abb. 6.9 Ansicht des Thorax von posterior. Beide Mm. trapezii weisen eine epimysiale Faszie und eine Aponeurose auf. Letztere verbindet den M. trapezius mit der Wirbelsäule und ist zwischen Th1 und Th4 besonders ausgeprägt. Die epimysiale Faszie umscheidet den M. trapezius, zieht über seine Aponeurose und die Wirbelsäule und geht in die epimysiale Faszie der Gegenseite über. Dadurch besteht eine fasziale Verbindung zwischen den beiden Mm. trapezii, die zur peripher-motorischen Kontrolle bei der symmetrischen Kontraktion dieser Muskeln beiträgt.

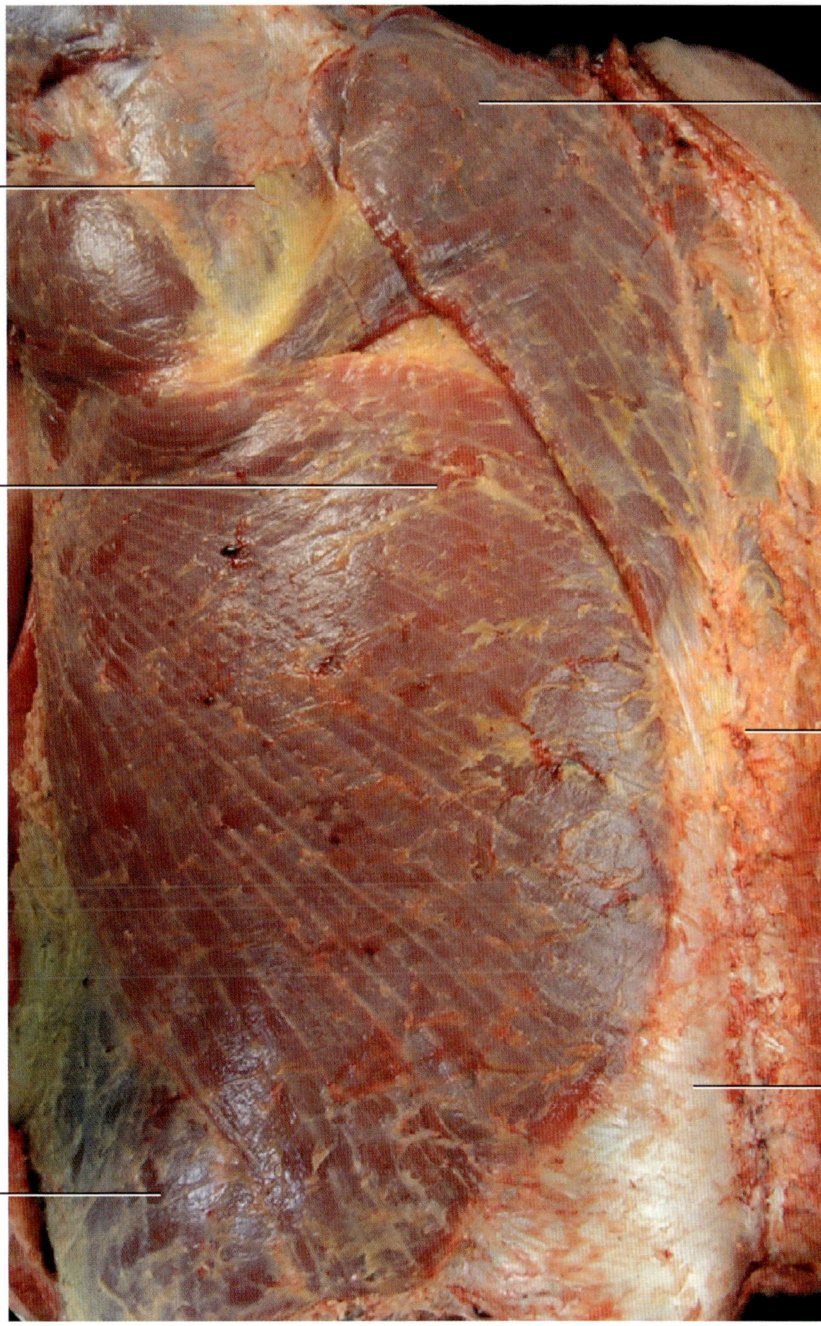

Abb. 6.10 Dissektion des Rückens. Das Subkutangewebe wurde entfernt, um die von der oberflächlichen Schicht der tiefen Rückenfaszie umscheideten Muskeln darzustellen. Diese myofasziale Schicht wird von den Mm. trapezius, latissimus dorsi, obliquus externus abdominis und gluteus maximus und ihren Faszien gebildet.

6.3.2 Mittlere Schicht der tiefen Rückenfaszie

Die mittlere Schicht der tiefen Rückenfaszie wird von dünnen Muskeln gebildet: den Mm. rhomboidei und serrati posteriores und ihren Faszien (➤ Abb. 6.11). Die Mm. serrati posteriores liegen tiefer als die Mm. rhomboidei und bilden eine partiell abgegrenzte Faszienschicht: die Fascia serrata (➤ Kap. 6.3.3). Die Faszie der Mm. rhomboidei spaltet sich am Margo medialis scapulae: Die oberflächliche Schicht setzt sich in die Faszien der Mm. infraspinatus und supraspinatus fort und die tiefe Schicht in die Faszie des M. serratus anterior. Proximal geht sie in die Faszien der Mm. splenius cervicis und levator scapulae (Lamina pretrachealis der Fascia cervicalis) über (➤ Abb. 6.12).

Medial ist die mittlere Schicht an den Dornfortsätzen und Ligg. interspinalia befestigt. Lateral reicht sie bis zu den Rippenwinkeln und geht in die Faszie des M. serratus anterior und die Fascia clavipectoralis über. Außerdem besteht eine Beziehung zu den Faszien der Mm. supraspinatus und infraspinatus, auf die bei der Beschreibung der Faszien der oberen Extremität eingegangen wird (➤ Kap. 7.2.5).

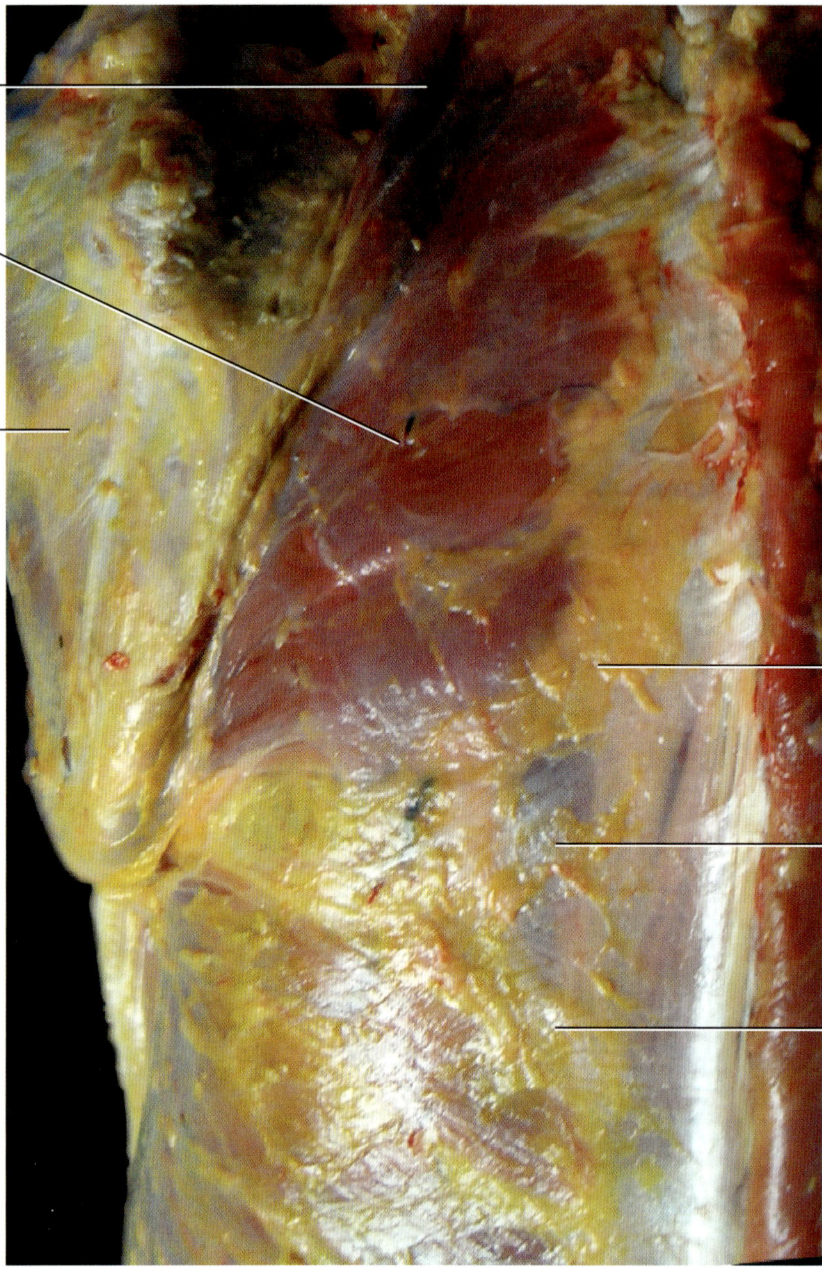

Abb. 6.11 Dissektion des Rückens. Der M. trapezius wurde entfernt, um die mittlere Schicht darzustellen. Die Faszie des M. rhomboideus geht in die Faszien des M. serratus anterior (unter der Skapula), des M. infraspinatus und des M. supraspinatus über. Am Hals setzt sie sich in die Lamina pretrachealis der Fascia cervicalis, die den M. levator scapulae umhüllt, fort.

6

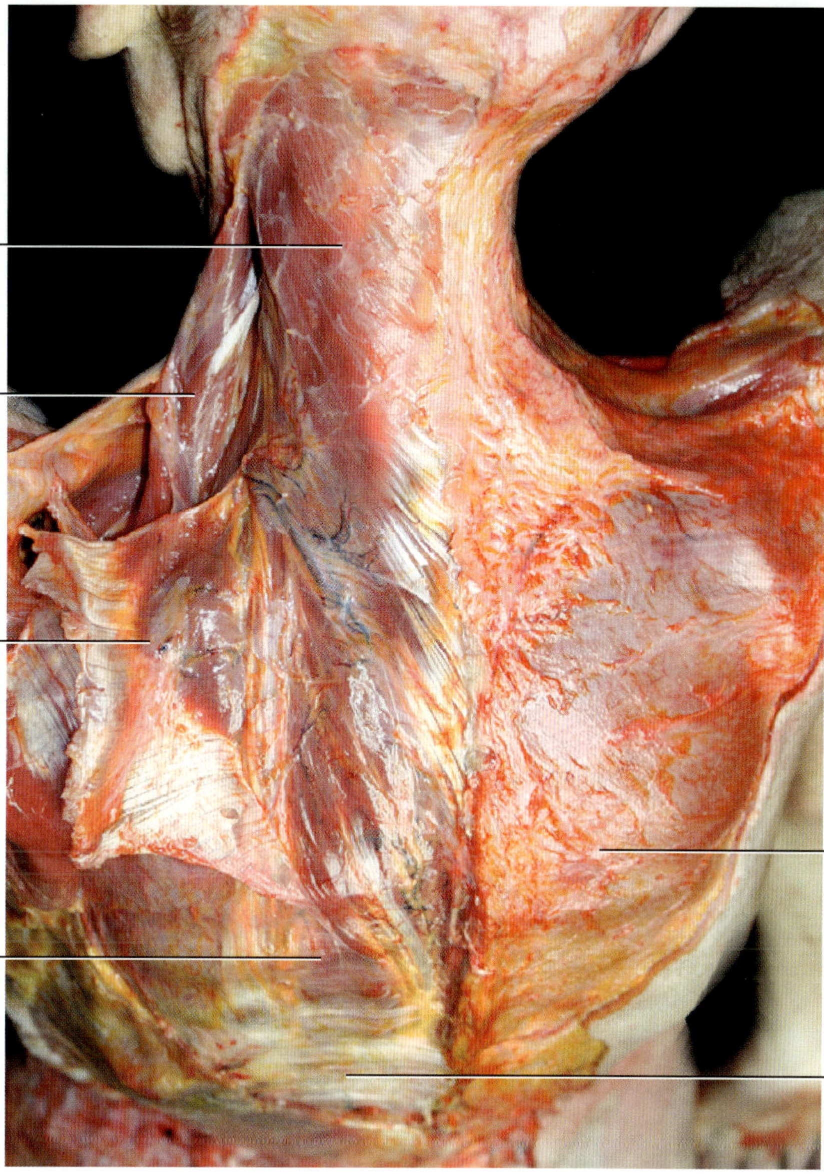

Abb. 6.12 Dissektion der Dorsalseite von Hals und Thorax. Auf der rechten Seite wurden nur die Haut und das Subkutangewebe entfernt. Auf der linken Seite wurde der M. trapezius entfernt und wurden die Mm. rhomboidei von der Wirbelsäule gelöst und nach lateral gebogen, um den Übergang der Faszien der Mm. splenii, rhomboidei und serrati posteriores darzustellen.

6.3.3 Fascia mm. serrati

Diese Faszie (➤ Abb. 6.13) umscheidet als gut definierte fibröse Schicht die Mm. serrati posterior inferior und posterior superior, sodass eine eigene myofasziale Schicht entsteht. Sie bildet eine perfekte Gleitebene zwischen den oberflächlichen Muskeln, welche die Wirbelsäule mit der oberen Extremität verbinden, und den tieferen Ebenen der Streckmuskeln der Wirbelsäule. Die Fascia mm. serrati ist untrennbar mit den Muskeln verbunden, weil diese komplett von ihr umhüllt werden. Testut (1905) betrachtete den M. serratus posterior inferior eher als Faszienspanner denn als einen kraftentwickelnden Muskel. Die Muskelfasern beider Mm. serrati posteriores verlaufen in verschiedenen Richtungen. Die oberflächlichen Fasern sind überwiegend schräg ausgerichtet und koordinieren die Bewegungen zwischen oberen und unteren Extremitäten sowie zwischen Ventralseite und Dorsalseite des Rumpfes. Die tieferen Fasern verlaufen überwiegend longitudinal und sind vor allem an der Körperhaltung und dem Gewichttragen beteiligt. Lateral inseriert die Fascia mm. serrati teilweise an den Rippen und setzt sich teilweise in die Faszie des M. serratus anterior fort (➤ Abb. 6.14). Dadurch entsteht unter der Skapula eine perfekte Gleitebene zwischen der Faszie des M. serratus anterior und der Faszie des M. serratus posterior (die tiefer liegt), während diese beiden Faszien lateral verschmelzen und so die Koordination der anterioren und posterioren Mm. serrati verbessern. Das Gleiten unter der Skapula ist für deren korrekte Bewegungen erforderlich. Distal verschmilzt die Fascia mm. serrati mit dem inneren Anteil der Lamina posterior der Fascia thoracolumbalis.

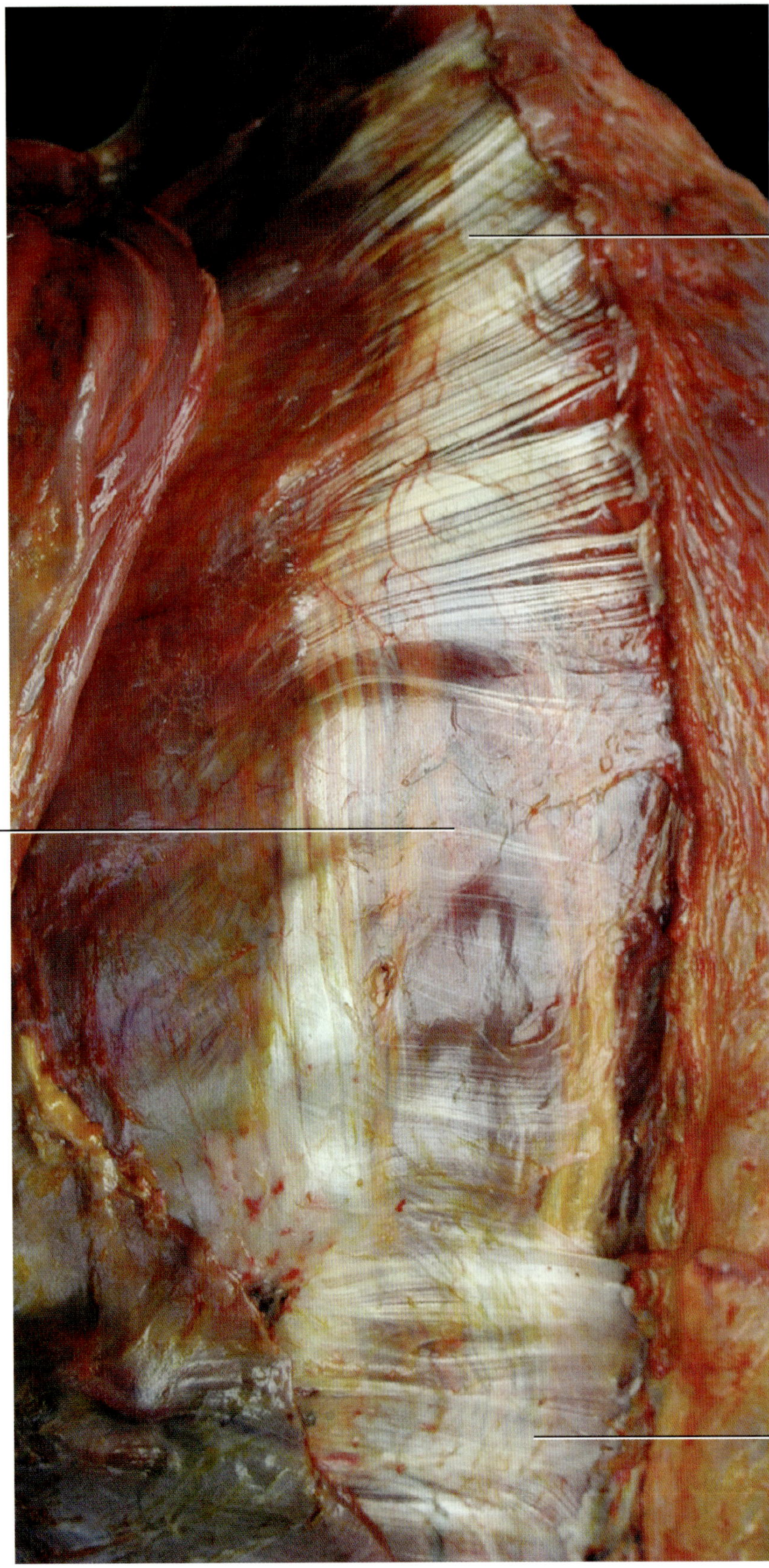

Abb. 6.13 Dissektion des Rückens. Die Mm. rhomboidei wurden entfernt, um die Fascia mm. serrati darzustellen. Sie umscheidet die Mm. serrati posterior superior und posterior inferior und bildet eine Gleitfläche zwischen diesen oberflächlichen Muskeln, deren Fasern schräg verlaufen, und den tiefen Muskeln, der Fasern in Längsrichtung ausgerichtet sind.

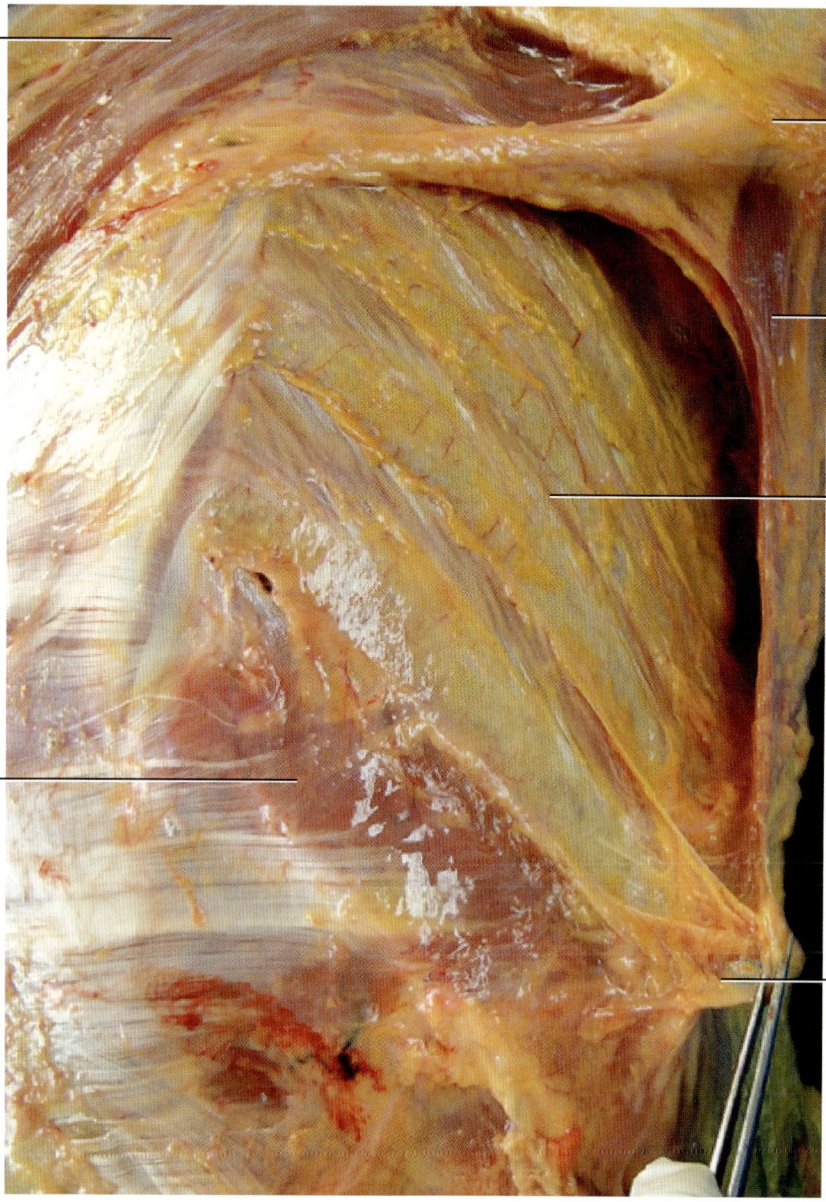

Abb. 6.14 Posterolaterale Ansicht des Rückens, rechte Seite. Die Schere dehnt den M. serratus anterior und erzeugt dadurch Kraftlinien in der Faszie, die den M. serratus posterior inferior bedeckt. Somit wird sie immer nach lateral gezogen, wenn sich der M. serratus anterior kontrahiert.

6

6.4 Tiefe Schicht der tiefen Rückenfaszie

Zu dieser Schicht gehoren die Lamina anterior der Fascia thoracolumbalis und die Faszie, die den M. erector spinae umhüllt (➤ Abb. 6.15, ➤ Abb. 6.16). Die Lamina anterior ist eine aponeurotische Faszie, und der M. erector spinae ist von einer epimysialen Faszie bedeckt. Die Untersuchung der Faszienkompartimente des M. erector spinae ergibt, dass nur die Muskelbäuche der Mm. interspinales und multifidi ein klar definiertes Kompartiment besitzen. Alle anderen Muskeln des M. erector spinae sind fusioniert, sodass sich ihre Muskelbäuche nicht trennen lassen.

6.4.1 Fascia thoracolumbalis

In der Literatur existieren zahlreiche Beschreibungen der Fascia thoracolumbalis, wobei die Autoren unterschiedliche Nomenklaturen verwenden. Dies erschwert die Interpretation biomechanischer Studien. Auf diese Unterschiede wird nachfolgend an geeigneter Stelle eingegangen.

Die meisten Autoren stimmen darin überein, dass die Fascia thoracolumbalis eine wichtige Struktur ist, in der die Kräfte des M. latissimus dorsi und des M. gluteus maximus, der epaxialen (paraspinalen Muskeln) und der hypaxialen (vorderen) Rumpfmuskeln zusammenlaufen (➤ Abb. 6.17). Manche Autoren verwenden ein

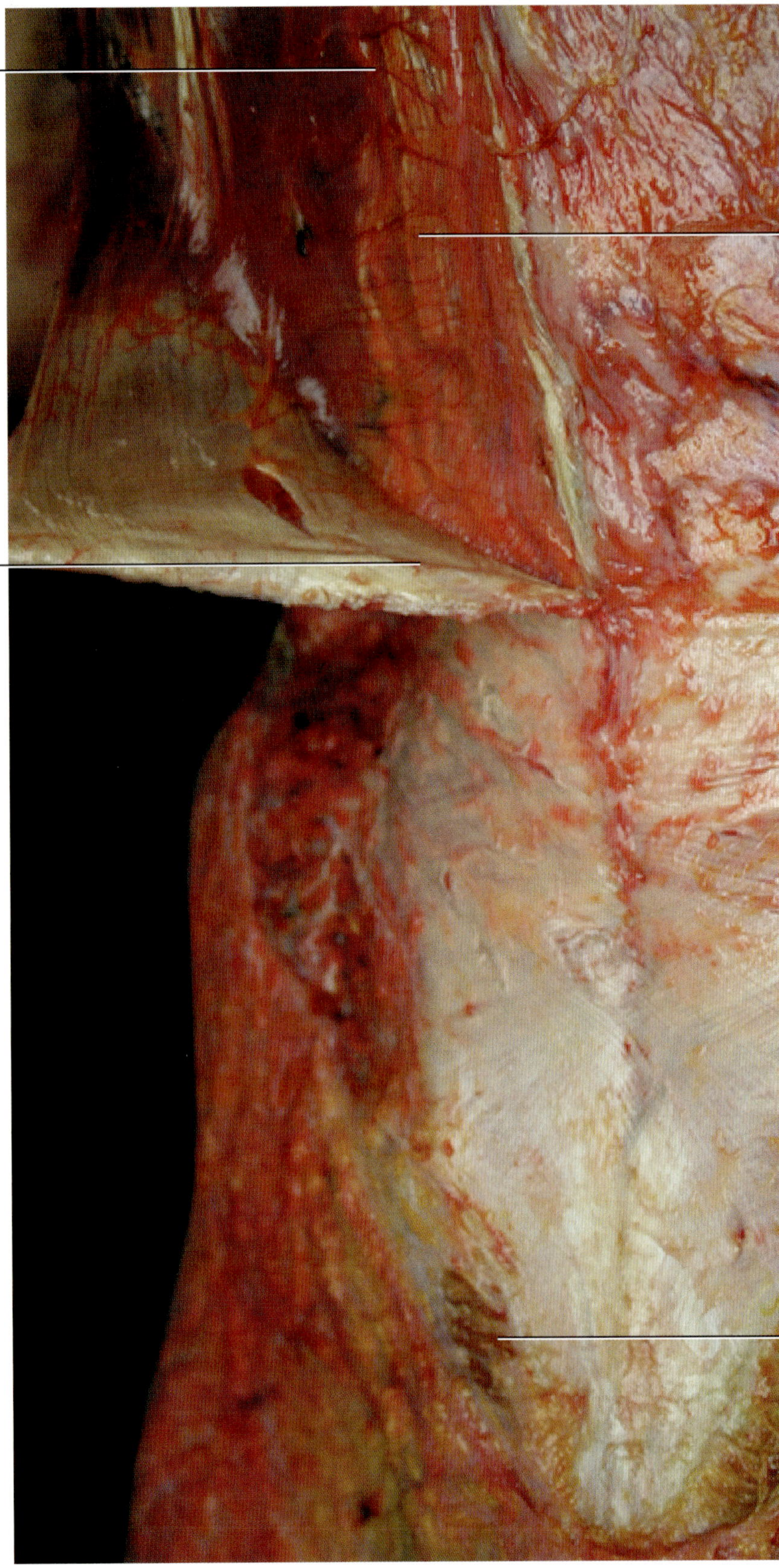

Abb. 6.15 Ansicht des Lumbalbereichs von posterior. Das Subkutangewebe wurde entfernt, um die Fascia thoracolumbalis darzustellen. Die Lamina posterior der Fascia thoracolumbalis wurde entlang der Mittellinie abgetrennt und nach lateral gezogen. Zwischen der Lamina posterior der Fascia thoracolumbalis und dem M. erector spinae befindet sich lockeres Bindegewebe. Es sorgt dafür, dass sich die Fascia thoracolumbalis und die an ihr ansetzenden Muskeln (wie der M. latissimus dorsi, dessen Fasern schräg verlaufen) unabhängig vom M. erector spinae (mit longitudinal verlaufenden Fasern) bewegen kann.

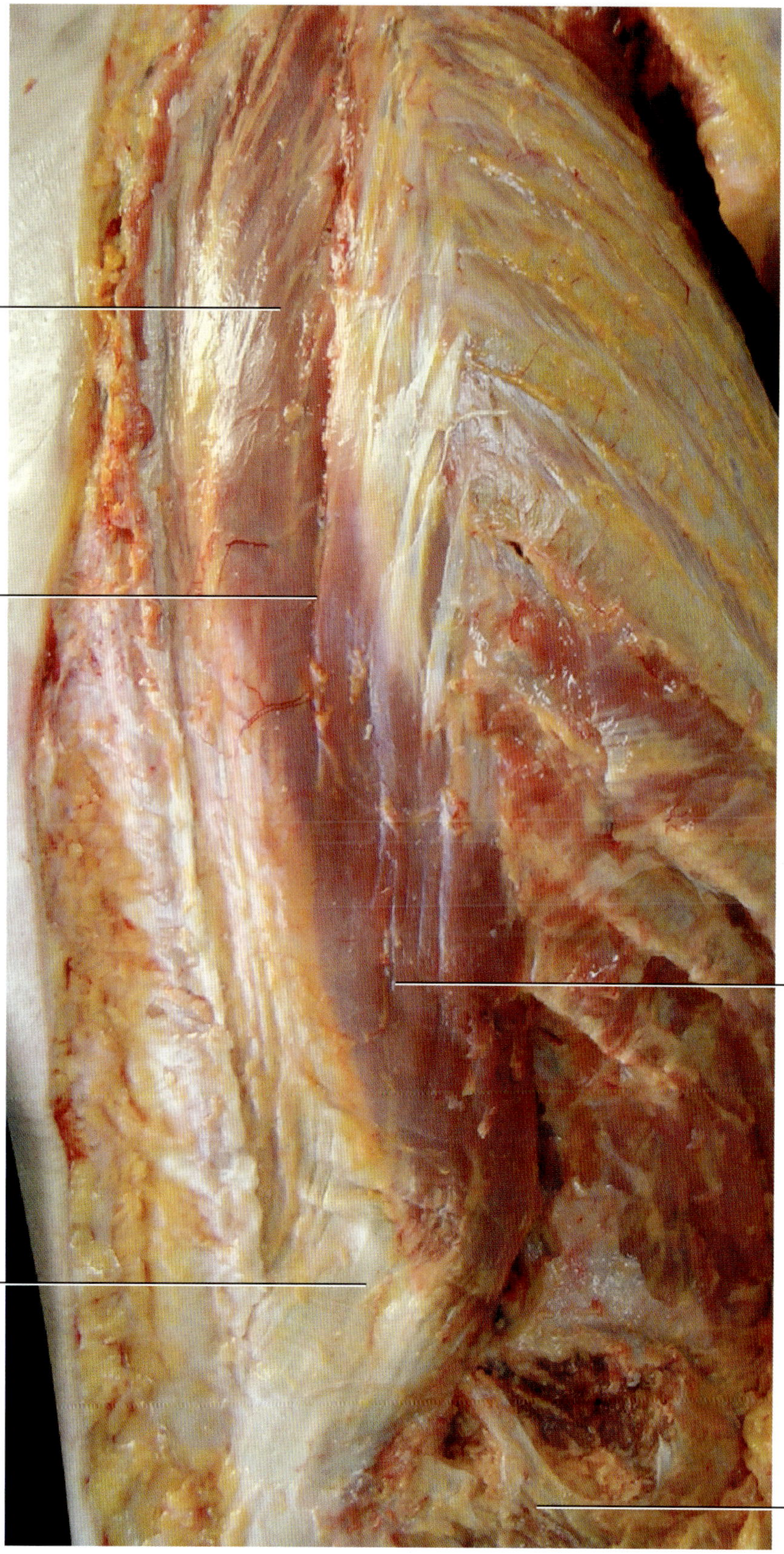

Abb. 6.16 Ansicht des Rückens von posterior. M. erector spinae. Über dem Os sacrum sind die Aponeurose des M. erector spinae und die Fascia thoracolumbalis untrennbar miteinander verbunden.

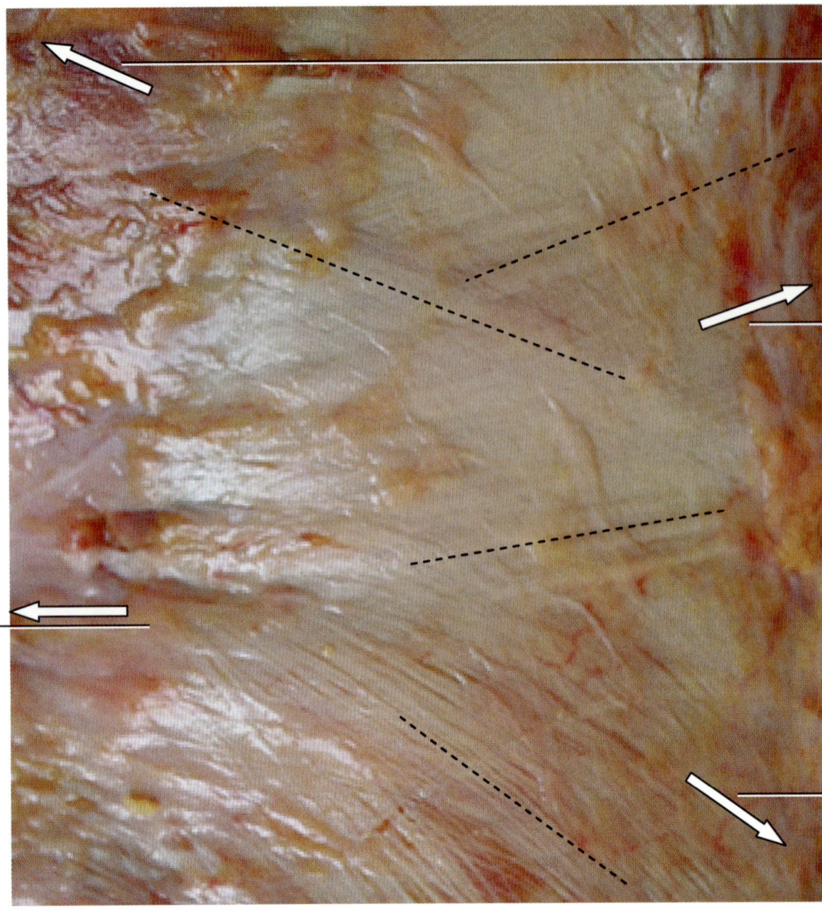

Abb. 6.17 Makroskopische Ansicht der Lamina posterior der Fascia thoracolumbalis. Die mehrlagige Struktur ist gut zu erkennen. Die weißen Pfeile zeigen die Hauptrichtung der Muskelkontraktion und -dehnung. Die gepunkteten Linien zeigen die unterschiedliche Ausrichtung der Faserbündel.

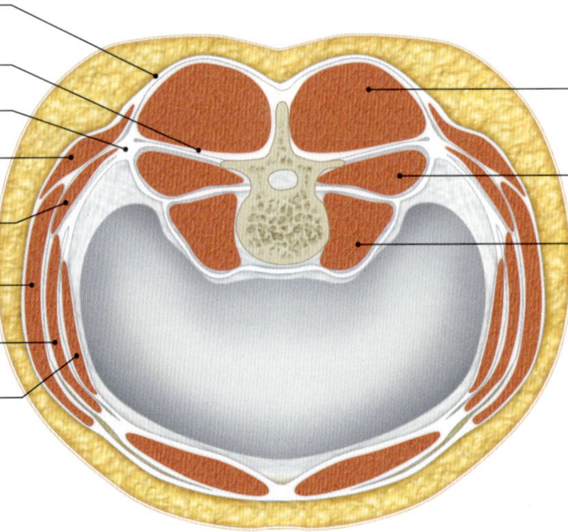

Abb. 6.18 Darstellung des Übergangs zwischen der Fascia thoracolumbalis (zweilagiges Modell) und der Bauchfaszien. Die Lamina posterior der Fascia thoracolumbalis wird von den Faszien der Mm. latissimus dorsi und obliquus externus (sowie der Faszien der Mm. serratus und gluteus maximus) gebildet. Die Lamina anterior der Fascia thoracolumbalis wird von den Faszien des M. obliquus internus und transversus abdominis gebildet. Die Lamina anterior und posterior bilden ein Faszienkompartiment für die paraspinalen Muskeln. Ein Teil der Faszie des M. transversus abdominis setzt sich in die Faszien der Mm. quadratus lumborum und psoas fort, fusioniert mit dem Lig. longitudinale anterius und vereint sich mit der kontralateralen Faszie des M. transversus abdominis. Manche Autoren bezeichnen diese Schicht als die Lamina anterior der Fascia thoracolumbalis.

zweilagiges Modell der Fascia thoracolumbalis, andere ein dreilagiges (Willard et al. 2012). Das dreilagige ähnelt dem zweilagigen Modell, seine Lamina anterior besteht aber aus der Faszie, die ventral des M. quadratus lumborum liegt, sodass die Lamina anterior des zweilagigen Modells zur Lamina media des dreilagigen Modells wird. Zur Lamina media des dreilagigen Modells gehören die Fascia dorsalis des M. quadratus lumborum und die Aponeurosen der Bauchmuskeln, insbesondere der M. obliquus internus und der M. transversus abdominis (Schuenke et al. 2012), die an den Querfortsätzen der Wirbel inserieren (➢ Abb. 6.18).

Beim zweilagigen Modell der Fascia thoracolumbalis umscheidet die Lamina posterior den dorsalen Anteil der paraspinalen Muskeln und liegt die Lamina anterior zwischen den paraspinalen Muskeln und dem M. quadratus lumborum. Beim zweilagigen Modell wird die Faszie auf der Ventralseite des M. quadratus lumborum als Ausläufer der Bauchwandfaszien, insbesondere der Faszie des M. trans-

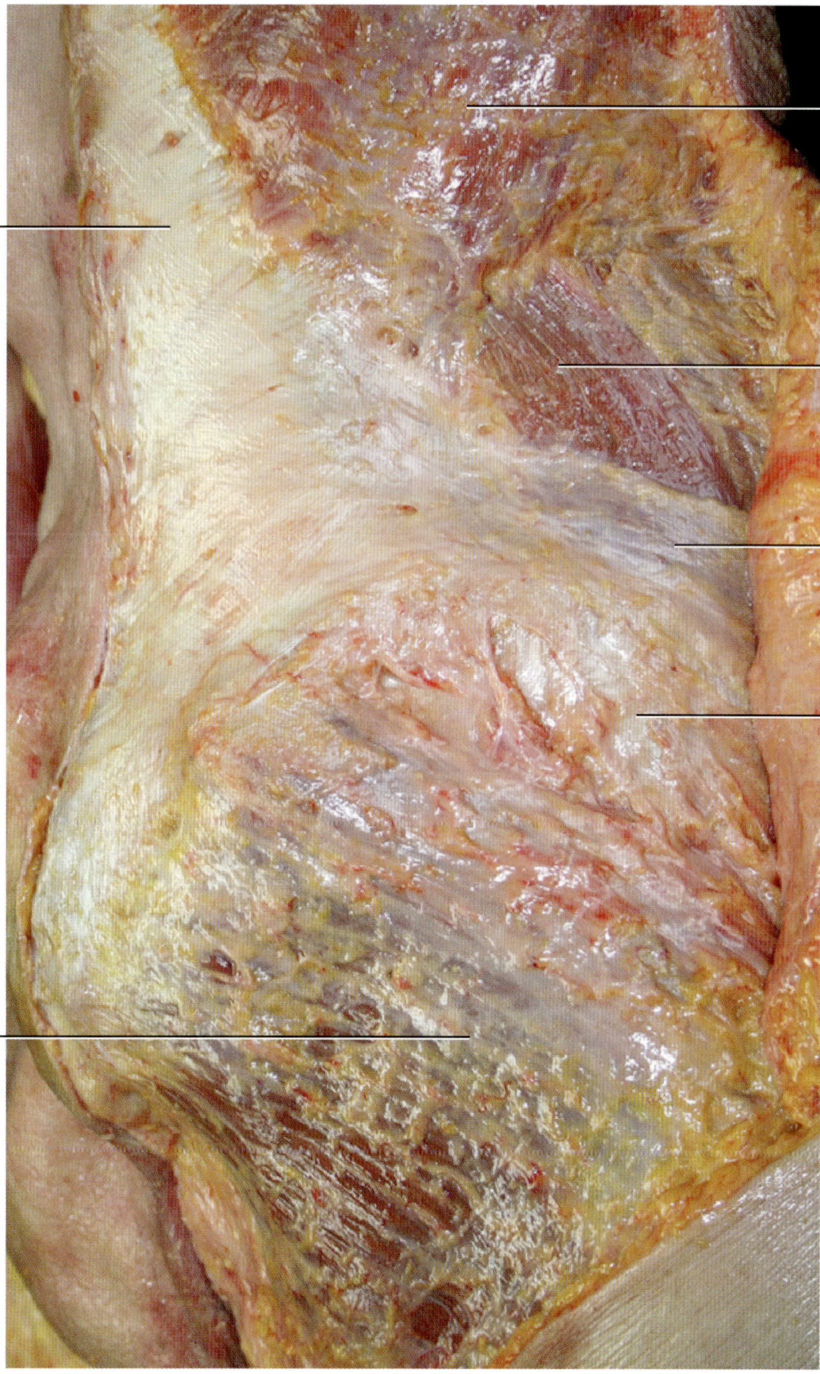

Abb. 6.19 Lamina posterior der Fascia thoracolumbalis. Viel der Fasern der Mm. gluteus maximus und latissimus dorsi inserieren direkt in der Fascia thoracolumbalis, während der M. obliquus externus über seine Faszie in der Fascia thoracolumbalis ansetzt.

6

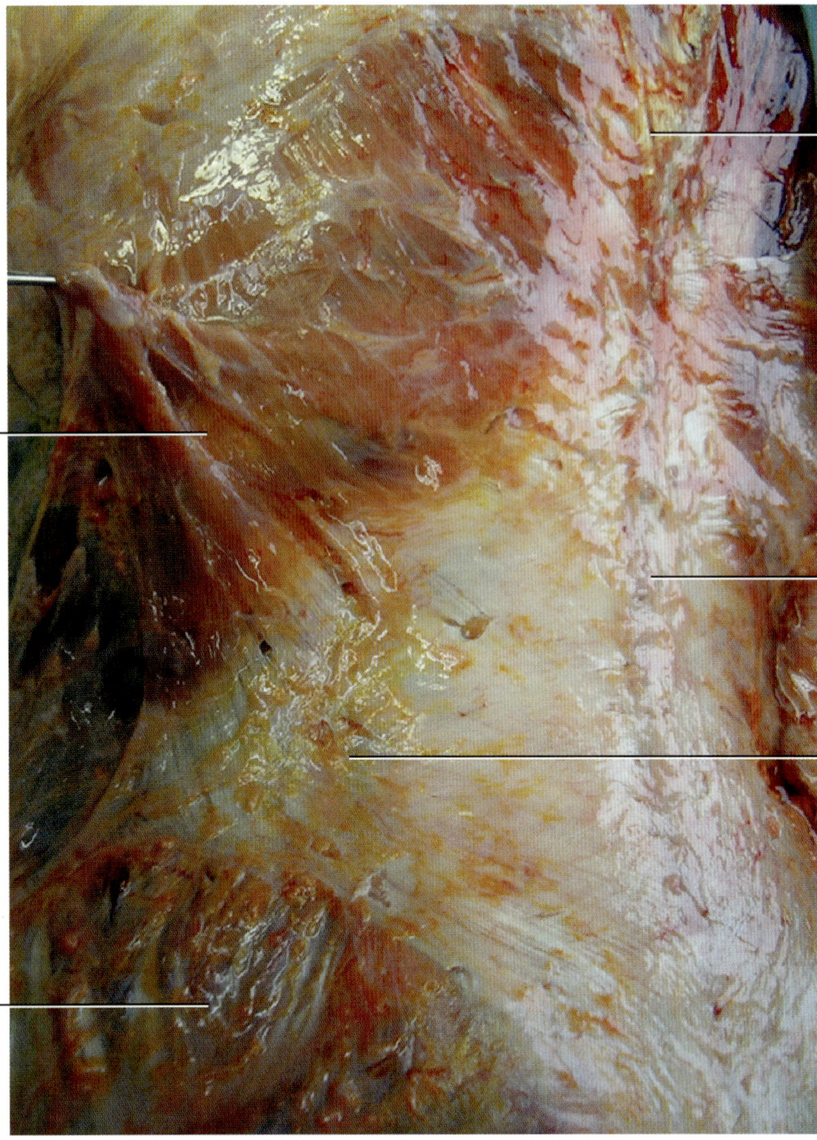

Abb. 6.20 Ansicht des Rückens von posterior. Simulation der Kontraktion des M. latissimus dorsi mit Hervorhebung der Kraftlinien in der Fascia thoracolumbalis.

versus abdominis, betrachtet. Dieser verbindet gemeinsam mit seiner Faszie den M. rectus abdominis mit dem M. quadratus lumborum und dem M. psoas. Auf diese Weise sind alle hypaxialen Bauchmuskeln verbunden.

Wir bevorzugen das zweilagige Modell, weil die makroskopischen und histologischen Eigenschaften der Faszie auf der Ventralseite des M. quadratus lumborum komplett anders sind als diejenigen der Fascia thoracolumbalis. Die Faszie auf der Ventralseite des M. quadratus lumborum ist dünn (0,10 mm, Bereich: 0,06–0,14 mm) (Barker und Briggs 1999) und kann die Spannung der verschiedenen Muskeln nicht auf Brust- und Lendenwirbelsäule übertragen, was die Hauptaufgabe der Fascia thoracolumbalis ist. Aus funktioneller Sicht besteht zwischen der Faszie auf der Ventralseite des M. quadratus lumborum und den Faszien von Becken (Fascia iliopsoas) und Abdomen (epimysiale Faszie des M. transversus abdominis) ein engerer Zusammenhang als mit der Fascia thoracolumbalis.

Aufgrund dieser Analyse verwenden wir das zweilagige Modell der Fascia thoracolumbalis. Ihre Lamina posterior ist Teil der oberflächlichen Schicht der tiefen Rumpffaszie und ihre Lamina anterior Teil der tiefen Schicht der tiefen Rumpffaszie Faszie.

Die Lamina posterior der Fascia thoracolumbalis liegt im Lumbalbereich direkt unter dem Subkutangewebe (oberflächliche Faszie). Sie verbindet die Mm. latissimus dorsi und gluteus maximus sowie einen Teil der Mm. obliquus externus und trapezius durch deren Faszien (➤ Abb. 6.19, ➤ Abb. 6.20, ➤ Abb. 6.21, ➤ Abb. 6.22). Der innere Anteil dieser Lamina verschmilzt mit der Faszie der Mm. serrati posteriores (Lamina media) und der Aponeurose des M. erector spinae. Distal inseriert die Lamina an der Spina iliaca posterior superior, der Crista iliaca und dem langen Lig. sacroiliacum posterius.

Die Lamina posterior der Fascia thoracolumbalis setzt am Lig. supraspinale und den Dornfortsätzen bis auf Höhe L4 an. Kaudal von L4 kreuzen ihre Kollagenfasern zur Gegenseite und setzen an

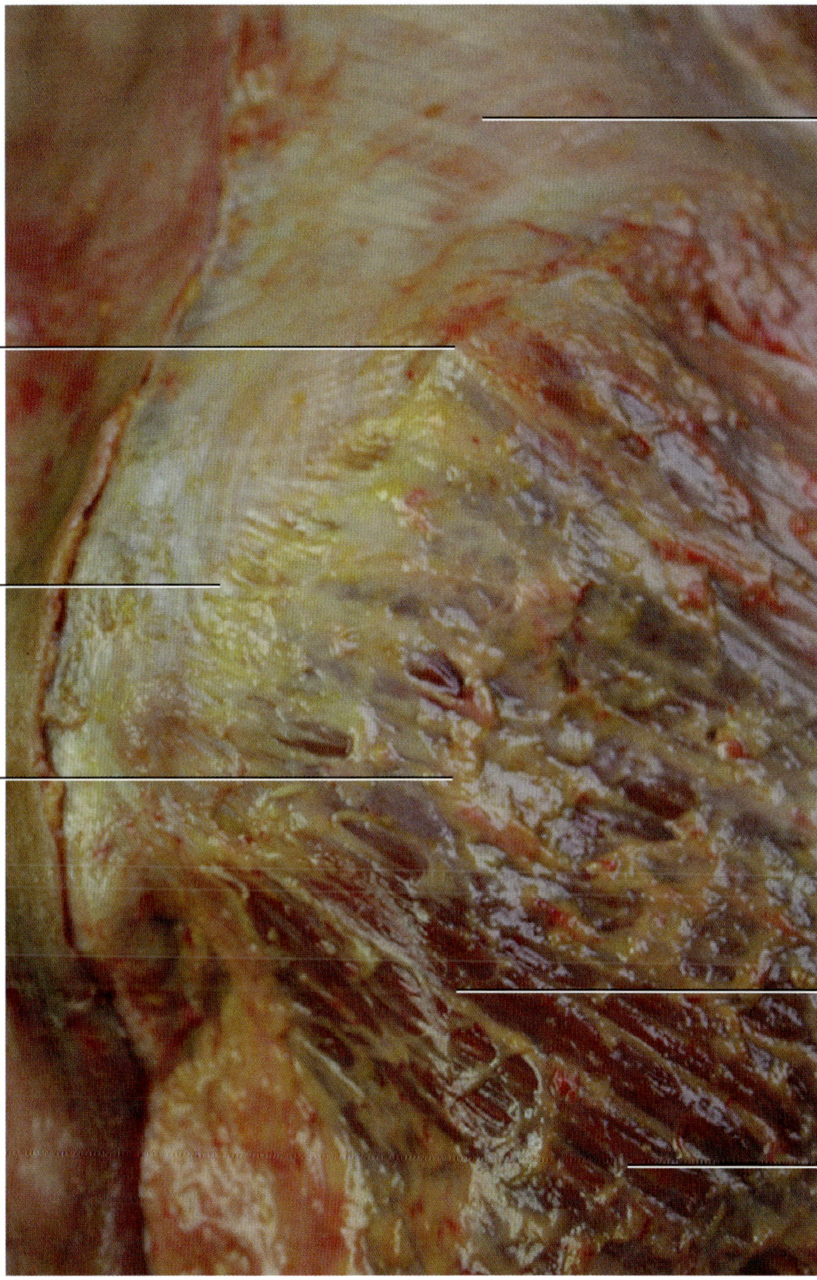

Abb. 6.21 Ansicht des rechten Glutealbereichs von posterior. Ansatz der oberflächlichen Bündel des M. gluteus maximus in der Fascia thoracolumbalis.

Os sacrum, Spina iliaca posterior superior und Crista iliaca an. Durch die Lamina posterior der Fascia thoracolumbalis werden der M. gluteus maximus und der kontralaterale M. latissimus dorsi verknüpft. Diese beiden Muskeln leiten Kräfte bei Bewegungen nach kontralateral und spannen die Fascia thoracolumbalis. Dadurch sind sie wichtige Rumpfdreher und stabilisieren die untere Lendenwirbelsäule und die Iliosakralgelenke. Durch die unterschiedlichen Faserrichtungen des M. latissimus dorsi und des M. gluteus maximus wirkt die Lamina posterior der Fascia thoracolumbalis gitterförmig. Somit kann die Lamina posterior der Fascia thoracolumbalis als ein großes Retinakulum, das die beiden Körperhälften mit den oberen und unteren Extremitäten verbindet, betrachtet werden. Diese Struktur ermöglicht bei Bewegungen im Lumbosakralbereich eine ausgewogene Kräfteverteilung, insbesondere das kontralaterale Armpendeln beim Gehen und Laufen.

Die Bedeutung der Fascia thoracolumbalis bei der Kraftübertragung auf Wirbelsäule, Becken und untere Extremitäten wurde erstmals 1995 von Vleeming et al. beschrieben. Daraus folgt, dass lokale Schmerzen (zum Beispiel) im Iliosakralgelenk auf jede der an der Kraftübertragung vom M. biceps femoris auf das Lig. sacrotuberale, den M. erector spinae, die Fascia thoracolumbalis und den kontralateralen M. latissimus dorsi beteiligten Strukturen zurückgeführt werden können. Das Verständnis der Funktion dieses komplexen myofaszialen Übergangs ist Grundlage der biomechanischen Analyse und effektiven Rehabilitation von Patienten mit Schmerzen des lumbalen Rückens und des Beckengürtels.

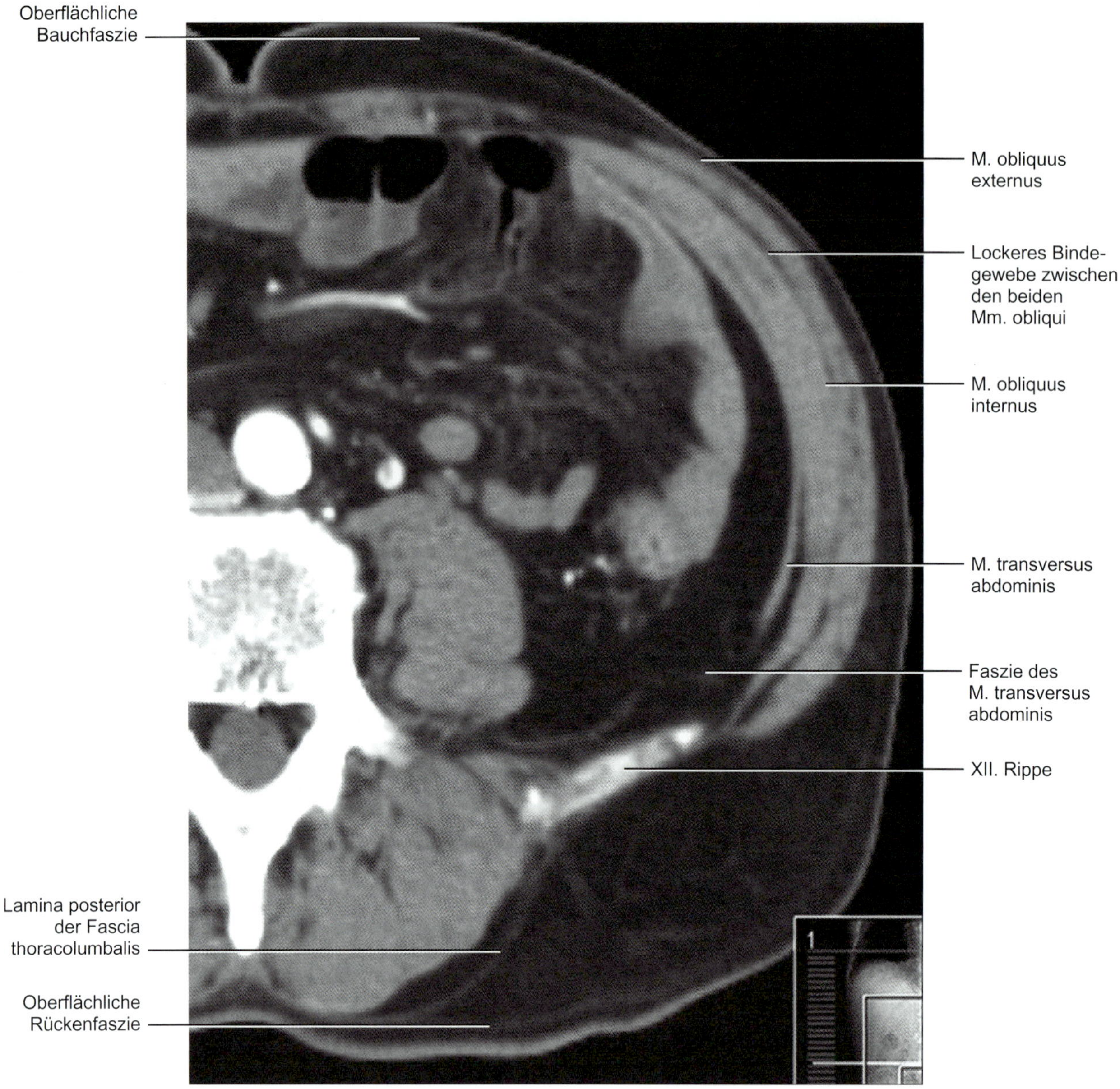

Abb. 6.22 MRT des Lumbalbereichs. Die oberflächliche Faszie und die Lamina posterior der Fascia thoracolumbalis sind gut zu erkennen. Nahe der Wirbelsäule verschmelzen die oberflächliche und die tiefe Faszie.

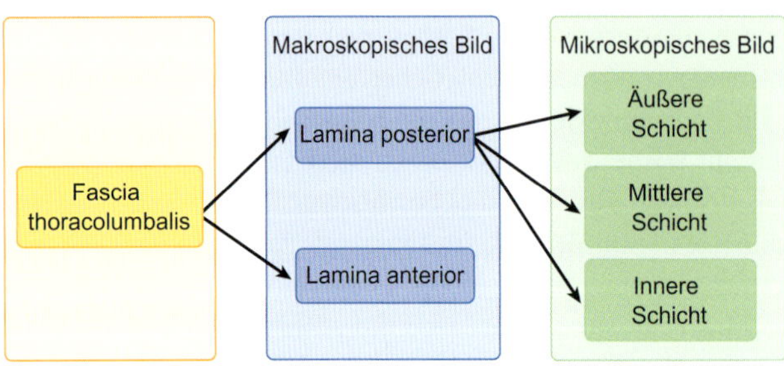

Abb. 6.23 Struktur der Fascia thoracolumbalis (zweilagiges Modell).

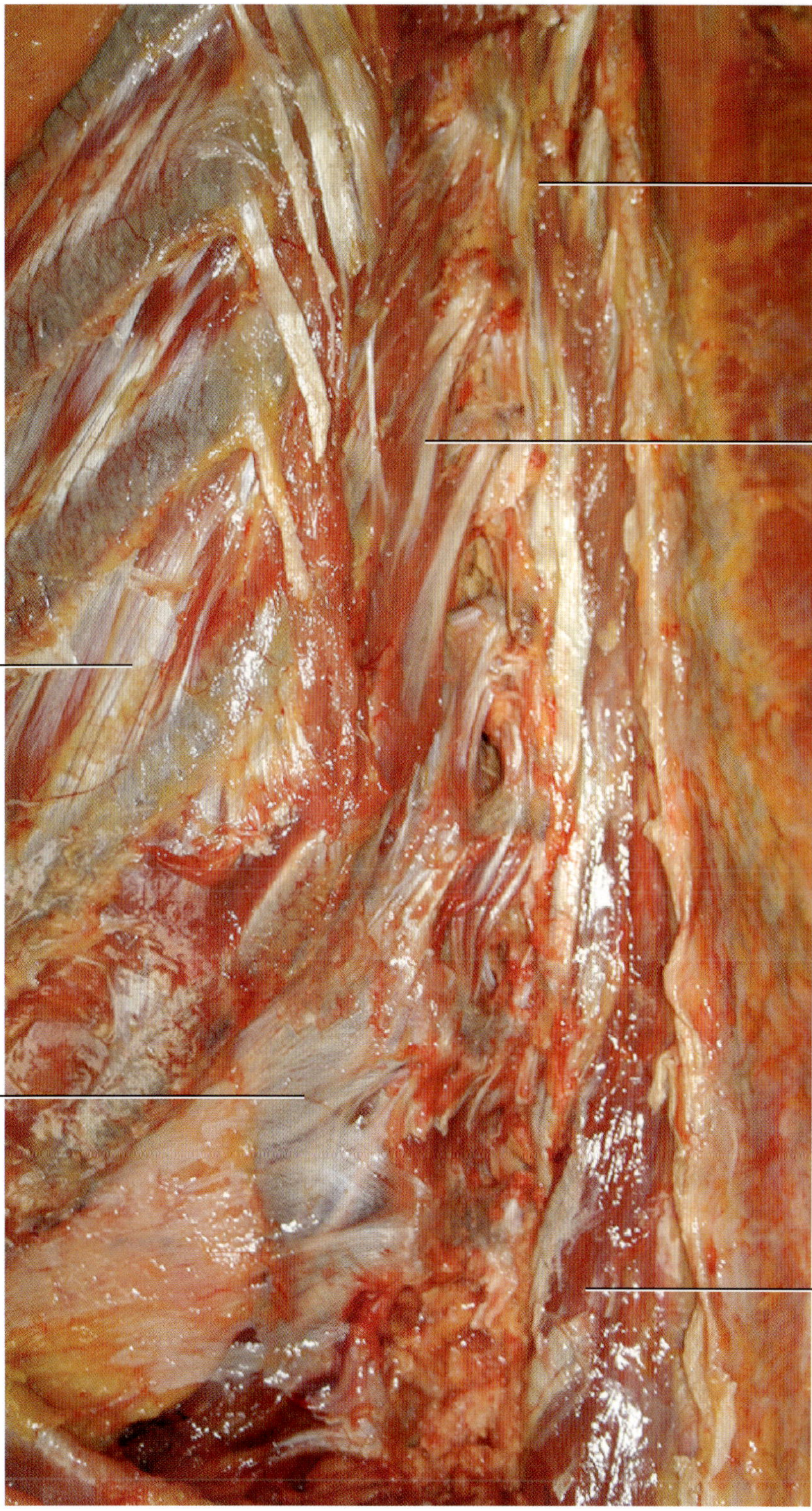

Abb. 6.24 Ansicht des Rückens von parterior. Die oberflächliche und die mittlere myofasziale Schicht wurden entfernt, um die intrinsischen Rückenmuskeln darzustellen.

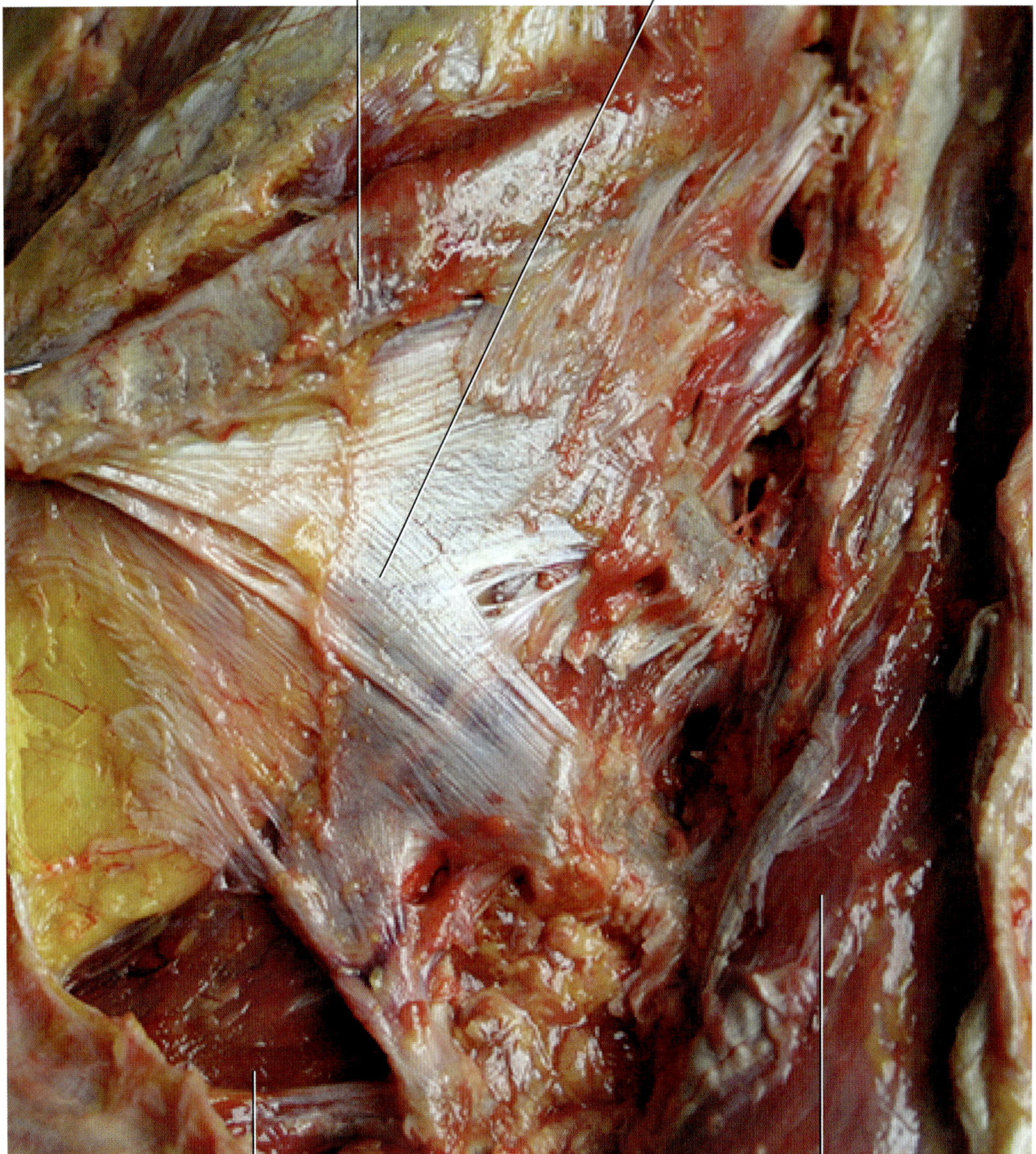

Abb. 6.25 Ansicht des Lumbalbereichs von posterior. Alle Muskeln wurden entfernt, um die Lamina anterior der Fascia thoracolumbalis (zweilagiges Modell) darzustellen. Diese fibröse Schicht inseriert an den Querfortsätzen der Lendenwirbel sowie lateral an den Mm. transversus abdominis und obliquus internus. Die verschiedenen Ausrichtungen der Faserbündel sind gut zu erkennen.

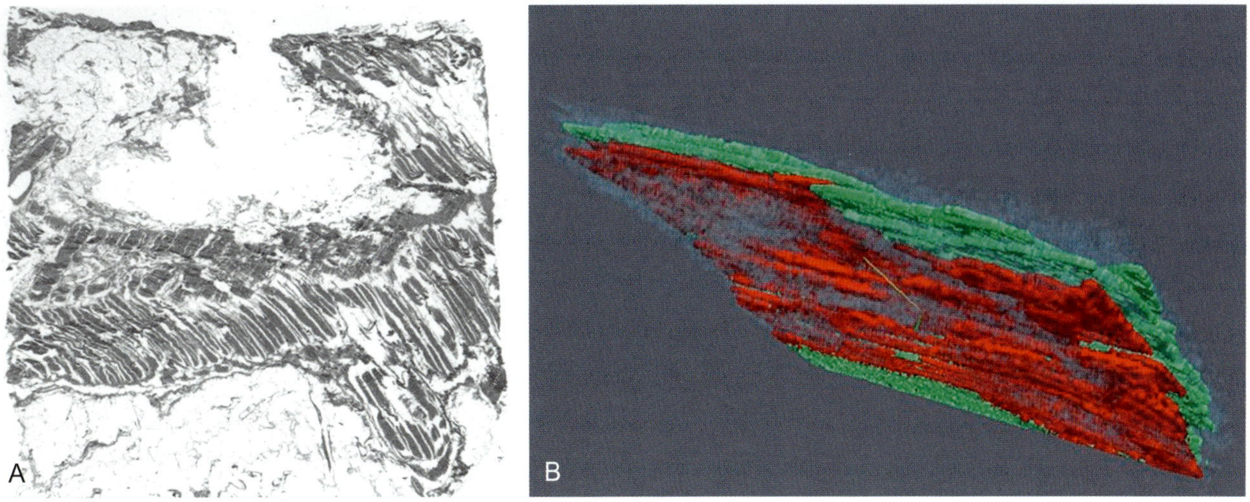

Abb. 6.26 Lamina posterior der Fascia thoracolumbalis. A. Mikroskopisches Bild mit sich kreuzenden Kollagenfasern. B. Dreidimensionale Rekonstruktion von zwei Schichten (äußerer und mittlerer). Jede Farbe entspricht einer bestimmten Richtung der Kollagenfasern.

Die Lamina posterior der Fascia thoracolumbalis besitzt eine mittlere Dicke von 680 µm und kann als multidirektionale Struktur mit denselben Eigenschaften wie die Fascia cruris betrachtet werden. Barker und Briggs (1999) gaben die Dicke der Lamina posterior der Fascia thoracolumbalis in der Nähe der Dornfortsätze mit 0,56 mm an.

Die Lamina posterior der Fascia thoracolumbalis besteht wie alle aponeurotischen Faszien mikroskopisch betrachtet aus drei Schichten, der äußeren, mittleren und inneren Schicht (➤ Abb. 6.23, ➤ Abb. 6.26). Die äußere Schicht hat eine mittlere Dicke von 75 µm und besteht aus parallel verlaufenden, wellenförmigen Kollagenfasern und vielen elastischen Fasern. Da diese Schicht in die dünne epimysiale Faszie der Mm. latissimus dorsi und gluteus maximus übergeht, kann sie als epimysiale Faszie betrachtet werden. Die mittlere Schicht (152 µm) besteht aus eng gepackten geraden, in gleicher Richtung verlaufenden Kollagenfaserbündeln ohne elastische Fasern, entsprechend der Aponeurose des M. latissimus dorsi. Die innere Schicht besteht aus lockerem Bindegewebe (450 µm) und trennt die Lamina posterior der Fascia thoracolumbalis von der epimysialen Faszie des M. erector spinae. Vor kurzem zeigten Tezars et al. (2011), dass die äußere Schicht am stärksten innerviert ist und für eine erhöhte Sensitivität sorgt.

Die Lamina anterior der Fascia thoracolumbalis (zweilagiges Modell) ist medial an den Querfortsätzen der Lendenwirbel verbunden (➤ Abb. 6.24, ➤ Abb. 6.25) und inseriert lateral an den Mm. obliquus internus und transversus abdominis. Sie hat die Eigenschaften einer aponeurotischen Faszie. Barker et al. (2007) ermittelten nahe der Spitze des Dornfortsatzes eine Dicke von etwa 0,62 mm; an anderen Stellen liegt sie bei 0,11–1,34 mm. Der Ansatz der Lamina anterior der Fascia thoracolumbalis am Querfortsatz ist recht kräftig. Um ihn auszureißen, müsste ebenso viel Kraft aufgewandt werden, wie für das Abreißen der Querfortsätze durch kräftige Kontraktionen des M. transversus abdominis. Auf ihrem Weg zu den Querfortsätzen verlaufen die meisten Kollagenfasern dieser Lamina leicht kaudolateral (10–25° gegenüber der Horizontalen) (Barker et al. 2007).

Der anatomische Übergang zwischen den Bauchmuskeln und der Fascia thoracolumbalis ist für die segmentale Kontrolle der Lendenwirbelsäule wichtig. Barker, Briggs und Bogeski (2004) zeigten, dass die Spannung der Fascia thoracolumbalis eine moderate Kontraktion des M. transversus abdominis verursacht. Embryologisch scheint die Lamina anterior der Fascia thoracolumbalis von dem Septum intermusculare, das die epaxialen Muskeln (M. erector spinae) von den hypaxialen Muskeln (Bauchmuskeln, M. iliopsoas und M. quadratus lumborum) trennt, auszugehen.

CLINICAL PEARL 6.3

Slump-Test

In der Klinik wird dieser Test eingesetzt, um eine neuromeningeale Spannung zu erfassen. Bei diesem Test wird der sitzende Patient aufgefordert, seinen Kopf und seine Schultern nach vorn zu beugen und dann die Beine abwechselnd zu strecken, um eine neurale Spannung zu erzeugen. Nach Barker und Briggs (1999) legt die Verbindung der Faszien von der Halswirbelsäule bis in den unteren Rücken nahe, dass es sich nicht um eine neurale sondern um eine myofasziale Spannung handelt. Diese myofasziale Kontinuität sollte auch bei einem Lasègue-Test bedacht werden.

Lateral des M. erector spinae verschmelzen die Lamina anterior und posterior der Fascia thoracolumbalis zu einer Raphe lateralis, die kaudal von der Crista iliaca bis zur XII. Rippe reicht (Bogduk und Macintosh 1984). Diese Raphe lateralis ist ein verdickter Komplex aus dichtem Bindegewebe und entspricht dem Übergang des hypaxialen myofaszialen Kompartiments in die paraspinale Scheide der epaxialen Muskeln. Entlang dieser Raphe laufen die Kräfte aller Muskeln, die in der Lamina anterior und posterior der Fascia thoracolumbalis inserieren, zusammen. Die Raphe lateralis verteilt die Spannung dieser Muskeln auf die beiden Laminae der Fascia thoracolumbalis, damit sie diffus auf die Wirbelsäule und nicht auf einzelne Wirbelkörper wirkt. Schuenke et al. (2012) haben durch Dissektionen und MRT-Untersuchungen ein mit Fettgewebe gefülltes lumbales interfaziales Dreieck nachgewiesen. Dieser Bereich wird von der Lamina anterior und posterior der Fascia thoracolumbalis, dem lateralen Rand der paraspinalen Muskeln (von der XII. Rippe bis zur Crista iliaca) und der Raphe lateralis begrenzt. Die Autoren vermuteten, dass dieses Dreieck *möglicherweise der Verteilung der lateralen Kräfte zum Ausgleich verschiedener viskoelastischer Eigenschaften entlang der Lamina media*[1] *oder Lamina posterior der Fascia thoracolumbalis dient.* Sie stellen außerdem fest, dass die Spannung im M. transversus abdominis wiederum von der Kontraktion der Muskeln, die in der Lamina posterior der Fascia thoracolumbalis inserieren, abhängt. Theobald et al. (2007) vermuten, dass die Raphe lateralis die Reibung der angrenzenden Faszien unter hoher Spannung verhindern soll, dass also anders gesagt die vom abdominalen myofaszialen Gürtel entlang der paraspinalen Scheide erzeugte Spannung durch das dichte Bindegewebe der Raphe lateralis zerstreut wird (Schuenke et al. 2012).

An der Basis der Lendenwirbelsäule verschmelzen die Lamina anterior und posterior der Fascia thoracolumbalis und inserieren fest an der Spina iliaca posterior superior und dem Lig. sacrotuberale. Auf diese Weise tragen sie dazu bei, die Integrität der unteren Lendenwirbelsäule und des Iliosakralgelenks zu erhalten.

CLINICAL PEARL 6.4

Bedeutung der Fascia thoracolumbalis für die Stabilisierung der Wirbelsäule

Beim Anheben eines schweren Gegenstands wird die Last durch die Wirbelsäule an die Beine weitergeleitet. Um das Achsenskeletts zu stabilisieren und die Kompression der unteren Lumbalsegmente zu reduzieren, kontrahieren die Bauchmuskeln und nimmt die Spannung im Zwerchfell zu. Beim Anheben eines schweren Gegenstandes wird unwillkürlich die Luft angehalten. Wirhed (1984) zeigte, dass dieser Mechanismus die Segmente L4 und L5 um bis zu > 40 % dekomprimiert. Cholewicki et al. (1999) verwendeten die Analogie eines Fußballs in der Bauchhöhle und stellten fest, dass sich der intraabdominale Druck durch die Kontraktion der Bauchmuskeln erhöht und die Wirbelsäule mechanisch stabilisiert. Gracovetsky (1988) wies auf die Ineffektivität dieses Mechanismus zur Stabilisierung der Wirbelsäule hin, da Sportler und Arbeiter zur Schaffung eines ausreichenden Widerstands gegen das Anheben schwerer Lasten einen so hohen Druck aufbauen müssten, dass die Aorta verlegt werden würde. Vermutlich dehnen die Kontraktionen der Bauchmuskeln die Fascia thoracolumbalis, erzeugen eine solide Struktur für die Aktion der Rückenmuskeln und erhöhen die Kraft der Rückenmuskeln um 30 %. Dieser Mechanismus wurde als hydraulischer Verstärkereffekt bezeichnet. Durch die Kontraktion der Rückenmuskeln in dem starren Zylinder aus der Lamina anterior und posterior der Fascia thoracolumbalis wird ein hydraulischer Effekt erzielt, der an der Streckung der Wirbelsäule beteiligt ist. Mithilfe eines mathematischen Modells zeigte Gracovetsky, dass die Extensionskraft, die der M. erector spinae in dem starren Kompartiment, das von der Fascia thoracolumbalis und der Rinne zwischen den Dornfortsätzen und den Wirbelbögen gebildet wird, erzeugt, signifikant dazu beiträgt, dass ein Gegenstand angehoben werden kann. Dieser Mechanismus funktioniert nur, wenn die Fascia thoracolumbalis so steif ist, dass der intrakompartimentale Druck ansteigen kann. Daher scheint es möglich, dass für das Anheben eines schweren Gegenstands die synergistische Aktivierung der Bauchmuskeln erforderlich ist. Die Kontraktion der Bauchmuskeln zieht die beiden Schichten der Fascia thoracolumbalis nach ventral, erhöht deren Spannung und erzeugt einen starren Zylinder. Diese Steifigkeit hilft bei der Kontraktion des M. erector spinae und ist ein weiterer Schutz der Wirbelsäule.

CLINICAL PEARL 6.5

Bedeutung des M. transversus abdominis für die lumbopelvine Stabilität

Im letzten Jahrzehnt hat das Interesse an einer isolierten Aktivierung des M. transversus abdominis und deren Einfluss auf die lumbopelvine Stabilität zugenommen (Hodges et al. 2003). Die Rationale für die Beschreibung der bilateralen Feed-Forward-Aktivierung des M. transversus abdominis bei der Stabilisierung der segmentalen Lendenwirbelsäule ist anders als bei den anderen Rumpfmuskeln. Der M. transversus abdominis ist bei Störungen der Wirbelsäule unabhängig aktiv. Bei lumbalen Rückenschmerzen ist der zeitliche Ablauf der Feed-Forward-Aktivierung des M. transversus abdominis gestört.
Embryologisch gehören die Mm. rectus abdominis, transversus abdominis, quadratus lumborum und psoas zu den hypaxialen Muskeln (➤ Abb. 6.27). Die hypaxialen Muskeln werden durch ein Septum, das beim Menschen der Lamina anterior der Fascia thoracolumbalis (zweilagiges Modell) entspricht, von den epaxialen Muskeln getrennt. Die Masse der hypaxialen Muskeln entwickelte sich um die Bauchhöhle herum und wird auch später noch durch die Faszie verbunden. Die Faszie des M. transversus abdominis verbindet den M. rectus abdominis mit dem M. quadratus lumborum und dem M. psoas. Aus anatomischer Sicht ist der M. transversus abdominis von einer epimysialen Faszie umscheidet; es ist nicht möglich, die Aktionen der Faszie von denen des Muskels zu trennen. Möglicherweise soll die bilaterale Aktivierung des M. transversus abdominis vor einer Bewegung die Verbindung der Mm. rectus abdominis, quadratus lumborum und psoas verstärken.

Durch die Vereinigung der Lamina anterior und posterior der Fascia thoracolumbalis entsteht das gut abgegrenzte Faszienkompartiment der paraspinalen Muskeln (➤ Abb. 6.18), die von der Wirbelsäule und den beiden Laminae (zweilagiges Modell) der Fascia thoracolumbalis umgeben sind. Der M. erector spinae kann in diesem Raum frei gleiten, da zwischen der epimysialen Faszie und der Fascia thoracolumbalis lockeres Bindegewebe mit einem hohen Gehalt an Hyaluronan liegt (➤ Abb. 6.15). Nur im Sakralbereich besteht eine Verbindung zwischen der Aponeurose des M. erector spinae und der Lamina posterior der Fascia thoracolumbalis. Sobald sich der M. erector spinae kontrahiert, werden die beiden Laminae der Fascia thoracolumbalis „aufgepumpt" (hydraulischer Verstärkermechanismus). Wenn diese Schichten zu steif sind, können sie sich nicht an das veränderte Muskelvolumen anpassen. Die Steifigkeit dieser Schichten könnte zu Schmerzen oder Veränderungen der Muskelaktivierung sowie sogar zum chronischen Kompartmentsyndrom führen.

[1] Diese Autoren verwenden das dreilagige Modell der Fascia thoracolumbalis und bezeichnen daher die Lamina anterior der Fascia thoracolumbalis als Lamina media.

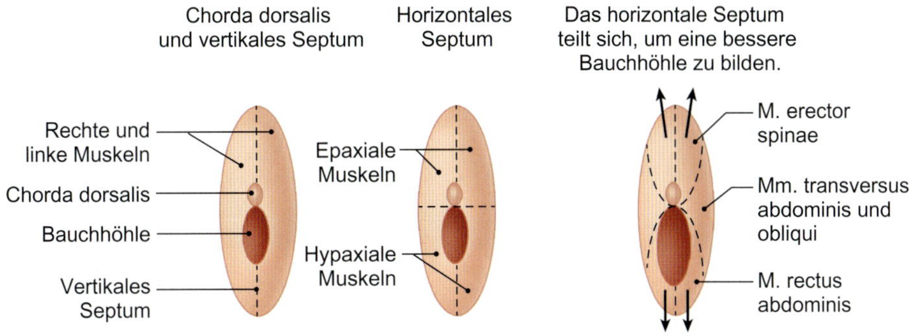

Abb. 6.27 Entwicklung der Rumpfmuskulatur. Zu Beginn werden die rechten und linken Muskeln nur durch ein vertikales Septum getrennt, sodass sie sich getrennt kontrahieren können (zur Lateralflexion). Anschließend werden die epaxialen und hypaxialen Muskeln durch ein horizontales Septum getrennt, sodass die Flexion und Extension des Rumpfes möglich ist. Die Mm. rectus abdominis, quadratus lumborum und psoas bilden die hypaxialen Muskeln. Die Mm. obliqui und der M. transversus abdominis bilden sich im horizontalen Septum. Beim Menschen entspricht das horizontale Septum der Lamina anterior der Fascia thoracolumbalis (zweilagiges Modell). Die Masse der hypaxialen Muskeln entwickelt sich um die Bauchhöhle und bleibt auch weiterhin durch die Faszie des M. transversus abdominis verbunden.

CLINICAL PEARL 6.6

Chronisches lumbales Kompartmentsyndrom

Styf (1987) zeigte, dass der Druck im M. erector spinae bei isometrischen und konzentrischen Übungen steigt. Er lag in Ruhe bei 6,1 mmHg (SD = 1,4). Wenn der Proband während der Betätigung erschöpfte, stieg der Muskelrelaxationsdruck auf 14 mmHg. Wenn die Fascia thoracolumbalis verändert ist, z. B. steifer wird, kann sie sich nicht an Änderungen des Muskelvolumens anpassen, sodass der intramuskuläre Druck stark ansteigt. Diese Situation wird als Kompartmentsyndrom bezeichnet. Das chronische Kompartmentsyndrom des M. erector spinae ist eine seltene Ursache belastungsbedingter lumbaler Rückenschmerzen, wobei subklinische Formen einen Teil der chronischen lumbalen Rückenschmerzen erklären könnten. Viele Patienten klagen im Vergleich zu Kontrollpatienten bei prolongierter lumbaler Flexion über Schmerzen. In dieser Position ist der Druck in den paraspinalen Muskeln stark erhöht und signifikant höher bei Osteoporose, degenerativer Spondylolisthesis und Zustand nach Operationen an der Lendenwirbelsäule (Hammer und Pfefer 2005). Bei manchen dieser Patienten wurde eine Fasziotomie durchgeführt, wobei das Ergebnis dieser Operation kontrovers beurteilt wird. Eine Fasziotomie ist nicht unbedingt ein klinisch benigner Eingriff.

In einer Studie an den osteofaszialen Unterschenkelkompartimenten von Hunden (die in etwa denen des Menschen entsprechen) reduzierte die Fasziotomie die Muskelkraft um 15 % und senkte sie den intrakompartimentalen Durch während einer Muskelkontraktion um 50 % (Garfin, Tipton und Mubarak 1981). Zu Funktionsstörungen der Muskeln kommt es auch durch den Verlust der Faszienkontrolle von Muskeldruck und -volumen. Eine weitere Komplikation der Fasziotomie ist die Bildung von Narbengewebe (Bermudez, Knudson und Morabito 1998).

6.4.2 Fascia iliopsoas

Die Fascia iliopsoas (➤ Abb. 6.28) kann als Fortsetzung der Faszie des M. transversus abdominis[2] betrachtet werden. Sie wird durch lockeres Bindegewebe von der Fascia transversalis und der Fascia renalis getrennt. Dorsal teilt sich die Faszie des M. transversus abdominis in zwei Laminae. Die Lamina posterior inseriert an den Querfortsätzen der Lendenwirbelsäule und bildet die Lamina anterior der Fascia thoracolumbalis. Sie reicht bis unter das Lig. iliolumbale. Die Lamina anterior bedeckt die Mm. iliopsoas und quadratus lumborum, weswegen sie als Fascia iliopsoas bezeichnet wird. Sie verschmilzt dann mit dem Lig. longitudinale anterius der Wirbelsäule und der Faszie des M. transversus abdominis der Gegenseite. Bei ihrem Verlauf über die Wirbelsäule geht die Lamina anterior der Faszie in das Periost des Wirbelkörpers über und setzt am intervertebralen Faserknorpel an. Distal setzt sich die Fascia iliopsoas in das Becken fort, wo sie sich mit der Fascia iliaca vereint und dann den Oberschenkel hinab zieht und mit der Fascia lata verschmilzt. Kranial ist die Lamina anterior der Faszie partiell mit dem Apex und dem Unterrand der letzten Rippe verbunden und setzt sich partiell in die Fascia diaphragmatica fort. Der Anteil dieser Faszie, der vom Querfortsatz des ersten Lendenwirbels zum Apex und Unterrand der letzten Rippe zieht, bildet den Arcus lumbocostalis lateralis.

Alle Äste des Plexus lumbalis verlaufen hinter der Fascia iliopsoas und sind durch reichlich lockeres areoläres Gewebe vom Peritoneum getrennt. Die Äste des Truncus sympathicus verlaufen unter den sehnigen Bögen des M. psoas major. Auch mehrere Nerven des Plexus lumbalis ziehen durch den M. psoas major; der R. genitalis des N. genitofemoralis verläuft kaudal dieser Faszienebene. Dies erklärt, warum es bei erhöhter Spannung der Psoasfaszie zur Muskelschwäche und sensiblen Ausfällen kommen kann.

Die Faszie, die den M. iliacus (Fascia iliaca) bedeckt, ist oben dünn und wird auf ihrem Weg zum Lig. inguinale allmählich dicker. Sie ist lateral auf ganzer Länge mit der inneren Lippe der Crista iliaca und medial mit dem Periost des Beckens verbunden. Kaudal dieser Faszienebene verlaufen der N. cutaneus femoris lateralis und der N. femoralis. An der Eminentia iliopubica nimmt die Fascia iliaca die Ansatzsehne des M. psoas minor auf. Unserer Ansicht nach besteht die wichtigste Funktion des M. psoas minor in der Dehnung der Fascia iliaca und der Sicherstellung eines ausreichenden Basaltonus. Der M. psoas minor fehlt bei 40–50 % der Men-

[2] Diese epimysiale Faszie muss von der Fascia transversalis, einer viszeralen Faszie, unterschieden werden. Diese beiden Faszien werden durch lockeres extraperitoneales Bindegewebe getrennt. Sie sind nur an ein paar wenigen Punkten, z. B. entlang des Hinterrands des Lig. inguinale verbunden.

6

schen. In diesem Fall nimmt die Fascia iliaca die Fasern des M. psoas major an der Eminentia iliopubica auf.

Distal inseriert der M. iliopsoas am Trochanter minor. Seine Faszie geht in die Fascia lata über (➤ Abb. 6.29). Der M. iliopsoas wird durch die Bursa iliopoas vom Hüftgelenk getrennt. Diese Bursa kommuniziert gemäß Zilkens et al. (2011) bei 15 % der Menschen mit dem Hüftgelenk.

CLINICAL PEARL 6.7

Kompression des N. genitofemoralis

Diese Kompression kann zu intermittierenden Schmerzen unter dem Lig. inguinale, die in das Skrotum bzw. die Labien und den medialen Oberschenkel ziehen, führen (Pecina, Krmpotic-Nemanic und Markiewitz 1997). Hammer (1998) beschreibt eine Technik zur Faszienlösung über dem Bereich des M. iliopsoas und den angrenzenden Bereichen zur Reduktion der Kompression des N. genitofemoralis und Elimination der Schmerzen. Er beschreibt einen verkürzten M. iliopsoas und M. quadriceps und berichtet von der Palpation von Faszienbarrieren im M. iliopsoas und der Fascia lata. Hammer schlägt die Applikation von leichtem Druck auf die stärkste Barriere vor, bis sie „schmilzt". Die Lösung dieser Barrieren reduzierte die Spannung des N. genitofemoralis und eliminierte die Symptome.

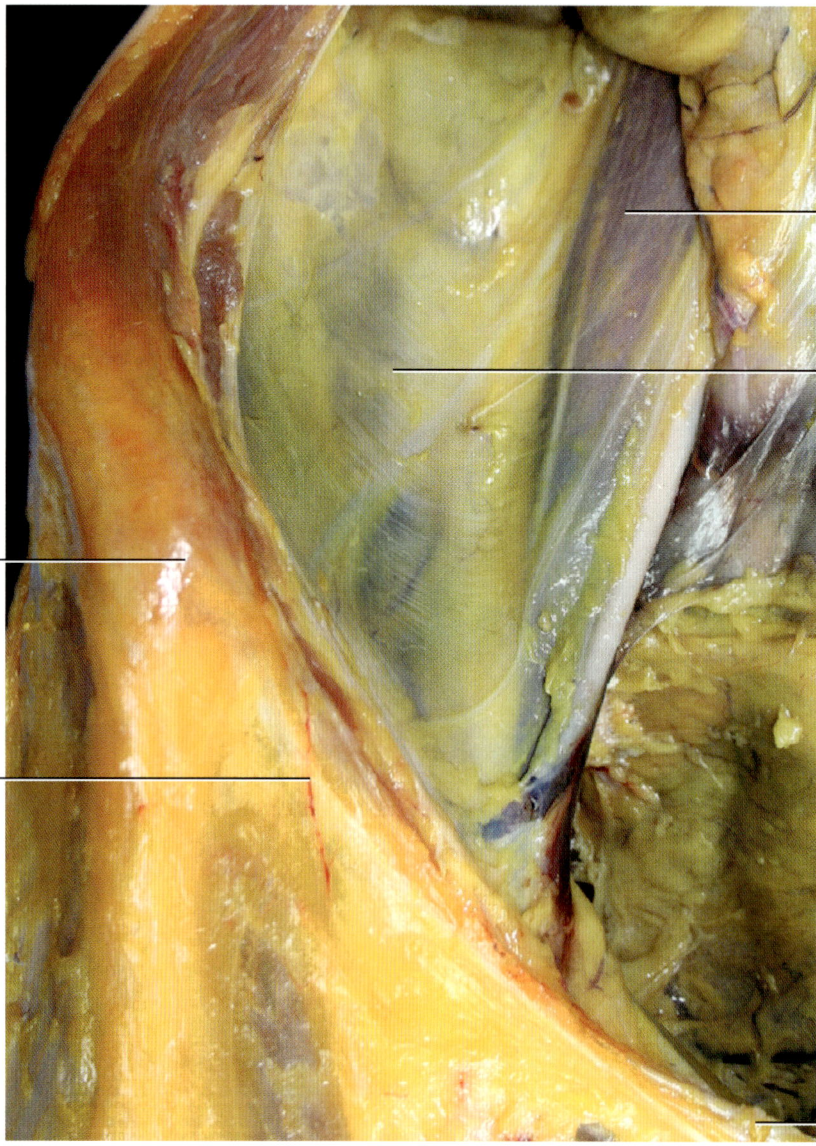

Abb. 6.28 Dissektion des Abdomens. Die Bauchwand und alle Baucheingeweide wurden entfernt, um den von seiner Faszie umscheideten rechten M. psoas darzustellen. Die Faszie ist dünn und mit dem Muskel verbunden.

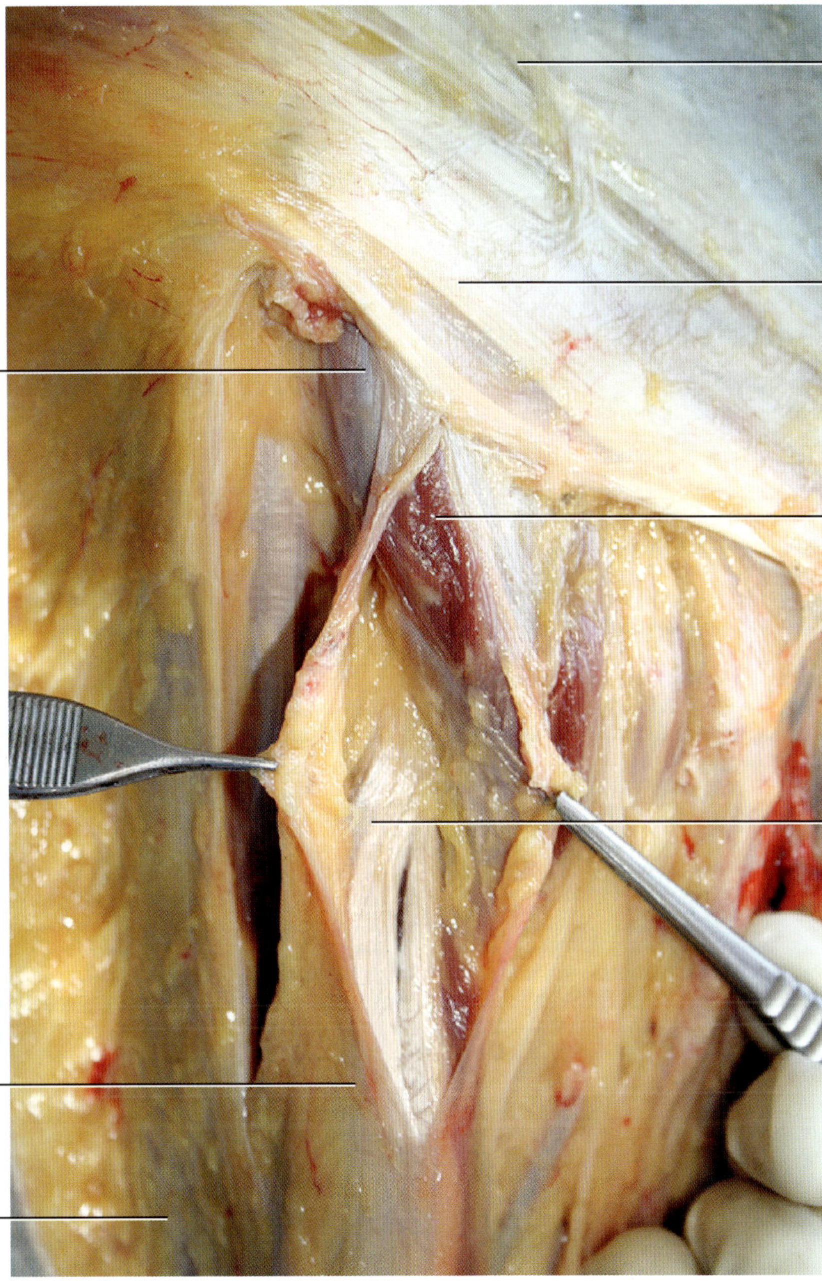

Abb. 6.29 Ansicht des Oberschenkels von anterior. Der M. sartorius und seine Scheide wurden entfernt. Der distale Ansatz des M. iliopsoas ist zu erkennen, ebenso der Übergang zwischen der Fascia iliopsoas und der Scheide des M. rectus femoris.

LITERATUR

Abu-Hijleh MF, et al. The membranous layer of superficial fascia: evidence for its widespread distribution in the body. Surg Radiol Anat 2006; 28(6): 606–19.

Aharinejad S, et al. Morphological and clinical aspects of scapular fasciocutaneous free flap transfer for treatment of venous insufficiency in the lower extremity. Clin Anat 1998; 11(1): 38–46.

Barker PJ, Briggs A. Attachments of the posterior layer of lumbar fascia. Spine 1999; 24(17): 1757–64.

Barker PJ, Briggs CA, Bogeski G Tensile transmission across the lumbar fasciae in unembalmed cadavers: effects of tension to various muscular attachments. Spine 2004; 29(2): 129–138.

Barker PJ, et al. The middle layer of lumbar fascia and attachments to lumbar transverse processes: implications for segmental control and fracture. Eur Spine J 2007; 16(12): 2232–7.

Bergstrand S, et al. Existence of tissue blood flow in response to external pressure in the sacral region of elderly individuals – using an optical probe prototype. Microcirculation 2010; 17(4): 311–9.

Bermudez K, Knudson M, Morabito D. Fasciotomy, chronic venous insufficiency and the calf muscle pump. Arch Surg 1998; 133(12): 1356–61.

Bogduk N, Macintosh JE. The applied anatomy of the thoracolumbar fascia. Spine 1984; 9(2): 164–70.

Cholewicki J, et al. Lumbar spine stability can be augmented with an abdominal belt and/or increased intra-abdominal pressure. Eur Spine J 1999; 8(5): 388–95.

Garfin SR, Tipton CM, Mubarak SJ. Role of fascia in maintenance of muscle tension and pressure. J Appl Physiol 1981; 51(2): 317–20.

Gil A, et al. Is adipose tissue metabolically different at different sites? Int J Pediatr Obes 2011; 6 (Suppl. 1): 13–20.

Gracovetsky S. The Spinal Engine. Wien, New York: Springer-Verlag; 1988.

Hammer WI. Genitofemoral entrapment using integrative fascial release. Chiropr Tech 1998; 10(4): 169–76.

Hammer WI, Pfefer MT. Treatment of a case of subacute lumbar compartment syndrome using the Graston Technique®. J Manipulative Physiol Ther 2005; 28(3): 199–204.

Hodges P, et al. Intervertebral stiffness of the spine is increased by evoked contraction of transversus abdominis and the diaphragm: in vivo porcine studies. Spine 2003; 28(23): 2594–601.

Kim PS, et al. The dorsal thoracic fascia: anatomic significance with clinical applications in reconstructive microsurgery. Plast Reconstr Surg 1987; 79(1): 72–80.

Langer K. Zur Anatomie und Physiologie der Haut. II. Uber die Spaltbarkeit der Cutis. Die Spannung der Cutis. Wien: Sitzungsberichte der Mathematisch-naturwissenschaftlicher Classe der Kaiserlichen Akademie der Wissenschaften 1862; 45, 133.

Murakami M, et al. Short-term longitudinal changes in subcutaneous fat distribution and body size among Japanese women in the third decade of life. Appl Human Sci 1999; 18(4): 141–9.

Nassif TM, et al. The parascapular flap: a new cutaneous microsurgical free flap. Plast Reconstr Surg 1982; 69(4): 591–600.

Pecina MM, Krmpotic-Nemanic J, Markiewitz AD. Tunnel Syndromes, Peripheral Nerve Compression Syndromes, second ed. New York: CRC Press; 1997, 183–5.

Saito H, Tamura T. Subcutaneous fat distribution in Japanese women. Part 1. Fat thickness of the trunk. Ann Physiol Anthropol 1992; 11(5): 495–505.

Schuenke MD, et al. A description of the lumbar interfascial triangle and its relation with the lateral raphe: anatomical constituents of load transfer through the lateral margin of the thoracolumbar fascia. J Anat 2012; 221(6): 568–76.

Sonmez A, et al. Reconstruction of the weight-bearing surface of the foot with non-neurosensory free flaps. Plast Reconstr Surg 2003; 111(7): 2230–6.

Sterzi G. Il tessuto sottocutaneo (tela subcutanea). Firenze: Niccolai, 1910.

Styf J. Pressure in the erector spinae muscle during exercise. Spine 1987; 12(7): 675–9.

Tesarz J, et al. Sensory innervation of the thoracolumbar fascia in rats and humans. Neuroscience 2011; 27(194): 302–8.

Theobald P, et al. Lubrication regime of the contact between fat and bone in bovine tissue. Proc Inst Mech Eng [H] 2007; 221(4): 351–6.

Thorfinn J, Sjoberg F, Lidman D. Sitting can cause ischaemia in the subcutaneous tissue of the buttocks, which implicates multilayer tissue damage in the development of pressure ulcers. Scand J Plast Reconstr Surg Hand Surg 2009; 43(2): 82–9.

Vleeming A, et al. The posterior layer of the thoracolumbar fascia: its function in load transfer from spine to legs. Spine 1995; 20(7): 753–8.

Willard FH, et al. The thoracolumbar fascia: anatomy, function and clinical considerations. J Anat 2012; 221(6): 507–36.

Wirhed R. Athletic Ability & the Anatomy of Motion. London: Wolfe Medical Publications Ltd.; 1984.

Zilkens C, et al. Magnetic resonance imaging of hip joint cartilage and labrum. Orthop Rev (Pavia) 2011; 3 (2): e9.

BIBLIOGRAFIE

Barker PJ, et al. The middle layer of lumbar fascia can transmit tensile forces capable of fracturing the lumbar transverse processes: an experimental study. Clin Biomech 2010; 25(6): 505–9.

Barker PJ, et al. Effects of tensioning the lumbar fasciae on segmental stiffness during flexion and extension: Young Investigator Award winner. Spine 2006; 31(4): 397–405.

Hodges PW, Richardson CA. Inefficient muscular stabilization of the lumbar spine associated with low back pain. A motor control evaluation of transversus abdominis. Spine 1996; 21(22): 2640–50.

Hodges PW, Richardson CA. Feedforward contraction of transversus abdominis is not influenced by the direction of arm movement. Exp Brain Res 1997; 114(2): 362–70.

Hodges PW, Richardson CA Transversus abdominis and the superficial abdominal muscles are controlled independently in a postural task. Neurosci Lett 1999; 265 (2): 91–4.

Hoheisel U, et al. Nociceptive input from the rat thoracolumbar fascia to lumbar dorsal horn neurones. Eur J Pain 2011; 15(8): 810–5.

Styf J, Lysell E. Chronic compartment syndrome in the erector spinae muscle. Spine 1987; 12(7): 680–2.

Testut JL, Jacob O. Précis d'anatomie topographique avec applications medico-chirurgicales. Band III. Paris: Gaston Doin et Cie; 1905, 302.

Yahia H, Rhalmi S, Newman N. Sensory innervation of human thoracolumbar fascia, an immunohistochemical study. Acta Orthop Scand 1992; 63(2): 195–7.

6

KAPITEL

7 Faszien der oberen Extremität

7.1 Oberflächliche Faszie

In der oberen Extremität ist die oberflächliche Faszie sehr dünn (➤ Abb. 7.1, ➤ Abb. 7.2) und lässt sich nur schwer vom subkutanen Fettgewebe isolieren. Sie ist im Oberarm und proximalen Unterarm dicker und wird nach distal sehr dünn. Bei vorsichtiger Dissektion lässt sie sich jedoch in der gesamten oberen Extremität darstellen. Außerdem ist die oberflächliche Faszie an der Dorsalseite des Armes dicker als an der Ventralseite. Die Kraftlinien sind in der tiefen Faszie besser zu erkennen als in der oberflächlichen Faszie, weil letztere elastischer und verformbarer ist.

CLINICAL PEARL 7.1

Altersbedingte Veränderungen subkutanen Oberarmgewebes

Im jungen Alter ist das dorsomediale Subkutangewebe des Oberarmes fest in ein Netzwerk aus kräftigen elastischen Fasern eingebunden. Mit zunehmendem Alter und aufgrund von Gewichtsschwankungen lockern sich die Verbindungen zwischen der oberflächlichen Faszie des dorsomedialen Oberarmbereichs und der Fascia axillaris und verlieren die Retinacula cutis des oberflächlichen Fettgewebes (SAT) und des tiefen Fettgewebe (DAT) ihre Elastizität. Außerdem gibt die oberflächliche Faszie selbst nach. Die Folge ist eine signifikante Ptose des dorsolateralen Oberarmbereichs. Die Brachioplastik verankert gemäß Lockwood (1995) die oberflächliche Faszie sicher an der Fascia axillaris. Die Brachioplastik wird seltener gewünscht als andere plastische Eingriffe, weil sie oft zu schlechten Ergebnissen, wie Narbenhypertrophie, Neuropathien und einem distalen Lymphödem, führt. Viele dieser Komplikationen beruhen vermutlich auf einer intraoperativen Schädigung der oberflächlichen Faszie.

Die oberflächlichen Faszien des Thorax, des oberen Rückenbereichs und der oberen Extremität laufen in der Axilla zusammen. Die oberflächliche Faszie der Regio pectoralis zieht über den Unterrand des M. pectoralis major nach distal und weiter in die oberflächliche Faszie, die den M. latissimus dorsi bedeckt. Proximal geht sie in die oberflächliche Faszie, die den M. deltoideus bedeckt, über. Die oberflächliche Faszie der Axilla ist das zentrale Verbindungsstück der oberflächlichen Faszien der oberen Extremität und des Rumpfes. Die oberflächliche Fascia axillaris ist keine durchgehende Schicht, sondern enthält zahlreiche Löcher mit Stopfen aus fibrösem Gewebe und Fett (➤ Abb. 7.3). Durch diese Löcher verlaufen Nerven und Gefäße, die zur Kommunikation zwischen den tiefen Muskelebenen und dem Subkutangewebe beitragen. In der Axilla ist insbesondere bei Adipositas reichlich DAT vorhanden. Außerdem befinden sich im axillären DAT viele Lymphknoten.

CLINICAL PEARL 7.2

Strangbildung nach Brustkrebsoperation

Erkrankungen des Armes nach axillärer Lymphonodektomie wegen eines Mammakarzinoms sind in der Literatur gut beschrieben. Möglich sind ein Ödem der oberen Extremität, Schmerzen, eingeschränkte Schulterbeweglichkeit sowie sensible und motorische Ausfälle. Oft finden sich in der Axilla tastbare Gewebestränge, die sich bei Schulterabduktion spannen und schmerzen, ein Lymphödem und axilläre Schmerzen, die in den Arm ausstrahlen. Bei diesen Patientinnen wurden intraoperativ die oberflächlichen und tiefen Faszien und damit der Lymphabfluss der Axilla geschädigt. Beim Gesunden werden die zahlreichen axillären Strukturen durch lockeres areoläres Bindegewebe zusammengehalten, das aufgrund seiner Dehnbarkeit und Elastizität einen großen Bewegungsumfang ermöglicht. Die vitalen neurovaskulären Strukturen werden in der Axilla zusätzlich durch Fettgewebe geschützt. Bei der operativen Entfernung oder Biopsie von Lymphknoten erfolgt eine vorsichtige Dissektion unterschiedlich vieler axillärer Lymphknoten und des sie stützenden Fettgewebes und areolären Bindegewebes. Bei Schäden an diesem schützenden Bindegewebe können sich Adhäsionen und Narbenzüge, welche die Beweglichkeit von Arm und Schulter einschränken, bilden. Neu entstandene Adhäsionen um die Lymphgefäße verursachen ein Lymphödem. Fourie und Robb (2009) schlugen eine Kombination von Techniken zur Weichgewebemobilisierung vor, um das Gewebegleiten in der Axilla zu beeinflussen. Oft lassen sich durch Weichgewebemethoden die Schmerzen reduzieren und der Bewegungsumfang sowie die Lymphdrainage verbessern.

In der oberen Extremität findet sich kaum Subkutangewebe. Es kommt nur an der Dorsalseite vor, wo in der Regel viel SAT vorhanden ist (➤ Abb. 7.4, ➤ Abb. 7.5). Bei schlanken Menschen besteht das SAT überwiegend aus lockerem Bindegewebe mit vereinzelten Fettzellen und dünnen Retinacula cutis profunda. Da das DAT auf der tiefen Faszie eine Gleitschicht bildet, lässt sich das Subkutangewebe mit seiner oberflächlichen Faszie leicht entfernen, ohne die darunterliegende tiefe Faszie zu beschädigen. In vivo erlaubt dieser Aspekt des Subkutangewebes leichtere Bewegungen und das Abheben der Haut von den Muskelebenen.

Am Handgelenk wird das DAT fibröser, sodass die oberflächliche und die tiefe Faszie verbunden sind. Auch am Ellenbogen setzt die oberflächliche Faszie an der tiefen Faszie an. Direkt über dem Olekranon befindet sich zwischen der oberflächlichen und der tiefen Faszie ein virtueller Raum, die Bursa olecrani. Dieses geschlossene Kompartiment entsteht durch die Fusion der umgebenden oberflächlichen und tiefen Faszie. Auch entlang des Unterrandes des M. deltoideus verschwindet das DAT, sodass es zur Adhäsion zwischen oberflächlicher und tiefer Faszie kommt (➤ Abb. 7.6). Auf diese Weise entstehen in Schulter, Arm, Unterarm und Hand subkutane Kompartimente.

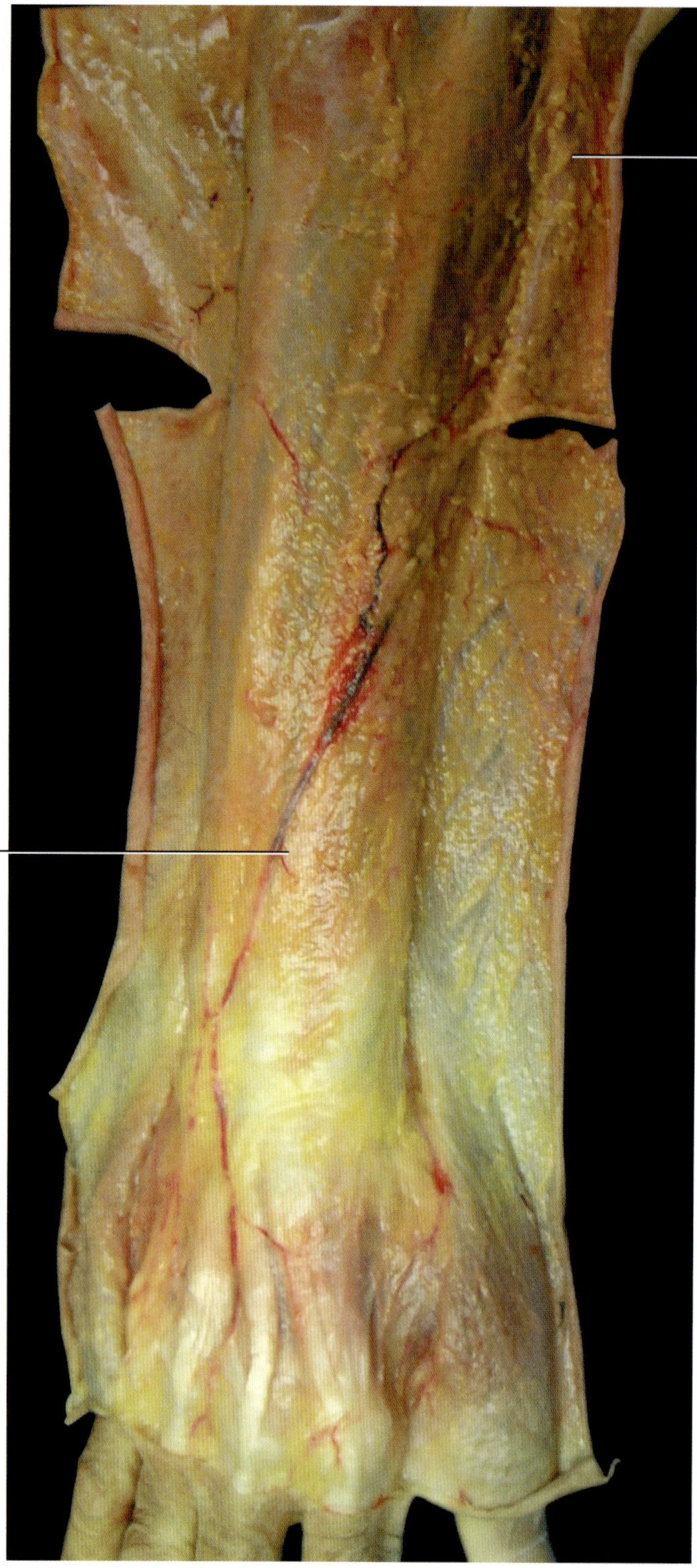

Abb. 7.1 Dorsalbereich des Unterarms. Die Haut wurde entfernt und nach lateral gezogen, um die oberflächliche Faszie mit den oberflächlichen Venen (injiziert mit rotem Harz) darzustellen.

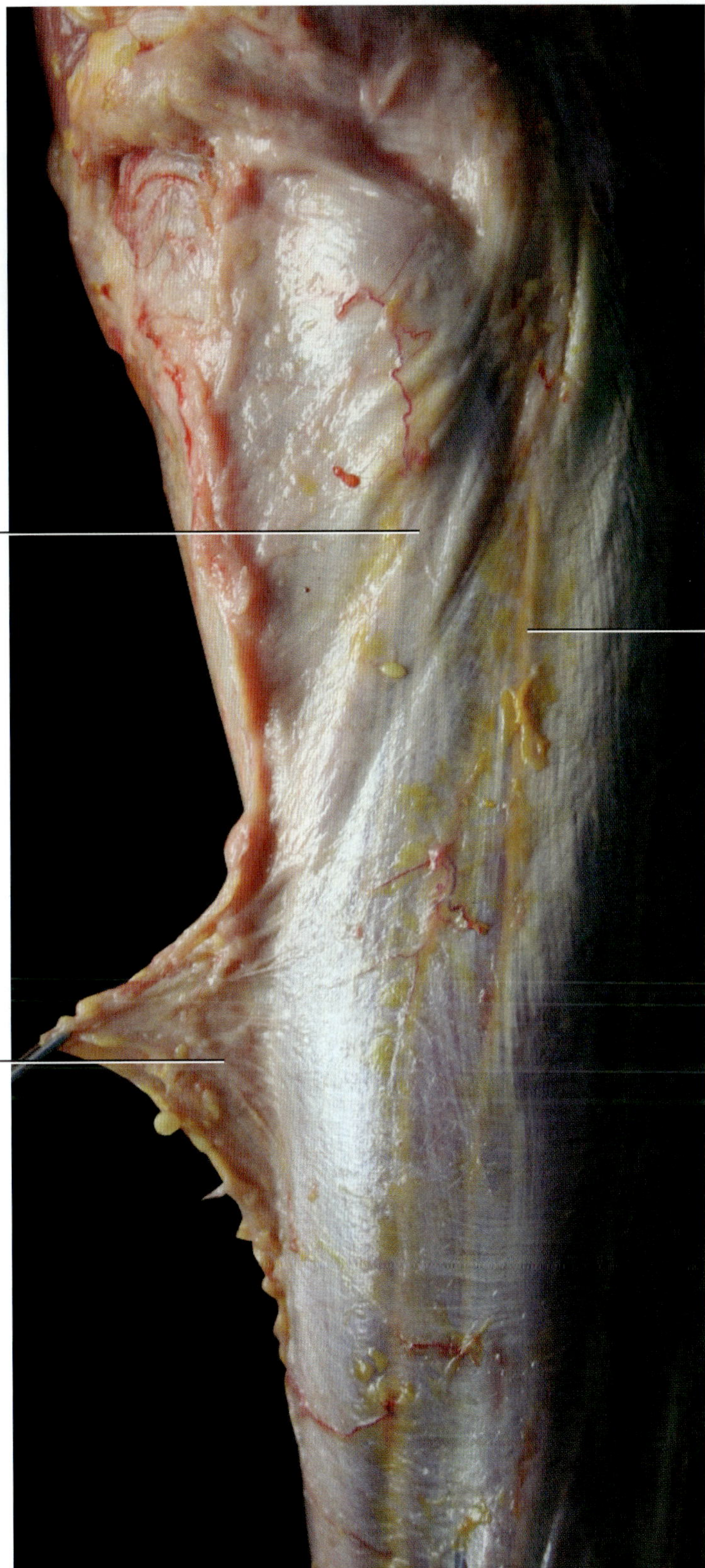

Abb. 7.2 Dorsalbereich des Unterarms. Die oberflächliche Faszie wurde angehoben, um die tiefe aponeurotische Faszie darzustellen. Zwischen den beiden Faszienschichten befindet sich lockeres Bindegewebe.

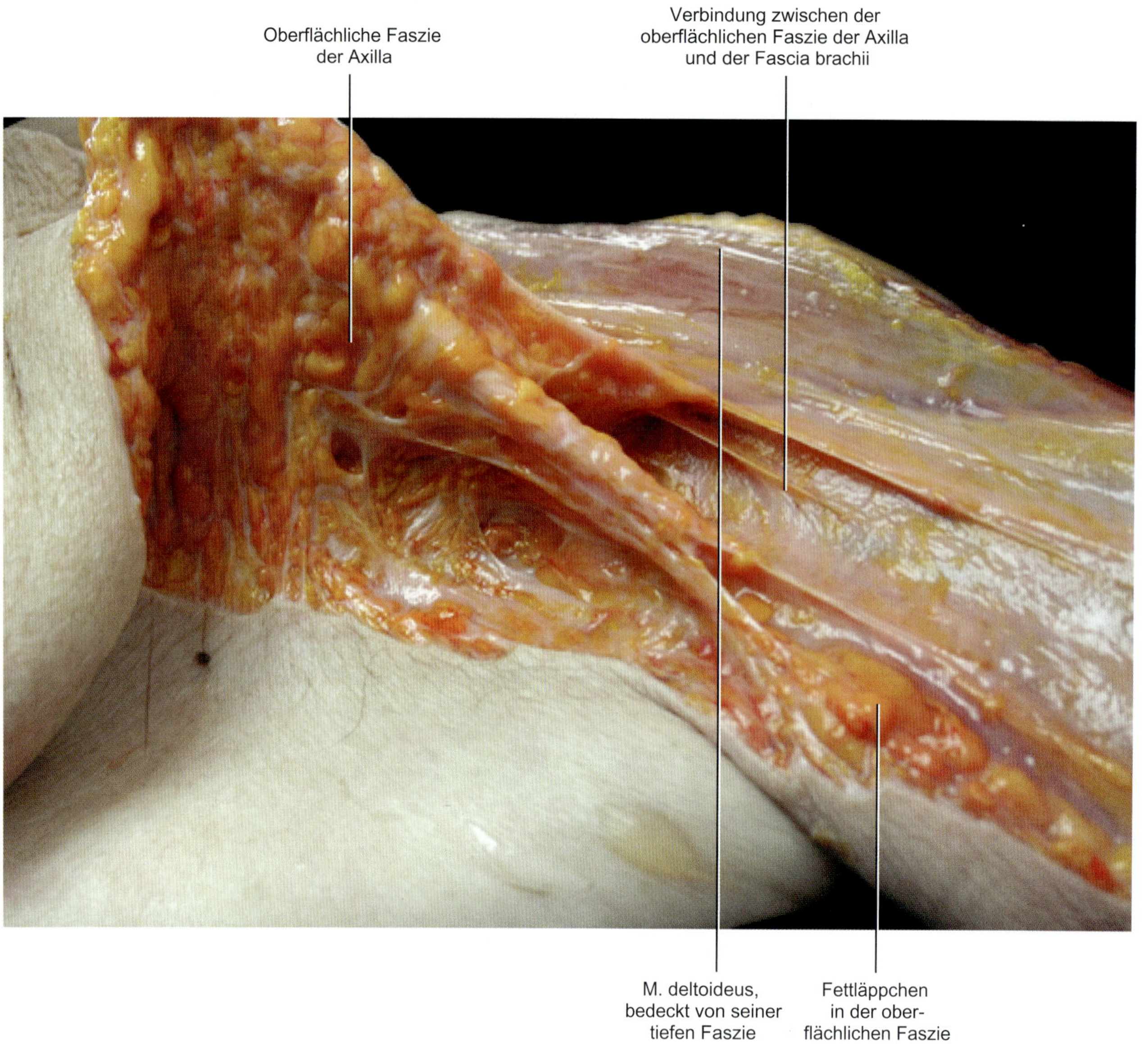

Abb. 7.3 Oberflächliche Faszie der Axilla. Die Verbindungen zwischen ihr und der tiefen aponeurotischen Faszie des Oberarms (Fascia brachii) sind gut zu erkennen.

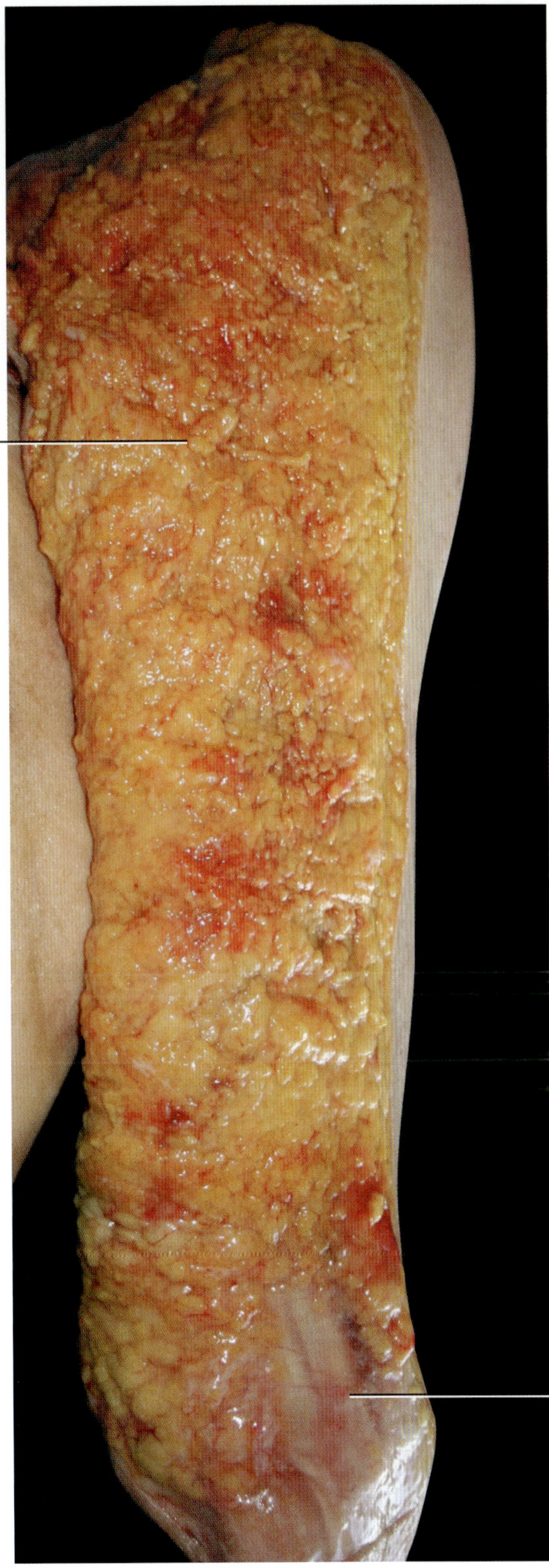

Abb. 7.4 Ansicht des Oberarms von posterior. Die Haut wurde entfernt, um das SAT darzustellen. Es wird durch Retinacula cutis superficialis in zahlreiche Läppchen unterteilt. Am Ellenbogen verschwindet das oberflächliche Fettgewebe und setzt die oberflächliche Faszie an der tiefen Faszie an.

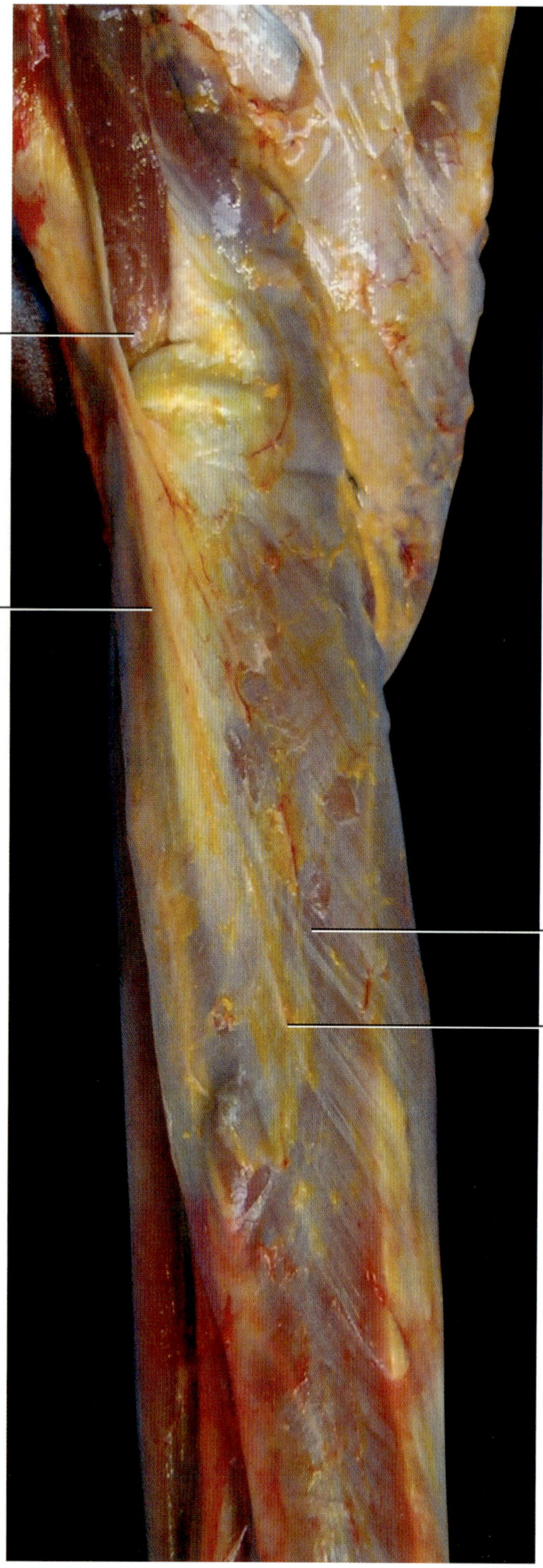

Abb. 7.5 Dorsalbereich des Oberarms. Die Haut, das SAT und die oberflächliche Faszie wurden entfernt, um die tiefe Oberarmfaszie darzustellen. Zwischen der oberflächlichen und der tiefen Faszie befindet sich lockeres Bindegewebe mit ein paar Fettzellen, durch das die beiden Faszienschichten aufeinander gleiten können. Dank des lockeren Bindegewebes kann die oberflächliche Faszie entfernt werden, ohne die tiefe Faszie zu beschädigen.

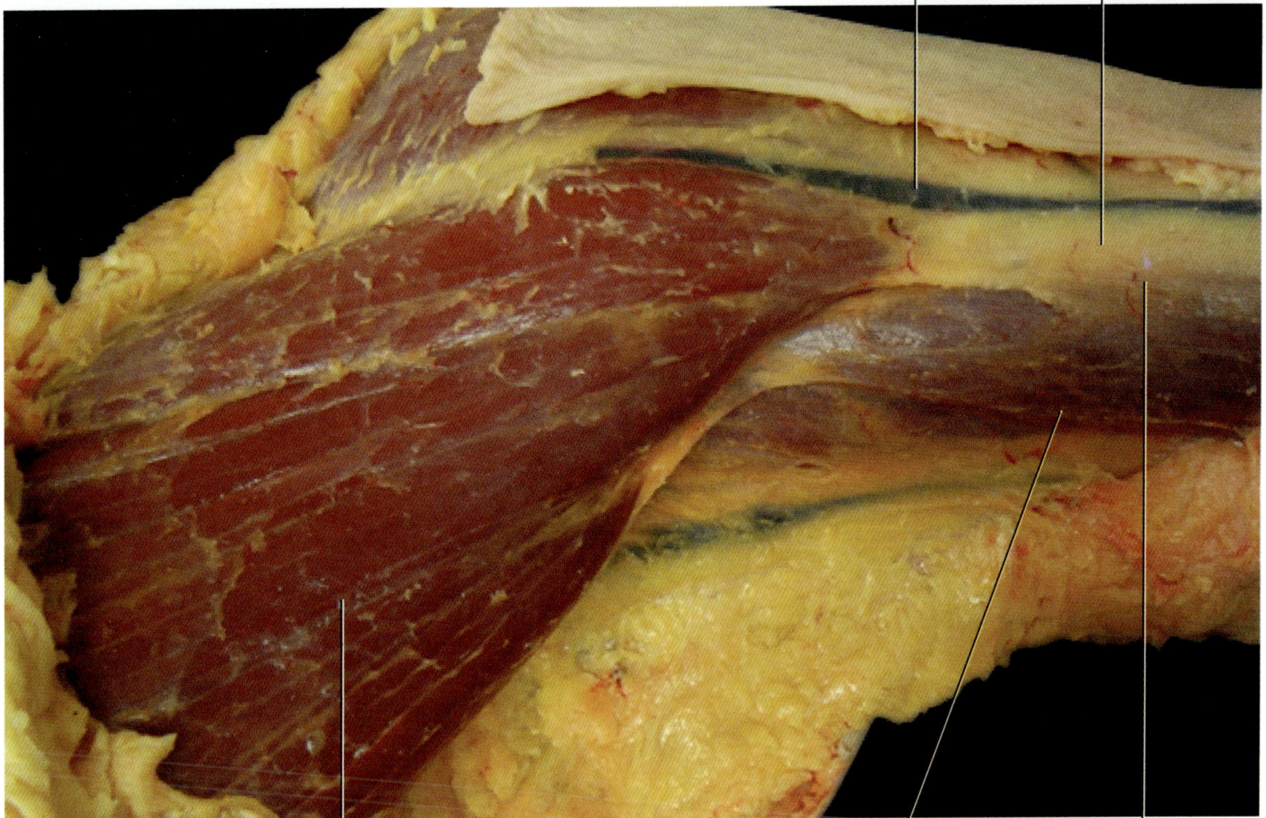

Abb. 7.6 Ansicht der Schulter von anterior. Die Haut wurde entfernt, um die Beziehung zwischen der V. cephalica und der oberflächlichen Faszie darzustellen. Auf Höhe des Trigonum deltopectorale steigt sie in die Tiefe ab und mündet in die V. axillaris. Außerdem sind im Verlauf der V. cephalica Adhäsionen der oberflächlichen Faszie an der Fascia brachii zu erkennen.

Auf dem Handrücken lässt sich die oberflächliche Faszie ebenfalls isolieren, obwohl dort kaum subkutanes Fettgewebe vorhanden ist (➤ Abb. 7.7). Bidic, Hatef und Rohrich (2010) identifizierten auf dem Handrücken histologisch und sonografisch drei Schichten und zeigten, dass alle großen dorsalen Venen und sensiblen Nerven in der mittleren Schicht (entsprechend der oberflächlichen Faszie) verlaufen. Das Vorhandensein von drei Schichten auf dem Handrücken ist für die volumetrische Handverjüngung mit strukturierten Fettgewebstransplantaten oder injizierbaren Füllern wichtig. Eine Injektion in die Fettschichten unter Erhalt der oberflächlichen Faszie dürfte bei den verschiedenen Biorevitalisierungsverfahren zu besseren Ergebnissen führen.

In der Hohlhand findet sich kein DAT und ist die oberflächliche Faszie mit der tiefen Faszie zur Aponeurosis palmaris verbunden (➤ Abb. 7.8). Die oberflächliche Faszie entspricht den longitudinalen Faserbündeln der Aponeurosis palmaris, die vom M. palmaris longus gedehnt werden. In der Hohlhand findet sich reichlich SAT mit zahlreichen kräftigen vertikalen fibrösen Septen, welche die Haut fest mit der Aponeurosis palmaris verbinden.

Die oberflächliche Faszie spaltet sich an den subkutanen Venen und Nerven und bildet spezielle Kompartimente (➤ Abb. 7.9, ➤ Abb. 7.10). Nach Abu-Hijleh et al. (2006) finden sich an der oberflächlichen Faszie zwei Arten von Venen. Die „Nebenvenen" verlaufen oberflächlich von ihr und sind in das SAT eingebettet, während die „Hauptvenen" unter der oberflächlichen Faszie verlaufen. Unsere Dissektionen zeigten, dass die „Hauptvenen" (Vv. basilica und cephalica) von der oberflächlichen Faszie umhüllt sind, die um jedes der Gefäße ein Kompartiment bildet. Diese Kompartimente ähneln sonografisch dem „ägyptischen Auge". Diese Beziehung der Gefäße zur oberflächlichen Faszie wird von Shahnavaz et al. (2010) bestätigt. Sie wiesen das konsistente Vorhandensein der V. cephalica in einer doppelten Fettebene nach, die somit zuverläs-

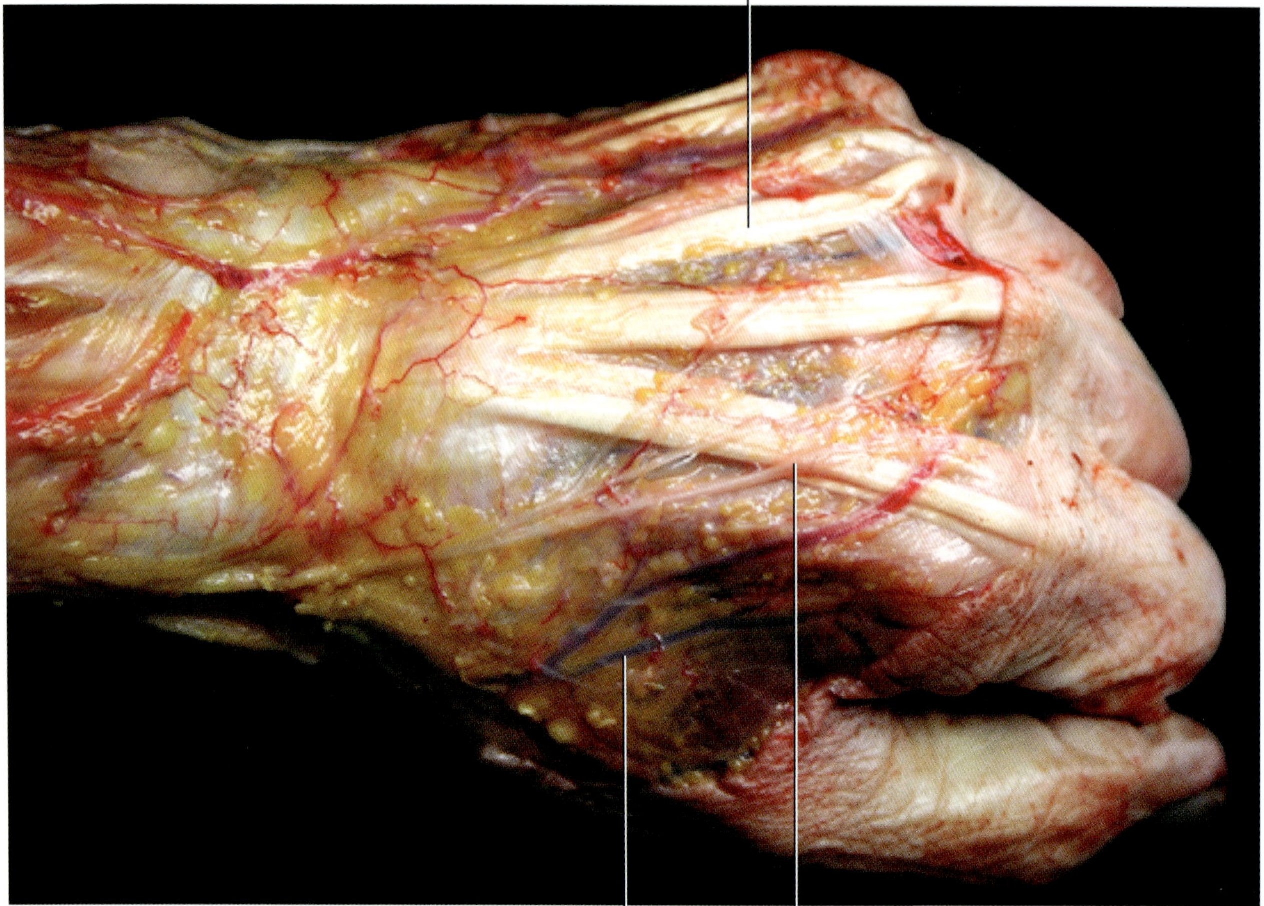

Abb. 7.7 Handrücken. Die Haut wurde entfernt, um die oberflächliche Faszie darzustellen. In der oberflächlichen Faszie sind die oberflächlichen Gefäße und Nerven zu erkennen.

sig vorhanden ist und zur Isolation der V. cephalica für einen radialen freien Unterarmlappen beiträgt. Dieser zuverlässige Zusammenhang zwischen der oberflächlichen Faszie und den oberflächlichen Gefäßen legt nahe, dass die oberflächliche Faszie die oberflächlichen Venen der oberen Extremitäten räumlich organisiert, damit sie bei Bewegungen oder Venenpunktionen nicht verschoben werden. Die Adventitia der Gefäße geht in das fibröse Gewebe der oberflächlichen Faszie über. Dadurch trägt die oberflächliche Faszie zum Offenhalten der Venen bei.

Die oberflächliche Faszie scheint auch die oberflächlichen Nerven, wie die Nn. cutaneus antebrachii und brachii medialis, die Nn. cutaneus antebrachii und brachii lateralis sowie die Nn. cutaneus antebrachii und brachii posterior zu organisieren. Die Verzweigung dieser Nerven korreliert stark mit der Organisation der Subkutis.

CLINICAL PEARL 7.3

Kompression von Hautnerven in der oberflächlichen Faszie

Der N. musculocutaneus kann in unterschiedlichen anatomischen Höhen komprimiert werden. Proximale Kompressionen beruhen überwiegend auf einer Hypertrophie des M. coracobrachialis und führen zu motorischen und sensiblen Ausfällen. Distal des M. biceps brachii kann es am lateralen Austritt des Nervs neben dem muskulotendinösen Übergang der Bizepssehne, wo er zum N. cutaneus antebrachii lateralis wird, zur Kompression kommen (Davidson, Bassett und Nunley 1998). Diese Kompression tritt unter der Aponeurose des M. biceps brachii (Lacertus fibrosus) auf. Ursache ist meistens eine übermäßig kraftvolle Extension des Ellenbogens oder Pronation des Unterarms. Gelegentlich besteht Verwechslungsgefahr mit der Epicondylitis lateralis (Clinical Pearl 7.8). Selten kommt es weiter distal zur Nervenkompression, wo der N. cutaneus antebrachii lateralis die oberflächliche Unterarmfaszie kreuzt (Belzile und Cloutier 2001). Das erstge-

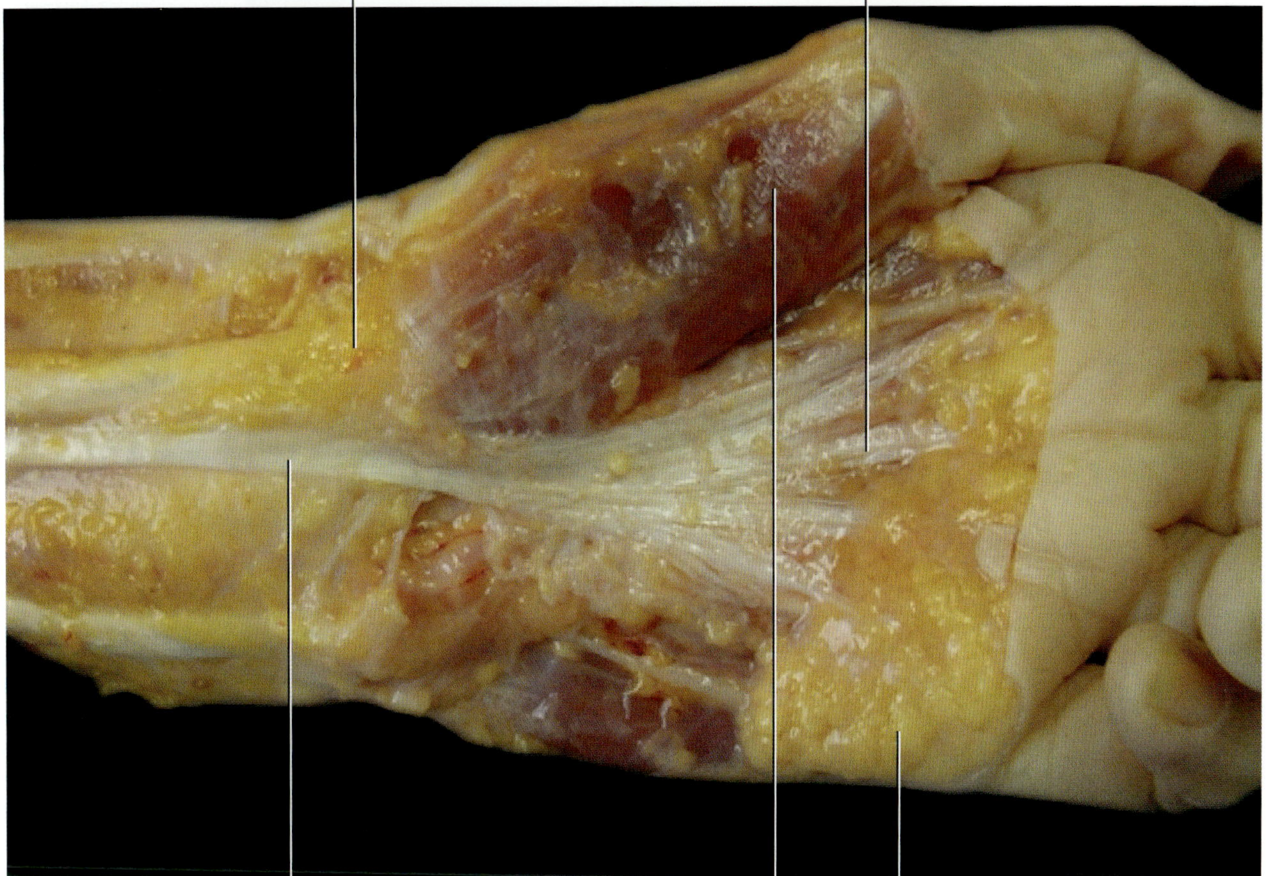

Abb. 7.8 Hohlhand. In der Hohlhand gibt es keine echte oberflächliche Faszie, da sie an der Bildung der Aponeurosis palmaris beteiligt ist. Die Sehne des M. palmaris kreuzt die tiefe Faszie im distalen Unterarmdrittel und verläuft dann bis zu seinem Ansatz in der Palmarfaszie subkutan.

nannte Kompressionssyndrom führt auf der Radialseite des distalen volaren Unterarms zu motorischen und sensiblen Ausfällen, das letztgenannte nur zu sensiblen Ausfällen. Wichtig ist, dass die tiefe und die oberflächliche Faszien verändert sein und zum Kompressionssyndrom führen können. Kompressionen durch die oberflächliche Faszie führen nur in gut umschriebenen Hautbereichen zu sensiblen Ausfällen, schmerzhafter Dysästhesie oder Hyperästhesie. Schwäche und Bewegungseinschränkungen fehlen, die Reflexe sind normal und die Schmerzen nicht bewegungsabhängig. Oft finden sich bei der Kompression zahlreicher autonomer Fasern im Bereich der Hautnerven in der oberflächlichen Faszie Hautveränderungen (trophische Störungen) und eine sympathische Reflexdystrophie.

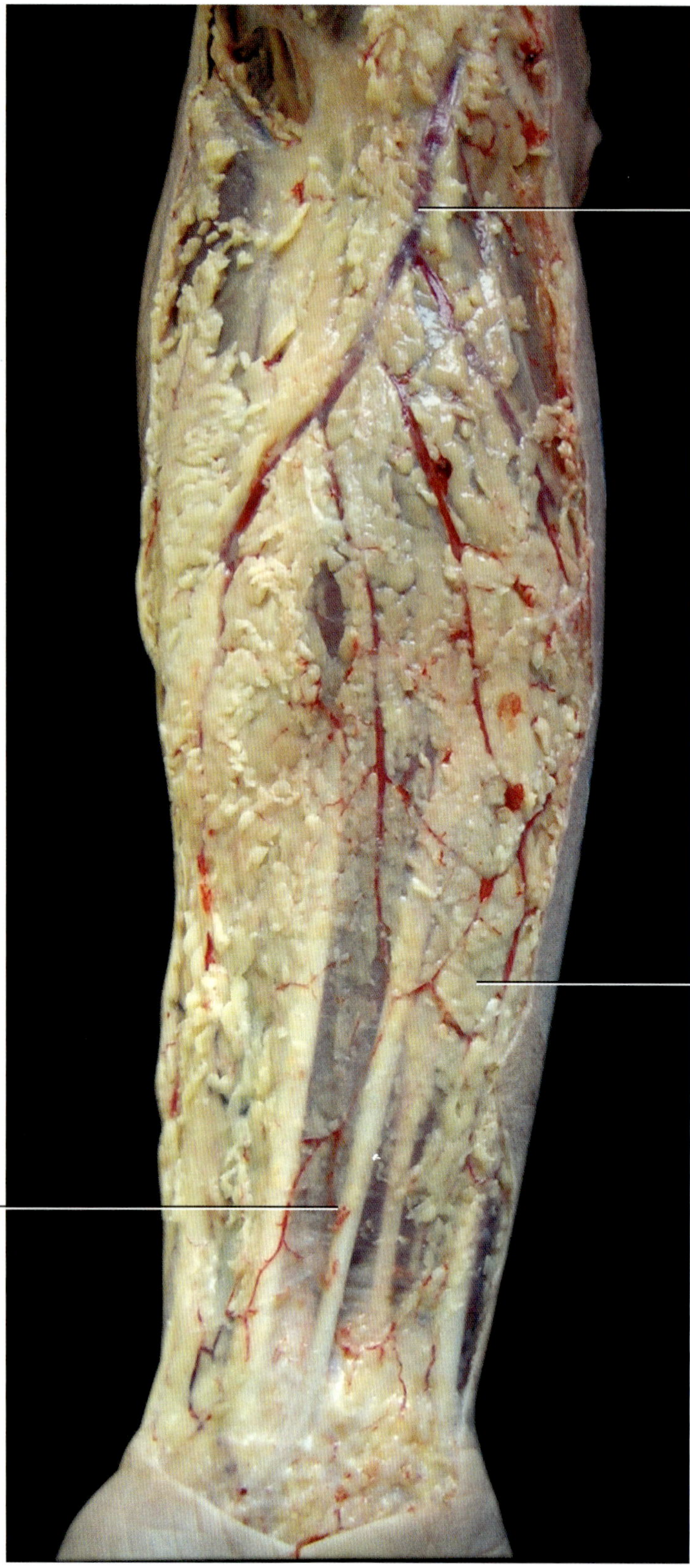

Abb. 7.9 Ventraler Unterarmbereich. Die Haut wurde entfernt, um die oberflächliche Faszie mit den in ihr verlaufenden oberflächlichen Venen (mit rotem Harz injiziert) darzustellen. In diesem Fall findet sich vermehrt subkutanes Fettgewebe, das überwiegend im SAT liegt.

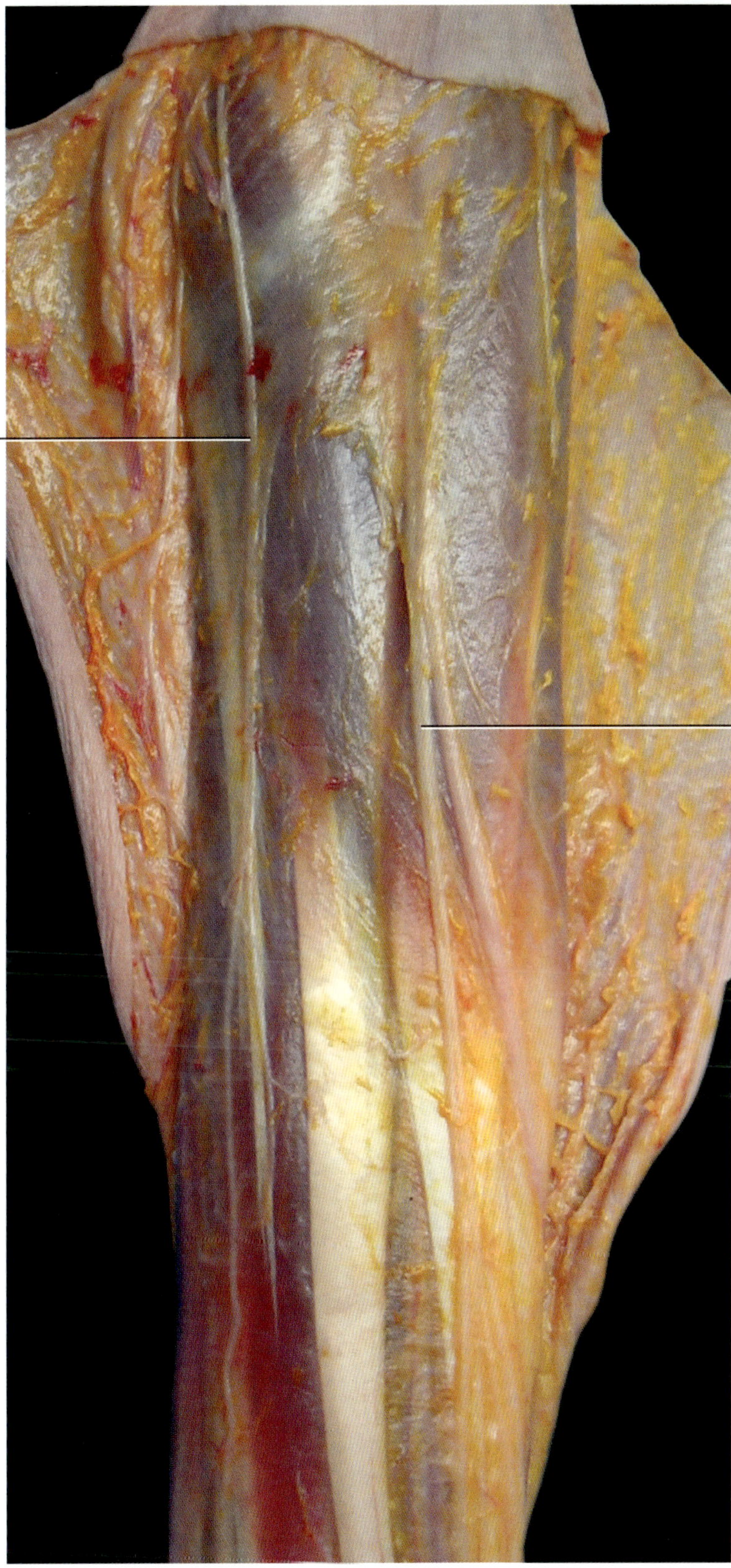

Abb. 7.10 Ansicht des Unterarms von anterior. Die Haut und das spärlich vorhandene SAT wurden entfernt, um die oberflächliche Faszie darzustellen. In ihr sind die Nn. cutanei antebrachii medialis und lateralis zu erkennen.

7.2 Tiefe Faszien

7.2.1 Tiefe Faszien der Schulter

Manche der tiefen Schulterfaszien sind aponeurotische Faszien, andere sind epimysiale Faszien (➤ Kap. 3). So sind die Faszien der Mm. pectoralis major, deltoideus, trapezius und latissimus dorsi jeweils epimysiale Faszien und die Faszien der Mm. supraspinatus und infraspinatus sowie alle Faszien der oberen Extremitäten aponeurotische Faszien.

Im Schultergürtel gibt es zwei gut definierte myofasziale Ebenen (➤ Abb. 7.11):

- Die oberflächliche Ebene wird von den Mm. trapezius, latissimus dorsi, teres major, deltoideus, pectoralis major und der sie verbindenden epimysialen Faszie gebildet. Diese Faszie geht am Hals in die Lamina superficialis der Fascia cervicalis, die den M. sternocleidomastoideus und den M. trapezius umscheidet, über. Die epimysiale Faszie dieser Faszienschicht ist fest mit den darunterliegenden Muskeln verbunden und nur bei Brücken zwischen den Muskeln deutlich als Faszienschicht zu erkennen, z. B. im Bereich der Axilla, wo sie die Fascia axillaris bildet.
- Die tiefe Ebene wird von den Mm. supraspinatus und infraspinatus und den sie umgebenden Faszien gebildet. Sie geht im Hals in die Faszien der Mm. levator scapulae und omohyoideus über sowie medial in die Faszie der Mm. rhomboidei. Ventral setzt sie sich in die Fascia clavipectoralis, die vereinte Sehne des Caput breve m. bicipitis und des M. coracobrachialis sowie in das Lig. coracoacromiale fort. Lateral verläuft sie im Rumpf mit der Faszie des M. serratus anterior. Bei allen diesen Faszien handelt es um unterschiedlich dicke aponeurotische Faszien.

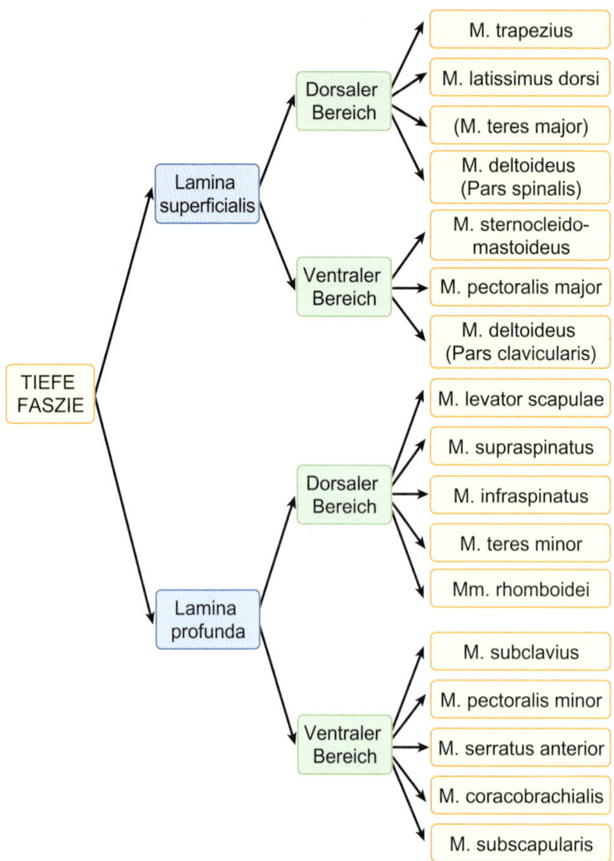

Abb. 7.11 Myofasziale Ebenen des Schultergürtels.

Zwischen diesen beiden tiefen Faszienebenen liegt die Bursa subdeltoidea, die den ventralen, lateralen, kranialen sowie variabel auch den dorsalen Aspekt des Glenohumeralgelenks umschließt.

Alle Muskeln der oberflächlichen Schicht besitzen myofasziale Ausläufer zur Fascia brachii, die dadurch in proximaler Richtung gespannt wird. Am Ansatz dieser Ausläufer in der Fascia brachii finden sich makroskopisch sichtbare longitudinale Faserbündel. Die myofaszialen Ausläufer der Pars clavicularis des M. pectoralis major reichen bis zur ventralen Fascia brachii, während die Faszie der Pars costalis des M. pectoralis major erst in die Fascia axillaris und dann in den medialen Anteil der Fascia brachii übergeht (➤ Abb. 7.12, ➤ Abb. 7.13). Die Stimulation des M. pectoralis major zur Kontraktion durch manuellen Zug führt zu Kraftlinien in folgenden Richtungen:

- Bei Spannung der Pars clavicularis breiten sich die Kraftlinien entlang des vertikalen Anteils der Fascia brachii aus.
- Bei Spannung der Pars costalis des M. pectoralis major breiten sich die Kraftlinien zur Axilla und zum Septum intermusculare brachii mediale der Fascia brachii aus.

Der M. latissimus dorsi entsendet eine Lamina fibrosa zur Faszie des M. triceps brachii, sodass im dorsalen Anteil der Fascia axillaris und nachfolgend auch der Fascia brachii eine Verdickung entsteht (➤ Abb. 7.14, ➤ Abb. 7.15, ➤ Abb. 7.16). Die Spitze dieser fächerförmigen Verdickung ist zur Axilla gerichtet und die Basis zur dorsomedialen Seit der Fascia brachii. Von der Faszie des M. triceps brachii zieht ein fibröser Bogen zur Sehne des M. latissimus dorsi (➤ Abb. 7.17). Dadurch wird die Verbindung zwischen diesen beiden Faszien weiter verstärkt. Bei Zug am M. latissimus dorsi, um seine Kontraktion zu simulieren, sind die Kraftlinien, die vom dorsalen Bereich der Axilla ausgehen, deutlich zu erkennen und gehen wir folgt in die Fascia brachii über:

- Einige Kraftlinien verlaufen im Arm nach dorsal zur Mitte des Ellenbogens.
- Einige Kraftlinien verlaufen zum Septum intermusculare brachii mediale.

Der M. deltoideus inseriert mit einigen Muskelfasern im Septum intermusculare brachii laterale und in der assoziierten Fascia brachii. Durch die Kontraktion des M. deltoideus wird der laterale Anteil der Fascia brachii gedehnt.

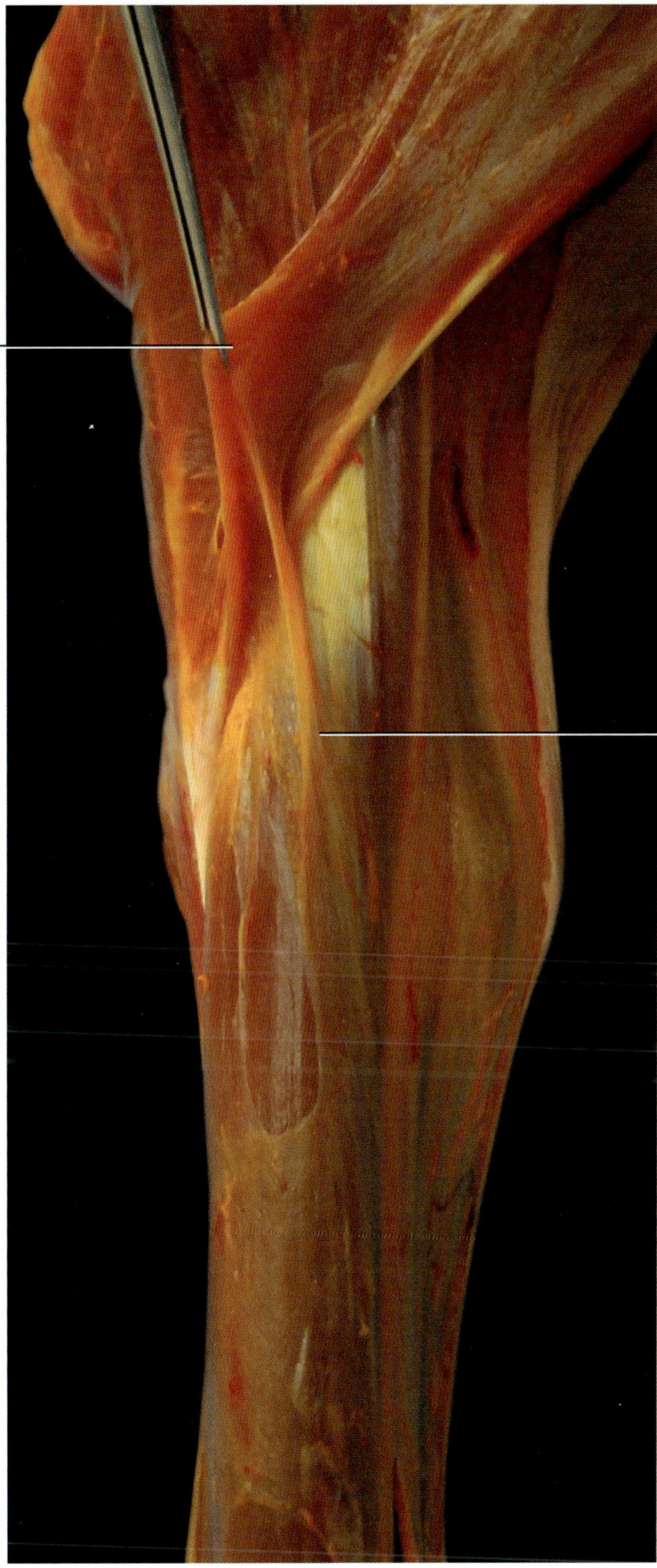

Abb. 7.12 Ansicht des Oberarmes von anterior. Die Pinzette zieht an den klavikulären Fasern des M. pectoralis major, um deren Kontraktion zu simulieren. Die Kraftlinien sind entlang des ventralen Anteils der Fascia brachii zu erkennen.

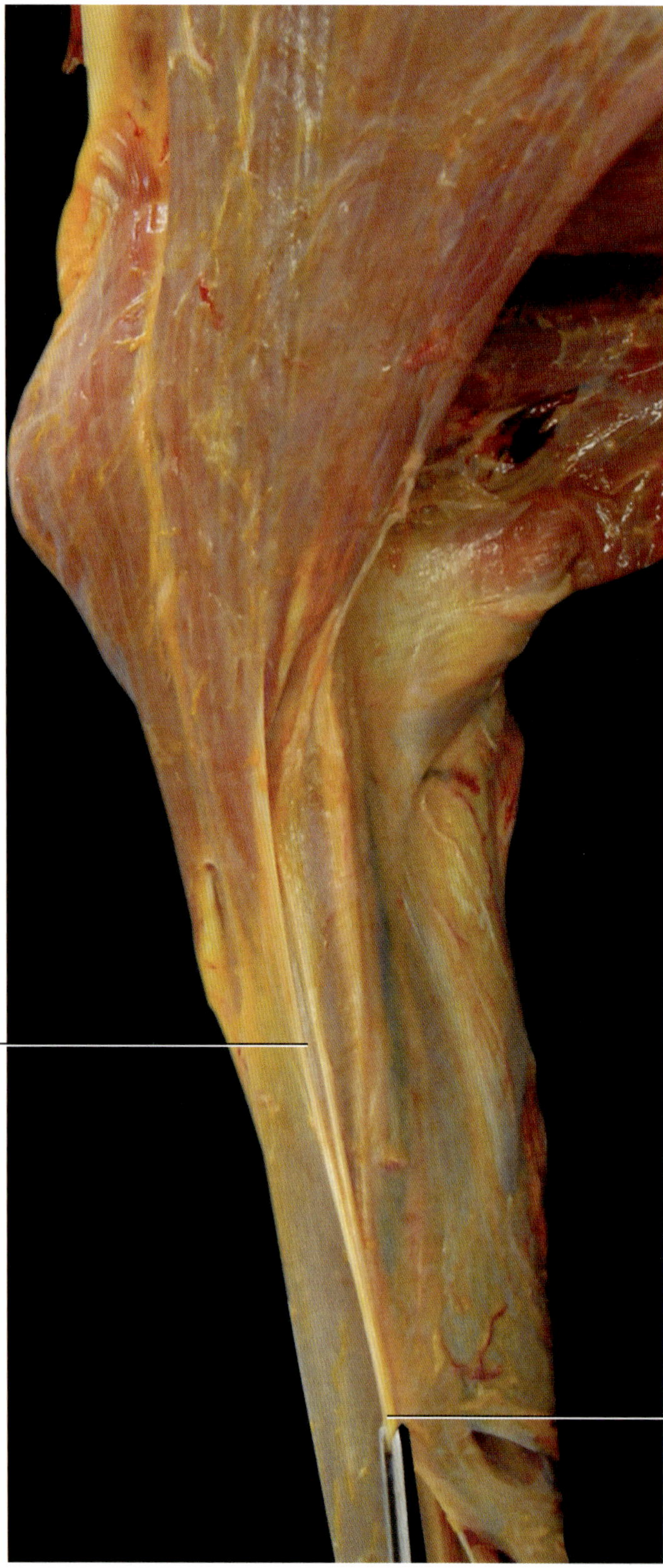

Abb. 7.13 Ansicht des Oberarmes von ventromedial. Die Pinzette zieht das Septum intermusculare brachii mediale und die Fascia brachii nach distal, um die Aktion des M. brachialis zu simulieren. Auf diese Weise ist auch die zum M. pectoralis major ziehende Kraftlinie zu erkennen.

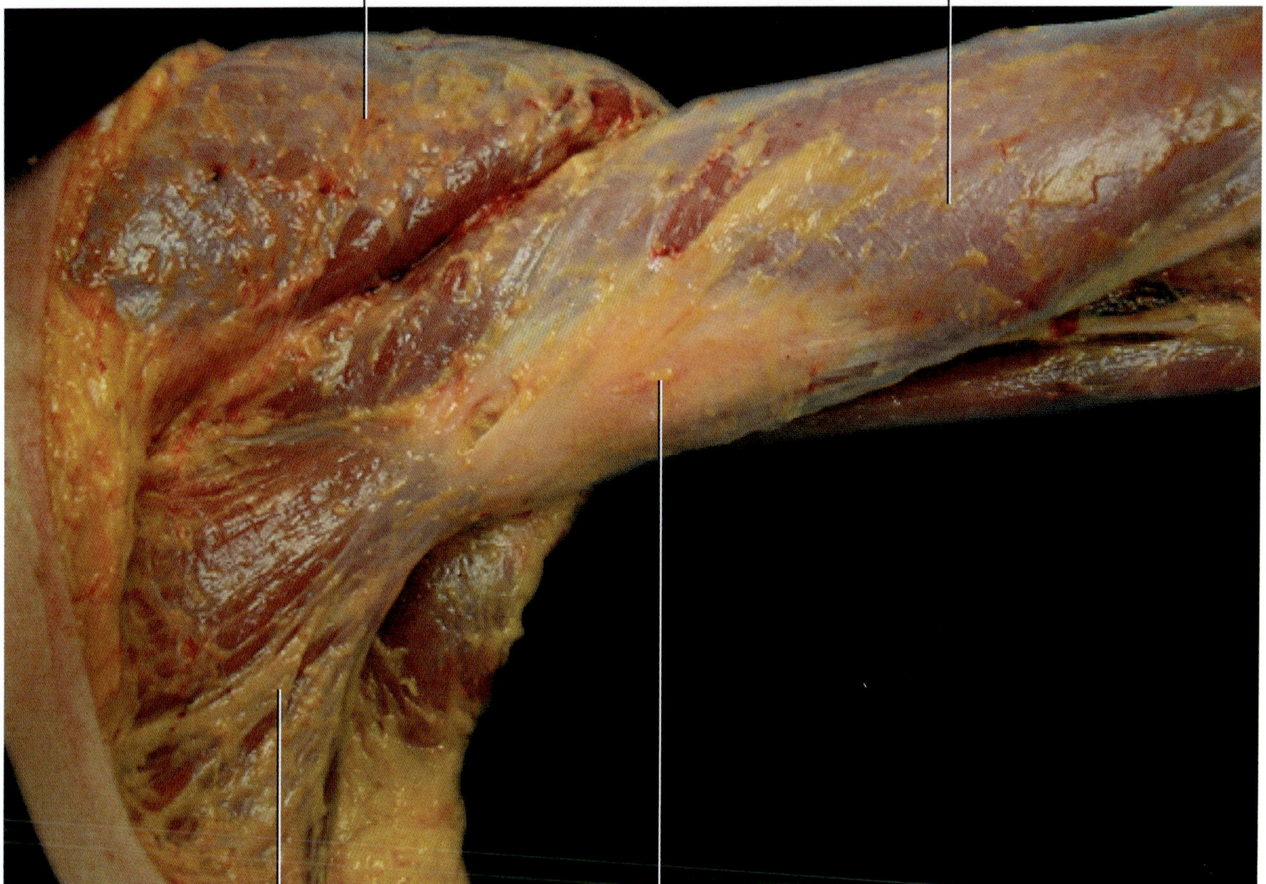

Abb. 7.14 Ansicht der Schulter von posterior. Die Verstärkung der Fascia brachii durch den myofaszialen Ausläufer des M. latissimus dorsi ist gut zu erkennen.

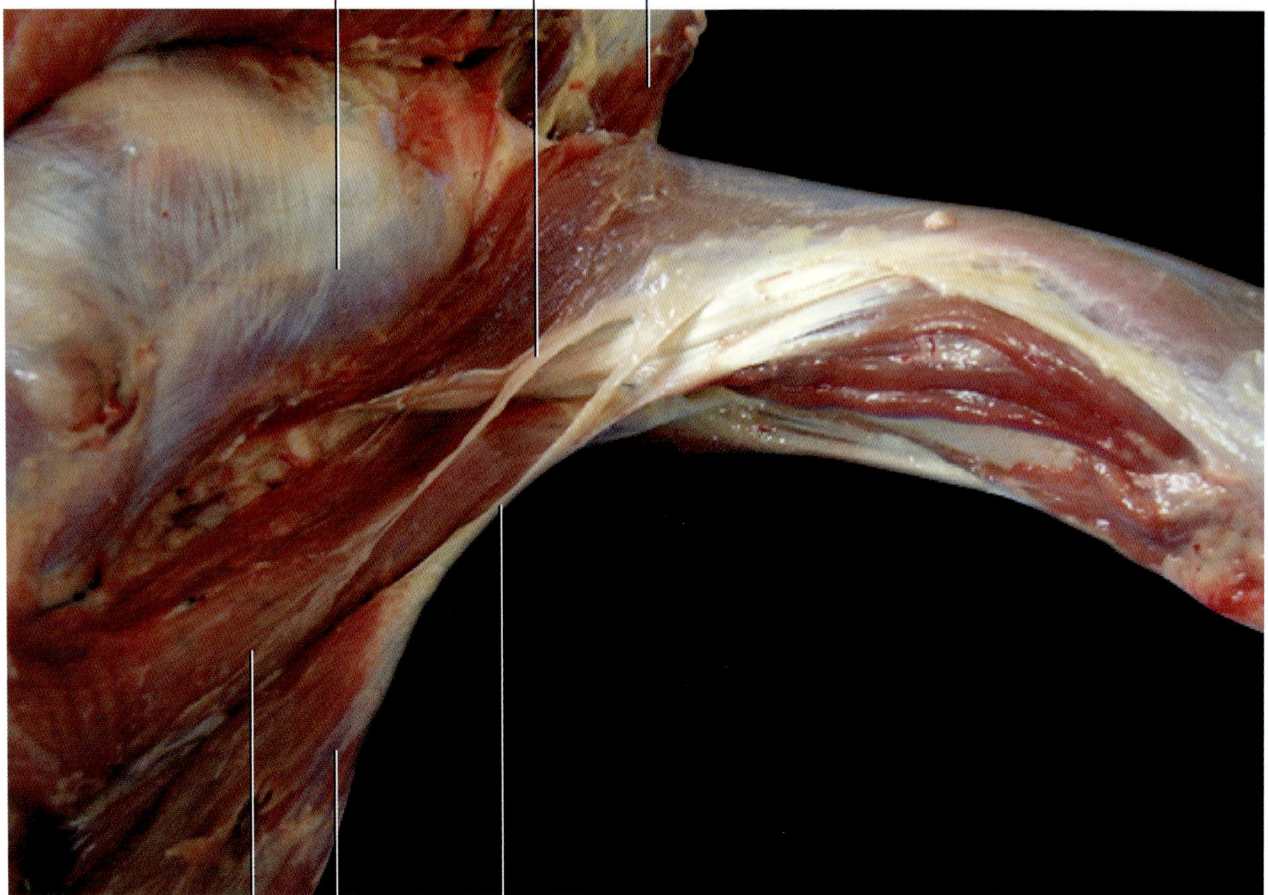

Abb. 7.15 Ansicht der Schulter von posterior. Der M. deltoideus wurde von seinem Ansatz am Humerus gelöst und nach kranial gebogen, um die Fascia infraspinata darzustellen. Der aponeurotische Aspekt dieser Faszie ist deutlich zu erkennen. Auch die myofaszialen Ausläufer der Mm. latissimus dorsi und teres major in den dorsalen Anteil der Fascia brachii sind gut zu erkennen.

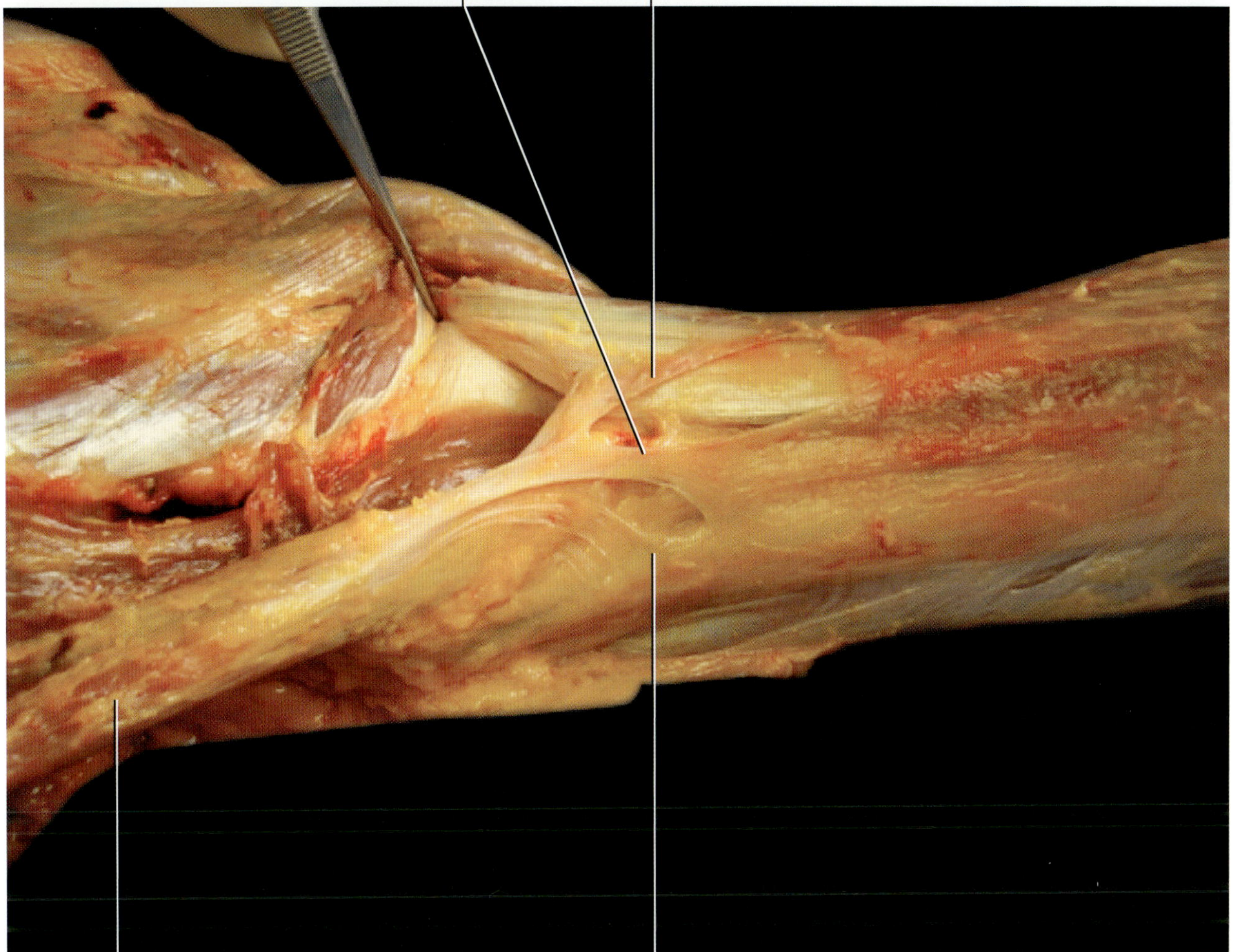

Abb. 7.16 Ansicht des Oberarms von medial. Das Subkutangewebe wurde entfernt, um die myofaszialen Ausläufer des M. latissimus dorsi in die Fascia brachii darzustellen. Es gibt drei große Ausläufer: Einer dehnt die Fascia m. tricipitis, einer dehnt das Septum intermusculare brachii mediale und einer verläuft schräg (ventromedial). Der M. latissimus dorsi benötigt drei myofasziale Ausläufer, um an den verschiedenen Bewegungen teilzunehmen: Extension (Ausläufer in die Fascia m. tricipitis), Adduktion (Ausläufer in das Septum intermusculare brachii mediale) und Innenrotation (schräger Ausläufer).

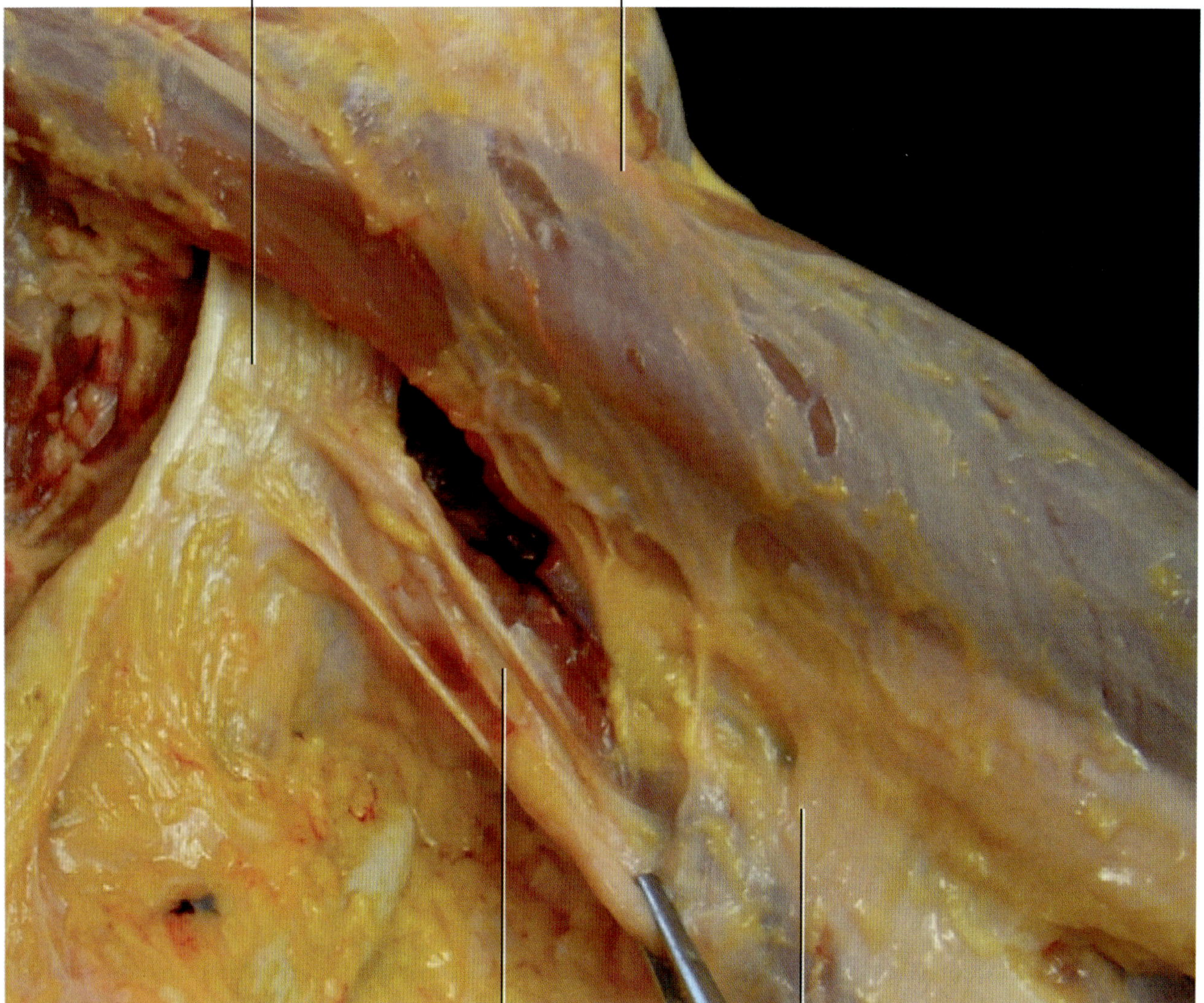

Abb. 7.17 Ansicht des proximalen Oberarms von posterior. Die Ansätze des M. triceps an der Sehne des M. latissimus dorsi sind gut zu erkennen.

7.2.2 Fascia deltoidea

Die Dicke der Fascia deltoidea ist interindividuell unterschiedlich und hängt nicht mit der Dicke der darunterliegenden Muskelmasse zusammen. Sie ist fest mit dem Muskel verbunden und verbindet die einzelnen Teile des M. deltoideus (➤ Abb. 7.18, ➤ Abb. 7.19). Gemäß Rispoli et al. (2009) unterteilt sich der M. deltoideus in drei Abschnitte, einen ventralen, einen lateralen und einen dorsalen, deren Faszien jeweils in die Fascia brachii übergehen. Proximal geht die Fascia deltoidea in die den M. trapezius bedeckende Faszie über. An Akromion, Spina scapulae und Klavikula ist die Fascia deltoidea partiell am Periost befestigt.

Histologisch besteht die Fascia deltoidea aus wellenförmigen Kollagenfasern, die mehr oder wenig horizontal zum darunterliegenden Muskel verlaufen. Es finden sich vermehrt elastische Fasern (etwa 15 % aller Fasern), die ein ungleichmäßiges Netz bilden. Außerdem sind in der gesamten Faszie homogen verteilt freie Nervenendigungen vorhanden.

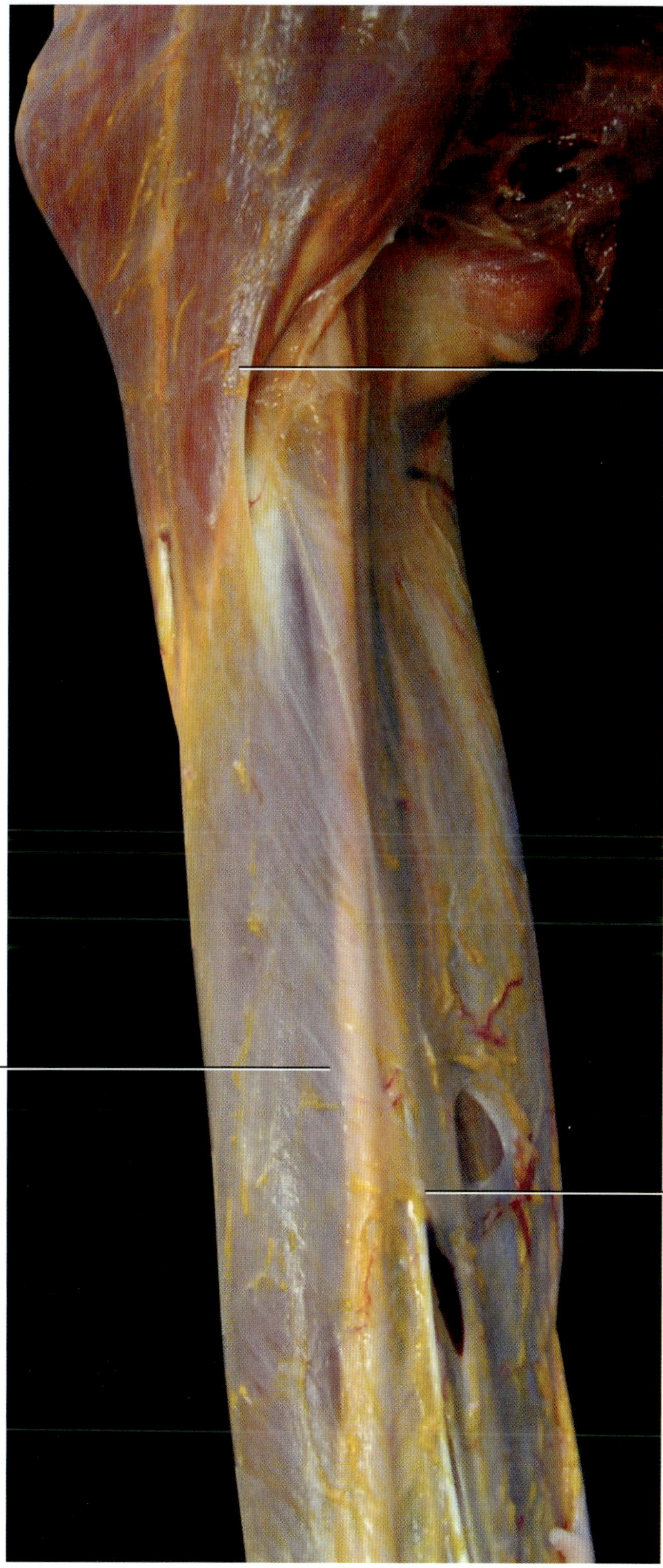

Abb. 7.18 Ansicht des Oberarmes von anteromedial. Das Subkutangewebe wurde entfernt, um die Fascia brachii und das Septum intermusculare brachii mediale darzustellen.

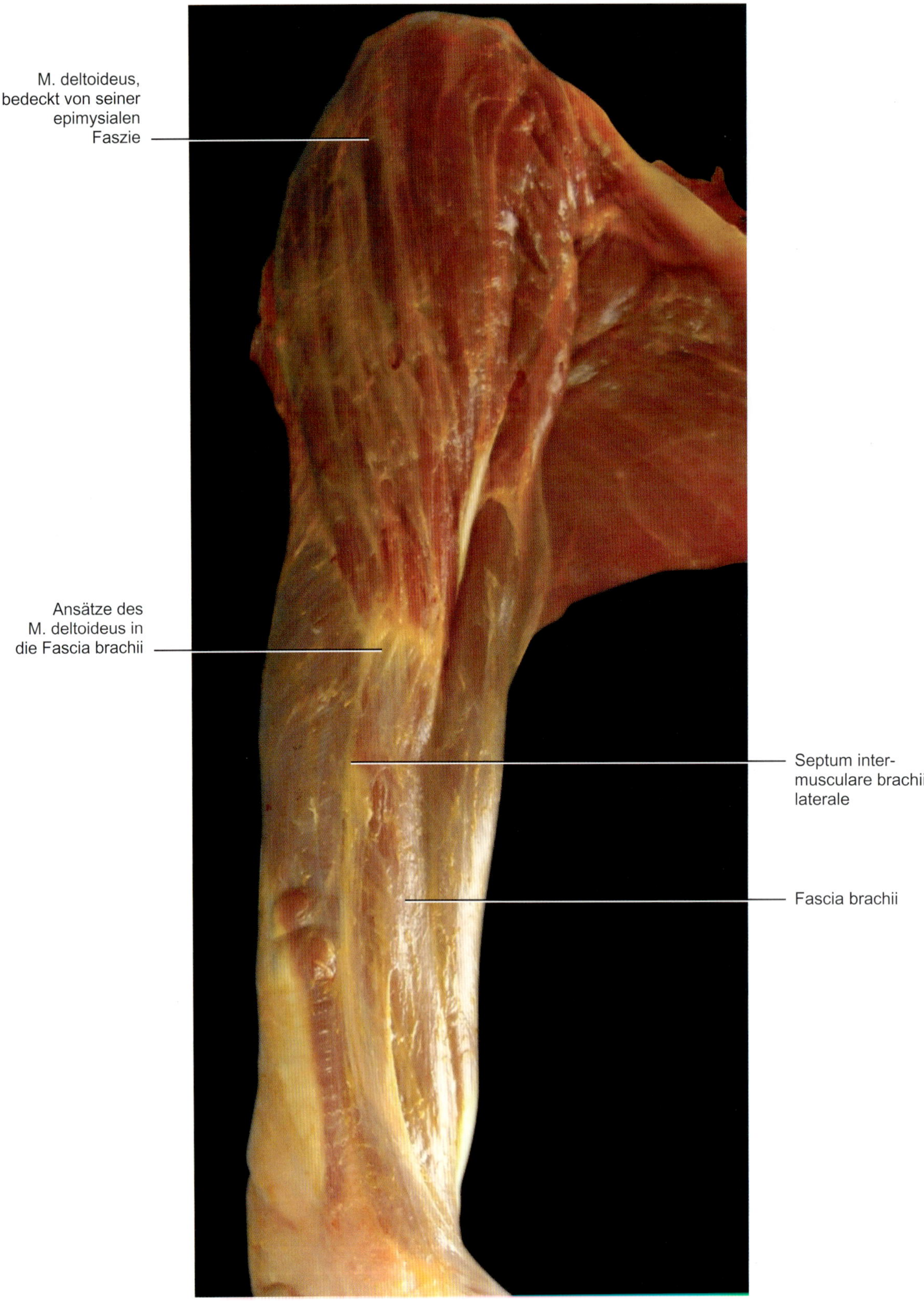

Abb. 7.19 Ansicht des Oberarmes von lateral. Das Subkutangewebe wurde entfernt, um die Fascia brachii und das Septum intermusculare brachii laterale darzustellen.

7.2.3 Fascia axillaris

Die viereckige Fascia axillaris besteht aus kräftigem fibrösem Gewebe. Sie geht lateral in die Fascia brachii, medial in die Faszie des M. serratus anterior, ventral in die Faszie des M. pectoralis major und dorsal in die Faszie des M. latissimus dorsi über (➤ Abb. 7.20, ➤ Abb. 7.21, ➤ Abb. 7.22).

Die Innenseite dieser Faszie ist mit dem Lig. suspensorium axillae, das in die Fascia clavipectoralis und die Faszie des M. subscapularis übergeht, verbunden. Dadurch besteht in der Axilla eine Verbindung zwischen diesen beiden tiefen Faszienschichten des Schultergürtels. In der Fascia axillaris sind durch die Aktionen der in ihr ansetzenden Muskeln viele Kraftlinien zu erkennen.

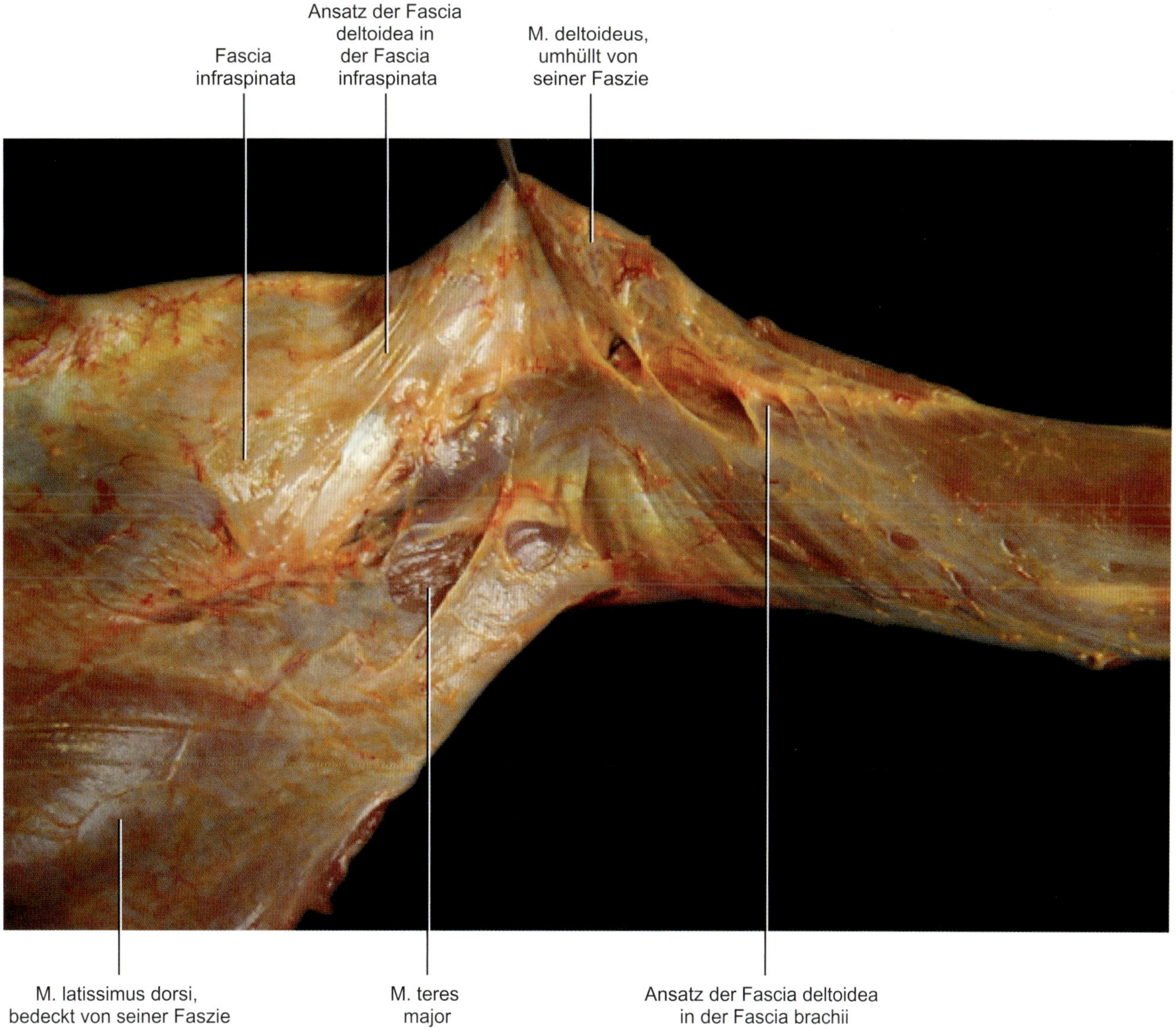

Abb. 7.20 Ansicht der Schulter von posterior. Die Fascia deltoidea wurde mit einer Pinzette angehoben und gedehnt, um ihren Ansatz in Fascia infraspinata und Fascia brachii darzustellen. Der M. deltoideus liegt in einer oberflächlicheren Ebene als die Fascia brachii und die Fascia infraspinata.

7

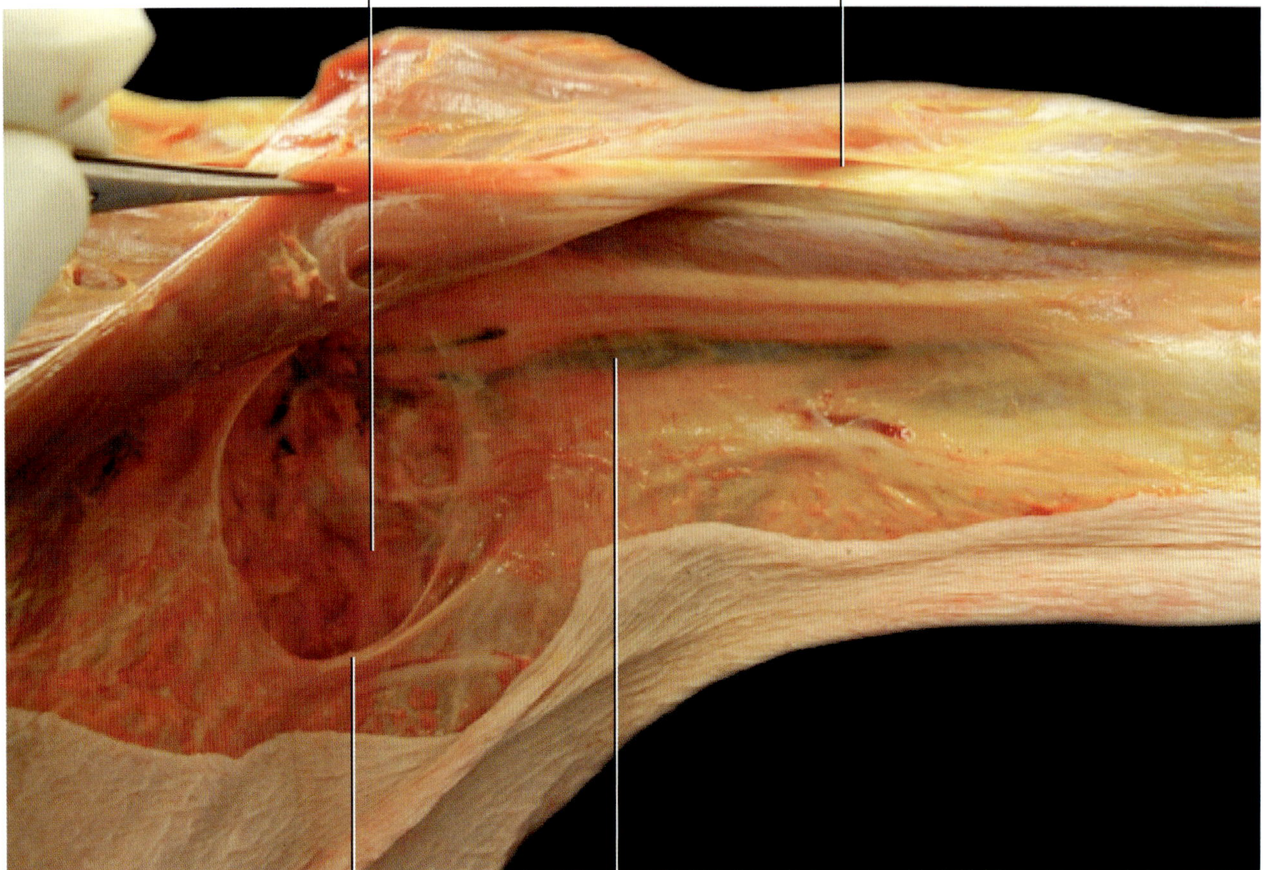

Abb. 7.21 Axilla. Die oberflächliche Faszie und das gesamte subkutane Fettgewebe wurden entfernt, um die Fascia axillaris und ihren Übergang in die Fascia brachii und die Faszie des M. pectoralis major (mit einer Pinzette angehoben) darzustellen. Das Foramen ovale der Axilla ist deutlich zu erkennen.

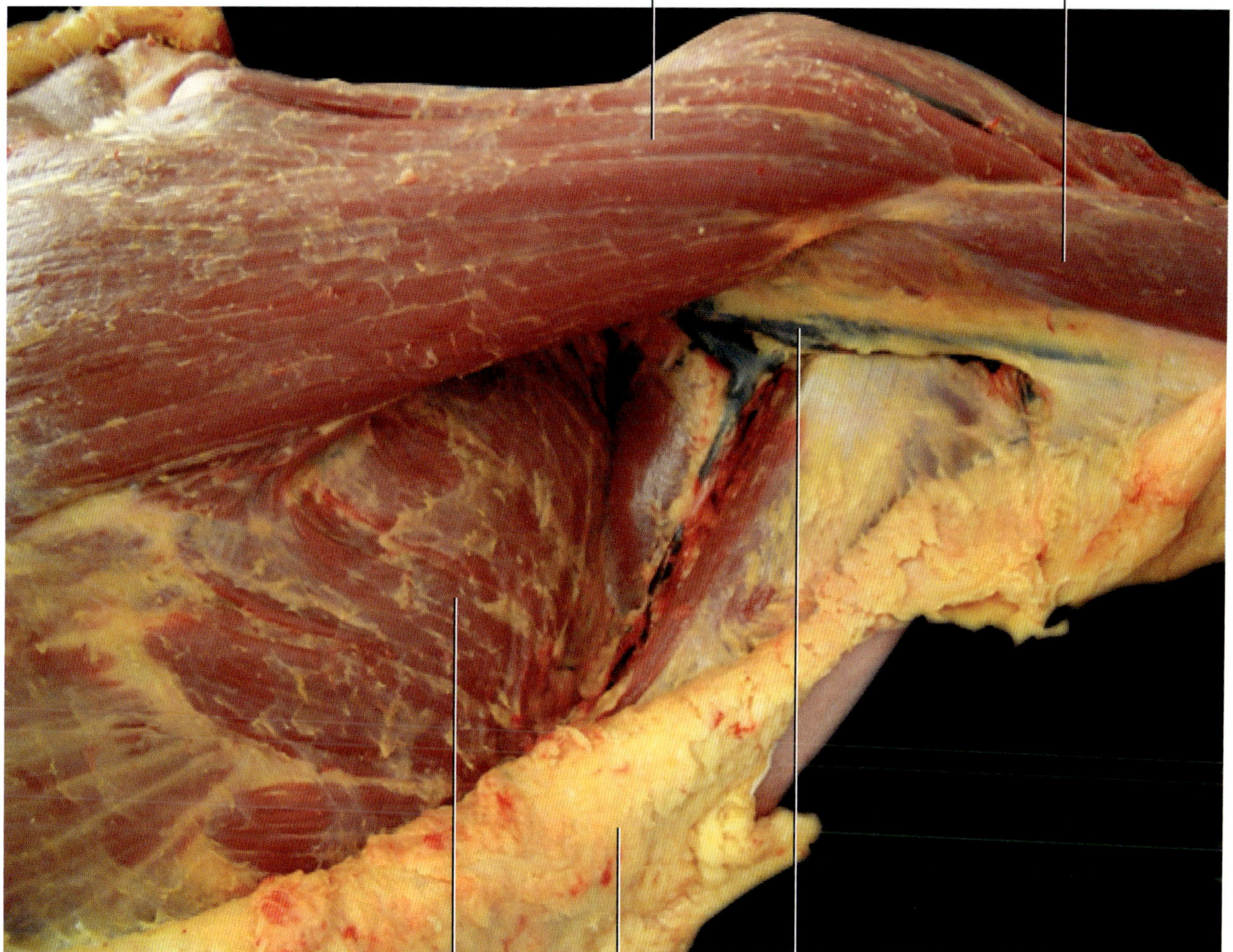

Abb. 7.22 Axilla. Die Fascia axillaris wurde entfernt, um die neurovaskuläre Scheide und den M. serratus anterior darzustellen. In diesem Fall sind die Muskeln gut entwickelt und die Muskelfaszien dünner und weniger gut ausgeprägt als bei älteren, hypotrophen Menschen.

CLINICAL PEARL 7.4

Engpass-Syndrom im Spatium quadrilaterale

Das Spatium quadrilaterale wird kranial vom M. teres minor, kaudal vom M. teres major, lateral vom Collum chirurgicum humeri und medial vom Caput longum m. tricipitis begrenzt und enthält die A. circumflexa humeri posterior und den N. axillaris (der die Mm. deltoideus und teres minor sowie die Haut im dorsolateralen Bereich von Schulter und Oberarm innerviert). Durch eine Fraktur oder Dislokation des Humerus können im Spatium quadrilaterale Adhäsionen und fibröse Bänder entstehen. Sie führen oft zu atypischen Schmerzen und Parästhesien (vor allem am lateralen Oberarm). Oft finden sich auch eine Atrophie des M. deltoideus und eine Schwäche des Muskels bei der Krafttestung gegen passiven Widerstand. Die Symptome können nicht den Dermatomen folgend (fasziale Übertragung) in Unterarm und Hand weitergeleitet werden. Muskeln und Sehnen sind schmerzhaft mit Druckschmerz im Spatium quadrilaterale. Die Symptome im Ventralbereich der Schulter nehmen bei aktiver Abduktion, Außenrotation und Elevation der Schulter zu. Der M. deltoideus ist weitaus häufiger betroffen als der M. teres minor. Diese Symptome passen auch zu einem Überlastungssyndrom, das für Handballer und Basketballer typisch ist und zur Verdichtung der Fascia axillaris führt. Die Behandlung erfolgt in der Regel konservativ. Das operative Management bleibt ausgewählten Patienten vorbehalten (Lester 1999). Kommt es unter physikalischer Therapie und Techniken zur Weichgewebemobilisierung nicht innerhalb von 6 Monaten zur Besserung, kann eine operative Dekompression erforderlich sein (Pecina, Krmpotic-Nemanic und Markiewitz 1997).

7.2.4 Fascia subscapularis

Die Fascia subscapularis ist eine dünne aponeurotische Faszie, die an der gesamten Zirkumferenz der Fossa subscapularis ansetzt (➤ Abb. 7.23). Einige Fasern des M. subscapularis entspringen von ihrer tiefen Oberfläche. Singer (1935) beschreibt die Fascia subscapularis als die dünnste der die Schulterblattmuskeln umgebenden Fasern; trotzdem ist sie aber gut abgegrenzt. Medial geht sie in die Fascia mm. rhomboidei über und lateral in das Glenohumeralgelenk.

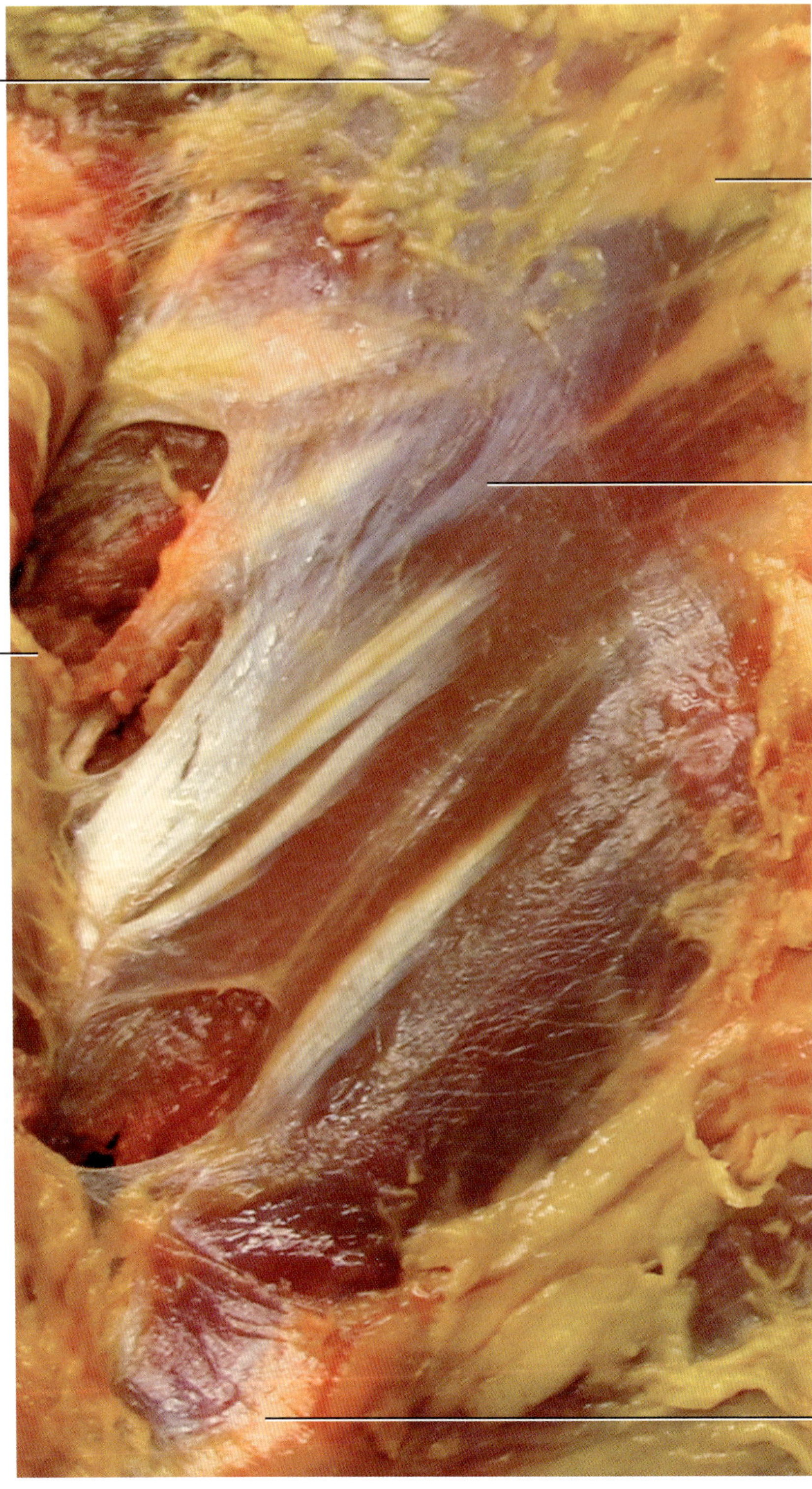

Abb. 7.23 Die Skapula wurde vom Rumpf entfernt, um die den M. subscapularis bedeckende Fascia subscapularis darzustellen.

Die Fascia subscapularis ist ein wichtiges Element der Articulatio scapulothoracalis. Sie bildet eine perfekte Gleitebene zwischen den Mm. subscapularis und serratus anterior. Außerdem bildet sie eine feste Verbindung zwischen der Bursa subscapularis und dem M. subscapularis, damit die Bursa exakt den Muskelbewegungen folgen kann. Die Bursa subscapularis ist wie ein Fasziensack fest mit dem Collum scapulae und dem angrenzenden Teil der Gelenkkapsel verbunden. Außerdem ist die Oberseite der Bursa über einen fibrösen Ansatz, das Lig. suspensorium, mit dem Proc. coracoideus verbunden. Bei Bewegungen des Glenohumeralgelenks ändert sich die Ausrichtung des M. subscapularis immer wieder erheblich. Dies gilt insbesondere für den oberen Anteil des Muskels, der sich um den Proc. coracoideus wickelt. Die Fascia subscapularis, die Bursa subscapularis und die Bursa subcoracoidea sollen die Reibung der oberflächlichen Fasern des M. subscapularis gegen das Collum scapulae, das Caput humeri und den Proc. coracoideus vermindern.

CLINICAL PEARL 7.5

Möglicher Beitrag des M. subscapularis zur Tendinopathie der langen Bizepssehne

Gleason et al. (2006) zeigten, dass es kein eigenständiges Lig. transversum humeri gibt, sondern dass die Fasern, die den Sulcus intertubercularis bedecken, aus Sehnenfasern der Mm. subscapularis und supraspinatus bestehen. Die MRT und die makroskopische Dissektion ergaben eine Fortsetzung der oberflächlichen Fasern der Sehne des M. subscapularis über den Sulcus intertubercularis zum Tuberculum majus, während die tiefen Fasern der Sehne des M. subscapularis am Tuberculum minus inserierten. Auch longitudinale Fasern der Sehne des M. supraspinatus und des Lig. coracohumerale verliefen in Längsrichtung durch den Sulkus. Sie lagen dabei tiefer als die anderen verzahnten Fasern, aber oberflächlicher als die Bizepssehne. Histologisch bestätigte sich diese Form des Faseransatzes und zeigte sich, dass keine elastischen Fasern, die für Bänder typisch sind und in Sehnen fehlen, vorhanden sind.
Diese Ergebnisse legen nahe, dass ein zu fester M. subscapularis das „Lig. transversum humeri" übermäßig dehnt, sodass es zur Kompression des Sulcus m. bicipitis kommt. Dies wirkt sich negativ auf das Gleiten der langen Bizepssehne aus und erklärt, warum Übertragungsschmerzen im Ventralbereich der Schulter aus dem subskapularen Bereich stammen können.

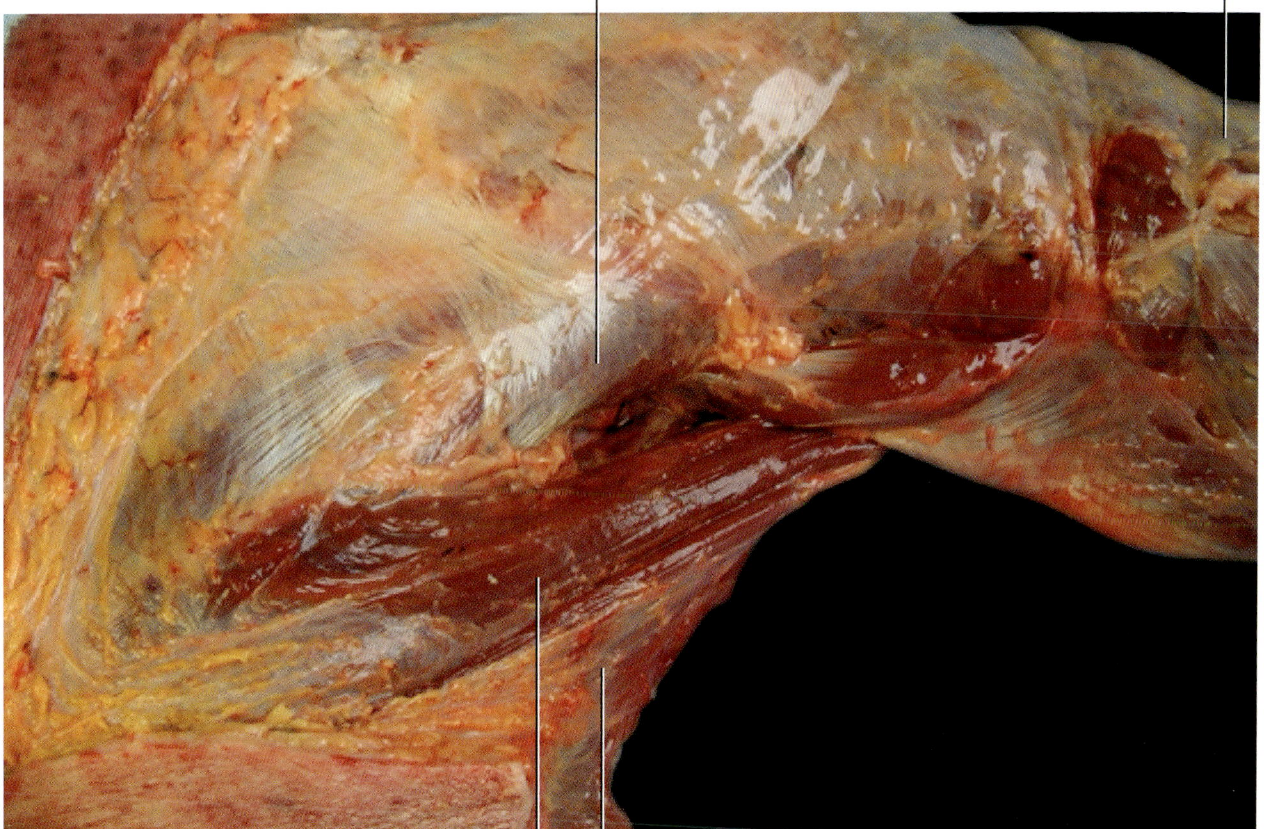

Abb. 7.24 Ansicht der Schulter von posterior. Der M. trapezius wurde entfernt, um die Fascia infraspinata darzustellen. Diese Faszie umscheidet die Mm. infraspinatus und teres minor. Der M. teres major besitzt eine eigene Faszienschicht.

7.2.5 Fascia infraspinata

Die Fascia infraspinata bedeckt als dichte fibröse Membran (aponeurotische Faszie) die Mm. infraspinatus und teres minor und ist an der Zirkumferenz der Fossa infraspinata befestigt. Einige Fasern dieser Muskeln sind mit der Unterseite dieser Faszie verbunden. Die Fascia infraspinata wird teilweise von den Mm. deltoideus, trapezius und latissimus dorsi bedeckt. Zwischen diesen Muskeln und der Fascia infraspinata befindet sich lockeres Bindegewebe, das ein autonomes Gleiten dieser beiden myofaszialen Ebenen ermöglicht. Nur in ein paar gut definierten Bereichen inserieren diese Muskeln an der Fascia infraspinata und erzeugen gut sichtbare Kraftlinien (➤ Abb. 7.24, ➤ Abb. 7.25).

Chafik et al. (2012) beschrieben zwei gleich häufige Varianten der Faszie, die den M. teres minor umscheidet. Die eine ist ein stabiles, unflexibles Faszienkompartiment, das den M. teres minor umhüllt, und das andere eine durchgängige Faszie, welche die Mm. infraspinatus und teres minor umscheidet. In beiden Fällen zieht der Hauptnerv des M. teres minor entlang einer Faszienschlinge im Mittel etwa 44 mm (Bereich: 25–68 mm) medial des Ansatzes des M. teres minor. Dieser Unterschied lässt vermuten, dass eine kräftige Faszienschlinge potenziell zur stärksten Kompression und zum Tethering des motorischen Hauptnervs des M. teres minor führt, was die symptomatische isolierte Teres-minor-Atrophie erklären könnte. Dieses Syndrom ist zwar selten, Friend et al. (2010) fanden es aber bei 3 % der Patienten mit Schulterbeschwerden.

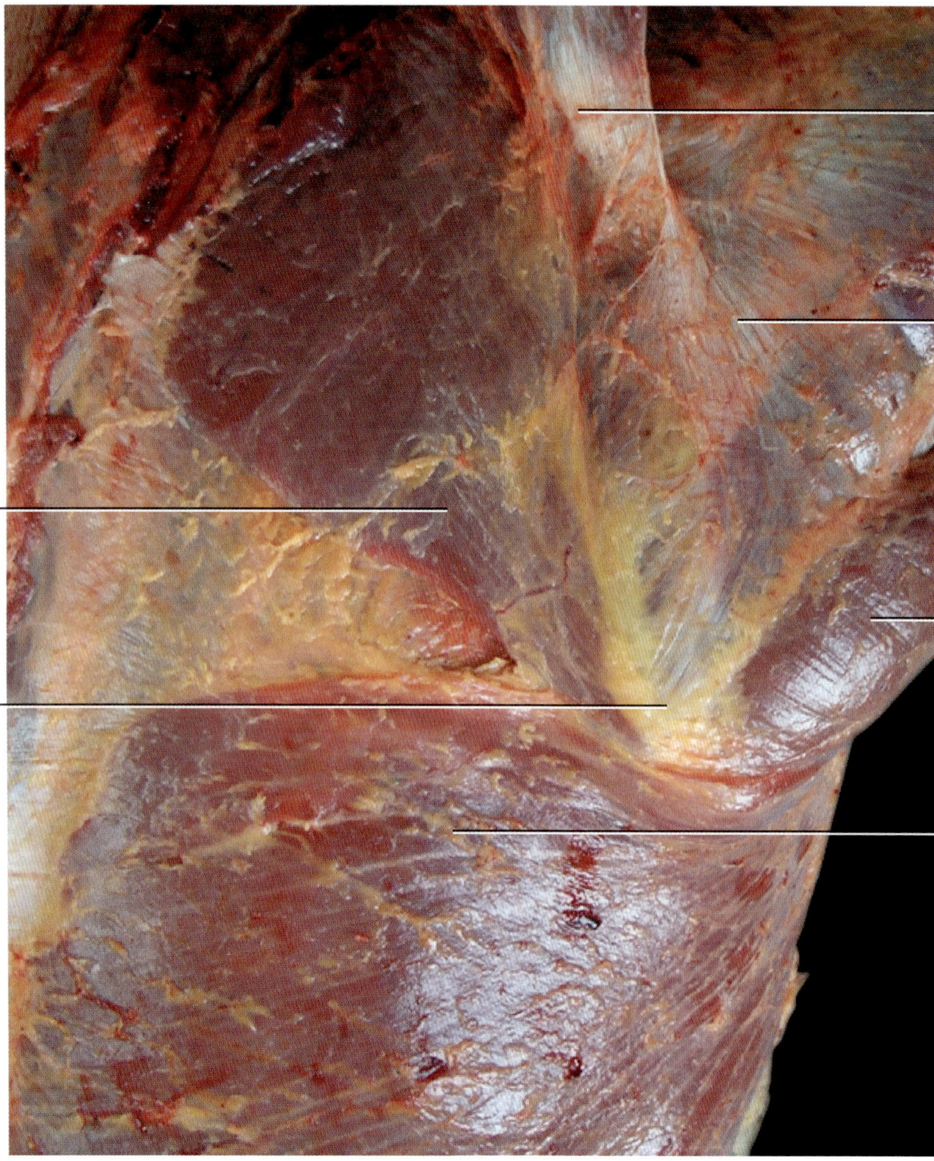

Abb. 7.25 Ansicht der Skapula von posterior. Da die Fascia infraspinata Ansatzpunkt der Mm. trapezius, rhomboidei und teres major ist, wird sie als echte aponeurotische Faszie betrachtet. Ihre Aufgabe ist es, die von den Schulterblattmuskeln erzeugte Spannung aufzunehmen und zu verteilen.

7.2.6 Fascia supraspinata

Die Fascia supraspinata ist eine kräftige fibröse Schicht, die das osteofibröse Fach des M. supraspinatus vervollständigt. An ihrer Unterseite inserieren einige Fasern dieses Muskels. Sie geht am Hals in die Faszie des M. levator scapulae, ventral in die Fascia clavipectoralis und medial in die Faszie der Mm. rhomboidei über. Über der Spina scapulae inseriert sie teilweise an der Fascia infraspinata und vereint sich partiell mit ihr (➤ Abb. 7.26).

Die Fascia supraspinata ist unterschiedlich dick (mittlere Dicke 0,7 mm) und enthält gelegentlich etwas Fettgewebe (Singer 1935). Duparc et al. (2010) fanden eine Verdickung dieser Faszie auf Höhe der Incisura scapulae, durch die es zur Kompression des N. suprascapularis kommen kann. Nach Bektas et al. (2003) findet sich ein Lig. spinoglenoidale, das normalerweise für die Kompression des N. suprascapularis verantwortlich gemacht wird, nur in 15,6 % der Fälle, während das distale Drittel der Fascia supraspinata fast immer verdickt ist.

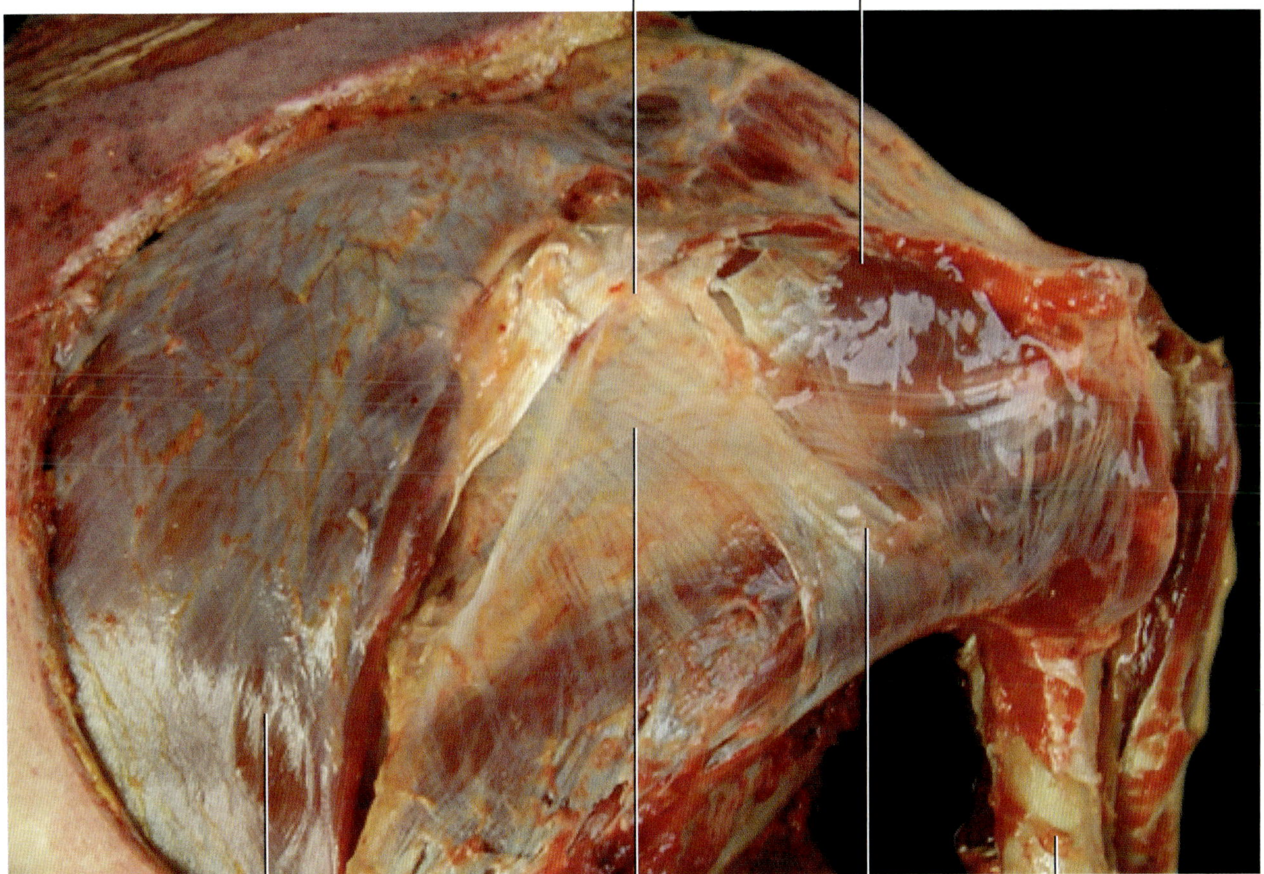

Abb. 7.26 Ansicht der Schulter von posterior. Die Mm. trapezius und deltoideus wurden teilweise entfernt, um die Fascia supraspinata und den Ansatz des M. trapezius an der Fascia infraspinata darzustellen. Allgemein lässt sich der M. trapezius leicht von den darunterliegenden Ebenen lösen, weil zwischen diesen beiden Strukturen lockeres Bindegewebe liegt. Die Faszie des M. trapezius und die Fascia infraspinata verschmelzen nur im Adhäsionsbereich. Auf diese Weise erzeugt der Zug (Dehnung) des M. trapezius an der Fascia infraspinata eine fibröse Verstärkung der Fascia infraspinata.

7.3 Tiefe Faszien des Arms: Fascia brachii

Die tiefe Faszie der oberen Extremität ist eine kräftige aponeurotische Faszie, die als fast weißes laminares Bindegewebsblatt alle Muskeln fibrös umscheidet. Die unterschiedlich ausgerichteten Kollagenfaserbündel dieser Faszie sind gut zu erkennen (Stecco et al. 2008). Sie wird für gewöhnlich in die Fascia brachii und die Fascia antebrachii unterteilt. Die Fascia brachii umhüllt die Oberarmmuskeln und die Fascia antebrachii die Unterarmmuskeln. Die beiden Faszien bilden eine Scheide ähnlich einem Abendhandschuh und werden proximal durch zahlreiche myofasziale Ansätze der Schultergürtelmuskeln gespannt. Dieser Handschuh kann teilweise frei auf der darunterliegenden Muskelebene gleiten und ist teilweise an den Knochen befestigt oder inseriert in Muskelfasern (➤ Abb. 7.27, ➤ Abb. 7.28). Durch die Kontraktion dieser Muskelfasern werden die tiefen Faszien in die jeweilige Richtung gedehnt. An den Stellen, wo dieser Zug kräftiger ist, verdickt sich die tiefe Faszie. Dadurch sind in ihr als makroskopischer Beleg der mechanischen Aktion der Muskelansätze fibröse Verstärkungen zu erkennen.

CLINICAL PEARL 7.6

Dermatome oder Fasziotome?

Die oberflächliche Faszie wird von den Hautnerven innerviert und die tiefe Faszie von den motorischen Nerven. Daher folgt die Innervation der oberflächlichen Faszie den Dermatomen und die der tiefen Faszie den peripheren motorischen Nerven.

Symptome, die ein Dermatom betreffen (z. B. Schmerzen oder Exantheme), weisen auf eine mögliche Veränderung der oberflächlichen Faszie hin. Übertragungsschmerz hingegen folgt in der Regel nicht dem Dermatom und nur gelegentlich dem Innervationsmuster des tiefen Nervs. Diese Art des Übertragungsschmerzes ist typisch für das myofasziale Schmerzsyndrom. Die Schmerzen können von einem Segment zum anderen (z. B. vom Hals zum Arm) ziehen und nach proximal oder distal ausstrahlen. Dieses Phänomen wurde von der Akupunktur mit ihren Meridianlinien, die nach bestimmten Bereichen ausgerichtet sind, kodiert aber niemals physikalisch belegt (Lebarbier 1980). Vor kurzem stellten Langevin und Yandow (2002) die Hypothese auf, dass die Meridiane der Akupunktur mit den inter- und intramuskulären Bindegewebsebenen zusammenfallen und zeigten, dass die Rotation der Akupunkturnadel das Subkutangewebe „verquirlt", sodass es zur extensiven Ausbreitung von Fibroblasten und zur Bildung von Lamellipodien kommt. Später vermuteten Langevin et al. (2006), dass das Bindegewebe als körperweites mechanosensitives Signalnetzwerk und Kommunikationssystem fungiert. Die französische Schule vermutete eine funktionelle Verbindung zwischen Muskelgruppen mit derselben motorischen Aktion und prägte den Begriff der Muskelketten (Busquet 1995). Auch die gut belegten myofaszialen Triggerpunkte (Travell und Simons 1983) belegen eine Verbindung zwischen Schmerzlokalisation und -ursprung, wobei letzterer oft weit entfernt liegt. Stecco (1996) beschreibt ein biomechanisches Modell, das die Zusammenhänge zwischen tiefen Faszien und Muskeln (Muskelsequenzen) beschreibt, und behauptet, dass diese Sequenzen direkt an der Organisation von Bewegungen sowie an der Weiterleitung der Muskelkraft beteiligt sind. Myers (2001) beschrieb myofasziale Verbindungen, die den gesamten Körper durchkreuzen, den Kopf mit den Zehen und das Zentrum mit der Peripherie verbinden (myofasziale Züge). Alle diese Autoren stimmen trotz komplett unterschiedlicher Theorien darin überein, dass diese Verbindungen räumlich organisiert sind. Anhand der von uns durchgeführten Dissektionen können wir bestätigen, dass die tiefe Faszie und die Organisation der myofaszialen Ausläufer die anatomischen Entsprechungen dieser Verbindungen sind. Die myofaszialen Verbindungen stellen die anatomische Kontinuität der verschiedenen, an derselben Bewegung beteiligten Muskeln her, und die Kraftlinien in der Faszie könnten die exakte Ausstrahlung von Schmerzen z. B. entlang der oberen Extremität (Fasziotom) erklären.

Die mittlere Dicke der Fascia brachii beträgt 863 µm (SD ± 77 µm), wobei sie ventral dünner ist als dorsal. Abgesehen vom Ellenbogen, wo sie an den Epikondylen befestigt ist, lässt sie sich überall leicht von den darunterliegenden Muskeln ablösen (➤ Abb. 7.29). Proximal geht sie in die Fascia axillaris und die Faszien der M. pectoralis major, deltoideus und latissimus dorsi über. Distal setzt sie sich in die Fascia antebrachii fort. Die Septa intermusculare laterale und mediale gehen von der Fascia brachii ab und trennen die Oberarmmuskeln in ein ventrales und ein dorsales Kompartiment.

Das Septum intermusculare brachii mediale (➤ Abb. 7.30, ➤ Abb. 7.31, ➤ Abb. 7.32) wird proximal vom M. coracobrachialis und distal von den epitrochleären Muskeln (die am Epicondylus medialis humeri ansetzen), insbesondere vom M. pronator teres, gedehnt. Gelegentlich vereint sich der M. pronator teres mit dem distalen Ansatz des M. coracobrachialis. Die mittlere Dicke des Septum intermusculare brachii laterale (➤ Abb. 7.33, ➤ Abb. 7.34) beträgt 1,0 mm. Es wird proximal vom M. deltoideus (Pars acromialis und Pars spinalis) und distal von den Mm. brachioradialis und extensor carpi radialis longus und brevis, die in ihm ansetzen, gedehnt. Nach Tubbs et al. (2009) geht der distale Anteil dieses Septums in das Lig. anulare radii und die Kapsel des Ellenbogengelenks über. Etwa 10 cm proximal des Ellenbogens kreuzt der N. radialis das Septum intermusculare brachii auf seinem Weg vom dorsalen in das ventrale Muskelkompartiment des Oberarms. Beide Septen sind ventral Ansatzpunkt für einige der Muskelfasern des M. brachialis und posterior für einige Fasern des M. triceps.

CLINICAL PEARL 7.7

Kompressionssyndrome des N. radialis

Der N. radialis kann in seinem gesamten anatomischen Verlauf komprimiert werden. Am häufigsten kommt es im proximalen Unterarm im Bereich des M. supinator (Supinatorloge oder Frohse-Arkade) zur Kompression des N. interosseus antebrachii posterior. Angeblich sollen die wiederholte Pronation oder Supination die Entstehung eines Engpasses durch eine Fibrose der Frohse-Arkade begünstigen. Eine weitere Möglichkeit für eine Kompression des N. radialis besteht meist nach einer Humerusfraktur an dem Punkt, wo er das Septum intermusculare brachii laterale durchquert. Auch proximal des Ellenbogen kann der N. radialis auf der lateralen Seite zwischen den Mm. brachialis und brachioradialis durch eine fibröse Arkade im Caput laterale m. tricipitis komprimiert werden (Cabrera und McCue 1986) sowie distal auf der Radialseite des Handgelenks. Durch die Kompression kommt es zu Bewegungseinschränkungen und wird der Nerv bei bestimmten Armbewegungen unter Spannung gesetzt. Studien haben gezeigt, dass sich Nerven normalerweise in dem sie umgebenden Bindegewebe bewegen (Wilgis und Murphy 1986). Ist dieses Bindegewebe verdickt, kann die Reizweiterleitung des Nervs verändert werden. Butler (1991) geht davon aus, dass die Mobilität eines Nervs mit eingeschränkter longitudinaler Beweglichkeit oft durch von ihm als neurale Mobilisationstechniken bezeichnete Behandlungen wiederhergestellt werden kann. Angesichts der festen Verbindung von Nervenscheiden und tiefer Muskelfaszie (➤ Kap. 3.5.1) schlagen wir zur Wiederherstellung der normalen Nervenmobilität und Symptomlinderung eine Behandlung der Faszien, die mit der Nervenscheide Kontakt haben, vor.

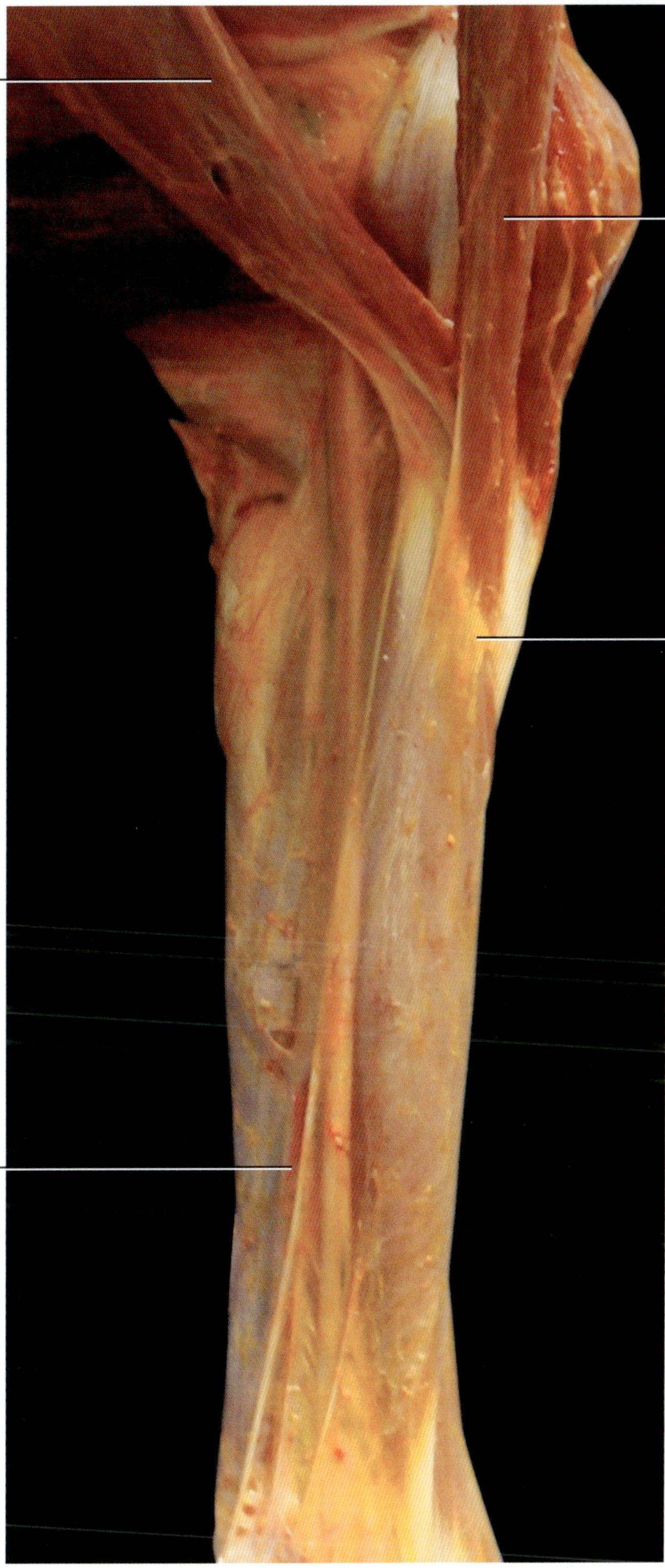

Abb. 7.27 Ansicht des Arms von anteriomedial. Die Pars clavicularis und die Pars costalis des M. pectoralis major wurden von ihren proximalen Ansätzen gelöst und gedehnt, um ihre Wirkung auf den ventralen Anteil der Fascia brachii darzustellen.

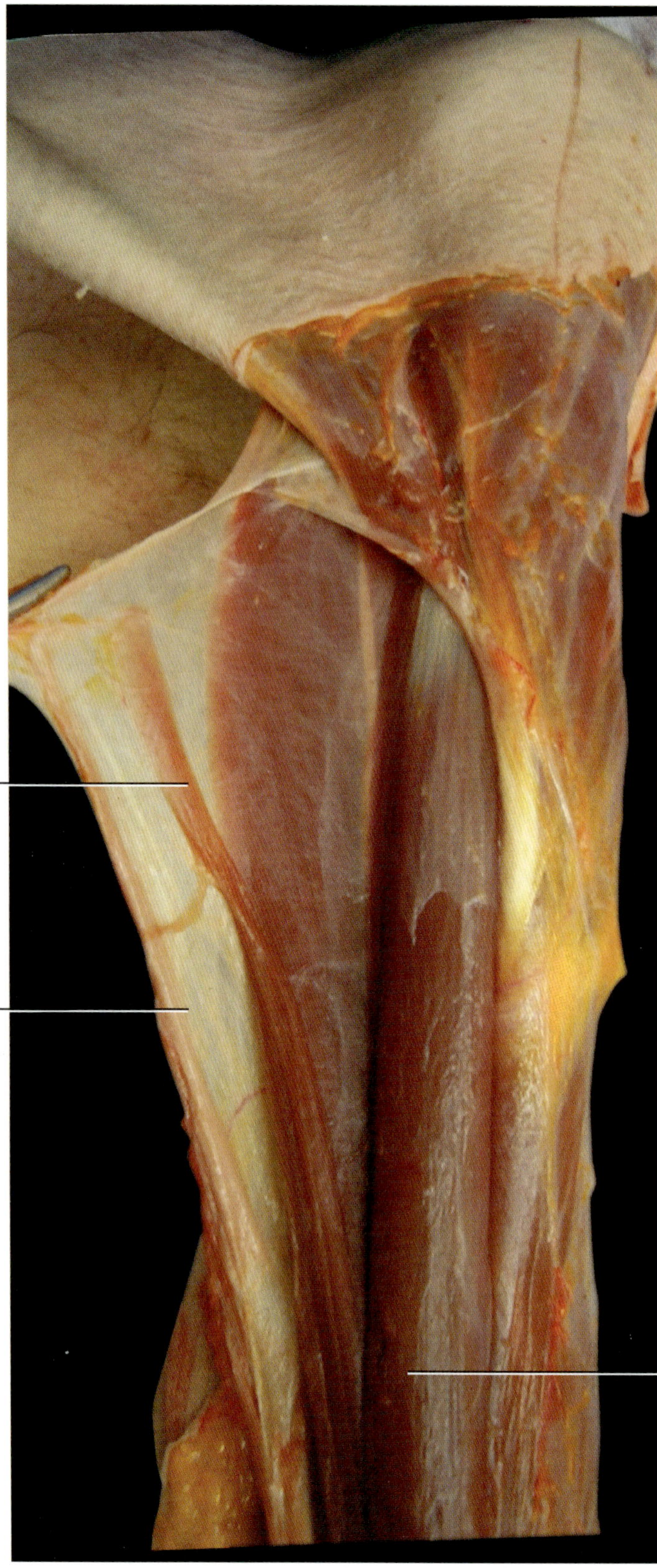

Abb. 7.28 Ansicht des Arms von anterior. Die Fascia brachii wurde von den darunterliegenden Muskeln abgelöst und nach medial gezogen, um ihre Beziehung zum M. biceps brachii darzustellen. Dieser Muskel kann in der Regel dank seines Epimysiums frei unter der Fascia brachii gleiten. Außerdem entsendet er einen myofaszialen Ausläufer zur Fascia brachii. Jedes Mal, wenn sich der M. biceps brachii kontrahiert, zieht er den ventromedialen Anteil der Fascia brachii nach kaudal.

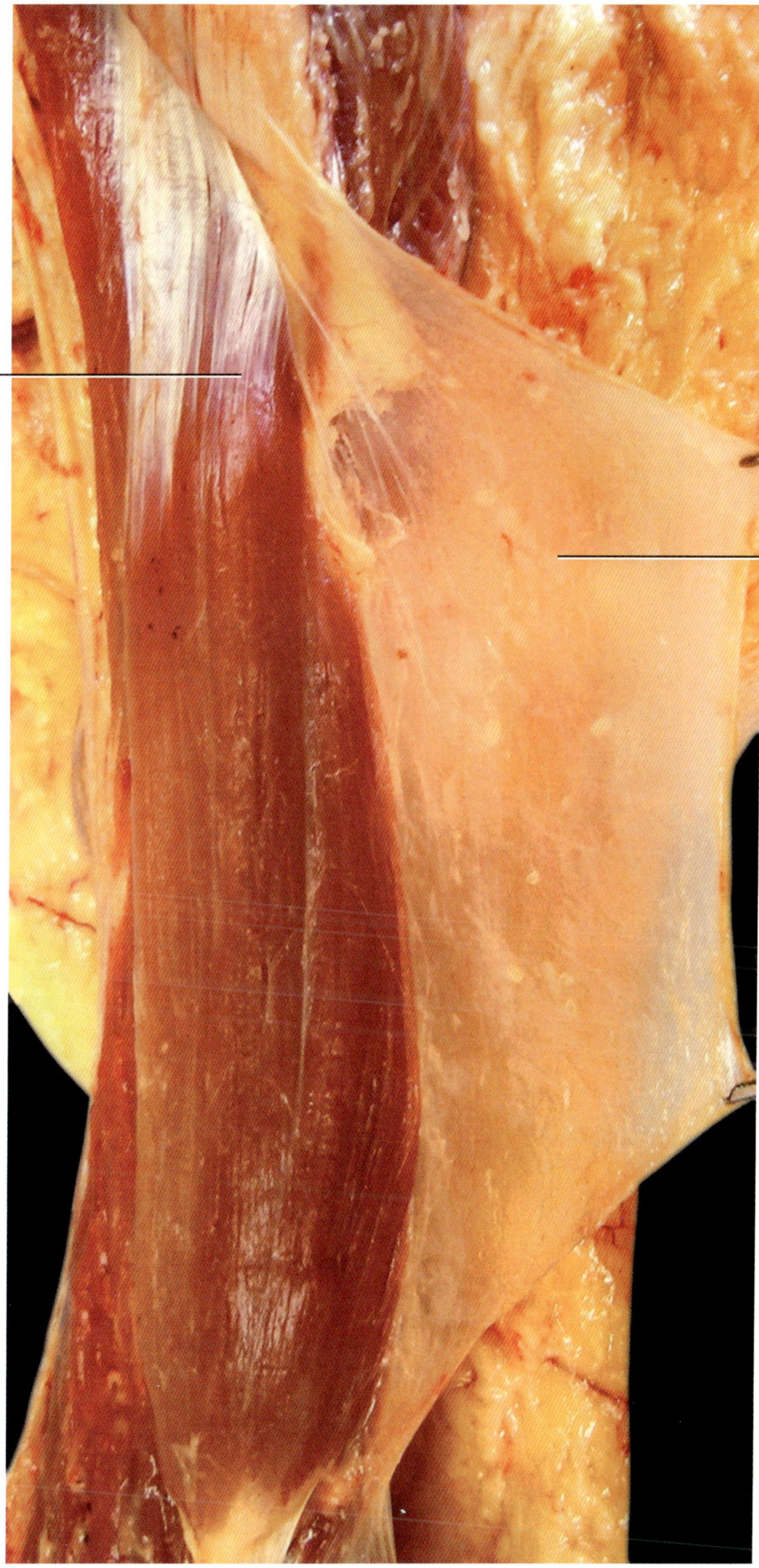

Abb. 7.29 Ansicht des Arms von anterior. Die Fascia brachii wurde vom M. biceps brachii abgelöst und nach lateral abgehoben, sodass ihre fibröse Struktur gut zu erkennen ist.

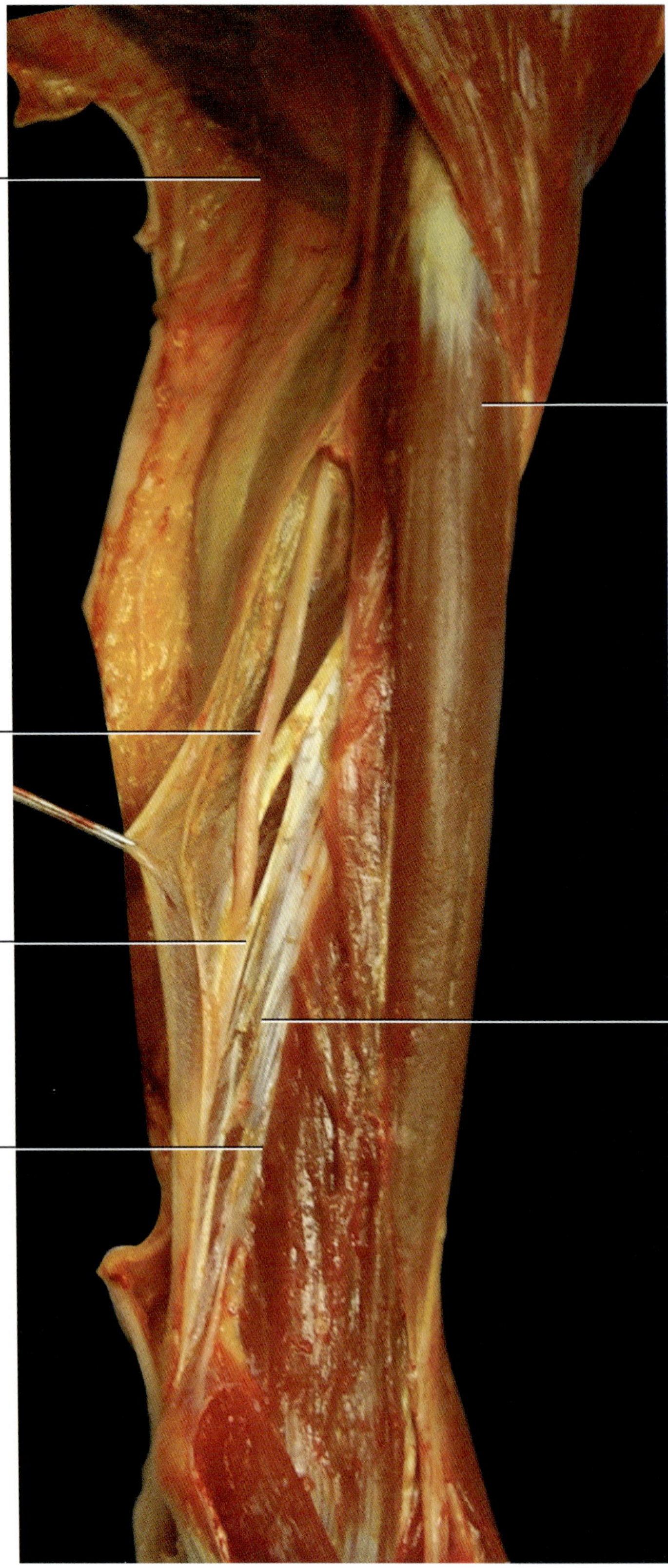

Abb. 7.30 Septum intermusculare brachii mediale. Die Pinzette zieht die Fascia brachii nach medial, um den Übergang zum Septum intermusculare brachii mediale darzustellen. Gut zu erkennen ist auch die Beziehung zwischen dem N. ulnaris und dem Septum intermusculare brachii mediale.

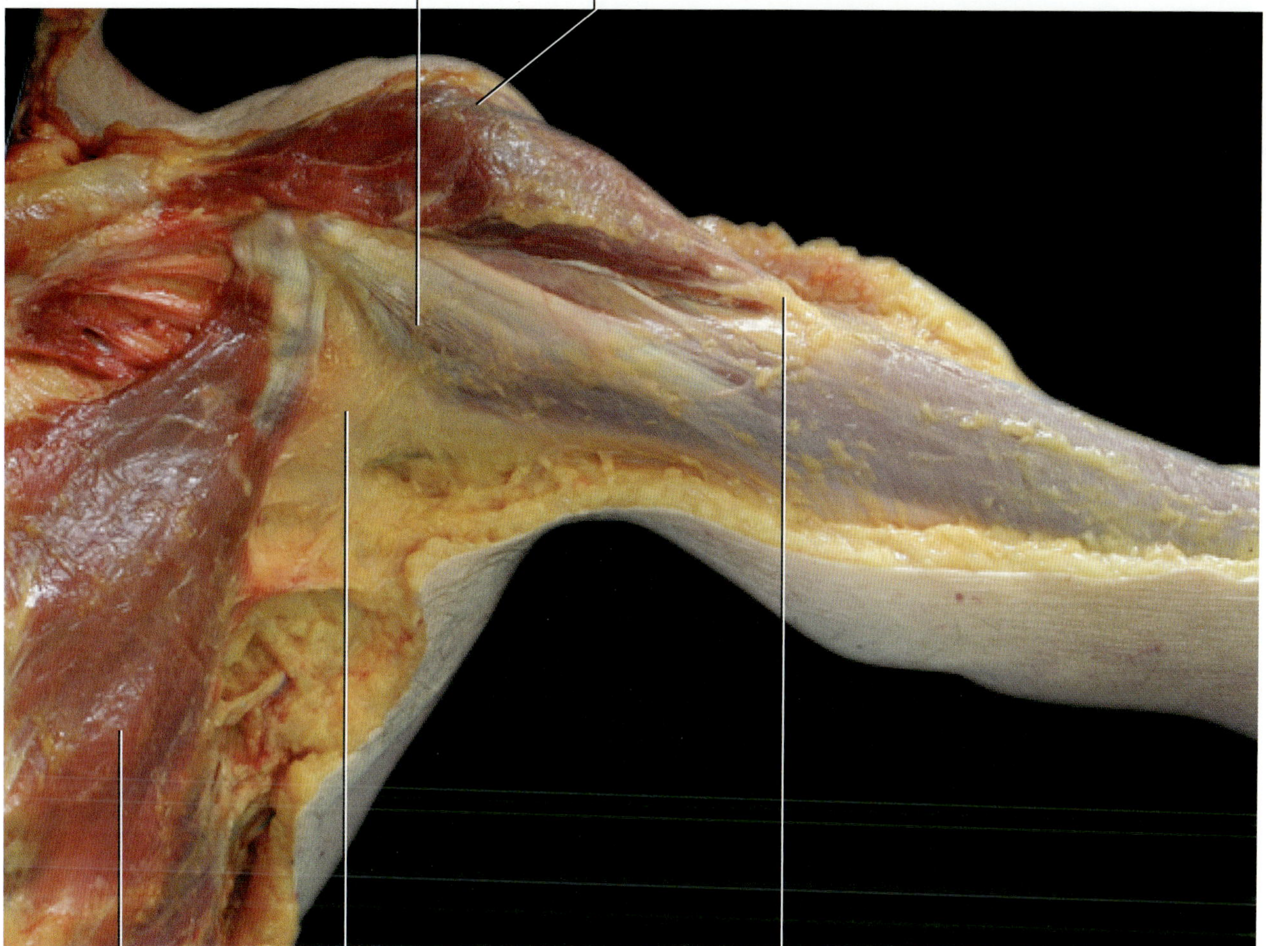

Abb. 7.31 Ansicht der Schulter von anterior. Der M. pectoralis major wurde entfernt, um die Fascia clavipectoralis darzustellen. Sie zieht gemeinsam mit der Faszie des M. coracobrachialis weiter in den Oberarm.

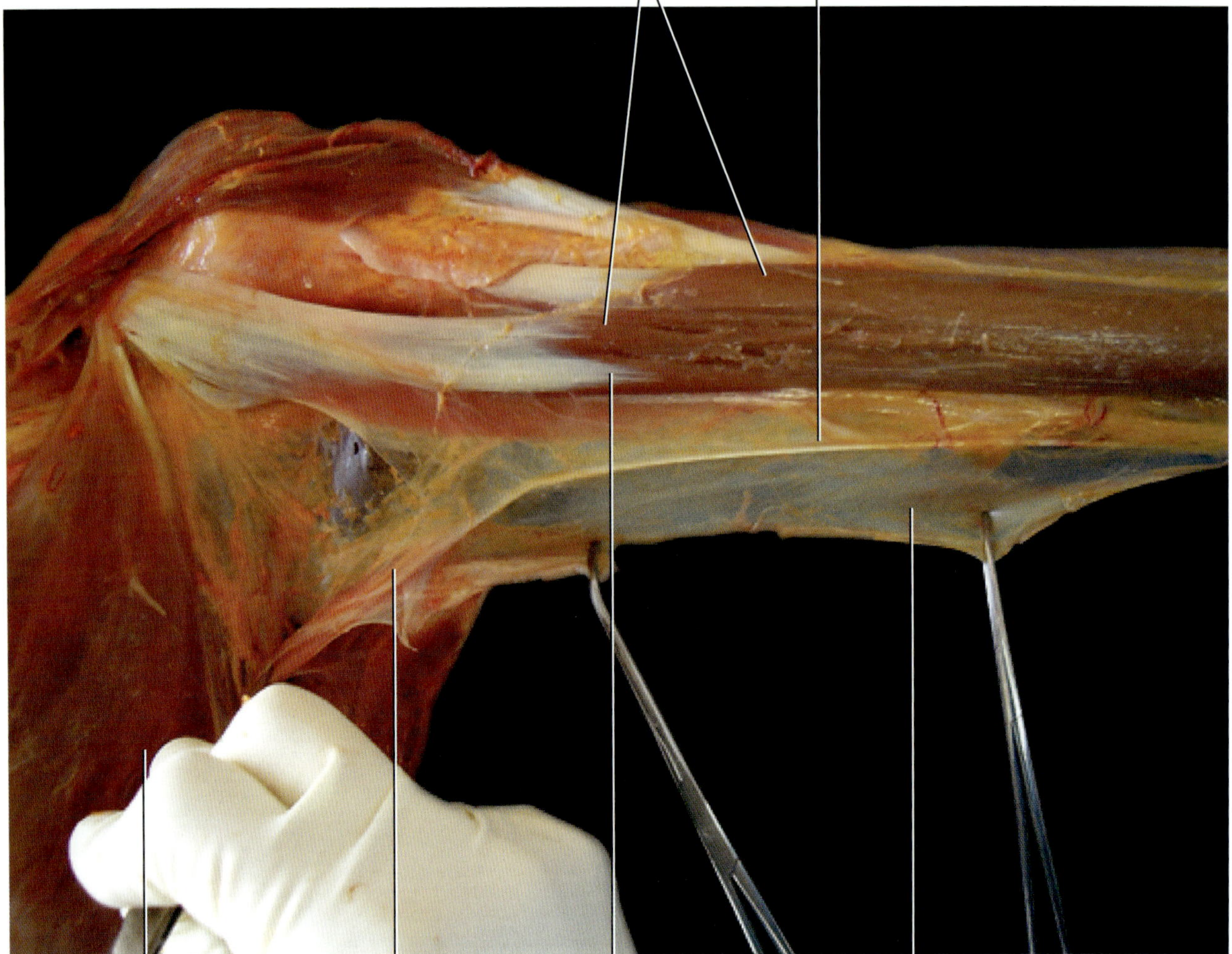

Abb. 7.32 Ansicht der Schulter von anterior. Die Fascia clavipectoralis wurde von Fettgewebe befreit und nach medial gezogen, sodass ihr Übergang in die Fascia brachii und das Septum intermusculare brachii mediale zu erkennen ist.

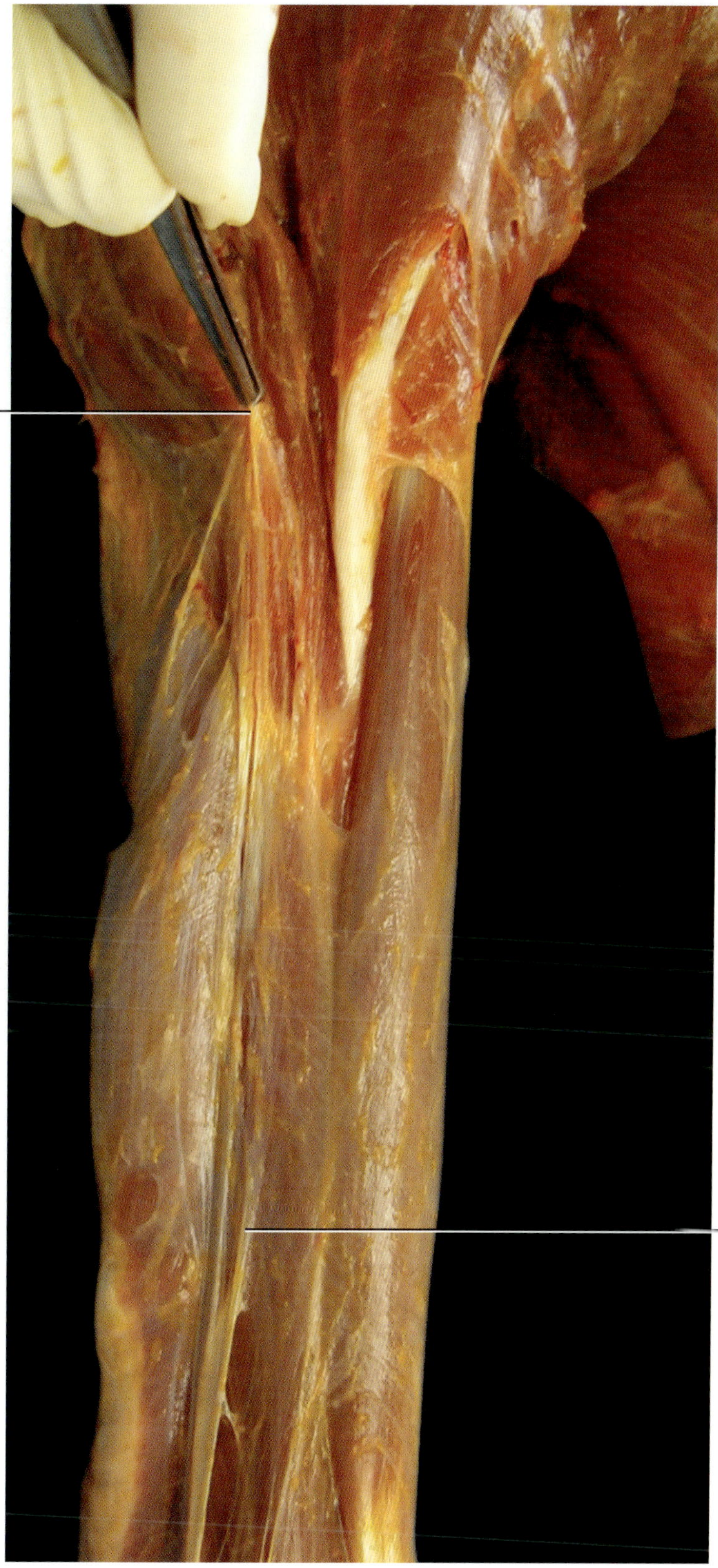

Abb. 7.33 Ansicht des Arms von lateral. Die Pinzette dehnt die Pars acromialis des M. deltoideus, um ihre Kontraktion zu simulieren. Dadurch ist die Kraftlinie in der Fascia brachii auf Höhe des Septum intermusculare brachii laterale deutlicher zu erkennen.

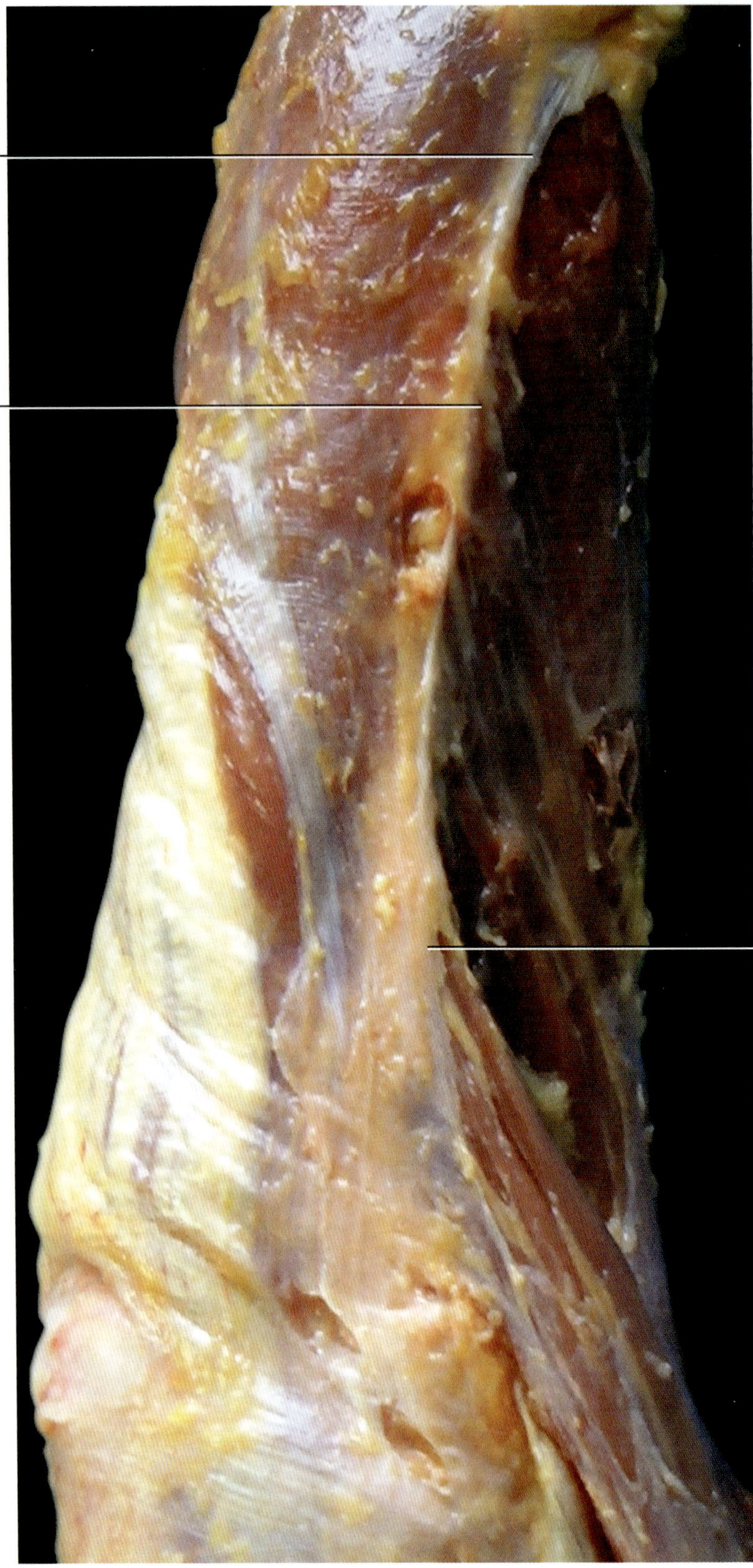

Abb. 7.34 Ansicht des distalen Oberarms von lateral. Dargestellt sind die Ansätze der Mm. brachioradialis und brachialis in den ventralen Anteil des Septum intermusculare brachii laterale. In diesem Septum laufen die Kräfte verschiedener Muskeln zusammen.

Am Ellenbogen wird die Fascia brachii vom Retinaculum anterius und posterius verstärkt (➤ Abb. 7.35, ➤ Abb. 7.36, ➤ Abb. 7.37, ➤ Abb. 7.38). Die Retinakula am Ellenbogen wurden bislang von der Wissenschaft kaum beachtet, sind aber immer vorhanden. Diese fibrösen Verstärkungen der tiefen Faszie am Ellenbogen entstehen durch schräg verlaufende myofasziale Ausläufer. Das Retinaculum anterius auf der Ventralseite des Ellenbogens wird überwiegend von der Aponeurosis m. bicipitis (Lacertus fibrosus) gebildet. Diese fibröse Schicht (➤ Abb. 7.39, ➤ Abb. 7.40) geht von der distalen Bizepssehne aus und verschmilzt mit der Fascia antebrachii. Der Ausläufer besteht aus zwei Teilen:

- Die Hauptkomponente wird von einem fibrösen Bündel, das schräg nach kaudal und medial verläuft, gebildet. Diese bogenförmigen Fasern sind initial von der Fascia antebrachii getrennt, verschmelzen dann aber mit ihr. Nachdem diese Faszie von den epitrochleären Muskeln abgelöst wurde, sind zahlreiche Muskelfasern und intermuskuläre Septen, die in diesem Bereich direkt in der Faszie inserieren, zu erkennen.
- Die zweite Komponente besteht aus longitudinal und parallel zur Medianlinie des Unterarms verlaufenden Kollagenfaserbündeln. Diese Komponente ist dünner als die erstgenannte. Dieser fibröse Ausläufer kann zunächst frei über die Bizepssehne gleiten und geht dann zwischen den Mm. flexor carpi radialis und brachioradialis in die Fascia antebrachii über. Zahlreiche Fasern dieser Muskeln nehmen ihren Ursprung von diesem fibrösen Ausläufer.

Wenn die Bizepssehne nach proximal zur Aponeurosis m. bicipitis (Lacertus fibrosus) gezogen wird, um eine Muskelkontraktion zu simulieren, treten zwei Kraftlinien auf: eine nach medial verlaufende, die den bogenförmigen Fasern entspricht, und eine longitudinal im zentralen Anteil des Unterarms verlaufende. Bei Zug am M. flexor carpi radialis, um dessen Kontraktion zu simulieren, entstehen Kraftlinien, die über die Bizepsaponeurose bis in die Fascia brachii reichen.

Die Hauptkomponenten des Retinaculum posterius am Ellenbogen sind die Ausläufer des M. triceps brachii in die Fascia antebrachii (➤ Abb. 7.41, ➤ Abb. 7.42). Windisch et al. (2006) beschrieben einen myofaszialen Ausläufer, der vom Caput laterale m. tricipitis abgeht und das Olekranon kreuzt, um zum Margo posterior ulnae und zur Fascia antebrachii zu ziehen. Dieser Ausläufer ist 2,3–7,2 cm (Mittelwert: 4,04 cm) lang. Keener et al. (2010) fanden bei allen Leichenpräparationen einen zweiten gut ausgebildeten myofaszialen Ausläufer des Caput laterale m. tricipitis, der in die Faszie des M. anconeus übergeht. Dieser longitudinale Ausläufer besitzt eine mittlere Breite von 16,8 mm (etwa 70 % der breite der Zentralsehne). Bolté und Martin (1935) beschreiben einen weiteren Sehnenausläufer, der vom Caput mediale m. tricipitis ausgeht und distal mit der Fascia antebrachii verschmilzt. Das Osborne-Ligament (Lig. arcuatum), das vom Epicondylus medialis humeri zum Olekranon zieht, ist ebenfalls am Retinaculum posterius des Ellenbogens beteiligt. Dieses Band ist eher eine breite Verstärkung der tiefen Faszie als ein echtes Band und findet sich bei 80 % der Leichenpräparate.

Wenn die Fascia antebrachii an der Stelle, an welcher der Ausläufer des Caput laterale m. tricipitis mit ihr verschmilzt, durchtrennt und angehoben wird, sind die Mm. anconeus, extensor carpi ulnaris und extensor digiti minimi zu erkennen. Die beiden letztgenannten Muskeln besitzen zahlreiche Ansätze in der Faszie, während der M. anconeus nicht an der auf ihm liegenden Faszie ansetzt (➤ Abb. 7.43, ➤ Abb. 7.44). Dafür setzt er jedoch an vielen Stellen der Ellenbogengelenkkapsel an. Diese Ansätze dehnen vermutlich die Kapsel bei der Extension des Ellenbogens, damit sie nicht zwischen den Gelenkflächen eingeklemmt wird. Zwischen den Mm. extensor carpi ulnaris und anconeus auf der einen und dem M. extensor digiti minimi auf der anderen Seite geht ein fibröses Septum von der Unterseite der dorsalen Fascia antebrachii ab. Von diesem Septum entspringen viele Fasern der besagten Muskeln. Bei Zug an der Trizepssehne zur Simulation einer Kontraktion entstehen im dorsalen Anteil der Fascia antebrachii Kraftlinien, die parallel zum M. extensor carpi ulnaris verlaufen. Wenn die Fasern der Mm. extensor carpi ulnaris und extensor digiti minimi nach distal gezogen werden, erscheinen Kraftlinien im dorsalen Anteil der Fascia brachii.

Die den Ellenbogen umgebenden Elemente lassen sich anatomisch und funktionell nur schwer trennen. Van der Wal (2009) stellte fest, dass die Bänder des Ellenbogens in den Köpfen der Anatomen entstanden sind. So gibt es tatsächlich kein Lig. collaterale oder anulare, da die Gewebe alle Teil eines komplexen Bindegewebsapparates sind. Die meisten Anatomiebücher geben für die Muskeln nur die knöchernen Ursprünge und Ansätze an und spielen die Bedeutung der fibrösen Verbindungen herunter. Im Jahr 1985 präparierten Briggs und Elliott 139 Extremitäten von einbalsamierten Leichen, um die Ansätze der Streckmuskeln im Bereich des Epicondylus lateralis darzustellen. Sie fanden nur in 29 Armen einen direkten Ansatz des M. extensor carpi radialis brevis am Epicondylus lateralis. In allen anderen Extremitäten setzte dieser Muskel an den Mm. extensor carpi radialis longus, extensor digitorum und supinator, dem Lig. collaterale radiale, dem Lig. anulare radii (sofern es am Ellenbogen Bänder gibt), der Kapsel des Ellenbogengelenks und der tiefen Faszie an. Somit können das Bindegewebe und das Muskelgewebe als eine Einheit betrachtet werden. Durch diese Assoziation entstehen die echten Enthesen, welche die Knochen bei jeder Gelenkposition zusammenhalten. Van der Wal stellte fest, dass das Bindegewebe und die Muskeln nicht parallel sondern in Reihe geschaltet sind, damit die so genannten Ligamente in allen Positionen funktionieren können. Eine Beschreibung des Aufbaus des Muskel- und Bindegewebes, das in Reihe geschaltet ist und die Übertragung von Kraft über diese dynamischen Einheiten erlaubt, ist angemessener als das klassische Konzept der passiv kraftübertragenden Strukturen, wie parallel zu den Sehnen angeordneten Bändern, in denen das Bindegewebe die Kraft nur bei bestimmten Gelenkpositionen weiterleiten kann.

Van der Wal untersuchte auch die Propriozeptoren des Ellenbogens und stellte fest, dass die Unterscheidung zwischen den sogenannten Gelenk- und Muskelrezeptoren aus funktioneller Sicht willkürlich ist. Mechanorezeptoren (die so genannten Muskelrezeptoren) sind unter Berücksichtigung der Kraftentfaltung, d. h. des Aufbaus von Muskeln und Bindegewebe, und nicht anhand der klassischen anatomischen Strukturen, wie Muskeln, Kapseln und Bändern, angeordnet. Im lateralen Kubitalbereich der Ratte finden sich in den Übergangsbereichen zwischen den tiefen Faszien und ihren Muskelfaszikeln (die zu ihnen in Reihe geschaltet sind) zahl-

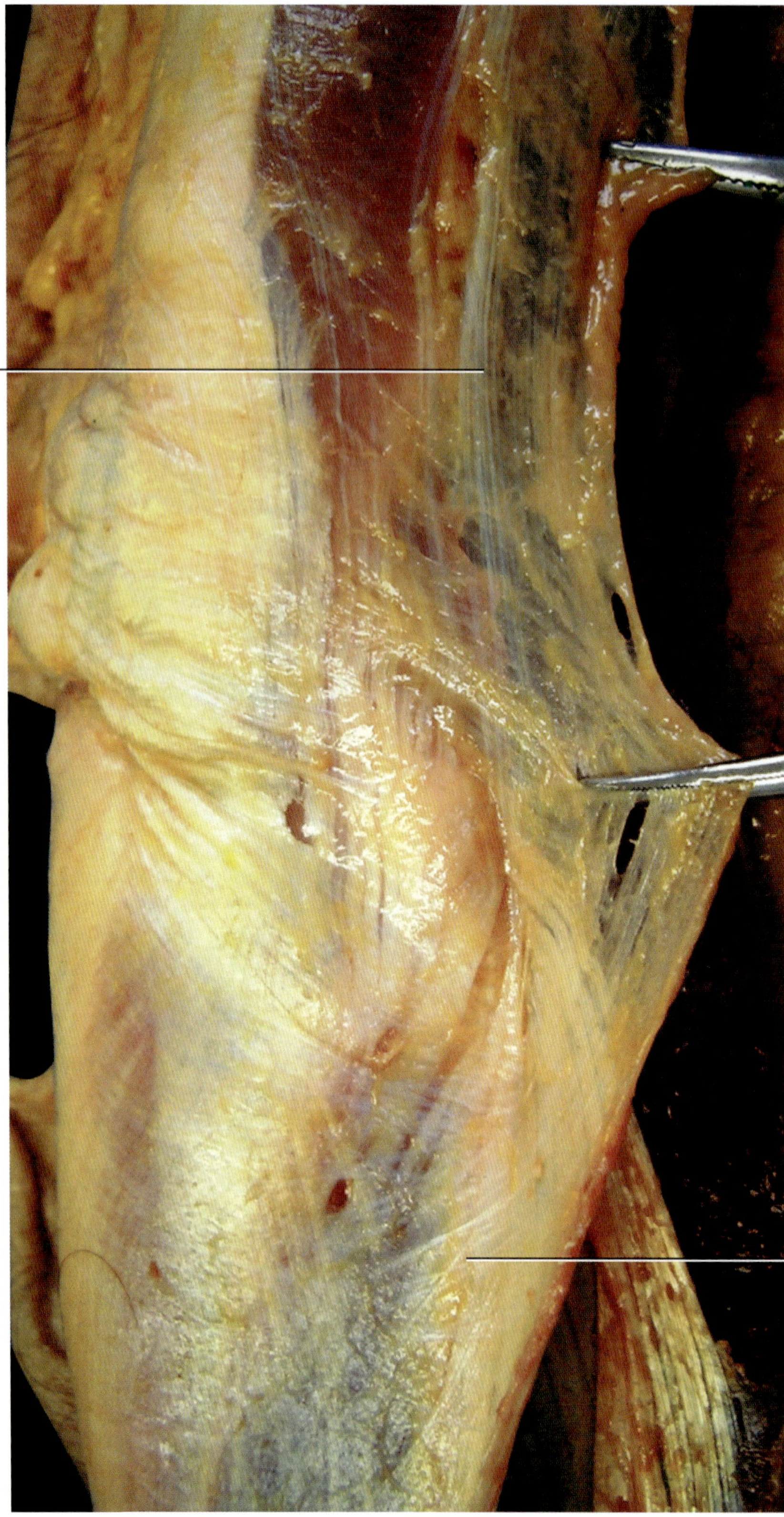

Abb. 7.35 Ansicht des Ellenbogens von posterior. Die Fascia brachii und die Fascia antebrachii gehen ineinander über und die Faserbündel in der Faszie verlaufen in unterschiedlichen Richtungen. Diese bilden das hintere Retinakulum des Ellenbogens.

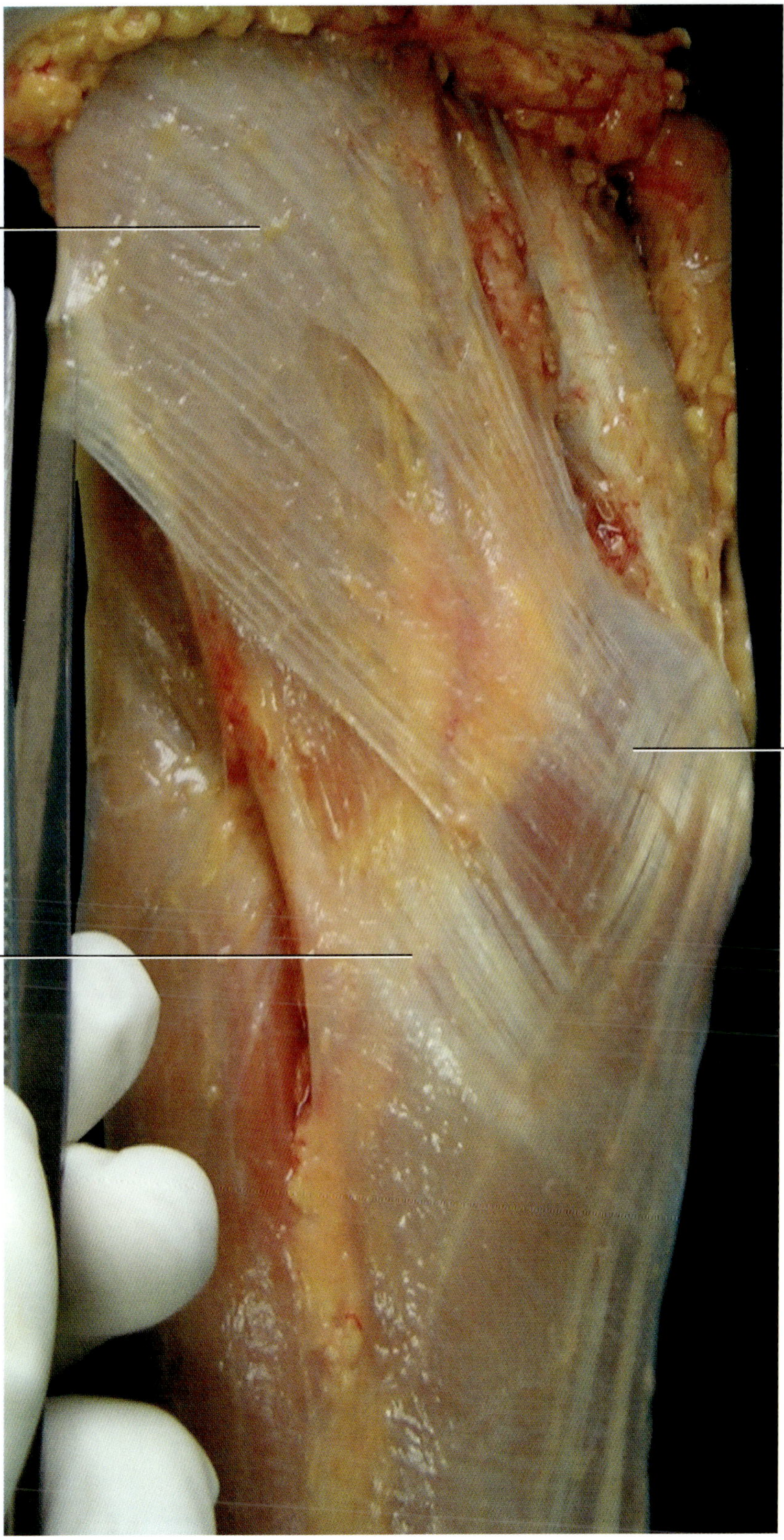

Abb. 7.36 Ansicht des Ellenbogens von anteromedial. Die Pinzette zieht die Fascia brachii über den M. biceps, um ihre fibrösen Bündel darzustellen. Diese Fasern sind Teil des Retinakulums am Ellenbogen. Deutlich ist zu erkennen, dass die Kräfte am Epicondylus medialis zusammenlaufen.

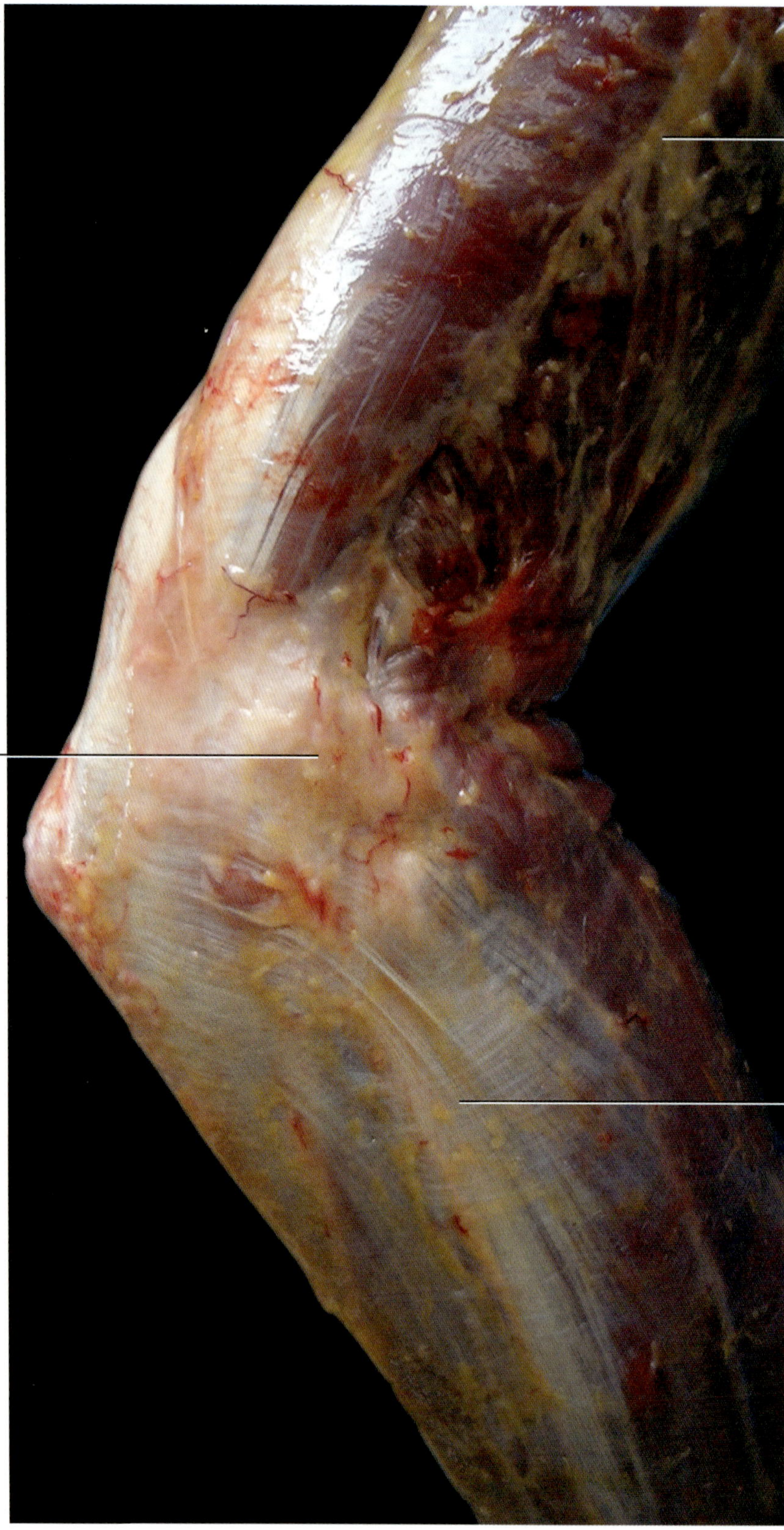

Abb. 7.37 Ansicht des Ellenbogens von lateral. Die Fascia antebrachii weist am Epikondylus eine Verdickung, die durch die Ansätze der epikondylären Muskeln an der Innenseite entsteht.

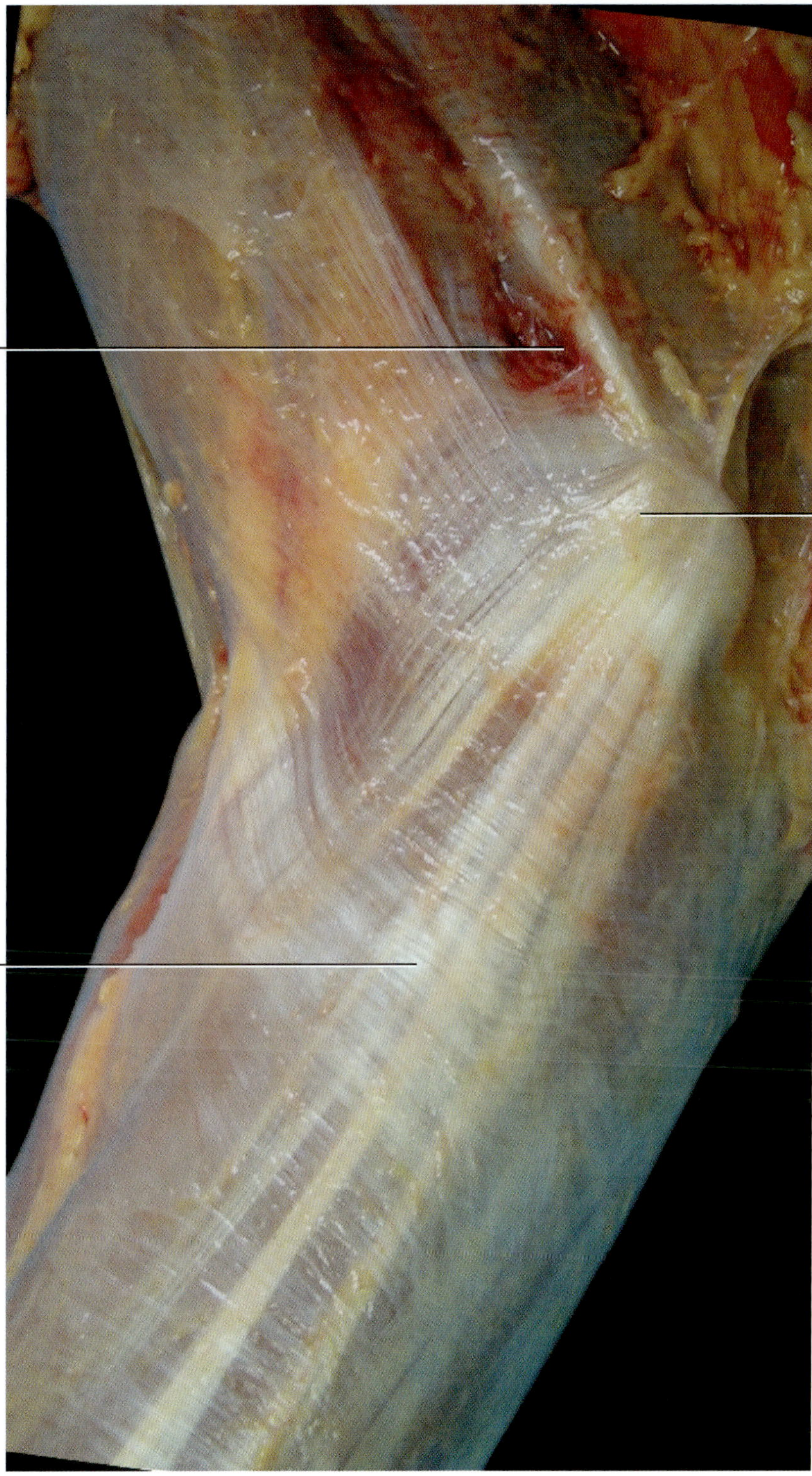

Abb. 7.38 Ansicht des Ellenbogens von medial mit der fibrösen Verstärkung der Fascia antebrachii durch den Lacertus fibrosus.

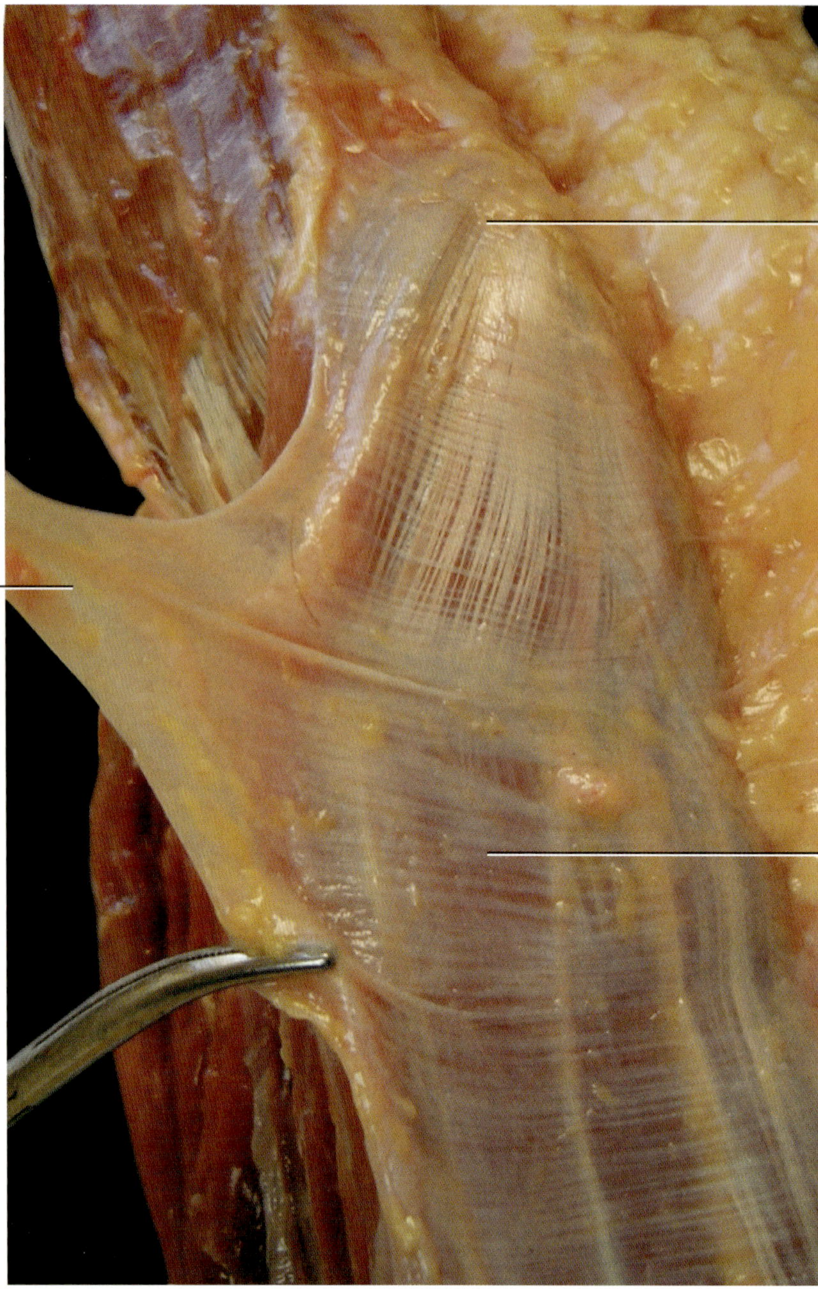

Abb. 7.39 Ansicht des Ellenbogens von medial. Der Lacertus fibrosus wurde vom M. biceps abgelöst und gedehnt, um seine Wirkung auf den medialen Anteil der Fascia antebrachii zu simulieren. An der Unterseite der Fascia antebrachii setzen zahlreichen Muskelfasern der Mm. pronator teres und flexor carpi radialis an.

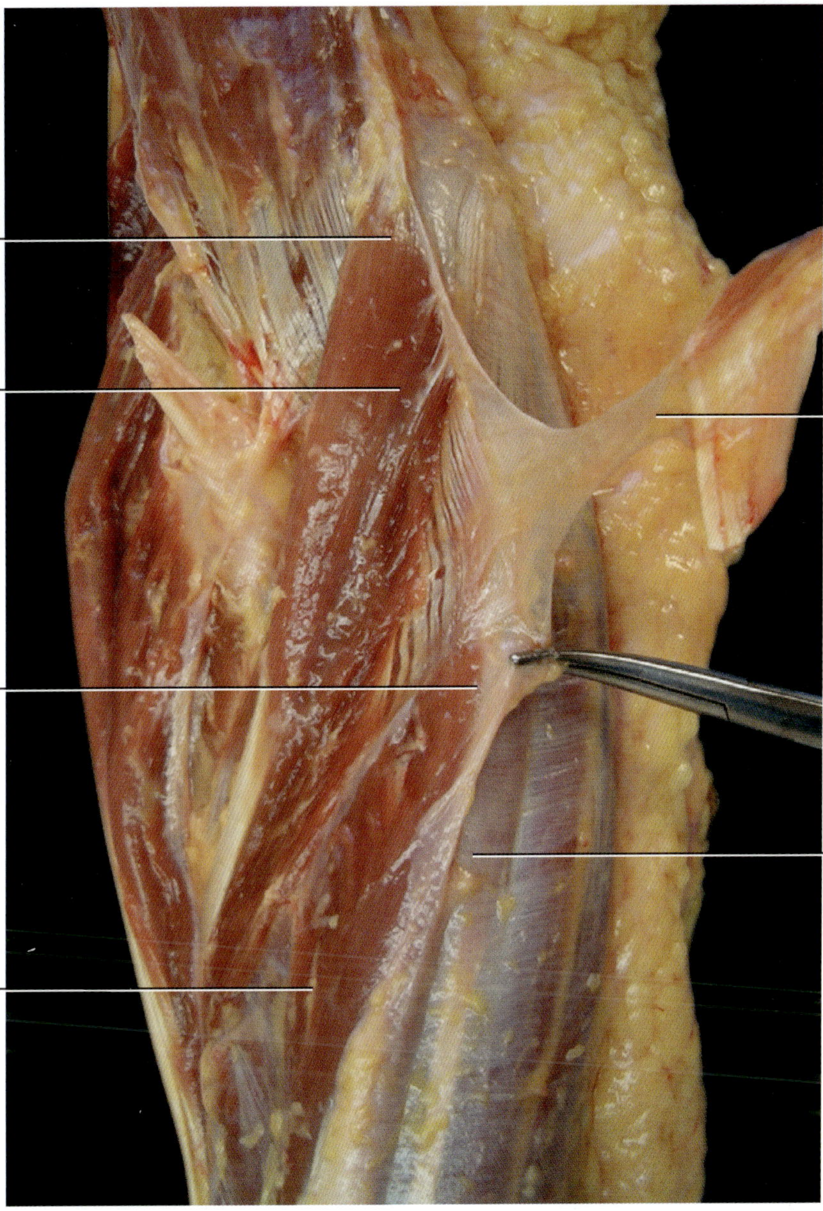

Abb. 7.40 Ansicht des Ellenbogens von anteromedial. Die Fascia antebrachii wurde zur Seite gebogen, um ihre Beziehung zu den Mm. pronator teres und flexor carpi radialis darzustellen. Der proximale Anteil dieser Muskeln inseriert an der Unterseite der Fascia antebrachii. Ihr distaler Anteil gleitet aufgrund ihres Epimysiums frei unter der Fascia antebrachii.

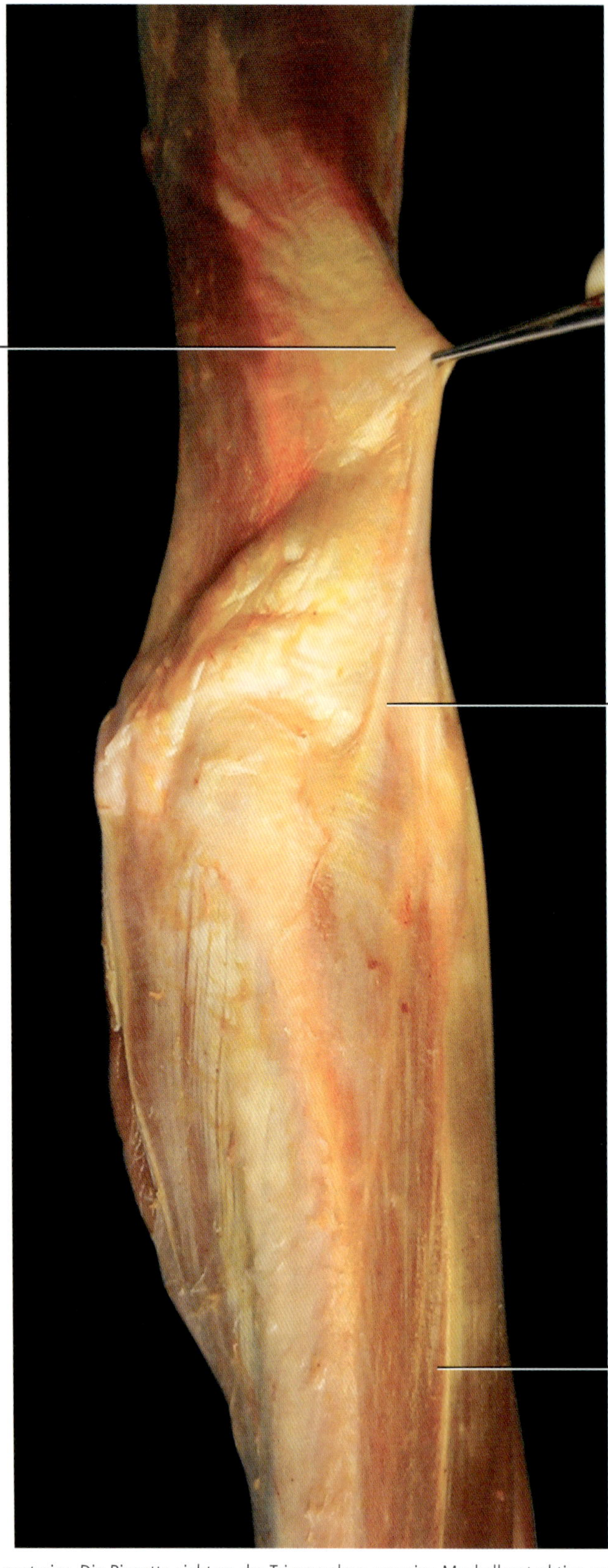

Abb. 7.41 Ansicht des Ellenbogens von posterior. Die Pinzette zieht an der Trizepssehne, um eine Muskelkontraktion zu simulieren. Dadurch entsteht eine Kraftlinie, die bis zur Fascia antebrachii reicht.

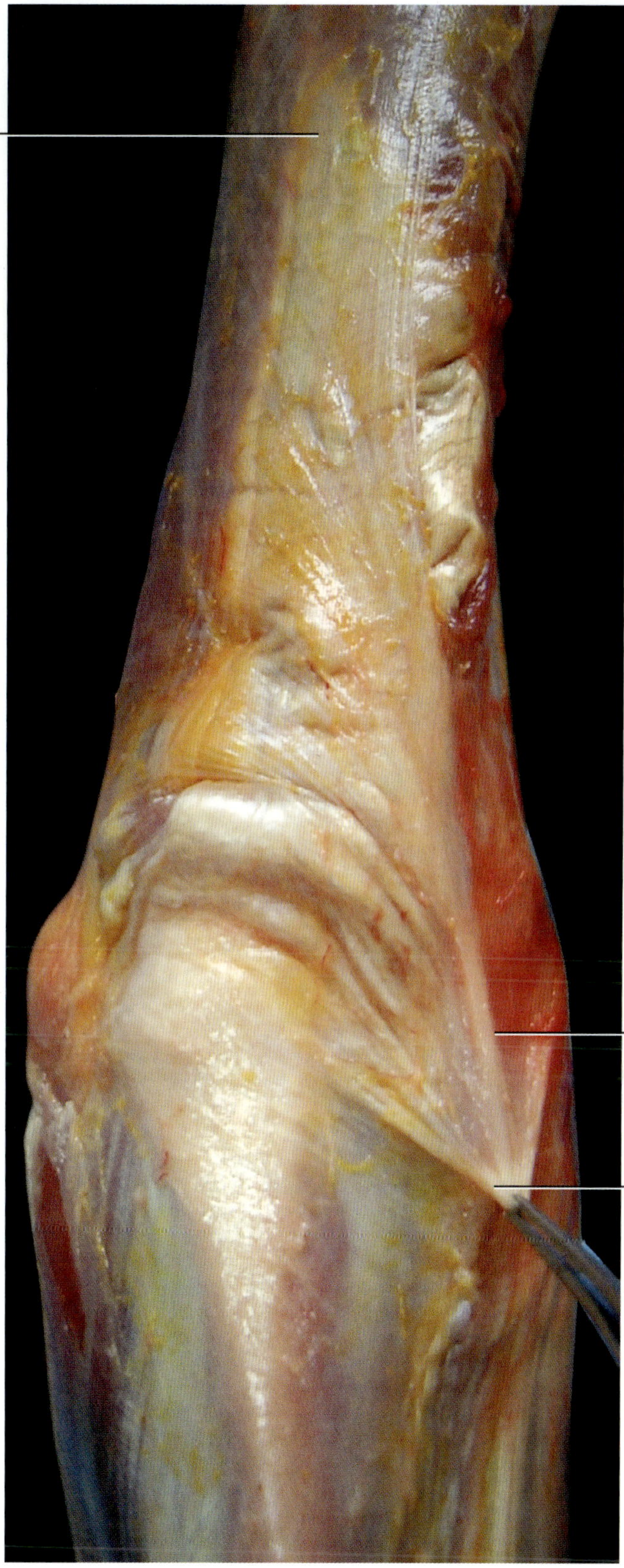

Abb. 7.42 Ansicht des Ellenbogens von posterior. Die Pinzette zieht die Fascia antebrachii nach distal, um die Kontraktion des M. extensor digitorum zu simulieren. Dieser Muskel entspringt mit vielen Fasern an der Unterseite der Fascia antebrachii. Es entsteht eine Kraftlinie, die bis zur Fascia brachii reicht.

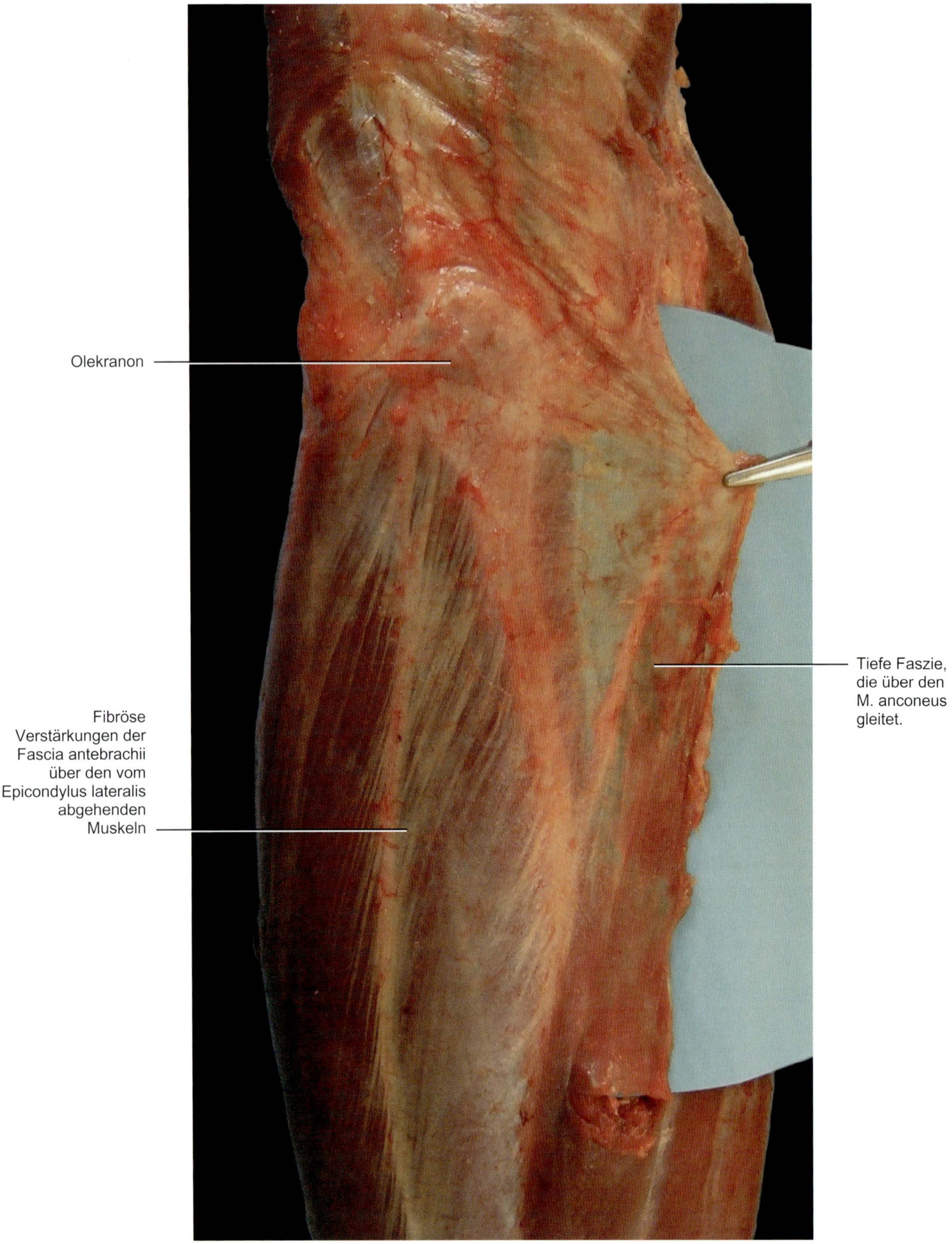

Abb. 7.43 Ansicht des Ellenbogens von posterior. Die tiefe Faszie verläuft durchgängig vom Oberarm in den Unterarm. Auf Höhe des Ellenbogens ändert sich aber ihre Beziehung zu den darunterliegenden Strukturen: Sie ist am Olekranon und den Epikondylen befestigt, gleitet über den M. anconeus und bildet an den Epikondylen, wo sie mit den Muskelebenen verbunden ist, den Ansatzpunkt zahlreicher Muskelfasern. Diese Muskelansätze dehnen die Fascia antebrachii bei einer Muskelkontraktion, sodass ihre fibrösen Verstärkungen bei der hier gezeigten Präparation sichtbar werden.

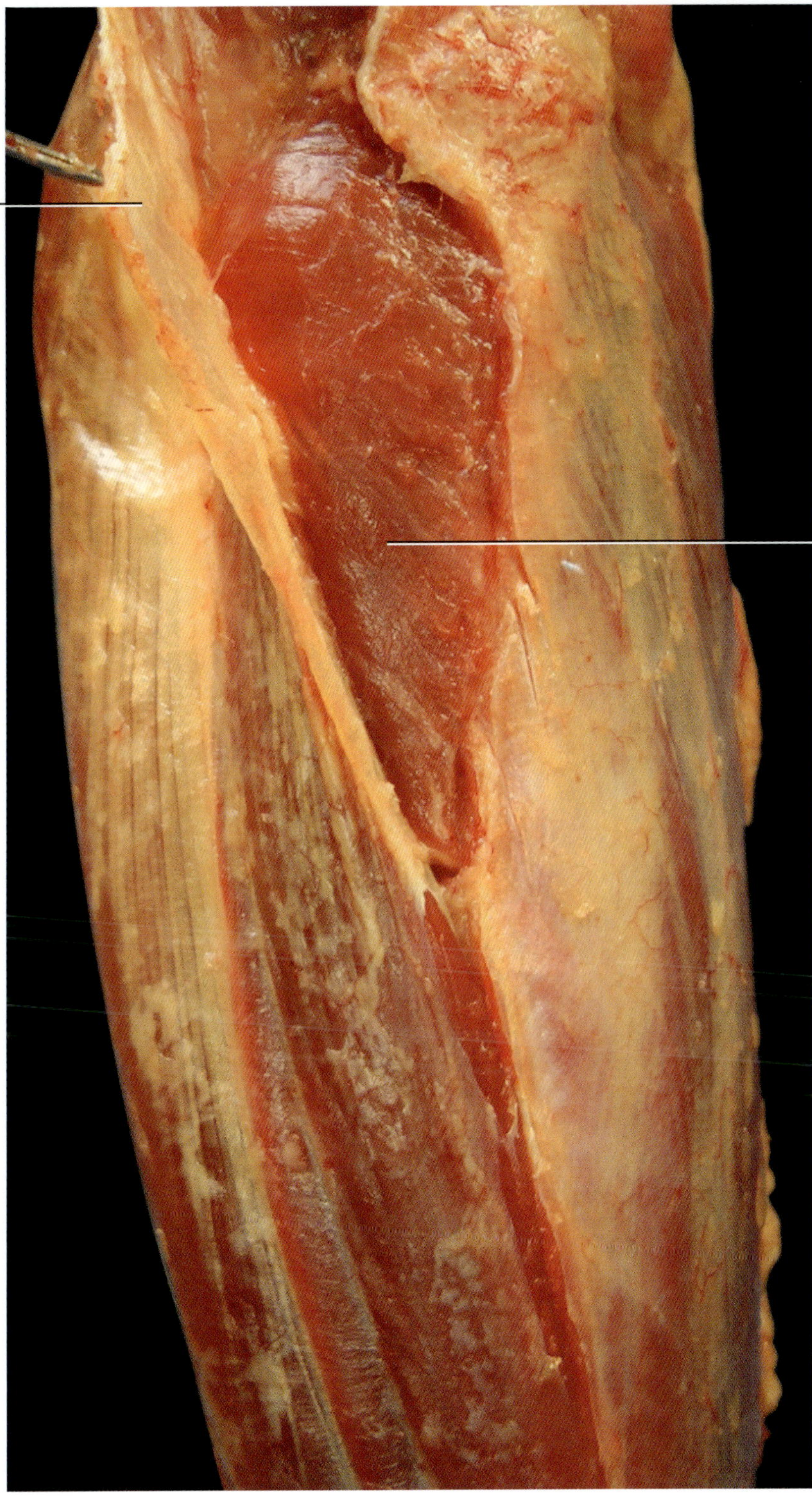

Abb. 7.44 Ansicht des Ellenbogens von posterior. Die tiefe Faszie konnte leicht vom M. anconeus gelöst werden, weil der Muskel vollständig von seinem Epimysium, das frei unter der tiefen Faszie gleitet, umgeben ist. Die tiefe Faszie, die auf dem M. anconeus gleitet, verbindet die Fascia brachii und die Fascia antebrachii.

reiche mechanosensitive Substrate. Die Propriozeptoren kommen vor allem in Bereichen, in denen Zugkräfte über das Ellenbogengelenk geleitet werden, vor. Die Strukturen können nicht in Gelenk- oder Muskelrezeptoren aufgeteilt werden, wenn das Muskelgewebe und das kollagene Bindegewebe in Reihe geschaltet sind, um die Integrität und Stabilität des Gelenks zu erhalten.

CLINICAL PEARL 7.8

Epicondylopathia lateralis

Die Epicondylopathia lateralis wird häufig bei Patienten mit Schmerzen über der lateralen Seite des Ellenbogens, die durch wiederholte oder übermäßige Bewegungen des Handgelenks insbesondere unter Extension im Ellenbogen verstärkt werden, diagnostiziert. In der Regel besteht ein Druckschmerz über dem Epicondylus lateralis und wird der Schmerz durch Handgelenksextension gegen Widerstand verstärkt. Die Epicondylitis lateralis gilt als Überlastungssyndrom durch häufige Pronosupinationsbewegungen. Die Prävalenz in der Gesamtbevölkerung beträgt 1,0–1,5 %; betroffen ist meist der dominante Arm. In bestimmten Berufsgruppen liegt die Häufigkeit bei bis zu 23 % (Papa 2012).

Diese Erkrankung wird oft als Tennisellenbogen oder Epicondylitis lateralis bezeichnet. Nach Nirschl und Ashman (2003) sollte der Begriff laterale Tendinose (statt Tendinitis) des Ellenbogens bevorzugt werden, da sie bei der histopathologischen Untersuchung von mehr als 600 Fällen mit chronischer Epikondylalgie einen degenerativen Prozess aus fibroblastischem Gewebe, Gefäßhyperplasie sowie unorganisiertem und unstrukturiertem Kollagen ohne Entzündungszellen fanden. Intraartikuläre Veränderungen, wie eine Chondromalazie des Humeroradialgelenks, eine Plica radiocapitellaris und Veränderungen des Lig. anulare radii, wurden ebenfalls vorgeschlagen. Weitere Möglichkeiten sind die Kompression und/oder ein Engpass des N. radialis oder des N. cutaneus antebrachii anterior, eine traumatische Periostitis des M. extensor carpi radialis brevis und eine Bursitis radiohumeralis. Jede dieser Erkrankungen kann isoliert oder in Verbindung mit einer Epikondylopathie auftreten. Mithilfe der Theorien von Van der Wal (2009) lässt sich der Zusammenhang mit all den anderen pathologischen Befunden besser verstehen. Muskeln, Kapsel, Faszie Ligamente usw. müssen gemeinsam agieren, um den Ellenbogen korrekt bewegen zu können. Sobald ein Element verändert ist, folgen alle anderen. Somit ist die Behandlung der Epicondylopathia lateralis effektiver, wenn alle beteiligten Elemente und vor allem die tiefe Faszie (die anatomische Struktur, die sie alle verbindet) berücksichtigt werden.

7.4 Tiefe Faszie des Unterarms: Fascia antebrachii

Die Fascia antebrachii ist eine dicke (mittlere Dicke 0,75 mm), weißliche Bindegewebsschicht aus vielen Faserbündeln mit unterschiedlicher Ausrichtung (➤ Abb. 7.45, ➤ Abb. 7.46). Sie bedeckt die Kompartimente der Flexoren und Extensoren als „Muffe“ und entsendet ein paar Septen zwischen sie. Auf diese Weise bildet die Faszie drei Kompartimente: das anteriore, das laterale und das posteriore. Zwei Septen trennen die tiefen und oberflächlichen Schichten der Unterarmmuskeln in ein anteriores und ein posteriores Kompartment (➤ Abb. 7.47, ➤ Abb. 7.48).

Im proximalen Unterarm inserieren viele Muskelfasern in die Unterfläche der Fascia antebrachii (➤ Abb. 7.49, ➤ Abb. 7.50). Im distalen Anteil der Extremität lässt sich die Fascia antebrachii leicht von den darunterliegenden Muskeln trennen, ist aber fest mit den Procc. styloidei radii und ulnae verbunden.

Die tiefe Faszie des Unterarms ist gut vaskularisiert. Tao et al. (2000) fanden in der tiefen Faszie mehr Blutgefäße als in der oberflächlichen Faszie. Im Unterarm bilden die Gefäße der tiefen Faszie die Hauptblutversorgung von fasziokutanen Lappen.

Auf der Volarseite wird die Fascia antebrachii im unteren Unterarmdrittel von der Sehne des M. palmaris longus penetriert, die distal und oberflächlich der Fascia antebrachii verläuft, bevor sie in die Aponeurosis palmaris übergeht. Distal geht die Fascia antebrachii in die dorsale Faszie der Hand über. In der Hohlhand setzt sie sich in die Fascia thenaris und die Fascia hypothenaris fort. Zentral bildet sie die tiefe Schicht der Aponeurosis palmaris.

Die Mm. flexor carpi radialis und ulnaris verlaufen unter der Fascia antebrachii. Distal verschmilzt das Peritendineum beider Muskeln mit dieser Faszie, sodass die Fascia antebrachii sie am Handgelenk zu umscheiden scheint. In etwa 85 % der untersuchten Fälle entsendet der M. extensor carpi ulnaris einen tendinösen Ausläufer nach distal zur Faszie der Eminentia hypothenaris (➤ Abb. 7.51, ➤ Abb. 7.52). Dieser Ausläufer entwickelt sich in der lateralen Region Os metacarpale V und verstärkt die Faszie über dem M. opponens digiti minimi. Dieser Ausläufer bildet ein schmales, fibröses Band entlang des distalen Drittels des Os metacarpale V, breitet sich fächerförmig aus und inseriert in die Faszie auf dem Metakarpophalangealgelenk. Die Sehne des M. extensor carpi ulnaris ist gespannt, die Traktion wird deutlich auf dieses fibröse Band übertragen.

7

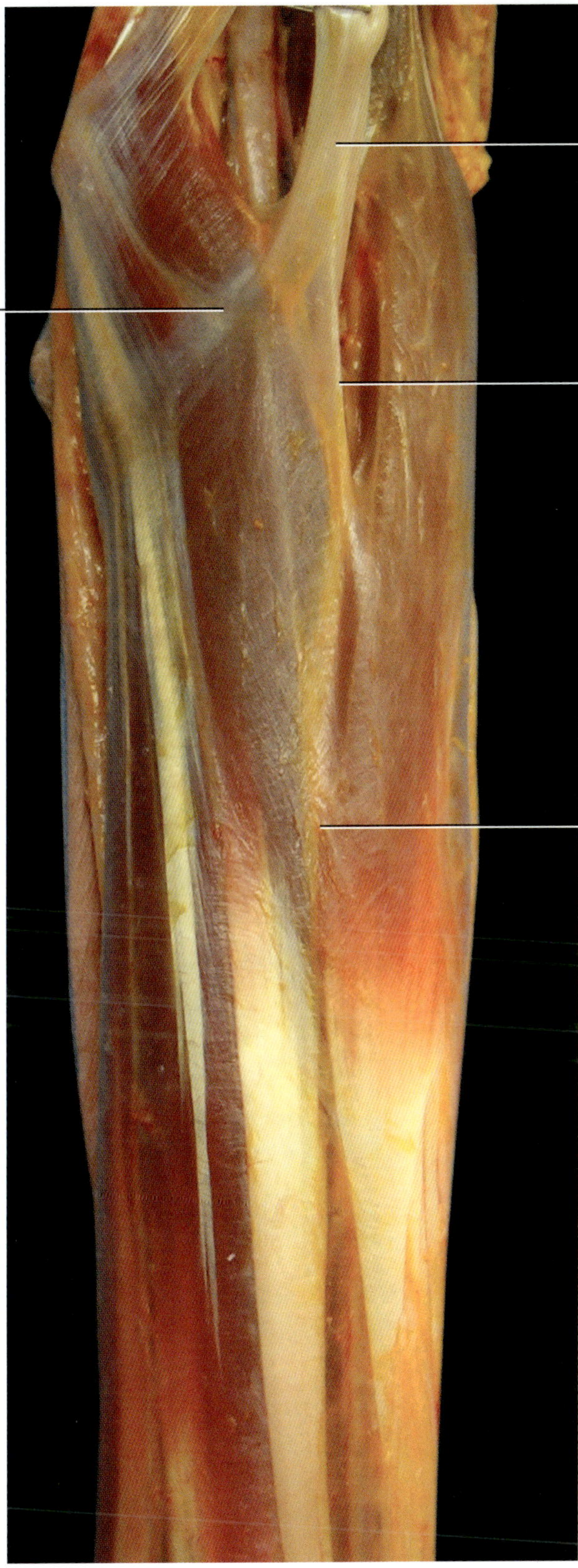

Abb. 7.45 Ansicht des Unterarms von anterior. Bei diesem Präparat ist die Fascia antebrachii dünn, nur die fibrösen Verstärkungen des Lacertus fibrosus sind deutlich zu erkennen. Im Lacertus fibrosus verlaufen die Faserbündel nicht nur schräg sondern auch longitudinal. Dieses longitudinale Faserbündel dehnt die Fascia antebrachii zwischen den Mm. flexor carpi radialis und brachioradialis über dem Septum intermusculare brachii.

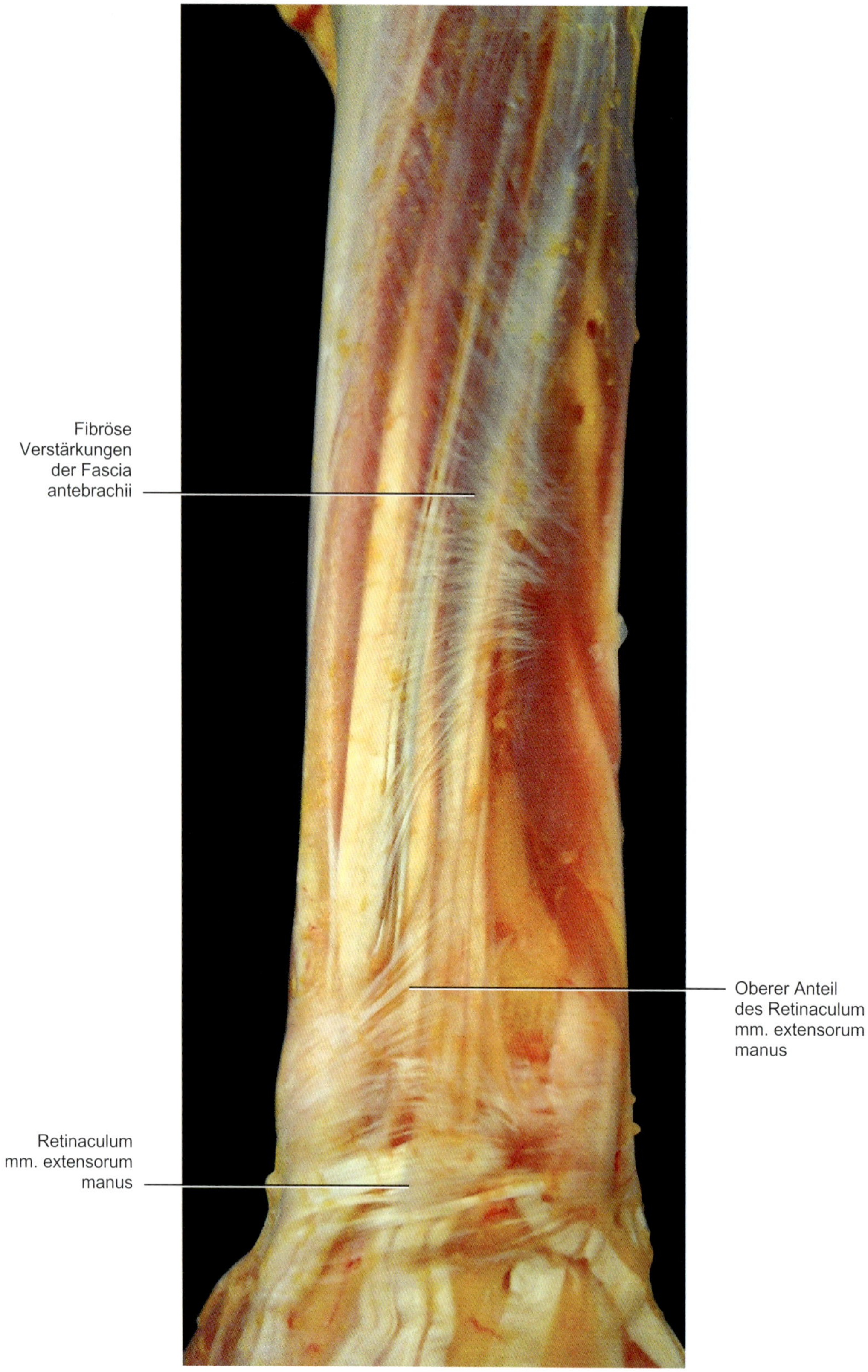

Abb. 7.46 Ansicht des Unterarms von posterior. Die fibrösen Verstärkungen in der Fascia antebrachii sind gut zu erkennen. Das Retinaculum mm. extensorum manus ist ein horizontale und schräge Faszienverstärkung. Letztere setzen sich in die schrägverlaufenden Faserbündel in der Mitte der Fascia antebrachii fort.

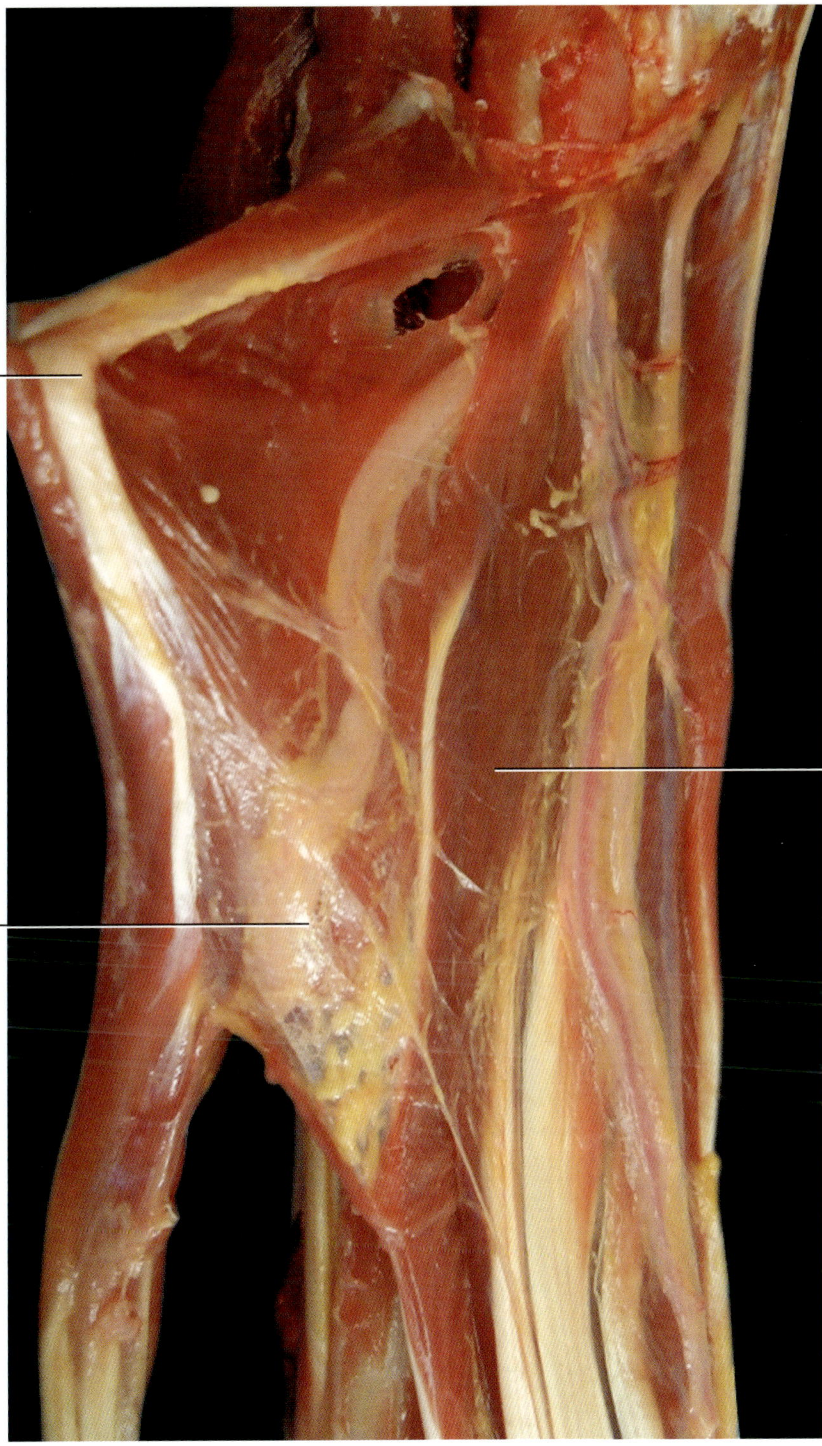

Abb. 7.47 Ansicht der tiefen Faszie, welche die oberflächlichen und tiefen Muskelschichten des ventralen Unterarms verbindet.

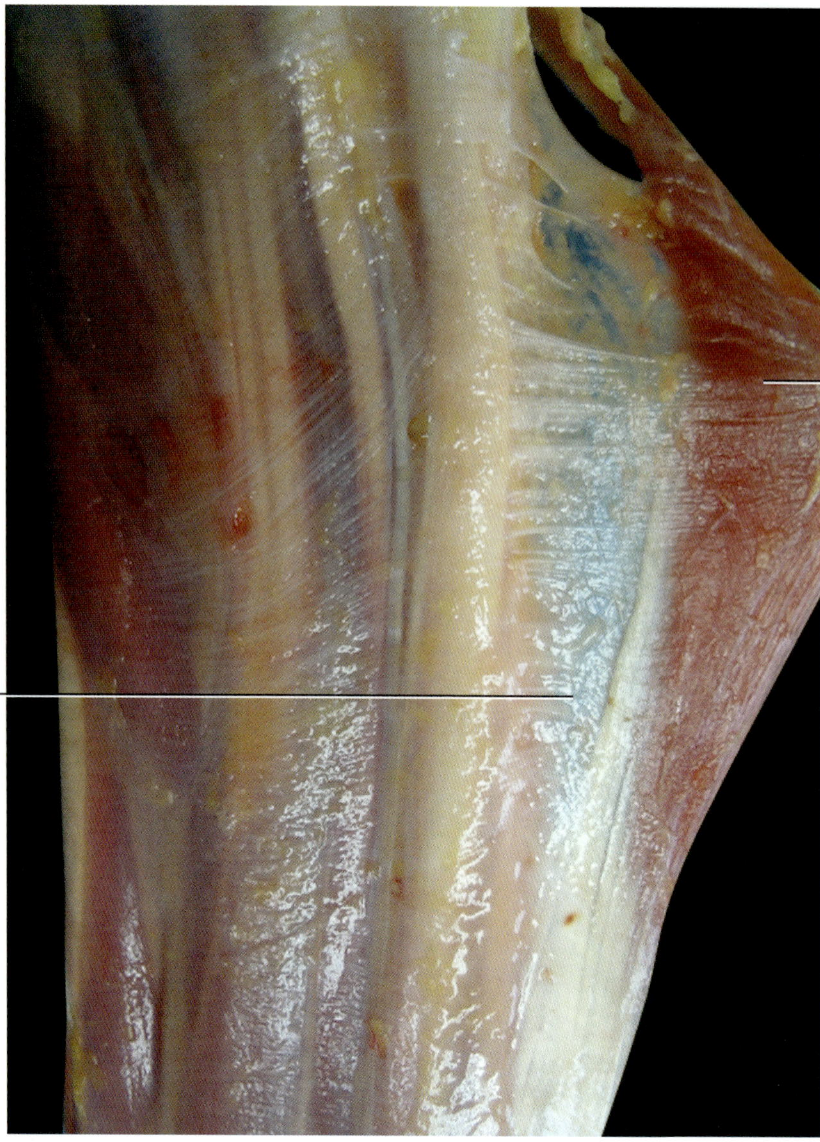

Abb. 7.48 Ansicht der tiefen Faszie, dem Element, das die Muskeln des lateralen und ventralen Unterarmkompartiments wie eine Brücke verbindet.

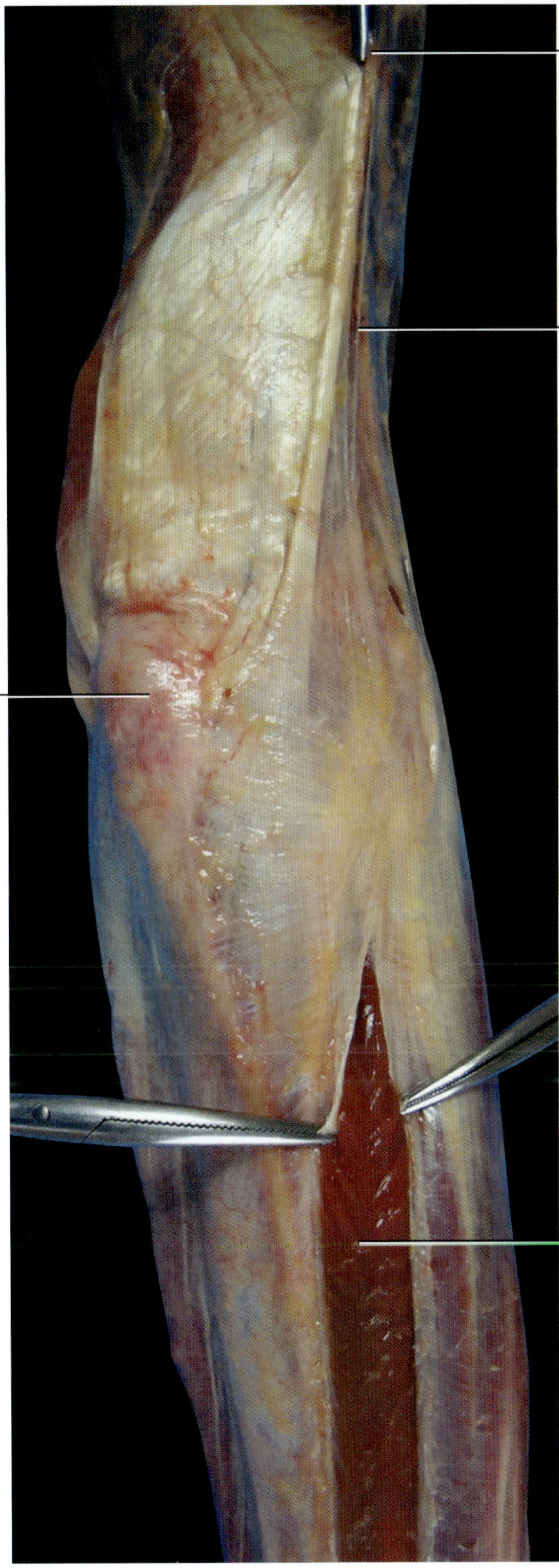

Abb. 7.49 Ansicht des Unterarms von posterior. Der myofasziale Ansatz des M. triceps in der Fascia antebrachii endet an der Stelle, an welcher der M. extensor carpi ulnaris in die Unterseite der Fascia antebrachii inseriert.

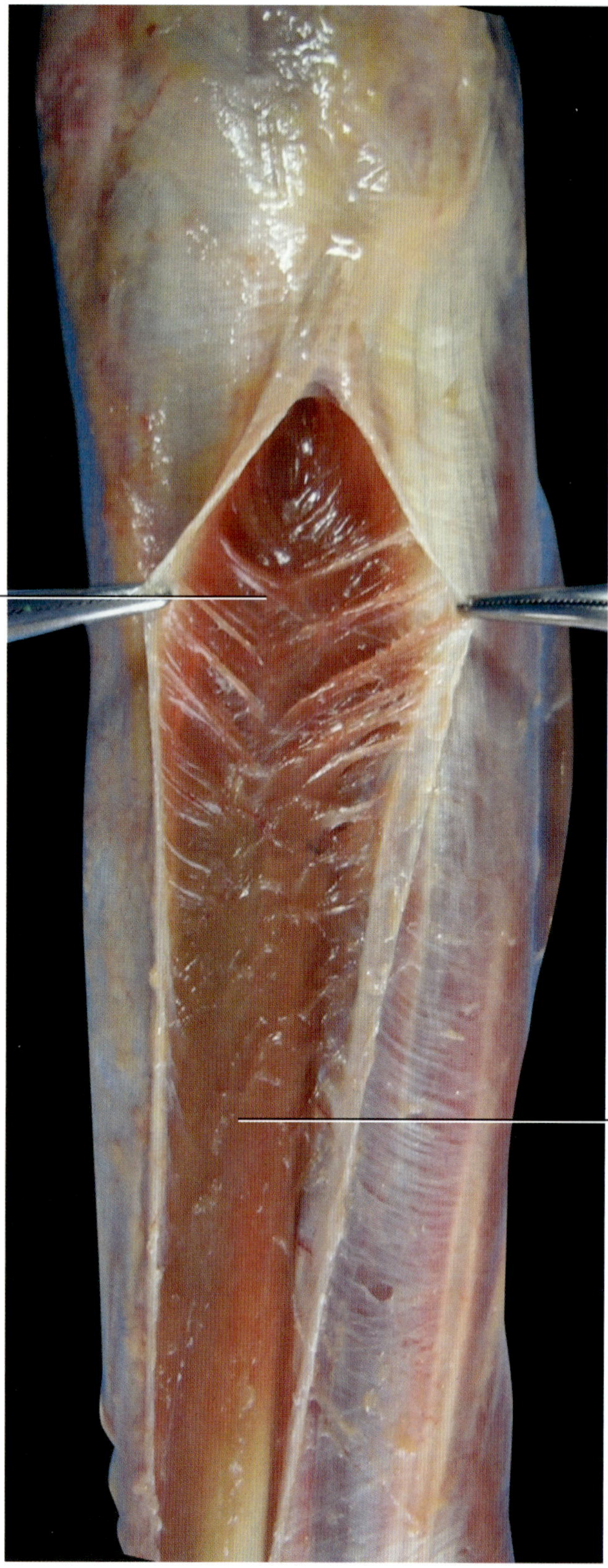

Abb. 7.50 Ansicht des Unterarms von posterior. Die Fascia antebrachii wurde entlang des M. extensor carpi ulnaris gespalten, um die Beziehung zwischen diesem Muskel und der tiefen Faszie darzustellen. Typisch für die Muskeln in dieser Region sind die vielen Muskelfasern, die proximal in der Unterseite der Fascia antebrachii inserieren. Auf diese Weise dehnt der M. extensor carpi ulnaris die Faszie bei jeder Kontraktion. Distal kann er aufgrund des Epimysiums, das ihn in diesem Bereich umscheidet, frei unter der Fascia antebrachii gleiten

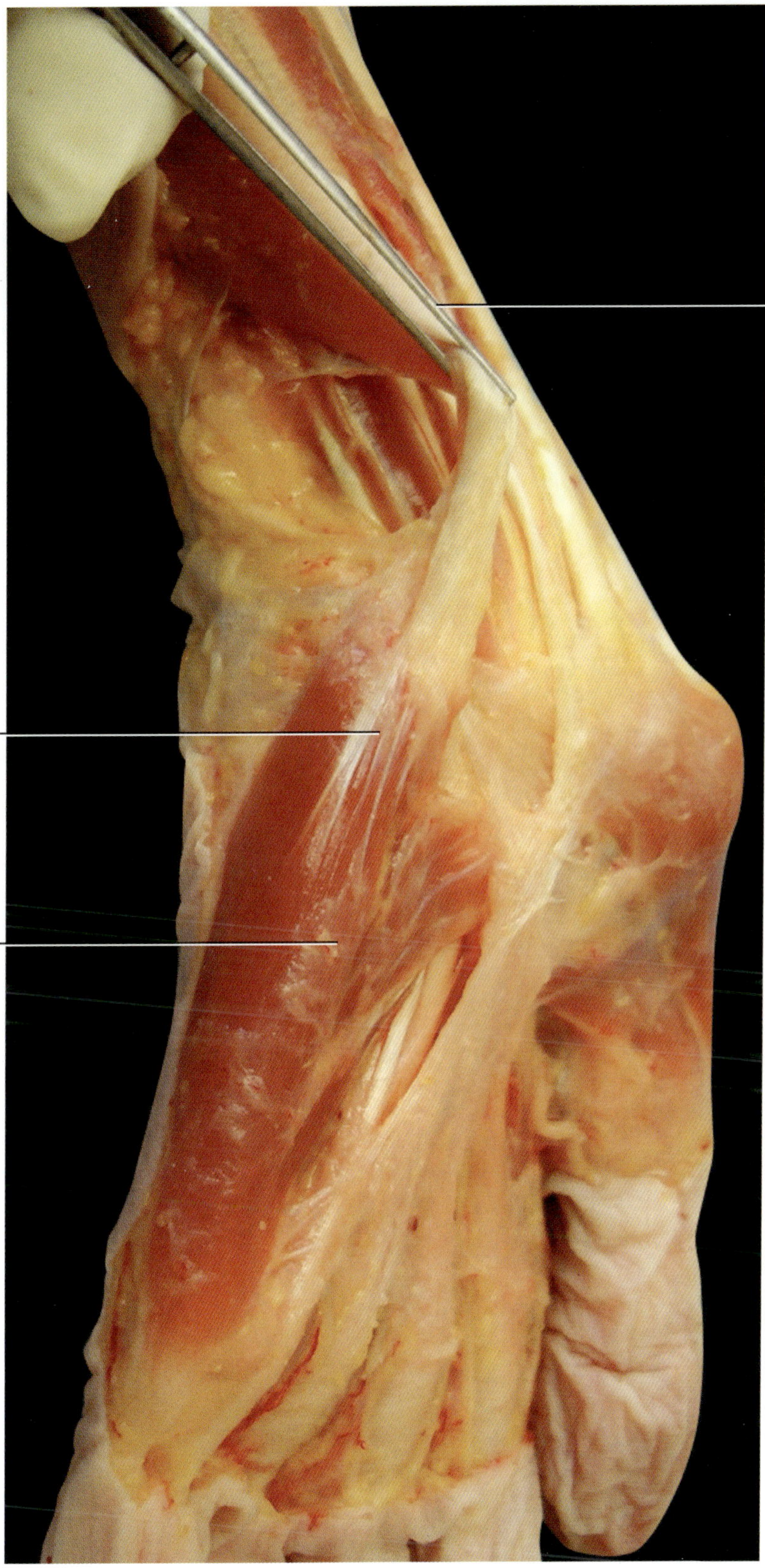

Abb. 7.51 Ansicht der Hand von anteromedial. Der M. extensor carpi ulnaris besitzt zwei myofasziale Ausläufer: einen oberflächlichen, der in die Faszie auf dem M. abductor digiti minimi inseriert, und einen tieferen, der in die Faszie auf dem M. opponens digiti minimi inseriert (➤ Abb. 7.52). Dadurch kann der M. extensor carpi ulnaris bei der Kontraktion alle Faszien der Eminentia hypothenaris dehnen.

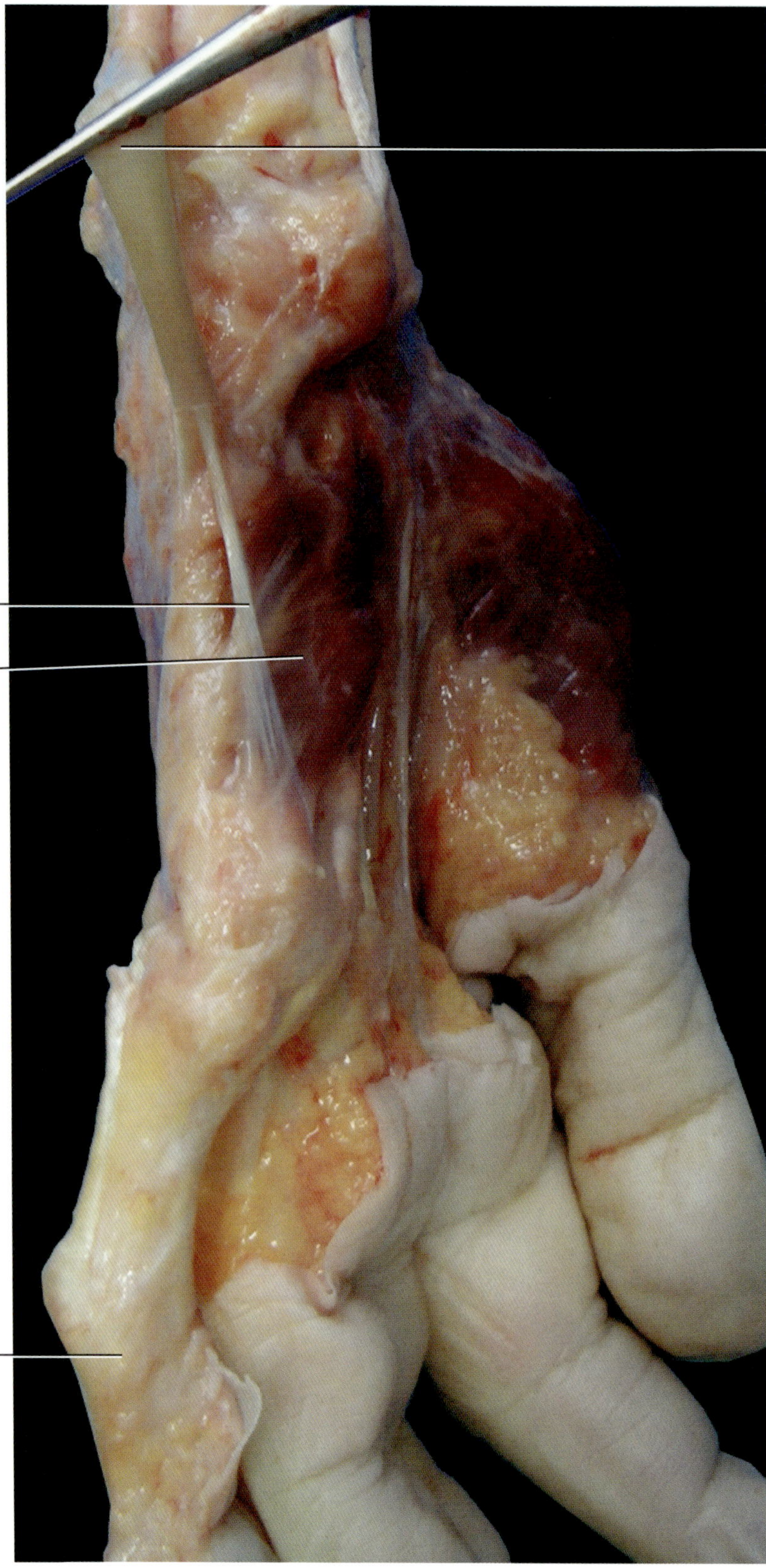

Abb. 7.52 Ansicht der Hand von anteromedial. Der M. abductor digiti minimi wurde entfernt, um den tiefen myofaszialen Ausläufer des M. extensor carpi ulnaris zur Faszie der Eminentia hypothenaris auf dem M. opponens digiti minimi.

CLINICAL PEARL 7.9

Kompressionssyndrome des N. ulnaris

Der N. ulnaris kann an vielen Stellen in seinem Verlauf geschädigt werden. Meistens erfolgt die Kompression am Ellenbogen, wo der N. ulnaris in seinem Verlauf durch den Sulcus ulnaris (Sulcus-ulnaris- oder Kubitaltunnelsyndrom) komprimiert werden kann. Das Kubitaltunnelsyndrom ist das zweithäufigste periphere Nervenkompressionssyndrom. In der Regel bestehen eine motorische Schwäche, eine Muskelatrophie und sensible Ausfälle im Ulnarisbereich. Die klinische Diagnose wird durch die Messung der Nervenleitgeschwindigkeit bestätigt. Das Dach des Kubitaltunnels wird von der tiefen Faszie, welche die beiden Köpfe des M. flexor carpi ulnaris bedeckt, und vom Osborne-Ligament (das eher eine Faszienverstärkung als eine isolierte Struktur ist) gebildet (Macchi et al 2014). Den Boden bilden die Ellenbogenkapsel sowie die Pars posterior und die Pars transversa der Lig. collaterale mediale. Die Wände werden vom Epicondylus medialis und dem Olekranon gebildet. Ganz offensichtlich kann eine übermäßige Spannung der tiefen Faszie auf dieser Höhe den Durchmesser des Kubitaltunnels reduzieren und zum Kubitaltunnelsyndrom führen.

Ein weiterer möglicher Engpass ist die so genannte Struthers-Arkade (Nakajima et al. 2009). Die Existenz dieser Arkade und ihre mögliche Beteiligung an manchen Fällen des proximalen Ulnariskompression wird ausgesprochen kontrovers beurteilt. Die Struthers-Arkade ist ein Kanal, dessen medialer Rand von der Fascia brachii und dem Struthers-Ligament, einem Faszienausläufer der Sehne des M. coracobrachialis in die Fascia brachii, gebildet wird. Ihren Vorderrand bilden das Septum intermusculare brachii mediale und seine seitliche Begrenzung die Muskelfasern und die Faszie des Caput mediale m. tricipitis. Diese Arkade findet sich 8 cm proximal des Epicondylus medialis. Tubbs et al. (2011) haben 15 Leichen (30 Stellen) präpariert, um den Verlauf des N. ulnaris und seine Beziehungen zu den Weichgeweben in diesem Bereich zu untersuchen. Sie identifizierten bei 86,7 % der Präparate im mittleren Unterarm eine Verdickung, die den N. ulnaris kreuzt und der so genannten Struthers-Arkade entspricht. Bei 57,7 % der Präparate beruhte diese Arkade auf einer Verdickung der Fascia brachii und wurde als Typ-I-Arkade eingestuft. In 19,2 % der Fälle bestand die Arkade aus dem Struthers-Ligament und wurde als Typ-II-Arkade bezeichnet. Bei 23,1 % der Präparate beruhte die Arkade auf einem verdickten Septum intermusculare brachii mediale und wurde als Typ-III-Arkade bezeichnet. Anhand dieser Studie können wir bestätigen, dass die Fascia brachii teilweise verdickt sein und den N. ulnaris komprimieren kann.

Außerdem besteht die Möglichkeit eine Engpasses in der Loge du Guyon (Loge-de-Guyon Syndrom, Ulnaristunnelsyndrom). Dieser Tunnel wird vom Os pisiforme, dem Hamulus ossis hamati, dem Lig. carpi transversum (das den Boden bildet) und dem Retinaculum mm. flexorum (welches das Dach bildet) begrenzt. Wichtige klinische Symptome sind ein Verlust der Sensibilität in der Spitze des Kleinfingers und der 1½ ulnaren Finger und/oder motorische Ausfälle, wie eine Schwäche der Mm. interossei und des M. adductor pollicis in der Krafttestung. Dieses Syndrom entsteht durch einen prolongierten Druck auf die Eminentia hypothenaris (Radfahren), ein Ganglion, eine Hamatumfraktur, eine Thrombose der A. ulnaris oder ein Aneurysma. Auch eine exzessive Spannung des Retinaculum mm. flexorum manus kann zu diesem Syndrom führen. Viele Muskelfasern der Eminentia thenaris und hypothenaris gehen vom Retinaculum mm. flexorum manus aus und spannen das Retinakulum bei der Kontraktion. Dieses Retinakulum bildet eine Verstärkung der Fascia antebrachii und auch eine Verdichtung dieser Faszie kann zum Loge-de-Guyon-Syndrom führen.

Am Handgelenk wird die Fascia antebrachii von den Retinacula mm. extensorum und flexorum manus verstärkt, die von manchen Autoren als Lig. anulare bezeichnet werden (➤ Abb. 7.53, ➤ Abb. 7.54). Diese Faszie besteht aus kräftigen Faserbündeln, die sich kreuzen, in verschiedenen Richtungen (mediolateral und lateromedial) verlaufen und mehrschichtig angeordnet sind. Die mittlere Dicke beträgt 1,19 mm. Das Retinaculum mm. flexorum ist die Ansatzstelle zahlreicher Muskelfasern der Eminentia thenaris und hypothenaris, die das Retinakulum und damit auch die Fascia antebrachii bei jeder Kontraktion in kaudaler Richtung spannen. Die Retinakula des Handgelenks sind stark innerviert und spielen eine wichtige Rolle bei der peripheren motorischen Koordination und der Propriozeption (Stecco et al. 2010).

Das Retinaculum mm. flexorum muss vom Lig. carpi transversum unterschieden werden (➤ Abb. 7.55, ➤ Abb. 7.56). Das Retinakulum ist eine Verstärkung der tiefen Faszie. Das Lig. carpi transversum ist ein echtes Band mit einer Breite von 22–26 mm und einer mittleren Dicke von etwa 2 mm. Es verbindet das Os hamatum und das Os pisiforme mit dem Os scaphoideum und dem Os trapezium, sodass aus dem tiefen Sulkus vor den Karpalknochen ein fibroossärer Tunnel wird: der Karpaltunnel. Der Karpaltunnel enthält die Sehnen der Fingerbeuger und den N. medianus. Außerdem bildet das Lig. carpi transversum den Boden der Loge de Guyon, durch den A. und N. ulnaris ziehen, während das Dach vom Retinaculum mm. flexorum gebildet wird. Diese Unterscheidung ist von klinischer Relevanz, da das Karpaltunnelsyndrom mit dem Lig. carpi transversum und nicht mit dem Retinaculum mm. flexorum zusammenhängt. Wenn bei einer minimal-invasiven Operation nur das Ligament durchtrennt wird und das Retinakulum erhalten bleibt, werden die propriozeptiven Einschränkungen und der Kraftverlust, die nach einer Karpaltunnelspaltung auftreten können, reduziert.

CLINICAL PEARL 7.10

De-Quervain-Syndrom

Dieses Syndrom ist eine Tenosynovitis der Scheide oder des Tunnels, der die Sehnen der Mm. extensor pollicis brevis und abductor pollicis longus umgibt. Die Untersuchung histologischer Präparate zeigt eine Verdickung und myxoide Degeneration im Sinne eines chronischen degenerativen Prozesses. Zu den Symptomen gehören Schmerzen, Druckschmerzen, eine Schwellung auf der Daumenseite des Handgelenks und Probleme beim Greifen. Die klinische Diagnose erfolgt mit dem Finkelstein-Test. Bei diesem Test greift der Untersucher den Daumen des Patienten und führt eine endgradige passive Ulnardeviation durch. Wenn dabei starke Schmerzen am distalen Radius auftreten, besteht der Verdacht auf ein De-Quervain-Syndrom. Die Ursache dieses idiopathischen Syndroms ist vermutlich ein Überlastungsschaden durch wiederholte Daumenbewegungen. Es gibt begrenzte Evidenz für die Effizienz einer Kortikosteroidinjektion. Kein anderer therapeutischer Ansatz hat sich als effektiv erwiesen oder wurde in placebokontrollierten klinischen Studien untersucht. Das Management des De-Quervain-Syndroms beruht eher auf der Konvention als auf wissenschaftlichen Daten.

Nach Alvarez-Nemegyei (2004) ist das De-Quervain-Syndrom das Engpass-Syndrom einer Sehne durch ein verdicktes Retinakulum. Durch diese Verdickung kann die Sehne nicht mehr korrekt gleiten und kann ihre Vaskularisierung so verändert werden, dass es zur Degeneration der Sehne kommt. Da die Retinakula des Handgelenks Verstärkungen der Fascia antebrachii sind, kann sich jede Veränderung der Fascia antebrachii auf die Retinakula auswirken und zur Einklemmung der Sehne führen.

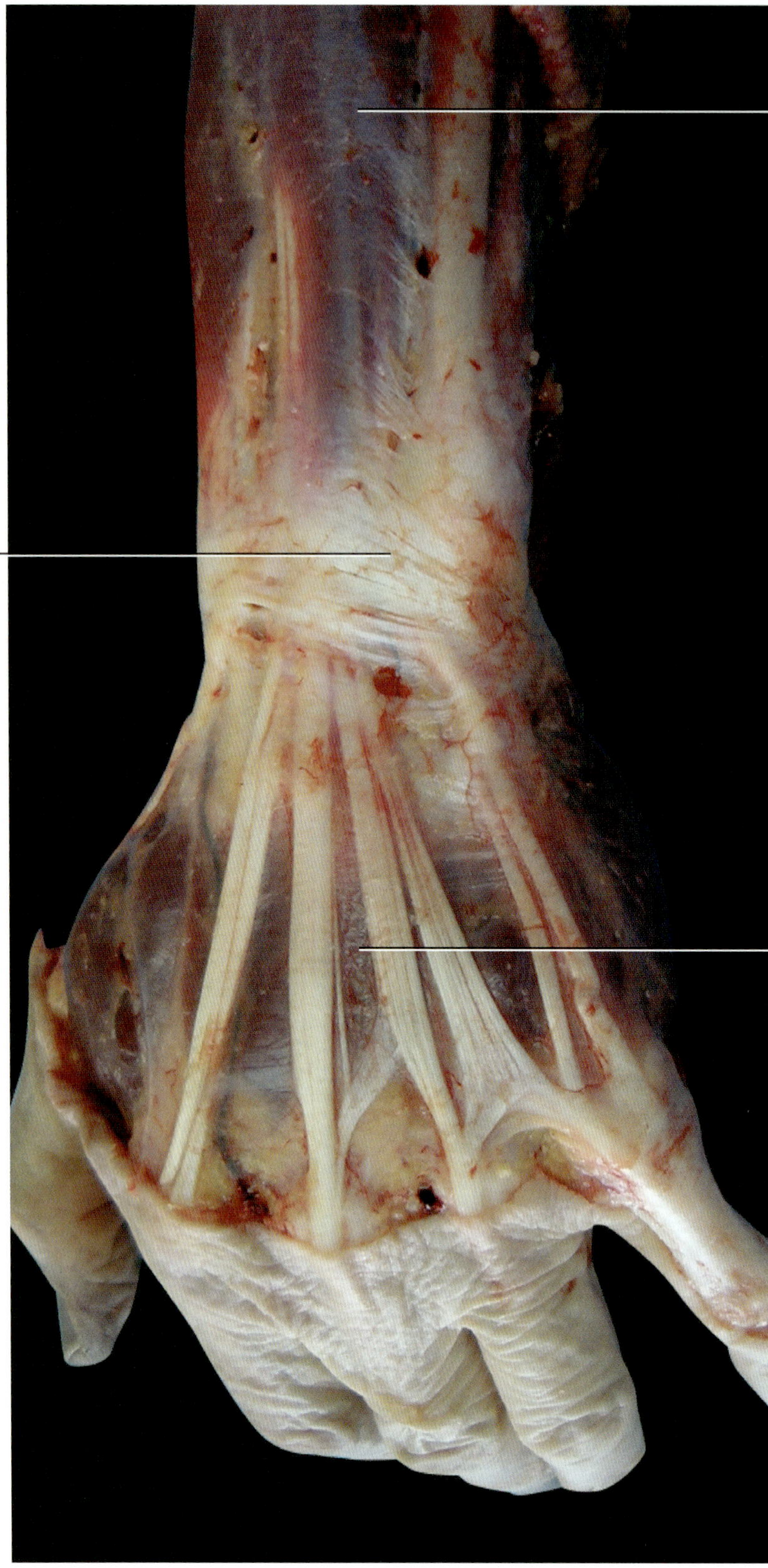

Abb. 7.53 Ansicht des Handrückens. Das Subkutangewebe wurde entfernt, um die tiefe Faszie (Lamina superficialis der tiefen Faszie), welche die Sehnen des M. extensor digitorum longus umhüllt, darzustellen. Das Retinaculum mm. extensorum manus geht in die Fascia antebrachii und in die tiefe Handfaszie über.

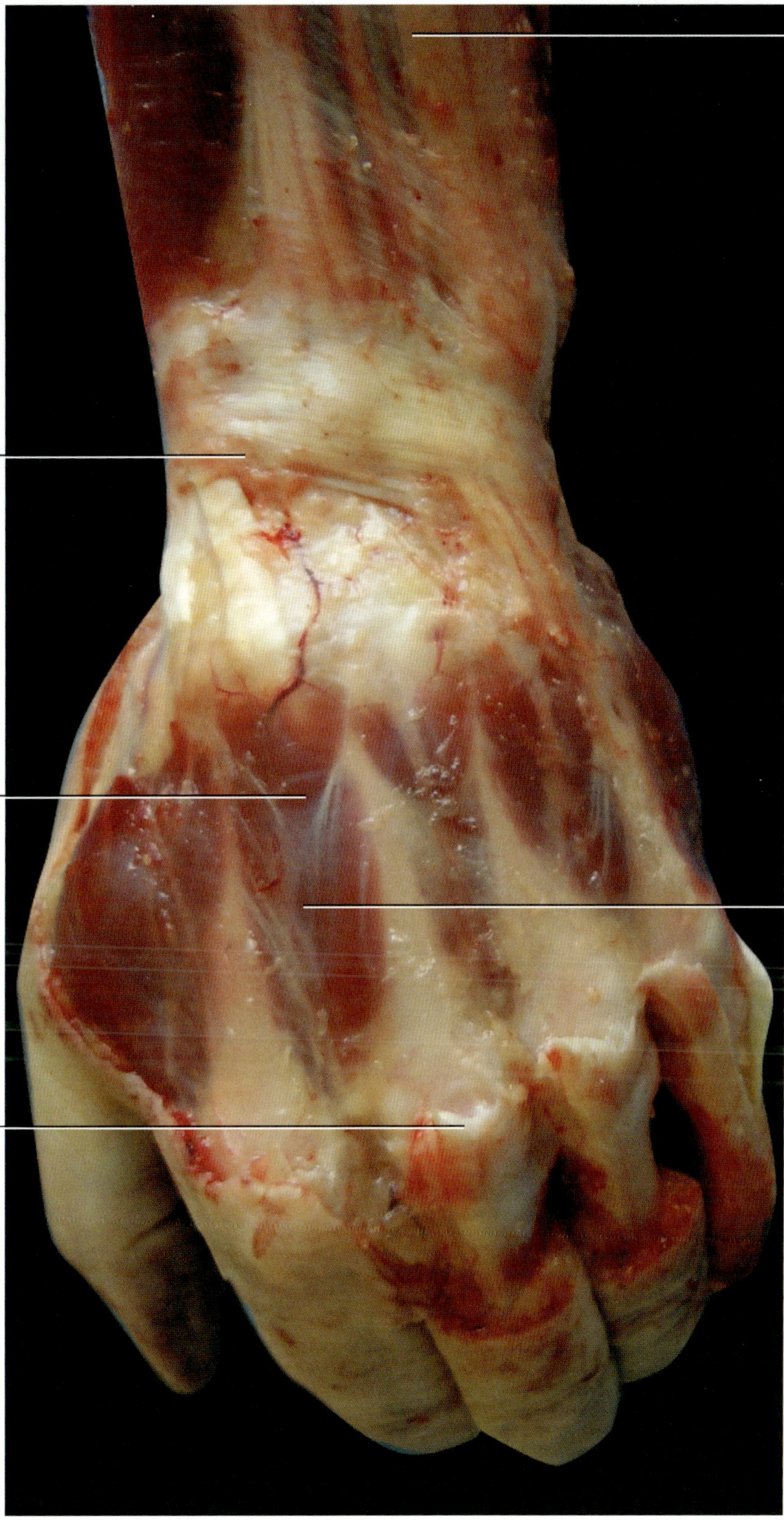

Abb. 7.54 Ansicht des Handrückens. Die Lamina superficialis der tiefen Faszie und die Sehnen des M. extensor digitorum wurden entfernt, um die Lamina profunda auf den Mm. interossei darzustellen.

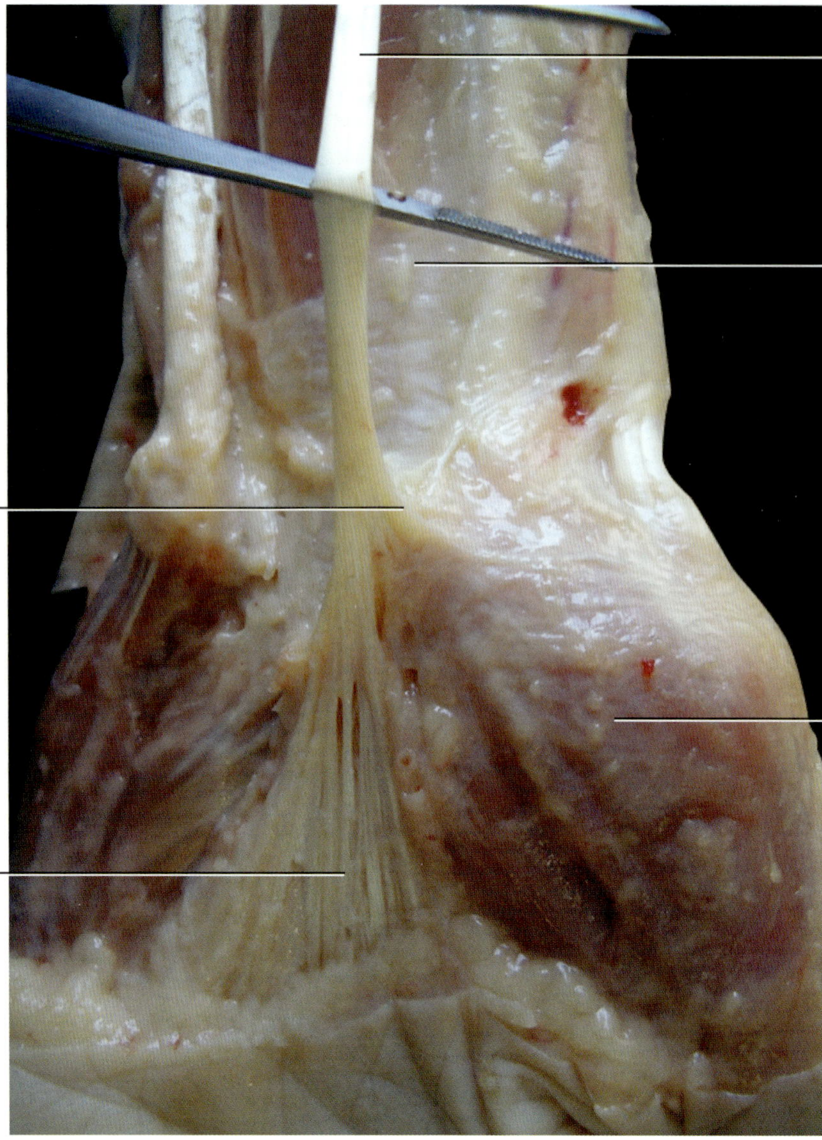

Abb. 7.55 Ansicht des Handgelenks von anterior. Die Sehne des M. palmaris longus wurde angehoben, um seinen myofaszialen Ausläufer in die Fascia thenaris und ihren Zugeffekt auf die longitudinalen Fasern der Aponeurosis palmaris darzustellen

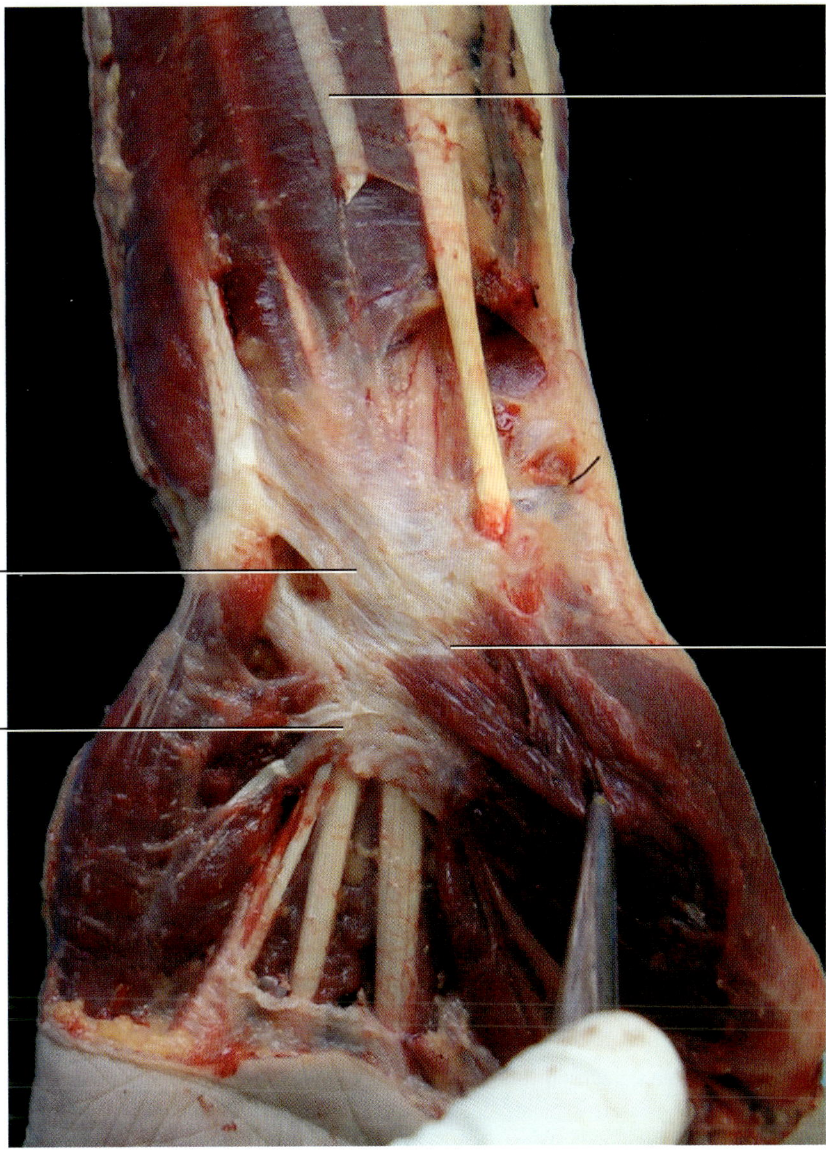

Abb. 7.56 Die Aponeurosis palmaris und die Sehne des M. palmaris longus wurden entfernt, um die Ansätze der Thenarmuskeln im Retinaculum mm. flexorum darzustellen. Es besteht ein Unterschied zwischen dem Retinaculum mm. flexorum und dem Lig. carpi transversum: Ersteres besteht aus schräg verlaufenden Faserbündeln, letzteres verläuft tiefer und besteht aus horizonalen Faserbündeln.

7.5 Tiefe Faszie der Hohlhand: Palmarfaszienkomplex

Der Palmarfaszienkomplex der Hand besteht aus fünf Komponenten: der Aponeurosis palmaris, der Fascia palmaris profunda, der Faszie des M. adductor pollicis, den Fasciae thenaris und hypothenaris sowie den diese Elemente verbindenden Septen.

Die Aponeurosis palmaris[1] besteht aus zwei Schichten, die sich histologisch unterscheiden lassen. Die oberflächliche Schicht wird von longitudinal ausgerichteten Kollagenfasern gebildet und die tiefe Schicht von horizontal ausgerichteten Kollagenfasern. Die erste Schicht entspricht einer lokalen Spezialisierung der oberflächlichen Faszie und die tiefe horizontale Schicht einer lokalen Spezialisierung der tiefen Faszie der Hohlhand und dem distalen Äquivalent der Fascia antebrachii. Der M. palmaris longus spannt die Aponeurosis palmaris, in die viele Muskelfasern der Muskeln von Thenar und Hypothenar inserieren. Der M. palmaris brevis entspringt komplett an der Aponeurosis palmaris. Bei 15 % der Menschen fehlt der M. palmaris longus (➤ Abb. 7.57, ➤ Abb. 7.58) und ist die Aponeurosis palmaris makroskopisch deutlich verzogen. Daraus lässt sich ableiten, dass die mechanische Spannung durch den M. palmaris longus aktiv an der longitudinalen Ausrichtung der Fasern der oberflächlichen Schicht beteiligt ist. Die longitudinalen Fasern bilden vier Bänder, die zum II.–V. Finger ziehen. Im distalen Bereich der Hohlhand ziehen zahlreiche Bänder zur Haut, in der sie inserieren, während andere zur Seite ziehen und Fortsetzungen der palmaren interdigitalen Ligamente bilden. Ein kleiner Anteil zieht nach distal in die Finger, wo er in der Haut und der fibrösen Flexorenscheide über den proximalen Phalangen endet. Die horizontalen Fasern sind dünn und proximal nur spärlich ausgebildet. Distal nehmen ihre Anzahl und Dicke jedoch zu, bis sie schließlich ein kräftiges Lig. transversale bilden.

Unter der Aponeurosis palmaris befinden sich die fibrösen Scheiden der Beugesehnen und eine weitere tiefe Faszienschicht, die Fascia palmaris profunda (oder interossea). Die Fascia palmaris profunda liegt zwischen den Mm. lumbricales und über den Mm. interossei. Zum Handgelenk hin verjüngt sie sich in die Ligamente der Gelenkkapseln der Karpalgelenke und zu den Fingern hin in die Kapseln der Metakarpophalangealgelenke. Die Fascia palmaris profunda wird distal von horizontalen Kollagenfasern, die das Lig. metacarpale transversum profundum bilden, verstärkt. Dieses Band nimmt bei der Handfunktion eine zentrale Stellung ein. Es überspannt die Hand und setzt an den Ossa metacarpalia an. Außerdem ist es über zahlreiche Septen mit den longitudinalen und horizontalen Fasern der Aponeurosis palmaris verbunden, insbesondere über zwei longitudinale Septen (marginale Septen der Aponeurosis palmaris) und distal über sieben vertikale Septen, die erstmals von Legueu und Juvara (1892) beschrieben wurden. Die intermediären Septen sich senkrecht ausgerichtet und setzten jeweils am oberflächlichen Rand an der Aponeurosis palmaris an. Ihr tiefer Rand setzt an der Fascia palmaris profunda oder der Fascia adductoria an. Die Septen besitzen proximal freie, sichelförmige Ränder und sind distal begrenzt, wo sie in die tiefen Faszien der Finger übergehen. Diese Septen unterteilen das zentrale Kompartiment der Hand in acht kleine Kompartimente, von denen vier die Beugesehnen der Finger II–V enthalten und vier die Mm. lumbricales sowie die sie begleitenden Gefäße und Nerven der Finger.

Die Aponeurosis palmaris ist durch dicke, kurze, vertikale Retinacula cutis, die im distalen Anteil der Hand dicht nebeneinander liegen, fest mit der Haut verbunden. Bei tangentialem Druck auf die Haut wird die Kraft unabhängig von der Richtung über die Retinakula auf die Aponeurosis palmaris und über die Septen auf die Handknochen übertragen. Das System wird aktiviert, wenn die Aponeurosis palmaris durch die Kontraktion des M. palmaris longus und/oder durch Extension der Metakarpophalangealgelenke gespannt wird. Sobald die Aponeurose relaxiert, können von proximal nach distal und von lateral nach medial Hautbewegungen auftreten.

Die Fascia thenaris und die Fascia hypothenaris sind als epimysiale Faszien fest mit den darunterliegenden Muskeln verbunden. In dieser Region lässt sich keine spezifische Faszienschicht identifizieren. Ling und Kumar (2009) beschrieben das Fehlen einer gut definierten, festen Faszie über den Muskeln von Thenar und Hypothenar. Zwischen den Muskeln von Thenar und Hypothenar liegt jeweils lockeres Bindegewebe. Diese Faszien gehen proximal in das Retinaculum mm. flexorum am Handgelenk über. Viele Fasern der Thenar- und Hypothenarmuskeln inserieren am Handgelenk in das Retinaculum mm. flexorum, das sie schräg nach kaudal spannen. Wir können bestätigen, dass viele der Faserbündel, aus denen das Retinakulum besteht, parallel zu den Muskelfasern von Thenar und Hypothenar, die im Retinakulum inserieren, ausgerichtet sind. Die Fasciae thenaris und hypothenaris setzen sich lateral bzw. medial in die Fascia dorsalis manus fort (➤ Abb. 7.59, ➤ Abb. 7.60). Platzer (1978) und Kanaya sowie Wada und Isogai (2002) beschrieben, dass der M. abductor digiti minimi Sehnenausläufer in die Fascia dorsalis digiti minimi entsendet. Dieser Ausläufer geht aus dem am weitesten dorsal gelegenen Anteil des Muskels hervor und zieht bogenförmig zur Fascia dorsalis digiti minimi, mit der er auf Höhe des Metakarpophalangealgelenks oder noch weiter distal an den Phalangen verschmilzt. Zug am M. abductor digiti minimi wird über dieses fibröse Band zur Fascia dorsalis digiti minimi weitergeleitet.

Der M. adductor pollicis wird von seiner eigenen zarten Faszie bedeckt. Seine Faszie reicht radial vom Os metacarpi III bis zu ihrem Ansatz am Os metacarpi I, direkt ulnar der Sehne des M. flexor pollicis longus. Am distalen Rand des M. adductor pollicis geht sie in die Faszie des Mm. interossei dorsalis I über. Einige der Muskelfasern des M. adductor pollicis entspringen von dieser Faszie.

[1] Dies ist der übliche Name, wobei es sich um eine Faszie mit aponeurotischen Eigenschaften und nicht nur um eine flache Sehne handelt. Tatsächlich verlaufen ihre Fasern in verschiedene Richtungen und inserieren in ihr mehrere Muskeln.

7

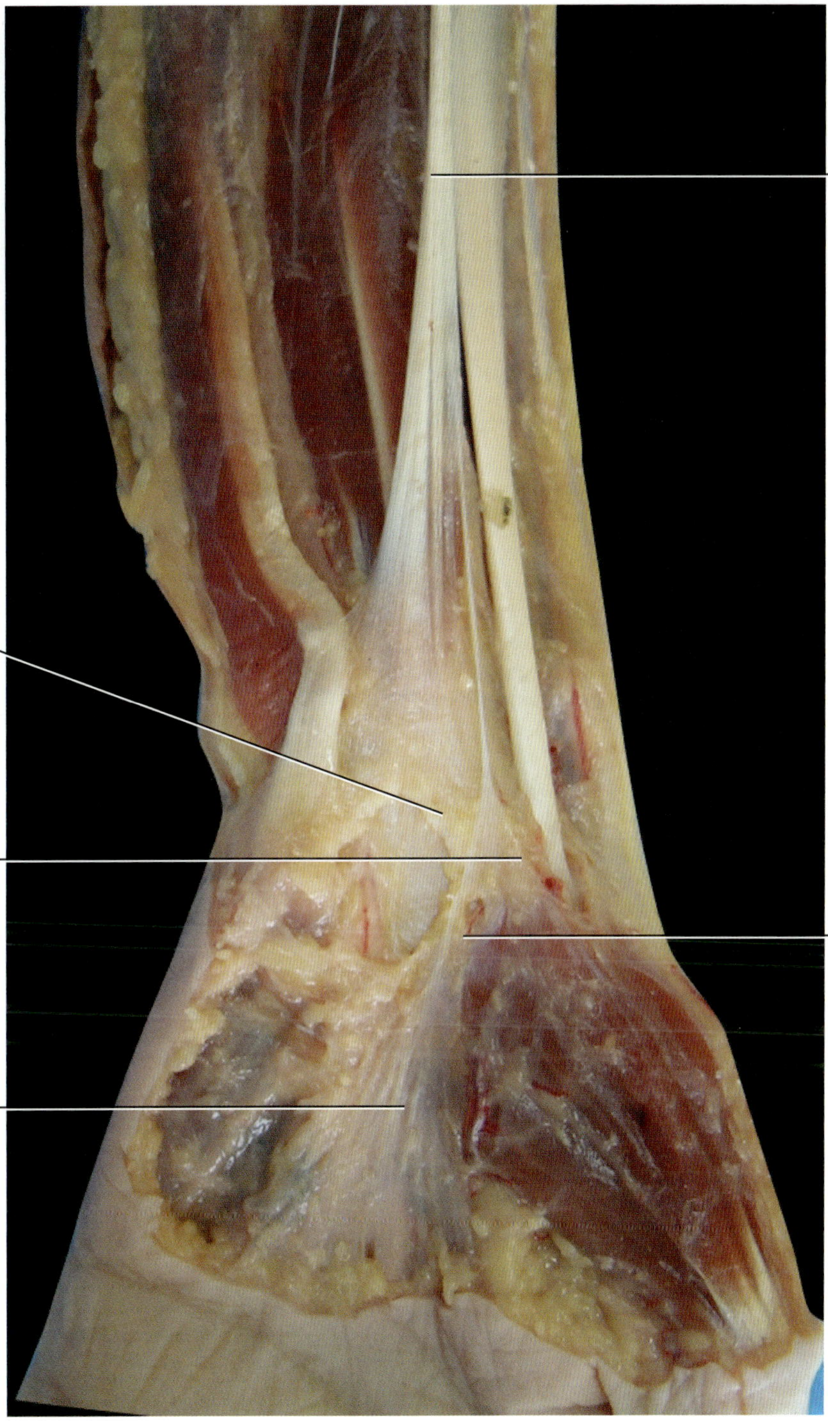

Abb. 7.57 Ansicht des Handgelenks von anterior. Die Sehne des M. palmaris longus breitet sich fächerförmig aus und besitzt einen sehr dünnen Ansatz in der Aponeurosis palmaris, während der größere Anteil im Retinaculum mm. flexorum inseriert.

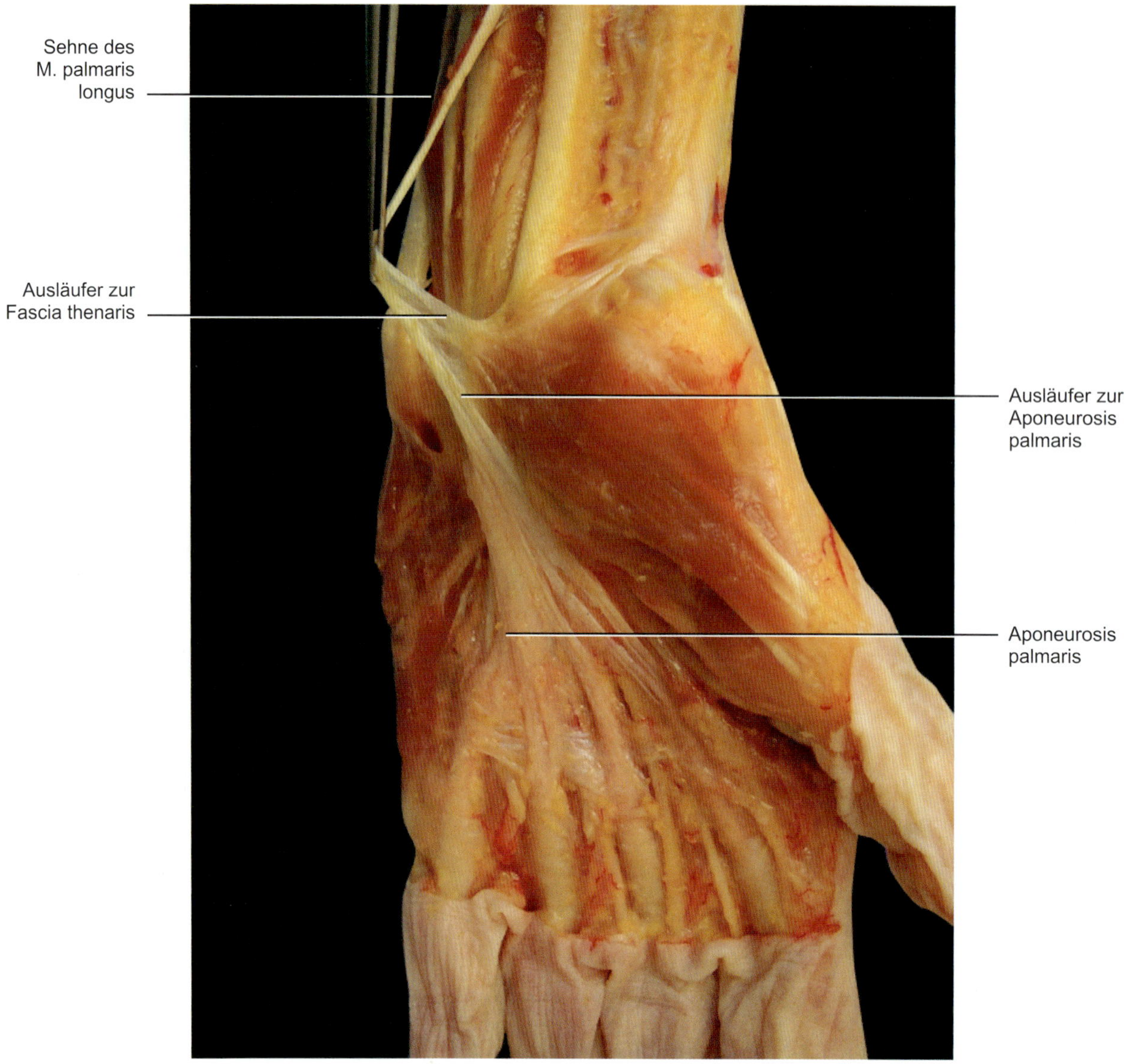

Abb. 7.58 Ansicht der Hand von anterolateral. Die Sehne des M. palmaris longus wurde angehoben, um die myofaszialen Ausläufer in die Fascia thenaris darzustellen.

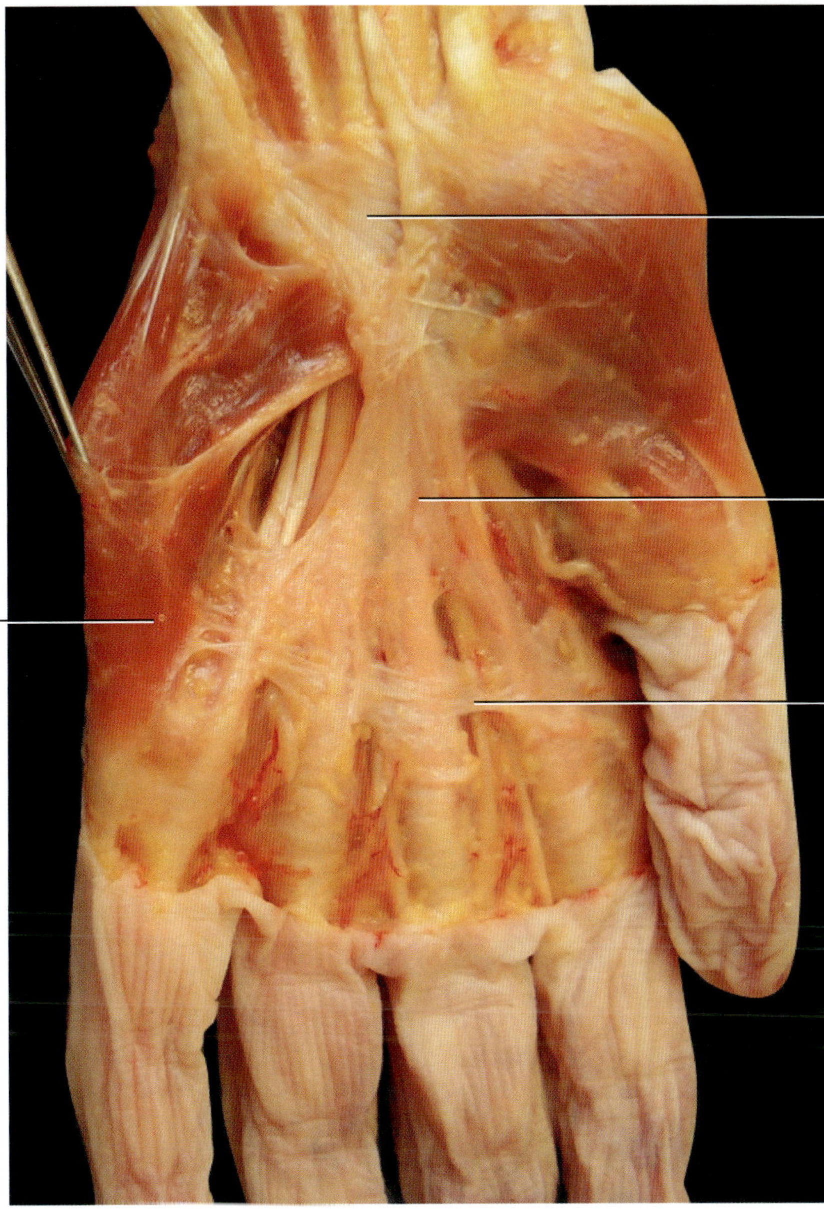

Abb. 7.59 Ansicht der Hand von anterior. Die oberflächliche Schicht der Aponeurosis palmaris wurde entfernt, um das Lig. carpi transversum und die Ansätze der Thenar- und Hypothenarmuskeln in der Aponeurosis palmaris darzustellen.

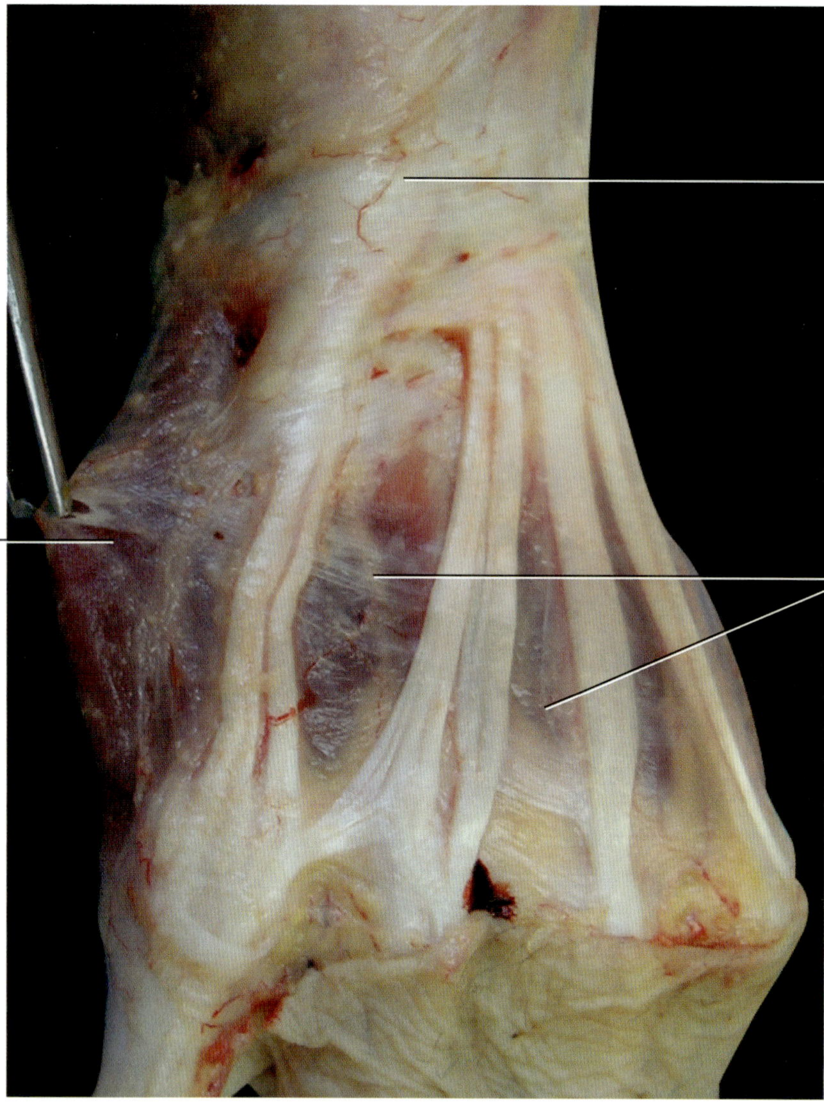

Abb. 7.60 Ansicht der Hand von dorsal. Die Faszie des M. abductor digiti minimi geht in die Fascia dorsalis manus und das Retinaculum mm. extensorum über.

7.6 Dorsale Faszien der Hand

Auf dem Handrücken gibt es zwei tiefe Faszien (➢ Abb. 7.61, ➢ Abb. 7.62). Die Lamina superficialis bedeckt die Streckersehnen und geht proximal in das Retinaculum mm. extensorum manus und distal in die Fascia dorsalis der Finger über. Die Lamina profunda liegt über den Mm. interossei dorsales und verschmilzt mit dem Periost des jeweiligen Os metacarpale. Diese beiden dünnen Faszien besitzen aponeurotische Eigenschaften. Da zwischen ihnen lockeres Bindegewebe liegt, können die Streckersehnen auf den darunterliegenden Ebenen gleiten. Durch Adhäsionen zwischen der Lamina superficialis und den intertendinösen Verbindungen wird ein enger funktioneller Zusammenhang zwischen der Lamina superficialis und den Streckersehen sichergestellt. Gemäß Landsmeer (1949) bildet die Fascia dorsalis manus die morphologische Grundlage für die Integration und Koordination der Streckmuskeln.

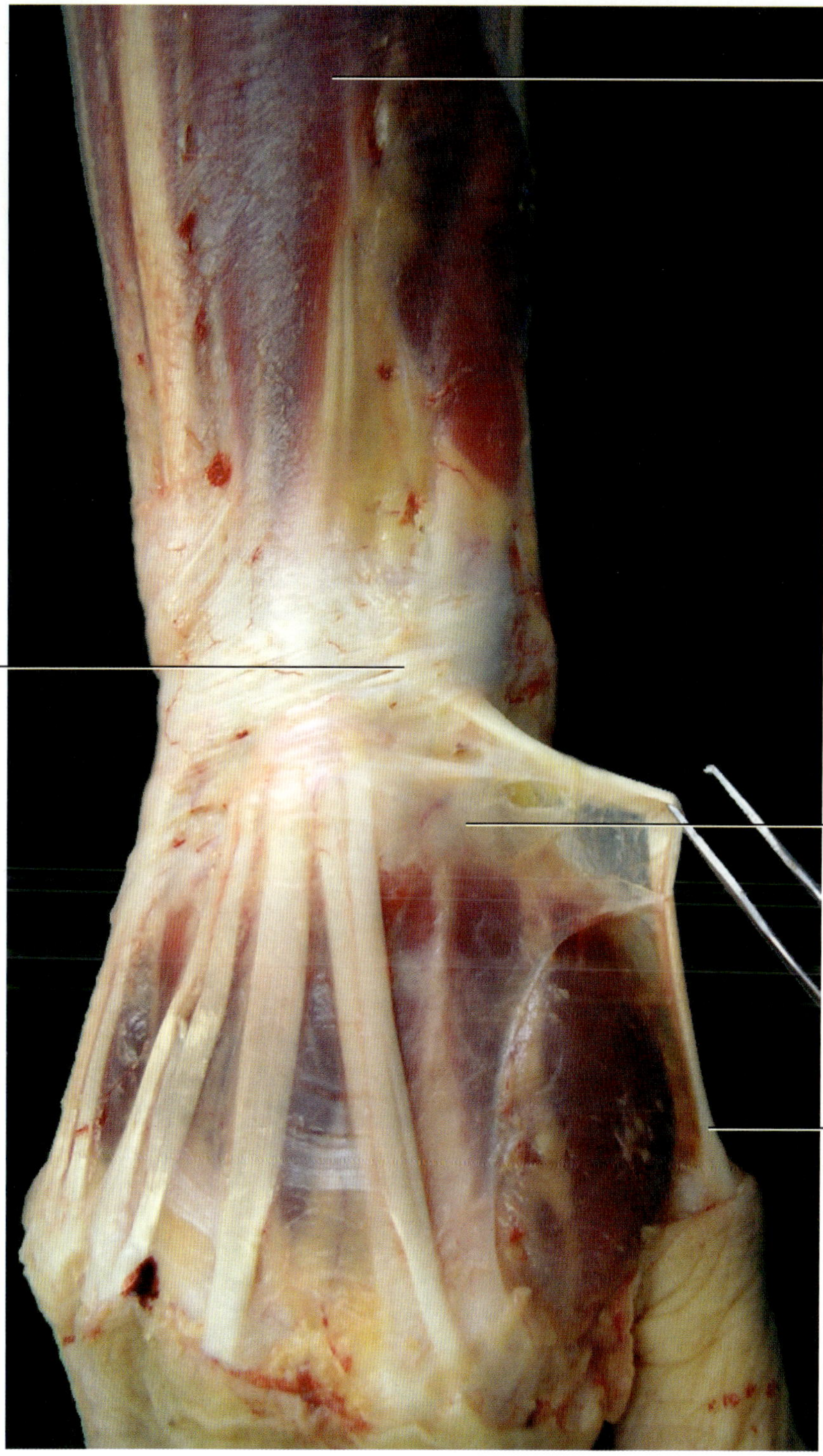

Abb. 7.61 Ansicht der Hand von posterior. Die Sehne des M. extensor pollicis longus wurde angehoben, damit die sie umscheidende Fascia dorsalis manus zu erkennen ist.

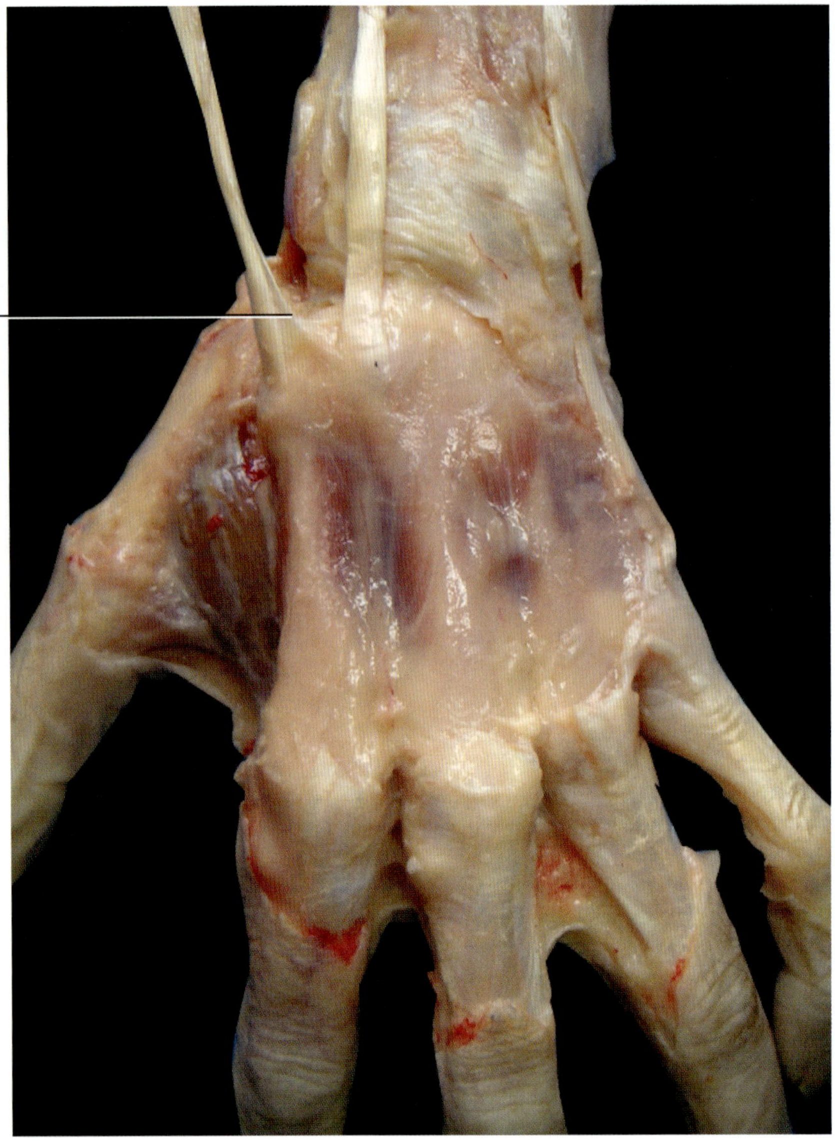

Abb. 7.62 Ansicht der Hand von posterior. Die Sehnen des M. extensor digitorum wurden entfernt. Die Sehne des M. extensor carpi radialis longus wird unter Spannung gesetzt, um ihre myofaszialen Ausläufer in die Lamina profunda der Fascia dorsalis manus darzustellen.

7.7 Tiefe Faszien der Finger

An den Fingern gibt es keine oberflächliche Faszie. Die Haut der Finger ist durch fibröse Elemente, die eine Handbeugung ohne Hautverschiebung sicherstellen, an der tiefen Faszie verankert. An Hautfalten ist die Haut locker mit den tieferen Ebenen verbunden, während die an die Falte angrenzende Haut an zahlreichen Stellen fest verankert ist.

An jedem Fingergelenk wird die tiefe Faszie durch Retinakula verstärkt. Rayan et al. (1997) beschrieben das Retinakula-Extensor-System, das in die extrinsischen und intrinsischen muskulotendinösen Strukturen integriert ist. Es besitzt horizontale, sagittale und schräge Fasern. Die horizontalen und sagittalen Fasern bilden gemeinsam mit der Volarplatte ein geschlossenes zylinderförmiges Rohr um das Caput ossis metacarpi. Die sagittalen Bänder umscheiden beidseits die Sehnen des M. extensor digitorum und die oberflächlichen interossären Sehnen. Die schrägen Fasern bilden distal des sagittalen Bandes die Lamina triangularis. Für die Bedeutung dieser retinakulären Strukturen muss berücksichtigt werden, dass sie lediglich Teil eines Gewebekomplexes sind, der zahlreichen funktionellen Anforderungen genügen muss. Dieser dreidimensionale Komplex ist eine Art fibröses Skelett, das die mechanischen Handfunktionen unterstützen soll. Landsmeer (Bendz 1985) zeigte, dass die schräg verlaufenden Bänder eine wichtige Rolle bei der Synchronisation der Bewegungen der zwei distalen Phalangen haben und die Extension der maximal gebeugten distalen Phalanx einleiten.

LITERATUR

Abu-Hijleh MF, et al. The membranous layer of superficial fascia: Evidence for its widespread distribution in the body. Surg Radiol Anat 2006; 28 (6): 606–19.

Alvarez-Nemegyei J, Canoso JJ. Evidence-based soft tissue rheumatology: Epicondylitis and hand stenosing tendinopathy. J Clin Rheumatol 2004; 10 (1): 33–40.

Bektas U, et al. Spinoglenoid septum: A new anatomic finding. J Shoulder Elbow Surg 2003; 12 (5): 491–2.

Belzile E, Cloutier D. Entrapment of the lateral antebrachial cutaneous nerve exiting through the forearm fascia. J Hand Surg Am 2001; 26 (1): 64–7.

Bendz P. The functional significance of the oblique retinacular ligament of Landsmeer. A review and new proposals. J Hand Surg Br 1985; 10 (1): 25–9.

Bidic SM, Hatef DA, Rohrich RJ. Dorsal hand anatomy relevant to volumetric rejuvenation. Plast Reconstr Surg 2010; 126 (1): 163–8.

Bolté R, Martin CR. Sur quelques faisceaux tenseurs des aponévroses. Ann Anat Pathol 1935; 12: 1–8.

Busquet L. Les Chaînes Musculaires. Band II Paris: Frison Roche; 1995.

Butler DS. Mobilisation of the Nervous System, first edition. Melbourne, Australien: Churchill Livingstone; 1991.

Cabrera JM, McCue FC. Nonosseous athletic injuries of the elbow, forearm and hand. Clin Sports Med 1986; 5 (4): 681–700.

Chafik D, et al. Teres minor muscle and related anatomy. J Shoulder Elbow Surg 2012; 22 (1): 108–14.

Davidson JJ, Bassett FH 3rd., Nunley JA. Musculocutaneous nerve entrapment revisited. J Shoulder Elbow Surg 1998; 7 (3): 250–5.

Duparc F, et al. Anatomical basis of the suprascapular nerve entrapment, and clinical relevance of the supraspinatus fascia. Surg Radiol Anat 2010; 32 (2): 277–84.

Fourie WJ, Robb KA. Physiotherapy management of axillary web syndrome following breast cancer treatment: Discussing the use of soft tissue techniques. Physiotherapy 2009; 95 (4): 314–20.

Friend J, et al. Teres minor innervation in the context of isolated muscle atrophy. Surg Radiol Anat 2010; 32 (3): 243–9.

Gleason PD, et al. The transverse humeral ligament: A separate anatomical structure or a continuation of the osseous attachment of the rotator cuff? Am J Sports Med 2006; 34 (4): 72–7.

Kanaya K, Wada T, Isogai S. Variations in insertion of the abductor digiti minimi: An anatomic study. J Hand Surg Am 2002; 27 (2): 325–8.

Keener JD, et al. Insertional anatomy of the triceps brachii tendon. J Shoulder Elbow Surg 2010; 19 (3): 399–405.

Langevin HM. Connective tissue: a body-wide signaling network? Med Hypotheses 2006; 66 (6): 1074–7.

Langevin HM, Yandow JA. Relationship of acupuncture points and meridians to connective tissue planes. Anat Rec 2002; 269 (6): 257–65.

Lebarbier A. Principes élémentaires d'acupuncture, Maisonneuve éd. 1980.

Legueu F, Juvara E. Des aponévroses de la paume de la main. Bull Soc Anat Paris 1892; 67 (5): 383–400.

Lester B, et al. Quadrilateral space syndrome: diagnosis, pathology, and treatment. Am J Orthop 1999; 28 (12): 718–25.

Ling MZ, Kumar VP. Myofascial compartments of the hand in relation to compartment syndrome: A cadaveric study. Plast Reconstr Surg 2009; 123 (2): 613–6.

Lockwood T. Brachioplasty with superficial fascial system suspension – variation of the subcutaneous tissue with aging. Plast Reconstr Surg 1995; 96 (4): 912–20.

Macchi V, et al. The cubital tunnel: a radiologic and histotopographic study. J Anat 2014; 225 (2): 262–9.

Myers TW. Anatomy Trains. Oxford: Churchill Livingstone; 2001, 171–94.

Nakajima M, et al. Ulnar entrapment neuropathy along the medial intermuscular septum in the midarm. Muscle Nerve 2009; 39 (5): 707–10.

Nirschl RP, Ashman ES. Elbow tendinopathy: tennis elbow. Clin. Sports Med 2003; 22 (4): 813–36.

Papa JA. Two cases of work-related lateral epicondylopathy treated with Graston Technique® and conservative rehabilitation. J Can Chiropr Assoc 2012; 56 (3): 192–200.

Pecina MM, Krmpotic-Nemanic J, Markiewitz AD. Tunnel Syndromes. 2. Aufl. Boca Raton: CRC Press; 1997, 57–9.

Platzer W. Locomotor system. In: Kahle W, Leonhardt H, Platzer W (Hrsg.). Farbatlas und Lehrbuch der Anatomie des Menschen. 1. Aufl. Stuttgart: Georg Thieme Verlag; 1978, 148–64.

Rayan GM, et al. The extensor retinacular system at the metacarpophalangeal joint: Anatomical and histological study. J Hand Surg Br 1997; 22 (5): 585–90.

Rispoli DM, et al. The anatomy of the deltoid insertion. J Shoulder Elbow Surg 2009; 18 (3): 386–90.

Shahnavaz A, et al. Double fat plane of the radial forearm free flap and its implications for the microvascular surgeon. J Otolaryngol Head Neck Surg 2010; 39(3): 288–91.

Singer E. Fasciae of the human body and their relations to the organs they envelop. Baltimore: Williams & Wilkinns Company; 1935, 19–21.

Stecco C, et al. The expansions of the pectoral girdle muscles onto the brachial fascia: morphological aspects and spatial disposition. Cells Tissues Organs 2008; 188(3): 320–9.

Stecco C, et al. Comparison of transverse carpal ligament and flexor retinaculum terminology for the wrist. J Hand Surg Am 2010; 35(5): 746–53.

Stecco L. La Manipolazione Neuroconnettivale. Rom: Marrapese; 1996, 45–62.

Tao KZ, et al. Anatomical study on arteries of fasciae in the forearm fasciocutaneous flap. Clin Anat 2000; 13(1): 1–5.

Travell J, Simons DG. Myofascial pain and dysfunction. The trigger point manual. Baltimore: Williams & Wilkins; 1983, 195–505.

Tubbs RS, et al. Anatomy of the lateral intermuscular septum of the arm and its relationships to the radial nerve and its proximal branches. J Neurosurg 2009; 111(2): 336–9.

Tubbs RS, et al. The arcade of Struthers: An anatomical study with potential neurosurgical significance. Surg Neurol Int 2011; 184 (2): 1–10.

Van der Wall J. The architecture of the connective tissue in the musculoskeletal system – an often overlooked functional parameter as to proprioception in the locomotor apparatus. In: Huijing PA, et al. (Hrsg.). Fascia Research II. Second International Fascia Research Congress. München: Elsevier; 2009, 21–35.

Wilgis EF, Murphy R. The significance of longitudinal excursion in peripheral nerves. Hand Clin 1986; 2(4): 761–6.

Windisch G, et al. The triceps brachii muscle and its insertion on the olecranon. Med Sci Monit 2006; 12(8): BR290–4.

BIBLIOGRAFIE

Assmus H, et al. Cubital tunnel syndrome: A review and management guidelines. Cent Eur Neurosurg 2011; 72(2): 90–8.

Ay S, et al. The axillary sheath and single-injection axillary block. Clin Anat 2007; 20(1): 57–63.

Benninghoff A, Goerttler K. Lehrbuch der Anatomie des Menschen. 2. Aufl. München – Berlin – Wien: Urban & Schwarzenberg; 1978, 475–7.

Bojsen Moller F, Schmidt L. The palmar aponeurosis and the central spaces of the hand. J Anat 1974; 117 (1): 55–68.

Briggs CA, Elliott BG. Lateral epicondylitis. A review of structures associated with tennis elbow. Anat Clin 1985; 7(3): 149–53.

Chiarugi G, Bucciante L. Istituzioni di Anatomia del l'uomo. 11. Aufl. Padua: Vallardi-Piccin; 1975, 596–9.

Colas F, Nevoux J, Gagey O. The subscapular and subcoracoid bursae: Descriptive and functional anatomy. J Shoulder Elbow Surg 2004; 13(4): 454–8.

Hammer WI. Functional Soft-Tissue Examination and Treatment by Manual Methods. 3. Aufl. Sudbury, MA: Jones & Bartlett; 2007, 163–211.

Holland AJ, McGrouther DA. Dupuytren's disease and the relationship between the transverse and longitudinal fibers of the palmar fascia: A dissection study. Clin Anat 1997; 10(2): 97–103.

Jelev L, Surchev L. Study of variant anatomical structures (bony canals, fibrous bands, and muscles) in relation to potential supraclavicular nerve entrapment. Clin Anat 2007; 20(3): 278–85.

Johson RK, Spinner M, Shrewsbury MM. Median nerve entrapment syndrome in th proximal forearm. J Hand Surg Am 1979; 4(1): 48–51.

Landsmeer JM. The anatomy of the dorsal aponeurosis of the human finger and its functional significance. Anat Rec 1949; 104 (1): 31–44.
Marshall R. Living Anatomy: Structure as a Mirror of Function. Melbourne: Melbourne University Press; 2001, 274–5.
Martin SD, et al. Suprascapular neuropathy. Results of non-operative treatment. J Bone Joint Surg Am 1997; 79(8): 1159–65.
Millesi H, Schmidhammer R. Fascial spaces and recurrent surgery for thoracic outlet syndrome. Handchir Mikrochir Plast Chir 2006; 38(1): 14–19.
Palmieri G, et al. Macroscopic organization and sensitive innervation of the tendinous intersection and the lacertus fibrosus of the biceps brachii muscle in the ass and horse. Arch Anat Histol Embryol 1986; 69: 73–82.
Poirier P, Charpy A. Traité d'Anatomie Humaine. Paris: Masson; 1911, 730–3.
Rouvière H, Delmas A. Anatomie humaine. Band 3. 15. Aufl. Paris: Masson; 2002, 92–103.
Sappey PC. Traité d'Anatomie Descriptive. Paris: Masson; 1863, 62.
Seitz WH Jr, et al. Acute compression of the median nerve at the elbow by the lacertus fibrosus. J Shoulder Elbow Surg 2007; 16(1): 91–4.
Spinner M, Spinner RJ. Management of nerve compression lesions of the upper extremity. In: Omer GE, Spinner M, Van Beek AL (Hrsg.). Managemen of Peripheral Nerve Problems. 2. Aufl. Philadelphia: WB Saunders; 1998, 501–33.
Standring S, et al. Gray's Anatomy. 39. Aufl. London: Churchill Livingstone; 2005, 851–2.
Stecco A, et al. Anatomical study of myofascial continuity in the anterior region of the upper limb. J Bodyw Mov Ther 2009; 13(1): 53–62.
Stecco C, et al. Histological characteristics of the deep fascia of the upper limb. Ital J Anat Embryol 2006; 111(2): 105–10.
Stecco C, et al. Tendinous muscular insertions onto the deep fascia of the upper limb. First part: anatomical study. Morphologie 2007; 91(292): 29–37.
Stecco C, et al. Anatomy of the deep fascia of the upper limb. Second part : study of innervation. Morphologie 2007; 91(292): 38–43.
Stecco C, et al. The palmaris longus muscle and its relations with the antebrachial fascia and the palmar aponeurosis. Clin Anat 2009; 22(2): 221–9.
Testut JL, Jacob O. Précis d'anatomie topographique avec applications medico-chirurgicales. Band 3. Paris: Gaston Doin et Cie; 1905, 302.
Tetro AM, et al. A new provocative test for carpal tunnel syndrome: assessment of wrist flexion and nerve compression. J Bone Joint Surg Br 1998; 80(3): 493–8.
Thompson GE, Rorie DK. Functional anatomy of the brachial plexus sheaths. Anesthesiology 1983; 59(2): 117–22.
Williams GR Jr., et al. Anatomy of the scapulothoracic articulation. Clin Orthop Relat Res 1999; 359: 237–46.
Yazar F, Kirici Y, Oran H. Accessory insertions of the pectoralis major muscle to the brachial fascia: A case report. Kaibogeku Zassli 1998; 73(6): 637–9.

KAPITEL 8 Faszien der unteren Extremität

8.1 Oberflächliche Faszie der unteren Extremität

Die oberflächliche Faszie ist in der gesamten unteren Extremität als dünne fibroelastische Gewebeschicht vorhanden (➤ Abb. 8.1, ➤ Abb. 8.2). Im Glutealbereich ist sie insbesondere bei Frauen sehr reich an Fettgewebe. Über dem Tuber ischiadicum wird sie fest und elastisch (➤ Abb. 8.3). Im Bereich des Anus enthält die oberflächliche Faszie ein paar Muskelfasern, die den M. sphincter ani externus bilden. Auch in anderen Bereichen der unteren Extremität finden sich Muskelfasern in der oberflächlichen Faszie, sind aber nicht derart funktionell organisiert wie am Anus. So identifizierten Cichowitz, Pan und Ashton (2009) vereinzelte Muskelfasern im Subkutangewebe der Fußsohle.

An den Gelenken, über dem Margo anterior tibiae, entlang der Mittellinie auf der Ventralseite des Oberschenkels und über dem Septum zwischen den Mm. gastrocnemii vereint sich die oberflächliche Faszie mit der tiefen Faszie. Auf der Ventralseite des Kniegelenks setzt die oberflächliche Faszie partiell an der tiefen Faszie an und erzeugt einen virtuellen Raum, die Bursa prepatellaris (➤ Abb. 8.4). Dye et al. (2003) untersuchten die Beziehung zwischen der Bursa prepatellaris und den Faszienschichten und stellten fest, dass die Bursa trilaminar ist. Sie besteht aus der Bursa subcutanea prepatellaris (zwischen der Haut und der oberflächlichen Faszie), der Bursa subfascialis prepatellaris (zwischen der oberflächlichen und der tiefen Faszie) und der Bursa subaponeurotica prepatellaris (zwischen der tiefen Faszie und der Sehne des M. quadriceps). Außerdem konnten Canoso, Stack und Brandt (1983) in keiner der Bursen freie Flüssigkeit und somit auch keine Synovialmembran nachweisen. Die Bursa des Kniegelenks ist eher eine spezialisierte Faszie, in der das Hyaluronan von „Fasziozyten" produziert wird, als eine anatomische Entität mit einer Synovialmembran. Sie ähnelt damit den Bursen auf der Rückseite des Kalkaneus (Bursa subcutanea calcanei) und über dem Os sacrum (➤ Abb. 8.5). Diese Bursen enthalten normalerweise nur sehr wenig Flüssigkeit, füllen sich aber bei mechanischer Reizung mit Flüssigkeit.

In der oberflächlichen Faszie verlaufen alle großen oberflächlichen Gefäße und Nerven (➤ Abb. 8.6, ➤ Abb. 8.7). Caggiati (2000) beschrieb als erster eine Faszienhülle der V. saphena magna, die das Venenlumen offenhält und die Gefäße schützt. Allerdings identifizierte er diese Fascia saphena nicht als oberflächliche Faszie. Wir haben bei unseren Dissektionen festgestellt, dass alle großen oberflächlichen Gefäße und Nerven von der oberflächlichen Faszie umscheidet werden. Sie bildet jeweils klar abgegrenzte Kompartimente, die den Gefäßen und Nerven in ihrem gesamten Verlauf im Subkutangewebe folgen. Die oberflächliche Faszie, welche die Vv. saphenae umscheidet, ist durch Retinacula cutis profunda mit der tiefen Faszie verbunden. Dadurch lässt sich das Kompartiment der V. saphena leicht von der tiefen Muskelfaszie ablösen, sofern keine Vv. perforantes vorliegen. Die Zuflüsse der V. saphena verlaufen weiter oberflächlich in der Hypodermis und folgen den verschiedenen Septen des oberflächlichen Fettgewebes (SAT), besitzen jedoch keine Faszienscheide.

Caggiati (2000) beschreibt die Beziehung zwischen der V. saphena magna und dem Faszienkompartiment wie folgt:

Die Stereomikroskopie transversaler Schnittpräparate zeigt, dass von der Adventitia der V. saphena magna zwei dicke Stränge abgehen und sie mit den gegenüberliegenden Flächen des Kompartiments verbinden. Diese Stränge sind wegen ihrer Hyperechogenität auch im Ultraschall gut zu erkennen. Sie bestehen aus miteinander verwobenen Bindegewebsfasern, die direkt aus der Adventitia der V. saphena abgehen. Die Evaluation serieller Schnitte zeigt, dass diese Stränge zwei durchgehende Blätter bilden. Ein derartiges bilamelläres Ligament findet sich oft auch bei anatomischen oder chirurgischen Dissektionen, insbesondere wenn darauf geachtet wird, die schichtweise Anordnung des Bindegewebsnetzes der Hypodermis zu erhalten.

Schweighofer, Mühlberger und Brenner (2010) beschrieben die gleichen Strukturen für die V. saphena parva. Dies bestätigt unsere Ergebnisse, wonach alle großen oberflächlichen Venen der unteren Extremitäten (auf gesamter Länge) durch eine Spaltung der oberflächliche Faszie umscheidet sind.

CLINICAL PEARL 8.1

Mögliche Bedeutung der oberflächlichen Faszie, welche die V. saphena umscheidet

Die anatomische Beziehung zwischen den Vv. saphenae und der oberflächlichen Faszie spielt möglicherweise im klinischen Alltag und bei der Pathophysiologie der Varikosis eine wichtige Rolle. Erstens hat die Spannung der oberflächlichen Faszie einen starken Einfluss auf das Kaliber der V. saphena und moduliert somit den Blutfluss in dieser Vene. Zweitens verhindert die oberflächliche Faszie als eine Art mechanische Abschirmung eine übermäßige, pathologische Dilatation der V. saphena. Diese anatomischen Befunde könnten auch erklären, warum die Zuflüsse der V. saphena bei primärer Varikosis stärker dilatiert und gewunden sind. Drittens kann die oberflächliche Faszie als wichtigster Marker für eine korrekte Identifikation und Stripping der V. saphena betrachtet werden.

In der unteren Extremität ist das SAT relativ dick. Über dem Margo anterior tibiae sowie im distalen Anteil des Sprunggelenks ist es je-

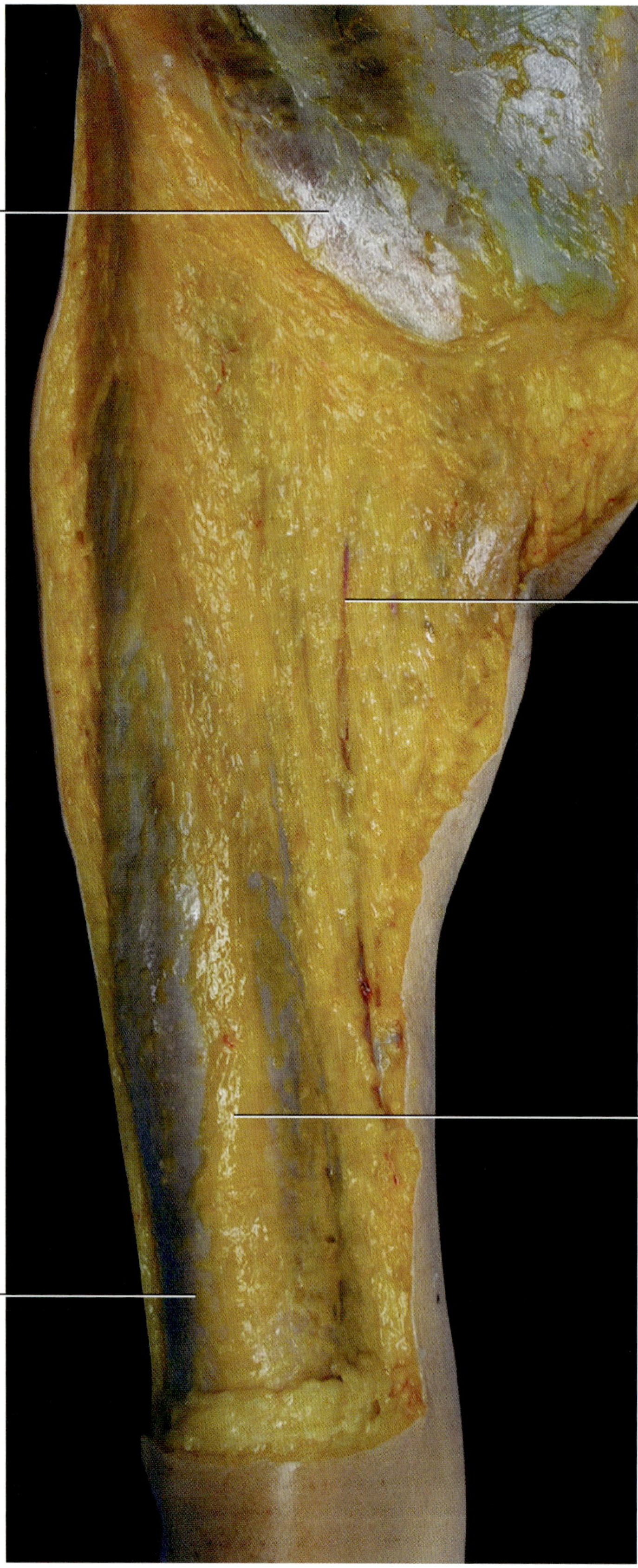

Abb. 8.1 Ventraler Bereich des Oberschenkels. Die oberflächliche Faszie ist entlang der Mittellinie und des medialen Oberschenkels fest mit der tiefen Faszie verbunden, während sie sich im lateralen Oberschenkel leicht von der tiefen Faszie trennen lässt.

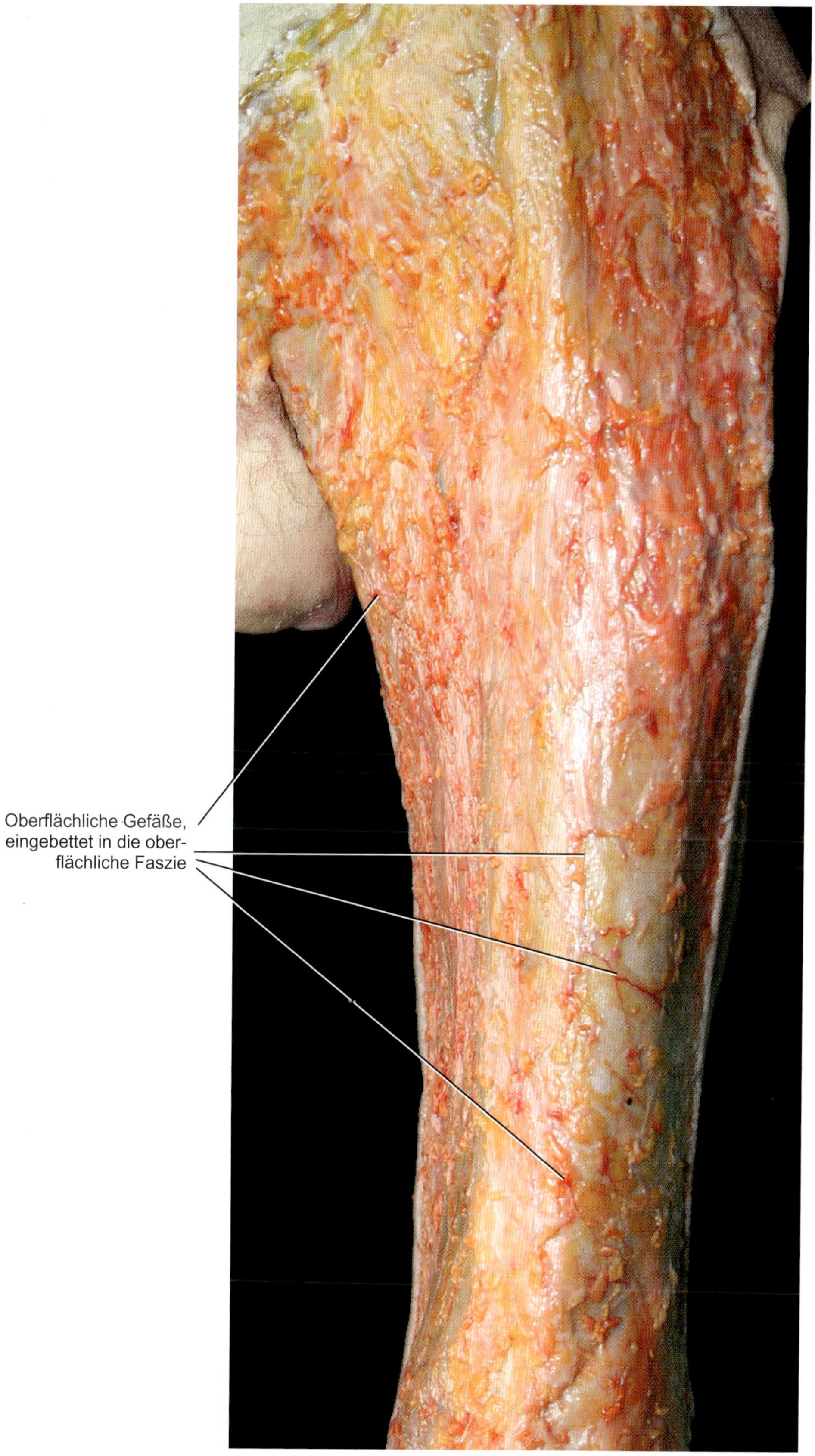

Abb. 8.2 Oberflächliche Faszie im Ventralbereich des Oberschenkels. Das SAT wurde entfernt und die Retinacula cutis superficialis (Hautbänder) durchtrennt, um die oberflächliche Faszie darzustellen.

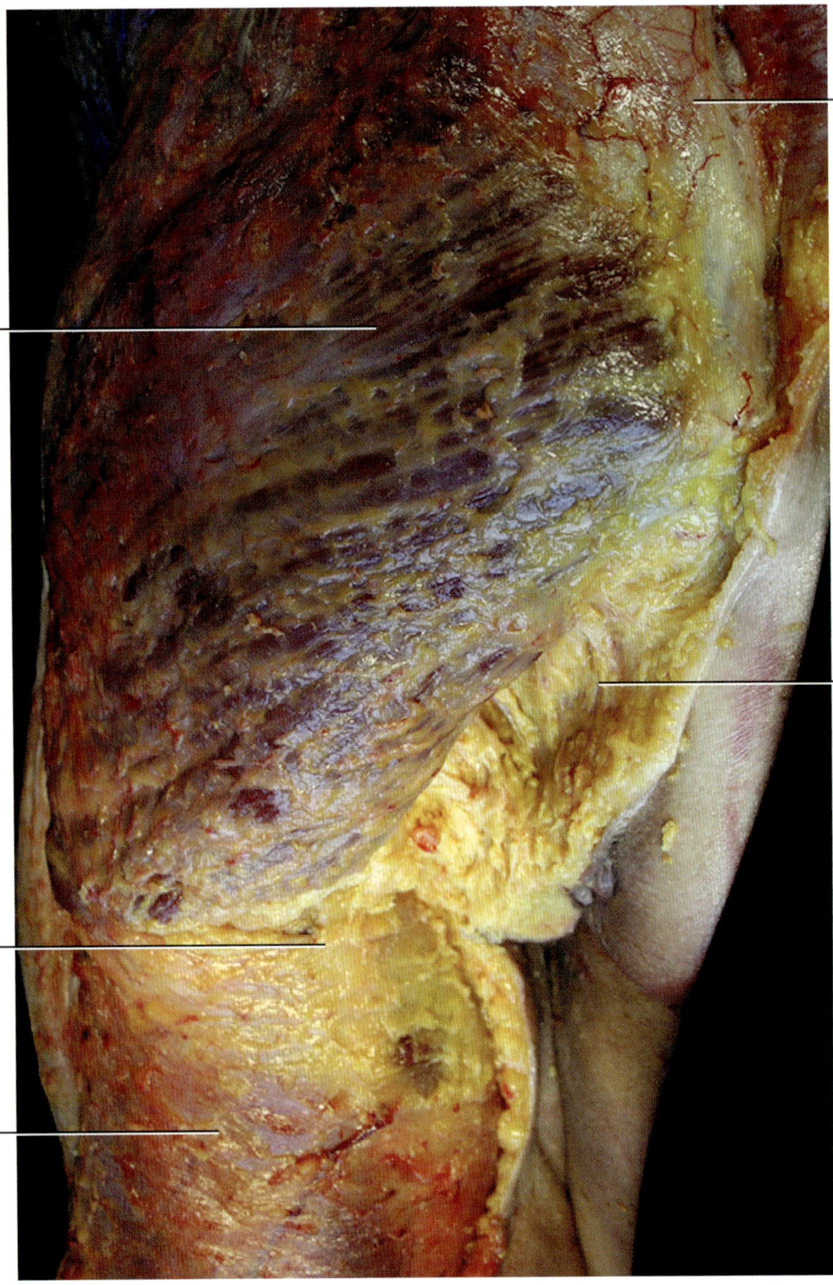

Abb. 8.3 Glutealbereich. Entlang einer Linie vom Os sacrum zum Trochanter major femoris gibt es viele Retinacula cutis superficialis und profunda, die eine feste Verbindung zwischen der tiefen Faszie, der oberflächlichen Faszie und der Haut herstellen. Diese Verbindung umgibt den distalen Rand des glutealen Kompartiments (Sulcus glutealis).

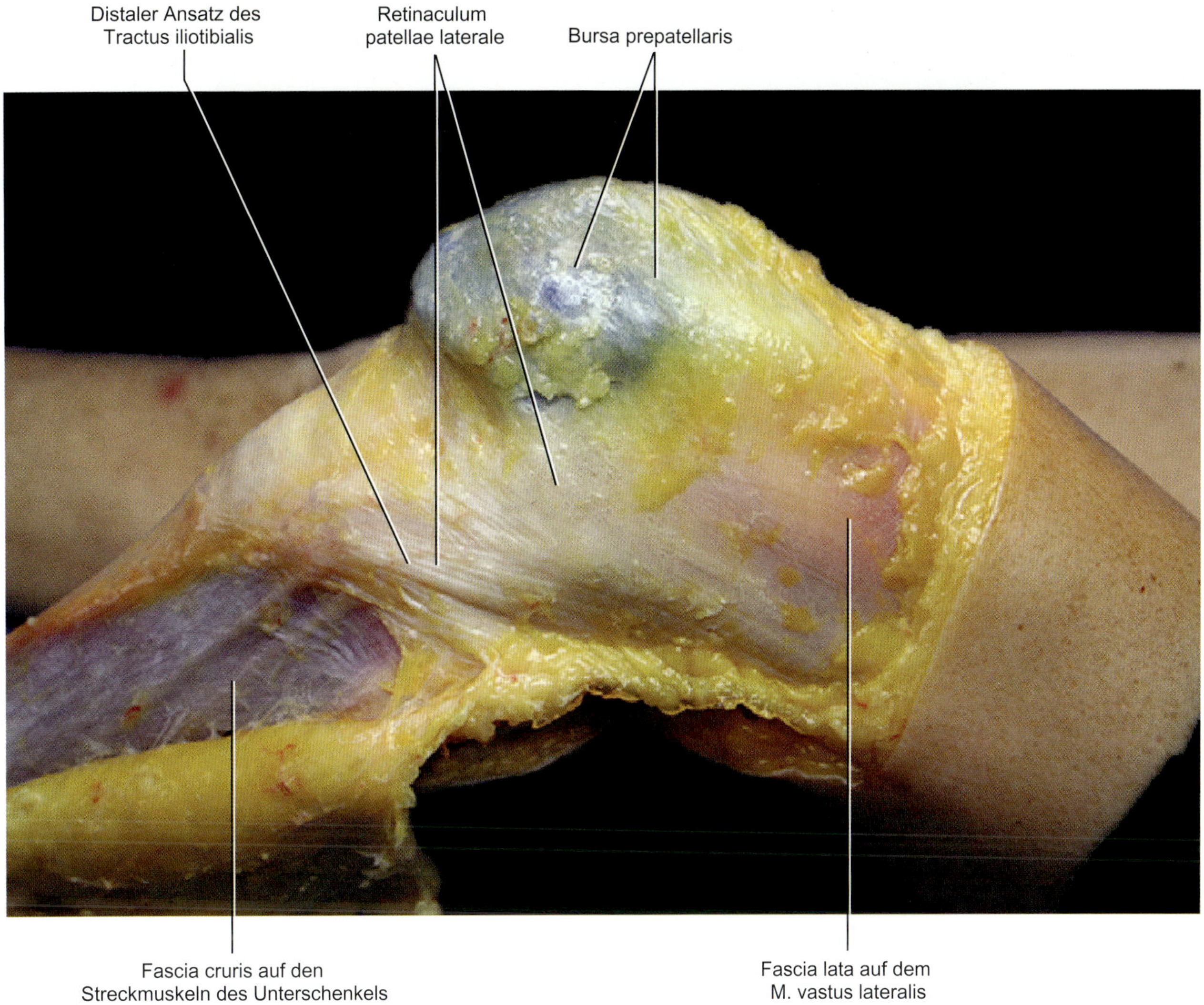

Abb. 8.4 Bursa prepatellaris zwischen der oberflächlichen und der tiefen Faszie. Vor der Dissektion wurde blauer Kunstharz in die Bursa injiziert, um sie besser darzustellen.

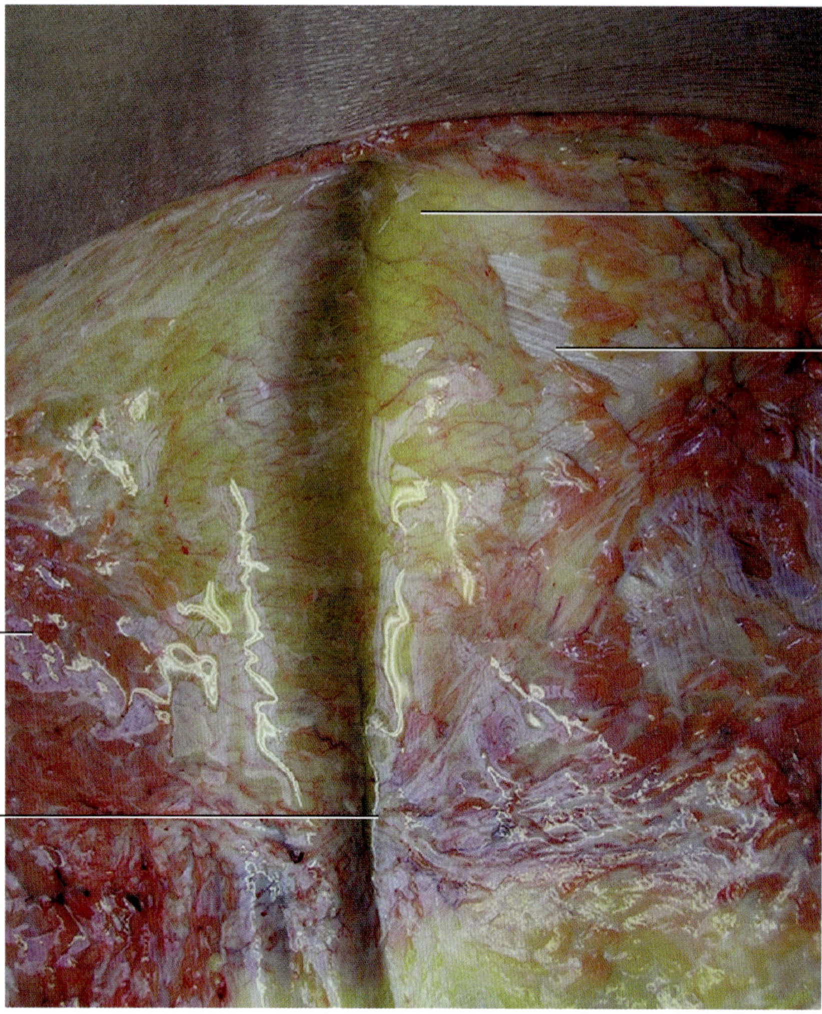

Abb. 8.5 Lockeres Bindegewebe zwischen der oberflächlichen und der tiefen Faszie über dem proximalem Anteil des Os sacrum. Es ähnelt im Aussehen einer subkutanen Bursa (Bursa sacralis).

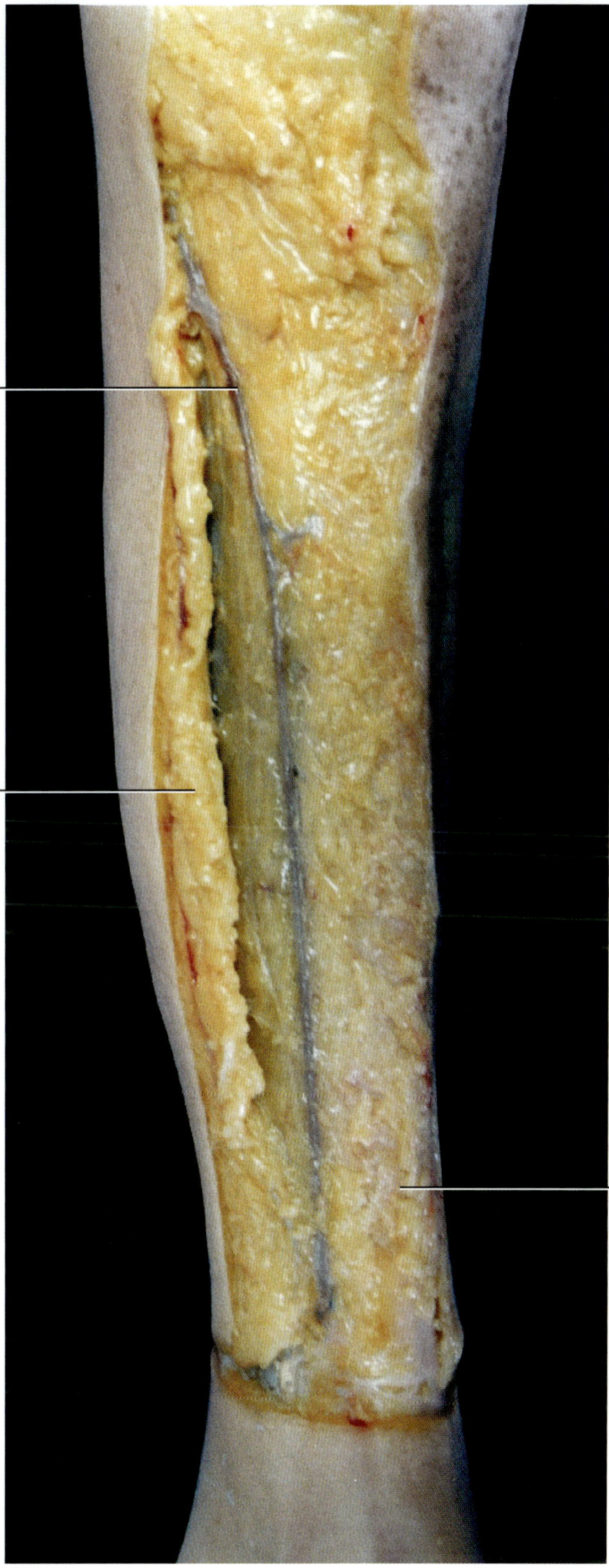

Abb. 8.6 Oberflächliche Faszie im mittleren Bereich des Unterschenkels. Die oberflächliche Faszie trennt SAT und DAT. Die V. saphena wurde zur besseren Darstellung mit Kunstharz injiziert.

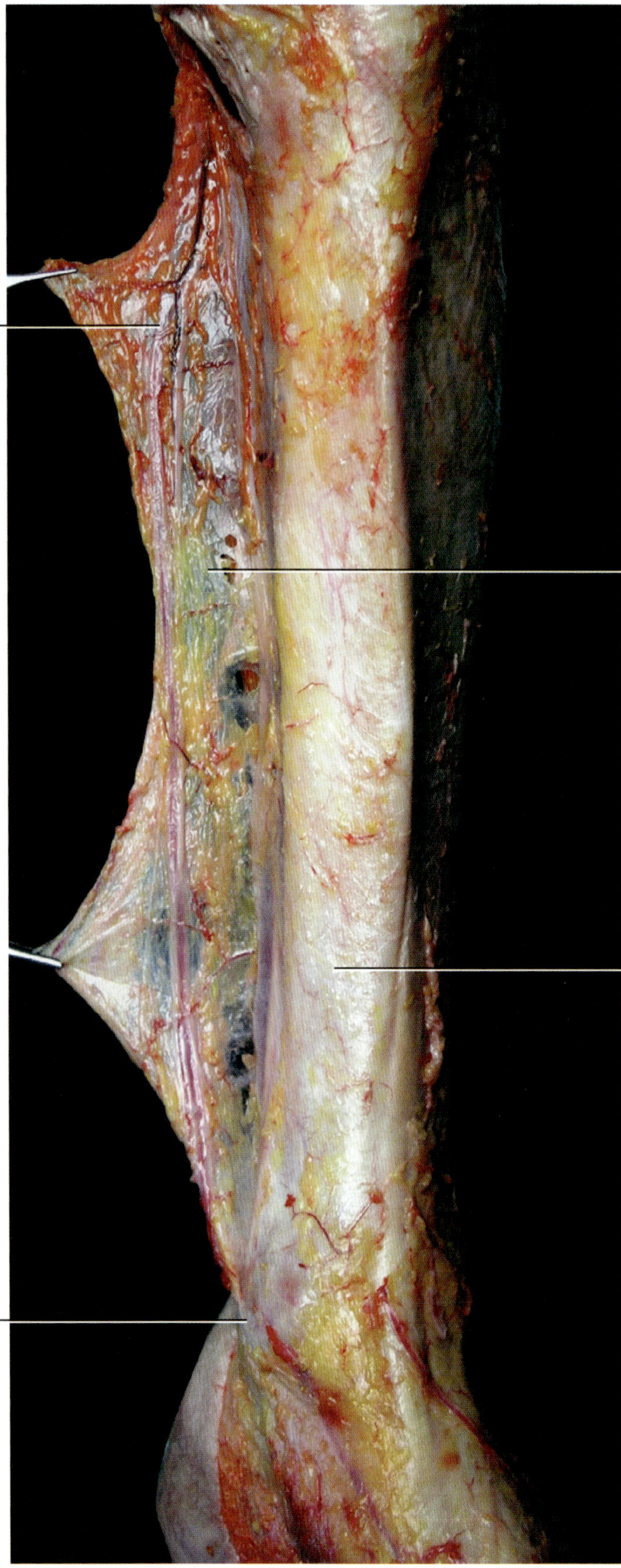

Abb. 8.7 Oberflächliche und tiefe Faszie im mittleren Bereich des Unterschenkels. Die oberflächliche Faszie wurde von der tiefen Faszie gelöst und nach medial gebogen. In diesem Präparat ist kaum DAT vorhanden, es reicht aber aus, damit die beiden Faszienschichten aufeinander gleiten können. Die V. saphena verläuft eingebettet in die oberflächliche Faszie.

doch dünner. In der Fußsohle befinden sich zahlreiche Fettpolster (➤ Abb. 8.8), die als Polster oder Stoßdämpfer fungieren. Das größte Fettpolster des Fußes ist das Fersenpolster, eine komplexe Struktur aus Fettgewebe und Bindegewebe direkt unter dem Kalkaneus. Kräftige vertikale fibröse Septen verbinden Ferse und Fascia plantaris mit der Haut. Snow und Bohne (2006) fanden im SAT des Fußes zwei Sorten von Retinakula: zahlreiche kleine Retinakula, die von der Fascia plantaris und dem Tuber calcanei abgehen, und weniger aber größere Retinakula, die nur vom Kalkaneus abgehen. Kimani (1984) zeigte, dass diese Retinakula sehr viele elastische Fasern enthalten, die vermutlich die Dehnbarkeit des Subkutangewebes modulieren, z. B. um nach Kompression wieder in den normalen Ruhespannungszustand zurückzukehren. Die Dehnung von Subkutis und Dermis wird durch Kollagenfasern, welche die Haut an der Aponeurosis plantaris verspannen, eingeschränkt. Diese Septen teilen das subkutane Fettgewebe in einzelne Kompartimente, die jeweils Fett enthalten. Durch dieses dreidimensionale Netz aus fibroelastischem Gewebe und Fettgewebe wird die Haut fest an den darunterliegenden Ebenen verankert und ihre Reaktion auf Belastung optimiert. So schwächt es den Aufprall beim Gehen oder Laufen und ermöglicht eine gleichmäßige Druckverteilung. Die Fettpolster sind reichlich vaskularisiert und innerviert, insbesondere finden sich Vater-Pacini-Körperchen und freie Nervenendigungen. Beim Mann ist das Fersenpolster dicker als bei der Frau.

Die Dicke des tiefen Fettgewebes variiert in der unteren Extremität. An Os sacrum, Kniegelenk, Margo anterior tibiae und Sprunggelenk fehlt es fast vollständig (➤ Abb. 8.9, ➤ Abb. 8.10), sodass die oberflächliche und die tiefe Faszie verschmelzen. Daher sind diese anatomischen Orientierungspunkte auch bei adipösen Menschen immer gut tastbar.

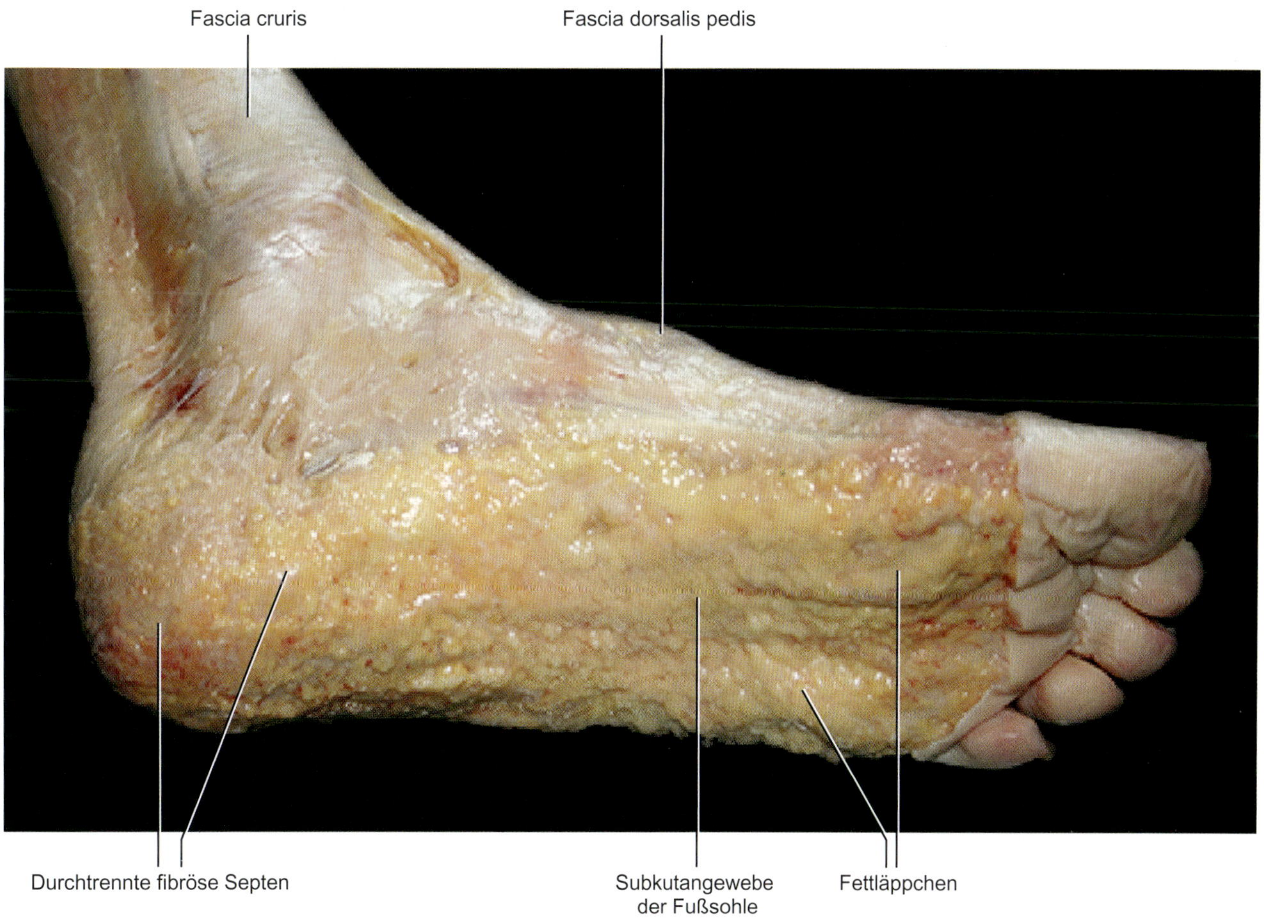

Abb. 8.8 Subkutanes Fettgewebe der Fußsohle. Die Fascia plantaris besteht aus der miteinander verschmolzenen oberflächlichen Faszie und tiefen Faszie. Daher findet sich in der Fußsohle nur SAT, das viele kräftige, vertikale Retinacula cutis, welche die Fascia plantaris fest mit der Haut verbinden, enthält. Das Fettgewebe (gelbe Elemente) liegt honigwabenartig entlang dieser Septen (weiße Elemente) verteilt. Durch diese Anordnung erhält die Fußsohle ihre besonderen mechanischen Eigenschaften.

8

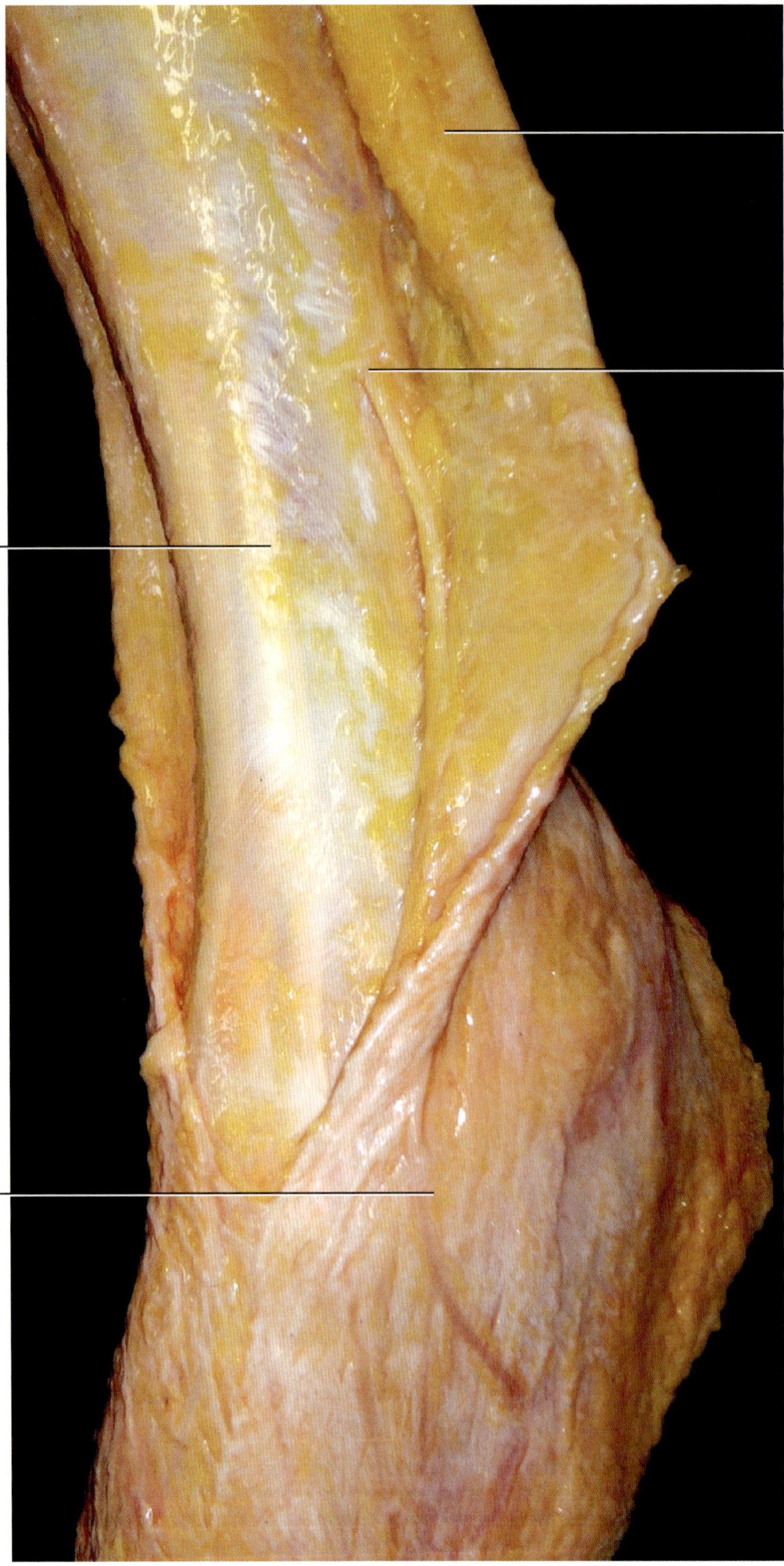

Abb. 8.9 Ansicht von Unterschenkel und Sprunggelenk von anterolateral. Die oberflächliche Faszie wurde von der tiefen Faszie gelöst. Zwischen den beiden Faszienschichten finden sich lockeres Bindegewebe und vereinzelte Fettläppchen. In diesem Fall ist die tiefe Faszie sehr fibrös.

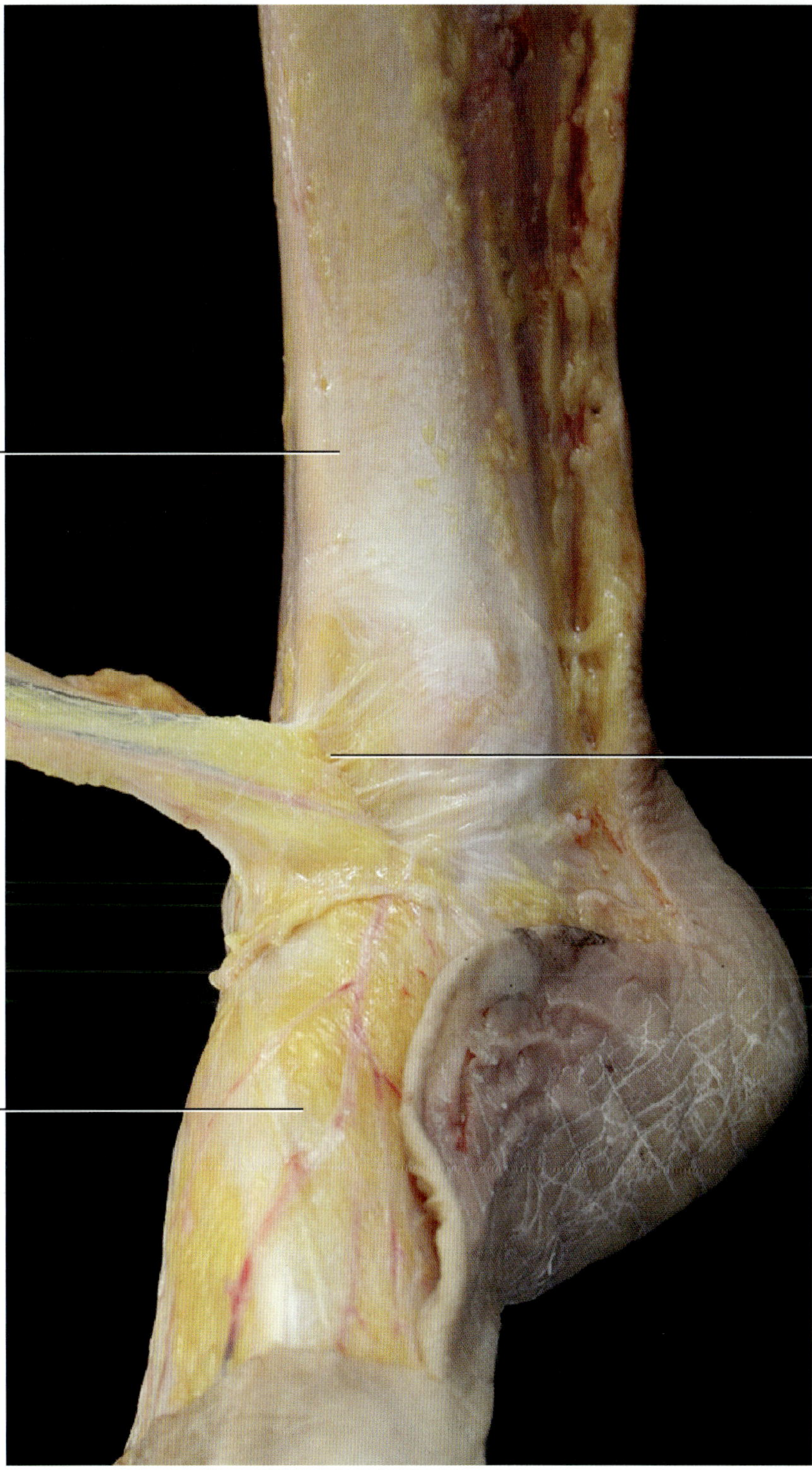

Abb. 8.10 Adhärenz zwischen der oberflächlichen und tiefen Faszie auf Höhe des Sprunggelenks. In der oberflächlichen Fußfaszie sind die oberflächlichen Gefäße (rot injiziert) zu erkennen.

8.2 Tiefe Faszie der unteren Extremität

Die tiefe Faszie der unteren Extremität ist eine weiße, kräftige Bindegewebsschicht mit einer mittleren Dicke von 1 mm. Sie ist nur im ventromedialen Oberschenkel, wo sie die Adduktoren bedeckt, dünner (➤ Abb. 8.11, ➤ Abb. 8.12) und wird zum Kniegelenk und Sprunggelenk, wo sie von Retinakula verstärkt wird, und im lateralen Oberschenkel, wo die Fascia lata von einem longitudinalen fibrösen Band (Tractus iliotibialis) verstärkt wird (➤ Abb. 8.13), dicker. Die tiefe Faszie der unteren Extremität ist eine Art Stützstrumpf. Sie umhüllt als durchgehende fibröse Schicht, die proximal von den Ansätzen der Beckenmuskeln (der Mm. gluteus maximus und tensor fasciae latae) und Bauchmuskeln (Mm. obliquus externus und internus sowie M. transversus abdominis) gespannt wird, Fuß, Unter- und Oberschenkel. Alle diese Muskeln setzen myofaszial in der tiefen Faszie der unteren Extremität an.

Die Terminologie der tiefen Faszie der unteren Extremität hängt von der Lokalisation ab. Im Oberschenkel wird sie Als Fascia lata bezeichnet, im Unterschenkel als Fascia cruris und im Fuß als Fascia plantaris und Fascia dorsalis pedis. Diese Nomenklatur ist rein topografisch und bezeichnet nicht die Begrenzungen der tiefen Faszien.

Aufgrund des Epimysiums und einer dünnen Schicht aus lockerem Bindegewebe mit hohem Gehalt an Hyaluronan, die das Epimysium von der tiefen Faszie trennt, lässt sich die tiefe Faszie leicht vom darunterliegenden Muskel lösen. Dieses lockere Bindegewebe imponiert als verformbare, gallertige Substanz und ermöglicht den Muskeln ein Gleiten unter der tiefen Faszie. In manchen Regionen, wie dem distalen Oberschenkel und dem proximalen Unterschenkel, sind die Muskeln über fibröse Ausläufer oder intermuskuläre Septen mit der aponeurotischen Faszie verbunden. Die intermuskulären Septen entspringen an der Innenseite der aponeurotischen Faszien und inserieren am Knochen. Sie teilen die Muskeln in Kompartimente und sind Ansatzpunkt vieler Muskelfasern.

Die tiefen Faszien an Knie- und Sprunggelenk, Margo anterior tibiae und Ferse weisen Adhäsionen mit tieferen Strukturen auf. In diesen Bereichen setzen sich die Faszien in das Periost der Knochen fort. Da es an diesen Punkten, dem Kontaktpunkt von Weich- und Hartgewebe, zur Konzentration von Belastungen kommt, weisen die Faszien dort ähnliche Eigenschaften wie die Enthesen von Sehnen und Bändern auf. Gelegentlich findet sich sogar eine fibrokartilaginöse Metaplasie, z. B. am Ansatz der Fascia plantaris an der Ferse.

CLINICAL PEARL 8.2

Trochanter-major-Schmerzsyndrom

Der Begriff Trochanter-major-Schmerzsyndrom wird bei chronischen Schmerzen über der lateralen Hüfte verwendet. Die Prävalenz ist bei Frauen höher als bei Männern, ebenso bei Patienten mit gleichzeitig bestehenden lumbalen Rückenschmerzen, Arthrose, Schmerzen im Tractus iliotibialis und Adipositas. Oft strahlen die Schmerzen in den posterolateralen Oberschenkel aus, kommt es zu Parästhesien der Unterschenkel und zu einem Druckschmerz über dem Tractus iliotibialis. Bislang führte man dieses Schmerzsyndrom auf eine Entzündung der Bursa trochanterica musculi glutei maximi (Bursitis) zurück. Vor kurzem haben jedoch MRT- und Ultraschalluntersuchungen gezeigt, dass die meisten Fälle durch eine Schädigung der umliegenden Muskeln oder Faszien entstehen, während eine Bursitis eher selten ist (Silva et al 2008). Unsere Ansicht nach entsteht das Trochanter-major-Schmerzsyndrom oft durch eine übermäßige Spannung des M. gluteus maximus mit Kompression und vermehrter Reibung der Bursa gegen den Knochen. Die ausstrahlenden Schmerzen des Trochanter-major-Schmerzsyndroms lassen sich ganz einfach durch die Faszienverbindungen von Fascia thoracolumbalis, M. gluteus maximus und Tractus iliotibialis erklären.

Tiefe Bursen finden sich an Stellen mit starker Reibung, z. B. zwischen dem Tractus iliotibialis und dem Epicondylus lateralis femoris, in der Nähe des Trochanter major (➤ Abb. 8.14) sowie zwischen Ferse und Achillessehne (Bursa tendinis calcanei). Dunn et al. (2003) sowie Woodley, Mercer und Nicholson (2008) zeigten, dass diese tiefen Bursen viele anatomischen Varianten, die ihre Anzahl, ihre Lage und ihr histologisches Erscheinungsbild betreffen, aufweisen. Somit könnten diese Bursen als Spezialisierungen der tiefen Faszie, statt als echte synoviale Strukturen bezeichnet werden. Anzahl und Form der tiefen Bursen werden vermutlich vor allem vom Ausmaß der mechanischen Belastung beeinflusst. Wie bereits erwähnt, produzieren die „Fasziozyten" bei chronisch erhöhter Friktion mehr Hyaluronan. Dieses Gleitmittel reduziert die chronische Reibung, die zu Schmerzen führen kann.

Die tiefe Faszie bildet Scheiden für die großen Gefäße und Nerven, um sie vor den Zugkräften, denen die umliegenden Gewebe ausgesetzt sind, zu schützen (➤ Abb. 8.15, ➤ Abb. 8.16). Diese Faszienhüllen bestehen aus mehreren Lagen von fibrösem und lockerem Bindegewebe, sodass ein Teleskopmechanismus entsteht. Bei Veränderungen dieses Mechanismus kann ein Kompressionssyndrom entstehen.

CLINICAL PEARL 8.3

Rolle des M. gluteus maximus bei Knieschmerzen

Dissektionen zeigen deutlich, dass der M. gluteus maximus seine Kraft nicht nur auf die Linea aspera des Femurs sondern auch auf eine breitere Fläche aus Fascia lata, Tractus iliotibialis und Septum intermusculare femoris laterale überträgt. Der Tractus iliotibialis ist an der lateralen Stabilisierung des Kniegelenks beteiligt. Da sich die Kontraktion des M. gluteus maximus grundsätzlich auf Tractus iliotibialis und Fascia lata auswirkt, kann eine zu hohe Spannung in diesem Muskel zum Tractus-iliotibialis-Syndrom oder allgemeiner zu Knieschmerzen führen. Wenn ein Arzt demnach mit einem Tractus-iliotibialis-Syndrom oder Knieschmerzen konfrontiert wird, legen unsere Ergebnisse nahe, dass die Mm. gluteus maximus und tensor fasciae latae überprüft werden sollten, weil sie die wichtigsten Spanner des Tractus iliotibialis sind. Chen et al. (2006) wiesen mittels MRT nach, dass der Tractus iliotibialis bei Kontraktionen des M. gluteus maximus nach dorsomedial verlagert wird und dass ein Tractus-iliotibialis-Syndrom nur behoben werden kann, wenn die Biomechanik der Muskeln korrigiert wird. Laut Vleeming (1995) besitzt der M. gluteus maximus einen wichtigen Ansatz in der Fascia thoracolumbalis. Er zeigte, dass der M. gluteus maximus über die Fascia thoracolumbalis anatomisch mit den lumbalen paraspinalen Muskeln verbunden ist, sodass ein Lasttransfer aus dem lumbopelvinen Bereich auf die untere Extremität möglich ist. Unsere Befunde bestätigen diese Ergebnisse und dass der M. gluteus maximus durch seine Ansätze im Tractus iliotibialis und der Fascia thoracolumbalis eine wichtige Bedeutung für die mechanische Koordination des Lumbalbereichs, des Beckens und der unteren Extremität hat. Die Faszienansätze des M. gluteus maximus könnten die Kraftübertragung von der Fascia thoracolumbalis auf das Knie und somit manche Formen von Übertragungsschmerzen in den lateralen Ober- und Unterschenkel erklären.

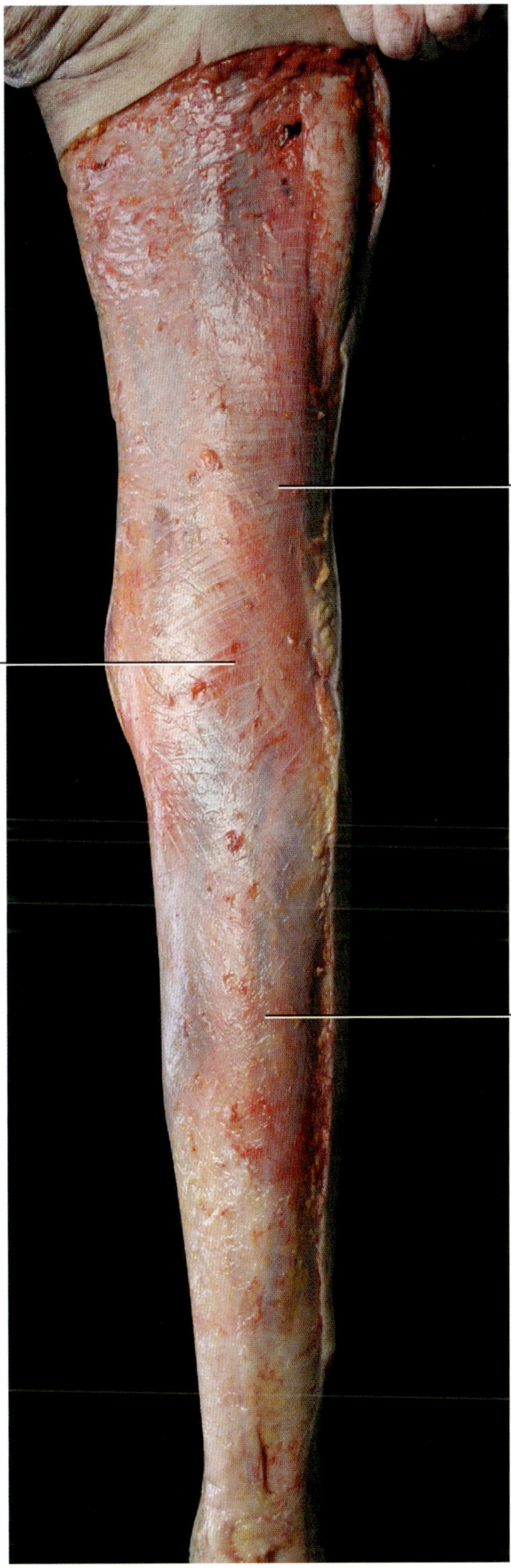

Abb. 8.11 Tiefe Faszie der unteren Extremität, Ansicht von posterior. Gut zu erkennen ist der Übergang zwischen Fascia lata und Fascia cruris. Die tiefe Faszie ist keine homogene Struktur, sondern besteht aus zahlreichen, unterschiedlich ausgerichteten Faserbündeln, die insbesondere in der Kniekehle (Retinaculum popliteum) ausgeprägt sind.

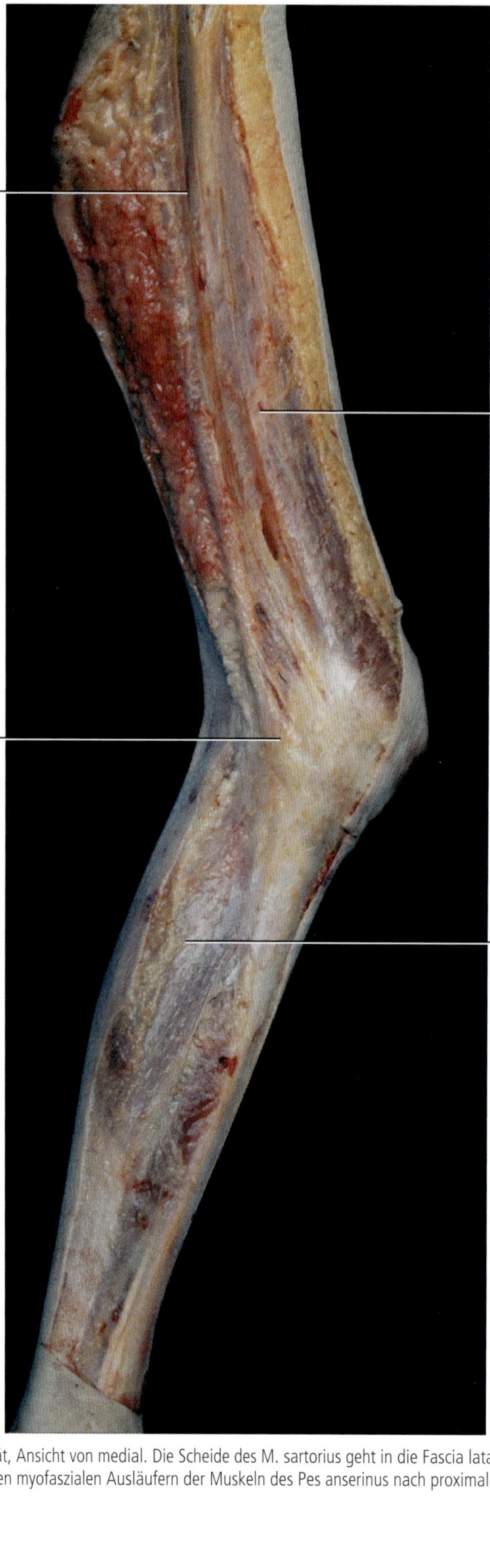

Abb. 8.12 Tiefe Faszie der unteren Extremität, Ansicht von medial. Die Scheide des M. sartorius geht in die Fascia lata über und bildet dabei ein Kompartiment für den M. sartorius. Die Fascia cruris wird von den myofaszialen Ausläufern der Muskeln des Pes anserinus nach proximal gespannt

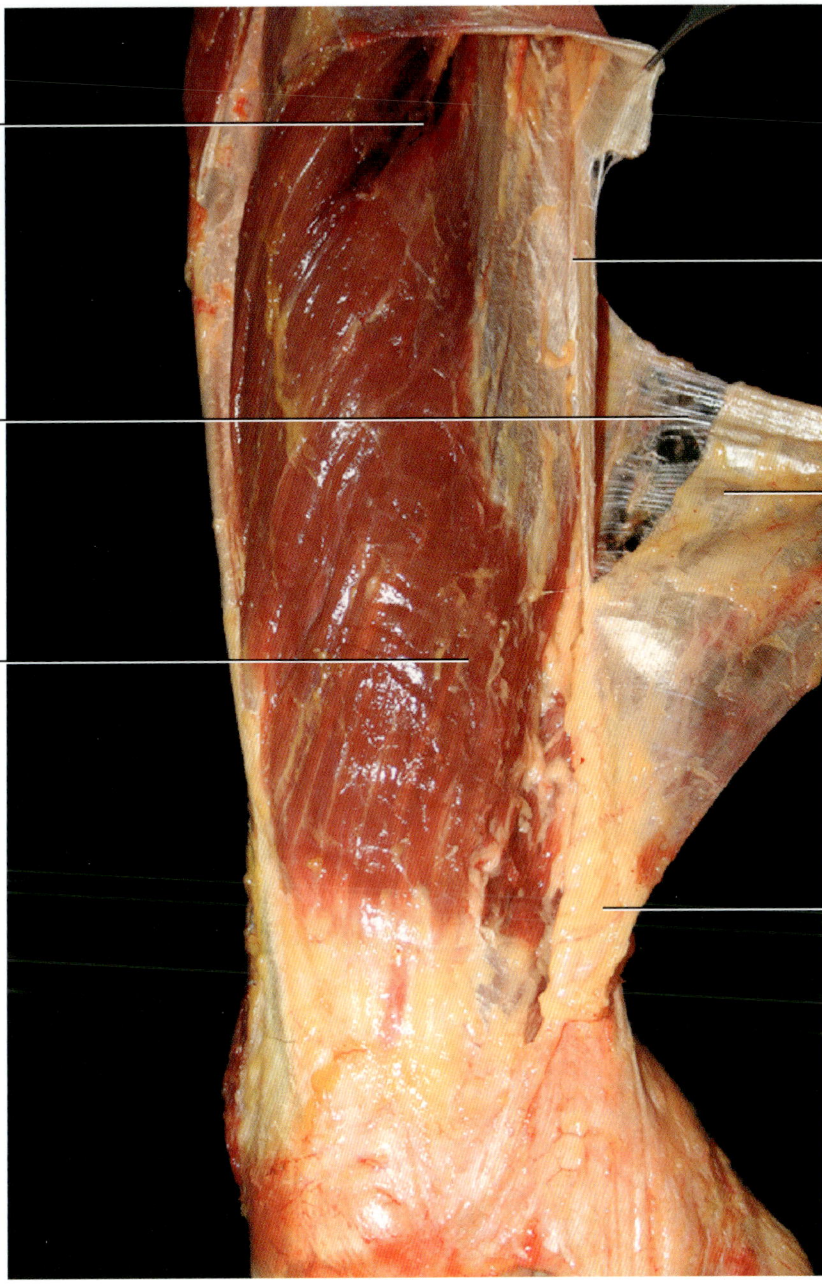

Abb. 8.13 Ansicht des linken Oberschenkels von anterolateral. Die aponeurotische Faszie des Oberschenkels (Fascia lata) wurde nach lateral angehoben, um die epimysiale Faszie des M. quadriceps femoris darzustellen. Die Fascia lata imponiert als weiße, fibröse und sehr zugfeste Schicht. Sie lässt sich wegen des lockeren Bindegewebes zwischen ihr und dem Epimysium des M. quadriceps femoris leicht vom darunterliegenden Muskel lösen. Das lockere Bindegewebe imponiert als verformbare, gallertige Substanz. Zur Isolation des Tractus iliotibialis musste die Fascia lata beschädigt werden, da er nur eine Verstärkung der Fascia lata ist.

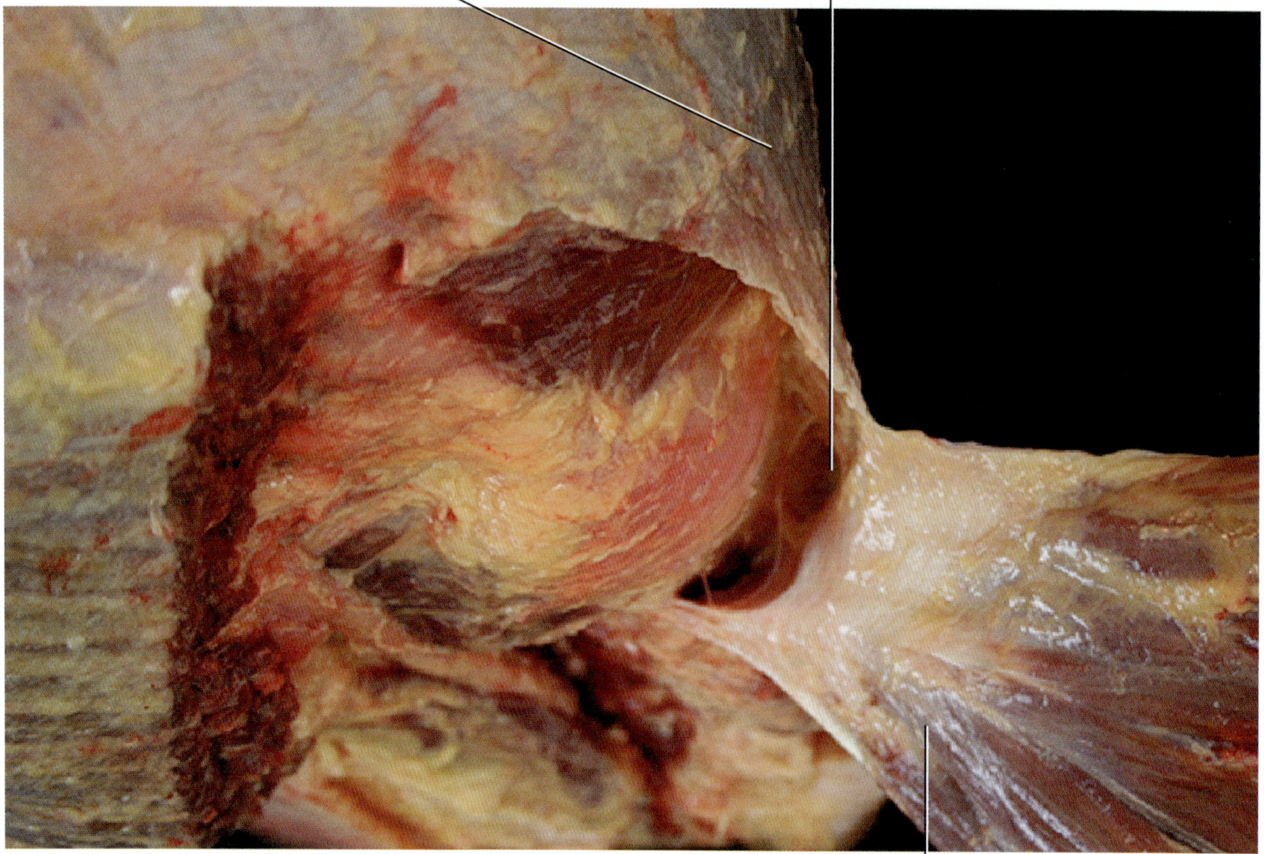

Abb. 8.14 Bursa trochanterica. Diese Bursa liegt nahe dem Femur zwischen den Ansätzen der Mm. gluteus maximus und medius am Trochanter major femoris und dem Femurschaft. Sie fungiert als Stoßdämpfer sowie bei Bewegungen der benachbarten Muskeln als Gleitmittel.

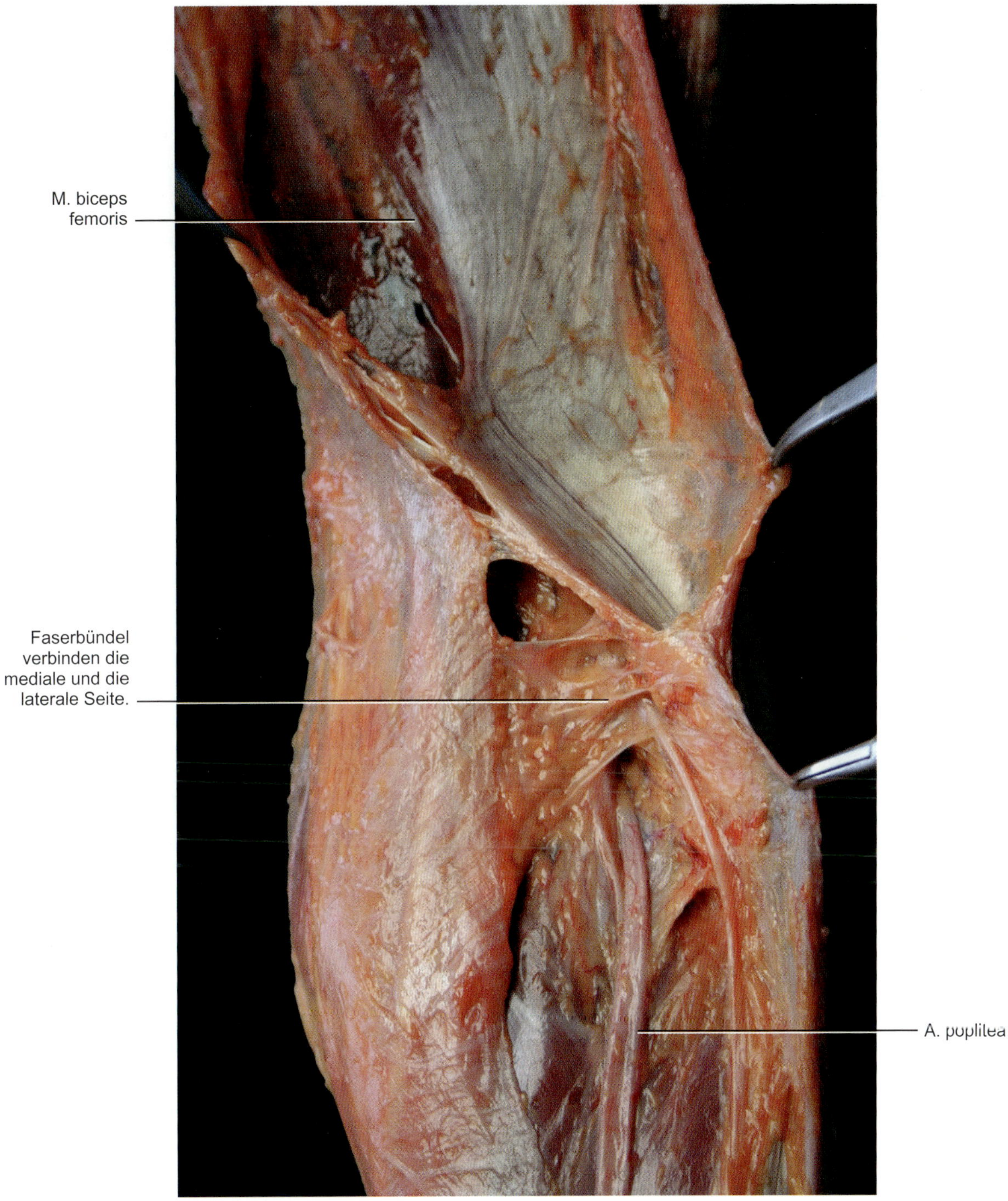

Abb. 8.15 Fasziennetzwerk der Kniekehle. Die Fascia lata wurde durchtrennt und nach medial gezogen, um die Komplexität der Faszienverbindungen darzustellen. Einige Faserbündel verbinden die Faszien von Caput mediale und laterale des M. gastrocnemius und bilden ein Dach für A. und V. poplitea. Diese Faserbündel können ein Kompressionssyndrom auslösen.

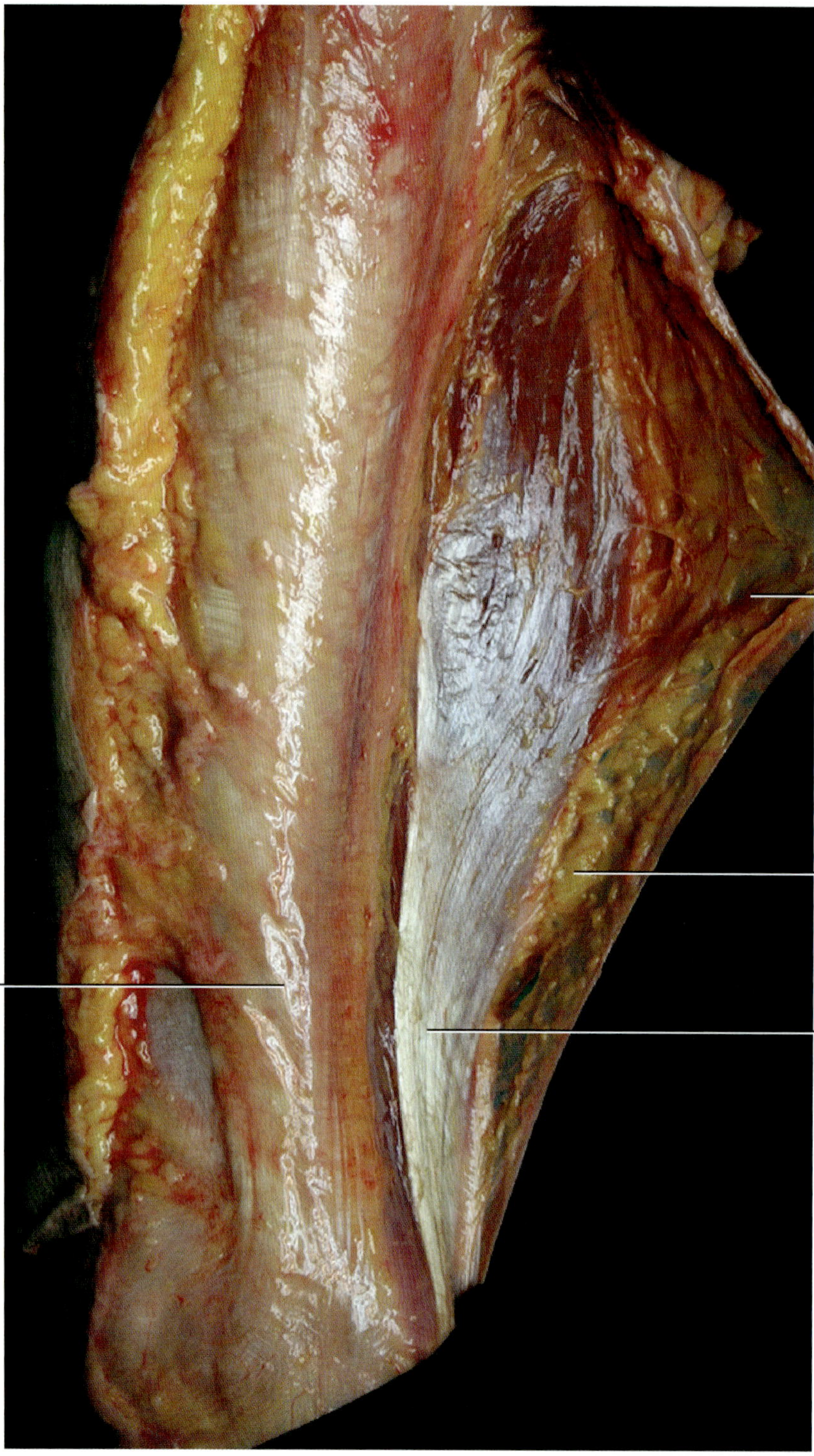

Abb. 8.16 Ansicht des Oberschenkels von posterior. Die Fascia lata wurde durchtrennt und nach medial angehoben, um die Faszienansätze des M. semimembranosus darzustellen. Über der Sehne gleitet die Fascia lata frei auf lockerem Bindegewebe.

8.3 Fascia glutea

Die Fascia glutea umscheidet die Mm. gluteus maximus und tensor fasciae latae (➤ Abb. 8.17A, ➤ Abb. 8.18, ➤ Abb. 8.19, ➤ Abb. 8.20, ➤ Abb. 8.21). Über dem M. gluteus maximus ist diese Faszie sehr dünn und über zahlreiche intramuskuläre Septen mit ihm verbunden. Außerdem entspringen viele Muskelfasern an der Innenseite der Faszie. Diese Eigenschaften sind typisch für eine epimysiale Faszie und unterscheiden sich stark von denen der Fascia lata (aponeurotische Faszie). Zwischen den Mm. gluteus medius und maximus bildet diese Faszie eine perfekte Gleitebene und erlaubt den Muskelfasern dieser beiden Muskeln trotz der unterschiedlichen Ausrichtung autonome Kontraktionen. Lateral verschmelzen die beiden Schichten der Faszie, die den M. gluteus maximus umscheiden, ziehen über den M. gluteus medius und teilen sich dann wieder, um den M. tensor fasciae latae zu umscheiden. An den Stellen, an denen der M. gluteus medius nicht vollständig vom M. gluteus maximus bedeckt ist, wird die Faszie sehr dick und fibrös und ist der Ansatzpunkt zahlreicher Muskelfasern des M. gluteus medius. Der M. tensor fasciae latae kann sich in seinem Kompartiment frei kontrahieren. Zwischen ihm und der tiefen Faszie befindet sich etwas lockeres Bindegewebe.

Proximal geht die oberflächliche Schicht der Fascia glutea in die oberflächliche Schicht der Lamina posterior der Fascia thoracolumbalis über, während ihre tiefe Schicht in das Periost der Crista iliaca übergeht. Distal setzen sich beide Schichten mit der Fascia lata und dem Tractus iliotibialis fort und werden gemeinsam mit dem M. gluteus maximus zu den wichtigsten proximalen Spannern der Fascia lata (➤ Abb. 8.19). Medial inserieren sie am Periost von Os sacrum und Os coccygeum. Somit verbinden die Fascia glutea und der M. gluteus maximus die Fascia thoracolumbalis mit der Fascia lata, was für die Koordination von Rumpf und unterer Extremität von Bedeutung ist. Die tiefe Fascia glutea ist über viele vertikale Septen fest mit der oberflächlichen Faszie und der Haut verbunden. Diese Septen werden auf Höhe des Sulcus glutealis sehr kräftig (➤ Abb. 8.3).

8

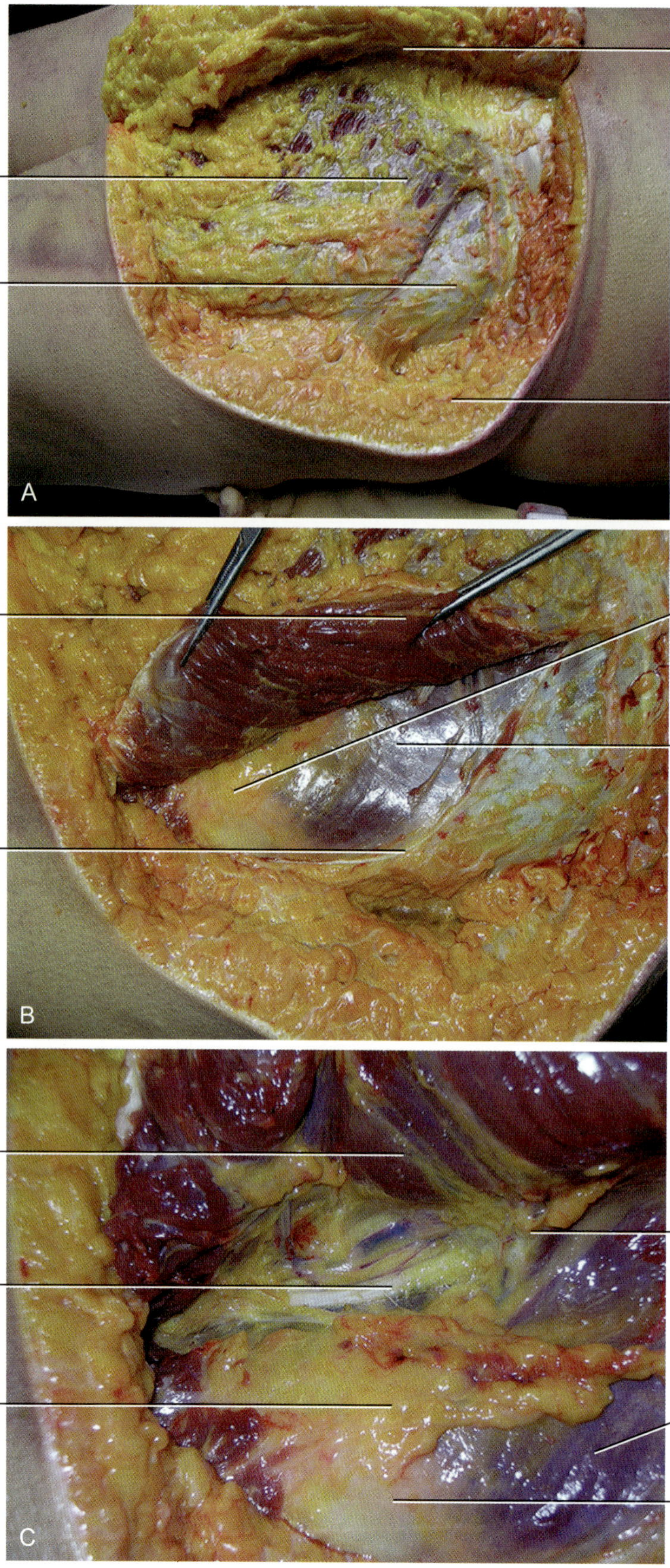

Abb. 8.17 (A–C) Muskel-Faszien-Schichten der Regio glutealis. Die myofaszialen Ebenen werden partiell von lockerem Bindegewebe getrennt. Dadurch können sich die Muskeln autonom kontrahieren und ihre Faszien dehnen, sodass es zur korrekten Propriozeption des Muskeltonus kommt.

8

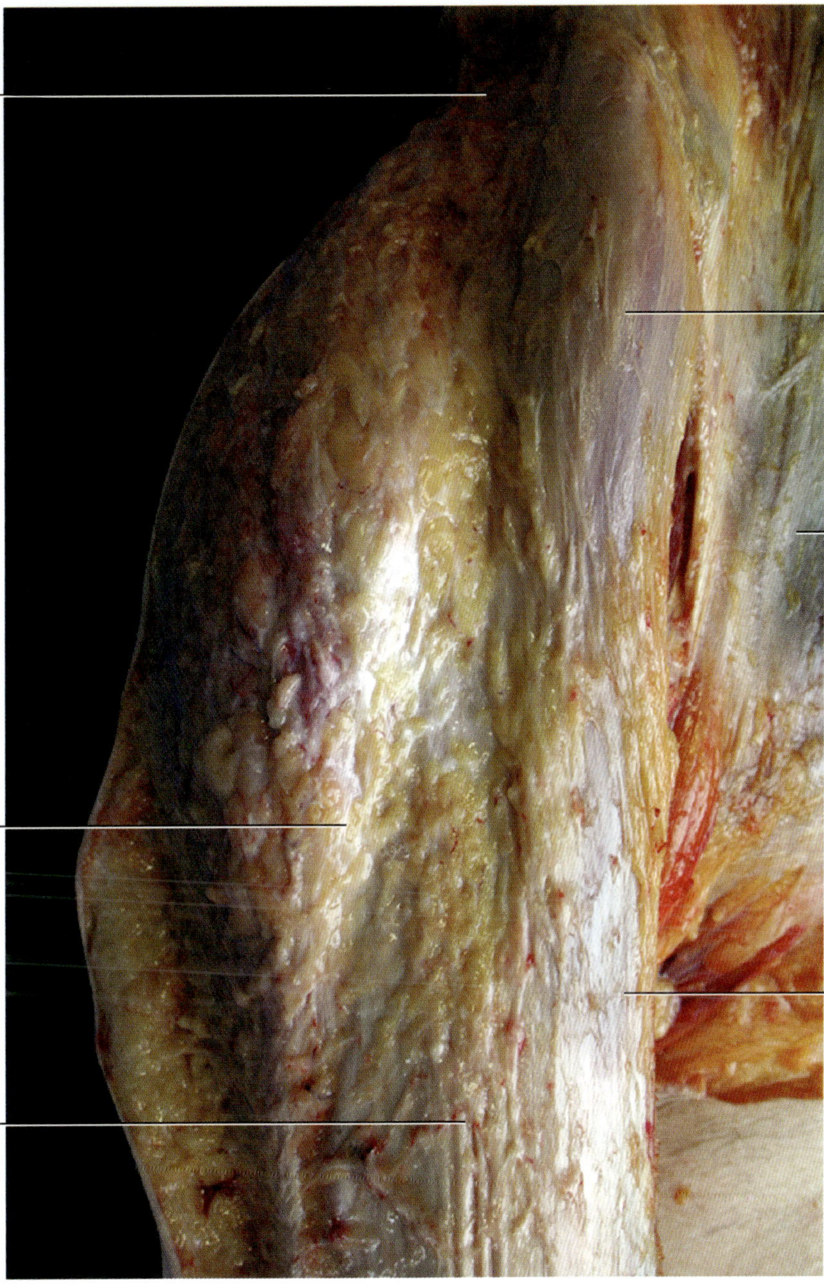

Abb. 8.18 Ansicht der Hüfte von lateral mit adduziertem Bein, um die Kraftlinien im Tractus iliotibialis darzustellen. Die Faszien der Mm. gluteus maximus und medius sowie des M. tensor fasciae latae gehen in die Fascia lata über. Der Tractus iliotibialis ist eine laterale Verstärkung der Fascia lata und ist durch die verschiedenen Muskelkräfte, die auf diesen Abschnitt der Fascia lata einwirken, entstanden.

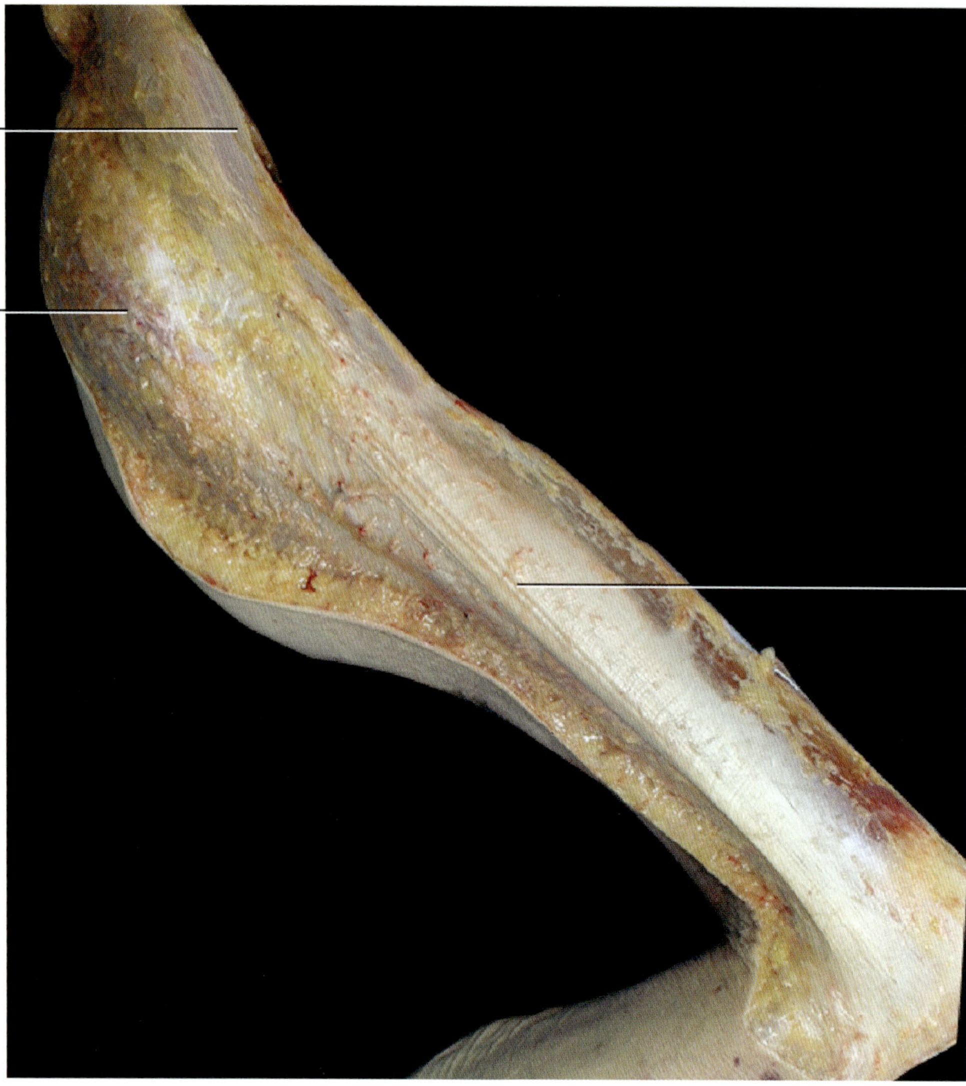

Abb. 8.19 Ansicht des Oberschenkels von lateral. Der Tractus iliotibialis ist gut zu erkennen, lässt sich aber medial und lateral nicht gut abgrenzen, weil er in die Fascia lata übergeht und nur als deren longitudinale Verstärkung imponiert.

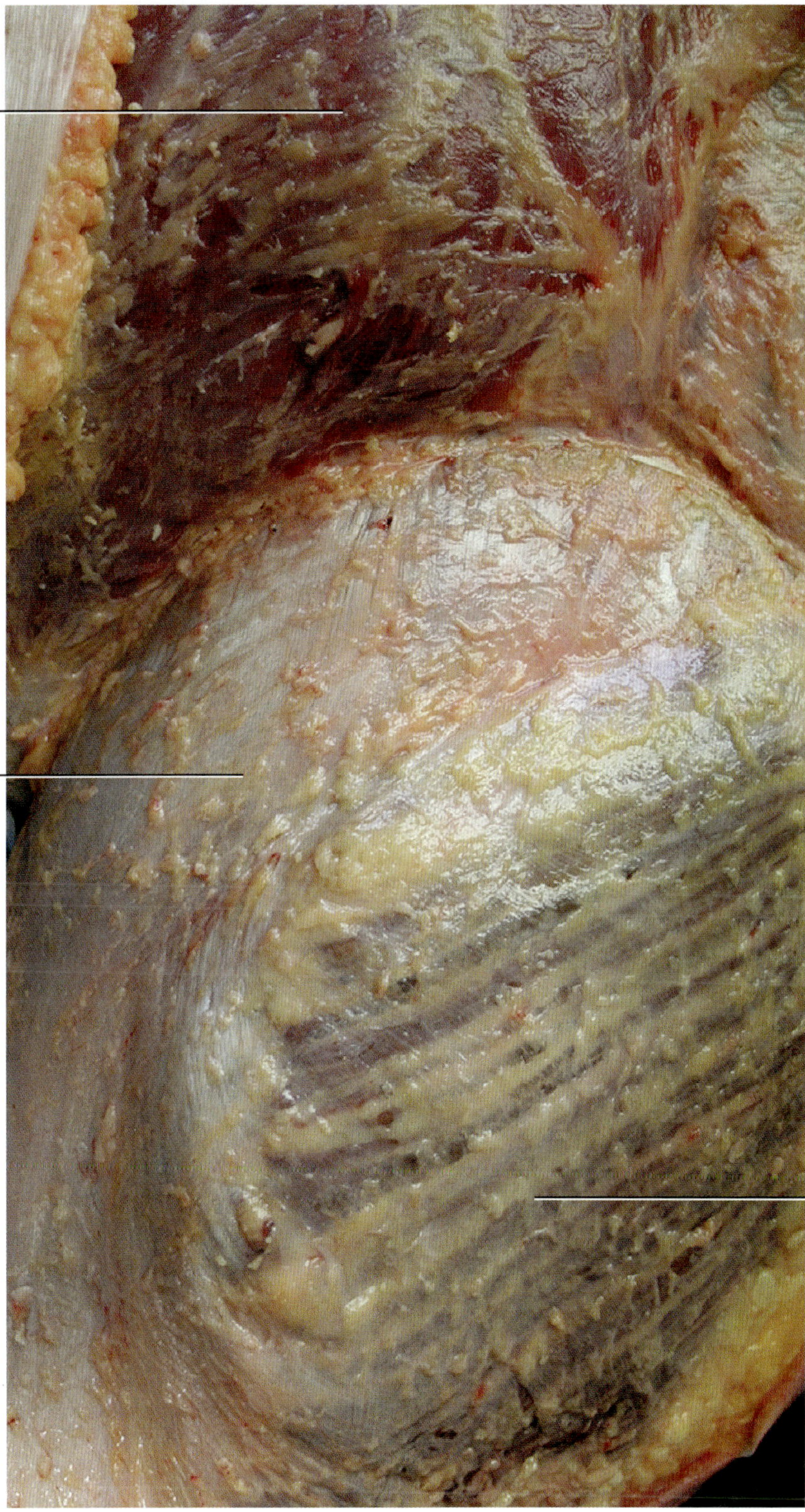

Abb. 8.20 Ansicht der Regio glutealis von posterolateral. Die Faszie des M. gluteus medius ist aponeurotisch, während die Faszien der Mm. gluteus maximus und obliquus externus epymisiale Eigenschaften aufweisen.

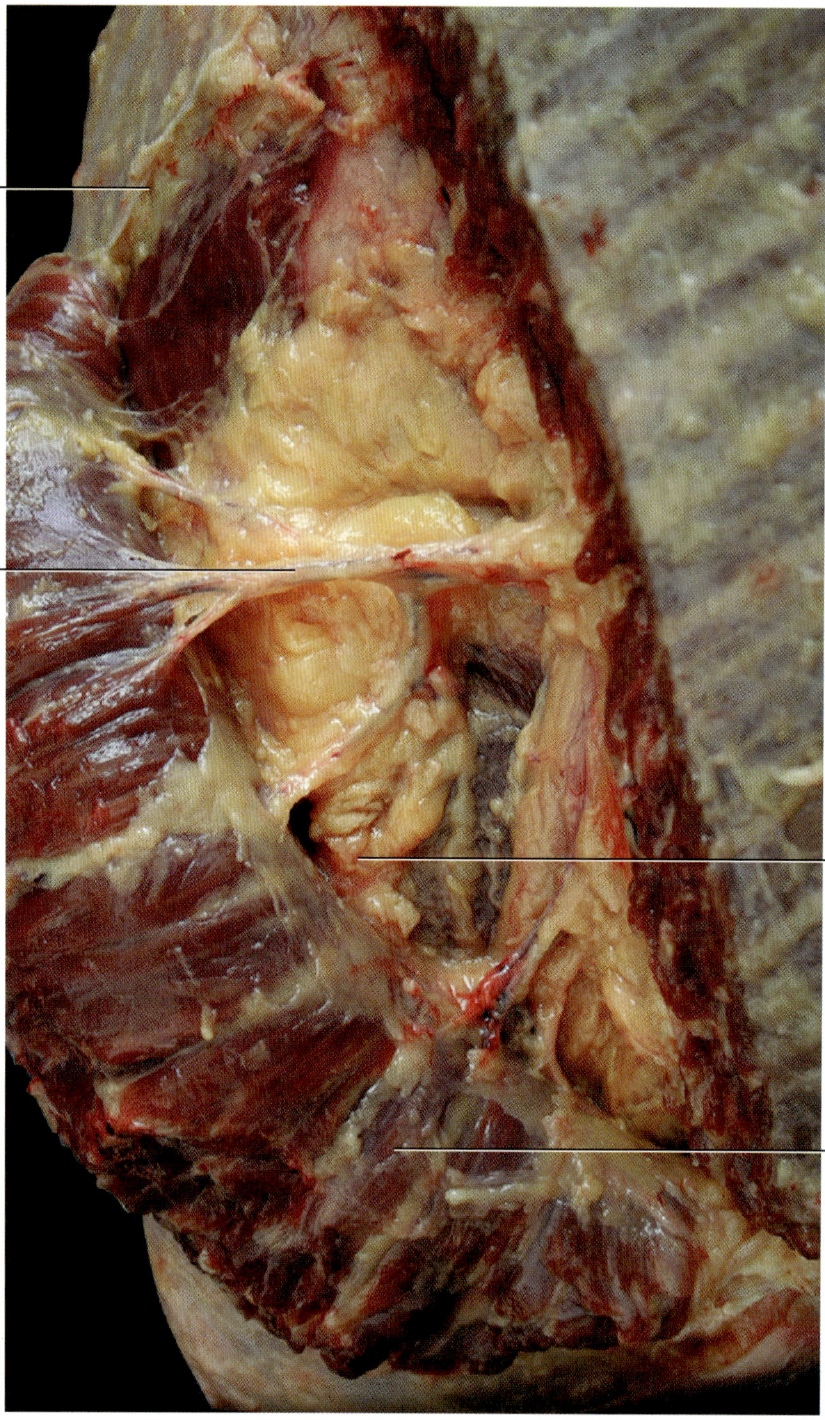

Abb. 8.21 Ansicht der Regio glutealis von posterior. Der M. gluteus maximus wurde durchtrennt und nach lateral gebogen, um die A. glutea superior darzustellen. Das fetthaltige lockere Bindegewebe bildet ein Polster um diese Arterie, um sie bei Muskelkontraktionen zu schützen.

8.4 Faszie des M. gluteus medius

Die Faszie des M. gluteus medius ist eine stark anhaftende, dünne Bindegewebsschicht. Sie bildet eine perfekte Gleitebene zwischen den Mm. gluteus medius und maximus. Außerdem findet sich zwischen diesen beiden myofaszialen Ebenen Fettgewebe. Distal verschmilzt ein Teil der Faszie des M. gluteus medius mit der Faszie des M. gluteus maximus zum Tractus iliotibialis, während ein anderer Teil weiter zum Periost des Femurs zieht. Proximal inseriert die Faszie am Os ilium und medial am Os sacrum. An den Stellen, an denen der M. gluteus medius nicht vom M. gluteus maximus bedeckt ist, wird die Faszie dicker und fibröser. Auf der Innenseite der Faszie des M. gluteus medius setzen zahlreiche Muskelfasern des M. gluteus medius an.

8.5 Fascia piriformis

Die Faszie des M. piriformis ist eine sehr dünne Faserschicht, die fest mit dem darunterliegenden Muskel verbunden ist. Sie setzt medial an der Vorderseite des Os sacrum und den Seiten des Foramen ischiadicum majus an. Lateral zieht sie über den M. gluteus minimus, den sie bedeckt, und verschmilzt dann mit dem Periost des Os ilium. Die Fascia piriformis umscheidet den N. ischiadicus bei seinem Austritt aus dem Foramen ischiadicum und hat Verbindung mit seiner Nervenscheide.

Über die Struktur und die sonografischen Merkmale der Scheide, die den N. ischiadicus umhüllt, ist nur wenig bekannt. Andersen, Andersen und Tranum-Jensen (2012) untersuchten die dünne Scheide mittels makroskopischer Dissektion, Ultraschall und Histologie. Sie identifizierten eine dünne, transparente, fragile Gewebeschicht, die das Epineurium umgibt. Sonografisch war diese echoreiche Schicht von der Oberfläche des N. ischiadicus getrennt. Histologisch handelte es sich um eine mehrlagige zirkuläre Faszie. Unsere Dissektionen bestätigen, dass der N. ischiadicus von einer Faszienschicht, die eine Fortsetzung der Fascia piriformis ist, umscheidet wird (➤ Abb. 8.22). Diese Scheide folgt dem Nerv in der Regel bis in die Kniekehle, endet aber gelegentlich im proximalen Oberschenkel.

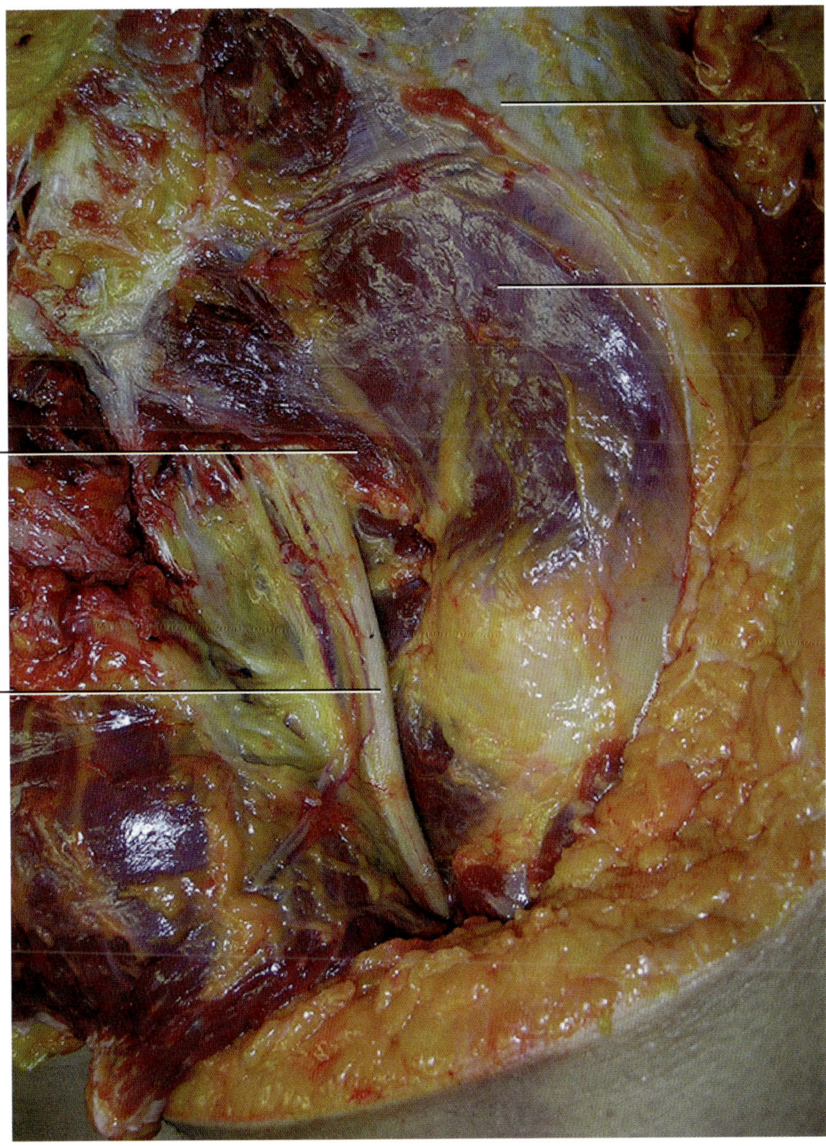

Abb. 8.22 Regio glutealis. Der M. gluteus maximus wurde entfernt, um den M. piriformis mit seiner Faszie darzustellen. Deutlich zu erkennen ist die Assoziation mit dem N. ischiadicus.

CLINICAL PEARL 8.4

Piriformissyndrom

Dieses Syndrom wird auch weiterhin kontrovers beurteilt und ist eine seltene Ursache von Ischiasschmerzen (Halpin 2009; Miller, White und Ross 2012). Miller, White und Ross nennen folgende diagnostische Kriterien für das Piriformissyndrom:

- Schmerzen in Gesäß und Unterschenkel, die im Sitzen, beim Steigen auf einen Stuhl und/oder Überschlagen der Unterschenkel zunehmen.
- Schmerzen und Druckschmerz im Bereich des Foramen ischiadicum (M. piriformis) und Schmerzen bei zunehmender Spannung des M. piriformis.
- Keine Hinweise auf einen axonalen Untergang des N. ischiadicus in der elektrophysiologischen Testung.
- Keine auffälligen Befunde in der Bildgebung (z. B. Radikulopathie, Tumor usw.), welche die Symptome der Ischialgie erklären könnten.
- Reduktion der Schmerzen in Gesäß und Unterschenkel um > 60 % durch die diagnostische Injektion des M. piriformis unter radiologischer (Durchleuchtung oder Ultraschall) und/oder EMG-Kontrolle.

Normalerweise verläuft der N. ischiadicus unter dem M. piriformis. Es gibt aber zahlreiche anatomische Varianten, unter Anderem kann der N. ischiadicus durch den M. piriformis oder über ihn ziehen oder sich spalten und um den M. piriformis herum ziehen. Bislang ist es nicht gelungen, einen Zusammenhang zwischen der topografischen Beziehung von N. ischiadicus und M. piriformis und der Inzidenz des Piriformissyndroms herzustellen. Da die Scheide des N. ischiadicus eine Fortsetzung der Fascia piriformis ist, kann eine erhöhte Spannung dieser Faszie die normale Funktion der Nervenscheide stören und zu Symptomen ähnlich denen einer Nervenkompression führen.

8.6 Fascia obturatoria

Der M. obturatorius internus und die Mm. gemelli sind von derselben dünnen Faszie umscheidet. Diese Faszie besitzt zwei intermuskuläre Septen, welche die beiden Muskeln trennen. Die Fascia obturatoria entspringt im Becken als Fortsetzung der Fascia iliaca. In ihrem Verlauf mit dem M. obturatorius internus trennt sie sich allmählich von der Fascia iliaca und verlässt die Beckenhöhle durch das Foramen ischiadicum minus. Sie zieht weiter in die Regio glutealis, bedeckt die Mm. gemelli superior und inferior und setzt am Lig. sacrotuberale an. Distal setzt sie sich über den M. quadratus femoris fort. Das über dieser Faszie liegende, fettzellreiche lockere Bindegewebe bildet eine perfekte Gleitebene zwischen diesen Muskeln und den darüberliegenden Strukturen, wie dem N. ischiadicus.

Im Becken bildet die Fascia obturatoria den Canalis pudendalis (Alcock-Kanal), durch den die A. und V. pudenda interna sowie der N. pudendus verlaufen. Der Faszienkanal verläuft auf der Beckenfläche des M. obturatorius internus. Durch eine Fibrose dieser Faszie kann ein Engpasssyndrom des N. pudendus, das Alcock-Syndrom (Pudendusneuralgie), entstehen.

8.7 Fascia iliopectinea

Die Faszien der Mm. iliacus und psoas sowie der Bauchmuskeln werden in ➤ Kap. 5 und ➤ Kap. 6 beschrieben.

Im Oberschenkel bilden die Faszien der Mm. iliacus und psoas ein Faszienblatt, die Fascia iliopectinea (➤ Abb. 8.23). Diese Faszie bedeckt den distalen Anteil des M. iliopsoas und verbindet ihn mit dem M. pectineus. An der Eintrittsstelle der Iliakalgefäße in den Oberschenkel zieht die Fascia iliopectinea hinter diese Gefäße und bildet die dorsale Wand der Femoralisscheide. Den oberen Anteil dieser Scheide bildet die Fascia cribrosa (➤ Kap. 8.8), ein Teil der Fascia lata. Distal inseriert der M. iliopsoas in den Trochanter minor, während seine Faszie mit dem Teil der Fascia lata, der den M. rectus femoris bedeckt, weiterzieht (➤ Abb. 8.24, ➤ Abb. 8.25). Somit verbindet die Fascia iliopectinea die Hüftbeuger (Mm. iliopsoas und pectineus) und setzt sich dann in den M. rectus femoralis, der an der Antepulsion des Knies beteiligt ist, fort[1]. Der M. iliopsoas wird durch die Bursa iliopectinea (oder iliopsoas) vom Hüftgelenk getrennt. Gemäß Van Dyke, Holley und Anderson (1987) kommuniziert diese Bursa bei 15 % der Menschen mit dem Hüftgelenk.

[1] Wir bevorzugen den Begriff *Antepulsion,* weil die Vorwärtsbewegung der unteren Extremität einer Hüftbeugung mit Knieextension entspricht. Diese beiden Bewegungen erscheinen zunächst antagonistisch, ergeben aber eine Vorwärtsbewegung und werden von den longitudinalen Faserbündeln der tiefen Faszie auf der Ventralseite des Oberschenkels koordiniert.

8

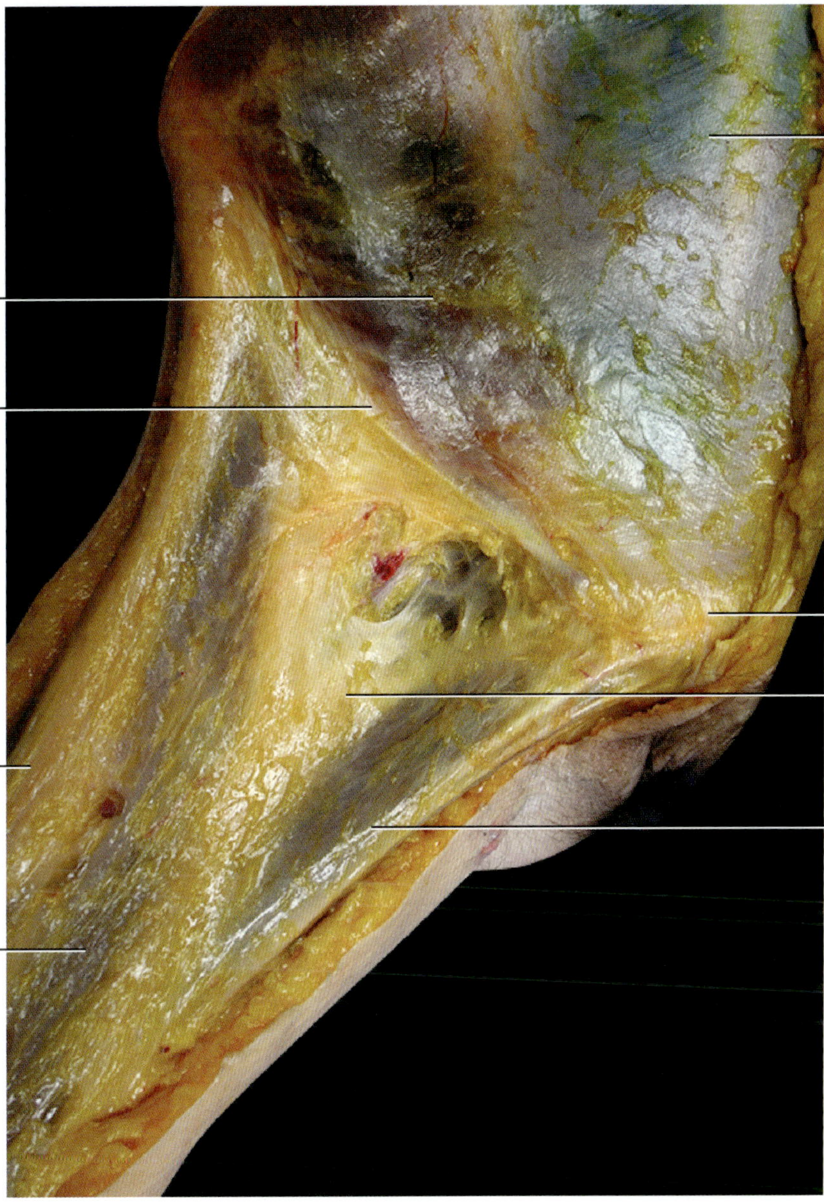

Abb. 8.23 Ansicht der Leistenregion von anterior. Das Subkutangewebe wurde entfernt, um den Übergang zwischen den tiefen Faszien von Bauch und unterer Extremität darzustellen. Die Rektusscheide inseriert distal an der Stelle des Os pubis, an der die Scheide des M. gracilis entspringt. Am Lig. inguinale setzen die Fascia lata und die Faszie des M. obliquus externus an. Die Scheiden der Mm. sartorius und gracilis gehen in die Fascia lata über.

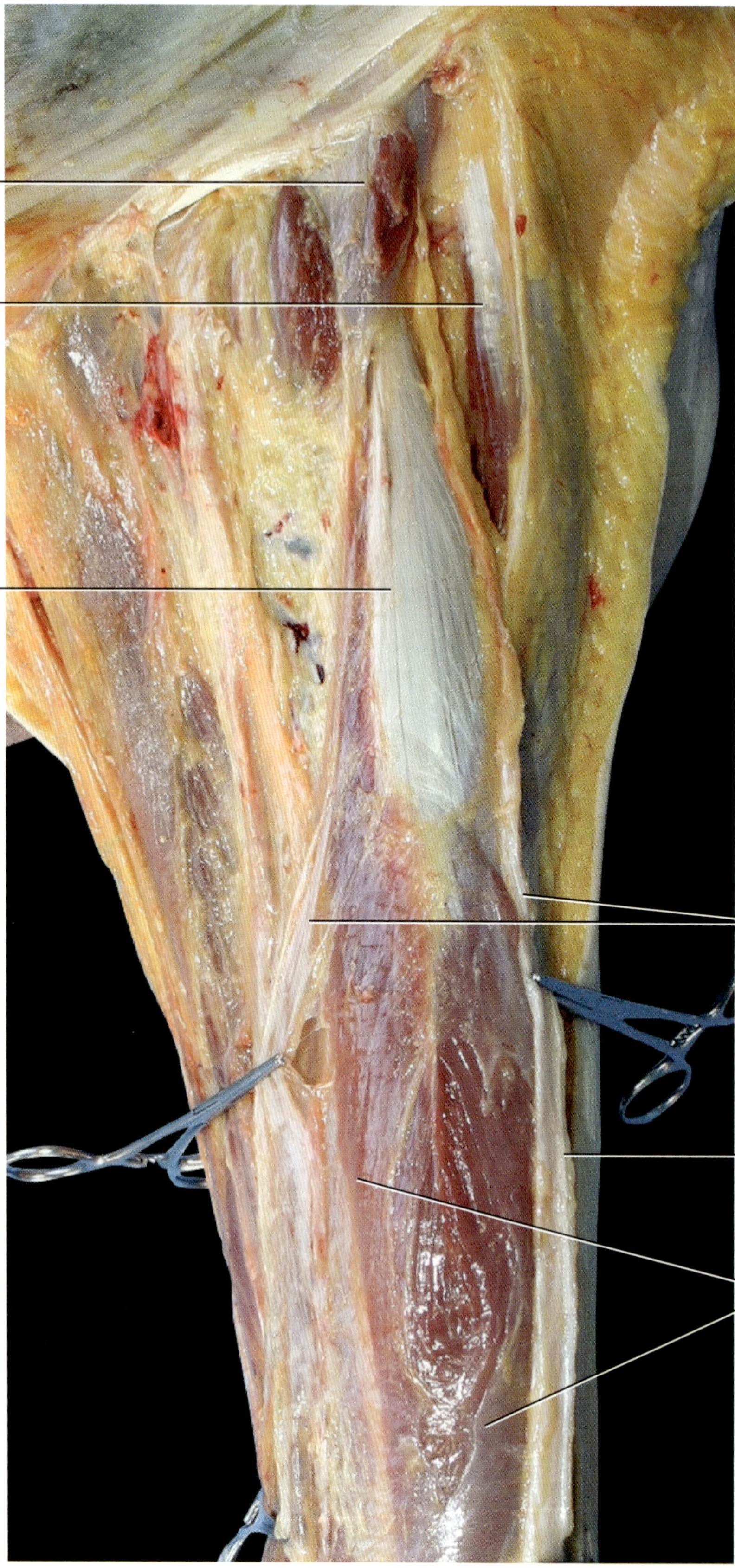

Abb. 8.24 Ansicht des Oberschenkels von anterior. Die Fascia lata wurde durchtrennt, um den M. rectus femoris darzustellen. Die Scheide des M. rectus femoris geht in die Fascia iliopectinea über. Die Fascia lata verbindet den M. rectus femoris mit dem M. tensor fasciae latae. Alle an der Antepulsion der Hüfte beteiligten Muskeln werden durch diese Faszie zusammengeschlossen.

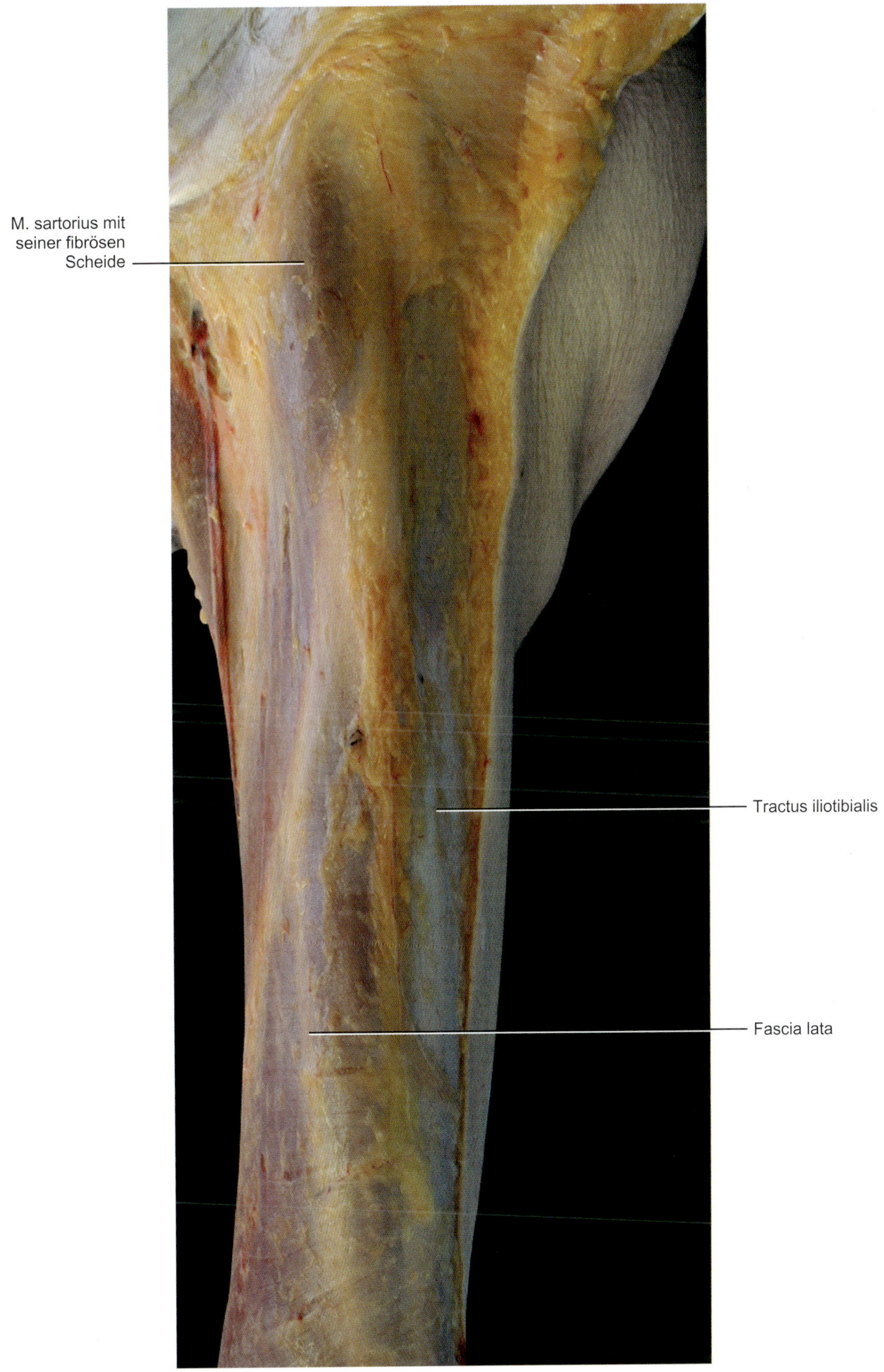

Abb. 8.25 Ansicht des Oberschenkels von anterior. Das Subkutangewebe wurde entfernt, um die Fascia lata darzustellen. Die Scheide des M. sartorius und der Tractus iliotibialis gehen in die Fascia lata über.

8.8 Fascia lata und Tractus iliotibialis

Die Fascia lata ist die tiefe aponeurotische Faszie des Oberschenkels. Dorsal entsteht sie durch das Verschmelzen der myofaszialen Ausläufer der Mm. gluteus maximus und medius. Lateral wird sie vom M. tensor fasciae latae und ventral von Ausläufern der Fascia iliopsoas und der Faszien der Bauchmuskeln gebildet.

Die Fascia lata bildet eine feste Hülle für das Bein. Am kräftigsten ist sie an der Außenseite, wo der Tractus iliotibialis vorhanden ist (➤ Abb. 8.26, ➤ Abb. 8.27). Auf der Medialseite des Oberschenkels ist die Fascia lata dünn. Über der Fossa iliopectinea wird die Fascia lata von Gefäßen und Nerven, z. B. der V. saphena magna, durchquert. Dieser Bereich ist sehr porös und wird daher als Fascia cribrosa bezeichnet. Die mittlere Dicke der Fascia lata beträgt 1 mm. Sie lässt sich aufgrund des vorhandenen lockeren Bindegewebes in der Regel leicht von den darunterliegenden Muskeln trennen. Distal inseriert ein Teil der Mm. vastus medialis und lateralis direkt an der Innenseite der Fascia lata (➤ Abb. 8.28, ➤ Abb. 8.29).

Im Oberschenkel gibt es zwei große intermuskuläre Septen, das Septum intermusculare femoris laterale und mediale (➤ Abb. 8.27). Sie setzen auf ganzer Länge an der Linea aspera an und weisen kranial und kaudal Verlängerungen auf. Das Septum intermusculare femoris laterale ist kräftiger als das Septum intermusculare femoris mediale und nimmt proximal zahlreiche Muskelfasern des M. gluteus maximus und des Caput breve des M. biceps femoris auf. Distal setzt es an den Muskelfasern des M. vastus lateralis an. Das Septum intermusculare femoris mediale ist dünner und trennt den M. vastus medialis von den Mm. adductor und pectineus. Außerdem gibt es ein weiniger gut ausgeprägtes Septum zwischen den Adduktoren und den Ischiokruralmuskeln. Dadurch ist der Oberschenkel in drei Muskelkompartimente unterteilt: das anteriore, das mediale und das posteriore. Jedes Kompartiment wird von einem Nerv innerviert: das anteriore Kompartiment vom N. femoralis, das posteriore Kompartiment vom N. ischiadicus und das mediale Kompartiment vom N. obturatorius.

Die Fascia lata bildet zwei fast autonome Scheiden für die Mm. sartorius und gracilis (➤ Abb. 8.30, ➤ Abb. 8.31). Der M. sartorius kann vollständig frei in seiner Scheide (Sartoriusscheide) gleiten, da eine dicke Schicht lockeres Bindegewebe zwischen der Faszienhülle und dem Epimysium des Muskels liegt. Gemäß Burnet et al. (2004) verschmilzt die den M. sartorius umgebende Faszie mit der Fascia lata und dem Septum intermusculare femoris mediale. Distal entsendet der M. sartorius einen myofaszialen Ausläufer zur Fascia cruris. Somit ermöglicht die Sartoriusscheide dem Muskel eine partielle Autonomie und erhält gleichzeitig die Kontinuität der Faszien. Auf die gleiche Weise wird der M. gracilis von seiner eigenen Faszienscheide (Gracilisscheide) umhüllt. Dadurch erhält der Muskel Autonomie und stellt die Übergänge zu anderen Faszien sicher.

Die Fascia lata bildet auch den Canalis adductorius (Adduktorenkanal, Hunter-Kanal), einen aponeurotischen Tunnel im mittleren Oberschenkeldrittel. Er reicht von der Spitze des Trigonum femorale bis zu seiner Öffnung (Hiatus adductorius) im M. adductor magnus. Er verläuft zwischen dem anterioren und dem medialen Oberschenkelkompartiment und wird von der Fascia lata, die vom M. vastus medialis über A. und V. femoralis bis zu den Mm. adductor longus und magnus reicht, bedeckt. Dieser Teil der Fascia lata wird in der Regel als Membrana vastoadductoria bezeichnet. Laut Tubbs et al. (2007) sollte der Arzt neben der allgemein bekannten Kompression der A. femoralis im Hiatus adductorius auch mögliche proximale Engstellen an der darüberliegenden Membrana vastoadductoria in Erwägung ziehen. Außerdem vermuten die Autoren, dass die Membrana vastoadductoria eine funktionelle Synergie zwischen den Mm. adductor magnus und vastus medialis herstellt.

Die Fascia lata ist eine aponeurotische Faszie aus zwei oder drei fibrösen Schichten. Die räumliche Ausrichtung der Kollagenfasern ist in jeder Schicht anders. In der Regel dominieren der longitudinale und der schräge Verlauf, während eine horizontale Ausrichtung selten ist (➤ Abb. 8.32, ➤ Abb. 8.33, ➤ Abb. 8.34, ➤ Abb. 8.35). Dadurch kann sich die Faszie an die Volumenänderungen des Muskels anpassen und verbindet gleichzeitig wie ein Gürtel Hüfte, Knie und Sprunggelenk. Die wichtigeren longitudinalen Fasern verlaufen auf der lateralen Seite und sind so dick und kräftig, das sie eine eigenen Namen haben: Tractus iliotibialis. Dabei handelt es sich um keine eigenständige Struktur, obwohl sie in vielen anatomischen Lehrbüchern so behandelt wird. Stattdessen ist er Teil eines Faszienstrumpfes, der den gesamten Oberschenkel umgibt, zahlreiche Verbindungen mit dem Septum intermusculare femoris laterale aufweist und am unteren Anteil des Femurs verankert ist (➤ Abb. 8.13, ➤ Abb. 8.19, ➤ Abb. 8.26). Der Tractus iliotibialis und die mit ihm assoziierten Muskeln beugen und abduzieren das Bein in der Hüfte. Außerdem trägt der Tractus iliotibialis zur lateralen Stabilisierung des Knies bei und bildet den distalen Sehnenansatz der Mm. tensor fasciae latae und gluteus maximus. Distal inseriert der Tractus iliotibialis am Condylus lateralis tibiae und entsendet einen schräg verlaufenden myofaszialen Ausläufer, der unter der Patella hindurchzieht und an der Bildung des Retinaculum patellae beteiligt ist. Durch diesen Ansatz wird die Fascia cruris in mediolateraler Richtung gespannt. Außerdem erklärt diese Verbindung die Ergebnisse von Wu und Shih (2004), die bei Patienten mit Lateralisation der Patella nach chirurgischer Spaltung einer Tractus-iliotibialis-Kontraktur im Bereich der Trochanteren eine signifikante Verbesserung des Kongruenzwinkels und des lateralen patellofemoralen Winkels feststellten. Die Autoren schlussfolgerten daraus (und bestätigen damit unsere Ansicht), dass der Tractus iliotibialis die Patellaführung beeinflusst und den lateralen Stützapparat der Patella dominiert. Vieira et al. (2007) betonen die Bedeutung des Tractus iliotibialis für die laterale Stabilisierung oder Schienung des Kniegelenks. Außerdem besitzt der Tractus iliotibialis ausgedehnte Ansätze am Septum intermusculare femoris laterale und endet am oberen Ende der Tibia am Condylus lateralis (Fairclough et al. 2007).

Der Tractus iliotibialis verbindet die Muskeln von Becken und Knie. Er stabilisiert das Knie in Extension und partieller Flexion und ist ständig am Gehen und Laufen beteiligt. Bei der leichten Vorwärtsbeugung mit leicht gebeugtem Knie ist der Tractus iliotibialis die wichtigste Stütze des Knies gegen die Schwerkraft. Viele Fasern des M. gluteus maximus inserieren im Tractus iliotibialis und dem dorsalen Anteil des Septum intermusculare femoris laterale (das in den Tractus iliotibialis übergeht). Andere Muskelfasern des M. gluteus maximus verlaufen schräg über den Tractus ilio-

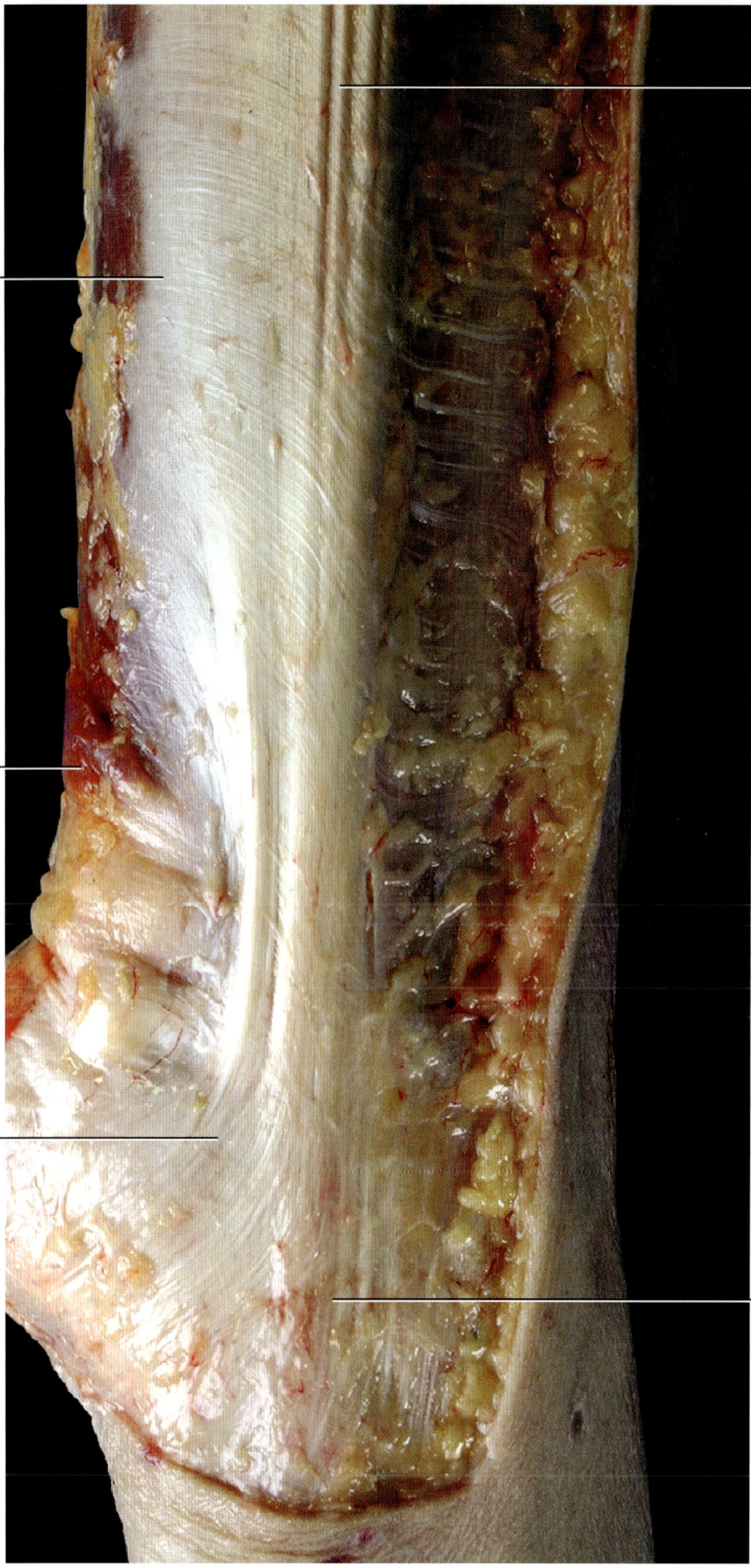

Abb. 8.26 Ansicht des Oberschenkels von lateral. In der Nähe des Knies sind die beiden Hauptkomponenten des Tractus iliotibialis zu erkennen: eine vertikale und eine schräge. Letztere ist am Retinaculum patellae laterale beteiligt und verschmilzt mit den myofaszialen Ausläufern der Muskeln des Pes anserinus.

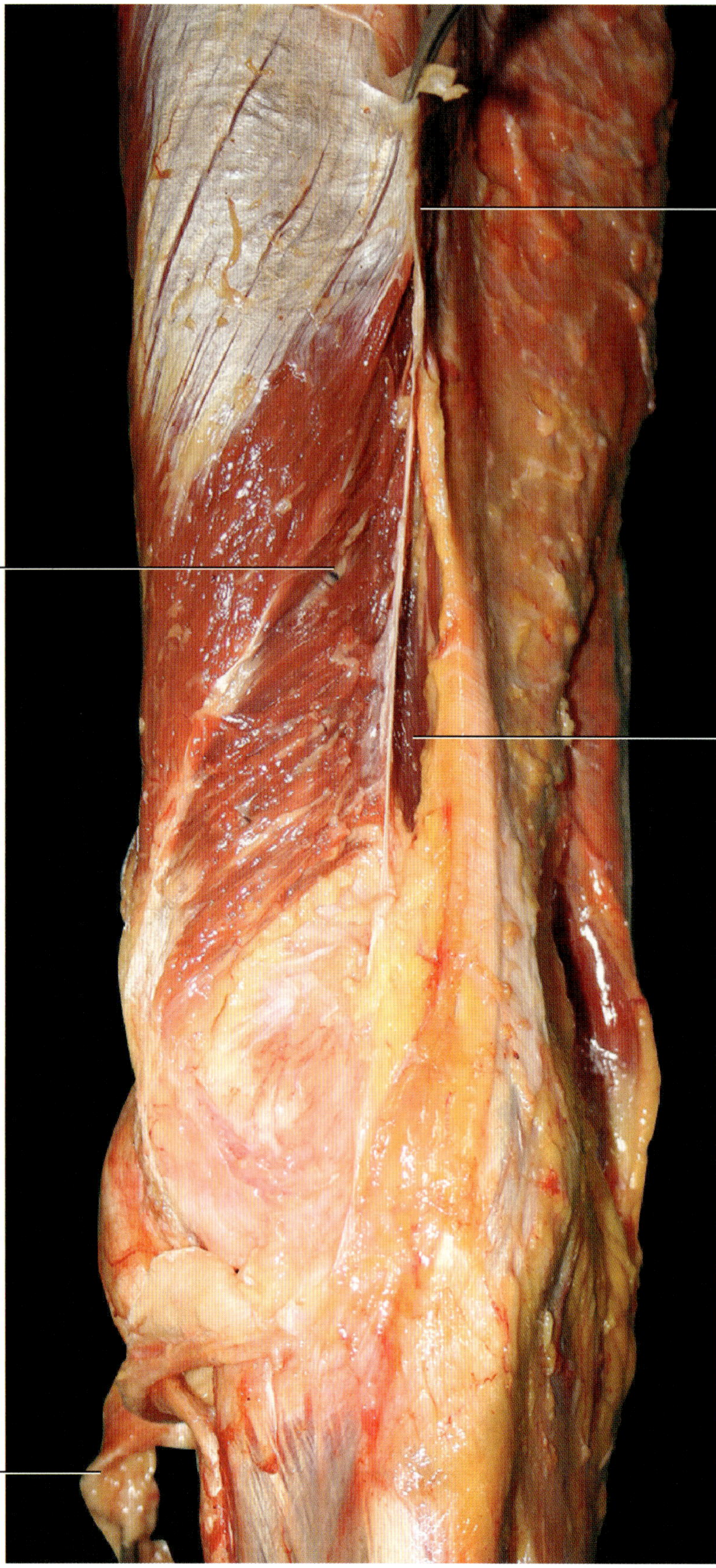

Abb. 8.27 Ansicht des Oberschenkels von lateral. Die Fascia lata wurde entfernt, um den M. vastus lateralis und seinen Ansatz im Septum intermusculare laterale darzustellen. Auch viele Muskelfasern des M. biceps femoris entspringen an diesem Septum. Das Septum intermusculare femoris laterale entspringt direkt unter dem Tractus iliotibialis von der Innenseite der Fascia lata.

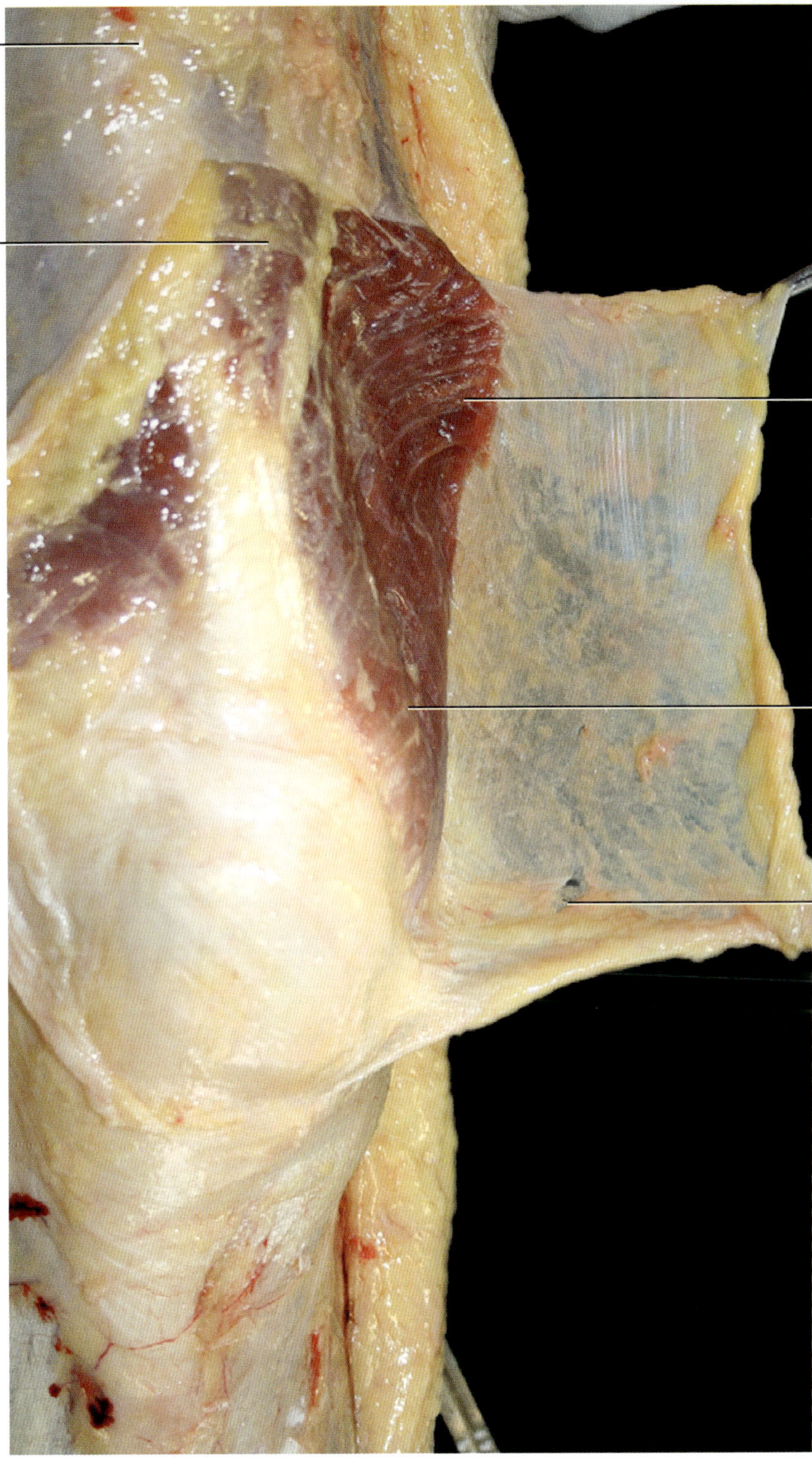

Abb. 8.28 Ansicht des Knies von anterior. Die Fascia lata wurde von den darunterliegenden Muskeln abgelöst und nach medial angehoben. Einige Fasern des M. vastus medialis inserieren in der Fascia lata, während er distal (aufgrund seiner epimysialen Faszie) autonom und frei auf der Fascia lata gleiten kann.

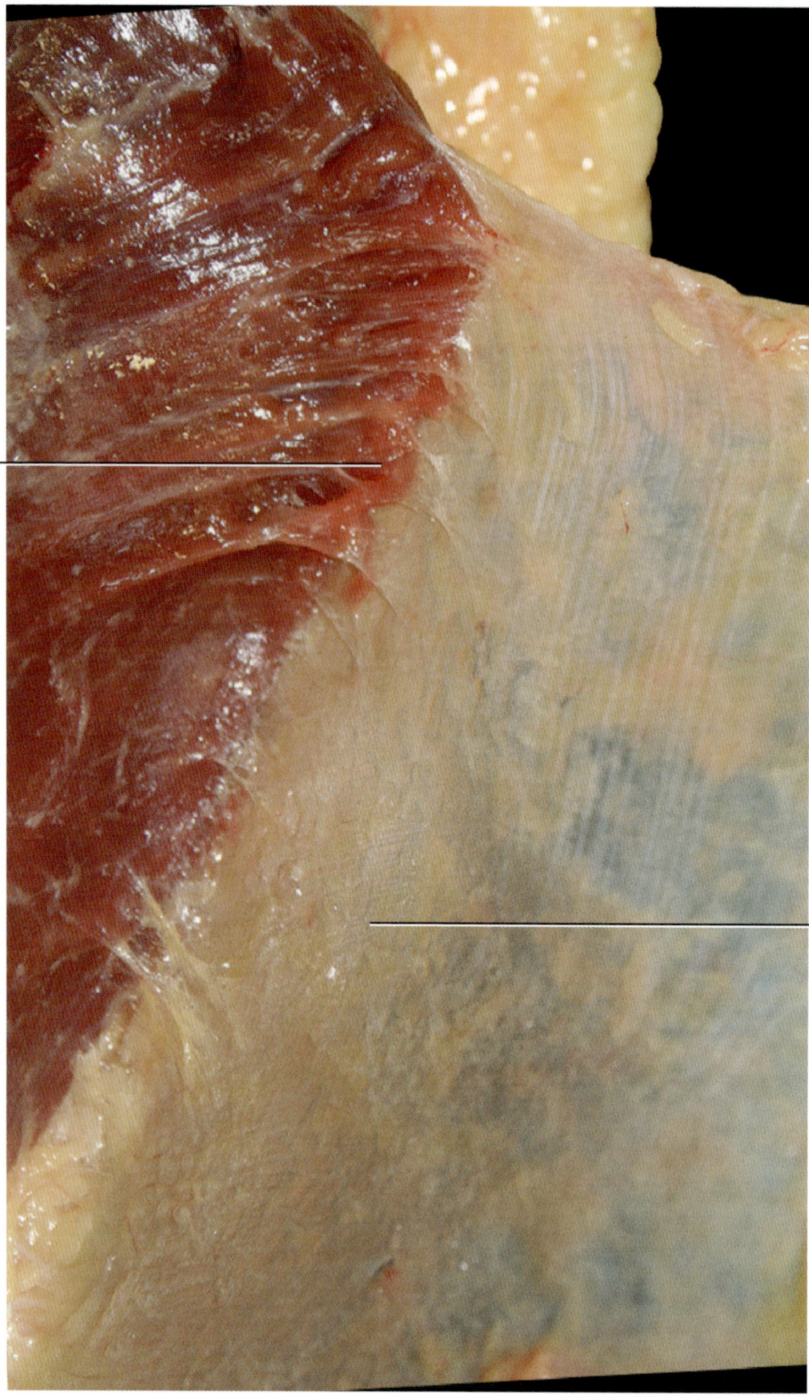

Abb. 8.29 Vergrößerung der Faszienansätze des M. vastus medialis an der Innenseite der Fascia lata.

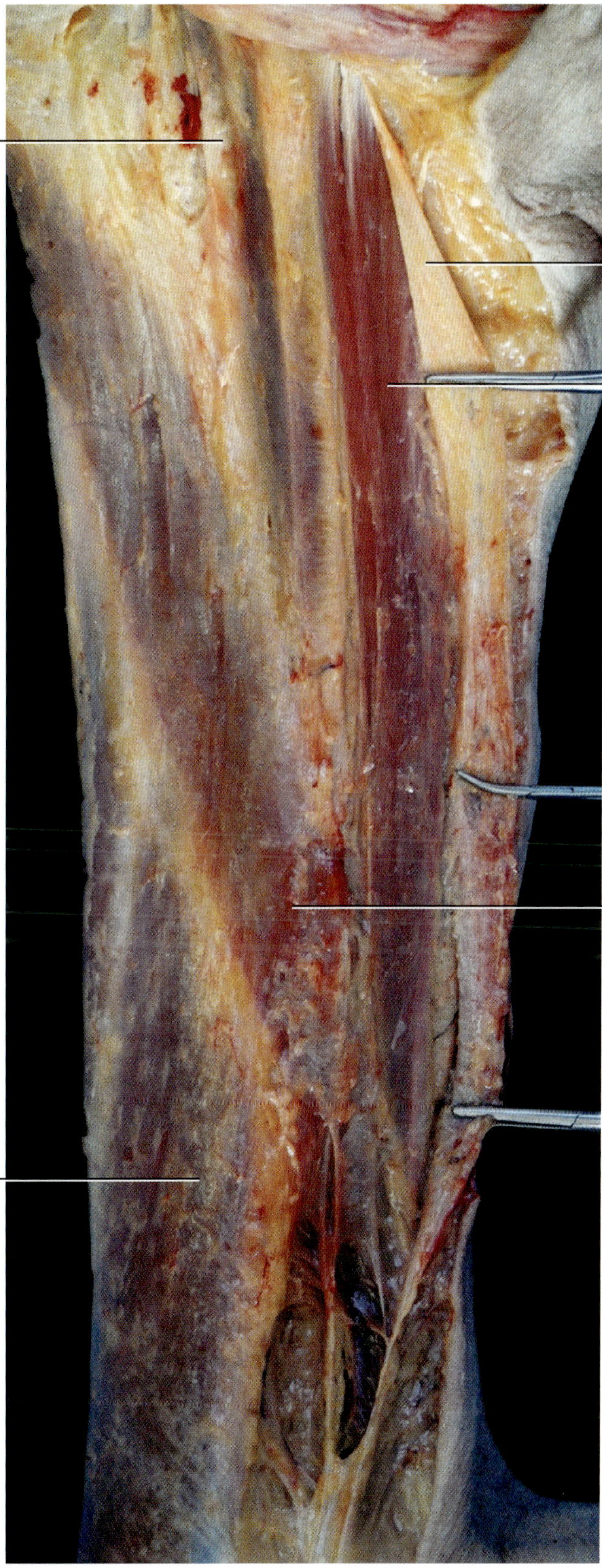

Abb. 8.30 Ansicht des rechten Oberschenkels von medial. Die Scheide des M. gracilis wurde gespalten, um den Muskel darzustellen. Die Faszienscheiden der Mm. gracilis, sartorius und femoralis gehen in die Fascia lata über.

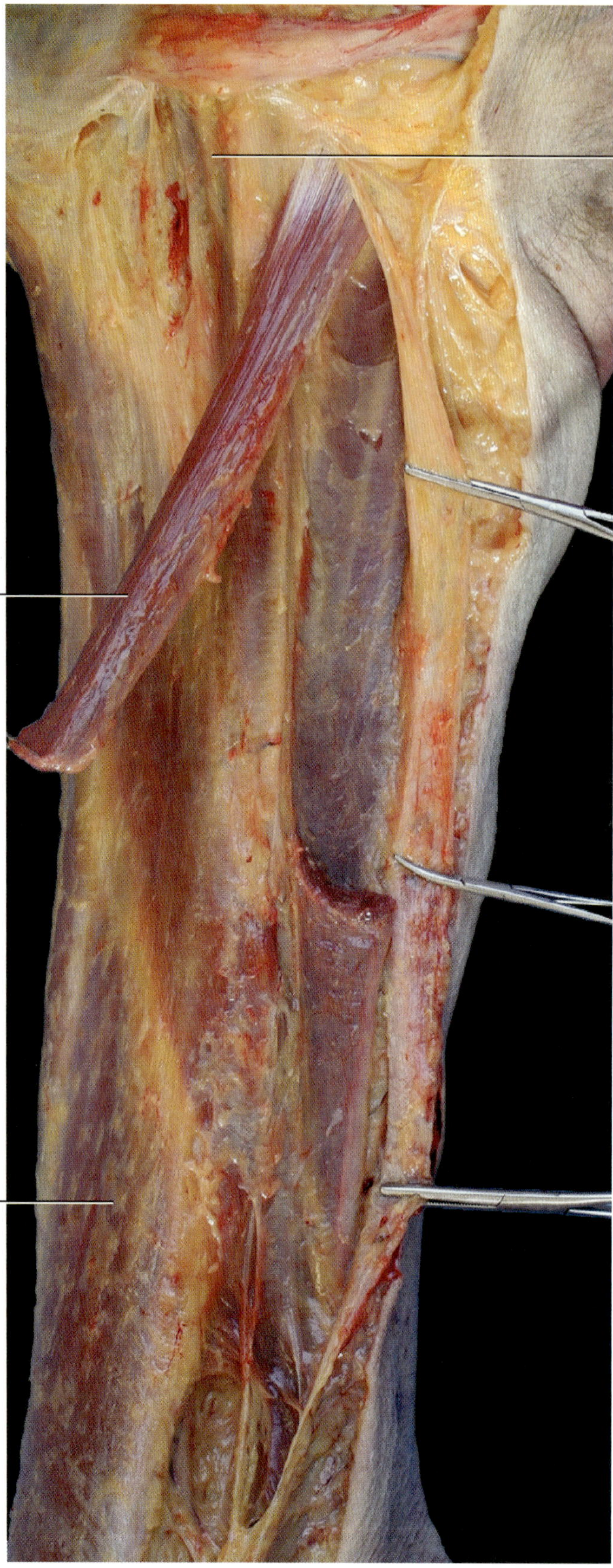

Abb. 8.31 Ansicht des rechten Oberschenkels von medial. Der M. gracilis wurde teilweise entfernt, um seine Scheide darzustellen. Der M. gracilis ist ein biartikulärer Muskel und wird durch seine Scheide von den tiefer liegenden monoartikulären Muskeln getrennt.

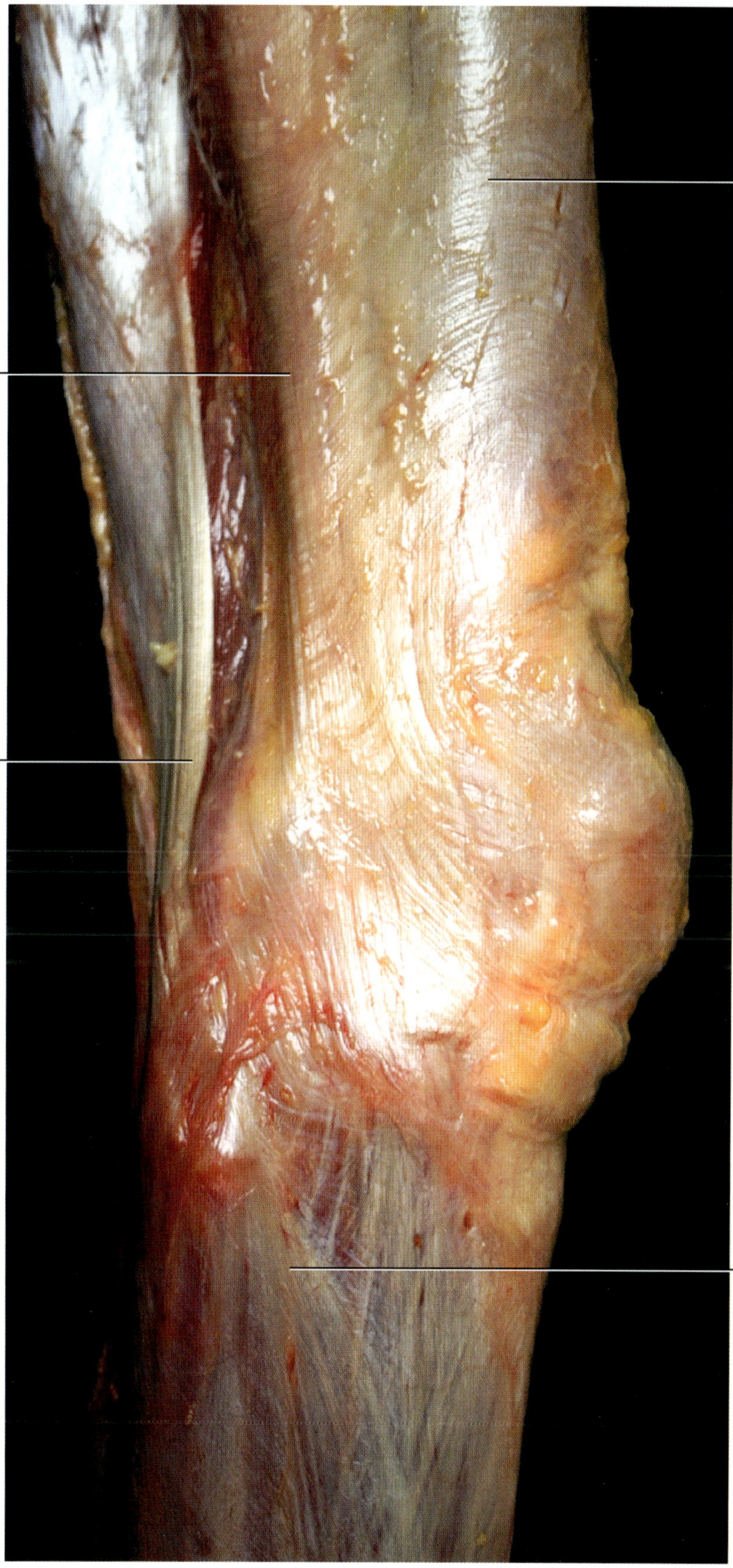

Abb. 8.32 Laterales Knie. Die verschiedenen Verstärkungen der tiefen Faszie sind gut zu erkennen.

8

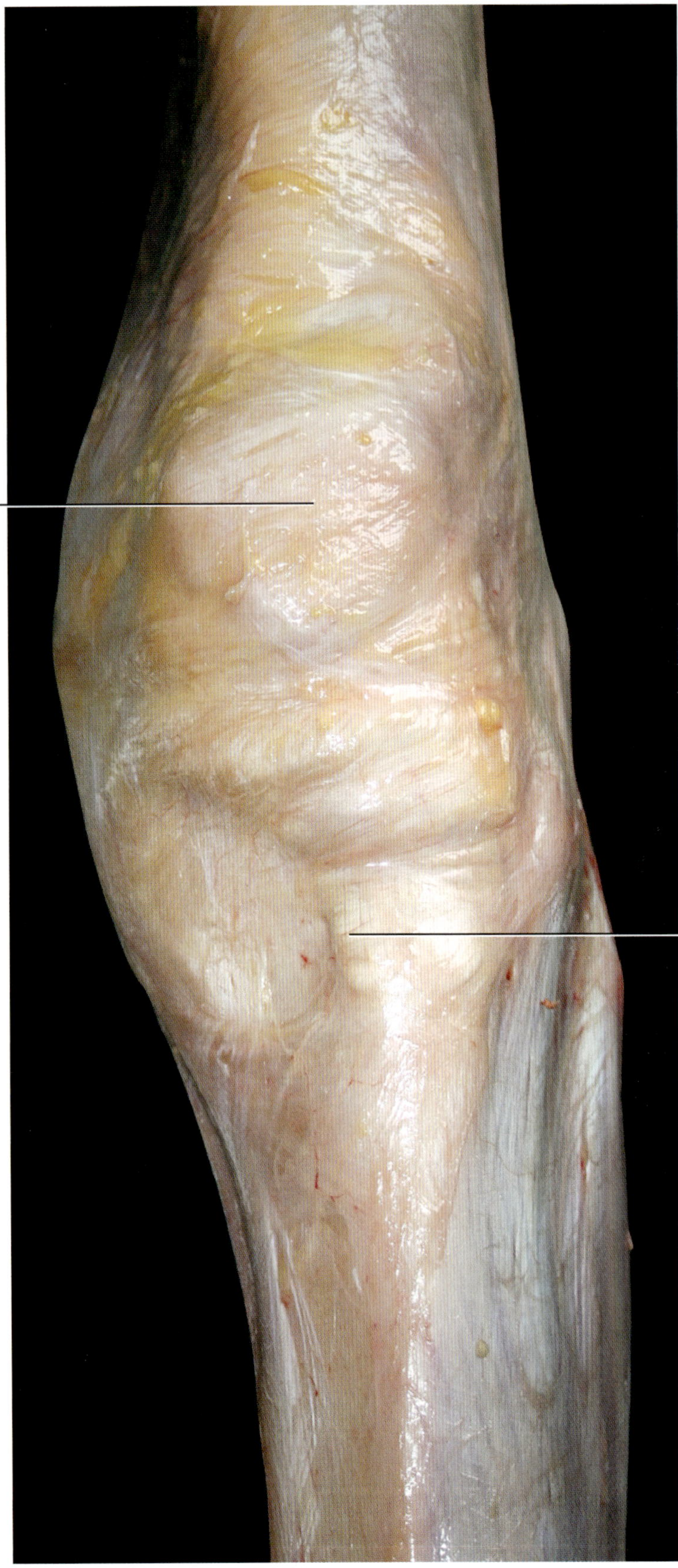

Abb. 8.33 Ansicht des Knies von anterior. Die Fascia lata und die Fascia cruris ziehen als eine Struktur über das Knie und bedecken die Patella sowie die Sehen des M. quadriceps femoris.

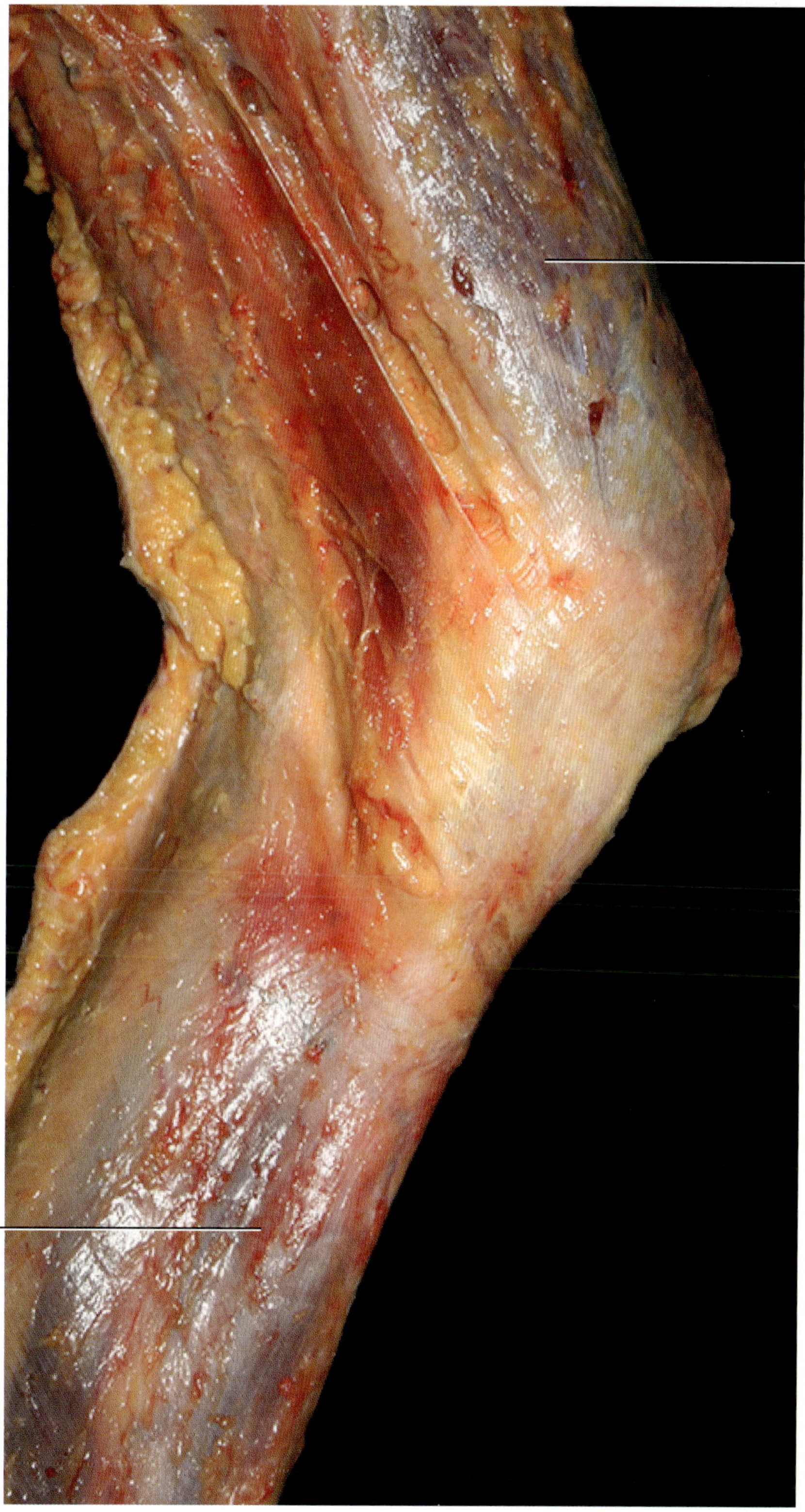

Abb. 8.34 Ansicht des Knies von medial.

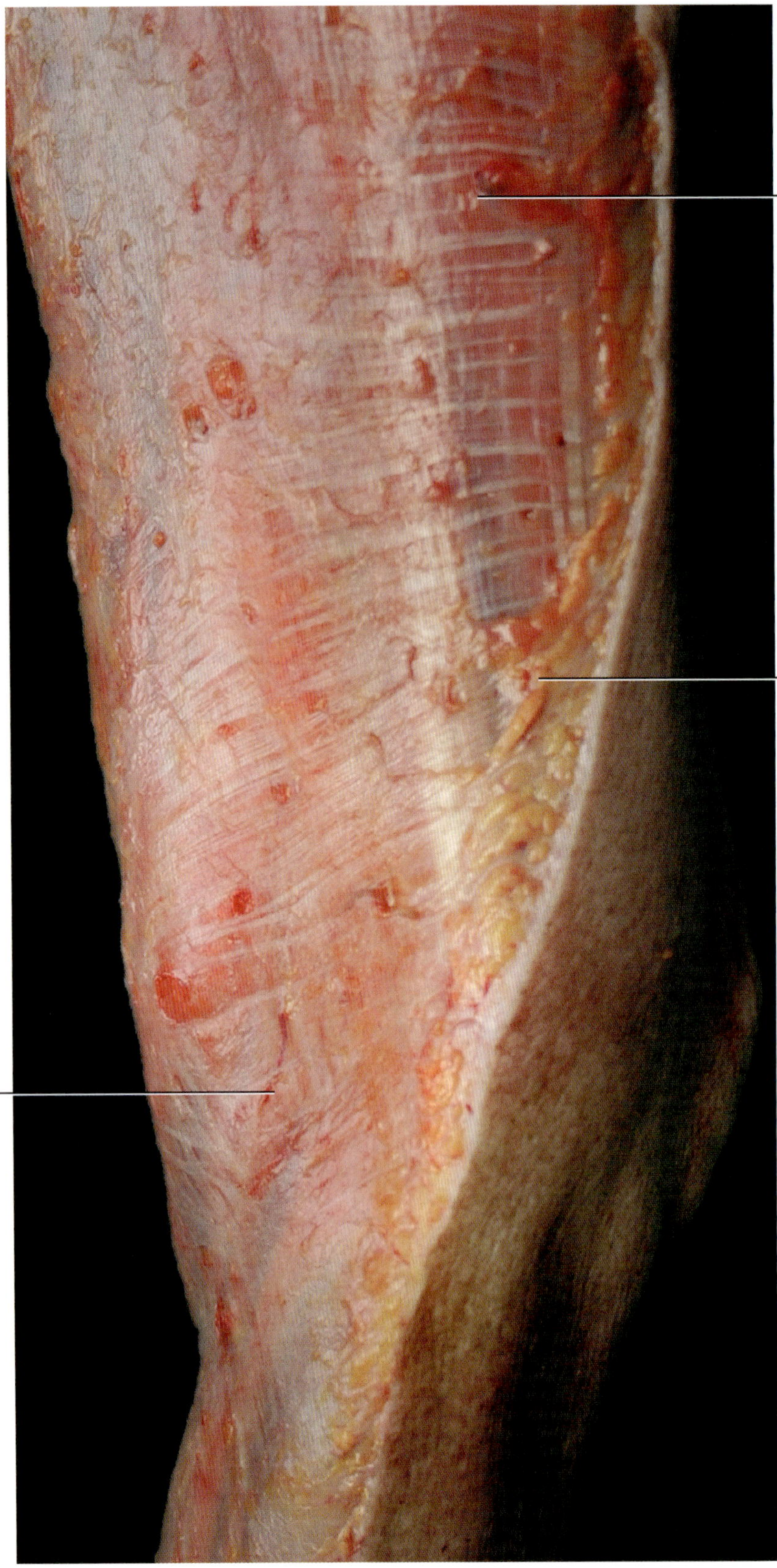

Abb. 8.35 Ansicht des Knies von posterolateral. Die verschiedenen Faserbündel, welche die Fascia lata verstärken, sind gut zu erkennen.

tibialis zur Faszie über dem M. vastus lateralis. Auch viele Fasern des M. vastus lateralis inserieren im ventralen Anteil des Septum intermusculare femoris laterale und verschmelzen schließlich am Knie mit dem Retinaculum patellae. Somit koordiniert der Tractus iliotibialis gemeinsam mit dem Septum intermusculare femoris laterale die Aktionen der Mm. gluteus maximus und vastus lateralis.

CLINICAL PEARL 8.5

Tractus-iliotibialis-Syndrom

Das Tractus-iliotibialis-Syndrom ist eine häufige Oberschenkelverletzung, die meist beim Laufen aber auch beim Radfahren und Wandern auftritt. Weitere Risikofaktoren sind Gangstörungen, wie Hyperpronation, Unterschenkellängendifferenzen oder Genu varum. Das Tractus-iliotibialis-Syndrom gilt als Überlastungssyndrom des distalen Tractus iliotibialis nahe dem Epicondylus femoris lateralis am Condylus lateralis tibiae und entsteht vermutlich durch eine übermäßige Reibung zwischen dem Tractus iliotibialis und dem Epicondylus femoris lateralis, sodass es zur Entzündung des Tractus iliotibialis und der darunterliegenden Bursa kommt. Fairclough et al. (2007) vertreten jedoch die Ansicht, dass sich der Tractus iliotibialis gegenüber dem Epicondylus bei Flexion und Extension des Knies nicht nach vorn und hinten verschieben und somit auch keine Reibung erzeugen kann Durch die wechselnde Spannung in den ventralen und dorsalen Fasern entsteht lediglich der Eindruck, dass eine derartige Bewegung stattfindet. Sie vermuten daher, dass das Tractus-iliotibialis-Syndrom durch eine vermehrte Kompression der stark vaskularisierten und innervierten Fettschicht und des lockeren Bindegewebes, das den Tractus iliotibialis vom Epicondylus trennt, entsteht. Somit kann die Ätiologie des Tractus-iliotibialis-Syndrom auf eine chronisch erhöhte Spannung des Tractus iliotibialis durch eine vermehrte Spannung des M. tensor fasciae latae oder des M. gluteus maximus zurückgeführt werden. Die Spannung des Tractus iliotibialis kann gut mit dem Ober-Test überprüft werden, wir schlagen jedoch vor, auch die Mm. gluteus maximus und tensor fasciae latae zu kontrollieren, da sie die wichtigsten Spanner des Tractus iliotibialis sind. Chen et al. (2006) haben mittels MRT nachgewiesen, dass die Kontraktur des M. gluteus maximus den Tractus iliotibialis nach dorsomedial verlagert. Das Tractus-iliotibialis-Syndrom kann behoben werden, indem die Biomechanik der Hüftmuskelfunktion wieder normalisiert wird.

Ventral und dorsal am Knie finden sich schräg verlaufende Verstärkungen (Retinakula) der Fascia lata (➤ Abb. 8.36, ➤ Abb. 8.37, ➤ Abb. 8.38, ➤ Abb. 8.39, ➤ Abb. 8.40, ➤ Abb. 8.41). Das Retinaculum patellae besteht aus zwei oder drei Faserschichten, die durch dünne Schichten aus lockerem Bindegewebe getrennt werden. Die am weitesten oberflächlich liegende Schicht wird von der Fascia lata, die ventral der Patella zur Fascia cruris zieht, gebildet. Darunter befinden sich die schräg verlaufenden Ausläufer der Mm. vasti medialis und lateralis. Die tiefe Schicht besteht aus longitudinalen Ausläufern des M. rectus femoris und des M. vastus intermedius. Diese Schicht inseriert zum Teil am Periost der Patella und geht teilweise in die Fascia cruris über. Wangwinyuvirat et al. (2009) ermittelten für die Quadrizepssehne am proximalen Patellapol eine mittlere Dicke von 8,54 mm, wobei nur ein Teil dieser Fasern (7,87 mm) auch im proximalen Patellapol inserieren, während einige Fasern (0,68 mm) ventral über die Patella ziehen. Histologisch waren die über die Patella ziehenden Fasern distale Ausläufer der longitudinalen Fasern der Sehne des M. rectus femoris. Diese Studie bestätigt, dass einige Fasern des M. rectus femoris ventral über die Patella ziehen und dadurch den M. quadriceps und die Patellasehnen verbinden.

Das Retinaculum patellae mediale war Gegenstand einer Studie von Thawait et al. (2012). Sie stellten fest, dass es aus folgenden drei Schichten besteht:

- Schicht I (oberflächliche), die in die tiefe Fascia cruris übergeht.
- Schicht II (mittlere), die Ausläufer des oberflächlichen Anteils des Lig. collaterale tibiale aufnimmt.
- Schicht III (tiefe), die in die Gelenkkapsel übergeht.

Die Schichten I und II verschmelzen entlang der Ventralseite am medialen Knie und die Schichten II und III auf der Dorsalseite des Gelenks. Auch das Retinaculum patellae laterale besteht aus mehreren Faszienschichten: einem Ausläufer des Tractus iliotibialis, den myofaszialen Ausläufern des M. vastus lateralis und den Kapselbändern.

Im MRT imponiert das Retinaculum patellae als signalarmes Band mit einer mittleren Dicke von 0,8–1 mm. Bei Patienten mit ventralen Knieschmerzen oder Lateralisation der Patella sind das Retinaculum patellae laterale und mediale oft unterschiedlich dick. Ein festes Retinaculum patellae laterale kann die Patella zu weit nach lateral ziehen und vermehrten Druck auf den lateralen Anteil der Articulatio patellofemorale ausüben (laterales Patellakompressionssyndrom), zu einem reibungsbedingten Ödem des superolateralen Hoffa-Fettkörpers sowie zu einer vorzeitigen patellofemoralen Arthrose führen. Weitere mögliche Veränderungen des Retinakulums sind eine Fibrose, eine Verdickung, eine Abschwächung, Ossifikationen am Ansatz des Retinakulums und eine Ossifikation der Retinakulumschichten. Thawait et al. (2012) wiesen in chronischen Fällen nach, dass eine veränderte Belastung zur Verdickung des Retinakulums auf einer Seite und zur Abschwächung des Retinakulums der anderen Seite führt.

In der Kniekehle finden sich ebenfalls Faszienverstärkungen. Viele Autoren beschreiben kein Retinaculum popliteum und nur wenige (Terry und La Prade 1996) sprechen vom Ligamentum-arcuatum-Komplex des Knies. Dieser Komplex kann als tiefer Teil des Retinaculum popliteum betrachtet werden und besteht aus den myofaszialen Ausläufern der Mm. sartorius, popliteus, semimembranosus und biceps femoris. Tubbs et al. (2006) fanden an der Sehne des M. biceps femoris mediale und laterale Zügel mit jeweils einer anterioren und einer posteriorern Komponente, die nicht nur am Epicondylus femoris lateralis, sondern auch in der Sehne des M. popliteus und dem Lig. popliteum arcuatum ansetzen. Die Autoren vermuten, dass diese myofaszialen Ausläufer als synergistische Verbindung zwischen den Mm. biceps femoris und popliteus fungieren. Beim Kaninchen ist der M. biceps femoris vor allem ein wichtiger Faszienspanner. Crum, La Prade und Wentorf (2003) untersuchten den distalen Ansatz des M. biceps femoris beim Kaninchen und stellten fest, dass dieser Muskel nicht an der Fibula ansetzt, sondern nur an der Faszie des vorderen Unterschenkelkompartiments. Dadurch kann das Kaninchen vermutlich besser Springen und Hüpfen.

Medial bilden die myofaszialen Ausläufer der Mm. sartorius, gracilis und semitendinosus den Pes anserinus superficialis und die myofaszialen Expansionen des M. semimembranosus den Pes anserinus profundus (➤ Abb. 8.42, ➤ Abb. 8.43, ➤ Abb. 8.44, ➤ Abb. 8.45, ➤ Abb. 8.46, ➤ Abb. 8.47). Nach Mochizuki et al. (2004) besitzen die distalen Sehnenanteile der Mm. gracilis und semitendinosus immer longitudinale fasziale Ausläufer, die mit der Fascia cruris verschmelzen. Der M. semimembranosus besitzt einen kleinen schrägen myofaszialen Ausläufer, der mit der Fascia cruris, die das Caput mediale des M. gastrocnemius bedeckt, verschmilzt. Die Autoren schlagen vor, dass diese myofaszialen Ausläufer durch die nicht unerhebliche Spannung durch die Mm. sartorius, gracilis, semitendinosus, semimembranosus und gastrocnemius als komplexe Faszienspanner wirken und im Stand eine wichtige Rolle als mediale Stabilisatoren des Kniegelenks spielen.

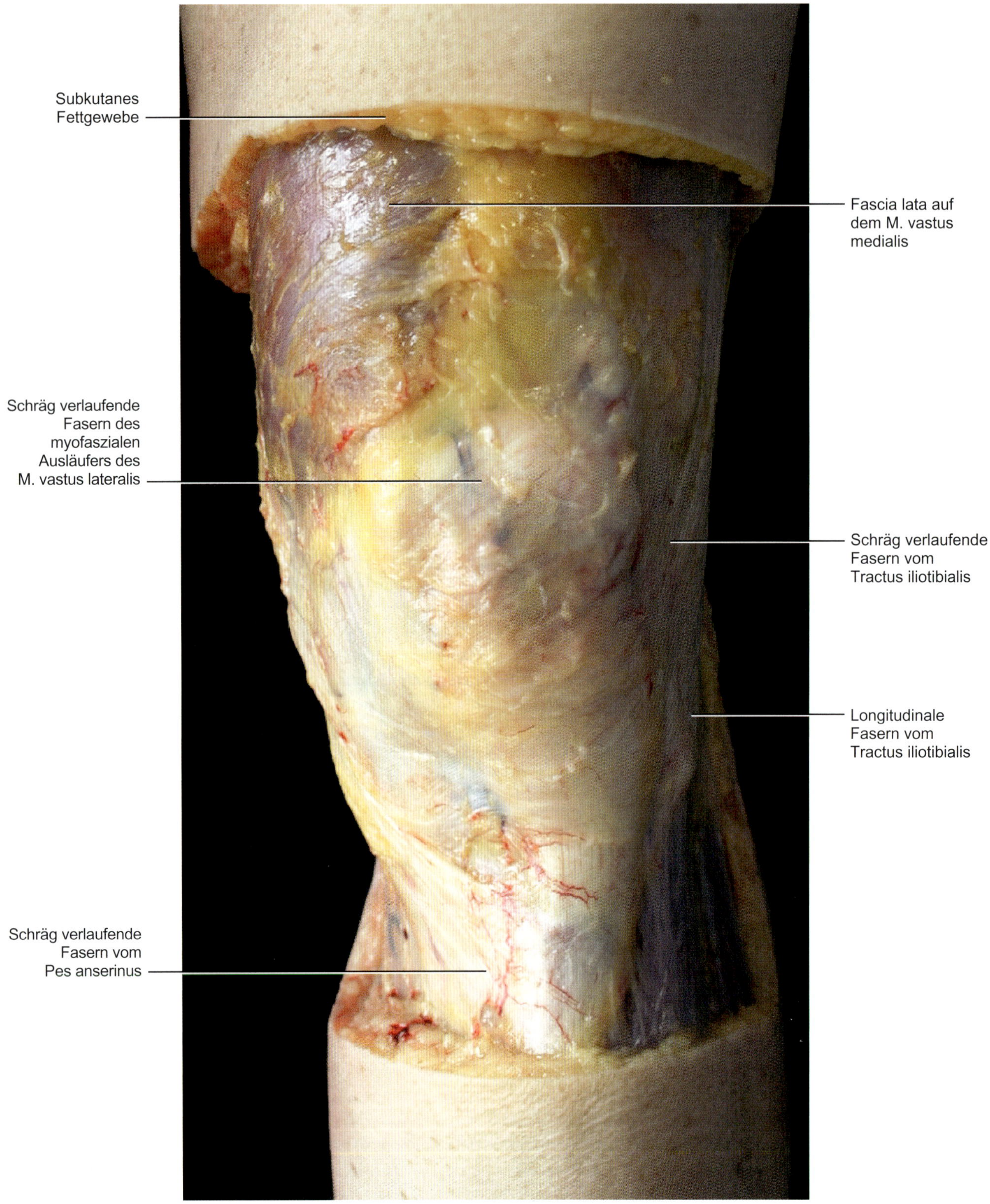

Abb. 8.36 Ansicht des Knies von anterior. Die Kollagenfaserbündel der tiefen Faszie sind unterschiedlich ausgerichtet und bilden das Retinaculum patellae.

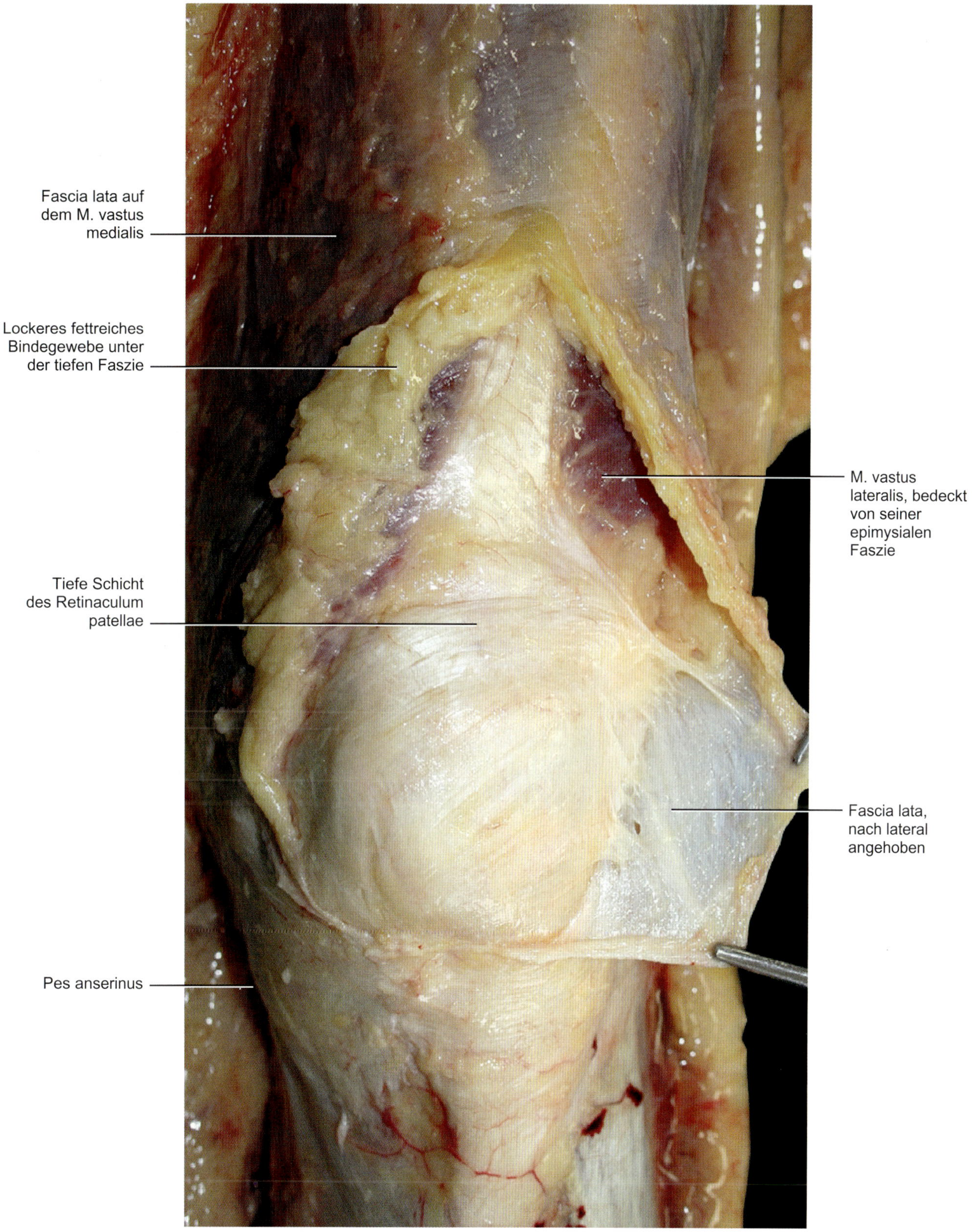

Abb. 8.37 Ansicht des Knies von anterior. Das Retinaculum patellae besteht aus zwei Faserschichten: einer tiefen Schicht aus den schräg verlaufenden Ausläufern der Sehne der beiden Mm. vasti und einer oberflächlichen Schicht aus der Fascia lata. Auch die Gelenkkapsel kann als dritte Faserschicht an dem Retinakulum beteiligt sein.

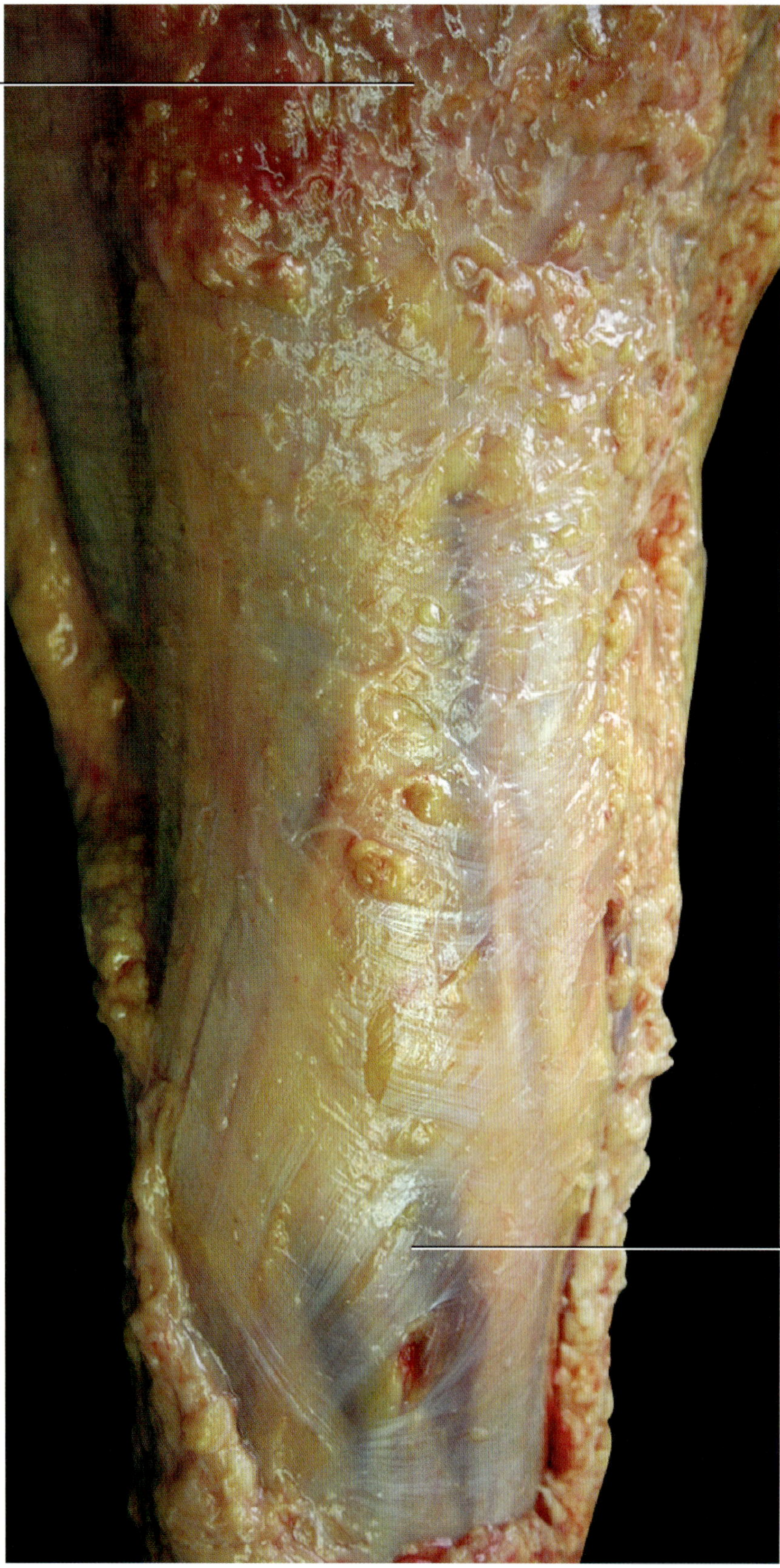

Abb. 8.38 Ansicht des Knies von posterior. Die honigwabenartige Struktur des Dat ist gut zu erkennen. Im Bereich der Kniekehle wird die tiefe Faszie durch schräg verlaufende Faserbündel, die das Retinaculum popliteum bilden, verstärkt.

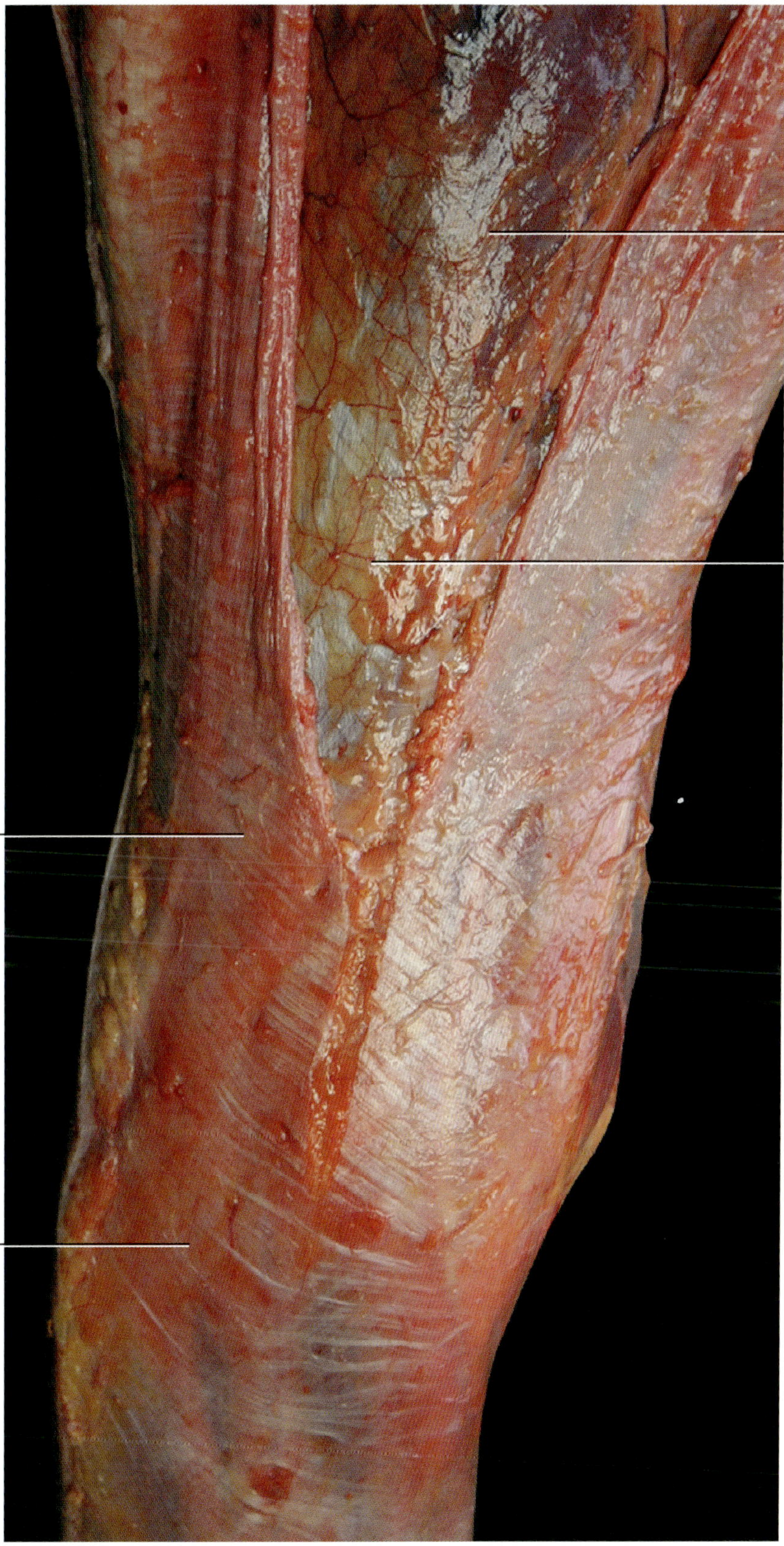

Abb. 8.39 Ansicht des Knies von posterior. Zwischen der aponeurotischen Faszie (Fascia lata) und der epimysialen Faszie (Epimysium) liegt lockeres Bindegewebe. Auf diese Weise bildet die Fascia lata eine Art Brücke zwischen Hüfte und Knie.

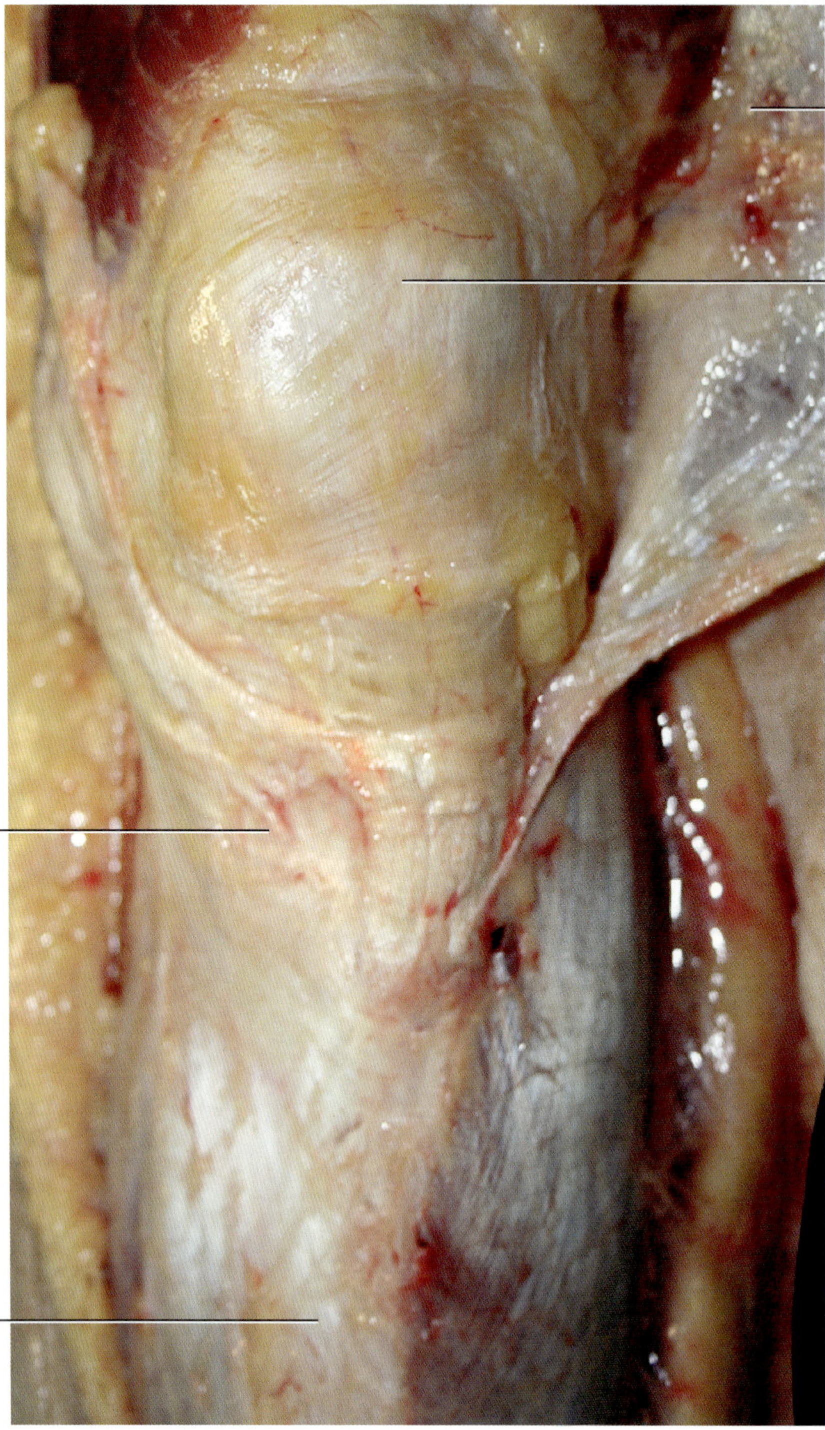

Abb. 8.40 Retinaculum patellae.

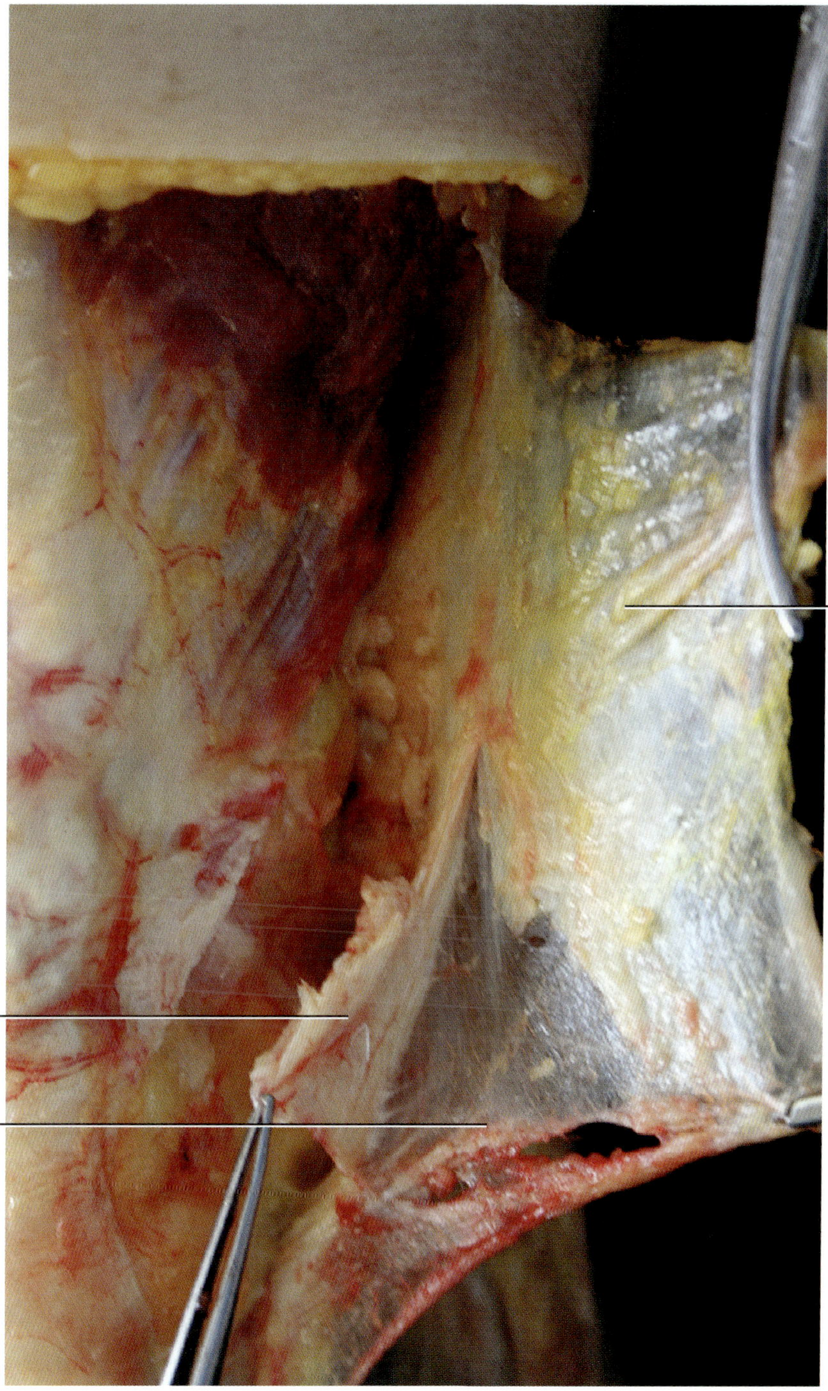

Abb. 8.41 Ventral der Patella wird die Fascia lata vom Retinaculum patellae verstärkt. Die Plicae synoviales infrapatellares sind fest mit der tiefen Faszie verbunden.

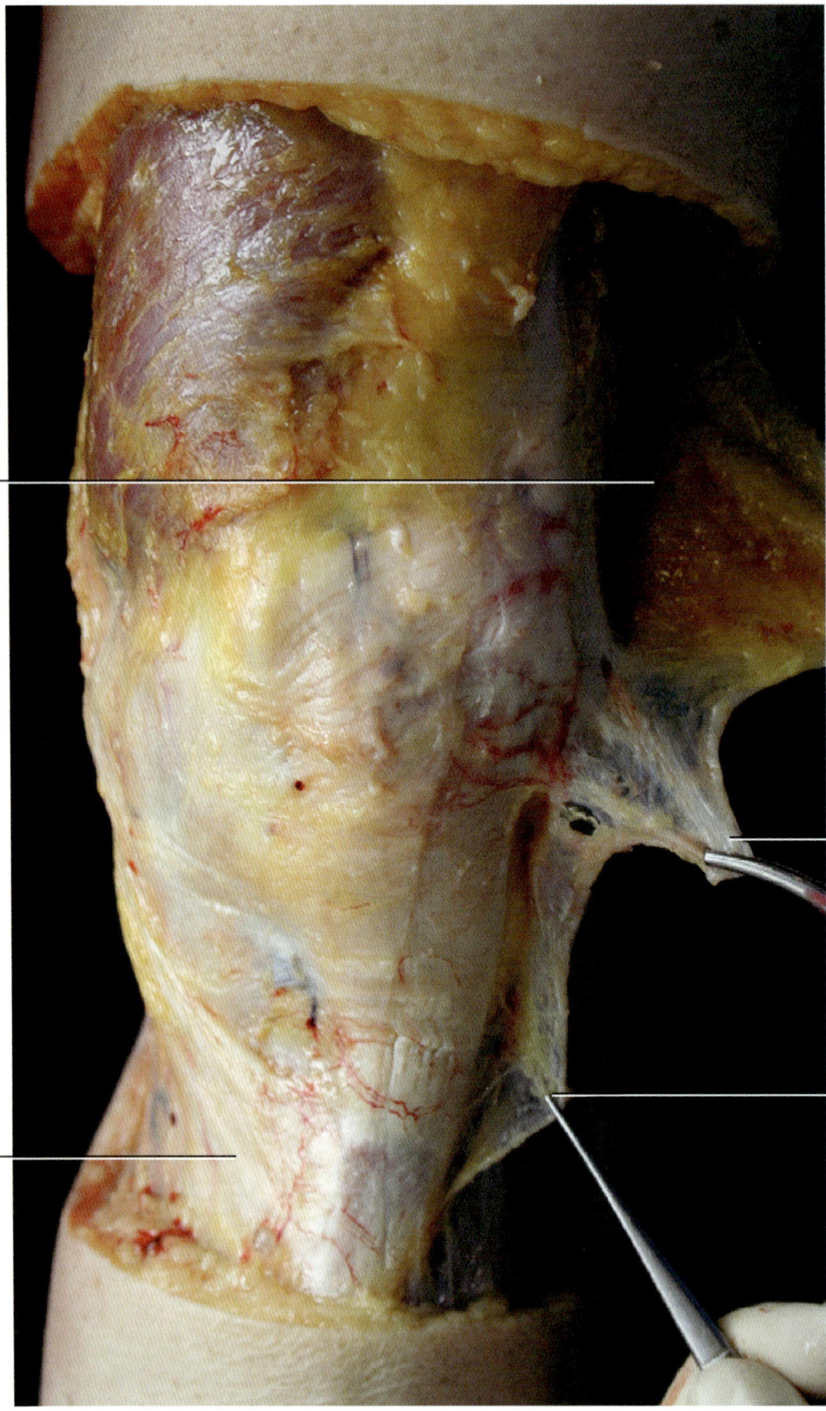

Abb. 8.42 Ansicht des Knies von anterior. Die Fascia lata setzt sich in die Fascia cruris fort. Sobald die Mm. vasti kontrahieren, spannen sie das Retinaculum patellae und damit die Fascia cruris.

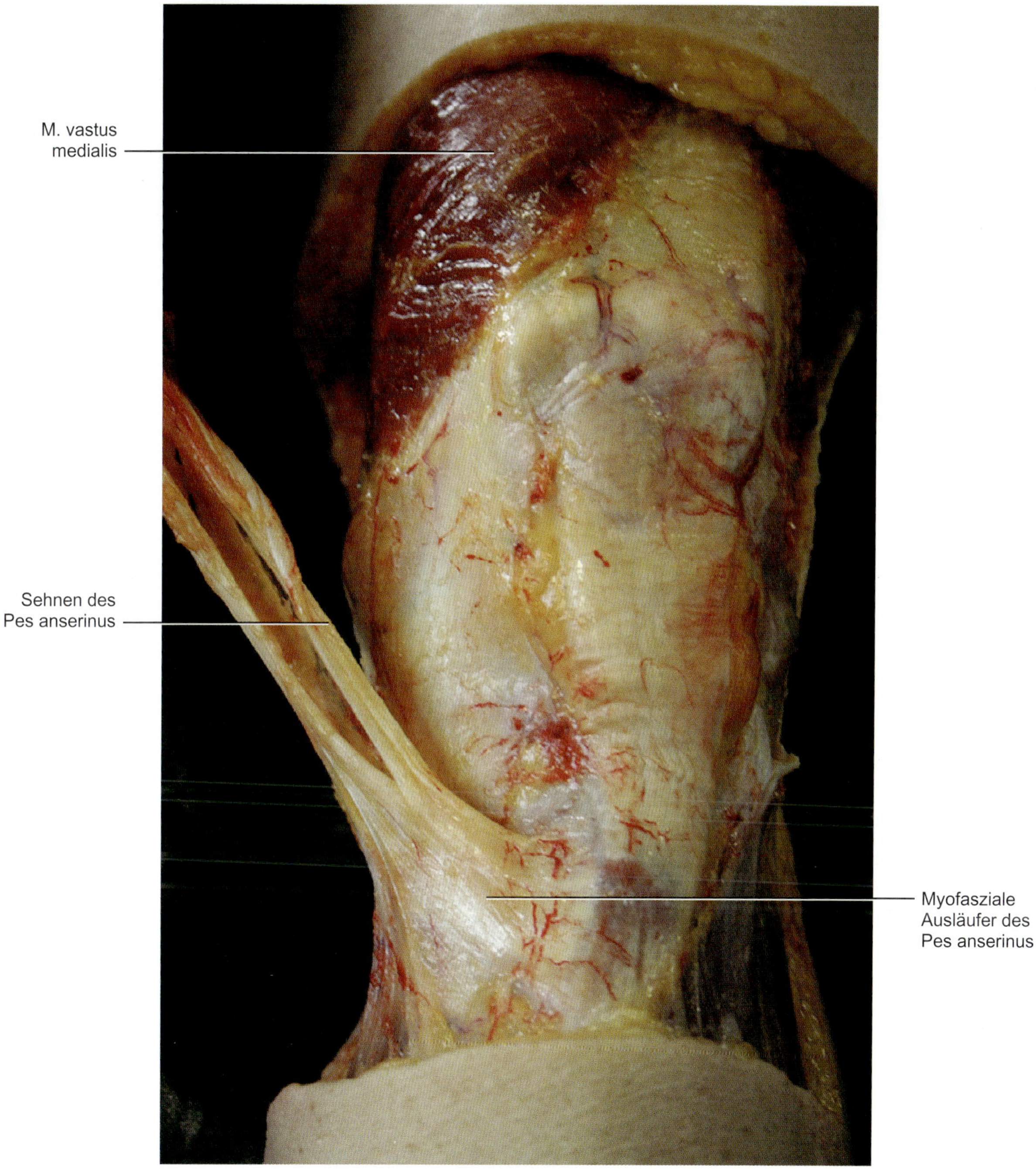

Abb. 8.43 Die Muskeln des Pes anserinus wurden von ihren proximalen Ansätzen gelöst und zurückgezogen. Sie besitzen myofasziale Ausläufer in die Fascia cruris. Der Pes anserinus und der Tractus iliotibialis stabilisieren das Knie in der Frontalebene, obwohl das Knie sich in dieser Ebene nicht bewegt.

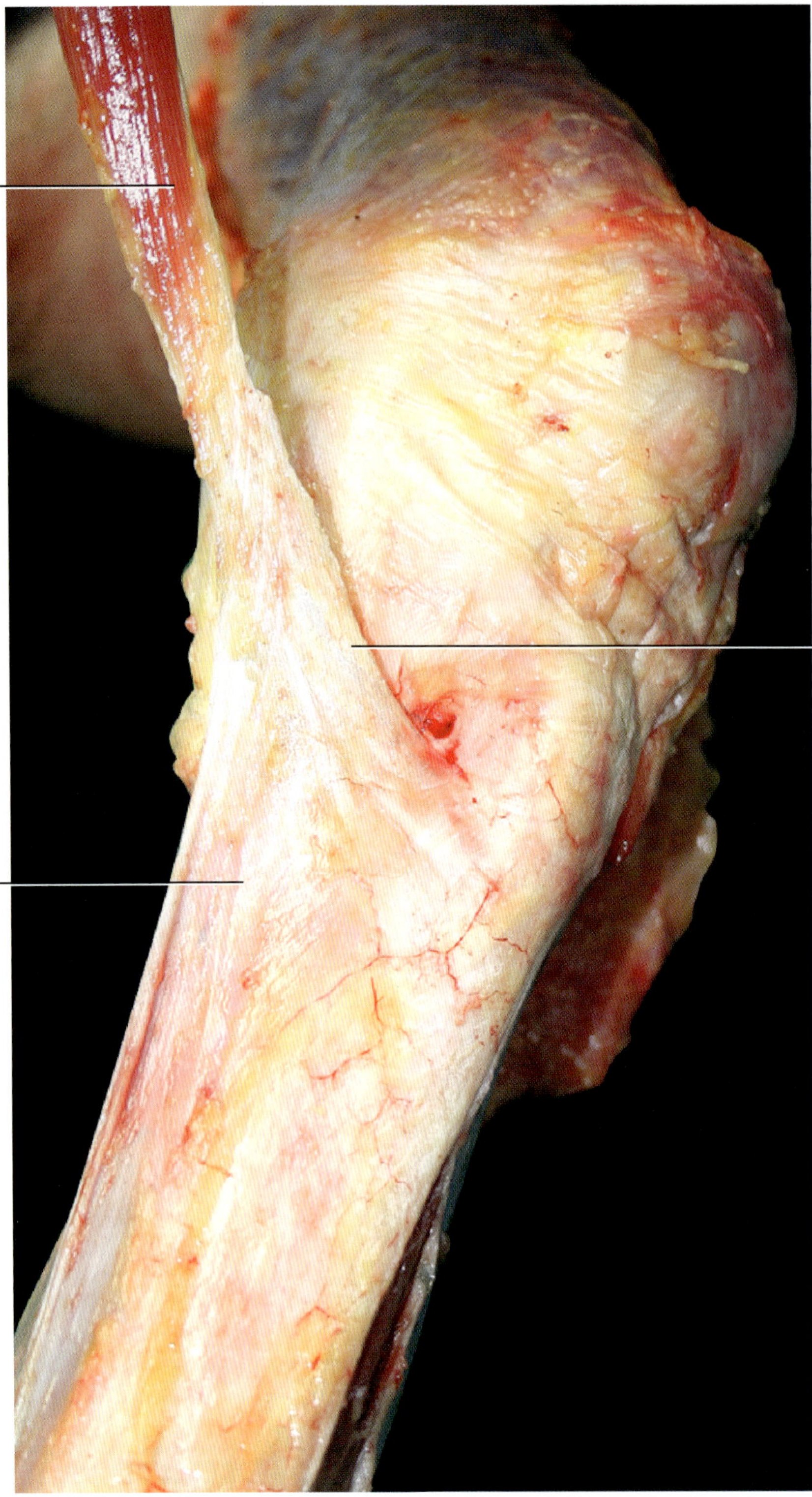

Abb. 8.44 Ansicht des Knies von anteromedial. Der M. sartorius bildet die oberflächliche Schicht des Pes anserinus. Wenn durch Zug am M. sartorius seine Kontraktion simuliert wird, tauchen zwei Kraftlinien in der Fascia cruris auf: eine longitudinale und eine schräge. Ursache dafür sind die myofaszialen Ausläufer des Muskels. Die Sehne des M. sartorius verläuft in schräger Richtung und besitzt einen Ausläufer, der die Mittellinie kreuzt, um sich mit dem schräg verlaufenden Ausläufer des Tractus iliotibialis zu vereinen. Dadurch stellen der M. tensor fasciae latae und der M. sartorius bei Bewegungen eine feste Verbindung von Hüfte und Knie her.

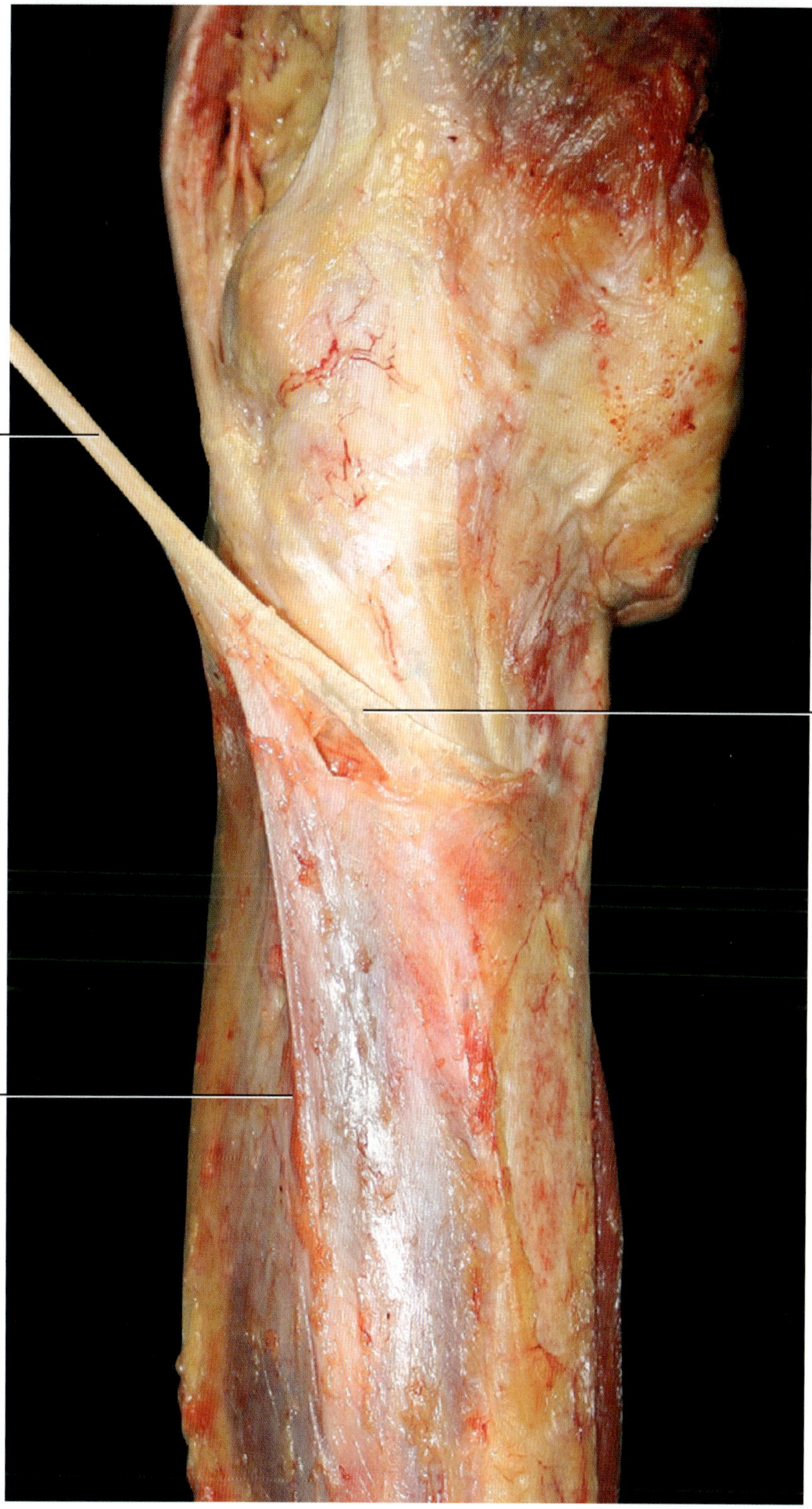

Abb. 8.45 Ansicht des Knies von anteromedial. Der M. gracilis liegt tiefer als der M. sartorius und entsendet einen Ausläufer zum medialen Anteil der Fascia cruris.

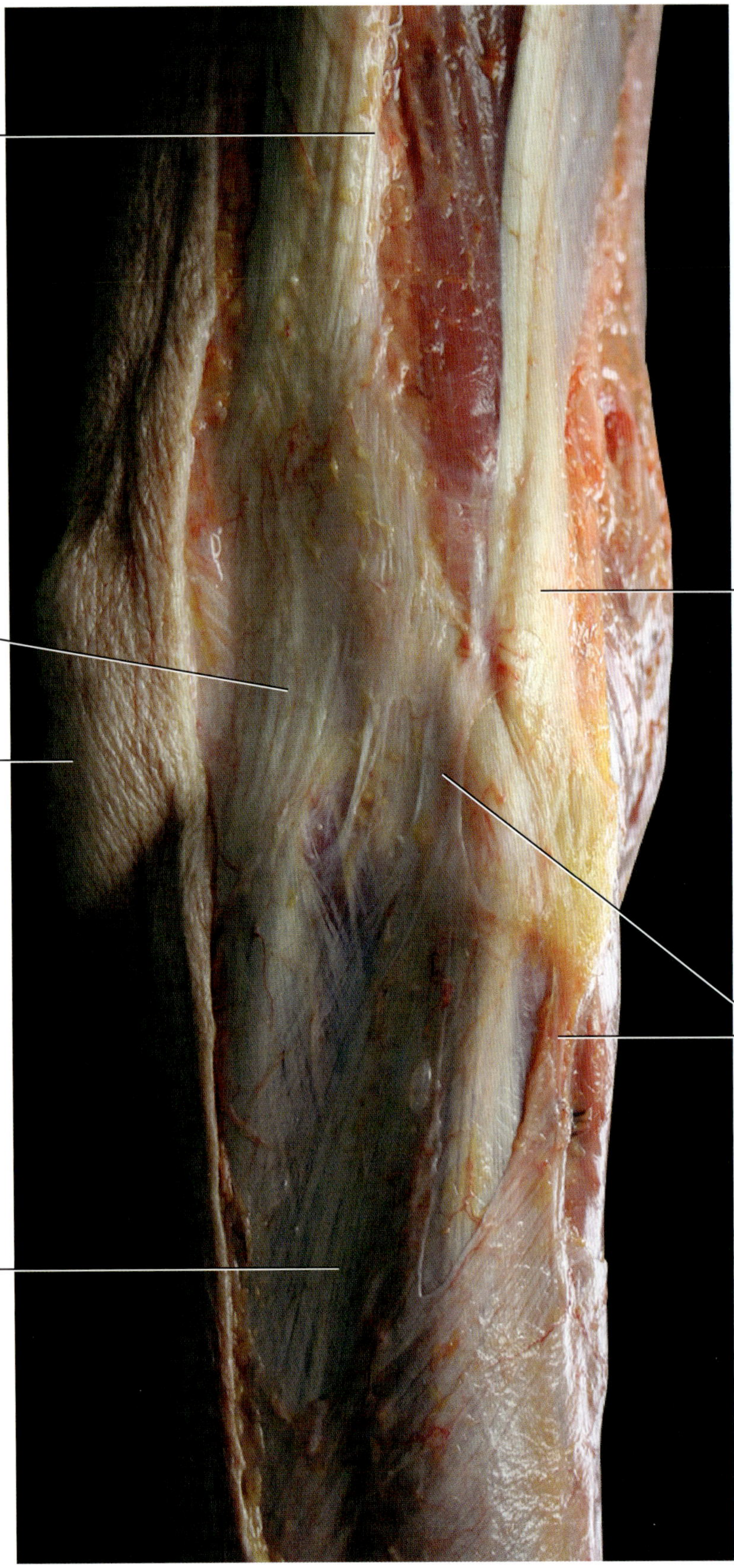

Abb. 8.46 Ansicht des Knies von lateral. Die longitudinalen Ausläufer des Tractus iliotibialis und des M. biceps femoris in die Fascia cruris sind gut zu erkennen.

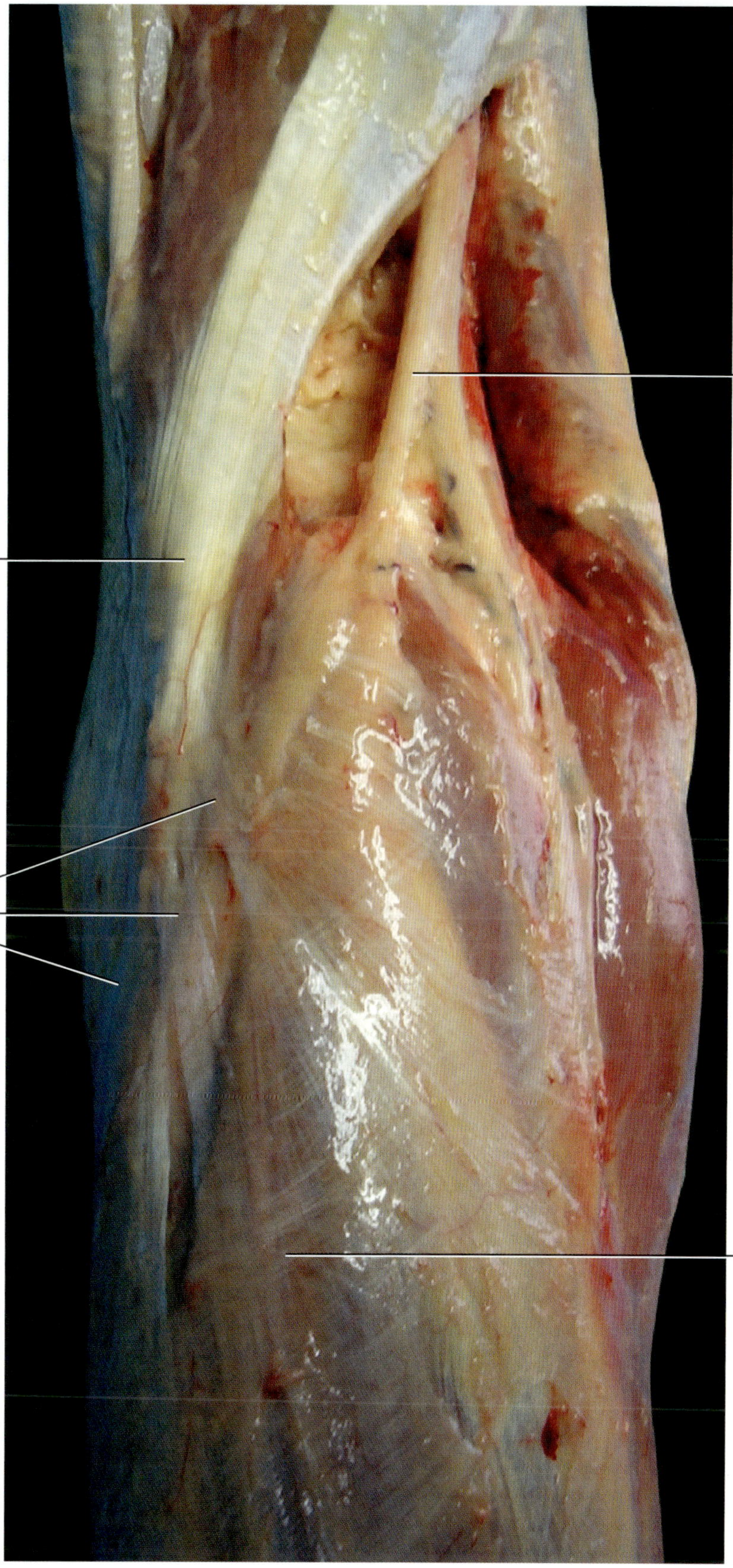

Abb. 8.47 Kniekehle. Der M. biceps femoris entsendet mehrere myofasziale Ausläufer in die Fascia cruris: einen longitudinalen und zwei schräge. Der erste spannt den lateralen Anteil der Fascia cruris und die anderen beiden den posterioren Bereich der Fascia cruris. Auf diese Weise spannt der M. biceps femoris bei einer Kontraktion die gesamte Fibularisscheide.

Der dorsale Anteil der Fascia lata wird durch die Faszienansätze des M. gastrocnemius nach kaudal gezogen und der ventrale Anteil durch die Ansätze des M. tibialis anterior in der Fascia cruris nach kaudal. In diesem Fall befindet sich der Ansatz nicht direkt in der Fascia lata sondern in der Fascia cruris, die in die Fascia lata übergeht. Es muss immer bedacht werden, dass diese beiden Strukturen nur aus didaktischen Gründen unterschieden werden.

8.9 Fascia cruris

Die Unterschenkelmuskeln sind von der Fascia cruris umscheidet (➤ Abb. 8.48, ➤ Abb. 8.49, ➤ Abb. 8.50, ➤ Abb. 8.51). Sie geht in die Fascia lata und die tiefen Faszien des Fußes über und verschmilzt mit dem Periost des Margo anterior tibiae, des Condylus medialis und lateralis tibiae, des Caput fibulae sowie des Malleolus medialis und lateralis. Die mittlere Dicke der Fascia cruris beträgt 900 µm; besonders dick und dicht ist sie im kranialen und ventralen Anteil des Unterschenkels. Sie wird lateral von myofaszialen Ausläufern des M. biceps femoris und des Tractus iliotibialis, ventral von myofaszialen Ausläufern des M. quadriceps femoris und medial von den Sehnen der Mm. sartorius, gracilis, semitendinosus und semimembranosus verstärkt. Proximal setzen die Mm. tibialis anterior und extensor digitorum longus an der Unterseite der Fascia cruris an (➤ Abb. 8.52, ➤ Abb. 8.53).

De Maeseneer et al. (2000) stellten fest, dass die Fascia cruris auf der Medialseite des Kniegelenks an der oberflächlichen Schicht des Lig. collaterale tibiale und dorsal an der Kniegelenkkapsel ansetzt. Im distalen Unterschenkel wird sie durch lockeres Bindegewebe vollständig von den sie umgebenden Muskeln und ihren Sehnen getrennt. Am Sprunggelenk wird die Fascia cruris durch horizontal und schräg verlaufende Fasern der Retinakula verstärkt. Dorsal ist die Fascia cruris dünner und lässt sich leicht von den darunterliegenden Muskeln lösen. In der Kniekehle wird die Faszie von der V. saphena parva perforiert.

Die Fascia cruris bildet zwei kräftige intermuskuläre Septen: das Septum intermusculare cruris anterius und das Septum intermusculare cruris posterius. Diese Septen begrenzen das laterale Kompartiment des Unterschenkels und trennen die Mm. fibularis longus und brevis von den Muskeln des ventralen und dorsalen Kompartiments. Außerdem bildet die Fascia cruris das Septum intermusculare transversum, das auch als Fascia transversa profunda cruris bezeichnet wird und die oberflächlichen und tiefen Wadenmuskeln trennt. An ihr setzen zahlreiche Muskelfasern des M. soleus an. Jedes der Unterschenkelkompartimente wird von einem anderen Nerv innerviert: das anteriore Kompartiment vom N. fibularis profundus, das laterale Kompartiment vom N. fibularis superficialis und das posteriore Kompartiment vom N. tibialis.

CLINICAL PEARL 8.6

Kompartmentsyndrom

Beim Kompartmentsyndrom werden die Durchblutung und die Funktion der Gewebe in einem in sich geschlossenen anatomischen Raum durch einen erhöhten Druck geschädigt. Die gestörte Durchblutung führt zur vorübergehenden oder dauerhaften Schädigung der Muskeln und Nerven. Das Kompartmentsyndrom kann akut oder chronisch auftreten.

Das akute Kompartmentsyndrom entsteht in der Regel durch ein Trauma, z. B. eine auch relativ geringfügige geschlossene Unterschenkelfraktur oder -kontusion. Die akute Form ist ein medizinischer Notfall, der sofort erkannt und behandelt (Fasziotomie) werden muss. Da die nur wenig elastische aponeurotische Faszie der übermäßigen Druckzunahme im Kompartiment widersteht, steigt der Innendruck rasch und exzessiv. Dadurch werden zunächst der venöse Rückstrom und schließlich auch die arterielle Blutversorgung eingeschränkt.

Das chronische Kompartmentsyndrom ist eine belastungsbedingte Erkrankung mit rezidivierenden Schmerzen und Beschwerden durch die temporäre Ischämie der Muskeln des Kompartiments. Die Symptome klingen ab, sobald die verantwortliche Aktivität beendet wird, und treten wieder auf, sobald sie erneut aufgenommen wird. Ein belastungsbedingtes chronisches Kompartmentsyndrom kann sich grundsätzlich bei jedem Menschen entwickeln, ist aber bei Sportlern, die wiederholte Bewegungen ausführen, besonders häufig. Meistens und vor allem bei Läufern ist das anteriore Kompartiment des Unterschenkels betroffen. Allerdings kann jedes von den aponeurotischen Faszien gebildete Kompartiment involviert sein. Orava et al. (1998) beschrieben z. B. bei neun Patienten (vier Gewichthebern, drei Bodybuildern, einem sportlichen Geher und einem Radfahrer, von denen vier die Einnahme von Anabolika zugaben) ein Kompartmentsyndrom im anterioren Oberschenkelkompartiment. Leppilahti e al. (2002) beschrieben ein akutes bilaterales belastungsinduziertes mediales Kompartmentsyndrom des Oberschenkels. Beim chronischen Kompartmentsyndrom baut sich der Druck im Kompartiment langsam auf. Ursache ist vermutlich die exzessive Entwicklung von Muskelmasse. (Daher ist dieses Syndrom typisch für männliche Sportler, insbesondere wenn sie Anabolika Einnehmen.) Es kann auch durch die zunehmende Steifigkeit der aponeurotischen Faszie entstehen, weil sie sich dadurch nicht mehr an die Volumenänderungen der Muskeln bei Bewegungen anpassen kann. Somit entsteht der erhöhte Druck durch die kombinierten Veränderungen der Oberfläche (versteifte Aponeurose) und des Inhalts (erhöhte Muskelmasse).

In der Nähe des Sprunggelenks sind die Retinakula gut zu erkennen, lassen sich aber nicht von der Fascia cruris oder den tiefen Fußfaszien lösen (Stecco et al. 2010). Daher können für sie kaum exakte Abmessungen angegeben werden, obwohl die Hauptbündel mit ihren Knochen- und Muskelansätzen und der Beziehung zu den Sehnen gut auszumachen sind. Es gibt vier Hauptretinakula, wobei unterschiedlich viele Faszienverstärkungen, die Retinakula ähneln, vorhanden sein können.

Das Retinaculum mm. extensorum superius ist eine horizontale, fibröse Verstärkung der Fascia cruris etwa 3 cm proximal des Tibiotarsalgelenks (➤ Abb. 8.54, ➤ Abb. 8.55). Es ist medial an der Ventralfläche der Tibia, mit deren Periost sie verläuft, und an der lateralen Fibulafläche befestigt. Distal sind seine anatomischen Orientierungspunkte besser definiert. Proximal läuft das Retinakulum jedoch allmählich in die Fascia cruris aus, sodass in der Regel kein proximaler Rand zu erkennen war. Sofern eine Identifikation möglich war, lag der Rand etwa 9 cm vom Tibiotarsalgelenk entfernt. Die Dicke des Retinaculum mm. extensorum superius und

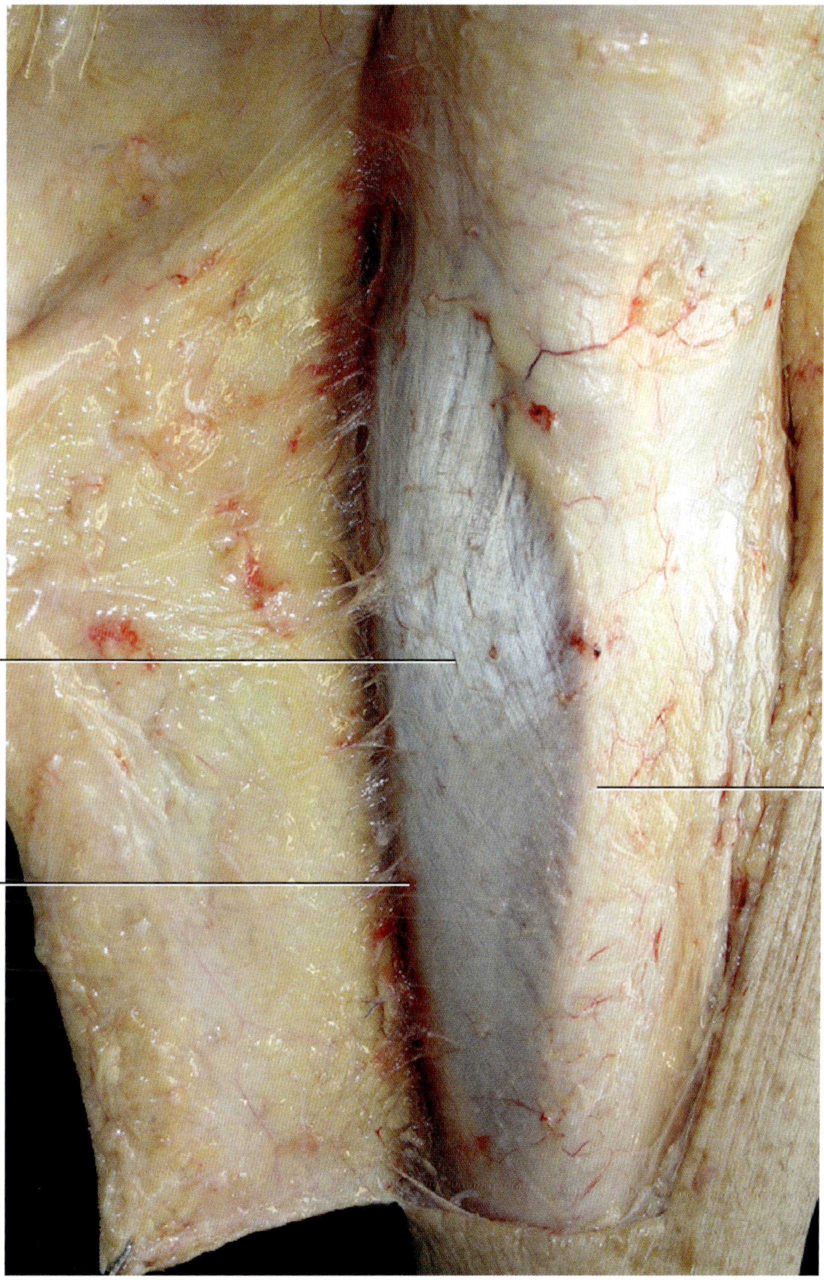

Abb. 8.48 Ansicht des Unterschenkels von anterolateral. Die oberflächliche Faszie wurde gemeinsam mit der Haut und dem SAT von der tiefen Faszie gelöst. Die Fascia cruris bedeckt als sehr fibröse Schicht alle Muskeln und Knochen. Über dem Margo anterior tibiae inseriert sie am Periost.

die Orientierung seiner Fasern unterliegen starken interindividuellen Schwankungen. Meistens verlaufen die Fasern horizontal, gelegentlich aber auch schräg mit Anstieg nach medial. Die Sehnen der Mm. tibialis anterior, extensor digitorum longus und extensor hallucis longus gleiten unter dem Retinaculum mm. extensorum superius.

Das Retinaculum mm. extensorum inferius ist am Sprunggelenk am besten zu erkennen (➤ Abb. 8.54, ➤ Abb. 8.55, ➤ Abb. 8.56). Es wird meist als Y-förmig beschrieben, wobei die beiden Schenkel nach medial ausgerichtet sind und der Stamm etwa 1,5 cm distal des distalen Tibiofibulargelenks liegt und an der Volarfläche des Talus und der Gelenkkapsel des Sprunggelenks befestigt ist. Der laterale Schenkel des Retinakulums besteht aus zwei abgegrenzten Teilen: Der oberflächliche Teil setzt sich in das Retinaculum mm. fibularium inferius fort und setzt anterolateral am Kalkaneus an, während der tiefe Teil am Sinus tarsi inseriert. Medial trennen sich die beiden Schenkel des Y: Der eine zieht nach oben zum Malleolus lateralis (superomedialer Ast) und der andere nach unten, wo er in

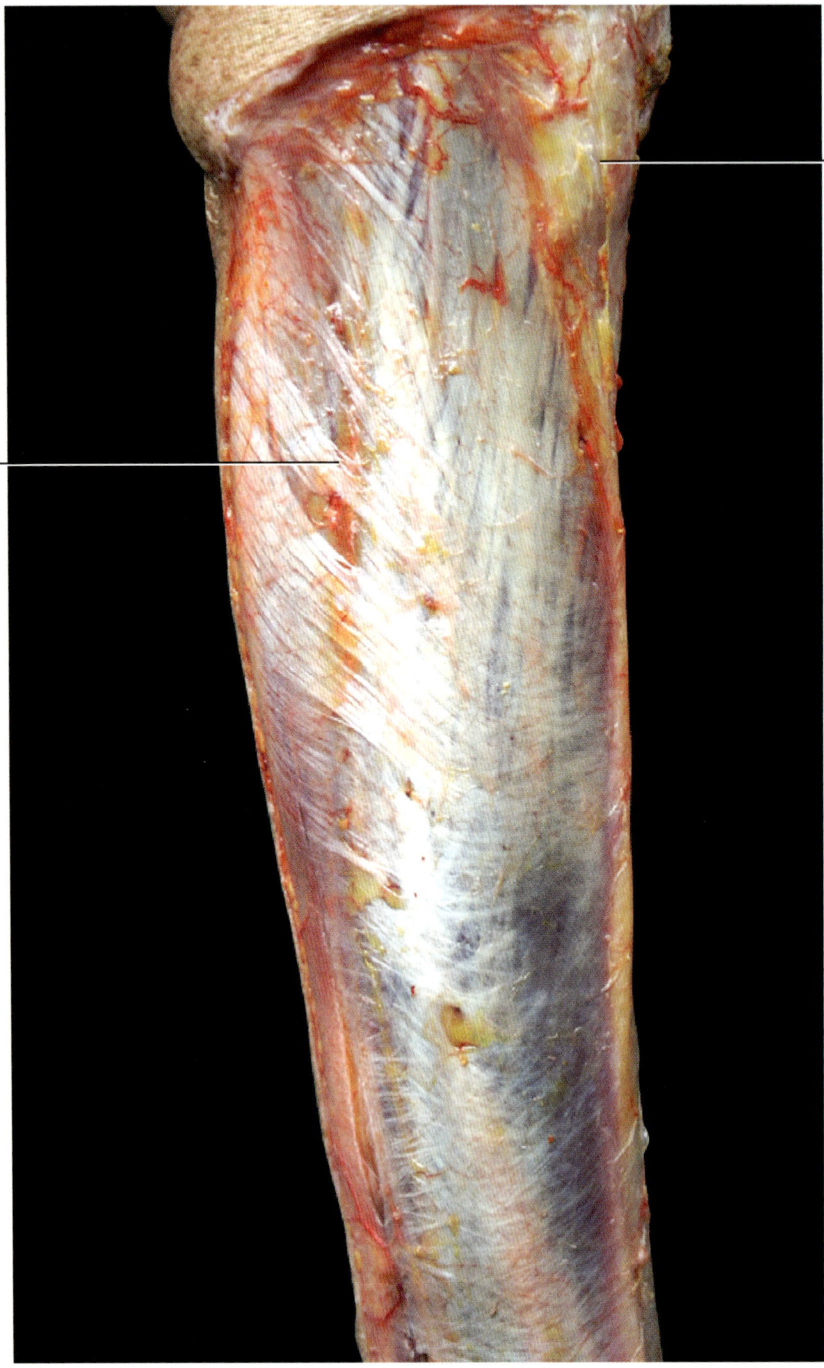

Abb. 8.49 Ansicht des Unterschenkels von posterior. Die Fascia cruris wird von zahlreichen Faserbündeln verstärkt.

den oberflächlichen Teil des Retinaculum mm. flexorum übergeht und dann am Rand der Aponeurosis plantaris ansetzt (inferomedialer Ast). Der superomediale Ast zieht über den M. extensor hallucis longus, Gefäße und Nerven; dann spalten sich seine Fasern und umscheiden den M. tibialis anterior. In den inferomedialen Ast inseriert eine Gruppe von Fasern des M. abductor hallucis, und er wird in der Nähe des Muskels dicker. Zahlreiche Muskelfasern der Mm. extensor digitorum brevis und extensor hallucis brevis entspringen von der Innenseite des Retinaculum mm. extensorum inferius.

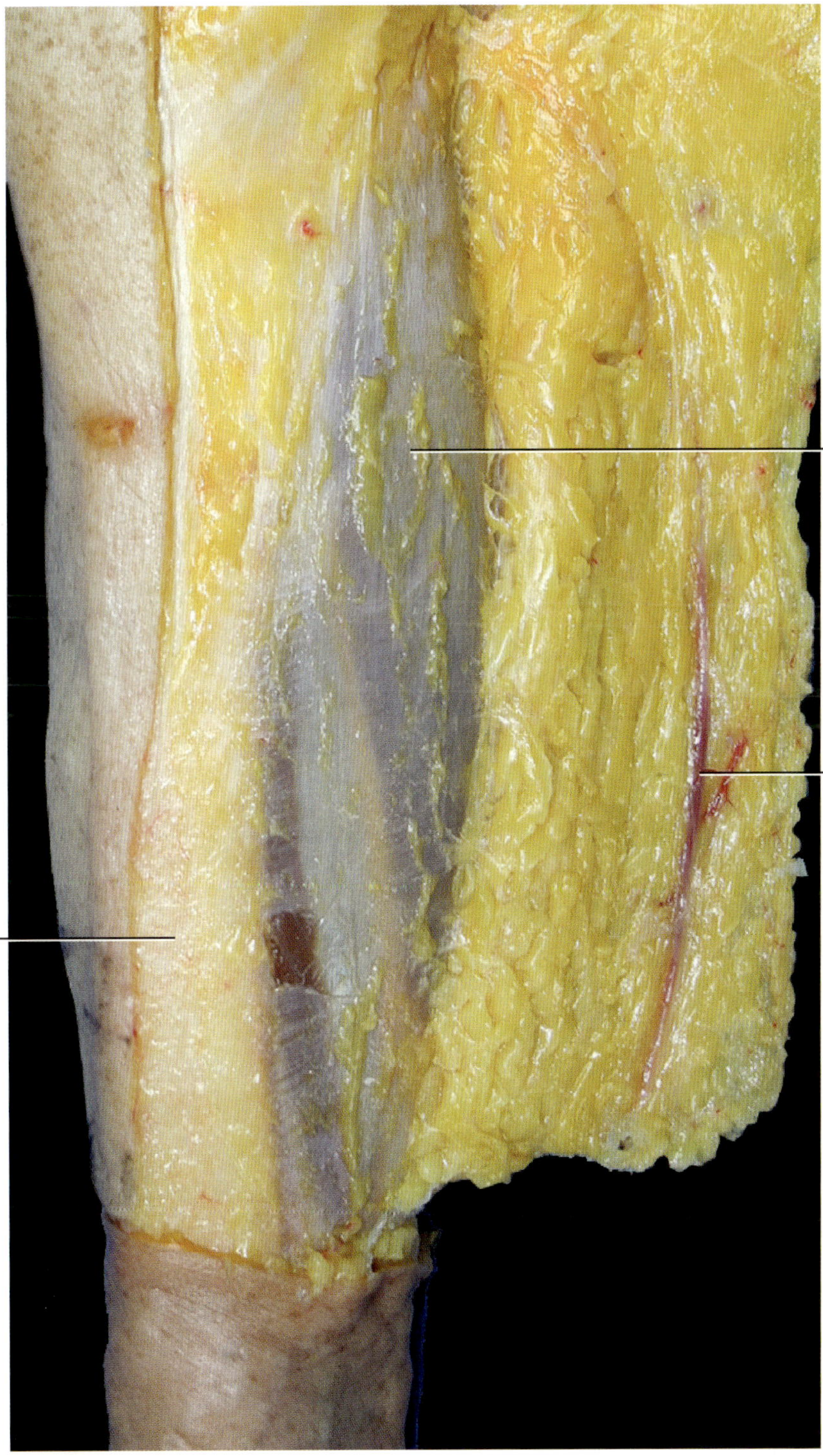

Abb. 8.50 Tiefe Faszie (Fascia cruris) des anteromedialen Unterschenkels.

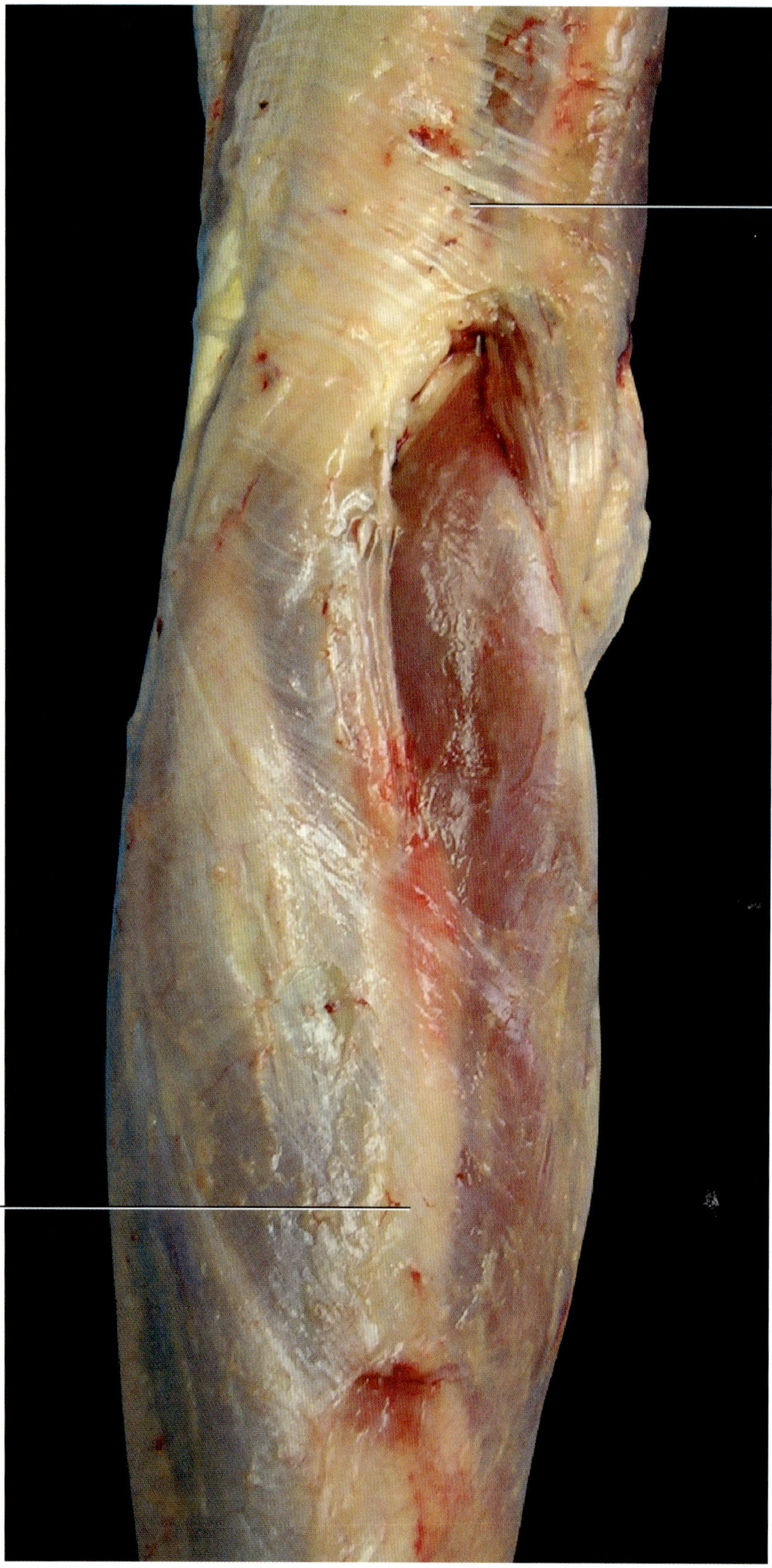

Abb. 8.51 Tiefe (aponeurotische) Faszie der Wade.

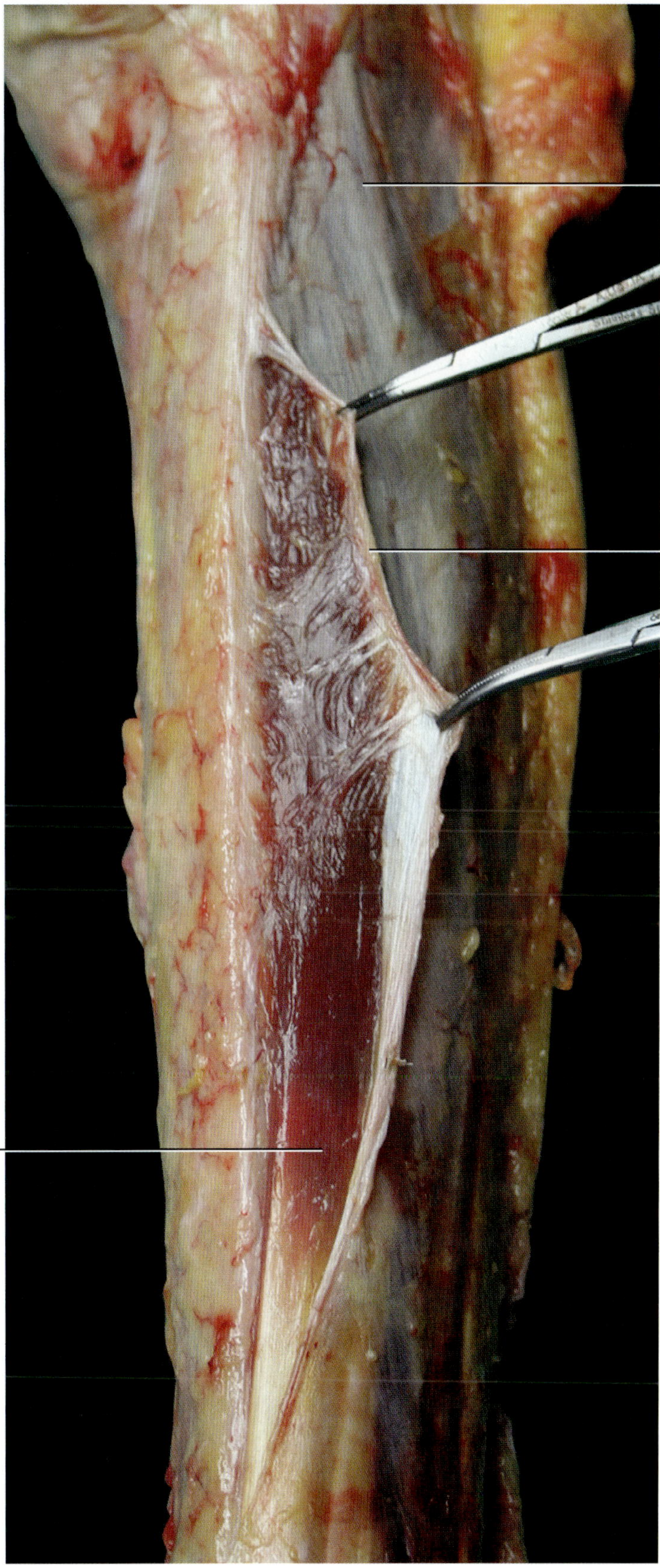

Abb. 8.52 Ansicht des Unterschenkels von anterolateral. Die Fascia cruris wurde von den darunterliegenden Ebenen gelöst und nach lateral gezogen. Zahlreiche Muskelfasern des M. tibialis anterior inserieren an der Unterseite der Fascia cruris, während sein distaler Anteil von seiner epimysialen Faszie umscheidet ist und frei unter der Fascia cruris gleiten kann.

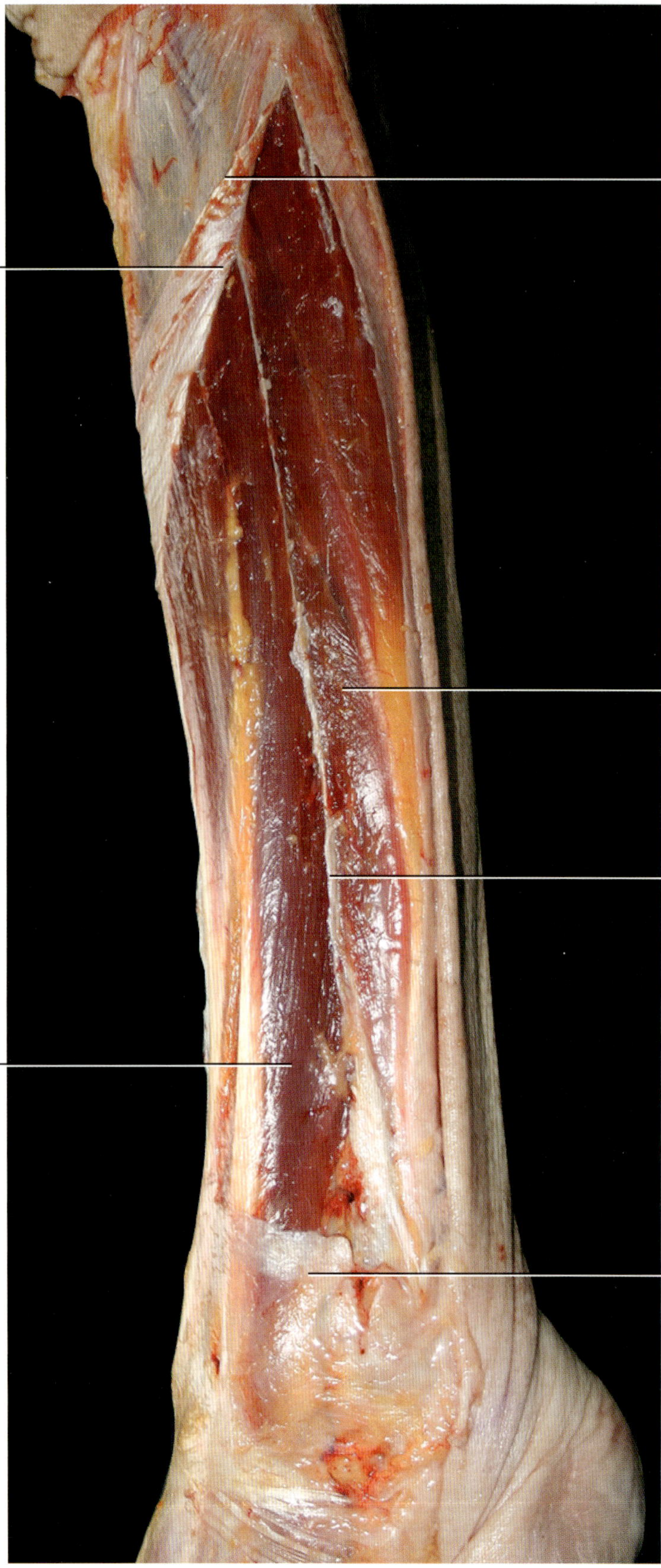

Abb. 8.53 Ansicht des Unterschenkels von anterolateral. Um die Fascia cruris zu entfernen, wurde ihre Verbindung mit dem Septum intermusculare cruris anterius durchtrennt. In diesem Septum inserieren viele Muskelfasern der Mm. fibulares und des M. extensor digitorum longus.

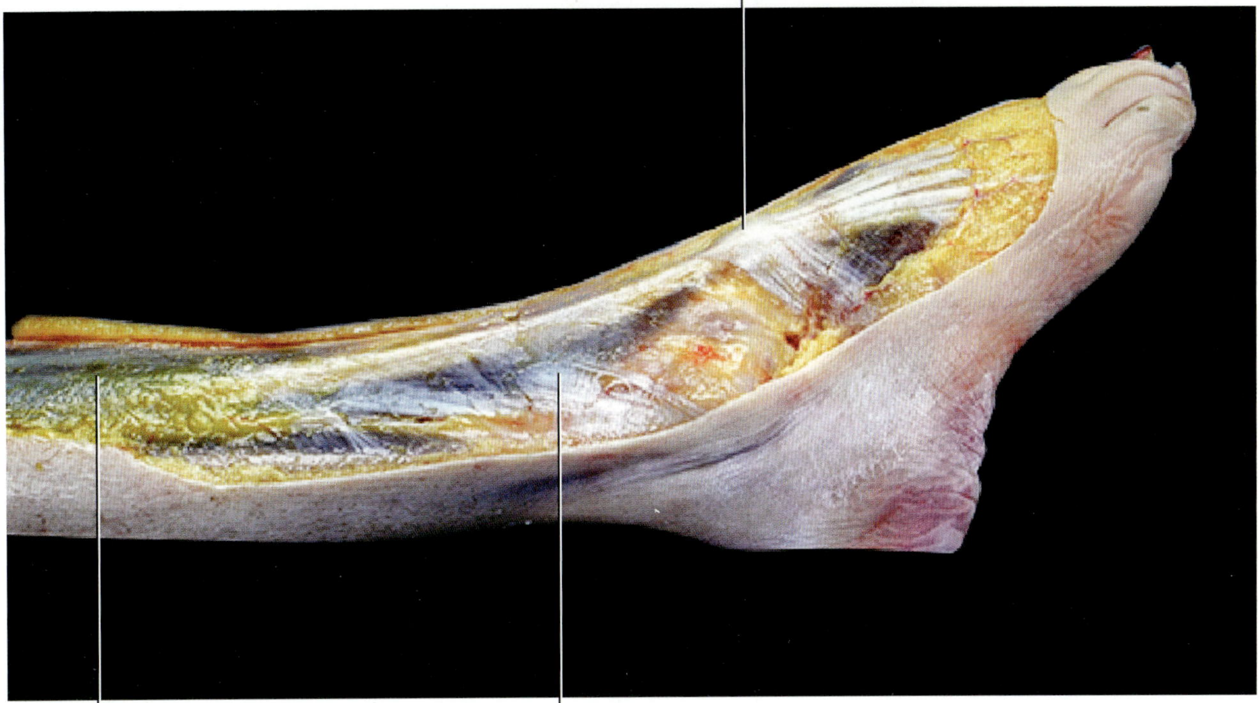

Abb. 8.54 Ansicht von Unterschenkel und Fuß von anterolateral. Das Subkutangewebe wurde entfernt, um die tiefe Faszie darzustellen. Die Fascia cruris setzt sich in die Fascia dorsalis pedis fort. Am Sprunggelenk finden sich mehrere fibröse Verstärkungen (Retinakula), die der Richtung der mechanischen Kräfte, die auf die tiefe Faszie wirken, folgen.

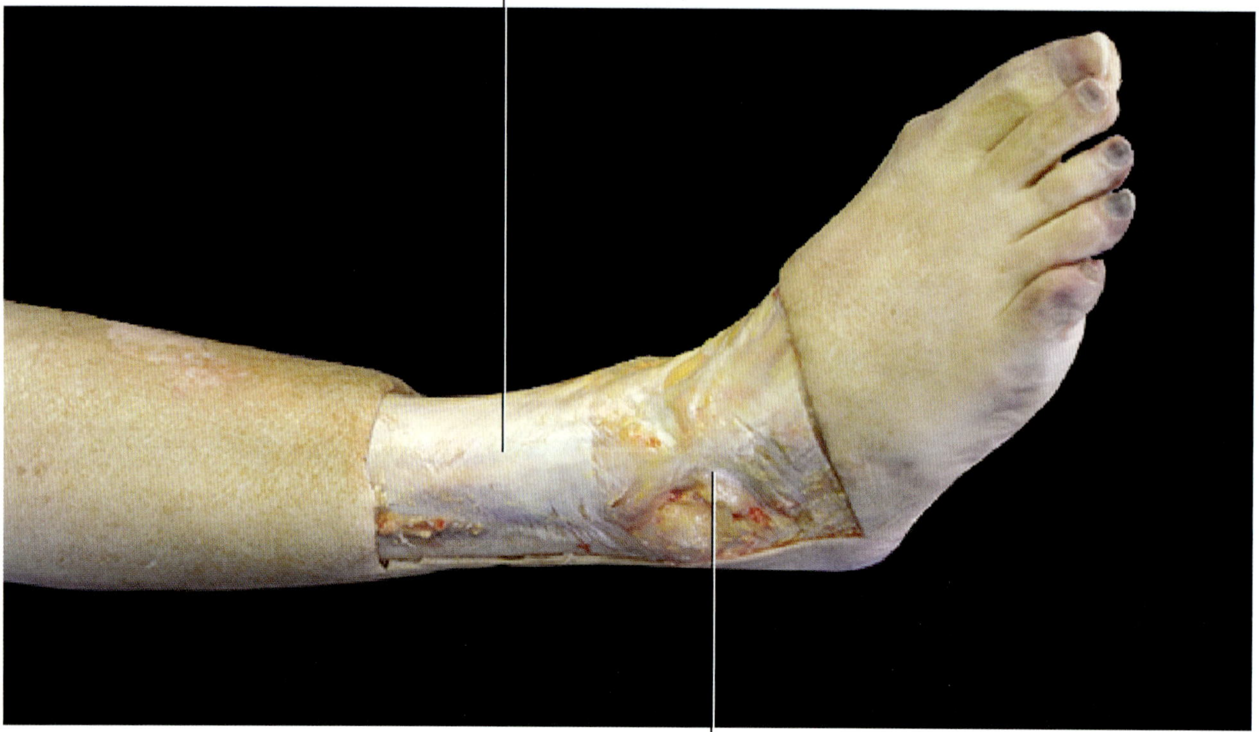

Abb. 8.55 Ansicht des rechten Sprunggelenks von anterolateral. Auf diesem Bild sieht das Retinaculum mm. extensorum superius anders aus als in ➤ Abb. 8.54. Es ist dicker und seine Kollagenfaserbündel verlaufen horizontal, während es auf der vorherigen Abbildung dünn ist und seine Fasern schräg verlaufen.

8

Das Retinaculum mm. flexorum reicht vom Malleolus medialis bis zur Medialfläche des Kalkaneus und bildet den Tarsaltunnel. Durch den Tarsaltunnel ziehen die Sehnen der Mm. flexor digitorum longus, flexor hallucis longus und tibialis posterior, A. und V. tibialis posterior sowie N. tibialis. Der dickere Vorderrand des Retinaculum mm. flexorum bildet einen fibrösen Ring, an dem der M. abductor hallucis inseriert (➤ Abb. 8.57). Dorsal umscheidet das Retinaculum mm. flexorum die Achillessehne und setzt sich dann in das Retinaculum mm. fibularium superius fort. An der tiefen Schicht des Retinaculum mm. flexorum setzt der M. quadratus plantae an.

Das Retinaculum mm. fibularium superius und das Retinaculum mm. fibularium inferius sind fibröse Bänder auf der Außenseite des Sprunggelenks und umscheiden die Sehnen der Mm. fibularis longus und brevis. Das Retinaculum mm. fibularium superius imponiert als viereckige Lamina, die distal und dorsal vom Malleolus lateralis bis zur Lateralfläche des Kalkaneus reicht (➤ Abb. 8.58). Dorsal teilt es sich in eine oberflächliche und eine tiefe Schicht. Die oberflächliche Schicht umscheidet die Achillessehne und geht dann in das Retinaculum mm. flexorum über. Seine anatomischen Grenzen sind insbesondere kranial, wo es allmählich in die Fascia cruris übergeht, unscharf. Die tiefe Schicht des Retinaculum mm. fibularium superius verläuft zwischen der Achillessehne und dem M. flexor hallucis longus und ist eine Verstärkung der Lamina profunda der Fascia cruris. Das Retinaculum mm. fibularium inferius geht in die oberflächliche Schicht des lateralen Schenkels des Retinaculum mm. extensorum inferius über. Es zieht als fibröses Band vertikal über die Sehnen der Mm. fibularis longus und brevis (➤ Abb. 8.59). Einige seiner Fasern sind am Kalkaneus befestigt und bilden ein Septum zwischen den beiden Sehnen.

Viele Muskelfasern der intrinsischen Fußmuskeln inserieren in den Retinakula des Sprunggelenks. Durch den Übergang dieser Retinakula in die Fascia cruris dehnen sie letztere nach distal. Der ventrale Anteil der Fascia cruris wird durch den M. extensor digiti brevis, der in der Fascia dorsalis pedis und dem Retinaculum mm. extensorum inferius inseriert, nach kaudal gezogen (➤ Abb. 8.60). Der mediale Anteil der Fascia cruris wird durch den M. abductor hallucis, der einen kräftigen Ansatz im Retinaculum mm. flexorum besitzt, gedehnt (➤ Abb. 8.57). Lateral wird sie vom M. abductor digiti minimi, von dem zahlreiche Muskelfasern in der tiefen, diesen Muskel umscheidenden Faszie inserieren, gedehnt. Außerdem geht diese Faszie in die Fascia cruris über. Dadurch dehnt der M. abductor digiti minimi bei jeder Kontraktion seine tiefe Faszie und spannt den lateralen Anteil der Fascia cruris in longitudinaler Richtung. Der dorsale Anteil der Fascia cruris wird durch ihren Übergang in die Fascia plantaris nach distal gezogen. An der Fascia plantaris setzen viele der intrinsischen Fußmuskeln an und besteht eine Traktion zwischen der Ferse und dem dorsalen Anteil der Fascia cruris.

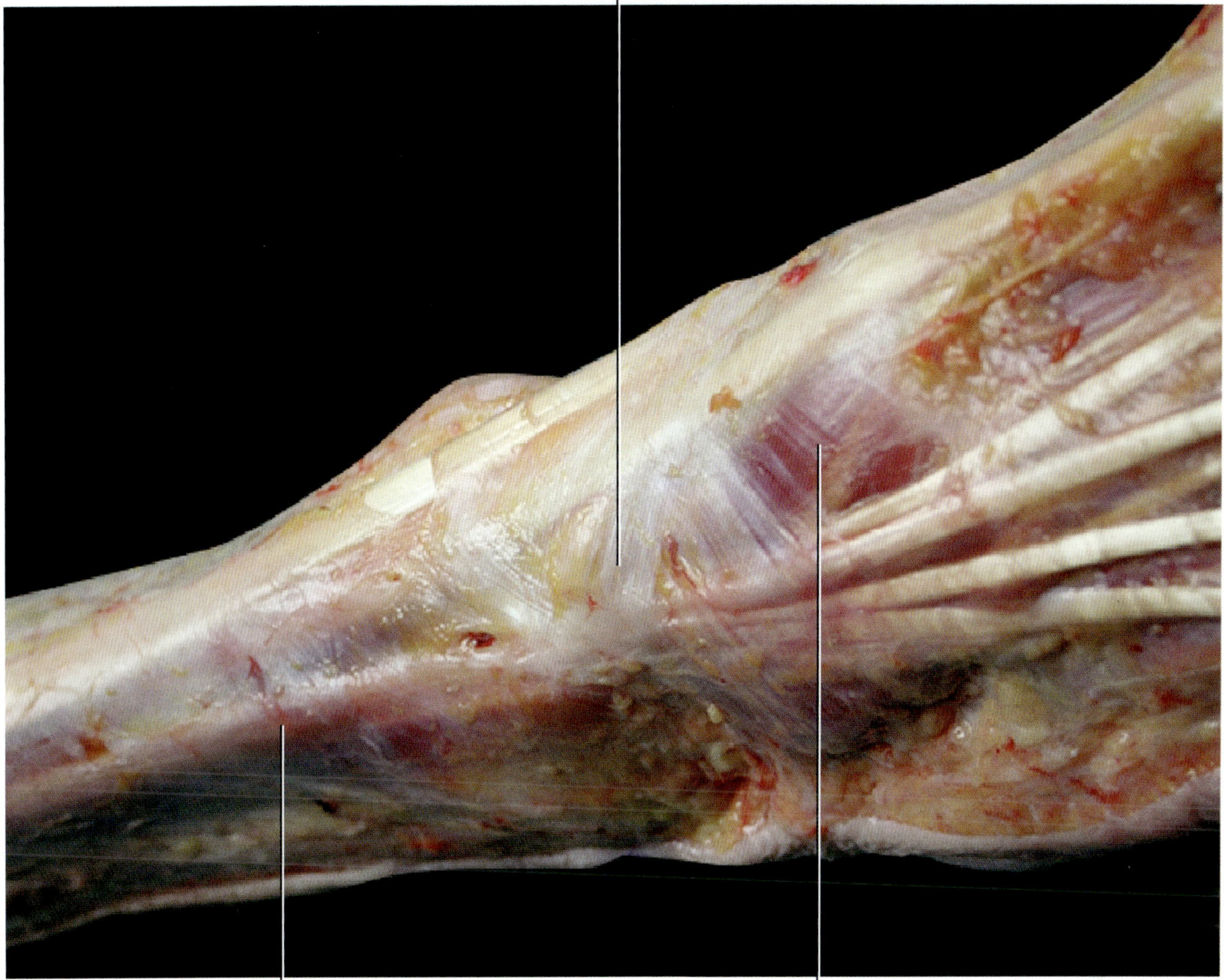

Abb. 8.56 Ansicht des Sprunggelenks von anterior. In diesem Retinaculum mm. extensorum inferius verlaufen die Kollagenfaserbündel in unterschiedlichen Richtungen. Es ist deutlich zu erkennen, dass die Form der Retinakula den auf die tiefe Faszie wirkenden Kräften folgt.

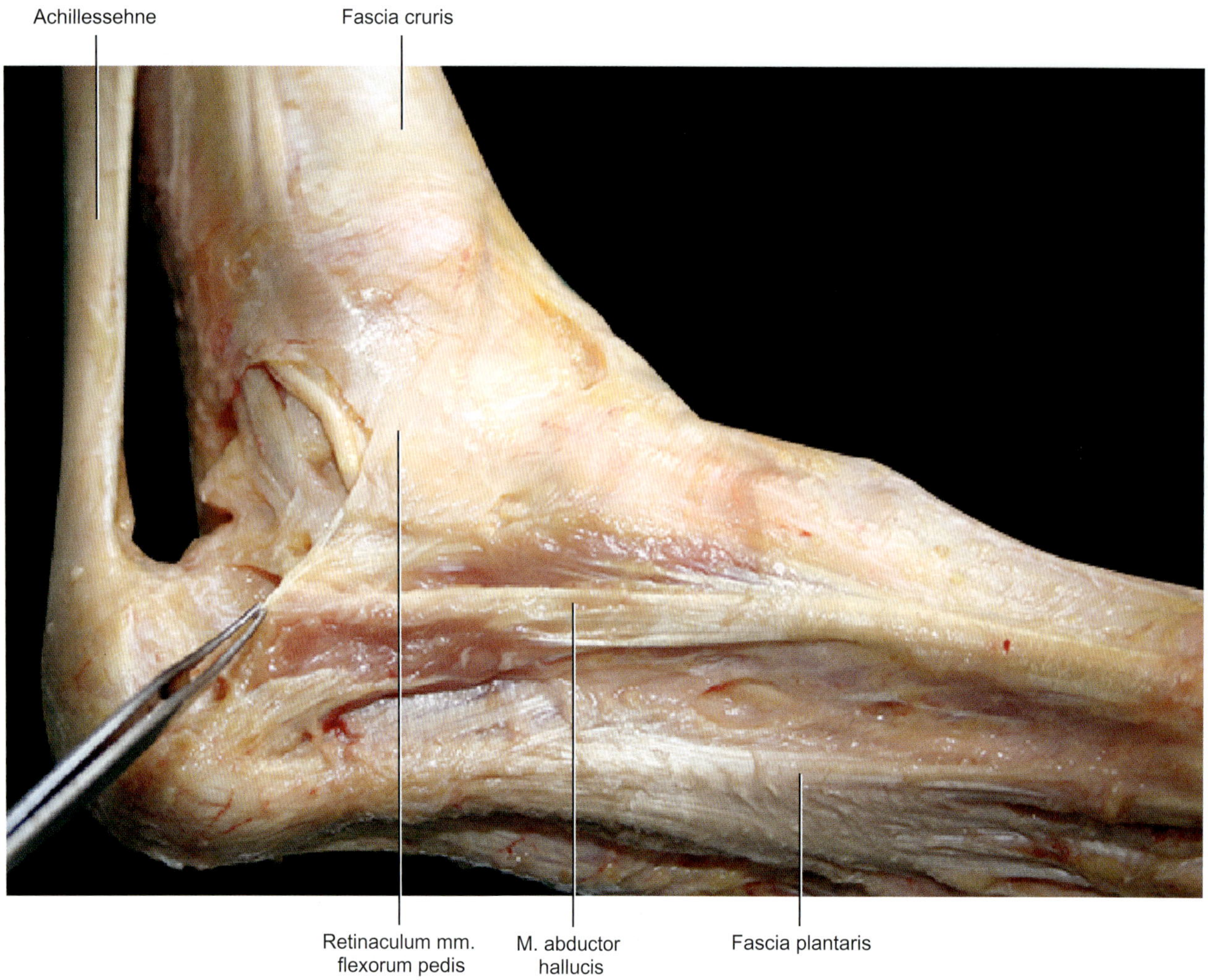

Abb. 8.57 Ansicht des Fußes von medial. Die tiefe Faszie wurde teilweise entfernt, um den Ansatz des M. abductor hallucis im Retinaculum mm. flexorum darzustellen.

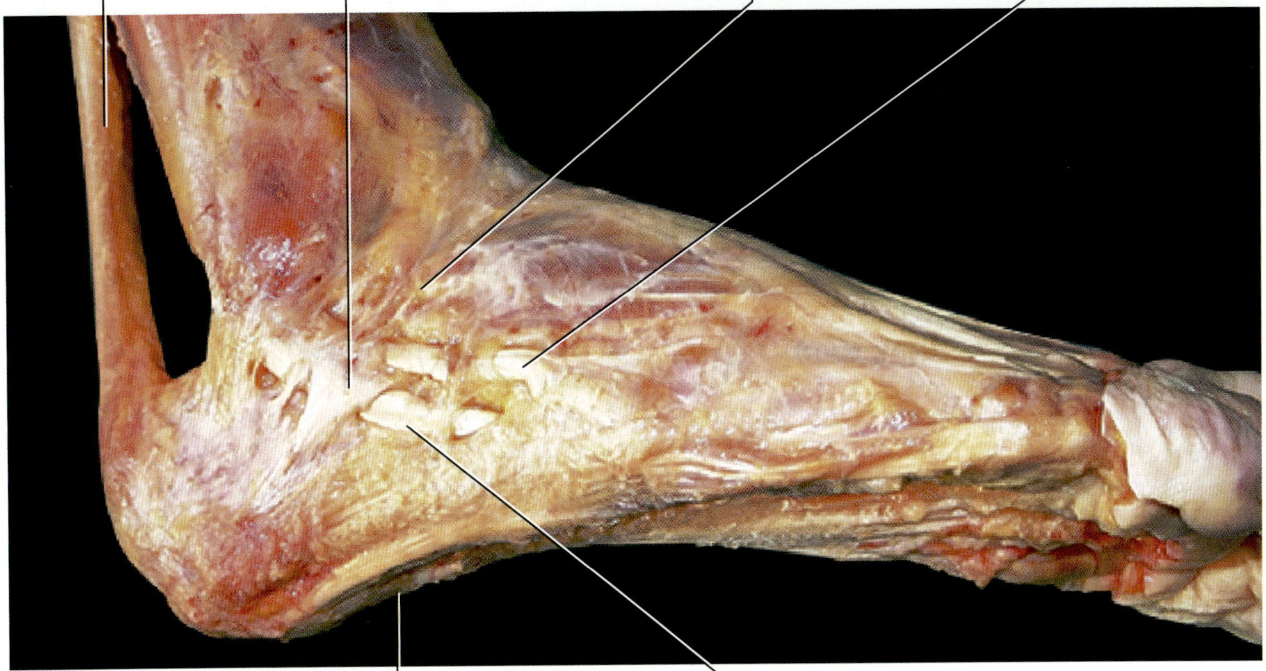

Abb. 8.58 Ansicht von Sprunggelenk und Fuß von lateral. Das Retinaculum mm. fibularium inferius bedeckt die Sehnen der Mm. fibularis longus und brevis und setzt sich auf dem Fußrücken in das Retinaculum mm. extensorum inferius pedis fort. Gut zu erkennen ist der Übergang von Fascia plantaris und Achillessehne.

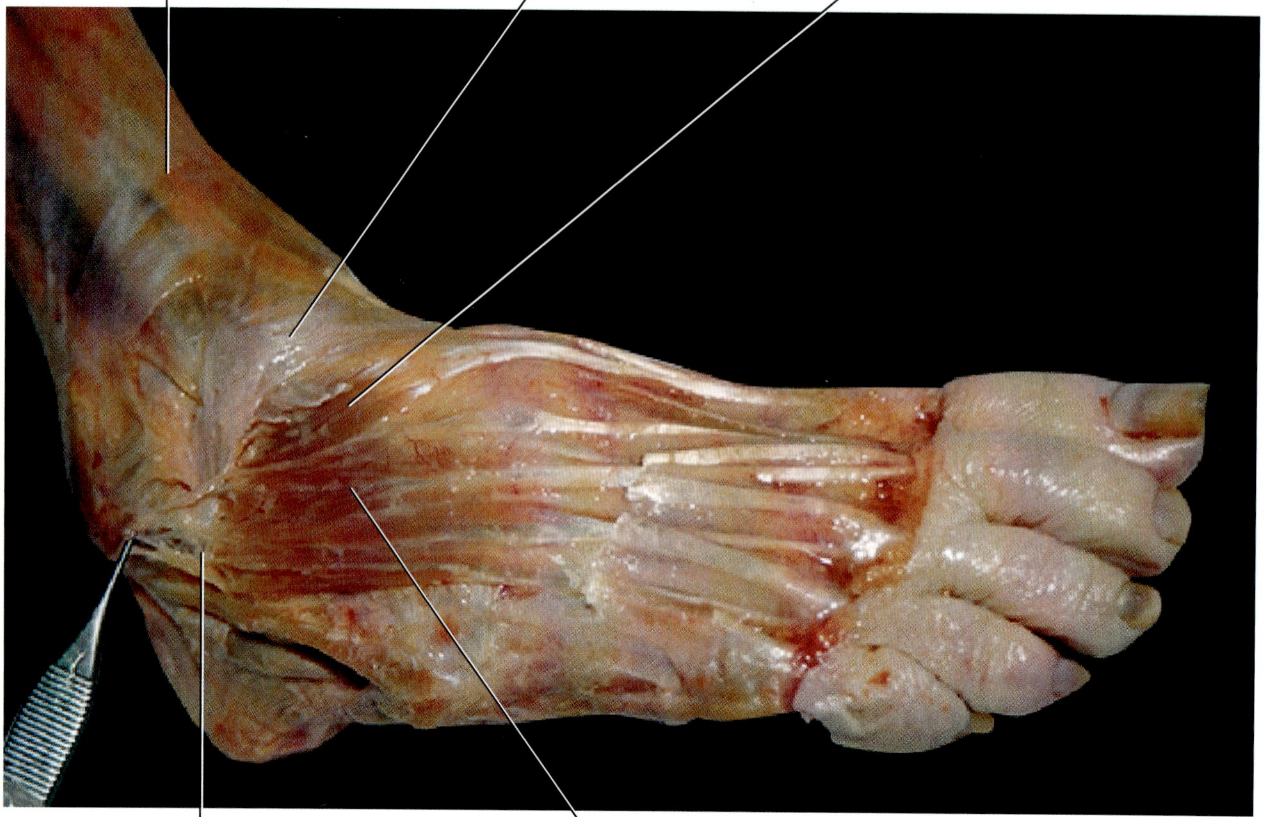

Abb. 8.59 Fußrücken. Die tiefe Faszie wurde teilweise entfernt, um die intrinsischen Fußmuskeln darzustellen. Dieses Bild zeigt die Faszienansätze des M. extensor digitorum brevis. Viele seiner Muskelfasern nehmen ihren Ursprung an der Innenseite des Retinaculum mm. extensorum inferius pedis. Ausrichtung und Dicke der Fasern des Retinakulums beruhen vermutlich auf der Traktion durch diesen Muskeln.

Schließlich soll auch dem M. plantaris ein Absatz gewidmet werden, da er eher ein Faszienspanner als ein kraftentwickelnder Muskel ist (➤ Abb. 8.61). Der M. plantaris entspringt an der Linea supracondylaris lateralis des Femurs und der Gelenkkapsel des Knies. Gelegentlich entspringt er auch nur von der Gelenkkapsel des Knies und der Fascia cruris und nicht vom Knochen. Nayak et al. (2010) fanden, dass die Sehne des M. plantaris distal in 29 % der Fälle am Retinaculum mm. flexorum inseriert, in 29 % der Fälle im Kalkaneus und in 27 % der Fälle in der Fascia cruris an der Achillessehne. Daraus folgt, dass Ursprung und Ansatz dieses Muskels in Faszienstrukturen liegen können. In 8 % der Fälle fehlte der M. plantaris. Bei der Kontraktion zieht der M. plantaris den dorsalen Anteil der Kniegelenkskapsel und die Fascia poplitea nach kaudal und das Retinaculum mm. flexorum oder den dorsomedialen Anteil der Fascia cruris nach proximal. Auf diese Weise koordiniert er die Bewegungen von Knie und Fuß.

CLINICAL PEARL 8.7

Tarsaltunnelsyndrom

Das Tarsaltunnelsyndrom ist ein Kompressionssyndrom des distalen Astes des N. tibialis in seinem Verlauf unter dem Retinaculum mm. flexorum (➤ Abb. 8.62). Oft bestehen Schmerzen und/oder Parästhesien an der medialen Plantarfläche, die bis in die ersten drei Zehen ziehen. Möglicherweise ist der Tinel-Test dorsal des Malleolus medialis positiv und die Zwei-Punkte-Diskrimination gestört. Die Symptome lassen sich oft durch endgradige passive Evertion und Dorsalflexion des Fußes im Sprunggelenk unter maximaler Dorsalflexion der Metatarsophalangealgelenke für 5–10 s auslösen.

Dieses Syndrom entsteht z. B. durch ein Trauma, eine Autoimmunerkrankung, Pronation, eine Tendinitis oder ein Ganglion. Auch eine erhöhte Spannung der tiefen Faszie und des Retinaculum mm. flexorum durch ein Trauma, Überlastung oder eine übermäßige Spannung des M. abductor hallucis, der mit zahlreichen Fasern im Retinakulum inseriert, können das Syndrom auslösen. Hudes K (2010) behandelte dieses Syndrom mit Friktionsmassage und instrumentenassistiertem faszialen Stripping auf der Lateralseite der Ferse über dem Tarsaltunnel sowie über der Plantar- und Dorsalfläche des Vorfußes.

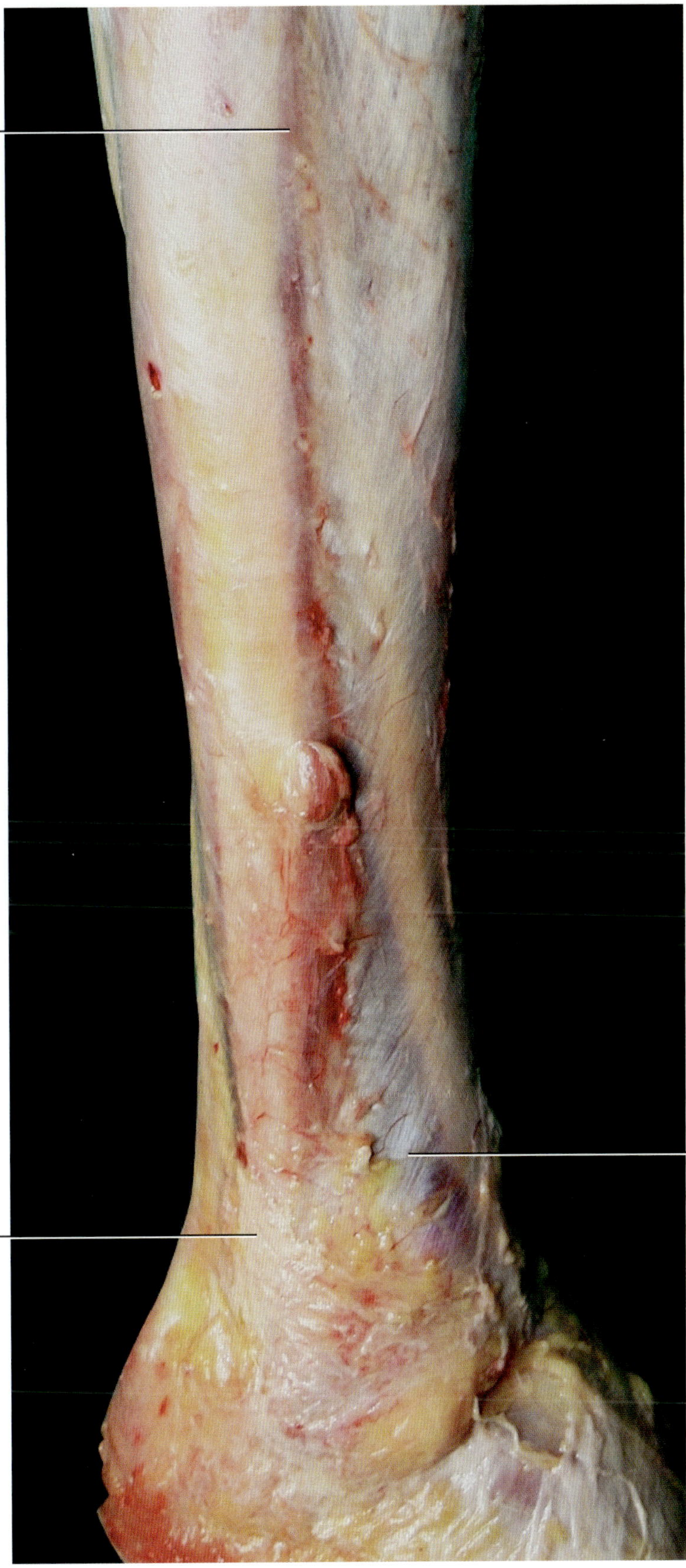

Abb. 8.60 Ansicht des Unterschenkels von lateral. Das Retinaculum mm. fibularium superius verstärkt die Fascia cruris.

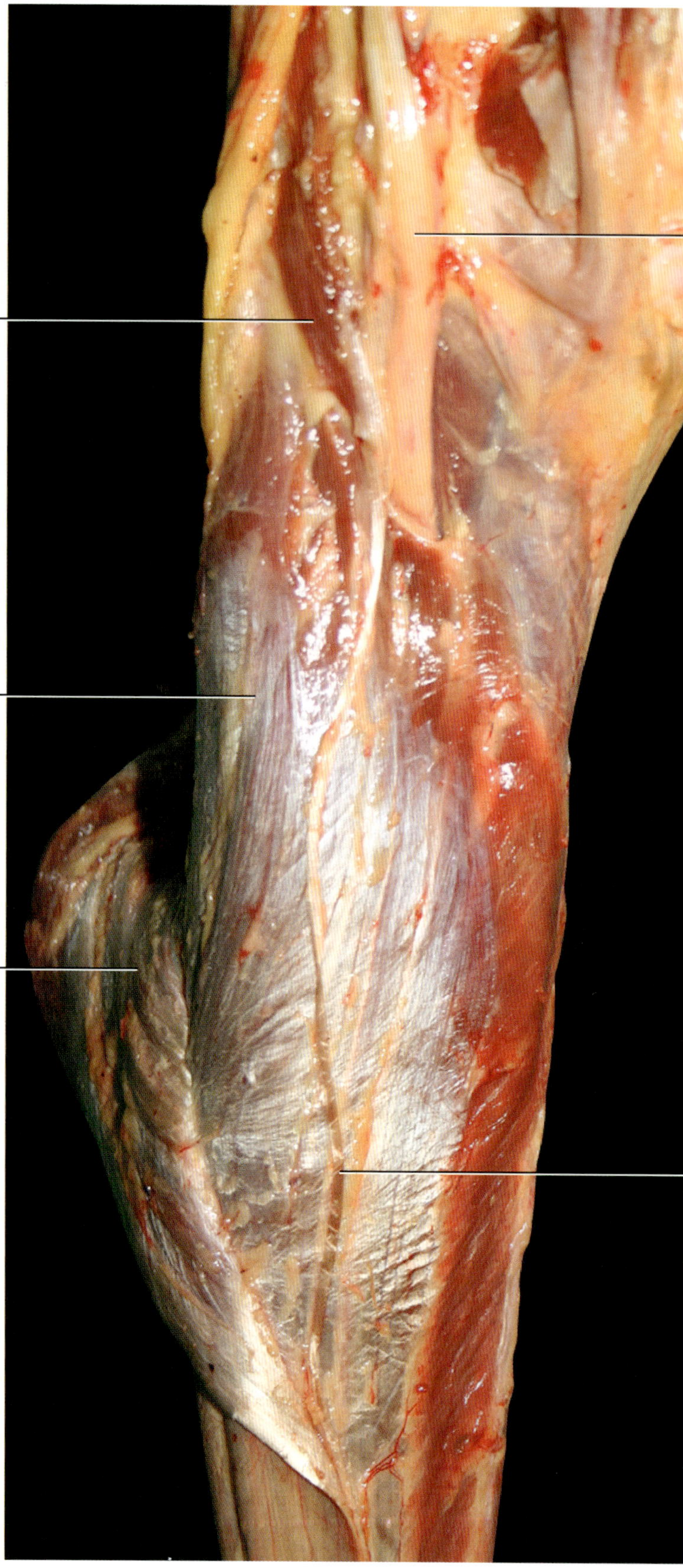

Abb. 8.61 Ansicht des tiefen Unterschenkelkompartiments von posterior. Der M. gastrocnemius wurde abgelöst und zurückgebogen, um die Mm. plantaris und soleus darzustellen.

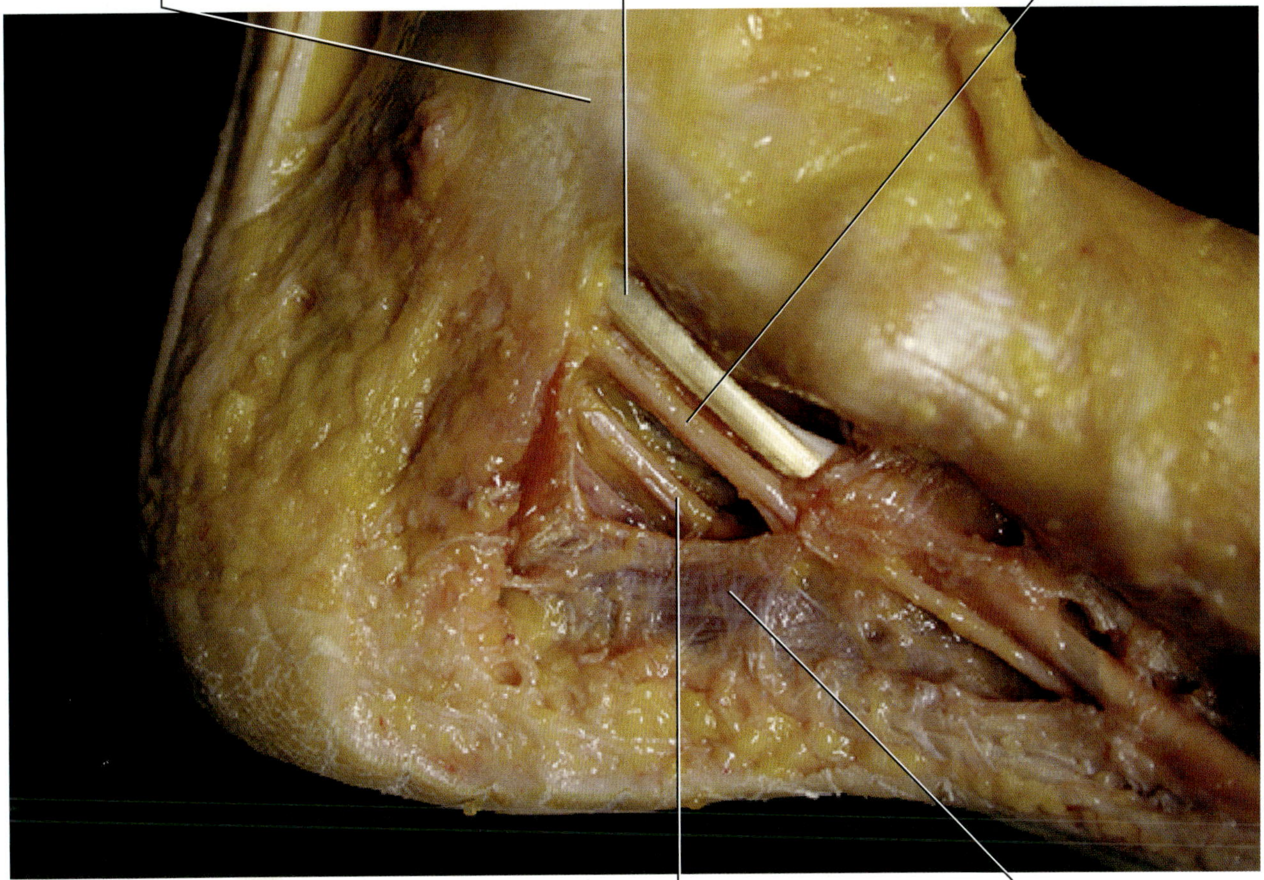

Abb. 8.62 Ansicht des Sprunggelenks von medial. Die tiefe Faszie und der M. abductor hallucis wurden teilweise entfernt, um die Strukturen im Tarsaltunnel darzustellen.

8.10 Faszien des Fußes

Der Fuß enthält viele myofasziale Verbindungen mit der Fascia dorsalis pedis (die lateral in die Faszie des M. abductor digiti minimi und medial in die Faszie des M. abductor hallucis übergeht), der Fascia plantaris und der Faszie der Mm. interossei. Eine weitere dünne Faszienschicht findet sich unter dem M. flexor digitorum brevis und trennt ihn vom M. quadratus plantae. Dadurch entsteht eine Faszienschicht, in der die Sehne des M. flexor digitorum longus sowie A., V. und N. plantaris lateralis verlaufen. Unter dem M. quadratus plantae liegen der M. flexor hallucis brevis, der M. abductor digiti minimi und der M. adductor hallucis, die von einer sehr dünnen Faszienschicht umgeben sind.

Es besteht auch weiterhin keine Einigkeit über Anzahl und Lage der myofaszialen Kompartimente. Ling und Krumar (2008) identifizierten drei kräftige vertikale Fasziensepten, die in der Fußsohle vom Rückfuß bis zum Mittelfuß reichen. Diese Septen unterteilen die dorsale Fußhälfte in drei Kompartimente: das mediale Kompartiment, das die Mm. abductor hallucis und flexor hallucis brevis enthält, das intermediäre Kompartiment (zentrales oder Kalkaneus-Kompartiment), das die Mm. flexor digitorum brevis, quadratus plantae und adductor hallucis enthält (liegt tiefer), sowie das laterale Kompartiment, das die Mm. abductor digiti minimi und flexor digiti minimi brevis enthält. Schließlich gibt es noch ein intrinsisches Kompartiment, zu dem die vier intrinsischen Muskeln zwischen den Ossa metatarsalia I–V gehören.

8.10.1 Fascia dorsalis pedis

Die Fascia dorsalis pedis ist eine dünne fibröse Schicht, die kranial in das Retinaculum mm. extensorum inferius am Sprunggelenk übergeht (➤ Abb. 8.63). Sie bildet auf dem Fußrücken eine Scheide für die Sehnen der Mm. extensor digitorum longus und extensor hallucis longus (➤ Abb. 8.64). An ihrer Innenseite setzen einige

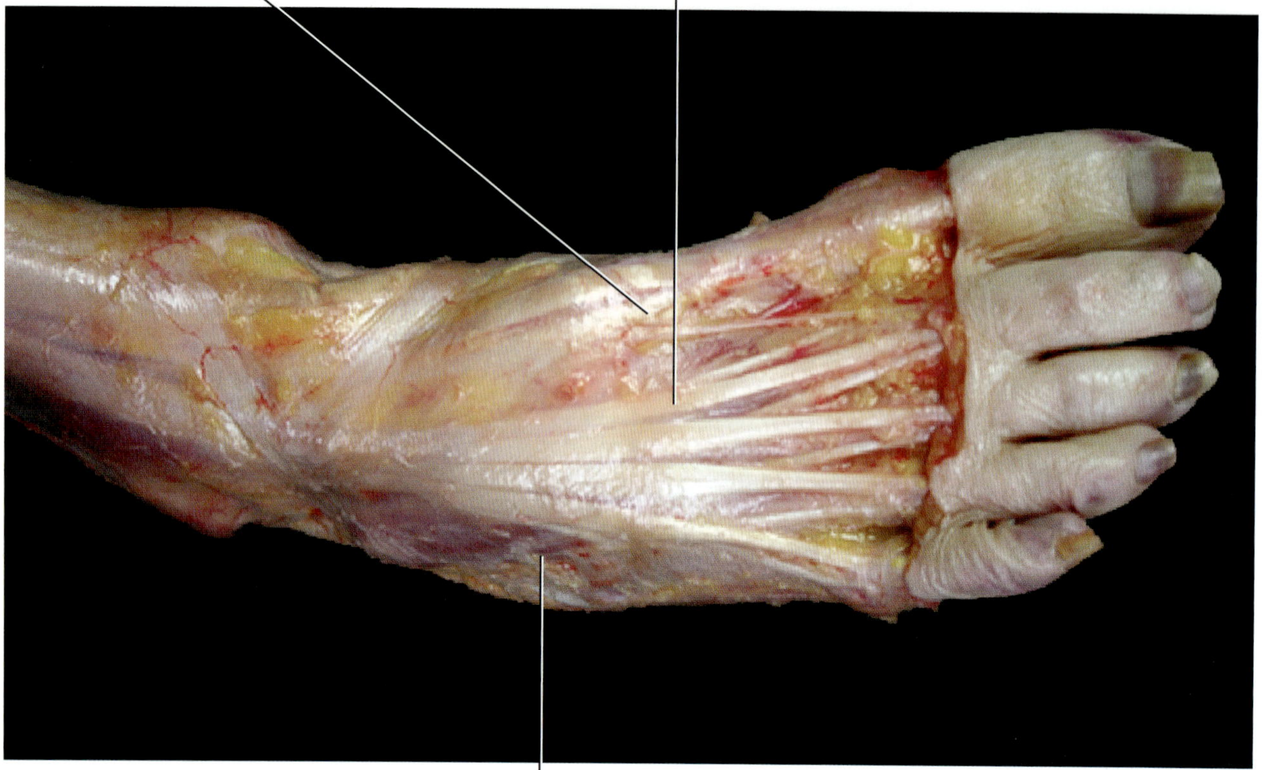

Abb. 8.63 Fußrücken. Die tiefe Faszie bedeckt alle Sehnen und Muskeln und geht lateral in die Faszie des M. abductor digiti minimi über. Proximal setzt sich die Fascia dorsalis pedis in die Fascia cruris fort.

der Muskelfasern der Mm. extensor digitorum brevis und extensor hallucis brevis an. Wenn diese Muskeln kontrahieren, ziehen sie diese Faszie und das Retinaculum mm. extensorum inferius nach kaudal. Außerdem wird die Fascia dorsalis pedis durch myofasziale Ausläufer der Mm. tibialis anterior und fibularis tertius nach kranial gezogen (➤ Abb. 8.65, ➤ Abb. 8.66, ➤ Abb. 8.67, ➤ Abb. 8.68).

Im Mittelfuß setzt sich die Faszie in die Faszie, die den M. abductor hallucis umscheidet, fort. Dieser Muskel besitzt zahlreiche Faszienansätze. Manche seiner Faszien entspringen am Retinaculum mm. flexorum pedis und manche an der Fascia plantaris und dem Septum intermusculare zwischen ihm und dem M. flexor digitorum brevis. Somit kann der M. abductor hallucis als der für die Spannung der Faszie wichtigste Muskel betrachtet werden, weil er die Fascia dorsalis pedis mit der Fascia plantaris und diese Faszien mit der Fascia cruris verbindet.

Lateral bildet die Fascia dorsalis pedis das Faszienkompartiment des M. abductor digiti minimi. Ein Teil der Muskelfasern des M. abductor digiti minimi entspringt von der Fascia plantaris und ein Teil vom Septum intermusculare zwischen ihm und dem M. flexor digitorum brevis.

CLINICAL PEARL 8.8

Morton-Neuralgie (Neurom und Metatarsalgie)

Es kommt zur Fibrose und Verdickung des Bindegewebes um den N. plantaris; meistens sind der II. und III. Intermetatarsalraum (zwischen dem Caput ossis metatarsi II und II sowie III und IV) betroffen. Mikroskopisch ist der betroffene Nerv deutlich verformt mit ausgedehnter konzentrischer perineuraler Fibrose. Die Hauptsymptome sind Schmerzen und/oder ein Taubheitsgefühl bei Gewichtsbelastung, die gelegentlich durch das Ausziehen der Schuhe behoben werden. Durch direkten Druck auf die Intermetatarsalräume sowie durch Kompression des Vorfußes zwischen Daumen und Finger, um den Arcus pedis transversus zu komprimieren, werden die Symptome repliziert (Mulder-Zeichen). Das Lig. metatarsale transversum profundum leistet einen wichtigsten Beitrag zur Neurinombildung, wobei der Mechanismus unbekannt ist. Mariano De Prado (2003) schlägt zur Behandlung der Morton-Neuralgie eine Spaltung des Lig. metatarsale transversum profundum in Kombination mit einer Verkürzungsosteotomie des Os metatarsale ohne Durchtrennen des Nervs vor. Durch diese Dekompression wird der Schmerz gelindert, indem die Spannung des Nervs reduziert wird. Ähnliche Ergebnisse sind wohl auch mit einigen der von Davis (2012) vorgeschlagenen manuellen Techniken möglich.

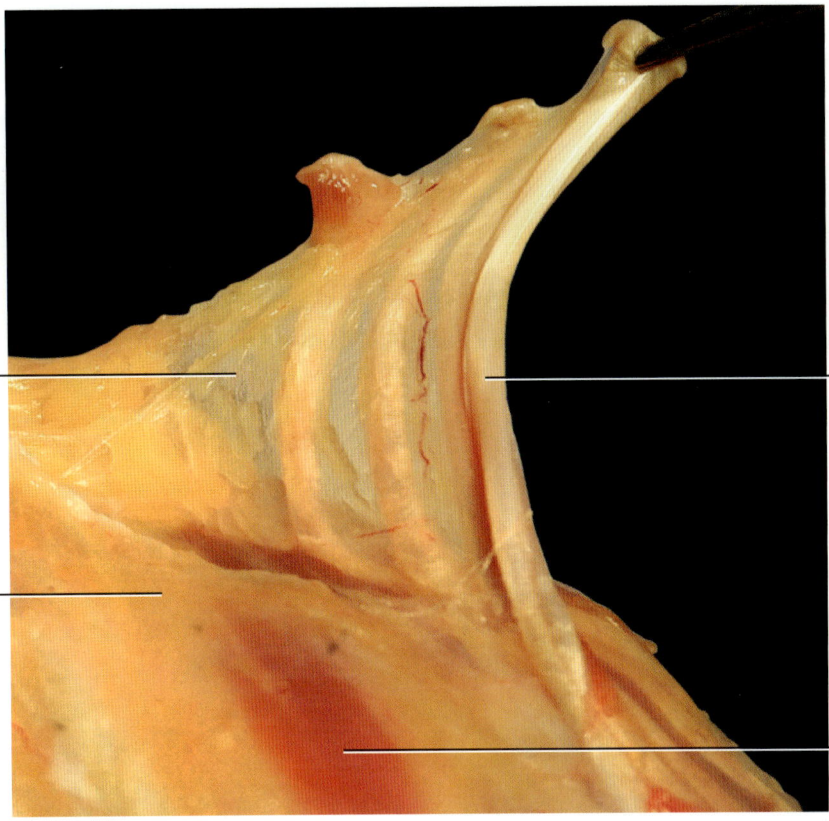

Abb. 8.64 Fußrücken. Alle Sehnen der Mm. extensor digitorum longus und extensor hallucis longus sind in die Fascia dorsalis pedis eingebettet. Diese tiefe Faszie spaltet sich jeweils an den Sehnen und bildet einzelne Scheiden. Unter diesen Faszienschichten befindet sich eine weitere myofasziale Schicht, die von den Mm. extensor digitorum brevis und extensor hallucis brevis gebildet wird. Zwischen diesen beiden myofaszialen Schichten befindet sich lockeres Bindegewebe.

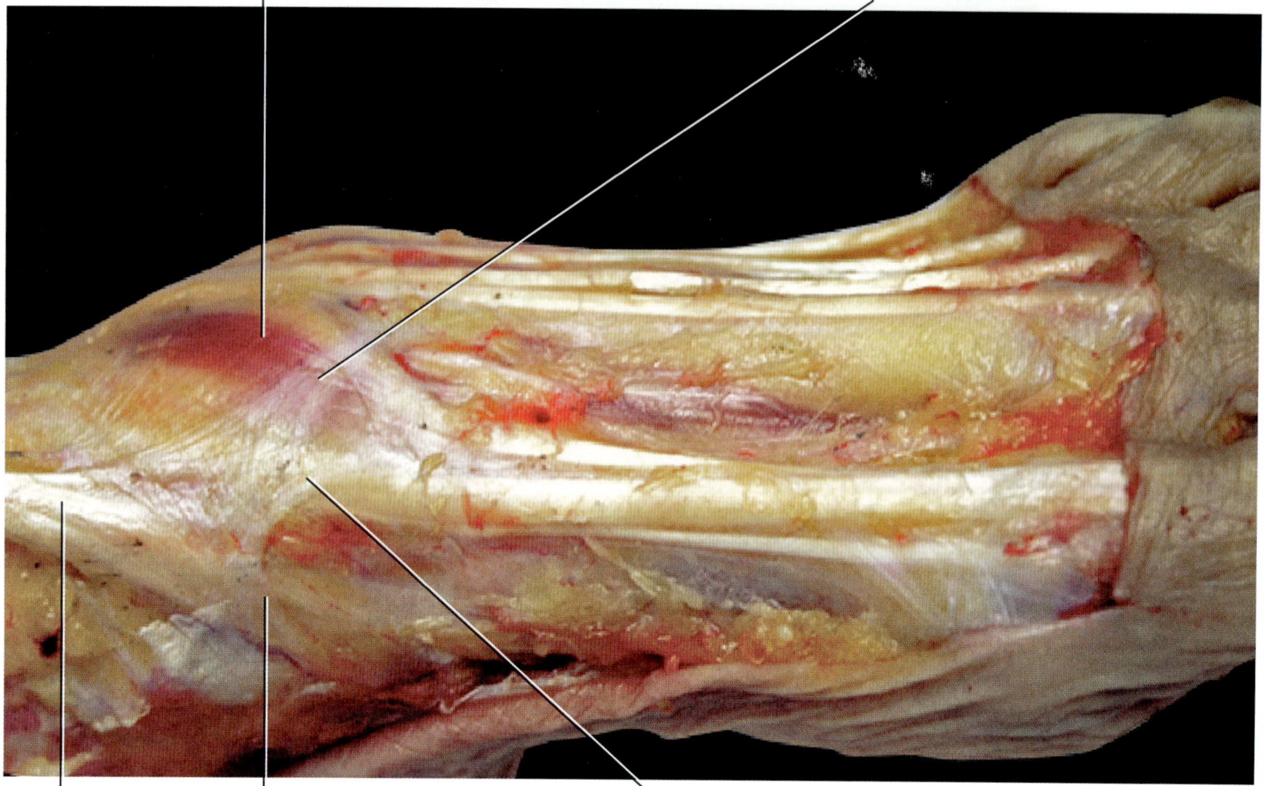

Abb. 8.65 Ansicht des Fußrückens von medial. Der M. tibialis anterior entsendet drei myofasziale Ausläufer in die Fascia dorsalis pedis. Jedes Mal, wenn sich der Muskel kontrahiert, dehnt der die Fascia dorsalis pedis. Der erste Ausläufer inseriert an dem Punkt, an dem der M. extensor digitorum brevis an der Innenseite der Fascia dorsalis pedis ansetzt. Der zweite Ausläufer bedeckt den M. extensor hallucis longus und der dritte Ausläufer verläuft medial und vereint sich mit dem M. abductor hallucis.

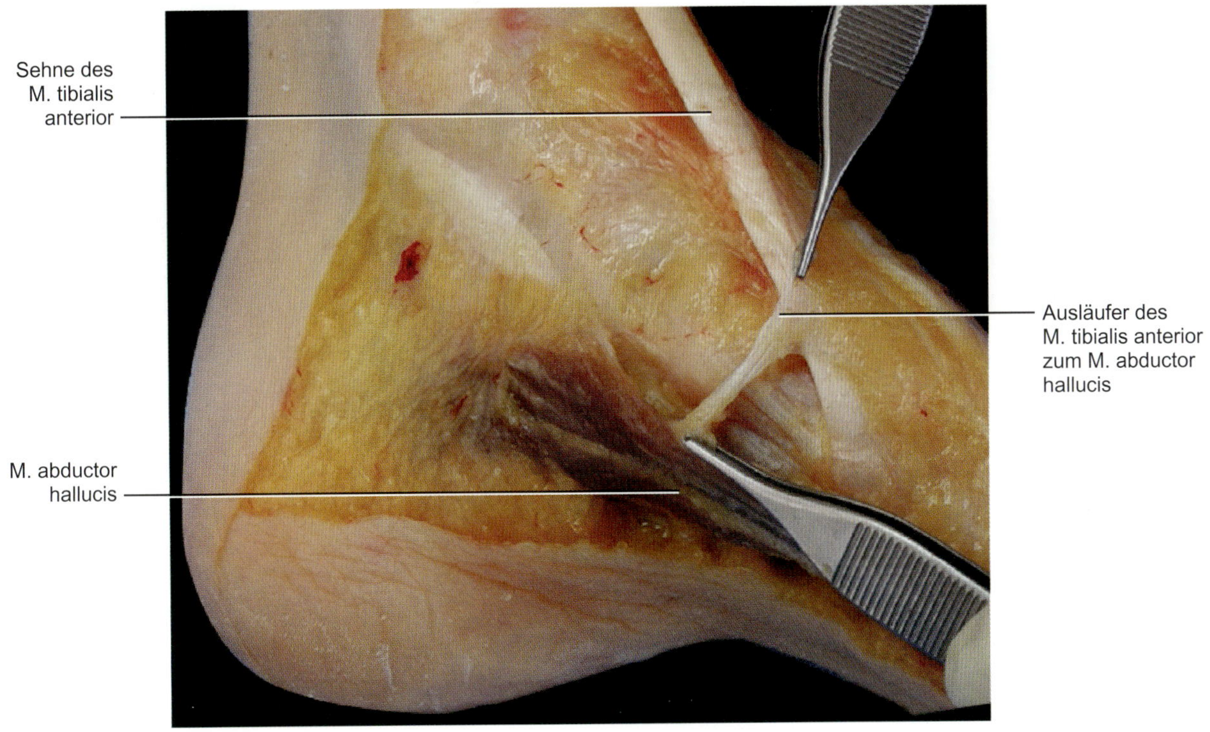

Abb. 8.66 Tendinöser Ausläufer des M. tibialis anterior in die Faszie des M. abductor hallucis.

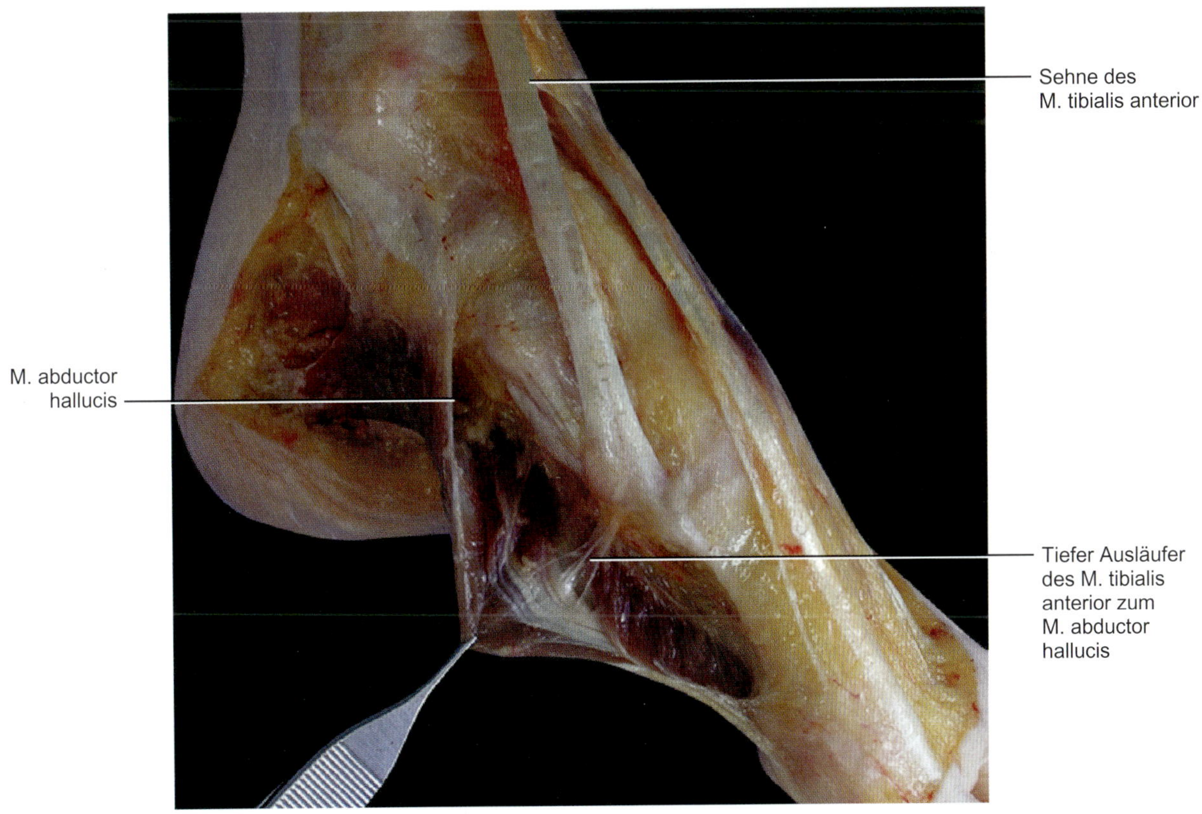

Abb. 8.67 Tiefer tendinöser Ausläufer des M. tibialis anterior in die Faszie des M. abductor hallucis.

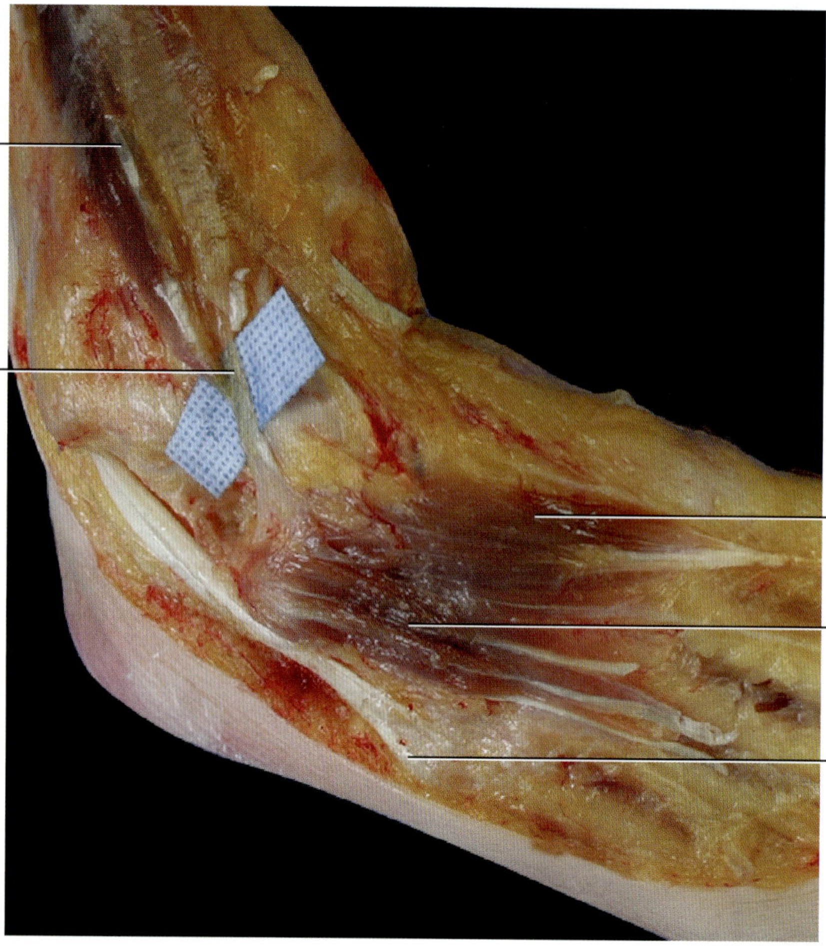

Abb. 8.68 Ansicht des Fußrückens von lateral. Die tiefe Faszie wurde gemeinsam mit den Sehnen des M. extensor digitorum longus entfernt, um die tieferen Ebenen darzustellen. Die Mm. extensor digitorum brevis und extensor hallucis brevis sind von ihrer Faszie umscheidet. Diese Faszie wird von dem myofaszialen Ausläufer des M. fibularis tertius gedehnt. Unter diesen Muskeln bedeckt die Fascia dorsalis pedis die Mm. interossei.

8

8.10.2 Faszie der Mm. interossei

Kalin und Hirsch (1987) stellten fest, dass die Mm. interossei dorsales pedis und plantares nicht nur von den Ossa metatarsalia ausgehen, sondern auch vom ligamentösen Gewebe proximal des Tarsometatarsalgelenks und von der Faszie der angrenzenden Muskeln. Oukouchi, Murakami und Kikuta (1992) entdeckten, dass die Mm. interossei plantares und dorsalis pedis oft akzessorische kleinere Sehnen enthalten, die in die Fascia dorsalis pedis übergehen. Durch diese Faszienverbindungen kann die durch die Kontraktion eines Muskels ausgelöste Spannung zur Kontraktion anderer Muskeln führen, sodass sie koordiniert wie eine Einheit funktionieren. Der Fuß muss flexibel und anpassbar sein, um sich an Bodenunebenheiten anzupassen. Gelegentlich muss er aber auch fest sein und die ausgedehnten Verbindungen zwischen den Mm. interossei zeigen, dass sie in diesem Fall auch wichtige Stabilisatoren des Fußes sind.

CLINICAL PEARL 8.9

Fersenschmerz

Fersenschmerz ist bei Erwachsenen häufig und kann zu erheblichen Schmerzen und Beschwerden führen. Mehrere Erkrankungen der Weichgewebe und Knochen sowie systemische Krankheiten können zu Fersenschmerzen führen. Die Differenzialdiagnose wird durch die Anamnese und eine körperliche Untersuchung der unteren Extremität zur Lokalisation des anatomischen Ursprungs des Fersenschmerzes eingeengt. Die häufigste Ursache von Fersenschmerzen beim Erwachsenen ist die Fasciitis plantaris. Patienten mit einer Fasciitis plantaris geben bei den ersten Schritten am Morgen oder beim Aufstehen nach langem Sitzen besonders starke Schmerzen an. Bei der Untersuchung ist der Tuber calcanei meist druckschmerzhaft. Der Schmerz nimmt bei Dorsalflexion der Zehen zu. Auch eine Tendinitis oder Tendinose der Achillessehne kann zu dorsalen Fersenschmerzen führen. Außerdem kann sich die Bursa an der Achillessehne entzünden und zu Schmerzen führen. Belastungsfrakturen des Kalkaneus sind bei Sportarten, die mit Laufen und Springen verbunden sind, wahrscheinlicher. Wenn die plantaren Fersenschmerzen mit Kribbeln, Brennen oder Taubheitsgefühl einhergehen, kann ein Tarsaltunnelsyndrom vorliegen. Insbesondere bei älteren und adipösen Patienten ist eine Atrophie des Fersenpolsters mit diffusen plantaren Fersenschmerzen möglich. Da es eine Verbindung zwischen dem Peritendineum der Achillessehne und der Fascia plantaris gibt, können Fersenschmerzen natürlich auch durch eine erhöhte Spannung der Fascia plantaris und/oder des M. triceps surae entstehen. Carlson, Fleming und Hutton (2000) zeigten, dass eine übermäßige Dehnung und/oder Steifigkeit der Achillessehne Risikofaktoren für eine Fasciitis plantaris sind. Bei jeder körperlichen Untersuchung von Patienten mit Fersenschmerzen sollten auch die Fascia plantaris und der M. triceps surae auf eine Steifigkeit der Gewebe und Restriktionen der Faszien überprüft werden (Stecco et al 2013).

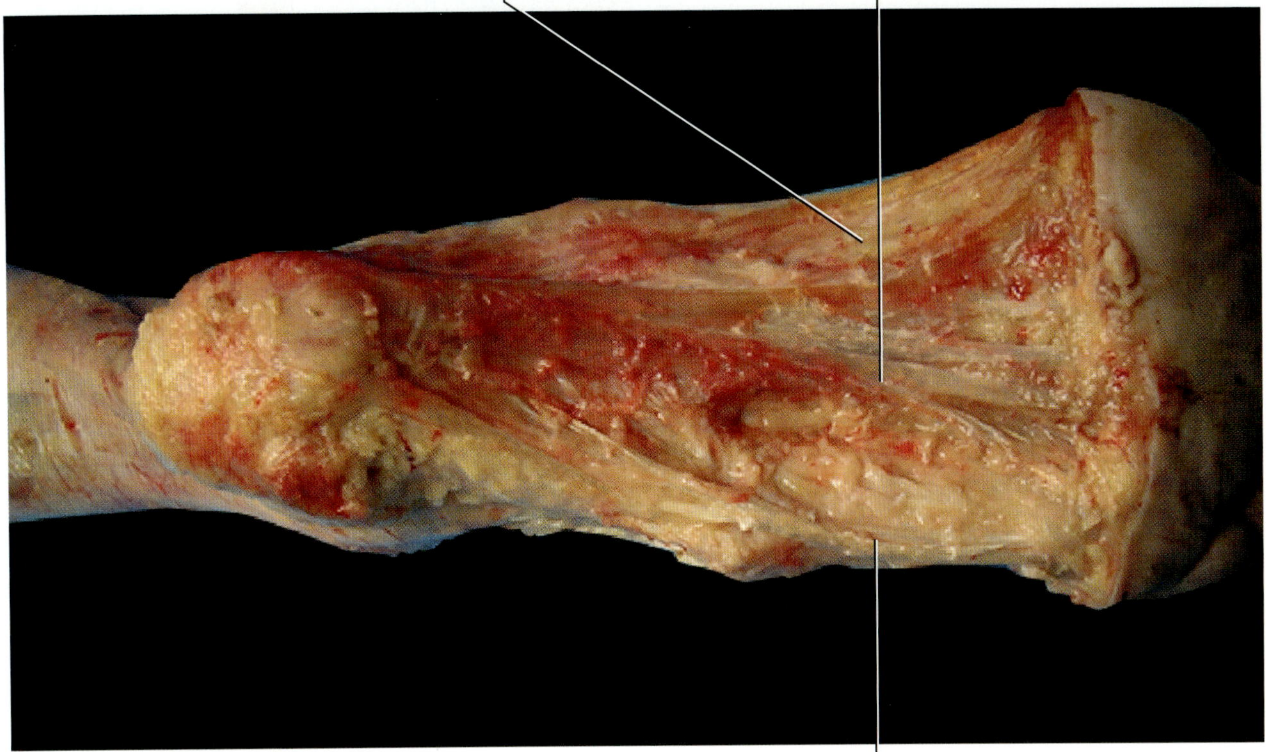

Abb. 8.69 Fußsohle. Das Subkutangewebe wurde entfernt, um die Fascia plantaris darzustellen. Sie besitzt einen mittleren und zwei dünnere Anteile: Der mediale Anteil setzt sich in die Faszie des M. abductor hallucis fort und die lateralen Anteile in die Faszie des M. abductor digiti minimi. Alle Kollagenfaserbündel der Fascia laufen am Kalkaneus zusammen und inserieren dort.

8

8.10.3 Fascia plantaris[2]

Die Fascia plantaris wurde wegen ihrer Schlüsselfunktion bei der Biomechanik des Fußes und ihrer Beteiligung an mehreren Krankheiten vermutlich häufiger untersucht als alle anderen Faszien des menschlichen Körpers. Die Fascia plantaris besteht aus dicht gepackten, überwiegend longitudinal ausgerichteten Kollagenfasern (➤ Abb. 8.69). Sie besitz zwei fibröse Schichten: eine oberflächliche und eine tiefe. Die oberflächliche Schicht besteht aus longitudinalen Fasern, die am Processus medialis tuberis calcanei entspringen und sich nach distal in fünf Bänder aufspalten, die in die Faszienhüllen der fünf Zehen ziehen. Die tiefe Schicht ist dünner und findet sich nicht überall in der Fascia plantaris. Sie besteht aus horizontal verlaufenden Kollagenfaserbündeln. Die tiefe Schicht ist über den Metatarsalköpfen besonders gut zu erkennen. Von diesem Punkt aus verankern mehrere vertikale Septen die tiefe Schicht der Fascia plantaris an den Ossi metatarsalia. Da diese Organisation derjenigen der Palmaraponeurose entspricht[3], können wir bestätigen, dass die oberflächliche Schicht der Fascia plantaris der oberflächlichen Faszie und die tiefe Schicht der tiefen Faszie entspricht. Im Fuß verschmelzen die beiden Schichten zur Fascia plantaris. Vom oberflächlichen Anteil der Fascia plantaris gehen zahlreiche vertikale fibröse Septen aus (Retinacula cutis superficialis), welche die Fascia plantaris fest mit der Haut verbinden. Zwischen diesen Septen finden sich Fettläppchen, die als Stoßdämpfer fungieren.

[2] Es besteht Uneinigkeit darüber, ob diese Struktur eine tiefe Faszie oder eine Aponeurose ist. Dorland's Medical Dictionary definiert eine Aponeurose als weißen, flachen sehnigen Ausläufer, der einen Muskel mit den Teilen, die er bewegt, verbindet, während eine Faszie als ein Blatt oder Band aus fibrösem Gewebe, das Muskeln und verschiedene Körperorgane umhüllt, definiert wird. Da die Fascia plantaris die intrinsischen Fußmuskeln bedeckt und schützt, kann sie als Faszie betrachtet werden. Außerdem verlaufen die Kollagenfasern einer Aponeurose parallel zueinander, während die Fascia plantaris aus longitudinal und horizontal verlaufenden Kollagenfasern besteht (typische Struktur einer aponeurotischen Faszie).

[3] Aus Gründen, auf die bereits in der ersten Fußnote eingegangen wurde, sollte die Aponeurosis palmaris als Fascia palmaris bezeichnet werden, wobei sie allgemein als Palmaraponeurose bezeichnet wird. Wir übernehmen diese Nomenklatur, betrachten dieses Struktur aber als aponeurotische Faszie.

Die mittlere Dicke der Fascia plantaris liegt studienabhängig bei 2,2–3,9 mm. Gemäß Pascual Huerta et al. (2008) betrug die sonografisch ermittelte mittlere Dicke der Fascia plantaris 1,99 ± 0,65 mm, am Ansatz lag sie bei 3,33 ± 0,69 mm, 1 cm distal des Ansatzes bei 2,70 ± 0,69 mm und 2 cm distal des Ansatzes bei 2,64 ± 0,69 mm. Nach Moraes do Carmo et al. (2008) lag die mittlere Dicke der Fascia plantaris in Dissektionen im zentralen Anteil bei 4,4 mm und im lateralen Anteil bei 2,7 mm, während der mediale Anteil nur dünn ist. Die Dicke der Fascia plantaris hängt von Geschlecht, Gewicht und verschiedenen Krankheiten (Fasciitis plantaris, Diabetes mellitus usw.) ab, scheint aber im Alter konstant zu bleiben. Bei der Fasciitis plantaris haben verschiedene Studien abhängig von der Studie und den untersuchten Punkten eine Verdickung der Fascia plantaris (2,9–6,2 mm) nachgewiesen (➤ Abb. 8.70).

An der Fascia plantaris können drei Teile unterschieden werden: Der mittlere Anteil ist am kräftigsten und dicksten, während der mediale und der laterale Anteil in die tiefe Faszie, welche die intrinsischen Muskeln der Groß- und Kleinzehe umhüllt, übergehen. Zwischen der medialen, intermediären und lateralen plantaren Muskelgruppe reichen zwei intermuskuläre Septen, ein mediales und ein laterales, schräg-vertikal zum Knochen. Der zentrale Anteil der bedeckt die langen und kurzen Zehenbeuger. Der laterale Anteil bedeckt den M. abductor digiti minimi und der mediale Anteil den M. abductor hallucis. Medial geht die Fascia plantaris in das Retinaculum mm. flexorum und lateral in das Retinaculum mm. fibulorum inferius über.

Mehrere Autoren (Benjamin 2009; Benninghoff und Goerttler 1978; Erdemir et al. 2004; Shaw et al. 2008; Wood Jones 1944) stellten fest, dass die Fascia plantaris in die Achillessehne übergeht. Dadurch trägt die Fascia plantaris zu einer homogeneren Verteilung der durch die Achillessehne übertragene Belastung bei und erlaubt eine Kraftübertragung vom Rückfuß auf den Vorfuß und umgekehrt. Snow et al. (1995) zeigten, dass die Anzahl der Fasern, welche die Achillessehne und die Fascia plantaris verbinden, mit dem Alter kontinuierlich abnimmt. Beim Neugeborenen findet sich eine dicke Fortsetzung der Fasern, im mittleren Alter besitzt der Fuß nur oberflächliche periostale Fasern, die von der Sehne zur Faszie ziehen, und beim älteren Menschen finden sich in den Füßen gar keine Verbindungen. Wir haben vor kurzem (Stecco et al. 2013) gezeigt, dass über eine Faszienscheide über dem Kalkaneus altersunabhängig eine Verbindung zwischen der Fascia plantaris und dem Peritendineum der Achillessehne besteht (➤ Abb. 8.71, ➤ Abb. 8.72).

Die Fascia plantaris trägt dazu bei, den Arcus pedis longitudinalis aufrechtzuerhalten und Kräfte vom Rückfuß auf den Vorfuß zu übertragen (Erdemir et al. 2004). Sie kann als Balken und Träger fungieren (Hicks 1954; Salathe, Arangio und Salathe 1986): als Balken bei der Propulsion, wenn die Ossa metatarsalia starken Biegekräften ausgesetzt sind, und als Träger, wenn der Fuß in der Standphase des Gehens den Aufprall des Aufsetzens abfangen muss. Die Funktion als Spannbalken für den Fuß wurde von Sarrafian (1987) erklärt, der den Fuß mit einer verdrehten Platte vergleicht, wobei der Rückfüß in der Sagittalebene liegt und der Vorfuß in der Horizontalebene. Durch diese Drehung zwischen Rück- und Vorfuß entsteht das typische Fußgewölbe. Das über das Sprunggelenk auf den Fuß übertragene Körpergewicht bedeutet eine Druckbelastung für den Fußrücken und eine Zugbelastung für die Fußsohle. Daher wirkt die Fascia plantaris in der Fußsohle als Spannbalken, um die Zugbelastung zu reduzieren. Die Fascia plantaris trägt 14 % der Gesamtbelastung des Fußes. An Leichenpräparaten versagt die Fascia plantaris bei einer mittleren Belastung von 1 189 ± 244 N. Oft wird

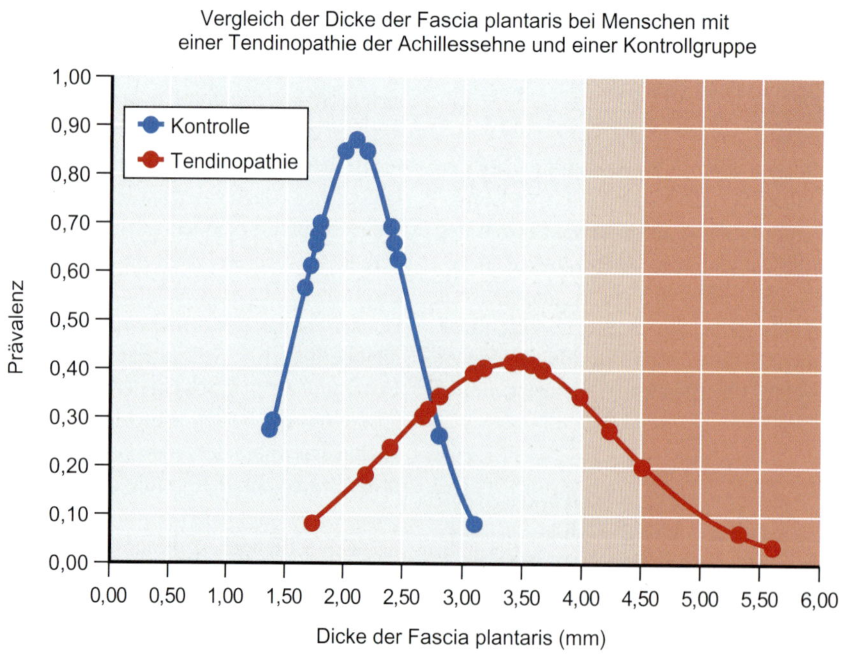

Abb. 8.70 Vergleich der Dicke der Fascia plantaris beim Gesunden (blau) und bei Patienten mit einer Tendinopathie der Achillessehne (rot). Bei einer Tendinopathie war die Fascia plantaris dicker. Diese Daten zeigen, dass die Fascia plantaris bei Patienten mit einer Tendinopathie der Achillessehne immer untersucht werden sollte, da sie in das Peritendineum der Achillessehne übergeht.

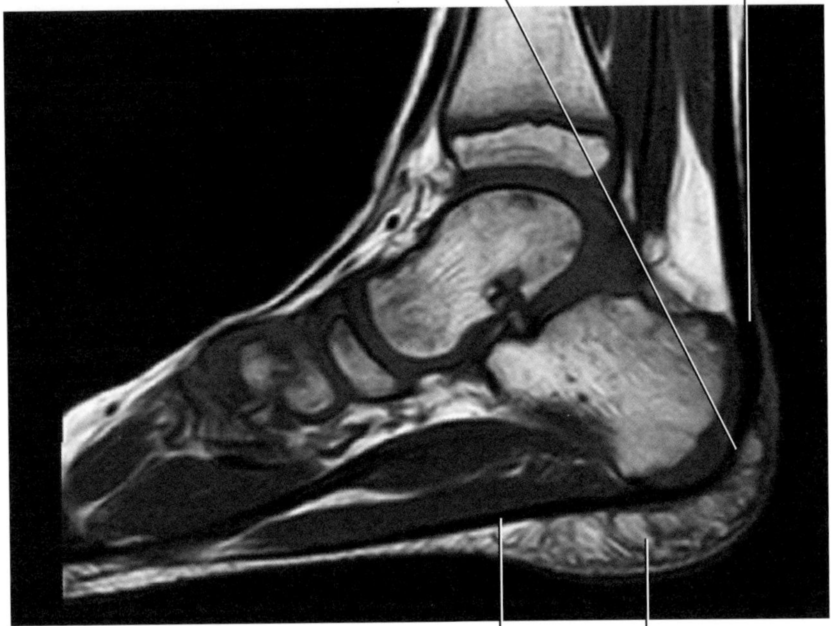

Abb. 8.71 MRT des Fußes eines sechsjährigen Kindes. Die Fascia plantaris imponiert als sichtbare schwarze Linie und ist deutlich über das Periost des Kalkaneus mit der Achillessehne verbunden. Das MRT ermöglicht die Darstellung der Retinacula cutis des Fersenpolsters.

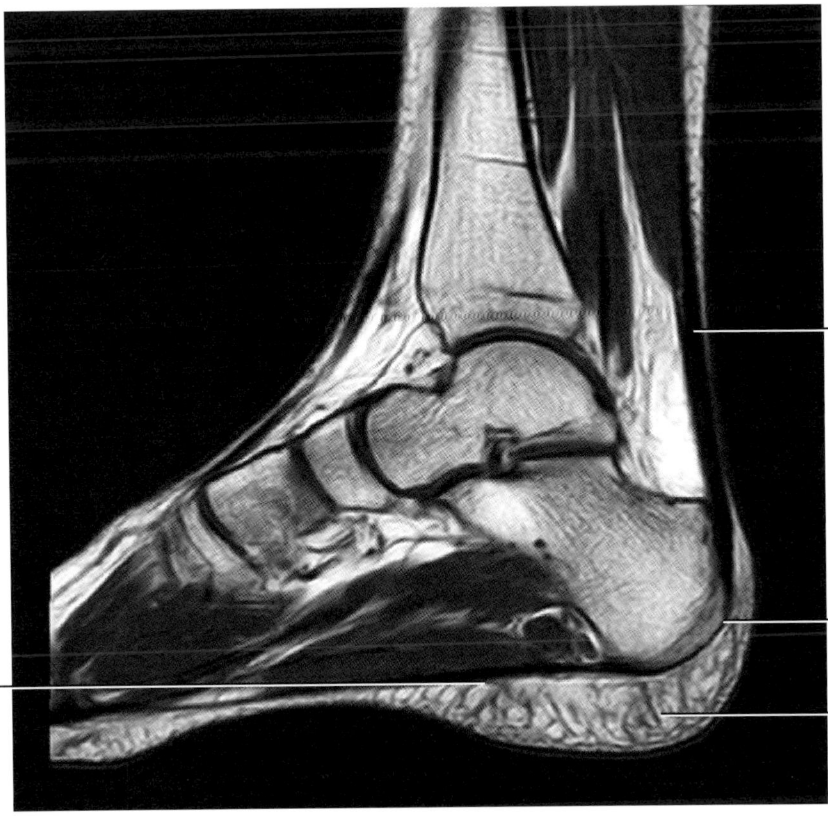

Abb. 8.72 MRT des Fußes eines Erwachsenen. Die Verbindung zwischen der Fascia plantaris und der Achillessehne über das Periost des Kalkaneus ist immer vorhanden, aber dünner.

zur Reduktion der Spannung in der Fascia plantaris eine Fasziotomie durchgeführt. Im Leichenmodell nimmt die Höhe des Fußgewölbes dadurch um durchschnittlich 7,4 ± 4,1 mm ab, während die horizontale Elongation des Fußes um durchschnittlich 15 % zunimmt. Außerdem ist die Fascia plantaris an der Verteilung des Aufpralls und der Muskelkräfte beteiligt und schützt dadurch A., V. und N. plantaris.

Das Vorhandensein von Vater-Pacini- und Ruffini-Körperchen, die als für die Mechanorezeption verantwortlich gelten, legt nahe, dass die Innervation der Fascia plantaris eine Rolle bei der Propriozeption, Stabilität und Kontrolle der Fußbewegungen spielt. Aufgrund der vielen Muskelansätze kann die Fascia plantaris die Fußposition und das Ausmaß der Kontraktion der verschiedenen intrinsischen Muskeln erfassen. Bei übermäßiger Kontraktion dieser Muskeln kann die Fascia plantaris (und die in ihr enthaltenen Nervenendigungen) überdehnt werden. Diese Eigenschaften der Fascia plantaris haben dieses komplexe Gewebe in einem neuen Licht erscheinen lassen. Die Faszie ist eine Art Kutscher, der die Muskeln der Fußsohle führt und zur Koordination all dieser Strukturen bei Bewegungen beiträgt.

CLINICAL PEARL 8.10

Pathologische Veränderungen der Fascia plantaris

Die Fasciitis plantaris ist eine Entzündung der Fascia plantaris insbesondere an ihrem Ansatz am Kalkaneus. Sie ist bei Läufern (Warren 1990) und bei Arbeitern, die viel auf harten Untergründen gehen, besonders häufig. Weitere Risikofaktoren sind das Tragen von Lasten, Schuhe mit keinem oder unzureichendem Fußbett sowie Änderungen des plantaren Stützapparates. Die Fasciitis plantaris gilt allgemein als Überlastungssyndrom durch übermäßge Dehnung, repetitive und anormale Belastung, exzessive Pronation des Fußes, ein sehr flaches oder hohes Fußgewölbe und eine feste Achillessehne. Oft werden Dehnungsübungen und Nachtlagerungsschiene in Dorsalextension des oberen Sprunggelenks verordnet, um die Spannung der Fascia plantaris zu reduzieren. Eine seltenere Ursache ist eine traumatische Ruptur. Die Fascia plantaris wird durch mehrere systemische Krankheiten verändert. So neigt die Fascia plantaris bei Diabetes mellitus Typ I zur Glykierung, Oxidation und Verdickung. Manche Autoren verwenden die Verdickung als alternativen Index der Gewebeglykierung und als Marker der mikrovaskulären Erkrankung. Außerdem ist die Fascia plantaris oft bei Psoriasis, ankylosierender Spondylitis und Fibromatose (Ledderhose-Syndrom) beteiligt. Auch degenerative Veränderungen, wie eine Kalzifikation und eine kartilaginöse Metaplasie, sind möglich.

8

LITERATUR

Andersen HL, Andersen SL, Tranum-Jensen J. Injection inside the paraneural sheath of the sciatic nerve: Direct comparison among ultrasound imaging, macroscopic anatomy, and histologic analysis. Reg Anesth Pain Med 2012; 37(4): 410–4.

Benjamin M. The fascia of the limbs and back: A review. J Anat 2009; 214(1): 1–18.

Benninghoff A, Goerttler K. Lehrbuch der Anatomie des Menschen, Band 1. 2. Aufl. München: Urban & Schwarzenberg; 1978, 430–50.

Burnet NG, et al. The anatomy of sartorius muscle and its implications for sarcoma radiotherapy. Sarcoma 2004; 8(1): 7–12.

Caggiati A. Fascial relations and structure of the tributaries of the saphenous veins. Surg Radiol Anat 2000; 22(3–4): 191–6.

Canoso JJ, Stack MT, Brandt KD. Hyaluronic acid content of deep and subcutaneous bursae of man. Ann Rheum Dis 1983; 42(2): 171–5.

Carlson RE, Fleming LL, Hutton WC. The biomechanical relationship between the tendoachilles, plantar fascia and metatarsophalangeal joint dorsiflexion angle. Foot Ankle Int 2000; 21(1): 18–25.

Chen CK, et al. MRI diagnosis of contracture of the gluteus maximus muscle. Am J Roentgenol 2006; 187(2): W169–74.

Cichowitz A, Pan WR, Ashton M. The heel: anatomy, blood supply, and the pathophysiology of pressure ulcers. Ann Plast Surg 2009; 62(40): 423–9.

Crum JA, La Prade RF, Wentorf FA. The anatomy of the posterolateral aspect of the rabbit knee. J Orthop Res 2003; 21(4): 723–9.

Davis F. Therapeutic massage provides pain relief to a client with morton's neuroma: A case report. Int J Ther Massage Bodywork 2012; 5(2): 12–19.

De Maeseneer M, et al. Three layers of the medial capsular and supporting structures of the knee: MR imaging – anatomic correlation. Radiographics 2000; 20 (Spec No): S83–9.

De Prado M. Cirugía percutánea del pie. Barcellona: Masson; 2003, 213–20.

Dunn T, et al. Anatomical study of the "trochanteric bursa". Clin Anat 2003; 16(3): 233–40.

Dye SF, et al. Soft-tissue anatomy anterior to the human patella. J Bone Joint Surg Am 2003; 85-A (6): 1012–17.

Erdemir A, et al. Dynamic loading of the plantar aponeurosis in walking. J Bone Joint Surg Am 2004; 86-A (3): 546–52.

Fairclough J, et al. Is iliotibial band syndrome really a friction syndrome? J Sci Med Sport 2007; 10(2): 74–76.

Halpin RJ, Ganju A. Piriformis syndrome: a real pain in the buttock? Neurosurgery 2009; 65(4 Suppl.): A197–202.

Hicks JH. The mechanics of the foot. II. The plantar aponeurosis and the arch. J Anat 1954; 88(1): 25–30.

Hudes K. Conservative management of a case of tarsal tunnel syndrome. J Can Chiropr Assoc 2010; 54(2): 100–6.

Kalin PJ, Hirsch BE. The origins and function of the interosseous muscles of the foot. J Anat 1987; 152: 83–91.

Kimani JK. The structural and functional organization of the connective tissue in the human foot with reference to the histomorphology of the elastic fibre system. Acta Morphol Neerl Scand 1984; 22(4): 313–23.

Leppilahti J, et al. Acute bilateral exercise-induced medial compartment syndrome of the thigh. Correlation of repeated MRI with clinicopathological findings. Int J Sports Med 2002; 23(8): 610–5.

Ling ZX, Kumar VP. The myofascial compartments of the foot: A cadaver study. J Bone Joint Surg Br 2008; 90(8): 1114–8.

Miller TA, White KP, Ross DC. The diagnosis and management of piriformis syndrome: Myths and facts. Can J Neurol Sci 2012; 39(5): 577–83.

Mochizuki T, et al. Pes anserinus: layered supportive structure on the medial side of the knee. Clin Anat 2004; 17 (1): 50–54.

Moraes do Carmo CC, et al. Anatomical features of plantar aponeurosis: cadaveric study using ultrasonography and magnetic resonance imaging. Skeletal Radiol 2008; 37(10): 929–35.

Nayak SR, et al. Anatomy of plantaris muscle: a study in adult Indians. Clin Ter 2010; 161 (3): 249–52.

Orava S, et al. Chronic compartment syndrome of the quadriceps femoris muscle in athletes. Diagnosis, imaging and treatment with fasciotomy. Ann Chir Gynaecol 1998; 87 (1): 53–58.

Oukouchi H, Murakami T, Kikuta A. Insertions of the lumbrical and interosseous muscles in the human foot. Okajimas Folia Anat Jpn 1992; 69 (2–3): 77–83.

Pascual Huerta J, et al. Relationship of body mass index, ankle dorsiflexion, and foot pronation on plantar fascia thickness in healthy, asymptomatic subjects. J Am Podiatr Med Assoc 2008; 98 (5): 379–85.

Salathe EP Jr., Arangio GA, Salathe EP. A biomechanical model of the foot. J Biomech 1986; 19(12): 989–1001.

Sarrafian SK. Functional characteristics of the foot and plantar aponeurosis under tibiotalar loading. Foot Ankle 1987; 8(1): 4–18.

Schweighofer G, Mühlberger D, Brenner E. The anatomy of the small saphenous vein: fascial and neural relations, saphenofemoral junction, and valves. J Vasc Surg 2010; 51(4): 982–9.

Shaw HM, et al. Development of the human Achilles tendon enthesis organ. J Anat 2008; 213(6): 718–24.

Silva F, et al. Trochanteric bursitis: refuting the myth of inflammation. J Clin Rheumatol 2008; 14(2): 82–86.
Snow SW, Bohne WH. Observations on the fibrous retinacula of the heel pad. Foot Ankle Int 2008; 27(8): 632–5.
Snow SW, et al. Anatomy of the Achilles tendon and plantar fascia in relation to the calcaneus in various age groups. Foot Ankle Int 1995; 16(7): 418–21.
Stecco C, et al. The ankle retinacula: morphological evidence of the proprioceptive role of the fascial system. Cells Tissues Organs 2010; 192(3): 200–10.
Stecco C, et al. Plantar fascia anatomy and its relationship with Achilles tendon and paratenon. J Anat 2013; 223(6): 665–76.
Terry GC, LaPrade RF. The posterolateral aspect of the knee. Anatomy and surgical approach. Am J Sports Med 1996; 24(6): 732–9.
Thawait SK, et al. High resolution magnetic resonance imaging of the patellar retinaculum: normal anatomy, common injury patterns, and pathologies. Skeletal Radiol 2012; 41(2): 137–48.
Tubbs RS, et al. Descriptive anatomy of the insertion of the biceps femoris muscle. Clin Anat 2006; 19(6): 517–21.
Tubbs RS, et al. Anatomy and potential clinical significance of the vastoadductor membrane. Surg Radiol Anat 2007; 29(7): 569–73.
Van Dyke JA, Holley HC, Anderson SD. Review of iliopsoas anatomy and pathology. Radiographics 1987; 7(1): 53–84.
Vieira EL, et al. An anatomic study of the Tractus iliotibialis. Arthroscopy 2007; 23(3): 269–74.
Vleeming A, et al. The posterior layer of the thoracolumbar fascia. Its function in load transfer from spine to legs. Spine 1995; 20(7): 753–8.
Wangwinyuvirat M, et al. Prepatellar quadriceps continuation: MRI of cadavers with gross anatomic and histologic correlation. Am J Roentgenol 2009; 192(3): W111–6.
Warren BL. Plantar fasciitis in runners: Treatment and prevention. Sports Med 2009; 10(5): 338–45.
Wood Jones F. Structure and Function as Seen in the Foot. London: Baillière, Tindall and Cox; 1944, 1–324.
Woodley SJ, Mercer SR, Nicholson HD. Morphology of the bursae associated with the greater trochanter of the femur. J Bone Joint Surg Am 2008; 90(2): 284–94.
Wu CC, Shih CH. The influence of iliotibial tract on patellar tracking. Orthopedics 2004; 27(2): 199–203.

BIBLIOGRAFIE

Aguiar RO, et al. The prepatellar bursa: cadaveric investigation of regional anatomy with MRI after sonographically guided bursography. Am J Roentgenol 2007; 188(4): W355–8.
Campanelli V, et al. Three-dimensional morphology of heel fat pad: an in vivo computed tomography study. J Anat 2011; 219(5): 622–31.
Cardinal E, et al. Plantar fasciitis: sonographic evaluation. Radiology 1996; 201(1): 257–9.
Cheng HY, et al. Finite element analysis of the plantar fascia under stretch: The relative contribution of windlass mechanism and Achilles tendon force. J Biomech 2008; 41(9): 1937–44.
Cheung JT, Zhang M, An KN. Effect of Achilles tendon loading on plantar fascia tension in the standing foot. Clin Biomech 2006; 21(2): 194–203.
Cheung JTM, Zhang M, An KN. Effects of plantar fascia stiffness on the biomechanical responses of the ankle-foot complex. Clin Biomech 2004; 19(8): 839–46.
Evans P. The postural function of the iliotibial tract. Ann R Coll Surg Engl 1979; 61(4): 271–80.
Gerlach UJ, Lierse W. Functional construction of the superficial and deep fascia system of the lower limb in man. Acta Anat 1990; 139(1): 11–25.
Gibbon WW, Long G. Ultrasound of the plantar aponeurosis (fascia). Skeletal Radiol 1999; 28(1): 21–26.
Jahss MH, et al. Investigations into the fat pads of the sole of the foot: Anatomy and histology. Foot Ankle 1992; 13(5): 233–42.
Kitaoka HB, Luo ZP, An KN. Effect of plantar fasciotomy on stability of arch of foot. Clin Orthop Relat Res 1997; 344: 307–12.
Kitaoka HB, Luo ZP, An KN. Mechanical behavior of the foot and ankle after plantar fascia release in the unstable foot. Foot Ankle Int 1997; 18(1): 8–15.
Marotel M, et al. Lymphedema of the lower limbs: CT staging. Rev Med Interne 2002; 23 (Suppl. 3): 398 s–402 s.
Murphy GA, et al. Biomechanical consequences of sequential plantar fascia release. Foot Ankle Int 998; 19(3): 149–52.
Natali AN, Fontanella CG, Carniel EL. A numerical model for investigating the mechanics of calcaneal fat pad region. J Mech Behav Biomed Mater 2012; 5(1): 216–23.
Ozdemir H, et al. Sonographic evaluation of plantar fasciitis and relation to body mass index. Eur J Radiol 2005; 54(3): 443–7.
Reina N, et al. Anatomy of the bands of the hamstring tendon: How can we improve harvest quality? Knee 2013; 20(2): 90–5.
Sayegh F, Potoupnis M, Kapetanos G. Greater trochanter bursitis pain syndrome in females with chronic low back pain and sciatica. Acta Orthop Belg 2004; 70(5): 423–8.
Starok M, et al. Normal patellar retinaculum: MR and sonographic imaging with cadaveric correlation. Am J Roentgenol 1997; 168(6): 1493–9.
Stecco A, et al. RMI study and clinical correlations of ankle retinacula damage and outcomes of ankle sprain. Surg Radiol Anat 2011; 33(10): 881–90.
Stecco C, et al. Mechanics of crural fascia: from anatomy to constitutive modeling. Surg Radiol Anat 2009; 31(7): 523–9.
Tsai WC, et al. Ultrasound evaluation of plantar fasciitis. Scand J Rheumatol 2000; 29(4): 255–9.
Williams BS, Cohen SP. Greater trochanteric pain syndrome: A review of anatomy, diagnosis and treatment. Anesth Analg 2009; 108(5): 1662–70.
Wright DG, Rennels DC. A study of elastic properties of plantar fascia. J Bone Joint Surg Am 1964; 46: 482–92.

8

Register

G